普通高等教育"十一五"国家级规划教材

"十四五"普通高等教育本科规划教材

供本科护理学类专业用

内科护理学

第3版

U0197211

主　编　李明子　陈贵华

副主编　孟共林　张　静　郎延梅
　　　　陶　明　李英丽　程　梅

编　委（按姓名汉语拼音排序）

安子薇（华北理工大学护理与康复学院）　　卢　梅（遵义医科大学附属医院）
毕爱萍（沈阳医学院附属中心医院）　　　　卢言慧（北京大学护理学院）
常　红（首都医科大学宣武医院）　　　　　梅　媛（海南医科大学国际护理学院）
陈贵华（重庆医科大学附属第二医院）　　　孟共林（邵阳学院附属第二医院）
程　梅（滨州医学院护理学院）　　　　　　苏春燕（北京大学第三医院）
冯耀清（内蒙古医科大学护理学院）　　　　孙亚丽（北华大学护理学院）
高　峻（北京大学国际医院）　　　　　　　陶　明（遵义医科大学附属医院）
郭丽梅（广州松田职业学院卫生健康学院）　王庆美（大连大学护理学院）
郭庆平（长治医学院护理学院）　　　　　　王文明（湖南医药学院护理学院）
胡细玲（中山大学附属第三医院）　　　　　王笑蕾（山东第一医科大学护理学院）
胡　伟（北京大学人民医院）　　　　　　　邬　青（苏州大学附属第一医院）
黄　新（青海大学附属医院）　　　　　　　吴晨曦（成都中医药大学护理学院）
蒋新军（海南医科大学国际护理学院）　　　徐仁华（滨州医学院护理学院）
郎延梅（延边大学护理学院）　　　　　　　许　莹（北京大学第一医院）
李　利（北京大学护理学院）　　　　　　　杨文笔（遵义医科大学附属医院）
李明子（北京大学护理学院）　　　　　　　张　静（蚌埠医科大学精神卫生学院）
李晓玲（重庆医科大学附属第二医院）　　　郑　敏（重庆医科大学附属第二医院）
李英丽（嘉兴大学医学院）　　　　　　　　周　芬（北京中医药大学护理学院）
柳家贤（广州医科大学护理学院）

学术秘书　蒋新军　苏春燕　卢言慧

北京大学医学出版社

NEIKE HULIXUE

图书在版编目（CIP）数据

内科护理学 / 李明子，陈贵华主编 . —3 版 . —北
京：北京大学医学出版社，2024.9
ISBN 978-7-5659-3095-9

Ⅰ . ①内… Ⅱ . ①李… ②陈… Ⅲ . ①内科学 – 护理
学 Ⅳ . ①R473.5

中国国家版本馆 CIP 数据核字（2024）第 043731 号

内科护理学（第 3 版）

主　　编：李明子　　陈贵华
出版发行：北京大学医学出版社
地　　址：（100191）北京市海淀区学院路 38 号　北京大学医学部院内
电　　话：发行部 010-82802230；图书邮购 010-82802495
网　　址：http：//www.pumpress.com.cn
E - m a i l：booksale@bjmu.edu.cn
印　　刷：北京瑞达方舟印务有限公司
经　　销：新华书店
责任编辑：崔玲和　　责任校对：靳新强　　责任印制：李　啸
开　　本：850 mm × 1168 mm　1/16　印张：44.5　字数：1280 千字
版　　次：2006 年 3 月第 1 版　2024 年 9 月第 3 版　2024 年 9 月第 1 次印刷
书　　号：ISBN 978-7-5659-3095-9
定　　价：89.00 元

第3轮修订说明

国务院办公厅印发的《关于加快医学教育创新发展的指导意见》提出以新理念谋划医学发展、以新定位推进医学教育发展、以新内涵强化医学生培养、以新医科统领医学教育创新；要求全力提升院校医学人才培养质量，培养仁心仁术的医学人才，加强护理专业人才培养，构建理论、实践教学与临床护理实际有效衔接的课程体系，提升学生的评判性思维和临床实践能力。《教育部关于深化本科教育教学改革全面提高人才培养质量的意见》要求严格教学管理，把思想政治教育贯穿人才培养全过程，全面提高课程建设质量，推动高水平教材编写使用。新时代本科护理学类人才培养及教材建设面临更高的要求和更大的挑战。

为更好地支持服务高等医学教育改革发展、本科护理学类人才培养，北京大学医学出版社有代表性地组织、邀请全国高等医学院校启动了本科护理学类专业规划教材第3轮建设。在各方面专家的指导下，结合各院校教学教材调研反馈，经过论证决定启动27种教材建设。其中修订20种教材，新增《基础护理学》《传染病护理学》《老年护理学》《助产学》《情景模拟护理综合实训》《护理临床思维能力》《护理信息学》7种教材。

修订和编写特色如下：

1．调整参编院校

教材建设的院校队伍结合了研究型与教学型院校，并注重不同地区的院校代表性；由知名专家担纲主编，由教学经验丰富的学院教师及临床护理教师参编，为教材的实用性、权威性、院校普适性奠定了基础。

2．更新知识体系

对照教育部本科《护理学类专业教学质量国家标准》及相关考试大纲，结合各地院校教学实际修订教材知识体系，更新已有定论的理论及临床护理实践知识，力求使教材既符合多数院校教学现状，又适度引领教学改革。

3．创新编写特色

本着"以人为中心"的整体护理观，以深化岗位胜任力培养为导向，设置"导学目标"，使学生对学习的基本目标、发展目标、思政目标有清晰了解；设置"案例""思考题"，使教材贴近情境式学习、基于案例的学习、问题导向学习，促进学生的临床护理评判性思维能力培养；设置"整合小提示"，探索知识整合，体现学科交叉；设置"科研小提示"，启发创新思维，促进"新医科"人才培养。

4．融入课程思政

将思政潜移默化地融入教材中，体现人文关怀，提高职业认同度，着力培养学生"敬佑生命、救死扶伤、甘于奉献、大爱无疆"的医者精神，引导学生始终把人民群众生命安全和身体健康放在首位。

5. 优化数字内容

在第 2 轮教材与二维码技术初步结合实现融媒体教材建设的基础上，第 3 轮教材改进二维码技术，简化激活方式、优化使用形式。按章（或节）设置一个数字资源二维码，融拓展知识、微课、视频等于一体。设置"随堂测"二维码，实现即时形成性评测及反馈，促进"以学生为中心"的自主学习。

为便于教师、学生下载使用，PPT 课件统一做成压缩包，用微信"扫一扫"扫描封底激活码，即可激活教材正文二维码、导出 PPT 课件。

第 2 轮教材的部分教材主编因年事已高等原因，不再继续担任主编。她们在这套教材的建设历程中辛勤耕耘、贡献突出，为第 3 轮教材建设日臻完善、与时俱进奠定了坚实基础。各方面专家为教材的顶层设计、编写创新建言献策、集思广益，在此一并致以衷心感谢！

本套教材供本科护理学类专业用，也可供临床护理教师和护理工作者使用及参考。希望广大师生多提宝贵意见，反馈使用信息，以逐步完善教材内容，提高教材质量。

前　言

　　内科护理学是护理学专业的核心课程，具有应用范围广、系统性和整体性强、学习难度大等特点，在岗位胜任力的培养中具有重要的作用。本教材是基于医学教育创新发展、深化本科教育教学改革精神，按照教育部护理学专业高等教育培养目标及教学大纲编写的。

　　本教材努力紧跟科技前沿动态，立足社会经济和健康中国战略需求，关注危害人民生命健康的重大疾病，以立德树人为根本目标，培养符合时代和国家需要的护理人才。全书共设 9 章，涵盖了呼吸系统、循环系统、消化系统、泌尿系统、血液系统、内分泌与代谢性疾病、风湿性疾病、神经系统的常见病与急危重症；本着"以人为中心"的整体护理观，系统介绍了相关病理生理知识、诊断及治疗原则、整体护理技术，融入了职业素养、评判性思维、临床推理和专科实践能力培养的关键要素，构建了以器官系统为单元、与临床护理实际有效衔接的基本理论、症状护理、疾病护理、专科技术的课程体系。

　　与传统的教材相比，本教材在编写思路、内容安排、形式体例、数字赋能等方面都进行了创新。在"导学目标"中增加了发展目标和思政目标，前者将助力学习者创新、整合、综合应用能力培养，后者则是将学习者的思想品德、职业精神和专业价值塑造融入课程。设置"案例""思考题"，使教材为情境式学习、基于案例的学习、问题导向学习提供可能，促进学生评判性思维和临床推断能力的培养。增设"整合小提示"，启发学生将多学科知识整合和综合运用，以期融会贯通。增设"科研小提示"，启发学生发现临床问题，培养评判性思维以及创新意识，促进"新医科"人才培养。本教材可用于护理学本科层次学生培养，也可供临床护理教师和护理工作者使用及参考。

　　本教材的顺利出版离不开全体编委的辛勤付出、相关院校以及北京大学医学出版社的大力支持，在此一并致以最真诚的感谢。科技发展日新月异，由于编写者的学识和水平所限，加之时间仓促，教材中恐有诸多疏漏和不当之处，欢迎广大师生和读者提出宝贵意见和建议，以便再版时更正。

李明子

目　录

1

绪　论

内科护理学是认识疾病、防治疾病，对患者进行生理、心理、社会全方位整体护理的学科。作为护理学科的重要组成部分，其应用范围广、系统性和整体性强，是临床各护理学科的基础；同时，它与临床医学（尤其是内科学）有着极为密切的联系，随着内科学的发展而不断发展和完善。

一、内科护理学的内容与范畴

内科护理学是建立在人文社会科学、基础医学（如人体解剖学、生理学、病理学、药理学）、护理学基础、健康评估等课程基础上，研究疾病相关知识及其预防、治疗、护理，促进康复、增进健康的一门综合性应用学科，是各层次护理学教育的主干课程。它与内科学一样，涉及内容多，领域宽广。传统上认为，凡是不采取手术治疗的、成人的、多疾病的诊断与防治即为内科学的范畴，而相应疾病的护理学即为内科护理学的范畴。因此，它涵盖了呼吸、循环、消化、泌尿、血液、内分泌与代谢、风湿免疫、老年病科以及传染病科等几乎所有临床"非手术科"。

内科护理学涵盖的内容既包括临床常见病的护理（如肺炎、高血压、慢性胃炎、糖尿病），又有急危重症的急救与护理（如急慢性呼吸衰竭、肺血栓栓塞症、急慢性心力衰竭、消化道大出血）；既包括慢性非传染性疾病的护理（如高血压、冠心病、糖尿病），又有常见传染病的护理（如病毒性肝炎、细菌性痢疾、艾滋病）。这些疾病的基础知识、思维方法、治疗原则和护理要点是各临床护理学科护士必须掌握的基本知识和基本功。

随着医学科学知识和技能发展的突飞猛进，内科学的临床分科越来越细，相应学科的专科护理也纷纷建立。专科护士的临床实践主要集中在某一领域，其相关的专业知识和技能也得到了深入发展，这无疑对提高护理服务质量、促进护理学科的发展是非常重要的。但是，在临床工作中，我们面对的是一个复杂的、有多层次需求的患者或服务对象，而不是一个病例、一个伤口或一根血管，要求临床护士必须具有比较全面而扎实的内科护理学基础，只有这样，当遇到临床问题时才能综合分析，为患者提供更加科学、有效的护理服务。

二、内科护理实践的基本方法和原则

1. 整体观　整体观包括"整体人"和整体护理两个层面。

护理工作的服务对象是"整体人"，即有生理、心理、社会、文化、精神等特质的综合体，其任何特质的改变都会影响"整体人"的健康。按照马斯洛需要层次论，人有生理、安全、爱与归属、尊重与自尊以及自我实现等多个层次的需要（图 1-1），其基本需要被满足的程度与健康成正比。

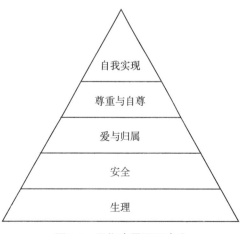

图 1-1　马斯洛需要层次论

　　整体护理（holistic nursing）又称"全人护理""以人为中心的护理"，是护理行为的指导思想（也称护理理念），重视人的需要，强调以人为中心开展护理。整体护理的目标是根据人的生理、心理、社会、文化、精神等多方面的需要，提供适合个人的最佳护理措施。整体护理的内涵包括如下方面。

　　（1）护理服务的对象是一个整体，应从"整体人"的生理、心理、社会、文化、精神等多方面考虑其健康问题。

　　（2）生命的过程是一个整体，人在整个生命过程中均需要得到不同的照顾，即护理服务应贯穿人从胚胎到死亡的各个成长与发展阶段。

　　（3）环境与社会是一个整体，人生活在其中，某一个体的健康问题会影响家庭，进而波及环境与社会，反之亦然。护理活动应关注人与周围环境和社会的关系，要从个人扩展到家庭和社区。

　　2. 护理程序是内科护理实践的基本工作方法　护理程序（nursing process）是护士为服务对象提供护理服务时应用的工作方法，是一种系统地解决问题的方法。护理程序包括护理评估、护理诊断、护理计划、护理实施及护理评价5个步骤（图1-2）。

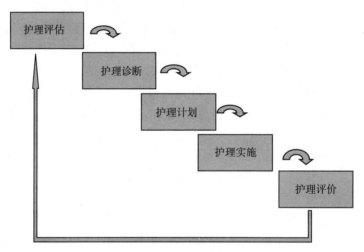

图 1-2　护理程序

　　（1）护理评估：是护理活动的第一步。评估内容不仅应包括患者身体状况，还应包括心理、社会、文化、经济等方面。护理评估不仅要在患者入院时进行，每次交接班，甚至每一次与患者接触时都应对患者进行评估，随时观察患者的病情变化情况，以便对护理计划进行修改和补充。

　　（2）护理诊断：是对个人、家庭、社区现存的或潜在的健康问题的一种临床判断，是护士为患者制订护理计划的基础。对健康问题的描述，称为护理诊断或护理问题。目前我国通常采用北美护理诊断协会（NANDA）对护理诊断/问题的命名。

　　（3）护理计划：护理计划包括3个方面：①确定护理诊断/问题的优先顺序，根据问题的轻、重、缓、急安排护理工作。②制定护理目标，明确护理工作的方向。护理目标是期望护理对象在接受护理照顾后的功能、认知、行为及情感（或感觉）的改变，也可作为护理评价的标准。③制定护理措施。

　　（4）护理实施：是执行护理计划的过程，是运用治疗和护理手段，提供舒心的环境以满足患者的需要。护理措施既要基于标准和规程，对每个患者又必须个体化，同时要保证患者的安全。对待患者及家属，要同情和尊重。这一步不仅要求护士具备丰富的专业知识和熟练的操作技能，还要具备良好的人际沟通能力以及协作能力，才能保证患者得到高质量的护理。

　　（5）护理评价：是将患者的健康状态与护理目标进行比较并做出判断的过程。护理评价并不意味着护理的结束，评价中可发现新的问题、制订新的计划，或对以往的护理计划进行修改，从而使护理程序循环往复地进行下去。

3. 认识健康的多维性和相对性，重视全方位、全生命周期健康维护，重视三级预防 世界卫生组织（World Health Organization，WHO）于 1948 年提出：健康不仅是没有疾病或虚弱，而是身体的、精神的健康和社会适应良好的总称。1990 年 WHO 又将健康归纳为躯体健康、心理健康、社会适应良好、道德健康 4 个方面。可见，理想的健康不仅仅是免于疾病的困扰，还要充满活力，与他人维持良好的社会关系，使之处于健全、美好的状态。但是，绝对的健康是没有的。

健康是相对的概念。人的健康不像黑白那样分明，健康和疾病是一个连续的链条。在这个链条中存在着许多不同的程度，即最佳健康←→良好←→略感不适←→疾病←→重病←→死亡。在整个生命过程中，个体的健康状况在此链条上不停地移动。尽管内科护理工作更多的是集中在急、慢性疾病的治疗与护理，也就是疾病的一端。目前很多慢性疾病是终生性的，不能根治，三级预防不容忽视。

三级预防包括一级预防、二级预防和三级预防 3 个层级，是指根据疾病的病因和自然史、机体的调节和代偿状况，在不同阶段采取不同的措施，阻止疾病发生及发展，减少疾病的危害。一级预防也称病因预防，是在疾病尚未发生时针对病因（或危险因素）采取措施，是预防疾病的根本措施。WHO 提出：人类健康四大基石（合理膳食、适量运动、戒烟限酒、心理平衡）是一级预防的基本原则。二级预防也称"三早"预防，即早发现、早诊断、早治疗，旨在防止或减缓疾病发展。三级预防也称临床预防，主要是通过积极的治疗和康复，防止伤残，促进功能恢复，提高生命质量，延长寿命，降低病死率。

三、内科护理学的发展趋势

1. 从"以疾病为中心"到"以人的健康为中心" 与护理学的发展一道，内科护理学的发展经历了"以疾病为中心""以患者为中心""以人的健康为中心"3 个历史阶段。

20 世纪前半叶，生物医学模式形成。此阶段的护理工作主要围绕疾病展开，从属于医疗活动。在长期的护理实践中形成了各种疾病护理常规和护理技术操作规范。

20 世纪中期后，随着 WHO 健康概念的提出和生物 - 心理 - 社会医学模式的引入，护理学者们开始建立自己的学科理论体系，实践中在整体护理观的指导下提出"以患者为中心"，运用护理程序开展工作。护理学科发生了根本性的改变，护理学被视为一个独立的学科。

20 世纪 70 年代后，WHO 提出"2000 年人人享有卫生保健"的目标，对护理理论和实践的发展产生了巨大的推动作用。护理的定义发生了重大变化，1977 年国际护士会（International Council of Nurse，ICN）提出："护理是帮助健康的人或患病的人保持或恢复健康，或平静地死去。"护理实践则走出医院，走向家庭、社区、社会，面对所有有健康保健需求的个体，护理工作的范围超越了疾病护理，扩展为健康到疾病的全过程。

2. 从专科护理到高级护理实践 随着医学技术的快速发展、分科的专科化和专业化，以及人们健康需求的日益增长，不分专科的通科护理已不能满足患者的需要。

专科护理的出现源于某些疾病的特殊治疗和护理需要，如糖尿病专科护理的起源可以追溯到 20 世纪初。早在 1914 年，美国部分医院便开始由指定护士专门负责严重高血糖和糖尿病酮症酸中毒患者的饥饿疗法，严格执行饮食控制，并进行疗效观察、实验室检查及并发症监测。此后，随着胰岛素的发现和临床应用，糖尿病专门护士开始参与糖尿病酮症酸中毒的管理、尿糖的监测、饮食的指导、胰岛素的注射和剂量调整、家庭访视等工作。

再如，危重症专科护理的起源可以追溯到 20 世纪 50 年代初。丹麦医师 Bjorn Ibsen 为了救治脊髓灰质炎所致呼吸衰竭患者，在哥本哈根创建了世界上第一个呼吸危重症监护病房（即呼吸 ICU），并培训了世界上第一批呼吸 ICU 护士。由于经过培训的呼吸 ICU 护士具有丰富的呼吸衰竭专业知识，掌握了娴熟的呼吸支持技术，患者的病死率明显降低。这一危重症护理实践的成功经验逐渐被引入其他领域，使得危重症护士协会成为目前国际上最大的专科护士协会，拥有会员已达 50 万之多。大量证据表明，专科护理在提高医疗质量、改善患者生命质量、降低医疗费用、减少医疗并发症等方面发挥了积极的作用。

近年来，随着人们卫生保健需求的日益增加以及护理队伍自身的不断发展，专科护理已向高级护理实践方向发展，国际上已经形成了比较完整的高级实践护士培训、认定、管理和实践体系。根据 ICN 2002 年的界定，高级实践护士（advanced practice nurse，APN）是指拥有深厚的专科知识、复杂的问题决策能力及扩展临床实践能力的注册护士，其特征受到其所在国家或地区执业条件的影响。国际上，APN 的主要角色包括麻醉护士、助产士、临床护理专家（clinical nurse specialist，CNS）、开业护士（nurse practitioner，NP）、个案管理师（case manager）等，其准入标准也逐渐由本科提升为硕士，甚至博士，经过学习和实践，在某一特定临床护理领域中成为专家。其中，开业护士是整合了护理和治疗临床技能为一体的，能够评估、诊断和管理患者的高级实践护士，为社区人群的初级卫生保健、急慢性患者群体的延续性照护提供了高质量服务，弥补了卫生人力资源的缺口。

3. 从经验护理实践到循证护理实践　传统的护理实践强调经验总结，重视护理常规。20 世纪 90 年代循证护理实践的提出，无论对于护理的科学化决策和专业化实践，还是对护理学科发展而言，均是革命性的。2012 年 ICN 发布了题为"弥合证据与实践的差距"（closing the gap: from evidence to action）的白皮书，从"深刻认识循证实践""证据来源""由证据到实践""基于循证的护理变革""护理专业组织在促进循证护理实践中的作用"等方面强调了循证护理实践的重要性和迫切性，在全球护理领域引发了循证护理实践的热潮。

循证护理实践是指护理人员在计划其护理活动过程中，审慎地、明确地、明智地将研究证据、临床经验以及患者愿望相结合做出临床护理决策的过程。循证实践的步骤包括确定临床问题、检索文献、严格评价原始研究的质量、开展系统评价、传播证据、引入证据、应用证据、评价证据应用效果 8 个步骤。只有遵循规范的循证实践方法，才能启动真正的循证护理实践。开展循证实践是我国护理实践国际化的契机，通过在全球护理信息平台上检索、评估、引入、应用护理证据资源，可切实地开拓我国护理人员的专业视野，并通过证据应用，将知识转化为实践，促进科学的护理决策、有效的护理干预，营造专业化的护理氛围。

四、内科护理学的学习方法

1. 理解基础上的记忆　内科护理学系统地介绍了各系统常见疾病的病因、发病机制、临床表现、实验室及相关检查、诊断要点、治疗、护理以及健康教育。尽管知识体系的系统性和整体性很强，但因涉及系统和病种多，内容难免庞杂。因此，在学习本课程时，切忌死记硬背，一定要在理解病因和发病机制的基础上记忆临床表现、治疗和护理原则。对于主要的治疗和护理措施，要掌握其作用机制或原理，做到知其然并知其所以然。只有这样，才能在应用过程中做到知识的活学活用，逐步培养自己的临床思维和评判性思维能力。

2. 重点内容反复练习，不断加深理解和记忆　作为一门课程，总是有重点和难点。本教材中，各章之前的学习要点为学生指出了学习的重点，配套数字资源中对难点进行了解析，希望同学们边学习，边归纳、总结，并深入思考和理解。每章的最后设置了思考题，希望同学们进行自我考查，并对整个知识体系进行系统回顾，如发现问题，及时弄懂和补救。

3. 理论与实践相结合，养成终身学习习惯　护理学是实践性学科，内科护理学更是如此。本教材在部分重点疾病中增加了案例，其目的就是引导学生理论与实践相结合。学生必须有足够的主动性，一方面要严格要求自己、静下心来读书，只有读书学习，才能将书本知识应用于临床；另一方面，工作中要思考，要问为什么，并主动寻找答案（读书是其中有效的方法），知识的积累往往是从临床到书本。要想成为一名优秀的护士，必须养成终身学习的习惯。

4. 注重评判性思维能力的培养，提升临床思维和临床判断力　一名优秀的内科护士必须拥有临床思维和临床判断力。为了形成良好的临床思维和临床判断力，必须掌握评判性思维的技能。评判性思维是知识、知觉、逻辑、常识和经验的有机融合。建立评判性思维可以提高理解问题的能力以及快速解决问题的能力，可以快速识别患者的需求，并运用合理的临床判断来制订满足患者需求的最佳护理措施。

培养临床思维能力最好的方法是提问和不断学习。当你护理一位患者时，应该提出的第一个问题是"患者的健康问题是什么？"如果是你不熟悉的疾病，应该查阅书籍，并找出下列问题的答案："症状和体征是什么？""常见的病因是什么？""可能发生的并发症是什么？"除此之外，还应该问自己："体格检查时发现了什么问题？""需要哪些实验室及其他辅助检查？""患者是否存在危险或不安全因素？如果有，是否重要？怎样干预这些危险或不安全因素才能将其风险降到最低？""需要哪些监测来发现患者的并发症？""根据患者病情常规给予什么药物和治疗？（如果不熟悉，要尽快查阅书籍和资料，或咨询同事）""患者的文化信仰是什么？""患者的心理 / 情绪怎么样？怎样才能稳定其情绪？"临床思维能力随着临床和科学经验的丰富而提高，这也是一个终身学习的过程。

（李明子）

第二章 呼吸系统疾病患者的护理

　　呼吸系统是人体参与呼吸的器官总称。人体通过呼吸功能不断摄入氧气，排出二氧化碳，为机体新陈代谢和生命活动提供基本保障。呼吸系统疾病是我国最常见的疾病，其中，慢性呼吸系统疾病是严重危害人民健康的疾病之一。由于人口老龄化、吸烟、大气污染、病原体变化等因素的影响，呼吸系统疾病的发病率不断上升，肺癌已成为我国大城市高发恶性肿瘤之一，哮喘患者总数已达 4500 万以上，40 岁以上慢性阻塞性肺疾病（chronic obstructive pulmonary disease，COPD）患者人数估算近 1 亿人，WHO 预测 2060 年死于 COPD 及其相关疾病的患者数超过 540 万人。另外，新发、突发的呼吸道传染病引发了重大的公共卫生事件。因此，做好呼吸系统疾病的防治、护理和康复工作对提高患者的生命质量非常重要。

第一节　概　述

导学目标

通过本节内容的学习，学生应能够：
◆ **基本目标**
1. 识记呼吸系统的解剖和生理功能。
2. 解释呼吸系统常见症状的病因、临床表现及评估要点。
3. 运用所学知识对咳嗽、咳痰、咯血、呼吸困难患者提出针对性的护理诊断并制订相应的护理措施。
◆ **发展目标**
1. 基于不同症状群分析常见呼吸系统疾病患者护理的特点。
2. 在专科护理工作中掌握更有效的护患沟通技巧。
◆ **思政目标**
成为具有医者仁心、同理心、有温度的护理人。

【呼吸系统的结构】

（一）呼吸道

呼吸道以环状软骨为界分为上呼吸道、下呼吸道。

1. 上呼吸道　上呼吸道由鼻、咽、喉构成。鼻腔内有鼻毛、呼吸道黏膜、丰富的毛细血管，对吸入气体具有滤过、湿化和加温功能，可将吸入空气经黏膜加温到 37 ℃左右，并达到 95% 的相对湿度，以适应人体的生理需要。咽是呼吸道和消化道的共同通道。吞咽时，会厌将喉关闭，对防止食物及口腔分泌物误入下呼吸道具有重要作用。喉受喉返神经支配，由甲状软骨和环状软骨等构成，既是气体出入通道，又是发音器官。环甲膜在声带的下方，连接甲状软骨和环状软骨，是喉梗阻时进行环甲膜穿刺的部位。

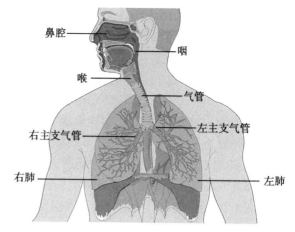

图 2-1 呼吸系统结构

2. 下呼吸道　下呼吸道包括气管、各级支气管和终末呼吸性细支气管，是连接喉和肺之间的管道。气管向下逐渐分级，气管（0 级）平均长度为 10 ~ 13 cm，直径为 1.5 ~ 2.0 cm，在气管隆嵴（胸骨角平面）处又分为左主支气管、右主支气管（1 级）。右主支气管较左主支气管粗、短而陡直，平均长度为 1 ~ 2.5 cm，与气管纵轴的延长线一般呈 25° ~ 30°。左主支气管较细长，平均长约 5 cm，与气管纵轴的延长线呈 40° ~ 50°。因此，异物及吸入性病变（如肺脓肿）多发生在右侧，如气管插管过深，易误入右主支气管（图 2-1）。

主支气管向下逐级分支成肺叶支气管（2 级）、肺段支气管（3 级），直至细支气管（16 级），属传导气道。呼吸性细支气管（17 级）以下一直到肺泡囊为气体交换的场所。气管、支气管树的结构示意图见图 2-2。

从气管到呼吸性细支气管，气道直径逐级减小，分支数目逐渐增加，其相应的横截面积总和逐渐增大，如气管总面积约为 5 cm^2，至肺泡则总面积为 80 m^2。气道结构的这一特点使气流在运行过程中流速逐渐减

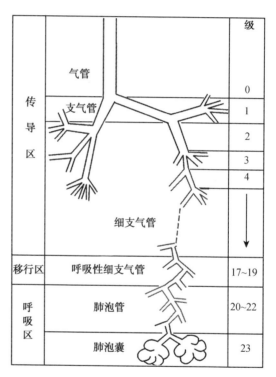

图 2-2 气管、支气管树的结构示意图

慢，气体在肺泡内的分布基本均匀，混于气体中的微粒沉积在气道黏膜而不致进入肺深部，但也使小气道（吸气状态下直径小于 2 mm 的细支气管）疾病不易被觉察及早期诊断。

3. 呼吸道的组织结构　气管和支气管壁的组织结构相似，主要由黏膜、黏膜下层和外膜构成。

（1）黏膜：黏膜表层几乎全部由纤毛柱状上皮细胞构成，在纤毛柱状上皮细胞间散在着杯状细胞和黏液腺。正常情况下，杯状细胞与黏液腺一起分泌黏液，每日分泌量约 100 ml，黏液分泌不足或过量均会影响纤毛运动功能，纤毛运动功能减弱也会影响呼吸道的防御功能。

（2）黏膜下层：为疏松结缔组织层，与固有层和外膜之间没有明显的分界，含有血管、淋巴管、神经纤维和较多的混合性气管腺。气管腺分为黏液腺和黏液浆液腺，在慢性炎症时，腺体增生、肥大，分泌亢进。此层中的肥大细胞等在哮喘的发病中具有重要作用。除此之外，黏膜下层还有弥散淋巴组织和淋巴小结等，对细菌、病毒有一定的免疫防御作用。

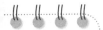

（3）外膜：由 16～20 个 C 形透明软骨环、结缔组织和平滑肌构成。随着支气管分支，软骨减少，而平滑肌增多，到细支气管时软骨消失。平滑肌收缩可引起广泛的支气管痉挛，是决定气道阻力的重要因素。

（二）肺和肺泡

肺为一弹性的海绵状器官，呈圆锥形，位于胸腔内，被纵隔分为左、右两部分。肺上部为肺尖，下端为肺底（膈面），紧挨着膈肌，内侧为纵隔面，外侧为胸肋面。左肺分为上、下两叶，右肺分为上、中、下三叶。通常左肺有 8～10 个肺段，右肺有 10 个肺段。

1. 肺泡　肺泡是气体交换的场所，肺泡周围有丰富的毛细血管网，肺泡壁上有肺泡孔与邻近肺泡或细支气管相通。成人肺泡总数为 3 亿～7.5 亿个，肺泡总面积约为 80 m^2，平静状态下只有 1/20 的肺泡进行气体交换，因而具有巨大的呼吸储备力。

2. 肺泡上皮细胞　肺泡上皮细胞由两种细胞组成。①Ⅰ型肺泡细胞：覆盖肺泡总面积的 95%，它与邻近的毛细血管内皮细胞紧密相贴，甚至两者基底膜融合为一，构成气 - 血屏障（简称"呼吸膜"），是肺泡与毛细血管间进行气体交换的场所。正常时，此屏障厚度不足 1 μm，任何使呼吸膜增厚的疾病均会引起气体扩散速度减慢，如肺水肿和肺纤维化。②Ⅱ型肺泡细胞：散在于Ⅰ型肺泡细胞之间，分泌表面活性物质，以降低肺泡表面张力，维持肺泡大小与结构的稳定，防止肺泡萎陷。急性呼吸窘迫综合征的发病与肺泡表面活性物质缺乏有关。

3. 肺泡巨噬细胞　肺泡巨噬细胞来源于血液中的单核细胞，除具有吞噬进入肺泡的微生物和尘粒作用外，还可生成和释放多种细胞因子，如白介素 -1、氧自由基和弹性蛋白酶等活性物质，这些因子在肺部疾病中起着重要的作用。

4. 肺间质　肺间质是指介于肺泡壁之间的组织结构，由弹性纤维、胶原纤维、网状纤维和基质构成，在肺内起着十分重要的支撑作用，使肺泡与毛细血管间的气体交换及肺的通气能顺利进行。当疾病累及肺间质时，最终可导致肺纤维化。

（三）肺的血液供应

肺有双重血液供应，即肺循环和支气管循环。

1. 肺循环　肺循环执行气体交换功能，由右心室、肺动脉、肺毛细血管、肺静脉、左心房构成。与体循环相比，肺循环具有低压、低阻、高血容量等特点。当左心功能下降时，肺毛细血管压力增高，可出现肺水肿。

2. 支气管循环　支气管动脉是肺的营养血管，营养各级支气管及肺。支气管静脉与支气管动脉伴行，收纳各级支气管的静脉血，最后经上腔静脉回右心房。在支气管扩张等疾病时，可形成动静脉分流，曲张的静脉破裂可引起大量咯血。

（四）胸膜腔和胸膜腔内压

胸膜腔是由胸膜围成的密闭的潜在腔隙。正常情况下，胸膜腔的脏胸膜与壁胸膜之间仅有少量浆液，起润滑作用，可减少呼吸时的摩擦。

胸膜腔内压是指胸膜腔内的压力，正常时为负压，深吸气时胸腔负压加大。胸腔负压使肺维持在扩张状态，不致因肺回缩力的作用而萎陷，同时也促进静脉血及淋巴液的回流。如胸膜腔内进入气体（气胸），胸腔负压减小，甚至为正压，可造成肺萎陷，不仅影响呼吸功能，还影响循环功能，甚至危及生命。

【呼吸系统的功能】

（一）肺的呼吸功能

呼吸是指机体与外环境之间的气体交换，由外呼吸、气体在血液中的运输及内呼吸 3 个同时进行又相互影响的环节组成。本章重点介绍外呼吸，包括肺通气与肺换气。

1. 肺通气　肺通气是指肺与外界环境之间进行气体交换的过程。肺通气的原动力是呼吸肌收缩和舒张引起胸廓的节律性扩张、缩小，使气体有效地进入或排出肺泡。临床常用下列指标衡量肺的通气功能。

（1）每分通气量（minute ventilation）：是静息状态下每分钟出入肺的气量，等于潮气量 × 呼吸频率。正常男性为 6700 ± 200 ml，女性为 4200 ± 200 ml。

（2）肺泡通气量（alveolar ventilation）：指每分钟进入肺泡进行气体交换的气量，又称有效通气量。肺泡通气量 =（潮气量 – 无效腔气量）× 呼吸频率。无效腔气量主要由解剖无效腔构成，正常成人平静呼吸时约为 150 ml（2 ml/kg）。气管切开后无效腔气量减少 1/2，通气负荷减轻。正常的肺泡通气量是维持动脉血二氧化碳分压（$PaCO_2$）的基本条件。

2. 肺换气　肺换气是指肺泡与肺毛细血管血液之间通过呼吸膜以弥散的方式进行的气体交换。影响肺换气的主要因素为：①呼吸膜的面积和厚度。②通气 / 血流比值。③呼吸膜两侧的气体分压差。④气体的溶解度与分子量。

（二）肺的防御功能

正常成人在静息状态下每日吸入空气量约为 10 000 L，同时还会吸入外界环境中的微生物、有害气体、蛋白变应原等有害颗粒。这些物质皆可进入呼吸道引起各种疾病，因此呼吸系统的防御功能显得尤为重要。

呼吸系统的防御功能包括物理防御功能（上呼吸道加温湿化和过滤作用、打喷嚏、咳嗽、黏液纤毛装置）、化学防御功能（乳铁蛋白、超氧化物歧化酶、蛋白酶抑制剂等）、细胞吞噬（肺泡巨噬细胞、多形核粒细胞）和免疫防御功能（分泌型 IgA、IgM 等）。

经口呼吸、理化刺激、气管切开或气管插管、缺氧、高浓度吸氧及药物（如肾上腺皮质激素、免疫抑制药及麻醉药）等因素可使呼吸道的防御功能降低，为病原体入侵创造条件。

（三）呼吸运动的调节

呼吸运动是一种有节律性的活动，通过呼吸中枢、神经反射和化学性调节对呼吸深度和频率进行调控。

1. 呼吸中枢　呼吸中枢指中枢神经系统中产生和调节呼吸运动的神经元群，广泛分布于脊髓、延髓、脑桥、间脑、大脑皮质等部位。脊髓的呼吸运动神经元是联系高位呼吸中枢和呼吸肌的中间环节，不产生呼吸节律。基本呼吸节律产生于脑干的延髓，吸气和呼气两组神经元交替兴奋和抑制，形成呼吸周期。脑桥有呼吸调整中枢，其作用为限制吸气，促使吸气向呼气转换。大脑皮质在一定限度内可随意控制呼吸。

2. 呼吸运动的反射性调节　肺牵张反射属于神经反射，又称黑 - 伯反射，指由肺扩张或肺萎陷引起的吸气抑制或吸气兴奋的反射。肺牵张反射包括肺扩张反射和肺萎陷反射。肺扩张反射感受器位于支气管和细支气管的平滑肌中。吸气时气道扩张，刺激感受器，兴奋由迷走神经传入呼吸中枢抑制吸气，使吸气转换为呼气，防止肺泡进一步充气。肺萎陷反射是肺萎陷时增强吸气活动或促进呼气转换为吸气的反射。

3. 呼吸运动的化学性调节　呼吸运动的化学性调节主要指动脉血或脑脊液中 O_2、CO_2 和 H^+ 对呼吸的调节作用。参与化学性调节的感受器有外周化学感受器（位于颈动脉体和主动脉体）和中枢化学感受器（位于延髓）。

（1）缺氧对呼吸运动的调节：缺氧对呼吸运动的刺激作用是通过外周化学感受器（尤其是颈动脉体）来实现的。当动脉血氧分压（PaO_2）低于 80 mmHg 时才出现通气增加，因此缺氧对正常呼吸的调节作用不大。但在特殊情况下，缺氧刺激有重要意义，如严重肺气肿、肺源性心脏病患者，肺换气功能障碍，导致血液中 O_2 浓度降低和二氧化碳潴留。长时间二氧化碳潴留使中枢化学感受器对 CO_2 的刺激作用产生适应，而外周化学感受器对低氧的刺激适应很慢，这时缺氧对外周化学感受器的刺激就成为驱动呼吸的主要刺激。因此，在这种情况下，如给患者吸入高浓度氧，由于快速解除了缺氧对外周化学感受器的刺激作用而引起呼吸抑制，这一点

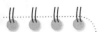

在临床上应用氧疗时要高度注意。

（2）CO_2 对呼吸运动的调节：CO_2 是调节呼吸运动最重要的生理性化学因素，对中枢和外周化学感受器都有作用，中枢化学感受器对 CO_2 的变化尤为敏感。血液中 $PaCO_2$ 升高时，呼吸加深、加快，肺通气量增加，但当吸入气 CO_2 含量超过一定水平时，肺通气量不作相应增加，只是肺泡气、动脉血 $PaCO_2$ 快速升高，CO_2 堆积，抑制呼吸中枢，出现二氧化碳麻醉。

（3）H^+ 对呼吸运动的调节：H^+ 主要通过刺激外周及中枢化学感受器来调节呼吸运动。当动脉血液中 H^+ 浓度增高时，使呼吸加深、加快，肺通气量增加；反之，呼吸运动受抑制。

4. 呼吸肌 呼吸肌为呼吸运动的效应器，也是肺通气的动力泵，分为吸气肌（膈肌及肋间外肌）和呼气肌（肋间内肌）。辅助呼吸肌有胸锁乳突肌、腹肌等，一般在剧烈运动或通气严重不足而用力呼吸时才参与呼吸运动。呼吸运动的正常进行依赖于呼吸中枢、感受器和效应器在结构和功能上的完整性，任何部位发生障碍，都会影响呼吸运动，导致通气障碍，甚至出现呼吸衰竭。

【呼吸系统疾病的护理评估】

（一）病史

1. 主诉及现病史 详细询问患者就诊的最主要症状、持续时间、发病时间、起病的缓急、有无诱因、主要症状特点、病情的发展与演变、伴随症状、发病后的诊治经过及结果，发病以来的精神状态、食欲、体重、大小便及睡眠情况等。

2. 既往史 某些呼吸系统疾病易反复发作，故应询问既往史、每次发病情况及发病诱因，是否有麻疹、百日咳、支气管肺炎、心血管系统疾病等病史。

3. 个人史、家族史、过敏史

（1）个人史：询问出生地和居住地环境、生活和工作环境情况；询问吸烟史或有无被动吸烟史，是否已戒烟或准备戒烟，吸烟量。

（2）家族史：某些呼吸系统疾病，如支气管哮喘、α_1-抗胰蛋白酶缺乏症与遗传因素有关，故应询问家族史。

（3）过敏史：询问患者有无对吸入物、食物、药物等过敏，对何种物质过敏。

（二）心理社会因素

1. 心理状况 呼吸系统疾病多慢性迁延、反复发作、久治不愈，如长期咳嗽、咳痰，对患者的日常生活、学习、工作均会造成影响，易使患者产生焦虑、抑郁等心理障碍。咯血患者会有恐惧、紧张、焦虑等，特别是大量咯血患者，甚至会产生死亡恐惧感或悲观、失望等心理障碍。呼吸困难患者生活常不能自理或有沟通障碍，患者会产生烦躁不安、恐惧甚至濒死感等。因此，护士应了解患者患病后的心理、情绪反应，以及对疾病发展过程、防治、预后的认知程度。

2. 社会支持系统 如疾病长期迁延，会造成家庭成员的精神、经济负担，使家庭对患者的关心、支持程度逐渐减低，患者感到缺乏理解与帮助。因此，应了解家庭成员、亲朋好友等对患者的支持状况（包括经济、身体、心理等方面的帮助）。

（三）身体评估

1. 全身状态、皮肤、淋巴结评估 全身状态应注意生命体征、意识状态、营养状态、面容及表情、体位等。皮肤及黏膜有无发绀、水肿。淋巴结有无肿大、大小、活动度等。如肺性脑病患者可出现意识障碍；重度支气管哮喘患者常出现发绀、辅助呼吸肌参与运动；肺癌淋巴结转移时患者可出现淋巴结肿大。

2. 头、颈部评估 观察牙龈、扁桃体等处有无感染。评估气管位置是否居中，如大量胸腔积液、气胸时，气管可移向健侧。

3. 胸部评估 胸部评估是呼吸系统疾病评估的重点。应注意观察胸廓外形、两肺呼吸运动是否一致，触诊有无语音震颤改变、胸膜摩擦感，肺部叩诊音变化，听诊呼吸音变化，有无干、湿啰音及其分布。如肺实变时，望诊可有患侧呼吸运动减弱，触诊语音震颤增强，叩诊浊音或实音，听诊有管状呼吸音及湿啰音。心脏评估注意心尖冲动的位置变化情况，听诊注意心率、节律、心音等。如肺源性心脏病患者可有心尖冲动位置变化及心率、心律改变等。

4. 腹部及四肢评估 注意有无肝大、肝颈静脉反流征等。四肢评估应注意有无杵状指（趾）。如慢性肺源性心脏病引起右心衰竭时，可有肝大及肝颈静脉反流征阳性。支气管肺癌、肺脓肿可见杵状指（趾）。

（四）辅助检查

1. 血液检查

（1）血常规：细菌感染时一般白细胞计数及中性粒细胞比例增多，有时可出现中毒颗粒。病毒感染时白细胞计数可正常或稍高，也可偏低。支气管哮喘患者可有嗜酸性粒细胞增多。大量咯血时可有血红蛋白浓度降低。

（2）其他血液检查：C反应蛋白、降钙素原、半乳甘露聚糖抗原试验（简称GM试验）对细菌、病毒、真菌感染等的诊断有一定的帮助。

2. 痰液检查 痰液是气管、支气管和肺泡所产生的分泌物。痰液检查对某些呼吸系统疾病的病因诊断、疗效观察和预后判断具有重要意义。痰液检查应尽可能在使用或更换抗生素前进行，取漱口后深部咳嗽痰，无痰患者可行高渗生理盐水雾化诱导痰。痰液检查项目包括如下内容。

（1）一般检查：观察痰液的量、颜色、性状、气味等。如痰液呈红色，常提示痰中含有血液，见于肺结核、肺癌等；呼吸道有感染时痰量增加；黄色脓性痰见于呼吸道化脓性感染；粉红色泡沫样痰见于急性肺水肿。

（2）病原学检查：包括痰涂片染色检查、痰病原菌培养等。如痰涂片中查到抗酸杆菌，对诊断肺结核价值高。痰标本中培养出结核分枝杆菌是确诊肺结核最可靠的依据。

（3）痰脱落细胞学检查：反复做痰脱落细胞学检查有助于肺癌的诊断。

3. 影像学检查 影像学检查在呼吸系统疾病中应用最广泛，对诊断、观察疗效等具有重要价值。影像学检查主要包括胸部X线、胸部计算机体层成像（computerized tomography，CT）、正电子发射体层成像（positron emission tomography，PET）、磁共振成像（magnetic resonance imaging，MRI）、放射性核素扫描、支气管动脉造影、胸部超声检查。X线检查有助于呼吸系统疾病的诊断及观察疗效。CT能发现胸部X线检查不易发现的病变，有助于明确病变部位、性质等。PET可以较准确地对肺癌有无纵隔淋巴结及远处转移进行鉴别诊断。MRI对纵隔疾病及肺栓塞的诊断有重要意义。放射性核素作肺通气/灌注显像检查对肺栓塞和血管病变的诊断价值较高。支气管造影对咯血有较好的诊治价值。超声检查可对胸腔积液、肺外肿块的诊断提供帮助，并可指导胸腔穿刺抽液或活检。

4. 动脉血气分析 动脉血气分析（简称血气分析）是通过对人体动脉血液中的pH、氧分压（PaO_2）和二氧化碳分压（$PaCO_2$）等指标进行测量，从而对人体的呼吸功能和血液酸碱平衡状态做出评估的一种方法。它能客观地反映呼吸衰竭的类型和程度、酸碱失衡的类型及代偿程度，对指导氧疗、调节机械通气的各种参数以及纠正电解质代谢紊乱和酸碱失衡具有重要的意义。

5. 肺功能检查 肺功能测定可对患者呼吸生理功能的基本状况做出评价，明确肺功能障碍的程度和类型，对呼吸系统疾病的早期诊断、疗效评价及评估患者对胸、腹部手术的耐受性等均具有重要意义。如阻塞性通气功能障碍常见于COPD，限制性通气功能障碍多见于肺间质纤维化、胸腔积液、胸膜增厚或肺切除术后。弥散功能测定有助于明确换气功能损害情况等。

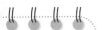

肺功能测定主要包括如下内容。

（1）肺活量（vital capacity，VC）：是指尽力吸气后缓慢而完全呼出的最大气量。正常成年男性约为 3500 ml，女性约为 2500 ml。

（2）残气量（residual volume，RV）：是指补呼气后，肺内不能被呼出的气量。正常成年男性约为 1500 ml，女性约为 1000 ml。

（3）用力肺活量（forced vital capacity，FVC）：指尽力最大吸气后，尽力尽快呼气所能呼出的最大气量。临床上常用第 1 秒用力呼气容积（forced expiratory volume in one second，FEV_1）、FEV_1 占预计值的百分比（FEV_1%）评价肺的通气功能。正常人 FEV_1 实测值应为预计值的 80% 以上。

6. 纤维支气管镜和胸腔镜检查　纤维支气管镜可经口腔、鼻腔、气管导管或气管切开套管深入到段、亚段支气管，甚至更细的支气管，在直视下观察病变，还能进行活检、支气管肺泡灌洗等。对取得的组织及回收的灌洗液进行检查、分析，有助于明确疾病诊断。纤维支气管镜还有治疗作用，如用高频电刀、激光、微波及药物注射治疗良性及恶性肿瘤，吸引或清除阻塞物，钳取异物等，已成为支气管、肺和胸腔疾病诊断、治疗和抢救不可缺少的手段。胸腔镜检查可直视观察胸膜病变，进行胸膜活检、肺活检。

7. 胸腔穿刺和组织活检　胸腔穿刺常用于检查胸腔积液的性质，抽液、抽气减压或通过穿刺胸腔局部给药。肺组织活检是确诊呼吸系统疾病的重要方法，不同部位的病变采用不同的方式获得肺组织。

8. 抗原皮肤试验　结核菌素纯蛋白衍生物（PPD）试验阳性的皮肤反应说明患者受结核分枝杆菌感染，但并不能依此确诊患者患有肺结核。哮喘的变应原皮肤试验阳性有助于变应体质的确定和相应抗原的脱敏治疗。

【呼吸系统常见症状、体征的护理】

（一）咳嗽、咳痰

咳嗽（cough）是呼吸系统疾病最常见的症状，又是人体的一种反射性防御动作，因咳嗽感受器受刺激引起突然剧烈的呼气运动。咳嗽时，咽喉部、气管及大支气管内过多的分泌物或异物排出体外，保持气道通畅。但频繁而剧烈的咳嗽可导致呼吸道出血，甚至诱发气胸等。咳嗽也促使病毒、细菌扩散，引起疾病的传播和流行。

咳痰（expectoration）是指借助支气管黏膜上皮的纤毛运动、支气管平滑肌的收缩及咳嗽反射，将呼吸道分泌物经口腔排出体外的动作。

1. 病因

（1）感染因素：呼吸道或肺部感染，局部的炎性刺激是引起咳嗽的常见原因，如上呼吸道感染、咽炎、喉炎、支气管炎、支气管扩张、肺炎及肺结核。

（2）理化因素：任何阻塞、压迫或牵扯呼吸道，使气管壁受刺激或管腔被扭曲变窄的病变均可引起咳嗽，如呕吐物或异物吸入呼吸道、支气管肺癌阻塞气道、弥漫性肺间质纤维化、吸烟、冷空气及各种刺激性气体的吸入。

（3）过敏因素：如过敏性鼻炎、支气管哮喘。

（4）其他：如肺淤血、后鼻部分泌物滴流、胃食管反流、服用血管紧张素转换酶抑制药。

2. 临床表现

（1）咳嗽的性质：咳嗽无痰或痰量甚少，称为干性咳嗽（干咳），见于咽炎及急性支气管炎、早期肺癌等。咳嗽伴有咳痰称为湿性咳嗽，以慢性支气管炎及支气管扩张最常见。

（2）咳嗽发生的时间与规律：突发性咳嗽多与异物吸入、过敏、肿瘤压迫气管或支气管有关；夜间阵发性咳嗽应考虑左心衰竭、支气管哮喘等；长期慢性咳嗽伴咳痰多见于慢性支气管

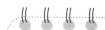

炎、COPD；干咳伴咽部有明显异物感常为咽炎。

（3）咳嗽的音色：犬吠样咳嗽多见于百日咳、会厌及喉部疾患或气管受压；咳嗽声音嘶哑，见于肺部肿瘤压迫喉返神经、喉炎等；金属音调咳嗽常见于纵隔肿瘤、主动脉瘤或支气管肺癌压迫气管。

（4）伴随症状：咳嗽伴发热多提示有感染；咳嗽伴胸痛常表示病变已累及胸膜；咳嗽伴呼吸困难提示有肺通气和（或）换气功能障碍；咳嗽伴杵状指（趾）可见于支气管扩张、支气管肺癌等；剧烈咳嗽可引起咳嗽晕厥；咳嗽反射低下或消失可引起肺不张和肺部感染。

（5）痰的性状和痰量

1）性状：痰的性状分为黏液性、浆液性、脓性和血性。痰的颜色因其所含的物质而不同。无色透明痰多见于病毒感染；痰呈黄色提示有化脓菌感染；铁锈色痰提示肺炎球菌性肺炎；粉红色泡沫样痰提示急性肺水肿；巧克力色痰提示阿米巴原虫感染；翠绿色痰多为铜绿假单胞菌（绿脓杆菌）感染；红棕色胶冻状痰多与肺炎杆菌感染有关；血痰要警惕肺癌；灰黑色痰多与大气污染或肺尘埃沉着病有关。痰液黏稠难以咳出时要警惕是否有体液不足。

2）痰量：痰量少时仅数毫升，多者达数百毫升，一般将 24 h 痰量超过 100 ml 定义为大量痰。大量痰液静置后出现分层现象（上层为泡沫，中层为浆液或黏液，下层为脓液及坏死物质），是支气管扩张及肺脓肿的典型表现。若痰量原来较多而突然减少，伴发热，可能为支气管引流不畅所致。

3）气味：肺脓肿、支气管扩张合并厌氧菌感染时痰有恶臭味。

3. 护理

[护理评估]

（1）病史：重点询问患者是否有引起咳嗽、咳痰的诱因，如受凉、劳累、感染、服用血管紧张素转换酶抑制药；咳嗽的性质、音色，发生与持续时间，是否伴有发热、呼吸困难、胸痛等症状；痰的性状、量、气味、颜色，是否易咳出等；用药情况及咳嗽、咳痰是否引起睡眠障碍等不良反应。

（2）身体评估：主要评估生命体征（尤其是体温，呼吸节律、型态）、意识状态、营养状况、体位，皮肤及黏膜有无弹性、水肿、发绀，胸廓外形，双肺呼吸运动是否一致，是否有呼吸音变化、干啰音、湿啰音及其分布。

（3）辅助检查：血液检查有无感染征象，痰液检查有无致病菌，X 线检查、纤维支气管镜检查、肺功能检查是否有异常等。

[常见护理诊断/问题]

清理呼吸道无效 与呼吸道分泌物过多、痰液黏稠、咳痰无力、无效咳嗽、胸痛导致不能咳嗽有关。

[护理目标]

（1）患者痰液变稀，容易咳出。

（2）患者气道通畅，分泌物滞留减少或无滞留。

（3）患者能正确掌握有效咳嗽的方法清除痰液。

[护理措施]

（1）环境：提供安静、舒适的病房环境，注意通风，保持空气清新。室温维持在 18 ~ 20 ℃，湿度在 50% ~ 60%，以维持呼吸道的防御功能。

（2）体位：保持舒适体位，如患者能耐受，尽可能让患者采取坐位或半坐卧位，并注意脊柱挺直，以利于肺部扩张。

（3）饮食护理：应给予充足的水分。无心脏、肾功能障碍的患者，每日饮水量应在 1.5 ~ 2 L。适当增加蛋白质和维生素（尤其是维生素 C、维生素 E）的摄入。

（4）促进有效排痰：主要包括深呼吸和有效咳嗽、气道湿化与雾化、胸部叩击与胸壁震颤、胸壁高频振荡、体位引流和机械吸痰等物理治疗措施。

1）深呼吸和有效咳嗽：有助于防止或减少肺不张、肺炎的发生，适用于神志清醒、能咳嗽的患者。

方法：协助患者取坐位，先进行数次（5~6次）深而慢的腹式呼吸，然后进行2次深吸气后屏气3~5 s，收缩腹部和胸部肌肉，再快速进行1~2次用力呼气（哈气）（huff）的短促而有力的咳嗽。因胸部伤口疼痛而不敢进行深呼吸和咳嗽的患者，可在患者进行有效咳嗽时对伤口部位进行固定或扶持。伤口疼痛较严重者，在进行深呼吸、咳嗽前30 min按医嘱给予镇痛药，以减轻疼痛。

2）气道湿化与雾化：气道湿化是指通过湿化装置，将水或溶液蒸发成水蒸气或小液滴，以提高吸入气体的湿度，达到湿润气道黏膜、稀释痰液的目的，多用于机械通气患者。雾化治疗又称气溶胶吸入疗法，是指应用气溶胶装置将水分和药物形成气溶胶微粒，使其吸入并沉积于呼吸道和肺泡靶器官，达到治疗疾病、改善症状的目的，适用于痰液黏稠不易咳出者。雾化吸入同时也具有一定的湿化、稀释气道分泌物的作用。

3）胸部叩击（chest percussion）与胸壁震颤（chest vibration）：是指借助叩击或震颤所产生的振动和重力作用，使滞留在气道内的分泌物松动，并移行到中心气道，最后通过咳嗽排出体外的方法，适用于长期卧床、久病体弱、排痰无力的患者，禁用于未引流的气胸、有病理性骨折史、咯血、肋骨骨折等患者。

胸部叩击方法：患者取坐位或侧卧位。护士站在患者的后方或侧后方，两手手指并拢拱成杯状，以手腕的力量从肺底自下而上、由外向内、力量均匀地用双手交替叩击胸背部。叩击时若发出空而深的拍击音，表示叩击手法正确。每叶叩击1~3 min，共5~15 min，两手交替每分钟叩击>100次。

胸壁震颤方法：双手掌重叠将手掌放在拟震颤的部位，吸气时手掌随胸廓扩张慢慢抬起，呼气时手掌紧贴胸壁并施加一定压力上下振动，震颤患者胸壁5~7次，每个部位重复6~7个呼吸周期。因行人工胸壁震颤较费力，目前多采用振动排痰仪替代。

胸部叩击与震颤的注意事项：

● 叩击前评估：确认患者无禁忌证。向患者说明叩击的目的及方法，以取得患者的配合，并进行肺部听诊，明确痰液潴留的部位。

● 叩击部位：应在肺野进行，避开心脏、乳房。为预防直接操作引起皮肤发红，可用单层薄布保护皮肤，勿用较厚的物质，因其会降低叩击和震颤时所产生的震动而影响效果。

● 叩击力度与时间：叩击力量要适中，以不使患者感到疼痛为宜。叩击和震颤应安排在餐后2 h至餐前半小时完成，每次一般在5~15 min为宜。叩击时须注意观察患者的反应。

● 叩击后护理：叩击后协助患者排痰，采取舒适体位，做好口腔护理，并询问患者的感受，观察痰液情况，复查肺部呼吸音及啰音的变化情况。

4）胸壁高频振荡（high frequency oscillation of chest wall，HFCWO）排痰：是一种新型的胸部物理治疗技术。其原理是通过两根充气软管与充气背心相连，脉冲发生器高速地向背心充气、放气，使背心包裹下的胸腔产生振动，并在气流流动时与气管壁内膜产生剪切力，促使分泌物脱离气道壁。同时胸壁振荡刺激纤毛摆动，促使黏液从小气道移向大气管，最后通过咳嗽或吸痰将痰液清除（图2-3）。它代替了传统的人工胸部叩击、震颤，适用于分泌物排出困难、黏液阻塞引起的肺膨胀不全，禁用于气胸、活动性出血、哮喘严重发作等患者。

胸壁高频振荡注意事项：

● 预防皮肤损伤：患者宜穿一件薄棉衫。

● 松紧度适宜：背心胸带以能放入2横指为佳，胸带上缘置于腋下2~3 cm。

● 治疗时间：每次治疗时间为 15～30 min，在餐后 2 h 或餐前 30 min 进行。

● 观察：治疗过程中应严密观察患者的呼吸情况，若发生气道痉挛、心率加快等不良反应，应立即停止治疗。

● 治疗与护理：协助患者咳痰，必要时给予吸痰。评估患者肺部呼吸音、啰音的变化情况，并记录痰液的量、性状、颜色、气味等。

5）体位引流（postural drainage）：又称重力引流，指利用重力作用使积滞在呼吸道的分泌物（痰液）排出体外的治疗方法。体位引流

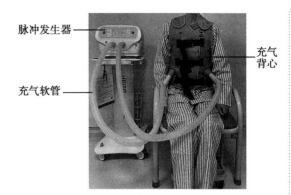

图 2-3　胸壁高频振荡排痰仪

适用于支气管扩张、肺脓肿等大量脓性痰不易排出者。年老体弱不能耐受者、严重的心血管疾病患者、近 1～2 周有大量咯血、明显呼吸困难和发绀者禁忌体位引流。体位引流的步骤与方法如下。

引流前评估：确认无体位引流禁忌证。向患者说明体位引流的目的及过程，以取得患者的配合，并进行肺部听诊，明确痰液潴留的部位。

引流体位：根据体征、胸部 X 线片等显示的病变部位来确定引流体位（图 2-4）。引流体位选择的原则是使需引流的病变部位处于高处，引流支气管开口向下，如下叶后基底段支气管扩张，应采用头低足高、俯卧位的姿势。

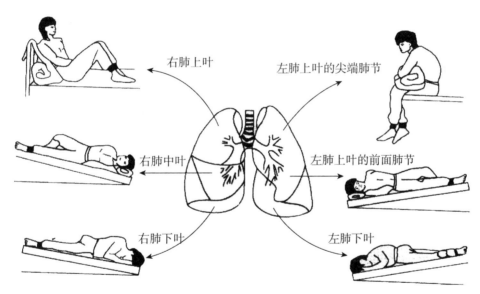

右肺上叶　　左肺上叶的尖端肺节

右肺中叶　　左肺上叶的前面肺节

右肺下叶　　左肺下叶

图 2-4　体位引流

引流时间：引流通常在餐前进行，每日 1～3 次，每次 15～20 min。如需餐后进行，应在餐后 1～2 h 进行，避免引起胃食管反流、恶心、呕吐等不良反应。

加强引流效果：引流前 15 min 可遵医嘱给予支气管扩张药。引流时，指导患者进行深呼吸，辅以胸部叩击、振荡等胸部物理措施。引流后，协助患者采取合适体位，指导并鼓励患者进行有效咳嗽以促进排痰。

引流过程中的监护：护士应密切观察患者有无出汗、脉搏细速、头晕、面色苍白等不适。若患者心率＞120 次／分、血压升高或降低、发绀等，应立即停止操作并通知医师。

引流后护理：协助患者做好口腔护理并采取舒适的体位。询问患者的感受，听诊肺部呼吸音及啰音变化，观察并记录痰液的性状、量、颜色，评价引流效果等。

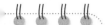

6）机械吸引（吸痰）：适用于咳嗽反射减弱或消失者、意识不清及分泌物黏稠无力咳出者。吸痰可经鼻、气管插管或气管切开处进行，详见本章第十三节呼吸衰竭和急性呼吸窘迫综合征。

（5）用药护理：按医嘱使用抗生素、镇咳药、祛痰药等。用药期间注意药物的疗效及不良反应。因可待因等强效镇咳药可抑制咳嗽反射，嘱湿性咳嗽和排痰困难患者勿使用。

［护理评价］

（1）患者自述痰易咳出，痰量减少。

（2）患者呼吸较前平稳，呼吸音清晰，啰音减少或消失。

（3）患者能正确配合深呼吸、咳嗽、胸部叩击、体位引流等必要的物理治疗方法。

（二）咯血

咯血（hemoptysis）是指喉及喉以下呼吸道或肺组织血管破裂导致的出血，并经咳嗽从口腔排出。咯血量可以从痰中带血到大量咯血。

1. 病因　咯血主要由呼吸系统疾病引起，也见于循环及其他系统疾病。我国引起咯血的前三位病因是肺结核、支气管扩张和支气管肺癌。突发胸痛、呼吸困难，而后出现咯血者应警惕肺梗死。

2. 临床表现

（1）先兆症状：咯血者常有胸闷、喉痒和咳嗽等先兆症状。

（2）咯血的性状和量：咯出的血液多数鲜红，伴泡沫或痰，呈碱性。咯血分为痰中带血、小量咯血（24 h 内咯血量在 100 ml 以内）、中等量咯血（24 h 内咯血量在 100～500 ml）、大量咯血（24 h 内咯血量在 500 ml 以上或一次咯血量在 300 ml 以上）。咯血持续时间长短不一，除原发病的体征外，患者可有出血部位呼吸音减弱和湿啰音，大量咯血后常有持续数日的血痰。

（3）伴随症状：咯血伴发热常见于肺结核、肺炎、肺脓肿等；咯血伴胸痛常见于肺炎、肺结核、肺血栓栓塞症、支气管肺癌等；咯血伴脓性痰常见于支气管扩张、肺脓肿等；咯血伴杵状指（趾）常见于支气管扩张、肺脓肿、支气管肺癌等。

（4）并发症：窒息、肺不张、肺部感染等。窒息是咯血患者直接致死的主要原因，应及时识别与抢救，尤其对窒息的易患者，应高度警惕。以下情况易引起窒息：①极度衰竭无力的咳嗽者。②急性大量咯血。③高度紧张的患者，因极度紧张，可导致声门紧闭或支气管平滑肌痉挛。④应用镇静药、镇咳药使咳嗽反射受到严重抑制者。窒息的临床表现：在咯血过程中，患者咯血量突然减少或咯血中止，表情紧张、惊恐、大汗淋漓，两手乱动或手指喉头（示意空气吸不进来），很快出现发绀、呼吸音减弱、全身抽搐，甚至呼吸、心搏停止。

3. 护理

［护理评估］

（1）病史：重点询问是否存在引起咯血的常见疾病，如肺结核、支气管扩张、肺癌，有无引起咯血的诱因，如剧烈咳嗽、饮酒。评估咯血发生的时间、次数、量、血液的颜色及性状，是否有发热、胸痛、心悸、头晕等伴随症状。咯血后已采取的措施及效果。应注意鉴别呕血和咯血（表 2-1）。

表 2-1　咯血与呕血的鉴别

鉴别要点	咯血	呕血
常见疾病	肺结核、支气管扩张、肺癌、二尖瓣狭窄等	消化性溃疡、肝硬化等
先兆或伴随症状	喉部发痒、咳嗽、胸闷等	上腹部不适、恶心、呕吐等
出血方式	咯出	呕出

续表

鉴别要点	咯血	呕血
出血症状	鲜红色,混有泡沫或痰液,呈碱性	黑褐色,呈咖啡渣样或暗红色血块(有时鲜红),混有食物残渣,常呈酸性
出血后情况	痰中带血(一般无黑粪,除非将血咽下)	黑粪,或柏油便
胸部体征	常有湿啰音等体征	无阳性体征
胸部 X 线片	有胸部病变	无胸部病变

(2)身体评估:主要评估生命体征、意识状态、营养状态、面容与表情、发绀、双肺呼吸运动是否一致、是否有呼吸音变化、干啰音、湿啰音及其分布。

(3)辅助检查:血常规检查是否有血红蛋白浓度降低,胸部 X 线片、纤维支气管镜检查、支气管动脉造影等对咯血的诊断有重要意义。

[常见护理诊断/问题]

潜在并发症:窒息。

[护理目标]

护士能及时识别窒息的发生并配合抢救。

[护理措施]

(1)一般护理:大量咯血,尤其是有窒息危险的患者应收入监护病房或专人护理,协助患者采取舒适的患侧卧位。大量咯血者应禁食,小量咯血者宜进少量温凉软食。保持排便通畅,避免排便时引起腹内压增加而再次咯血。

(2)病情观察:观察患者咯血的频率、咯血量、颜色、性状、生命体征和意识状态,警惕窒息等并发症的发生。

(3)保持呼吸道通畅:安慰患者,让患者知道咯血经药物治疗后会逐渐控制,心情放松,有利于止血。指导患者将积血轻轻咯出,不要屏气,也勿用力咳嗽。如痰液黏稠、无力咳出,可经鼻、口腔吸出。

(4)用药护理:按医嘱给予止血药(垂体后叶素)、镇咳药(如可待因,不可使用吗啡,以免引起呼吸抑制),观察药物的疗效及不良反应。垂体后叶素在止血的同时,也能引起子宫、肠道平滑肌和冠状动脉收缩,因此冠状动脉粥样硬化性心脏病(冠心病)、高血压患者及孕妇忌用。静脉应用时速度勿过快,否则易引起恶心、心悸、面色苍白等。年老体弱、肺功能不全者在使用镇静药和镇咳药后,高度警惕因呼吸抑制导致的呼吸衰竭和不能咯出血块而出现窒息的危险。

(5)备好抢救药品和物品:如压舌板、开口器、吸痰管、负压吸引装置、氧气、垂体后叶素、气管插管及简易呼吸器。

(6)患者一旦出现窒息的早期表现,应立即急救,维持气道通畅,步骤如下:①立即负压吸引,以清除呼吸道积血。如无负压吸引装置,可立即置患者于俯卧头低足高位,并叩其背部,使气管内积血咯出。必要时,可进行气管插管或经支气管镜吸出潴留血液。②气道通畅后给予高流量吸氧。③自主呼吸受损时给予呼吸兴奋药,必要时进行机械通气。

[护理评价]

咯血期间患者气道通畅,未发生窒息。

(三)呼吸困难

呼吸困难(dyspnea)是指呼吸时有一种异常的不舒适感,患者主观上感到空气不足、呼吸费力,客观上表现为呼吸频率、节律、深度异常及辅助呼吸肌参与呼吸运动。

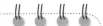

1. 病因　呼吸困难常见病因是呼吸系统疾病，也见于心血管疾病（如风湿性心脏病、高血压心脏病）、中毒性疾病（如尿毒症、糖尿病酮症酸中毒、有机磷或巴比妥等药物中毒）、血液病等。

2. 临床表现　根据病因，呼吸困难分为肺源性呼吸困难、心源性呼吸困难和其他原因引起的呼吸困难（中毒性呼吸困难、神经精神性呼吸困难、血液病引起的呼吸困难）。本节主要介绍肺源性呼吸困难。

肺源性呼吸困难是呼吸系统疾病引起的肺通气、换气功能障碍，导致缺氧和（或）二氧化碳潴留。根据临床特点分为以下3种类型。

（1）吸气性呼吸困难：以吸气显著费力为特点。严重者吸气时可出现"三凹征"，即胸骨上窝、锁骨上窝及肋间隙明显下陷，也可伴有干咳及高调的吸气性哮鸣音，多见于喉部、气管、大支气管的狭窄与梗阻。

（2）呼气性呼吸困难：以呼气明显费力、呼气相延长伴呼气期哮鸣音为特点。其发生与支气管痉挛、狭窄，肺组织弹性减弱，影响肺通气功能有关。典型疾病为COPD和支气管哮喘。

（3）混合性呼吸困难：为吸气和呼气均感费力，呼吸浅快，主要是由于肺或胸膜腔病变使呼吸面积减少，影响肺换气功能所致。混合性呼吸困难见于重症肺炎、广泛肺纤维化、大面积肺不张、大量胸腔积液和气胸等疾病。

3. 护理

［护理评估］

（1）病史：重点询问是否有引起呼吸困难的诱因、加重及缓解的因素，如接触过敏物质、劳累或运动量过大；起病的缓急、发作时间、严重程度及持续时间；是否有发热、咳嗽、咳痰、胸痛等伴随症状；发生呼吸困难后的处理及效果等。

（2）身体评估：主要评估患者的呼吸频率、深度和节律，是否有端坐卧位等体位改变，面容表情及神志变化，皮肤及黏膜发绀的程度，胸廓外形、双肺呼吸运动是否一致，有无异常呼吸音。

（3）辅助检查：动脉血气分析可表现为PaO_2和$PaCO_2$异常。感染引起的呼吸困难可表现为白细胞计数升高。嗜酸性粒细胞比例增加可见于过敏反应引起的呼吸困难。胸部X线、肺功能检查等有利于病因诊断。

［常见护理诊断/问题］

（1）气体交换受损：与气道阻塞、通气不足、换气功能障碍有关。

（2）活动无耐力：与呼吸困难、活动量减少导致机体功能下降有关。

［护理目标］

（1）患者呼吸困难减轻，呼吸平稳。

（2）患者缺氧改善，活动能力逐渐提高。

［护理措施］

（1）气体交换受损

1）环境与休息：保持病房环境安静、舒适、空气清新、温度及湿度适宜。患者可取坐位或半卧位，以使膈肌下降，增加肺容量，减轻呼吸困难。胸腔积液患者取患侧卧位或坐位，以减少胸腔积液对健侧肺的压迫。病情严重者入住重症监护病房。

2）保持呼吸道通畅：协助患者清除呼吸道分泌物及异物，指导正确使用支气管扩张药以缓解支气管痉挛引起的呼吸困难。必要时建立人工气道以保证气道通畅。

3）氧疗和机械通气的护理

氧疗的护理：根据呼吸困难的类型、严重度等，进行合理氧疗或机械通气。不伴二氧化碳潴留的低氧血症患者，可给予较高浓度（≥35%）吸氧，使PaO_2提高到60 mmHg或$SaO_2>90\%$。伴二氧化碳潴留者，应低浓度（<35%）持续给氧，使PaO_2控制在60 mmHg左

右或 SaO_2 90%～92%。当患者呼吸困难缓解、心率下降、血压稳定，口唇、皮肤红润，PaO_2＞60 mmHg，SaO_2＞90% 时，应尽量降低吸氧浓度。

机械通气的护理详见本章第十三节呼吸衰竭和急性呼吸窘迫综合征。

4）呼吸功能训练：患者呼吸困难缓解后指导进行缩唇呼吸、腹式呼吸或借助呼吸训练设备进行呼吸功能训练，以锻炼呼吸肌，增加肺活量（具体方法见本章第三节）。

5）用药护理：遵医嘱使用支气管扩张药、呼吸兴奋药等，密切观察药物的疗效及不良反应。

6）心理护理：呼吸困难的患者常会出现悲观、失望、焦虑、抑郁等负面情绪，极度的焦虑、抑郁情绪也会加重呼吸困难。正确评估患者的心理状况，联合社会家庭支持系统，对患者予以鼓励、指导，使其积极配合治疗，促进疾病早日康复。

（2）活动无耐力

1）休息与体位：保持病室环境安静、舒适，尽量减少不必要的护理操作，以免打扰患者休息。采取患者自觉舒适的半坐卧位或有支撑的坐位，并使用枕头、靠背架或床边桌等支撑物增加患者的舒适度。指导患者穿着宽松的衣服，并避免盖被过厚而造成胸部压迫等加重不适。

2）活动：评估患者目前的活动强度、活动和休息方式，合理安排活动计划，如呼吸训练、室内走动、室外散步，以不感觉疲乏为宜。根据患者的缺氧情况，可在活动中进行持续氧疗。如病情允许，可有计划地逐步增加活动量，以逐步提高肺活量和活动耐力。

3）监测患者对活动的反应并教给患者自我监测的技术：当运动过程中出现以下任一情况时，应终止锻炼或者降低训练强度，待患者症状改善后再继续。①活动中出现胸痛、心悸、疲劳、头晕、发绀等情况。②心率达目标心率的 85%，合并肺源性心脏病患者心率达目标心率的 65%～70%，或者靶心率＞（理论最大心率－静息心率）×50%＋静息心率。③呼吸频率＞30 次/分。④收缩压大幅度下降或舒张压大幅度上升。⑤患者自觉呼吸困难、疲劳，不能继续运动。⑥ SaO_2 降低到 85% 以下。

［护理评价］

（1）患者呼吸平稳，自述呼吸困难减轻。

（2）患者呼吸困难减轻，活动能力不断提高。

随堂测 2-1

小　结

呼吸系统由呼吸道和肺组成，肺具有双重血液供应。呼吸过程由外呼吸、气体在血液中的运输及内呼吸 3 个环节组成，通过呼吸中枢、神经反射和化学性调节进行调控。护理评估从病史、体格检查、辅助检查等方面评估。

呼吸系统疾病的常见症状包括咳嗽、咳痰、咯血及呼吸困难。咳嗽的性质、持续时间与音色和痰的性状、量和气味等因病因不同而不同。通过深呼吸和有效咳嗽、气道湿化与雾化、胸部叩击、体位引流和机械吸痰等物理治疗方法可促进痰液排出。

咯血分为痰中带血、小量咯血、中等量咯血和大量咯血。窒息是咯血直接致死的主要原因，应注意及早识别和抢救，预防发生。

肺源性呼吸困难分为吸气性呼吸困难、呼气性呼吸困难和混合性呼吸困难。不同类型的呼吸困难其病因和临床表现各有不同。应做好氧疗护理或机械通气护理，进行呼吸功能训练。

（陈贵华）

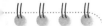

第二节　急性上呼吸道感染、急性气管支气管炎

导学目标

通过本节内容的学习，学生应能够：

◆ **基本目标**

1. 复述急性上呼吸道感染、急性气管支气管炎的概念。
2. 归纳急性上呼吸道感染和急性气管支气管炎的临床表现、治疗要点。
3. 解释急性上呼吸道感染和急性气管支气管炎的发病机制、辅助检查。
4. 实施急性上呼吸道感染、急性气管支气管炎患者的护理以及健康教育。

◆ **发展目标**

综合运用急性上呼吸道感染、急性气管支气管炎的发病机制、临床表现、诊断和治疗要点实施护理措施，解决患者的健康问题。

◆ **思政目标**

在护理过程中遵从诚实守信、严谨求实的职业操守，塑造博爱仁心、无私奉献的职业品格。

一、急性上呼吸道感染

急性上呼吸道感染（acute upper respiratory tract infection）简称上感，是鼻腔、咽或喉部急性炎症的总称。常见病原体为病毒，少数由细菌引起。发病不分年龄、性别、职业和地区，免疫功能低下者易感。本病具有病情轻、病程短、可自愈的特点，但由于发病率高，并有一定的传染性，少数可引起严重并发症，应积极防治。

【病因和发病机制】

本病 70% ~ 80% 由病毒引起，大约有 200 个病毒可引起上呼吸道感染，常见病毒有鼻病毒、冠状病毒、腺病毒、流感病毒、副流感病毒、呼吸道合胞病毒、埃可病毒和柯萨奇病毒等。20% ~ 30% 由细菌引起，可直接或继病毒感染之后发生，以溶血性链球菌多见，其次为流感嗜血杆菌、肺炎链球菌和葡萄球菌等，偶见革兰氏阴性杆菌。淋雨、受凉、过度疲劳、气候突变等多种因素可降低呼吸道局部防御功能而诱发本病。本病主要通过患者打喷嚏和含有病毒的飞沫经空气传播，或经污染的手和用具接触传播。老幼体弱、免疫功能低下或有慢性呼吸道疾病者更易发病。本病全年均可发生，以冬、春季节多发，多数为散发性，但常在气候突变时流行。由于引起本病的病毒类型多，存在变异性，因此患者可反复发病。

【临床表现】

本病的临床表现有以下几型。

1. 普通感冒（common cold）　俗称"伤风"。成人多由鼻病毒、副流感病毒等引起，冬、春季节好发。潜伏期短（1~3 d），起病急，主要表现为鼻部症状，打喷嚏、鼻塞、流清水样鼻涕，也可为咳嗽、咽干、咽痒伴烧灼感，甚至鼻后滴漏感。2~3 d 后鼻涕变稠，可伴咽痛、头痛、流泪、味觉迟钝、呼吸不畅、声嘶等，有时由于咽鼓管炎，可使听力减退。患者一般无发热及全身症状，或有低热、全身不适、轻度畏寒、头痛、食欲缺乏、便秘或腹泻。如无并发症，一般 1 周后痊愈。体格检查可见鼻咽部黏膜充血、水肿、有分泌物。

2. 急性病毒性咽炎和喉炎　急性病毒性咽炎多由鼻病毒、腺病毒、流感病毒、副流感病毒、肠病毒、呼吸道合胞病毒等引起。临床表现为咽部发痒和烧灼感，咽痛不明显，咳嗽少见。腺病毒感染时可伴有咽结膜炎。体格检查可见咽部有明显充血、水肿，局部淋巴结肿大并可有触痛。急性病毒性喉炎多由流感病毒、副流感病毒、腺病毒等引起，可有发热，以声音嘶哑、讲话困难、咽痛或咳嗽、咳嗽时疼痛加重为特征。体格检查见喉部水肿、充血、局部淋巴结轻度肿大伴触痛，有时可闻及喉部喘息声。

3. 急性疱疹性咽峡炎　多发于夏季，多见于儿童，成人偶见，主要由柯萨奇病毒 A 型引起。临床表现为明显咽痛、发热，病程约 1 周。体格检查可见咽部充血，软腭、腭垂、咽及扁桃体表面有灰白色疱疹及浅表溃疡，周围伴有红晕。

4. 急性咽结膜炎　常发生于夏季，由游泳传播，儿童多见，主要由腺病毒、柯萨奇病毒引起。临床表现有发热、咽痛、畏光、流泪、咽及结膜明显充血等。病程 4~6 d。体格检查可见咽部及结膜明显充血。

5. 急性咽扁桃体炎　病原体多为溶血性链球菌，其次是流感嗜血杆菌、肺炎链球菌、葡萄球菌等。起病急，咽痛明显、畏寒、发热，体温可达 39 ℃以上。体格检查可见咽部明显充血，扁桃体肿大、充血，表面有黄色脓性分泌物，有时伴有颌下淋巴结肿大、压痛。肺部体格检查无异常。

6. 并发症　急性上呼吸道感染如未经及时、恰当的治疗，部分患者可并发急性鼻窦炎、中耳炎、气管支气管炎。以咽炎为表现的上呼吸道感染患者中，部分患者可继发溶血性链球菌感染引起的风湿热、肾小球肾炎，少数患者可并发病毒性心肌炎，应予以警惕。

【辅助检查】

1. 血常规　病毒性感染时白细胞计数正常或偏低，淋巴细胞比例升高。细菌感染时有白细胞计数与中性粒细胞比例增多和核左移现象。

2. 病原学检查　可采集鼻拭子、咽拭子或鼻咽拭子等进行检测，确定病毒的类型。细菌培养可判断细菌类型并做药物敏感试验以指导临床用药。

【诊断要点】

根据病史、鼻咽部的症状和体征，结合血常规及阴性的胸部 X 线检查结果可做出临床诊断。一般无需病因诊断，特殊情况下可行病毒分离、病毒血清学检查及细菌培养以确定病因。

【治疗要点】

对于呼吸道病毒感染，目前尚无特效抗病毒药物，一般以对症治疗为主，同时戒烟，注意休息，多饮水，保持室内空气流通和防治继发性细菌感染。

1. 对症治疗　对于急性咳嗽、鼻后滴漏和咽干的患者，可给予伪麻黄碱治疗，以减轻鼻部充血，也可局部滴鼻，必要时加用解热镇痛类药物，包括对乙酰氨基酚、布洛芬等。小儿感冒忌用阿司匹林，以防发生脑病合并内脏脂肪变性（Reye）综合征。有哮喘病史者忌用阿司匹林。

2. 抗生素治疗　普通感冒无须使用抗生素。有白细胞计数升高、咽部脓苔、咳黄色痰和流鼻涕等细菌感染证据时，可根据当地流行病学史和经验选用口服青霉素类、第一代头孢菌

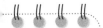

素、大环内酯类或喹诺酮类药物。16 岁以下儿童禁用喹诺酮类抗生素。极少需要根据病原菌选用敏感的抗生素。

3. 抗病毒药物治疗　无发热、发病不超过 2 d 的患者，一般无须应用抗病毒药物。有免疫缺陷的患者，可早期常规使用。奥司他韦和利巴韦林有较广的抗病毒谱，对流感病毒、副流感病毒和呼吸道合胞病毒等有较强的抑制作用，可缩短病程。

4. 中药治疗　可辨证给予清热解毒或辛温解表和有抗病毒作用的中药，有助于改善症状，缩短病程。

二、急性气管支气管炎

急性气管支气管炎（acute tracheobronchitis）是由生物、理化刺激或过敏等因素引起的急性气管及支气管黏膜炎症，多散发，无流行倾向，年老体弱者易感。本病以咳嗽、咳痰为主要症状，常在寒冷季节或气候突变时发生，急性上呼吸道感染迁延不愈也可导致此病。

【病因和发病机制】

1. 微生物　病毒或细菌是本病最常见的病因，可直接引起感染，或由急性上呼吸道病毒、细菌感染迁延而来，也可在病毒感染后继发细菌感染。常见的病毒有腺病毒、流感病毒、呼吸道合胞病毒等。细菌以肺炎链球菌、流感嗜血杆菌、卡他莫拉菌等常见。衣原体、支原体感染近年明显增加。

2. 理化因素　过冷的空气、粉尘、刺激性气体或烟雾吸入，可刺激气管、支气管黏膜引起急性损伤和炎症反应。

3. 过敏反应　对花粉、有机粉尘、真菌孢子等吸入性致敏原过敏，或对细菌蛋白质过敏。寄生虫（钩虫、蛔虫的幼虫）在肺内移行也可引起本病。

【临床表现】

1. 症状　本病起病较急，全身症状较轻。常先有鼻塞、流涕、咽痛等上呼吸道感染症状，而后出现咳嗽、咳痰，开始为干咳或少量黏液痰，随后痰量增多，咳嗽加重，偶有痰中带血。咳嗽、咳痰可延续 2~3 周，如迁延不愈，少数可演变为慢性支气管炎。如伴有支气管痉挛，可出现气短和喘鸣。

2. 体征　胸部听诊呼吸音正常或可闻及两肺呼吸音增粗，散在干、湿啰音，啰音部位常不固定，咳痰后啰音可减少或消失。

【辅助检查】

血常规白细胞计数多正常，淋巴细胞比例相对轻度增加。但由细菌感染引起者，白细胞计数和中性粒细胞比例升高。痰培养可见致病菌。胸部 X 线检查多显示肺纹理增粗，少数无异常发现。

【诊断要点】

根据急性上呼吸道感染后出现咳嗽、咳痰症状，肺部有散在干、湿啰音，胸部 X 线检查正常或仅有肺纹理增粗等，可做出临床诊断。病毒和细菌学检查有助于病因诊断。本病应注意与流行性感冒、急性上呼吸道感染等相鉴别。

【治疗要点】

1. 对症治疗　①止咳、祛痰：干咳可用右美沙芬、枸橼酸喷托维林（咳必清）；痰液黏稠不易咳出时宜用盐酸溴己新（必嗽平）、盐酸氨溴索（沐舒坦）、桃金娘油祛痰或雾化吸入祛痰；复方甘草口服溶液有兼顾镇咳和祛痰的作用；对于痰量较多的患者，不宜给予可待因等强力镇咳药。②平喘：喘息时加用氨茶碱等止喘药。③发热：可以使用布洛芬等解热镇痛药。

2. 抗生素治疗　细菌感染时可以使用抗生素治疗。首选新大环内酯类（如阿奇霉素）或青霉素类药物，头孢菌素或喹诺酮类药物也可使用。美国疾病预防与控制中心推荐服用阿奇霉素 5 d，克拉霉素 7 d 或红霉素 14 d。多数患者口服即可，必要时肌内注射或静脉滴注给药。少数患者需做痰培养，以指导用药。

【主要护理措施】

1. 病情观察　观察体温、脉搏、咽痛、咳嗽、咳痰、胸痛等症状及血常规和胸部 X 线片改变。警惕并发症的出现。

2. 休息与活动　保持室内温度、湿度适宜，空气清新、流通。鼓励轻症患者适当休息，病情较重者以卧床休息为主。

3. 饮食护理　选择清淡、易消化、富含维生素的食物，保证足够的热量。发热者保持足够的饮水量（无禁忌者每日饮水至少 1.5 L）和必要的摄盐量，维持水、电解质平衡。

4. 症状护理　当体温>39 ℃时，应采取物理降温措施，如冷敷、温水或酒精擦浴、冰水灌肠。必要时遵医嘱应用药物降温。患者出汗后应及时更换衣服和被褥，保持皮肤清洁、干燥，注意保暖。鼓励患者进食后漱口，高热患者口腔唾液分泌量减少，口腔黏膜干燥，应加强口腔护理，防止抵抗力下降而引起的口腔感染。咽部红肿、疱疹患者可用生理盐水咽部含漱以减轻症状。

5. 防止交叉感染　注意隔离，减少探视，避免交叉感染。指导患者咳嗽时避开他人，并用双层纸巾捂住口鼻。

6. 用药护理　遵医嘱用药，勿滥用抗生素。注意观察药物的疗效和不良反应。指导患者在临睡前服用马来酸氯苯那敏（扑尔敏）或苯海拉明等抗过敏药，告知此类药物易出现头晕、嗜睡等反应，应避免驾驶车辆及高空作业。

【健康教育】

1. 疾病知识指导　指导患者及家属了解疾病的诱因及本病的有关知识。患病期间注意休息，避免劳累；饮食清淡，多饮水；遵医嘱用药，勿滥用抗生素；如药物治疗后症状不缓解，或出现耳鸣、耳痛、外耳道流脓等中耳炎症状，或出现胸闷、心悸、眼睑水肿、关节痛等心肌炎、肾炎或关节炎症状时，应及时就诊。急性气管支气管炎预后良好，多数患者在 1 周内恢复，少数可演变为慢性支气管炎。

2. 日常生活指导　保持室内空气新鲜、阳光充足；平时应加强耐寒锻炼，增强体质，提高机体免疫力；生活要有规律，避免过度劳累，戒烟、戒酒；注意个人卫生，勤洗手，外出时可戴口罩，咳嗽或打喷嚏时避免面对他人；寒冷季节或气候骤然变化时应注意保暖，避免冷空气刺激，感冒流行季节应少去人群密集的公共场所。

随堂测 2-2

小　结

急性上呼吸道感染的病原体以病毒为主，是传染性较强、预后良好的呼吸系统常见疾病，临床以鼻、咽、喉的急性炎症为主要表现，全年均可发病，人群普遍易感，通常不使用抗生素治疗。

急性气管支气管炎是以过度劳累、受凉为诱因，病毒或细菌感染导致的呼吸系统常见疾

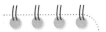

病。本病起病急，以上呼吸道感染症状首发，随后出现咳嗽、咳痰，伴轻、中度发热等临床表现。治疗方式是依据病因控制感染，同时止咳、祛痰、平喘等。

临床以多休息、加强营养、增强体质，建立良好、健康的生活习惯，加强病情观察为主要护理措施及健康教育内容。

（毕爱萍）

第三节　慢性支气管炎、慢性阻塞性肺疾病

导学目标

通过本节内容的学习，学生应能够：

◆ **基本目标**

1. 复述慢性支气管炎和慢性阻塞性肺疾病的概念，解释肺功能检查的意义。

2. 列举慢性支气管炎和慢性阻塞性肺疾病的病因、典型症状、体征、实验室检查和并发症。

3. 比较不同肺部疾病的临床特点以及治疗要点，解释慢性支气管炎的发病机制、辅助检查。

4. 实施对慢性支气管炎和慢性阻塞性肺疾病患者的整体护理、健康教育。

◆ **发展目标**

综合运用慢性支气管炎、慢性阻塞性肺疾病的发病机制、临床表现、诊断和治疗要点，在社区指导居民预防、治疗和护理慢性支气管炎。

◆ **思政目标**

在与患者及家属的接触过程中，体现尊重患者、保护隐私、耐心帮助的态度，融入慎独的职业精神和爱伤的专业情感。

案例 2-1

某患者，男性，63岁。因咳嗽、咳痰15年余，胸闷、气短半个月余入院。患者15年前开始出现咳嗽、咳少量白色痰，多在冬、春季节发病。近3年来咳嗽、咳痰进行性加重，伴活动后气短，未予诊治。既往有慢性支气管炎病史，冬、春季节发病。2周前淋雨后出现发热，痰色黄、黏稠不易咳出，喘息加重，门诊以"慢性阻塞性肺疾病，急性加重"收入院。患者有吸烟史30余年，每日20支。体格检查：T 38.2 ℃，P 92次/分，R 24次/分，BP 135/85 mmHg，身高170 cm，体重60 kg。神志清楚，呼吸费力，桶状胸，双肺叩诊呈过清音，呼吸音低，呼气延长，双肺散在干、湿啰音。心浊音界缩小，心律

齐，各瓣膜听诊区未闻及杂音。

请回答：

（1）该患者初步诊断及诊断依据是什么？确诊所需的检查是什么？

（2）患者此次入院的原因及首要的治疗措施是什么？

一、慢性支气管炎

慢性支气管炎（chronic bronchitis）简称慢支，是气管、支气管黏膜及其周围组织的慢性非特异性炎症。临床上以咳嗽、咳痰为主要症状，或有喘息，每年发病持续 3 个月或更长时间，连续 2 年或 2 年以上。须排除具有咳嗽、咳痰、喘息症状的其他疾病。

【病因和发病机制】

本病的病因尚未明确，可能是多种环境因素与机体自身因素长期相互作用的结果。

1. 吸烟 吸烟为最重要的环境致病因素，吸烟者慢性支气管炎的患病率比不吸烟者高 2 ~ 8 倍。烟草中的焦油、尼古丁和氢氰酸等化学物质具有多种损伤效应，易损伤气道上皮细胞和纤毛运动，使气道净化能力下降，并促使支气管黏液腺和杯状细胞增生、肥大，黏液分泌增多；刺激副交感神经，使支气管平滑肌收缩，气道阻力增加；使氧自由基产生增多，诱导中性粒细胞释放蛋白酶，破坏肺弹性纤维和诱发肺气肿形成等。

2. 职业粉尘和化学物质 接触烟雾、变应原、工业废气及室内空气污染等，当浓度过高或时间过长时，均可能促进支气管炎的发病。

3. 空气污染 大气中大量有害气体（如二氧化硫、二氧化氮、氯气）使气道净化能力下降、黏液分泌增多，为细菌感染创造条件。

4. 感染因素 细菌、病毒、支原体等感染是慢性支气管炎发生、发展的重要原因之一。病毒感染以流感病毒、鼻病毒、腺病毒和呼吸道合胞病毒常见。细菌感染常继发于病毒感染，常见病原体为肺炎链球菌、流感嗜血杆菌、卡他莫拉菌和葡萄球菌等。这些感染因素同样造成气管、支气管黏膜损伤和慢性炎症。

5. 其他因素 免疫功能紊乱、气道高反应性、自主神经功能紊乱、年龄增大等机体因素和气候等环境因素均与慢性支气管炎的发生和发展密切相关。如老年人肾上腺皮质功能减退，细胞免疫功能下降，溶菌酶活性降低，容易造成呼吸道反复感染。寒冷空气可以刺激腺体使黏液分泌增加，纤毛运动减弱，黏膜血管收缩，局部血液循环障碍，易引起继发感染。

【病理】

支气管上皮细胞变性、坏死、脱落，后期出现鳞状上皮化生，纤毛变短、粘连、倒伏、脱失。各级支气管壁均有多种炎症细胞浸润，以中性粒细胞、淋巴细胞为主，导致黏膜充血、水肿。杯状细胞和黏液腺肥大和增生、分泌旺盛，大量黏液潴留。病情继续发展，炎症由支气管壁向其周围组织扩散，黏膜下层平滑肌束可断裂、萎缩，黏膜下和支气管周围纤维组织增生。支气管壁的损伤、修复过程反复发生，进而引起支气管结构重塑，胶原含量增加，瘢痕形成。肺泡腔扩大、肺泡弹性纤维断裂，进一步发展成阻塞性肺疾病。

【临床表现】

（一）症状

缓慢起病，病程长，反复、急性发作而使病情加重。主要症状为咳嗽、咳痰，或伴有喘息。急性加重指咳嗽、咳痰、喘息等症状突然加重，其主要原因是病毒、细菌、支原体或衣原体等引起的呼吸道感染。

1. 咳嗽　一般以晨间咳嗽为主，睡眠时有阵咳或排痰。

2. 咳痰　一般为白色黏液和浆液泡沫性痰，偶见痰中带血。清晨排痰较多，起床或体位变动排痰可增多。

3. 喘息　喘息明显者称为喘息性支气管炎，部分可能伴发支气管哮喘。若伴肺气肿，可表现为活动后气短。

（二）体征

早期多无异常体征。急性发作期可在背部或双肺底听到干、湿啰音，咳嗽后可减少或消失，如伴发哮喘，可闻及广泛哮鸣音并伴呼气期延长。

【辅助检查】

1. X线检查　早期无异常。反复发作者表现为肺纹理增粗、紊乱，呈网状或条索状、斑点状阴影，以双下肺野明显。

2. 呼吸功能检查　早期无异常。如有小气道阻塞，最大呼气流速-容积曲线在75%和50%肺容量时流量明显降低。使用支气管扩张药后，第1秒用力呼气容积（FEV_1）与用力肺活量（FVC）的比值（FEV_1/FVC）<0.70提示已发展为慢性阻塞性肺疾病。

3. 血液检查　细菌感染时可出现白细胞计数和（或）中性粒细胞比例增高。

4. 痰液检查　可培养出致病菌。涂片可发现革兰氏阳性菌或革兰氏阴性菌，或大量被破坏的白细胞和杯状细胞。

【诊断要点】

诊断依据咳嗽、咳痰，伴有喘息，每年发病持续3个月，连续2年或2年以上，并排除其他慢性气道疾病。

【治疗要点】

（一）急性加重期治疗

1. 控制感染　多根据患者所在地常见病原菌经验性地选用抗生素，如左氧氟沙星、罗红霉素、阿莫西林、头孢呋辛。一般口服给药，病情严重时静脉给药。如能培养出致病菌，可按药敏试验结果选用抗生素。

2. 镇咳祛痰　可用复方甘草合剂10 ml，每日3次；或复方氯化铵合剂10 ml，每日3次；也可用溴己新、盐酸氨溴索或桃金娘油。干咳为主者可用镇咳药，如右美沙芬或其合剂。

3. 平喘　有气喘者可加用支气管扩张药，如氨茶碱或用茶碱控释剂，或β_2受体激动药吸入。

（二）缓解期治疗

1. 戒烟，同时尽量避免有害气体和其他有害颗粒的吸入。

2. 增强体质，预防上呼吸道感染。

3. 反复呼吸道感染者可试用免疫调节药或中医中药，如流感疫苗、卡介苗多糖核酸、胸腺肽。

二、慢性阻塞性肺疾病

慢性阻塞性肺疾病（chronic obstructive pulmonary disease，COPD）简称慢阻肺，是一种常见的可以预防和治疗的疾病，以呼吸系统症状和持续气流受限为特征，通常与显著暴露于有害颗粒或气体相关。COPD 是呼吸系统的常见病和多发病，患病率和病死率均居高不下。2018 年我国 40 岁以上人群 COPD 患病率为 13.7%。COPD 是我国慢性呼吸衰竭和慢性肺源性心脏病最常见的病因，约占全部病例的 80%。

COPD 与慢性支气管炎和肺气肿有密切关系。慢性支气管炎是气管、支气管黏膜及其周围组织的慢性非特异性炎症。肺气肿是指肺部终末细支气管远端气腔出现异常持久的扩张，并伴有肺泡和细支气管破坏，而无明显的肺纤维化。当慢性支气管炎、肺气肿患者肺功能检查出现持续气流受限时，则能诊断为 COPD。如患者只有慢性支气管炎和（或）肺气肿，而无持续气流受限，则不能诊断为 COPD。

知识链接

世界慢性阻塞性肺疾病日

根据 WHO 估计，慢性阻塞性肺疾病与艾滋病并列为世界第四大致死原因，次于心脏病、脑血管病和急性肺部感染。经多国呼吸病学专家的积极倡议，2002 年 11 月 20 日正式成为首个世界慢性阻塞性肺疾病日。为此，全球慢性阻塞性肺疾病创议组织（GOLD）倡议自 2002 年起，将在每年 11 月第三周的周三举行世界慢性阻塞性肺疾病日纪念活动。首次世界慢性阻塞性肺疾病日的主题为"提高疾病知晓度"，并提出了"为生命呼吸"的口号，目的在于提高公众对慢性阻塞性肺疾病作为全球性健康问题的了解和重视程度。

目前全球有 6 亿人患有慢性阻塞性肺疾病。"中国成人肺部健康研究"调查结果显示，我国 40 岁以上人群患病率高达 13.7%，估算我国患者数近 1 亿。慢性阻塞性肺疾病患者由于吸烟或长期吸入有害颗粒、气体，而造成呼吸功能受损。2022 年 11 月 16 日是第 21 个世界慢性阻塞性肺疾病日，主题是"肺系生命"，旨在强调终身肺健康的重要性。

【病因、发病机制、病理与病理生理】

（一）病因

本病病因具有多样性的特点，可能是多种环境因素与个体易感因素长期相互作用的结果。

1. 吸烟　吸烟为 COPD 最重要的环境致病因素。大多数患者有吸烟史，且吸烟量越大，年限越长，发病率越高。烟草中的焦油、尼古丁和氢氰酸等化学物质可损伤气道上皮细胞，影响纤毛运动。支气管黏膜腺体增生，分泌增多，使气道净化能力下降；烟草中的烟雾还可使氧自由基产生增多，诱导中性粒细胞释放蛋白酶，并抑制抗蛋白酶系统，破坏肺弹性纤维，诱发肺气肿形成。被动吸烟也可能导致呼吸道症状及 COPD 的发生。

2. 燃料烟雾　柴草、煤炭和动物粪便等燃料产生的烟雾中含有大量有害成分，如碳氧化物、氮氧化物与多环有机化合物。燃烧时产生的大量烟雾可能是不吸烟女性发生 COPD 的重

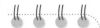

要原因。

3. 空气污染　大气中的有害气体（如二氧化硫、二氧化氮、氯气）对气道有损伤作用。当空气中细颗粒物（PM2.5）浓度超过 35 $\mu g/m^3$ 时，COPD 的患病危险度明显增加。

4. 职业性粉尘　当职业粉尘及化学物质（如烟雾、工业废气、过敏原）及室内空气污染物浓度过大或接触时间过长时，也可引起 COPD。

5. 感染　感染是 COPD 发病和加剧的重要因素。病毒、细菌和支原体是本病急性加重的常见原因。

6. 年龄和性别　年龄越大，COPD 的患病率越高。女性对烟草烟雾的危害更敏感。

7. 其他　如遗传易感性、支气管哮喘、低体重指数、气温突变（尤其是寒冷）都可能参与 COPD 的发生和发展。

（二）发病机制

1. 炎症机制　气道、肺实质及肺血管的慢性炎症是 COPD 的特征性改变，中性粒细胞、巨噬细胞、T 淋巴细胞等均参与 COPD 的发病过程。

2. 蛋白酶 - 抗蛋白酶失衡机制　蛋白水解酶对组织有损伤和破坏作用。抗蛋白酶对弹性蛋白酶等多种蛋白酶有抑制功能，其中 α1- 抗胰蛋白酶（α1-AT）是活性最强的一种。蛋白酶增多或抗蛋白酶不足均可导致组织结构破坏，导致肺气肿。

3. 氧化应激机制　许多研究表明，COPD 患者的氧化应激增加。氧化物可直接作用并破坏许多生物大分子，如蛋白质、脂质和核酸，导致细胞功能障碍或细胞死亡，还可以破坏细胞外基质，引起蛋白酶 - 抗蛋白酶失衡，促进炎症反应。

4. 其他机制　自主神经功能失调、营养不良、气温变化等都有可能参与 COPD 的发生、发展。

上述机制共同作用，产生两种病变。①小气道病变：小气道炎症、纤维组织形成、管腔黏液栓等使小气道阻力明显升高。②肺气肿病变：使肺泡对小气道的正常牵拉力减小，小气道较易塌陷，并使肺泡弹性回缩力明显降低。这种小气道病变与肺气肿病变共同作用，造成 COPD 特征性的持续气流受限。

（三）病理

COPD 特征性的病理学改变存在于气道、肺实质和肺血管。在中央气道表现为炎症细胞浸润，上皮损伤，黏液分泌腺增大和杯状细胞增多使黏液分泌增加。外周小气道病理改变包括：外周小气道（内径<2 mm）的阻塞和结构改变，小气道的狭窄与管周纤维化导致的气道重塑，终末细支气管和过渡性细支气管的丢失。这些改变在早期的 COPD 患者就已经存在。肺气肿的病理改变可见肺过度膨胀，弹性减退。外观灰白或苍白，表面可见多个大小不一的大疱。镜检见肺泡壁变薄，肺泡腔扩大、破裂或形成大疱，血液供应减少，弹性纤维网破坏。按累及部位分为小叶中央型、全小叶型和混合型 3 类，以小叶中央型多见。

（四）病理生理

COPD 特征性的病理生理变化是持续气流受限致肺通气功能障碍，随着病情的发展，肺组织弹性日益减退，肺泡持续扩大，回缩障碍，则残气量及残气量占肺总量的百分比增加，肺气肿加重，导致大量肺泡周围的毛细血管受肺泡膨胀的挤压而退化，致使肺毛细血管大量减少，肺泡间的血流量减少，此时肺泡虽有通气，但肺泡壁无血液灌流，导致生理无效腔气量增大。也有部分肺区虽有血液灌流，但肺泡通气不良，不能参与气体交换，导致功能性分流增加，从而产生通气血流比例失调。同时，肺泡及毛细血管大量丧失，弥散面积减少，进而导致换气功能发生障碍，通气和换气功能障碍引起缺氧和二氧化碳潴留，可发生不同程度的低氧血症和高碳酸血症，最终出现呼吸衰竭。

【临床表现】

（一）症状

本病起病缓慢，病程较长，早期患者可无自觉症状。

1. 慢性咳嗽　晨间咳嗽明显，夜间有阵咳或伴有排痰，随病程发展，可终身不愈。

2. 咳痰　一般为白色黏液痰或浆液性泡沫样痰，偶可带血丝，清晨排痰较多。急性加重时痰液可变为黏液脓性而不易咳出。

3. 气短或呼吸困难　早期在较剧烈活动时出现，逐渐加重，以致在日常活动甚至休息时也感到气短，是 COPD 的标志性症状。

4. 喘息和胸闷　部分患者特别是重度患者或急性加重时可出现喘息。

5. 其他　晚期患者有体重下降、食欲减退等。

（二）体征

1. 视诊　胸廓前后径增大，肋间隙增宽，剑突下胸骨下角增宽，称为桶状胸。部分患者呼吸变浅，频率增快，严重者可出现缩唇呼吸等。

2. 触诊　双侧语音震颤减弱。

3. 叩诊　叩诊呈过清音，心脏浊音界缩小，肺下界和肝浊音界下降。

4. 听诊　两肺呼吸音减弱，呼气期延长，部分患者可闻及湿啰音和（或）干啰音。

（三）病情严重程度评估

1. 症状评估　可采用改良版英国医学研究委员会呼吸困难问卷（mMRC 问卷）评估呼吸困难的程度，列于表 2-2。

2. 肺功能评估　可使用 GOLD 分级：COPD 患者吸入支气管扩张药后 $FEV_1/FVC<70\%$，再根据 FEV_1 下降幅度进行气流受限的严重程度分级，列于表 2-3。

表 2-2　改良版英国医学研究委员会呼吸困难问卷

呼吸困难评价等级	呼吸困难严重程度
0 级	只有在剧烈活动时才感到呼吸困难
1 级	在平地快步行走或步行爬小坡时出现气短
2 级	由于气短，平地行走时比同龄人速度慢或需要停下来休息
3 级	平地行走 100 m 左右或数分钟后即需停下来呼吸
4 级	因严重呼吸困难而不能离开家，或在穿衣、脱衣时即出现呼吸困难

表 2-3　COPD 患者气流受限严重程度的肺功能分级

肺功能分级	严重程度	分级标准
GOLD 1 级	轻度	$FEV_1 \geq 80\%$ 预计值
GOLD 2 级	中度	50% 预计值 $\leq FEV_1 < 80\%$ 预计值
GOLD 3 级	重度	30% 预计值 $\leq FEV_1 < 50\%$ 预计值
GOLD 4 级	极重度	$FEV_1 < 30\%$ 预计值

3. 急性加重风险评估　COPD 急性加重可分为轻度（仅需要短效支气管扩张药治疗）、中度［使用短效支气管扩张药并加用抗生素和（或）口服糖皮质激素治疗］和重度（需要住院或急诊、ICU 治疗）。依据前一年急性加重的次数，若上一年发生 2 次或 2 次以上急性加重，或者 1 次及 1 次以上需要住院治疗的急性加重，均提示今后急性加重的风险增加。

4. COPD 并发症　慢性呼吸衰竭、自发性气胸和慢性肺源性心脏病。

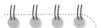

【辅助检查】

1. 肺功能检查 肺功能检查是判断持续气流受限的主要客观指标,吸入支气管扩张药后 $FEV_1/FVC<70\%$ 可确定为持续气流受限。肺总量(TLC)、功能残气量(FRC)和残气量(RV)增高,肺活量(VC)减低,表明肺过度充气。

2. 影像学检查 COPD 早期胸部 X 线检查可无异常变化,以后可出现肺纹理增粗、紊乱等非特异性改变,胸部 X 线片改变对 COPD 诊断的特异性不高,但对鉴别自发性气胸、肺炎等并发症方面具有重要价值。胸部 CT 检查可见 COPD 小气道病变、肺气肿以及并发症的表现,尤其在排除具有相似症状的其他呼吸系统疾病方面有重要意义。高分辨率 CT 对辨别小叶中央型或全小叶型肺气肿以及确定肺大疱的大小和数量具有较高的敏感性和特异性,对预估肺大疱切除或外科减容手术等效果有一定的价值。

3. 动脉血气分析 动脉血气分析主要在确定是否发生低氧血症、高碳酸血症、酸碱平衡失调以及判断呼吸衰竭的类型等方面有重要价值。

4. 其他 当 COPD 合并细菌感染时,外周血白细胞计数增高,核左移。痰培养可能检出病原菌。

【诊断要点】

根据吸烟等高危因素史、临床症状和体征等资料,临床可以怀疑 COPD。肺功能检查确定持续气流受限是 COPD 诊断的必备条件,吸入支气管扩张药后,$FEV_1/FVC<70\%$ 为确定存在持续气流受限的界限,若能同时排除其他已知病因或具有特征病理表现的气流受限疾病,则可明确诊断为 COPD。

【治疗要点】

(一)稳定期治疗

稳定期治疗的主要目的是减轻症状,阻止 COPD 病情发展,缓解或阻止肺功能下降,改善 COPD 患者的活动能力,提高其生命质量,降低死亡率。

1. 避免诱发因素 其中最重要的是劝导吸烟的患者戒烟,这是减慢肺功能损害最有效的措施,也是最难落实的措施。因职业或环境粉尘、刺激性气体所致者,应脱离污染环境。

2. 支气管扩张药 支气管扩张药是控制症状的主要药物,可依据患者的症状、肺功能和急性加重风险等综合评估稳定期 COPD 患者的病情严重程度,并依据评估结果、用药后患者的反应选择主要治疗药物,列于表 2-4。

表 2-4 稳定期 COPD 患者病情严重程度的综合性评估及其主要治疗药物

患者综合评估分组	特征	上一年急性加重次数	mMRC 分级	主要治疗药物
A 组	低风险,症状少	≤1 次	0~1 级	SAMA 或 SABA;必要时
B 组	低风险,症状多	≤1 次	≥2 级	LAMA 或 LABA
C 组	高风险,症状少	≥2 次 *	0~1 级	ICS 加 LABA,或 LAMA
D 组	高风险,症状多	≥2 次 *	≥2 级	ICS 加 LABA,或 LAMA

注:SABA. 短效 β_2 受体激动药;SAMA. 短效抗胆碱能药;LABA. 长效 β_2 受体激动药;LAMA:长效抗胆碱能药物;ICS. 吸入型糖皮质激素;*. 或因急性加重住院 ≥1 次。

(1)β_2 肾上腺素受体激动药:短效制剂如沙丁胺醇气雾剂,每次吸入 100~200 pg(1~2 喷),疗效持续 4~5 h,每 24 h 不超过 8~12 喷。长效制剂如沙美特罗、福莫特罗,每日吸入 2 次。

（2）抗胆碱药：短效制剂如异丙托溴铵气雾剂，持续 6~8 h，每次吸入 40~80 μg（每喷 20 μg），每日 3~4 次。长效制剂有噻托溴铵粉吸入剂，剂量为 18 μg，每日吸入 1 次。噻托溴铵喷雾剂，剂量为 5 μg，每日吸入 1 次。

（3）茶碱类药：茶碱缓释或控释片，0.2 g/12 h。氨茶碱，0.1 g，每日 3 次。

3. 糖皮质激素　对于高风险患者，长期吸入糖皮质激素与长效 β_2 肾上腺素受体激动药的联合制剂可增加运动耐量、减少急性加重发作频率、提高生命质量。目前常用剂型有沙美特罗加氟替卡松、福莫特罗加布地奈德。

4. 祛痰药　痰不易咳出者可选用盐酸氨溴索 30 mg，每日 3 次，乙酰半胱氨酸 0.6 g，每日 2 次，或羧甲司坦 0.5 g，每日 3 次。后两种药物可降低部分患者急性加重的风险。

5. 长期家庭氧疗　对 COPD 并发呼吸衰竭者可提高生命质量和生存率，对血流动力学、运动能力和精神状态均会产生有益的影响。长期家庭氧疗的使用指征为：① $PaO_2 \leqslant 55$ mmHg 或 $SaO_2 \leqslant 88\%$，有或无高碳酸血症。② PaO_2 55~60 mmHg，或 $SaO_2 < 89\%$，并有肺动脉高压、心力衰竭或红细胞增多（血细胞比容 >0.55）。一般采用鼻导管吸氧，氧流量为 1.0~2.0 L/min，吸氧时间 >15 h/d。目的是使患者在海平面、静息状态下，达到 $PaO_2 \geqslant 60$ mmHg 和（或）使 SaO_2 升至 90% 以上。

（二）急性加重期治疗

1. 确定病因　首先确定导致疾病急性加重的原因（最多见的原因是细菌或病毒感染）及病情的严重程度，根据病情严重程度决定门诊或住院治疗。

2. 支气管扩张药　药物选择同稳定期。对于有严重喘息症状者，可给予较大剂量雾化吸入治疗，如应用沙丁胺醇 500 μg，或沙丁胺醇 1000 μg 加异丙托溴铵 250~500 μg，通过小型雾化器给患者吸入治疗以缓解症状。

3. 低流量吸氧　发生低氧血症者可用鼻导管吸氧或通过文丘里（Venturi）面罩吸氧。一般氧流量为 1.0~2.0 L/min，吸入气氧浓度为 28%~30%，>15 h/d，应避免吸入气氧浓度过高而引起二氧化碳潴留。

4. 抗感染　当患者呼吸困难加重，咳嗽伴痰量增加、有脓性痰时，根据当地常见或确定的病原菌种类及药物敏感情况选用抗生素。病情较轻者可用青霉素、阿莫西林 / 克拉维酸钾、头孢唑肟、大环内酯类或喹诺酮类口服给药。病情较重者可用第三代头孢菌素，如 β- 内酰胺类抗生素 /β- 内酰胺酶抑制药、第二代或第三代头孢菌素和喹诺酮类，一般多静脉给药。

5. 糖皮质激素　对于需要住院治疗的急性加重期患者，可考虑给予泼尼松龙 30~40 mg/d，也可给予甲泼尼龙 40~80 mg/d，静脉用药，连用 5~7 d。

6. 机械通气　一般适用于经上述治疗严重呼吸衰竭仍不能缓解者。

【护理】

（一）护理评估

1. 病史　详细评估患者的年龄、性别、职业接触史，特别要评估患者的吸烟情况（包括烟龄、每日吸烟数量等）。还应评估患者既往是否诊断为 COPD，其咳嗽、咳痰（痰的量、颜色、黏稠度，每日咳痰时间和频率、对睡眠的影响）和呼吸困难等症状、急性加重的因素及治疗经过（有无长期家庭氧疗、呼吸训练等）。

2. 心理社会因素　COPD 是慢性病，由于呼吸困难、疲乏等症状，严重影响患者的生命质量。同时常常因感染等导致疾病急性加重，造成患者沉重的心理负担和经济、社会负担。应评估患者及家属对疾病的认知情况、应对方式，重点评估患者的活动耐力，是否有焦虑、抑郁等心理状态，日常生活能力，患者的社会支持状况及患者对社会支持的利用度，以指导护理计划的制订。

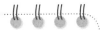
3. 身体评估

（1）呼吸系统体征：评估患者呼吸频率及呼吸型态、采取的体位、有无肺气肿体征，肺部是否有干、湿啰音。

（2）并发症：是否有发绀、意识障碍、颈静脉怒张等并发症。

（3）其他：评估体温波动情况。记录身高、体重。评估患者是否达到理想体重。

4. 辅助检查　肺功能检查提示有无持续气流受限及气流受限的程度。动脉血气分析提示有无呼吸衰竭。血常规提示有无细菌感染，做痰培养检出病原菌及药敏试验，以进一步指导治疗。

（二）常见护理诊断/问题

1. 气体交换受损　与气道阻塞、通气不足、呼吸肌疲劳、分泌物过多和肺泡呼吸面积减少有关。

2. 清理呼吸道无效　与肺部感染、痰液黏稠等有关。

3. 焦虑　与健康状况改变、家庭支持不足或缺乏有关信息等有关。

4. 活动无耐力　与低氧血症、营养不良等有关。

5. 潜在并发症：自发性气胸、呼吸衰竭等。

（三）护理目标

（1）患者缺氧、呼吸困难程度减轻。

（2）患者能有效咳嗽排痰，及时清除呼吸道分泌物。

（3）患者能树立起战胜疾病的信心，按计划进行康复治疗。

（4）患者能进行有效的休息与活动，活动耐力逐渐提高。

（5）患者住院期间未发生或发生自发性气胸、呼吸衰竭等并发症。

（四）主要护理措施

1. 气体交换受损　与气道阻塞、通气不足、呼吸肌疲劳、分泌物过多和肺泡呼吸面积减少有关。

（1）休息与活动：COPD 急性加重期尤其是中度以上患者，应以卧床休息为主。协助患者采取舒适体位，极重度者宜采取身体前倾位，使辅助呼吸肌参与呼吸。视病情严重程度安排适当的活动，以患者不感到疲劳、症状不加重为宜。室内保持合适的温度及湿度，注意保暖，避免直接吸入冷空气，季节交替时应预防感冒。

（2）病情观察：观察咳嗽、咳痰及呼吸困难的程度，监测动脉血气分析和水、电解质、酸碱平衡情况。

（3）氧疗护理：对于呼吸困难伴低氧血症者，遵医嘱给予氧疗。一般采用鼻导管持续低流量吸氧，氧流量为 1～2 L/min，应避免吸入气氧浓度过高而引起二氧化碳潴留。提倡长期家庭氧疗。氧疗有效的指标：患者呼吸困难减轻、呼吸频率减慢、发绀减轻、心率减慢、活动耐力增加。

（4）用药护理：遵医嘱应用抗生素、支气管扩张药和祛痰药，注意观察药物的疗效及不良反应（详见本章第四节支气管哮喘）。

（5）呼吸功能锻炼：一般在疾病恢复期或出院前进行，以加强胸、膈呼吸肌的肌力和耐力，改善呼吸功能。①缩唇呼气：通过缩唇形成的微弱阻力来延长呼气时间，增加气道压力，延缓气道塌陷。患者闭口经鼻吸气，然后通过缩唇（吹口哨样）缓慢呼气，同时收缩腹部（图2-5）。吸气与呼气时间比为 1∶2 或 1∶3。②膈式或腹式呼吸：患者可取站立位、平卧位或半卧位（多取平卧位），两手分别放在前胸部和上腹部。用鼻缓慢吸气时，膈肌最大程度下降，腹肌松弛，腹部凸出，手感到腹部向上抬起。反之，呼气时腹肌收缩，手感到腹部下降（图2-6）。也可在腹部放置小枕头、杂志或书本帮助训练腹式呼吸。每日训练 3～4 次，每次重复

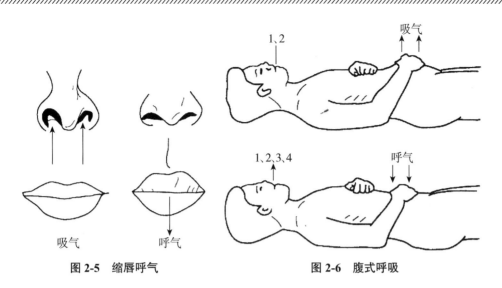

图 2-5 缩唇呼气   图 2-6 腹式呼吸

8～10 次。

2. 清理呼吸道无效　与肺部感染、痰液黏稠等有关。

（1）保持呼吸道通畅：①湿化气道：痰多、黏稠、难以咳出的患者需多饮水，以达到稀释痰液的目的，也可遵医嘱每日进行雾化吸入。②有效咳痰：如晨起时咳嗽，可排出夜间聚积在肺内的痰液；就寝前咳嗽排痰有利于提高患者的睡眠质量。咳嗽时，协助患者取坐位，头略前倾，双肩放松，屈膝，前臂垫枕，如有可能，应使双足着地，有利于胸腔扩展，增加咳痰的有效性。咳痰后恢复坐位，进行放松性深呼吸。③协助排痰：护士或家属给予胸部叩击或体位引流，有利于分泌物排出（详见本章第一节概述）。

科研小提示

　　呼吸困难是 COPD 患者最常见的症状。评估 COPD 患者呼吸困难的方法和工具有哪些？它们各有哪些优势与不足？是否有更加创新的评估方法？

（2）用药护理：注意观察药物的疗效和不良反应。①镇咳药：喷托维林是非麻醉性中枢镇咳药，不良反应有口干、恶心、腹胀、头痛等。②祛痰药：溴己新偶见恶心、转氨酶增高，消化性溃疡者慎用。盐酸氨溴索是润滑性祛痰药，不良反应较轻。

（3）病情观察：密切观察咳嗽、咳痰的情况，包括痰液的颜色、量及性状，以及咳痰是否顺畅。

3. 焦虑　与健康状况改变、家庭支持不足或缺乏有关信息等有关。

（1）去除产生焦虑的原因：COPD 患者因长期患病、社会活动减少、经济收入降低等因素失去自信，易形成焦虑和抑郁的心理状态，导致部分患者不愿意配合治疗。护士应及时了解患者的心理状况并帮助患者消除导致焦虑的原因。

（2）帮助患者树立信心：护士应针对患者及家属对疾病的认知和态度，以及由此引起的心理、性格、生活方式等方面的改变，与患者及家属共同制订和实施康复计划，避免诱因，定期进行呼吸肌功能锻炼，坚持合理用药，减轻症状，增强战胜疾病的信心。

（3）指导患者放松技巧：教会患者缓解焦虑的方法，如听轻音乐、下棋、打太极拳等活动，以分散注意力，减轻焦虑。

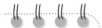

4. 活动无耐力　与低氧血症、营养不良等有关。

护理措施详见本章第一节概述的护理。

（五）护理评价

（1）患者呼吸困难程度较前减轻。

（2）患者学会有效咳嗽、咳痰的方法，咳痰通畅。

（3）患者在治疗期间情绪稳定，能积极配合康复训练。

（4）患者已掌握缩唇呼吸等呼吸肌功能锻炼的方法，每日散步，做保健体操等，活动耐力有所提高。

【健康教育】

1. 疾病预防指导　劝导患者早日戒烟，脱离环境污染，尽量避免去人群密集的公共场所，预防上呼吸道感染等，减少有害气体或有害颗粒的吸入。对于患有慢性支气管炎等 COPD 高危人群，应定期进行肺功能监测，尽可能及早发现 COPD 并及时采取干预措施。疫苗接种是预防相应病原体感染的有效治疗手段。流行性感冒（流感）疫苗接种可降低 COPD 患者疾病的严重程度和病死率，尤其是年龄＞65 岁的患者，推荐每年接种流感疫苗和每 5 年接种肺炎疫苗。

2. 疾病管理指导　使患者理解康复锻炼的重要性，活动不但可以改善骨骼肌、心脏、肺功能状况，还可以调节情绪，进而提高活动耐力。发挥患者的主观能动性，与患者共同制订个体化锻炼计划，督促进行腹式呼吸或缩唇呼吸，选择适宜患者的全身活动，如散步、游泳、打太极拳，从事力所能及的家务活动。指导患者及时识别导致病情恶化的因素，如寒冷、大风，严寒气候或空气质量不佳时避免室外活动，根据气温变化情况及时增减衣物，避免受凉感冒。

3. 饮食指导　呼吸功的增加可消耗热量和蛋白质，易导致营养不良。应制订足够热量和蛋白质的饮食计划。当正餐进食量不足时，应安排少量多餐，避免在餐前和进餐时过多饮水。腹胀者可选择进软食，减少产气食物的摄入，如汽水、豆类、马铃薯和胡萝卜；避免食用易引起便秘的食物，如油煎食物、干果、坚果；避免高糖类和高热量饮食，以免产生过多的二氧化碳。

4. 心理指导　使患者及家属树立长期治疗的信心。本病虽然难以治愈，但如患者积极参与 COPD 的长期管理，加强肺功能锻炼，可减少急性发作，延缓疾病进展，提高生命质量，患者对此必须有信心和耐心。

5. 家庭氧疗　指导患者及家属做到：①了解氧疗的目的、必要性及注意事项。②注意安全：供氧装置周围严禁烟火，防止氧气燃烧爆炸。③氧疗装置应定期更换、清洁、消毒。

随堂测 2-3

小 结

慢性支气管炎是气管、支气管黏膜及其周围组织的慢性非特异性炎症，以咳嗽、咳痰为主要症状，或有喘息，每年发病持续 3 个月或更长时间，连续 2 年或 2 年以上。当慢性支气管炎或肺气肿患者病情严重到一定程度，肺功能检查出现持续气流受限时，则诊断为 COPD。吸烟是 COPD 最重要的危险因素，感染是 COPD 急性加重的最常见原因，呼吸困难是 COPD 的标志性症状。COPD 急性加重期首要的治疗措施是控制感染，主要护理措施是持续低浓度氧疗（氧流量为 1.0 ~ 2.0 L/min），保持气道通畅，进行呼吸康复，避免急性加重等。

（邬　青）

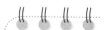

第四节　支气管哮喘

导学目标

通过本节内容的学习，学生应能够：

◆ **基本目标**

1. 复述支气管哮喘的概念。
2. 识别支气管哮喘的诱发因素。
3. 列举支气管哮喘的临床表现、治疗要点。
4. 解释支气管哮喘的发病机制、辅助检查。
5. 实施对支气管哮喘患者的护理、健康教育。

◆ **发展目标**

1. 根据个案特点以及最新实践指南实施有针对性的健康教育。
2. 从支气管哮喘患者的管理实践中发现临床问题，并查阅相关文献。

◆ **思政目标**

在对支气管哮喘患者的护理中体现爱伤观念，培养团队沟通协作能力。

案例 2-2

　　某患者，女性，27 岁，外出秋游后出现咳嗽伴喘息 1 d 入院。体格检查：T 36.3 ℃，P 92 次 / 分，R 22 次 / 分，BP 110/76 mmHg。神志清楚，张口呼吸，口唇轻度发绀，双肺叩诊呈过清音，呼气相延长，伴广泛哮鸣音，HR 92 次 / 分，心律齐，心音正常，未闻及杂音，腹部（－），双下肢无水肿。追问病史，近 2 年来患者每年均有 2～3 次类似发作，程度轻，可自行缓解，未予诊治，既往有过敏性鼻炎史 4 年。急诊以"支气管哮喘急性发作"给予沙丁胺醇吸入治疗后患者症状明显缓解。

　　请回答：

　　1. 该患者疾病的临床特点有哪些？

　　2. 该患者此次发作可能的诱发因素是什么？

　　支气管哮喘（bronchial asthma）简称哮喘，是一种由多种细胞以及细胞组分参与的，以气道慢性炎症和气道高反应性为特征的异质性疾病。这种慢性炎症导致气道对多种刺激因素呈现气道高反应性（airway hyperresponsiveness，AHR），通常出现广泛多变的可逆性气流受限，以及随病程延长而出现的气道结构改变（即气道重塑）。临床表现为反复发作的喘息、气短、胸闷或咳嗽等症状，常在夜间或凌晨发作和加剧，多数患者可自行缓解或经治疗后缓解。哮喘是常见的慢性呼吸道疾病，其患病率在全球呈上升趋势，2015 年全球疾病负担研究结果显示：

全球哮喘患者达 3.58 亿，患病率较 1990 年增加 12.6%。亚洲成人哮喘患病率为 0.7% ～ 11.9%。我国 20 岁以上人群约有 4570 万哮喘患者。对哮喘患者实施有效管理，可提高哮喘的控制水平，改善患者的生命质量。全球哮喘防治创议（global initiative for asthma，GINA）目前已成为哮喘防治的重要指南。

【病因和发病机制】

（一）病因

目前认为本病的病因中，遗传因素和环境因素均起重要作用。

1. 遗传因素　已知哮喘与多基因遗传有关。资料表明，哮喘患者亲属患病率高于群体患病率，且亲缘关系越近，患病率越高。目前已鉴定出多个哮喘基因位点。

2. 环境因素　即诱发因素，很多变应原及触发因素会导致哮喘急性发作，常见诱发因素列于表 2-5。

表 2-5　哮喘常见诱发因素

分类	诱发因素
急性上呼吸道感染	病毒、细菌、支原体等
室内变应原	尘螨、家养宠物毛发及毛屑、霉菌、蜚蠊（俗称蟑螂）等
室外变应原	花粉等
职业性变应原	油漆、活性染料等
食物	鱼虾、蛋类、水果、牛奶、花生等
药物	阿司匹林、抗生素等
非变应原因素	寒冷、烟雾（烟草、厨房油烟、污染空气等）、心理因素（精神紧张、焦虑）、过劳、运动、刺激性食物等

（二）发病机制

本病的发病机制尚未明确，可概括为气道免疫 - 炎症机制、神经调节机制及其相互作用。目前认为某些诱发因素作用于遗传易感个体，通过体液（抗体）介导和细胞介导的免疫反应，调控免疫介质（细胞因子、炎症介质）的释放，作用于气道，导致气道慢性炎症及气道高反应性。AHR 是指气道对各种刺激因子出现过强或过早的收缩反应。气道炎症导致气道上皮损伤，使上皮下神经末梢暴露，从而导致 AHR。有症状的哮喘患者几乎都存在 AHR，然而出现 AHR 者并非都是哮喘，长期吸烟、病毒性上呼吸道感染、COPD 患者也可出现 AHR，但程度相对较轻。

神经因素也是哮喘发病的重要环节。支气管受复杂的自主神经支配，包括肾上腺素能神经、胆碱能神经，以及非肾上腺素能非胆碱能（NANC）神经的支配。哮喘患者 β 肾上腺素能受体功能低下，而胆碱能神经张力增加。除此之外，NANC 神经释放舒张支气管平滑肌的神经介质（如血管活性肠肽、一氧化氮）及收缩支气管平滑肌的介质（如 P 物质、神经激肽），两者平衡失调可引起支气管平滑肌收缩，导致哮喘发作。

哮喘发病机制详见图 2-7。

哮喘的基本病理特征为气道慢性炎症，表现为气道上皮下肥大细胞、嗜酸性粒细胞、巨噬细胞、淋巴细胞及中性粒细胞等的浸润，气道黏膜下组织水肿、支气管平滑肌痉挛、纤毛上皮脱落等。若哮喘长期反复发作，可见上皮下基底膜增厚、支气管平滑肌肥大、增生气道上皮细

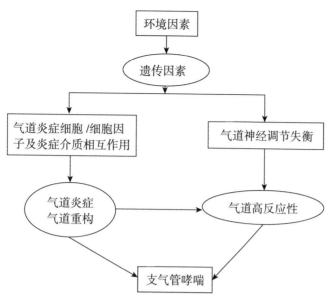

图 2-7　支气管哮喘发病机制示意图

胞黏液化生、上皮下胶原沉积和纤维化等气道重构的表现。

【临床表现】

1. 症状　典型临床表现为发作性伴有哮鸣音的呼气性呼吸困难，可伴胸闷、气促、咳嗽。每次发作持续数分钟、数小时或数日，经使用支气管扩张药或自行缓解，某些患者在缓解数小时后再次发作。夜间或清晨发作和加重是其重要的临床特征。严重者被迫取端坐位、发绀。部分哮喘患者以发作性咳嗽为其唯一的临床表现而无喘息，称为咳嗽变异性哮喘。有些青少年则以运动后出现胸闷、咳嗽和呼吸困难为特征，称为运动性哮喘。

2. 体征　呼气相延长伴广泛的哮鸣音是哮喘发作时的典型体征，但非常严重的哮喘发作时，哮鸣音反而减弱甚至消失（称为沉默肺），是病情危重的表现。发作时有肺部过度充气的体征，严重者可有发绀、大汗、颈静脉怒张、奇脉等体征。非发作期可无阳性体征。

3. 并发症　哮喘发作时的并发症有自发性气胸、肺不张。长期反复发作可致 COPD 及慢性肺源性心脏病等。

【辅助检查】

1. 痰液检查　部分患者痰涂片可见嗜酸性粒细胞增多。

2. 肺功能检查

（1）通气功能检测：哮喘发作时呈阻塞性通气功能障碍，与呼气流速有关的指标，如 FEV_1、FEV_1/FVC、最大呼气流量（maximal expiratory flow，MEF）均显著下降。

（2）支气管激发试验：用于测定气道反应性，常用吸入激发剂为醋甲胆碱和组胺，通常以吸入激发剂后 FEV_1 下降 ≥ 20% 判断结果为阳性，提示存在气道高反应性。其他诱发因素包括变应原、运动等。激发试验只适用于非哮喘发作期、FEV_1 占正常预计值 70% 以上患者的检查。

（3）支气管舒张试验：用于测定气道的可逆性。常用的吸入支气管扩张药有沙丁胺醇、特布他林。吸入支气管扩张药 20 min 后重复测定肺功能，FEV_1 较前增加 ≥ 12%，且绝对值增加 ≥ 200 ml 为支气管舒张试验阳性，提示存在可逆性气道阻塞。

（4）最大呼气流量及其变异率测定：哮喘发作时最大呼气流量下降。由于哮喘有通气功能时间节律性变化的特点，监测最大呼气流量日间、周间变异率有助于哮喘的诊断和病情评估。若昼夜最大呼气流量变异率≥20%，提示存在可逆性的气道改变。

3. 动脉血气分析 哮喘发作时可有不同程度的缺氧，PaO_2降低可引起过度通气，可使$PaCO_2$下降，pH上升，表现为呼吸性碱中毒。若病情进一步加剧，气道阻塞加重，可出现呼吸性酸中毒。若缺氧明显，可合并代谢性酸中毒。

4. 特异性变应原检测 可检测患者的特异性IgE，哮喘患者血清IgE较正常人明显升高。

5. 胸部X线检查 缓解期多无异常。发作时双肺透亮度增加，呈过度充气状态，合并肺部感染时，可见肺纹理增粗及炎症浸润阴影。

【诊断要点】

（一）诊断标准

（1）反复发作性喘息、气短、胸闷或咳嗽，多与接触变应原、冷空气、物理及化学性刺激、病毒性上呼吸道感染、运动等有关。

（2）发作时双肺可闻及散在或弥漫性、以呼气相为主的哮鸣音，呼气相延长。

（3）上述症状可经治疗缓解或自行缓解。

（4）除外其他疾病所引起的喘息、胸闷或咳嗽。

（5）临床表现不典型者（如无明显喘息或体征）需根据支气管激发、舒张试验或最大呼气流量变异率检查做出诊断。

（二）分期及分级

哮喘可分为急性发作期、慢性持续期和临床控制期，各期有不同的分级。

1. 急性发作期 急性发作期指气促、咳嗽、胸闷等症状突然发生或加重，伴呼气流量降低，常因接触变应原、刺激物、呼吸道感染诱发或治疗不当引起。可在数小时或数日内出现病情加重，偶可在数分钟内危及生命，需紧急救治。急性发作时病情严重度分级列于表2-6。

表2-6 哮喘急性发作时病情严重度分级

临床特点	轻度	中度	重度	危重
气短	步行、上楼时	稍事活动	休息时	休息时，明显
体位	可平卧	喜坐位	端坐呼吸	端坐呼吸或平卧
讲话方式	连续成句	单句	单字	不能讲话
精神状态	可有焦虑，尚安静	时有焦虑或烦躁	常有焦虑、烦躁	嗜睡、意识模糊
出汗	无	有	大汗淋漓	大汗淋漓
呼吸频率	轻度增加	增加	常>30次/分	常>30次/分
辅助呼吸肌活动及三凹征	常无	可有	常有	胸腹矛盾运动
哮鸣音	散在，呼吸末期	响亮、弥漫	响亮、弥漫	减弱，乃至无
脉率	<100次/分	100~120次/分	>120次/分	变慢或不规则
奇脉（收缩压下降）	无（<10 mmHg）	可有（10~25 mmHg）	常有（10~25 mmHg）	无（提示呼吸肌疲劳）

续表

临床特点	轻度	中度	重度	危重
使用 β_2 受体激动药后最大呼气流量预计值或个人最佳值	>80%	60% ~ 80%	<60% 或<100 L/min 或作用时间小于 2 h	无法完成检测
PaO_2（吸空气）	正常	60 ~ 80 mmHg	<60 mmHg	<60 mmHg
$PaCO_2$	<45 mmHg	≤45 mmHg	>45 mmHg	>45 mmHg
SaO_2	>95%	91% ~ 95%	<90%	<90%
pH	正常	正常	正常或降低	降低

注：SaO_2. 动脉血氧饱和度。

2. 慢性持续期　慢性持续期是指每周均有不同频度和（或）不同程度的喘息、气促、胸闷、咳嗽等症状，可伴有肺通气功能下降。对该期哮喘的严重性评估，目前多采用哮喘控制水平分级方法，包括目前临床控制评估和未来风险评估。其中临床控制又可分为控制、部分控制和未控制 3 个等级，列于表 2-7。

表 2-7　哮喘控制水平分级

A. 哮喘症状控制（过去 4 周，患者存在）

临床特征	良好控制	部分控制	未控制
日间哮喘症状>2 次 / 周	无	存在 1 ~ 2 项	存在 3 ~ 4 项
夜间因哮喘憋醒			
使用缓解药>2 次 / 周			
哮喘引起的活动受限			

B. 未来风险评估（急性发作风险，病情不稳定，肺功能迅速下降，药物不良反应）

与未来不良事件风险增加相关的因素包括：临床控制不佳；过去 1 年频繁急性发作；曾因严重哮喘而住院治疗；FEV_1 低；烟草暴露；高剂量药物治疗

3. 临床控制期　临床控制期指患者无喘息、气促、胸闷、咳嗽等症状 4 周以上，并且 1 年内无急性发作，肺功能正常。

【治疗要点】

目前哮喘不能根治，但通过长期、规范化治疗和管理，80% 以上的患者可达到哮喘的临床控制。治疗原则为避免接触诱发因素、控制发作和预防复发。

（一）脱离诱发因素

能够找到诱发因素的患者，指导患者脱离并长期避免接触这些诱发因素，这是防治哮喘最有效的方法。

（二）药物治疗

1. 药物分类和作用特点　哮喘治疗药物分为控制性药物和缓解性药物。控制性药物又称为维持治疗药物，需要长期每日使用，主要通过抗炎作用使哮喘维持临床控制。缓解性药物又称为急救药物，是指按需使用的药物，通过迅速解除支气管痉挛从而缓解哮喘症状。药物分类列于表 2-8。

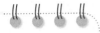

表 2-8　哮喘治疗药物分类

缓解性药物	控制性药物
短效 β_2 受体激动药	吸入型糖皮质激素
短效吸入型抗胆碱能药物	白三烯调节药
短效茶碱	长效 β_2 受体激动药（不单独使用）
全身用糖皮质激素	缓释茶碱
	色甘酸钠
	抗 IgE 抗体
	抗 IL-5 抗体
	联合药物（如吸入型糖皮质激素 / 长效 β_2 受体激动药）

（1）糖皮质激素：简称激素，是目前控制哮喘最有效的药物，通过作用于气道炎症形成的诸多环节，如抑制炎症细胞在气道聚集及炎症因子的生成与释放，增强平滑肌细胞 β_2 受体的反应性等，从而有效地抑制气道炎症。糖皮质激素可分为吸入、口服和静脉用药，其中吸入治疗是目前哮喘长期治疗的首选途径。

1）吸入：吸入型糖皮质激素（inhaled corticosteroids，ICS）如倍氯米松、布地奈德、氟替卡松，通常需规律吸入 1～2 周或以上方能起效。

2）口服：如泼尼松和泼尼松龙，起始剂量 30～60 mg/d，症状缓解后逐渐减量至 ≤10 mg/d，然后停用或改用吸入剂，不主张长期口服激素用于哮喘的维持治疗。

3）静脉用药：重症或严重哮喘发作时应及早静脉给予氢化可的松或甲泼尼龙，症状缓解后逐渐减量，然后改口服或吸入剂维持。

（2）β_2 受体激动药：通过激动 β_2 受体，舒张支气管平滑肌，从而缓解哮喘症状，分为短效制剂（疗效维持时间 4～6 h）、长效制剂（作用持续时间 10～12 h）及超长效制剂（疗效维持时间 24 h）。

1）短效 β_2 受体激动药（short-acting beta2-agonists，SABA）：给药途径有吸入、口服和静脉应用。常用药物有沙丁胺醇、特布他林。①吸入给药：吸入的 SABA 包括定量吸入器（MDI）、干粉剂和雾化溶液。这类药物能够迅速缓解支气管痉挛，通常在数分钟内起效，疗效可维持数小时。SABA 是缓解轻至中度哮喘急性发作症状的首选药物，也可用于预防运动性哮喘。应按需间歇用药，不宜长期、单一、过量使用。②口服给药：通常在服药后 15～30 min 起效，疗效维持 4～8 h 不等。③注射给药：虽然平喘作用较为迅速，但因全身不良反应的发生率较高，不推荐使用。

2）长效 β_2 受体激动药（long-acting beta2-agonists，LABA）：不推荐长期单独用于哮喘的治疗，主要与 ICS 联合用于哮喘的长期控制。常用药物有沙美特罗、福莫特罗。

（3）白三烯调节药（leukotriene receptor antagonists，LTRA）：通过调节白三烯的生物活性发挥抗炎作用，同时可舒张支气管平滑肌，其抗炎作用不如 ICS，可作为轻度哮喘的替代治疗，治疗中、重度哮喘需与 ICS 联合用药。常用药有孟鲁司特和扎鲁司特，用于阿司匹林哮喘、运动性哮喘和伴有过敏性鼻炎的哮喘患者的治疗。

（4）茶碱类药物：通过抑制磷酸二酯酶，提高平滑肌细胞内环磷酸腺苷的浓度，增强呼吸肌力量和气道纤毛清除功能，从而起到舒张支气管平滑肌和气道抗炎的作用。茶碱是中效支气管扩张药，常用口服氨茶碱，一般剂量为 6～10 mg/（kg·d），必要时将葡萄糖稀释后缓慢静脉注射或滴注，负荷剂量为 4～6 mg/kg（不超过 1.0 g/d）。缓释茶碱能较好地控制夜间哮喘的发作。

（5）抗胆碱能药物：通过阻断节后迷走神经通路，降低迷走神经张力，起到舒张支气管平滑肌及减少黏液分泌的作用，但其舒张支气管的作用弱于 β_2 受体激动药。抗胆碱能药物分为短效抗胆碱能药（short-acting muscarinic，SAMA）和长效抗胆碱能药（long-acting muscarinic，LAMA）。SAMA 多与 β_2 受体激动药联用治疗哮喘急性发作，有定量吸入器和雾化溶液两种剂型，常用异丙托溴铵。LAMA 常用噻托溴铵，持续时间可达 24 h，目前有干粉吸入剂和喷雾剂，主要用于哮喘合并 COPD 或 COPD 患者的长期治疗。

（6）其他：抗 IgE 单克隆抗体可阻断游离 IgE 与其效应细胞表面受体的结合，主要用于 ICS 和 LABA 联合治疗后症状仍未控制，且血清 IgE 水平增高的重症哮喘患者，但该药临床使用时间尚短，远期疗效和安全性有待进一步观察。抗 IL-5 通过减少嗜酸性粒细胞的浸润，减少哮喘急性加重，改善患者的生命质量，对高嗜酸性粒细胞血症的哮喘患者治疗效果好。

2. 急性发作期的治疗　急性发作期的治疗目标是尽快缓解气道痉挛，纠正低氧血症，恢复肺功能，预防进一步恶化或再次发作，防治并发症。

（1）轻度：经定量吸入器吸入 SABA。效果不佳时可加用茶碱缓释片，或加用短效抗胆碱气雾剂吸入。

（2）中度：雾化吸入 SABA，联合应用雾化吸入 SAMA、激素混悬液，也可联合静脉注射茶碱类。如疗效欠佳，特别是在应用控制性药物的基础上出现急性发作，应尽早应用激素，并给予氧疗。

（3）重度至危重：在前述中度哮喘发作治疗的基础上，尽早应用静脉激素，病情缓解后改为口服。经上述治疗无效或恶化者，及时给予机械通气治疗。此外，应注意维持水、电解质和酸碱平衡。

3. 慢性持续期的治疗　应在监测哮喘控制水平的基础上，根据长期治疗分级方案进行调整，以维持患者的控制水平。哮喘的长期治疗方案分为 5 级，列于表 2-9。

表 2-9　哮喘长期治疗方案

药物	1级	2级	3级	4级	5级
推荐选择控制药物	按需 ICS+福莫特罗	低剂量 ICS 或按需 ICS+福莫特罗	低剂量 ICS+LABA	中剂量 ICS+LABA	参考临床表型加抗 IgE 单克隆抗体，或加抗 IL-5、或加抗 IL-5R、或加抗 IL-4R 单克隆抗体
其他选择控制药物	按需使用 SABA 时即联合低剂量 ICS	LTRA、低剂量茶碱	中剂量 ICS 或低剂量 ICS 加 LTRA 或茶碱	高剂量 ICS 加 LAMA 或 LTRA 或茶碱	高剂量 ICS+LABA 加其他治疗，如 LAMA、或茶碱、或低剂量口服激素（注意不良反应）
首选缓解药物	按需使用低剂量 ICS+福莫特罗，处方维持和缓解治疗的患者按需使用低剂量 ICS+福莫特罗				
其他可选缓解药物	按需使用 SABA				

注：LTRA. 白三烯受体拮抗药；SABA. 短效 β_2 受体激动药；ICS. 吸入型糖皮质激素；LABA. 长效 β_2 受体激动药；LAMA. 长效抗胆碱能药物

对哮喘患者的健康教育和环境控制贯穿哮喘治疗的全过程。第 2 级到第 5 级的治疗方案中都有不同的哮喘控制药物可供选择，缓解药物则按需使用，以迅速缓解哮喘症状。对于多数未经治疗的持续性哮喘患者，初始治疗应从第 2 级方案开始，如果初始评估提示哮喘处于严重未控制，治疗应从第 3 级方案开始。若该级治疗方案不能使哮喘得到控制，则升级方案直至哮喘控制。哮喘控制并至少维持 3 个月以上，且肺功能恢复并维持平稳，可考虑降级治疗。

（三）免疫治疗

免疫治疗分为特异性和非特异性两种，前者又称为脱敏疗法，通常采用特异性变应原如尘螨、豚草，通过定期反复皮下注射等方法，剂量由低至高，以产生免疫耐受，使患者脱敏。此法适用于变应原明确，且在严格控制环境和药物治疗后仍控制不良的哮喘患者。非特异性免疫疗法包括使用卡介苗、转移因子等，有一定的辅助疗效。

【主要护理措施】

1. 一般护理　①环境：有明确过敏原者，应尽快脱离过敏原，保持室内清洁，空气流通，避免放置花草、地毯、皮毛，整理床铺时避免尘埃飞扬等。②体位：根据病情提供舒适体位，如为端坐呼吸者提供床上小桌以作支撑，减少体力消耗。③饮食：提供清淡、易消化、足够热量的饮食，已证实对某种食物（如鱼、虾、蟹、蛋类、牛奶）过敏，应忌食。不宜进食或饮用刺激性的食物或饮料。

2. 病情观察　加强对急性期患者的监护，尤其在夜间和凌晨。动态观察呼吸困难、呼吸音、哮鸣音及动脉血气分析等变化情况，警惕气胸、呼吸衰竭等并发症。

3. 保持呼吸道通畅　哮喘急性发作时，患者呼吸增快、出汗，常伴脱水、痰液黏稠，形成痰栓阻塞小支气管，加重呼吸困难。因此，哮喘急性发作时，应鼓励患者多饮水，保证入量在 2500～3000 ml，以补充丢失的水分，稀释痰液。重症者应建立静脉通道，遵医嘱及时、充分补液，纠正水、电解质代谢紊乱和酸碱平衡失调。

4. 氧疗护理　急性哮喘发作患者常伴有不同程度的低氧血症，应遵医嘱给予鼻导管或面罩吸氧，改善呼吸功能。一般吸入较高浓度氧（4～6 L/min），以及时纠正缺氧，当出现二氧化碳潴留时，应按照高碳酸血症型呼吸衰竭的氧疗原则给予持续低流量（1～3 L/min）吸氧。哮喘患者均存在气道高反应性，因此吸入的氧气应加温、加湿，避免呼吸道干燥和寒冷气流的刺激而加重呼吸道痉挛。

5. 用药护理

（1）观察药物的疗效和不良反应

1）β_2 受体激动药：主要不良反应为偶有头痛、头晕、心悸、手指震颤等，停药或坚持用药一段时间后症状可消失。如药物用量过大，可引起严重心律失常，甚至发生猝死。

2）茶碱类：不良反应有恶心、呕吐、心律失常、血压下降及多尿等。其静脉注射浓度不宜过高，速度不宜过快，注射时间应在 10 min 以上，以防中毒症状发生。

3）色甘酸钠：在体内无蓄积，被认为是目前防治哮喘最安全、有效的药物，吸入时有一定的异味，偶可诱发咽喉部刺激、口干、恶心等局部副作用。

4）患者应禁用 β_2 肾上腺素受体拮抗药（普萘洛尔等）和其他能诱发哮喘的药物，慎用或禁用阿司匹林，以免诱发或加重哮喘。

（2）指导患者按医嘱正确使用吸入器：目前临床常见的有定量吸入器和干粉吸入器。

1）指导前仔细评估患者使用吸入器的情况，找出使用中存在的问题及其相关因素，针对问题并结合患者的文化程度、学习能力，确定教育内容、方法及进度。

2）准备有关资料（如说明书、幻灯片），与患者及家属讨论该吸入器的构造、使用方法及正确使用的意义。

3）医护人员演示定量吸入器的正确使用方法：吸药前先将药液摇匀，缓慢呼气至不能再呼，然后将喷嘴放入口内，经口吸气，在深吸气过程中按压驱动装置，继续吸气至 TLC 位，尽可能屏气 5 s，使较小的雾粒沉降在气道远端，然后再缓慢呼气（图 2-8）。定量吸入器的使用需要患者协调呼吸和按压动作，以保证吸入治疗成功。对于儿童或重症患者，可在定量吸入器上加用储物罐（spacer），以简化操作，并增加吸入到下呼吸道及肺部的药量，以增强雾化吸入的疗效，同时减少药物在口咽部沉积所带来的不良反应。

干粉吸入器常见的有都保（Turbuhaler）和准纳器装置。都保装置使用方法（图2-9）：使用时移去瓶盖，确保红色旋柄在下方。一手握住瓶身，垂直竖立，将底座向某一方向旋转到底再向反方向旋转到底，听到"咔嗒"一声时，表明一次剂量的药粉已经装好。吸入前先呼气，注意呼气时应远离干粉吸入装置，之后用双唇包住吸嘴，用力深吸气，屏气5 s。准纳器需推动滑杆上药，其余操作参考都保装置。

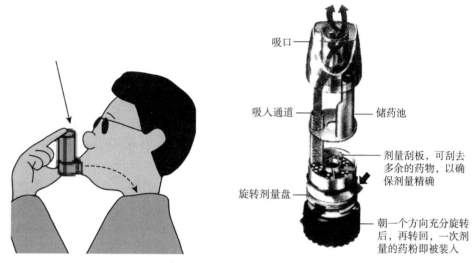

图2-8　定量吸入器　　　　　　　图2-9　都保装置

4）注意事项：①若需要重复吸入，应等待至少3 min后再吸入（即推荐3～5 min吸入2次），间隔一定时间是为了第一次吸入的药物扩张狭窄的气道后，再次吸入的药物更容易到达远端受累的支气管。②几种气雾剂同时使用时，通常先用支气管扩张药，后用抗炎气雾剂。③注意吸入后及时漱口，特别是在吸入激素时，尤为重要。

5）学习有关吸入器的清洗、保存、更换等知识与技能。

6. 心理护理　急性发作时患者常出现紧张、烦躁不安等心理反应，医护人员应陪伴在患者身边，通过语言和非语言沟通安慰患者，消除其过度的紧张状态，对减轻哮喘发作和控制病情有重要意义。

【健康教育】

1. 帮助患者树立信心　让患者了解哮喘虽不能根治，但通过长期、规范的治疗是可以控制的，患者应主动参与哮喘的长期管理，以更好地控制哮喘。

2. 指导患者识别诱发因素　有针对性地采用相应的措施，如避免摄入引起过敏的食物，不养宠物，不使用皮毛制品，定期清洗空调，及时清洁和更换窗帘、床单、枕头，避免接触刺激性气体，预防呼吸道感染，避免强烈的精神刺激和剧烈运动。

3. 协助制订行动计划，按医嘱合理用药　与医师共同制订一个有效、可行的行动计划。行动计划的内容除医患沟通信息、紧急联系人等外，还包括针对不同的病情变化所应使用的药物种类、剂量、所应采取的就医行为，例如何种情况下药物可适当减量，何种情况下须立即就医。使支气管哮喘患者了解自己所用的每一种药物的名称、用法、副作用及使用时的注意事项，按照行动计划规律用药，正确使用定量吸入器。

4. 教会患者自我监测病情　哮喘日记（记录每日症状、用药情况及效果）是医患沟通和制订用药计划的重要依据。建议购买峰流速仪，记录最大呼气峰流速（PEFR）的变化，PEFR

的下降早于哮喘症状的出现，有助于早期发现哮喘发作。峰流速仪的使用方法：①每次测量前将峰流速仪的红色游标指针轻拨至标尺最低处。②深吸气后，用嘴唇将口含器包紧。③快速用力呼气。④红色游标指针所指的刻度即为 PEFR，每次测试可进行 3 次，选择数值最高的一次记录在哮喘日记中。

5. 了解哮喘发作的先兆，及时控制急性发作　嘱患者随身携带药物，一旦出现哮喘发作先兆，应及时吸入 SABA，并保持平静，以迅速控制症状，防止严重哮喘发作。

小　结

支气管哮喘是一种以气道慢性炎症和气道高反应性为特征的异质性疾病，受遗传和环境的双重影响，应识别环境中的诱发因素。应识别哮喘发作时的典型症状及重度、危重度哮喘。防治哮喘最有效的方法是脱离诱发因素。应掌握哮喘药物治疗的分类，各类代表药物、给药途径及药物的不良反应。诱发因素的识别、正确使用定量吸入器、自我监测病情及急性发作时的应对措施是哮喘患者健康教育的重点。

（李　利）

第五节　支气管扩张

导学目标

通过本节内容的学习，学生应能够：

◆ **基本目标**

1. 复述支气管扩张的概念。
2. 归纳支气管扩张的临床表现、治疗要点。
3. 解释支气管扩张的发病机制、辅助检查。
4. 实施对支气管扩张患者的护理、健康教育。

◆ **发展目标**

综合运用支气管扩张的发病机制、临床表现、诊断和治疗要点，有效防治和护理支气管扩张患者大量咯血、窒息等问题。

◆ **思政目标**

在抢救重症患者中展现应急应变能力，以及团队协作的精神。

支气管扩张（bronchiectasis）简称支扩，是由各种病因引起的反复发生的支气管化脓性炎症，导致中、小支气管反复损伤和（或）阻塞，致使支气管壁结构破坏，引起支气管异常和持久性扩张的一类异质性疾病的总称。临床表现主要为慢性咳嗽、咳大量脓性痰和（或）反复

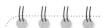

咯血。近年来，随着呼吸道感染得到有效治疗，本病发病率有减少的趋势，但部分晚期COPD患者可伴有支气管扩张。

【病因和发病机制】

支气管扩张是由多种疾病导致气道结构破坏的共同终点，其原因多种多样。支气管扩张可分为先天性与继发性两种，先天性较少见，部分病例（50%～70%）无法明确病因，称为特发性支气管扩张。已知的主要病因包括：既往下呼吸道感染（如麻疹、百日咳、肺结核、肺炎）、免疫功能缺陷（如低免疫球蛋白血症、慢性肉芽肿性疾病、补体缺陷、人类免疫缺陷病毒感染）、遗传因素（α1-抗胰蛋白酶缺乏症、纤毛运动障碍、囊性纤维化、软骨缺陷等）、气道阻塞和反复误吸、其他肺部疾病（如变应性支气管肺曲霉病、COPD和哮喘与支气管扩张共存）与其他系统疾病［如类风湿关节炎（rheumatoid arthritis，RA）、原发性干燥综合征、系统性红斑狼疮（systemic lupus erythematosus，SLE）、炎性肠病］等。

上述疾病会损伤宿主的气道清除和防御功能，易发生感染和炎症。细菌反复感染，可使充满含有炎性介质和病原菌的黏稠脓液的气道逐渐扩大、形成瘢痕及扭曲。水肿、炎症和新生血管形成使支气管壁变厚。周围间质组织和肺泡破坏，导致肺组织纤维化、肺气肿或二者同时存在。支气管扩张常发生于有软骨的支气管近端分支，支气管管壁软骨、肌肉和弹性组织破坏并被纤维组织替代，进而形成柱状扩张、囊状扩张与不规则扩张3种不同类型的改变。

【临床表现】

1. 症状 早期轻症患者可无症状或症状轻微。

（1）持续或反复的咳嗽、咳（脓）痰：主要为阵发性，咳痰与体位改变有关。痰液分为黏液性、黏液脓性或脓性。将痰液收集于玻璃瓶中，静置后可出现分层：上层为泡沫，中层为混浊黏液，下层为脓性成分，最下层为坏死组织。但目前这种典型的痰液分层表现较少见。感染急性发作时，黄绿色脓性痰量明显增多，每日可达数百毫升。合并有厌氧菌感染时，痰液有恶臭味。

（2）呼吸困难和喘息：提示有广泛的支气管扩张或潜在的COPD。

（3）反复咯血：50%～70%的患者可发生不同程度的反复咯血，可为痰中带血或大量咯血，当小动脉被侵蚀或增生的血管被破坏时，可导致大量咯血。部分患者以反复咯血为唯一症状，称为干性支气管扩张。

（4）反复肺部感染：常表现为同一肺段反复发生肺炎且迁延不愈。大量脓性痰排出后，症状可有所缓解。患者也可出现发热、乏力、食欲缺乏、消瘦、贫血等全身中毒症状。反复感染可影响儿童的生长发育。

2. 体征 早期或干性支气管扩张常无明显异常的肺部体征。当气道内分泌物较多时，听诊可闻及湿啰音和干啰音，有时可闻及哮鸣音。病变严重，特别是伴有慢性缺氧、肺源性心脏病和右心衰竭时，可出现杵状指（趾）及右心衰竭的体征。

咳嗽频繁、痰量增加或痰液性质改变、脓性痰增多伴或不伴喘息、呼吸困难、咯血和（或）全身不适6项症状中有任何3项及以上出现恶化，且时间超过48 h，称为支气管扩张急性加重。

【辅助检查】

1. 影像学检查

（1）胸部X线检查：疑诊时应首先进行胸部X线检查，支气管轻度扩张时可无异常。囊状支气管扩张的气道表现为显著的囊腔，腔内可存在气液平面。纵切面可表现为"双轨征"，

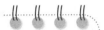

横切面表现为"环形阴影"。

（2）胸部 CT 检查：是支气管扩张的主要诊断方法。主要表现为支气管呈囊状或柱状扩张。影像学表现直接征象包括：①支气管内径 / 伴行肺动脉直径＞1。②从中心到外周，支气管未逐渐变细。③距外周胸膜 1 cm 或接近纵隔胸膜范围内可见支气管影。间接征象包括：①支气管壁增厚。②黏液嵌塞。③呼气相 CT 发现"马赛克"征或"气体陷闭"。

2. 实验室检查　可行血常规及炎症标志物、血清免疫球蛋白、血气分析及微生物学检查等。

3. 纤维支气管镜检查　无须常规进行纤维支气管镜检查，但纤维支气管镜检查有助于明确出血、扩张或阻塞部位，还可进行支气管局部灌洗，以协助诊断和指导治疗。当支气管扩张呈局灶性且在段支气管上端时，可呈弹坑样改变。

4. 其他检查　还可进行支气管碘油造影、肺功能测定、免疫功能检查，必要时可进行基因检测等。

【诊断要点】

根据慢性咳嗽、反复咳脓性痰、咯血病史和既往有诱发支气管扩张的呼吸道反复感染病史，及高分辨率 CT 显示支气管扩张的异常影像学相关改变等，经综合分析，方可明确诊断。

【治疗要点】

1. 治疗基础疾病　对活动性肺结核伴支气管扩张者，应积极抗结核治疗。低免疫球蛋白血症者可使用免疫球蛋白替代治疗。

2. 控制感染　当患者出现痰量增多及痰液变脓性等急性感染征象时，需应用抗感染药物。可根据痰培养和药敏试验结果选择抗生素治疗，但在药敏结果出来前，即应使用经验性抗菌药治疗，无铜绿假单胞菌感染高危因素者选用对流感嗜血杆菌有活性的抗菌药物（氨苄西林 / 舒巴坦、第二代头孢菌素、左氧氟沙星、莫西沙星等）。对存在铜绿假单胞菌感染高危因素的患者，可选用具有抗假单胞菌活性的 β- 内酰胺酶类抗生素（头孢他啶、哌拉西林 / 他唑巴坦、头孢哌酮 / 舒巴坦、喹诺酮类等）。铜绿假单胞菌感染高危因素（满足以下 4 条中的 2 条）：①近期住院。②每年 4 次以上或近 3 个月内应用抗生素。③重度气流阻塞（FEV_1＜30%）。④最近 2 周每日口服泼尼松＜10 mg。

3. 改善气流受限　应用支气管扩张药（$β_2$ 受体激动药、长效抗胆碱药等）可改善气流受限并帮助清除分泌物，对伴有气道高反应及可逆性气流受限的患者有一定的疗效。儿童时期接种麻疹、卡介苗等，可预防支气管扩张的常见病因。

4. 清除气道分泌物　应用祛痰药、振动、拍背、体位引流及雾化吸入重组脱氧核糖核酸酶等物理排痰和化学药物排痰方法促进气道分泌物清除。

5. 咯血治疗　反复小量咯血者可口服云南白药。对于中等量咯血患者，可静脉给予垂体后叶素或酚妥拉明。大量咯血经内科治疗无效者，可行支气管动脉栓塞术，辅助使用止血药物。

6. 外科治疗　经充分的内科治疗后仍反复发作或反复大量咯血且病变局限者，可考虑外科手术治疗。

> **知识链接**
>
> ### 支气管动脉栓塞术
>
> 　　1974 年法国学者 Remy 首先应用支气管动脉栓塞术治疗大量咯血患者取得成功。目前支气管动脉栓塞术较为成熟，且简单易行，安全性高，疗效佳，已广泛应用于临床。其适应证为：①保守治疗不能控制的大量咯血。②病变虽然适宜外科治疗，但正值咯血期、手术风险较大，可先行栓塞术控制出血，再择期手术。③无外科治疗指征的反复咯血，虽然咯血量不大，但严重影响患儿的正常生活。④经各种影像学检查和支气管镜检查仍不能明确出血来源者，可先行诊断性支气管动脉造影，然后酌情行栓塞治疗。如对含碘造影剂过敏，可应用含钆造影剂代替。

【主要护理措施】

　　1. 休息与活动　保持病房内空气流通，维持适宜的温度、湿度，注意保暖。急性感染或病情严重者应卧床休息，指导患者缓解期可做呼吸锻炼操和适当的体育锻炼，以增强机体抵抗力。

　　2. 饮食护理　提供高热量、高蛋白、富含维生素和纤维素的食物，少量多餐。避免过冷、过热、油炸及辛辣食物诱发咳嗽，引起咯血。指导患者在咳痰后及进食前后漱口，以保持口腔清洁，增进食欲。鼓励患者多饮水，每日饮水量在 1500 ml 以上，以提供充足的水分，利于稀释并排出痰液。

　　3. 病情观察　①观察并记录痰液的量、颜色、性状、气味及与体位的关系，痰液静置后有无分层现象。②密切观察患者咯血的量、颜色、性状及出血速度。③观察并记录生命体征及意识状态的变化。④病情严重者还需观察患者的缺氧情况，是否出现发绀、气促等表现。⑤评估患者有无消瘦、贫血等全身症状。

　　4. 用药护理　遵医嘱使用抗感染药、祛痰药与支气管扩张药等，指导患者熟悉药物的剂量、用法、疗效及不良反应。垂体后叶素可使小动脉收缩，减少肺血流量，从而减轻咯血。但同时也能引起冠状动脉收缩及子宫、肠道平滑肌收缩，故孕妇、高血压、冠心病、心力衰竭患者忌用；静脉滴注速度勿过快，避免出现面色苍白、出汗、心悸、胸闷、腹痛、水样腹泻等不良反应。年老体弱者使用镇静药和镇咳药后，需密切观察呼吸中枢和咳嗽反射受抑制的情况，尽早发现因呼吸抑制导致的呼吸衰竭及不能咯出血块导致的窒息。

　　5. 症状护理　体位引流、大量咯血的护理见本章第一节概述。

　　6. 支气管动脉栓塞术术后护理　①休息：取平卧位，手术侧制动，绝对卧床休息 24 h。②饮食指导：少食多餐，进食清淡、半流质饮食，鼓励多饮水，术后补水 2000 ml 以上，以促进造影剂排出。③病情观察：心电、血氧监护 24 h，严密观察瞳孔、意识及生命体征。术后 8 h 尿量应达到 800 ~ 1000 ml。观察穿刺侧下肢的颜色、温度、感觉，特别是足背动脉搏动情况，如果足背动脉搏动减弱或消失，提示有出血或栓塞可能，应立即通知医师协助处理。观察患者有无发热、胸闷、胸骨后烧灼感、肋间痛、吞咽疼痛、恶心、呕吐、腹痛等栓塞综合征表现。④穿刺点局部观察：使用绷带固定 24 h，嘱患者用力或咳嗽时按压住穿刺部位，观察穿刺处有无出血及血肿。⑤防止再次大量咯血：由于侧支循环的建立，局部炎症慢性侵蚀及肺动脉损伤破裂，患者可有不同程度的少量暗红色血块或痰血咯出，避免打喷嚏、用力排便、剧烈咳嗽，监测血压，重视抗高血压药的使用。

7. 心理护理　多数患者因大量咯血与担心疾病的预后而有焦虑及恐惧感，护理人员应该认真观察患者的情绪变化，介绍治疗成功的病例，使其消除思想顾虑，积极配合治疗与护理。

【健康教育】

1. 坚持治疗基础疾病，纠正和避免恶化诱因，积极治疗原发病　支气管扩张与感染密切相关，应积极防治麻疹、百日咳、支气管肺炎、肺结核等呼吸道感染性疾病，及时治疗上呼吸道慢性病灶（如鼻窦炎、扁桃体炎）。注意保暖，避免受凉，预防感冒，减少刺激性气体吸入，对预防支气管扩张有重要意义。

2. 自我病情监测　帮助患者及家属了解疾病发生、发展、治疗及护理过程。指导患者自我监测病情，学会识别病情变化的征象，一旦发现症状加重，应及时就诊。

3. 坚持用药和积极排痰　强调清除痰液对减轻症状、预防感染的重要性，告知患者不得盲目乱服抗生素，自我监测痰液变化情况，长期坚持，以控制病情进展。

随堂测 2-5

小　结

支气管扩张是由各种病因引起的反复发生的化脓性感染，导致中、小支气管反复损伤和（或）阻塞，引起支气管异常和持久性扩张。临床特点为慢性咳嗽、大量咳痰和（或）间断咯血。应根据临床表现、分期和有无并发症实施个体化治疗。疑诊时，应首先进行胸部 X 线检查，CT 是支气管扩张的主要诊断方法。主要治疗方式以控制感染、促进排痰、处理咯血为主，必要时行介入或外科手术治疗。主要护理措施为用药护理、症状护理。健康教育的主要内容是预防反复发作、自我病情监测、坚持用药和积极排痰。

（梅　媛）

第六节　肺部感染性疾病

导学目标

通过本节内容的学习，学生应能够：

◆ **基本目标**

1. 复述肺炎的概念。

2. 归纳肺炎常见护理诊断，肺炎链球菌肺炎、葡萄球菌肺炎、肺炎支原体肺炎、肺炎衣原体肺炎、病毒性肺炎典型的临床表现和处理原则。

3. 解释肺炎的发病机制、辅助检查。

4. 实施对肺炎患者的护理、健康教育。

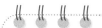

◆ **发展目标**

综合运用肺炎的发病机制、临床表现、诊断和治疗原则，防治和护理肺炎引起的脓毒性休克。

◆ **思政目标**

在与患者及家属的接触过程中，展现出尊重患者、保护隐私、耐心帮助的态度，融入慎独职业精神和爱伤专业情感。

案例 2-3

某患者，男性，21 岁。因畏寒、发热、咳嗽、咳痰 2 d 入院。患者入院前 3 d 参加校运动会后冲凉水澡，当晚出现畏寒，继而出现高热，体温最高达 40.2 ℃，全身酸痛不适，在附近诊所按"上呼吸道感染"治疗，上述症状稍减轻。昨日开始咳嗽，咳铁锈色痰，并有右侧胸痛。发病以来患者食欲差、精神差、口干、尿少，遂来院就诊。体格检查：T 40.2 ℃，P 118 次/分，R 28 次/分，BP 102/66 mmHg。神志清楚，呼吸急促，口唇周围有数个黄豆大小的水疱。右下肺叩诊呈实音，语音震颤增强，呼吸音粗，可闻及少量湿啰音。实验室检查：白细胞计数 22.2×10^9/L，中性粒细胞比例 86%。胸部 X 线片显示右下肺呈一均匀密度增高阴影。入院诊断为肺炎链球菌肺炎。

请回答：

1. 对该患者，主要的治疗方法有哪些？
2. 对该患者，症状护理的要点是什么？

一、肺炎概述

肺炎（pneumonia）指终末气道、肺泡及肺间质的炎症，是呼吸系统的常见病，可由病原微生物、理化因素、免疫损伤、过敏及药物等引起。细菌性肺炎是最常见的类型，也是常见的感染性疾病之一，社区获得性肺炎与医院获得性肺炎每年发病率分别为（5～11）/1000 人口和（5～10）/1000 住院患者。近年来，尽管新的强效抗生素和有效的疫苗不断投入临床使用，但肺炎的发病率与病死率仍然很高，其可能与社会人口老龄化、吸烟、伴有基础疾病、免疫功能低下、应用免疫抑制药和器官移植等有关。此外，肺炎与病原体变迁、新病原体出现、医院获得性肺炎发病率增高、病原学诊断困难及不合理使用抗菌药物导致细菌耐药性增加等有关。

【病因和分类】

正常的呼吸道免疫防御机制使气管隆嵴以下的呼吸道免受细菌等病原微生物感染。是否发生肺炎取决于病原体和宿主两方面的因素，若病原体数量多、毒力强和（或）宿主呼吸道局部和全身免疫防御系统损害，即可导致肺炎。病原体可经空气吸入、血行播散、邻近感染部位蔓延和上呼吸道定植菌的误吸引起社区获得性肺炎。医院获得性肺炎还可经误吸胃肠道的定植菌（胃食管反流）和（或）经人工气道吸入致病菌引起。

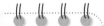

（一）根据病因分类

1. 细菌性肺炎 是最常见的肺炎，由肺炎链球菌、金黄色葡萄球菌、甲型溶血性链球菌、肺炎克雷伯菌、铜绿假单胞菌、流感嗜血杆菌、棒状杆菌及梭形杆菌等病原体引起。

2. 病毒性肺炎 由冠状病毒、腺病毒、呼吸道合胞病毒、麻疹病毒、流感病毒及巨细胞病毒等病原体引起。

3. 非典型病原体所致肺炎 由支原体、衣原体及军团菌等病原体引起。

4. 肺真菌病 由念珠菌、曲菌、毛菌、隐球菌及肺孢子菌等病原体引起。

5. 其他病原体所致肺炎 由立克次体（如 Q 热立克次体）、弓形虫（如鼠弓形虫）、原虫（如卡氏肺囊虫）、寄生虫（如肺包虫、肺吸虫、肺血吸虫）等病原体引起。

6. 理化因素所致肺炎 如放射性损伤可引起放射性肺炎，胃酸吸入可引起化学性肺炎。

（二）根据解剖分类

1. 大叶性（肺泡性）肺炎 致病菌以肺炎链球菌最为常见。病原体先在肺泡引起炎症，经肺泡间孔（Cohn 孔）向其他肺泡扩散，导致部分肺段或整个肺段、肺叶发生炎症。典型者表现为肺实质炎症，一般不累及支气管。胸部 X 线片显示肺叶或肺段的实变阴影。

2. 小叶性（支气管）肺炎 致病菌有肺炎链球菌、葡萄球菌、病毒、肺炎支原体及军团菌等。病原体经支气管入侵，导致细支气管、终末细支气管及肺泡炎症。小叶性肺炎常继发于支气管炎、支气管扩张、上呼吸道病毒感染或长期卧床的危重患者。胸部 X 线片显示病灶融合成不规则的斑片状阴影，边缘密度浅而模糊，无实变征象，常累及肺下叶。

3. 间质性肺炎（interstitial pneumonia，ILD） 致病菌有细菌、支原体、衣原体、病毒或肺孢子菌等。以肺间质为主的炎症，累及支气管壁及其周围组织，有肺泡壁增生与间质水肿。由于病变仅在肺间质，故呼吸道症状较轻，病变广泛者可出现呼吸困难。胸部 X 线片显示为一侧或双侧肺下部的不规则磨玻璃或网格状阴影。

（三）根据患病环境分类

因细菌学检查阳性率低，培养结果报告滞后，按病因分类在临床上应用较困难，因此，基于病原体流行病学调查资料，按患病环境分类可协助肺炎诊治，有利于指导经验性治疗。

1. 社区获得性肺炎（community acquired pneumonia，CAP） 社区获得性肺炎指在医院外罹患的感染性肺实质炎症，包括具有明确潜伏期的病原体感染但在入院后潜伏期内发病的肺炎。常见的病原体有肺炎链球菌、支原体、衣原体、流感嗜血杆菌及呼吸道病毒等。临床诊断主要依据为：①新近出现的咳嗽、咳痰，或原有呼吸道症状加重，出现脓性痰，伴或不伴胸痛、咯血、呼吸困难。②发热。③肺实变体征和（或）听诊湿啰音。④外周血 WBC>10×10^9/L 或 <4×10^9/L，伴或不伴中性粒细胞核左移。⑤胸部 X 线检查显示新出现片状、斑片状浸润性阴影或间质性改变，伴或不伴胸腔积液。⑥社区发病。上述①~④项中出现任何 1 项，并有第⑤⑥项，除外其他疾病，即可做出诊断。

2. 医院获得性肺炎（hospital acquired pneumonia，HAP） 医院获得性肺炎又称为医院内肺炎，指患者在入院时既不存在、也不处于感染潜伏期，且在入院 ≥ 48 h 后在医院内新发生的肺炎，也包括在出院后 48 h 内发生的肺炎，以呼吸机相关性肺炎（ventilator associated pneumonia，VAP）最多见。常见病原体为鲍曼不动杆菌、铜绿假单胞菌、大肠埃希菌、肺炎克雷伯菌、金黄色葡萄球菌、肺炎链球菌及流感嗜血杆菌等。胸部 X 线或 CT 显示新出现或进展性的肺部浸润阴影、实变影、磨玻璃影，加上以下 3 个症状中的 2 个或 2 个以上，可确立临床诊断：①发热，T>38 ℃。②脓性气道分泌物。③外周血 WBC>10×10^9/L 或 <4×10^9/L。

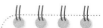

【临床表现】

1. 症状　细菌性肺炎的症状取决于病原体和宿主的状态，症状可轻可重。常见症状包括咳嗽、咳痰，或原有呼吸道症状加重，甚至出现脓性痰或脓血痰，伴或不伴胸痛。患者多有发热。病变范围大者可出现呼吸困难、呼吸窘迫。严重者可出现神志和血压改变，甚至休克。

2. 体征　早期无明显异常体征，重症者可出现呼吸频率加快、鼻翼扇动、三凹征或发绀。肺实变者有叩诊呈浊音、语言震颤增强和支气管呼吸音等，部分可闻及湿啰音。并发胸腔积液者患侧胸部叩诊呈浊音、语言震颤减弱、呼吸音减弱。

3. 并发症　脓毒性休克、呼吸衰竭、脓胸及肺脓肿等。

【辅助检查】

1. 血常规　细菌性肺炎可见血白细胞计数和中性粒细胞比例增高，并出现核左移，或细胞内见中毒颗粒。年老体弱、酗酒、免疫力低下者血白细胞计数可不增高，但中性粒细胞比例仍增高。

2. 胸部 X 线检查　胸部 X 线检查可为肺炎发生的部位、严重程度和病原学提供重要依据。如呈肺叶、段分布的炎性浸润影，高度提示细菌性肺炎；非均匀浸润，呈斑片状或条索状阴影，密度不均匀，沿支气管分布，常见于细菌或病毒所致的支气管肺炎；空洞性浸润，常见于葡萄球菌或真菌感染。

3. 病原学检查　明确病原体有助于指导临床治疗。在采集呼吸道标本行细菌培养时，应尽可能在使用抗生素之前采集，避免污染，及时送检，才能使其结果对治疗起到指导作用。目前最常用的病原学检测方法是痰涂片镜检及痰培养，具有简便、无创等优点，但由于口咽部存在大量定植菌，经口咳出的痰标本易受污染，标本采集操作须规范（参见本章第一节概述），必要时可采用经支气管镜或人工气道吸引、防污染样本毛刷刷取、支气管肺泡灌洗、经皮穿刺肺活检或开胸肺活检获取标本。有胸腔积液时，应做胸腔积液培养。疑有菌血症时，应做血培养。此外，还可通过尿抗原试验、血清学检查等检测某些肺炎病原体的抗原、抗体，以得出病原学诊断。

【诊断要点】

首先应根据典型的临床表现和有关检查结果确定肺炎诊断，再进一步评估病情严重程度及明确病原体。

评估病情的严重程度对于决定是在门诊或入院甚至 ICU 治疗以及预测预后至关重要。肺炎的严重程度主要取决于肺部局部炎症程度、肺部炎症的播散程度和全身炎症反应程度三方面因素。重症肺炎目前尚无统一的诊断标准，一般认为若肺炎患者需要通气支持、循环支持和需要加强监护与治疗者，可认为是重症肺炎。

目前我国推荐使用 CURB-65 作为判断 CAP 患者是否需要住院治疗的标准，共 5 项指标，满足 1 项记 1 分：①意识障碍。②血尿素氮＞7 mmol/L。③呼吸频率 ≥ 30 次 / 分。④收缩压＜90 mmHg 或舒张压 ≤ 60 mmHg。⑤年龄 ≥ 65 岁。评分为 0 ~ 1 分：原则上门诊治疗；评分为 2 分：建议住院或严格随访下院外治疗；评分为 3 ~ 5 分，应住院治疗。同时需结合患者的年龄、基础疾病、社会支持情况、胃肠功能及治疗依从性等综合考虑。若 CAP 符合下列主要标准中的 1 项或次要标准中 ≥ 3 项，可诊断为重症肺炎，需密切观察，积极救治，必要时收住 ICU 治疗。主要标准：①需气管插管，行机械通气治疗。②脓毒症休克需使用血管活性药物治疗。次要标准：①呼吸频率 ≥ 30 次 / 分。②氧合指数（PaO_2/FiO_2）≤250 mmHg。③多

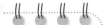

肺叶浸润。④意识障碍和（或）定向障碍。⑤血尿素氮（BUN）≥ 7.14 mmol/L。⑥收缩压＜90 mmHg，需强力的液体复苏。

【治疗要点】

1. 抗感染治疗 抗感染治疗是肺炎治疗的关键环节，包括经验性治疗和抗病原体治疗。一旦怀疑为肺炎，应立即给予首剂抗生素治疗，越早治疗，预后越好。治疗原则：初始病原体不明确时，可根据本地区肺炎病原体的流行病学资料，选择可覆盖病原体的抗生素行经验性治疗。初始治疗后，根据病原学培养结果、临床表现及药物敏感试验，给予敏感的抗病原体治疗。重症肺炎应首选广谱的强力抗生素，并应足量、联合用药。使用抗生素治疗 72 h 后应对病情进行评价，治疗有效时表现为体温下降、症状改善、临床状态稳定，白细胞、C 反应蛋白和降钙素原逐渐降低或恢复正常，但胸部 X 线片病灶的改善较临床症状滞后。

2. 对症和支持治疗 包括祛痰、吸氧、降温，维持水、电解质、酸碱平衡，改善营养并增强机体免疫功能等治疗。患者卧床休息，经饮食补充足够的热量、蛋白质和维生素，鼓励每日饮水 1～2 L，入量不足者静脉补液，以及时纠正脱水，维持水、电解质平衡。对于剧烈胸痛者，给予少量镇痛药，如可待因 15 mg。当 PaO_2＜60 mmHg 时，应给予吸氧。有明显麻痹性肠梗阻或胃扩张时，应暂时禁食、禁饮和胃肠减压。对烦躁不安、谵妄、失眠者，酌情给予地西泮肌内注射或水合氯醛保留灌肠，禁用抑制呼吸的镇静药。

3. 预防并及时处理并发症 肺炎链球菌肺炎、葡萄球菌肺炎、革兰氏阴性杆菌肺炎等引起的脓毒症可并发脓毒性休克，应及时给予抗休克处理。如并发肺脓肿或呼吸衰竭等，应给予相应的治疗。

【护理】

（一）护理评估

1. 病史 了解患者起病的急缓，询问与本病发生的相关因素，如有无上呼吸道感染。评估患者的危险因素，如年龄、吸烟、饮酒史，既往有无 COPD、糖尿病、获得性免疫缺陷综合征（艾滋病），是否使用过抗生素、激素等药物。

2. 心理社会评估 患者和亲属对肺炎尤其是重症肺炎的预后不确定，表现为焦虑与恐惧。护士应充分了解患者及家属的心理状况、家庭经济情况以及家属对疾病的认识及对患者的关心、支持情况。

3. 身体评估 应评估患者有无生命体征异常；有无呼吸困难，呼吸时有无三凹征，叩诊有无浊音，听诊呼吸音是否改变；有无意识障碍；观察患者有无急性病容和鼻翼扇动等表现；有无面颊绯红、口唇发绀、皮肤及黏膜出血、浅表淋巴结肿大等。

4. 辅助检查 动态评估血常规、胸部 X 线检查、痰培养及药敏试验及动脉血气分析结果。

（二）常见护理诊断／问题

1. 体温过高 与肺部感染有关。

2. 清理呼吸道无效 与胸痛、气道分泌物增多、痰液黏稠、咳嗽无力等有关。

3. 气体交换障碍 与肺实质炎症，呼吸面积减少有关。

4. 疼痛：胸痛 与肺部炎症累及壁胸膜有关。

5. 潜在并发症：脓毒性休克、呼吸衰竭。

（三）护理目标

（1）患者体温下降，舒适感增加。

（2）患者能进行有效咳嗽，气道通畅，分泌物滞留减少或无滞留。

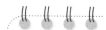

（3）患者恢复正常的气体交换功能。

（4）患者疼痛得到缓解或控制。

（5）患者未发生并发症，或并发症发生后被及时发现和处理。

（四）护理措施

1. 体温过高　与肺部感染有关。

（1）休息：高热患者应卧床休息，以减少氧耗量，缓解头痛、肌肉酸痛等症状。尽可能保持病室安静并维持适宜的温度、湿度。

（2）饮食护理：给予足够热量、蛋白质和富含维生素的流质或半流质饮食。鼓励患者多饮水，每日1~2 L，以保证足够的入量，并利于稀释痰液。对于进食不足者，遵医嘱给予肠内或肠外营养支持。

（3）病情观察：重点观察并记录儿童、老年人、久病体弱者的病情变化情况。

（4）口腔护理：鼓励患者经常漱口，口唇有疱疹者可局部涂抹抗病毒软膏。

（5）高热护理：高热时可采用温水擦浴、冰袋、冰帽等物理降温措施，逐渐降温，以防虚脱。必要时遵医嘱使用药物降温。同时遵医嘱静脉补液，补充因发热而丢失较多的水分和盐，加快毒素排泄和热量散发。心脏病患者或老年人应注意补液速度，避免补液速度过快导致急性肺水肿。儿童要预防惊厥，不宜用阿司匹林或其他解热药。及时更换被汗液浸湿的衣被，做好皮肤护理。降温后30 min复测体温。

（6）用药护理：遵医嘱合理应用有效抗生素，观察药物疗效及不良反应。应用头孢唑林钠可出现发热、皮疹、胃肠道不适等不良反应；喹诺酮类药物偶见皮疹、恶心等不良反应，还可影响骨骼发育，因此儿童不宜使用；氨基糖苷类抗生素有肾、耳毒性，因此老年人或肾功能减退者应特别注意有无耳鸣、头晕、唇舌发麻等不良反应，患者一旦出现严重不良反应，应及时报告医师并协助处理。

2. 清理呼吸道无效　与胸痛、气道分泌物增多、痰液黏稠、咳嗽无力等有关。

详见本章第一节概述。

3. 气体交换障碍　与肺实质炎症，呼吸面积减少有关。

详见本章第一节概述。

4. 疼痛：胸痛　与肺部炎症累及壁胸膜有关。

患者可取患侧卧位，必要时遵医嘱应用镇痛药、镇咳药，缓解疼痛和改善肺通气，如口服可待因，应注意观察用药后的效果及副作用。

5. 潜在并发症：脓毒性休克、呼吸衰竭。

（1）病情观察：①生命体征：监测并记录生命体征，有无心率加快、脉搏细速、血压下降、脉压变小、体温不升或高热、呼吸困难等，必要时进行心电监护。②精神和意识状态：有无精神萎靡、表情淡漠、烦躁不安、神志模糊等。③皮肤、黏膜：有无发绀、肢端湿冷。④出入量：有无尿量减少，疑有脓毒性休克者应监测每小时尿量。⑤辅助检查：正确采集血、痰标本，进行病原学检查，观察有无血气分析等指标的异常。

（2）脓毒性休克的抢救配合：如发现患者出现持续性低血压，在充分容量复苏后仍需使用血管活性药来维持平均动脉压（MAP）≥65 mmHg，以及血乳酸水平>2 mmol/L，提示患者出现了脓毒性休克，应立即通知医师，并备好抢救物品，积极配合抢救和治疗。

1）体位：患者取休克体位，抬高头胸部10°~20°，抬高下肢20°~30°，有利于呼吸和静脉血液回流。

2）吸氧：给予中、高流量吸氧，维持PaO_2>60 mmHg，改善缺氧。

3）补充血容量：快速建立两条静脉通道，遵医嘱给予平衡液或右旋糖酐补液，以维持有效血容量，降低血液黏滞度，防止弥散性血管内凝血（disseminated intravascular coagulation，DIC）。

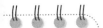

密切监测患者的生命体征、意识状态的变化，必要时留置导尿，以监测每小时尿量、尿比重。补液速度的调整应考虑患者的年龄和基础疾病，尤其是患者的心功能状况，中心静脉压可作为调整补液速度的指标。下列证据表示血容量已补足：口唇红润，肢端温暖，收缩压＞90 mmHg，尿量＞30 ml/h。在血容量已基本补足的情况下，如尿量仍＜20 ml/h，尿比重＜1.018，应及时报告医师，警惕急性肾损伤的发生。

4）用药护理：①遵医嘱使用多巴胺、间羟胺等血管活性药物。根据血压调整滴速，维持收缩压在 90～100 mmHg，以保证重要器官的血液供应，改善微循环。②有明显酸中毒者可静脉滴注 5%NaHCO$_3$，因其配伍禁忌较多，宜单独输入。③联合使用广谱抗生素控制感染时，注意观察药物的疗效和不良反应。

（3）呼吸衰竭的护理：见本章第十三节呼吸衰竭和急性呼吸窘迫综合征。

整合小提示

2019 年《脓毒性休克中西医结合诊治专家共识》提出"四证四法"中西医结合理论，为解决脓毒性休克提供了"中国办法"。

（五）护理评价

（1）患者体温恢复正常。

（2）患者自述痰易咳出，痰量减少，气道通畅。

（3）患者呼吸平稳，自述呼吸困难减轻。

（4）患者自述症状减轻或消失。

（5）患者没有发生脓毒性休克，或护士及时发现脓毒性休克并配合医师处理。

【健康教育】

1. 疾病预防　对患者及家属进行有关肺炎知识的讲解，使其了解肺炎的病因和诱因。加强体育锻炼，增强体质。注意休息，劳逸结合，避免过度劳累。避免上呼吸道感染、淋雨、受寒、醉酒、吸烟等诱因。年老体弱、慢性病、长期卧床患者应注意经常改变体位、翻身、拍背，随时咳出气道内痰液，也可接种流感疫苗、肺炎疫苗等，以预防发病。

2. 规范用药和积极排痰　指导患者遵医嘱、按疗程规范用药，勿自行停药或减量，出院后定期随访。如出现高热、心率增快、咳嗽、咳痰、胸痛等症状，及时到医院就诊。强调清除痰液对减轻症状、预防感染的重要性，自我监测痰液变化。

二、肺炎链球菌肺炎

肺炎链球菌肺炎（Streptococcal pneumoniae pneumonia）是由肺炎链球菌引起的肺炎，或称肺炎球菌性肺炎（pneumococcal pneumonia），居 CAP 的首位，约占半数。本病冬季与初春季节多发，患者多为平素身体健康的青壮年、老年人或婴幼儿，男性较多见。吸烟、痴呆、支气管扩张、慢性支气管炎、慢性病患者及免疫抑制者等易感染。感染后可获得特异性免疫，同型菌二次感染少见。临床通常急骤起病，以高热、寒战、咳嗽、血痰及胸痛为特征。预后一般较好，但老年人病变广泛、肺多叶受累，有并发症或原有心脏、肺、肾等基础疾病及存在免疫缺陷者预后较差。

【病因和发病机制】

（一）病因

肺炎链球菌是革兰氏阳性球菌，多成双排列或呈短链排列。根据荚膜多糖的抗原特性，肺炎链球菌可分为 86 个血清型，成人致病菌多属 1～9 型及 12 型，以第 3 型毒力最强，儿童则多属 6、14、19 及 23 型。肺炎链球菌在干燥痰中可存活数月，对紫外线及加热均敏感，阳光直射 1 h 或加热至 52 ℃后 10 min 即可被杀灭，对苯酚（石炭酸）等消毒剂也较敏感。

（二）发病机制

肺炎链球菌是寄居在上呼吸道的正常菌群，当机体免疫力下降或有免疫缺陷时，肺炎链球菌可入侵人体而致病。肺炎链球菌不产生毒素，其致病力是荚膜中的多糖体对组织的侵袭作用，首先引起肺泡壁水肿，出现白细胞、红细胞与纤维蛋白渗出，之后含菌的渗出液经肺泡孔向中央部分扩散，甚至累及几个肺段或整个肺叶。因病变开始于肺的外周，故肺叶间分界清楚，易累及胸膜而致渗出性胸膜炎。

【病理】

本病典型的病理改变有充血期、红色肝变期、灰色肝变期及消散期。肝变期病理阶段实际并无明确分界，因早期应用抗生素治疗，典型的病理分期已少见。病变消散后，肺组织结构多无破坏，不留纤维瘢痕，极个别患者由于机体反应性差，纤维蛋白不能完全吸收而形成机化性肺炎。

【临床表现】

由于患者年龄、病程、免疫力、对抗菌药物治疗的反应不同，其临床表现多样。

1. 症状　发病前常有淋雨、受凉、醉酒、疲劳、病毒感染史及生活环境拥挤等诱因，多有上呼吸道感染的前驱症状。临床起病急骤，寒战、高热、全身肌肉酸痛，患者体温在数小时内可升到 39～40 ℃，高峰在下午或傍晚，呈稽留热，脉率随之增快。可有患侧胸痛，放射至肩部或腹部，咳嗽或深呼吸时加剧，故患者常取患侧卧位。痰少，可带血丝，24～48 h 后可呈铁锈色痰，与肺泡内浆液渗出和红细胞、白细胞渗出有关。偶有恶心、呕吐、腹痛或腹泻，易被误诊为急腹症。

2. 体征　患者呈急性热病容，鼻翼扇动，面颊绯红，皮肤灼热、干燥，口角和鼻周有单纯疱疹，病变广泛者可有发绀、心动过速、心律不齐。脓毒症者有皮肤、黏膜出血点，巩膜黄染。早期无明显肺部异常体征，随病情加重，可出现患侧呼吸运动减弱，叩诊音稍浊，听诊呼吸音减弱或闻及胸膜摩擦音。肺实变期有典型肺实变体征。消散期可闻及湿啰音。重症者有肠胀气，上腹部压痛。重症感染者可伴休克、急性呼吸窘迫综合征及神经精神症状。

本病自然病程为 1～2 周，发病 5～10 d 后体温可自行骤降或逐渐消退。使用有效抗生素后，体温于 1～3 d 内恢复正常，患者的其他症状与体征也随之逐渐消失。

3. 并发症　近年来，本病并发症已少见。若未及时治疗，可并发脓胸、脑膜炎、心内膜炎、心包炎和关节炎等。感染严重时可发生脓毒性休克，尤其是老年人。

【辅助检查】

1. 血常规　白细胞计数升高，中性粒细胞比例增多（>80%），并有核左移。年老体弱、酗酒、免疫功能低下者可仅有中性粒细胞比例增多。

2. 细菌学检查　痰直接涂片法作革兰氏染色及荚膜染色镜检，如有革兰氏阳性、带荚膜的双球菌或链球菌，可做出初步病原学诊断。痰培养 24～48 h 可确定病原体。合并菌血症者应做血培养。聚合酶链反应（PCR）检测及荧光素标记抗体检测可提高病原学诊断水平。

3. 胸部影像学检查　早期仅见肺纹理增粗，或受累的肺段、肺叶稍模糊。随着病情进展，可呈斑片状或大片状实变影，在病变区可见支气管充气征，可有少量胸腔积液。消散期，因炎性浸润逐渐被吸收，可有片状区域吸收较快而呈现"假空洞"征，一般起病 3～4 周后才完全消散。

【诊断要点】

根据寒战、高热、胸痛、咳铁锈色痰、鼻唇疱疹等典型症状与肺实变体征，结合胸部 X 线检查，可做出初步诊断。病原体检测是确诊本病的主要依据。

【治疗要点】

1. 抗感染治疗　首选青霉素，用药剂量及途径视病情轻重、有无并发症而定。对青霉素过敏或耐药者，可用喹诺酮类、头孢噻肟、头孢曲松、万古霉素或利奈唑胺等药物。抗生素治疗疗程一般为 5～7 d，或热退后 3 d 停药，或由静脉用药改为口服，维持数日。

2. 对症及支持治疗　见本节一、肺炎概述。

3. 并发症处理　高热常在抗生素治疗后 24 h 内消退，或数日内逐渐下降。如 3 d 后体温降后复升或仍不降者，应考虑肺炎链球菌的肺外感染或其他疾病（如脓胸、心包炎、关节炎）存在的可能性。若持续发热，应积极查找其他原因。若治疗不当并发脓胸，应积极引流排脓。密切观察病情变化，注意防治脓毒性休克。

三、葡萄球菌肺炎

葡萄球菌肺炎（staphylococcal pneumonia）是由葡萄球菌引起的肺部急性化脓性炎症，常发生于有基础疾病（如糖尿病、血液病、肝病、艾滋病及其他慢性消耗性疾病）患者，长期应用激素、抗肿瘤药物与其他免疫抑制药、营养不良、酒精中毒、静脉吸毒者或儿童患麻疹时，均易罹患。本病多急骤起病，病情较重，常表现为高热、寒战、胸痛、脓性痰，早期可出现循环衰竭。预后与是否及时治疗及有无并发症相关，若治疗不及时或不当，病死率高。痊愈者中少数可遗留支气管扩张。

【病因和发病机制】

葡萄球菌为革兰氏染色阳性球菌，可分为凝固酶阳性的葡萄球菌（主要是金黄色葡萄球菌，简称金葡菌）及凝固酶阴性的葡萄球菌（如表皮葡萄球菌）。化脓性感染主要由致病力强的金黄色葡萄球菌引起。致病物质主要是毒素与酶，如溶血毒素、肠毒素、杀白细胞素，具有溶血、坏死、杀白细胞和引起血管痉挛等作用。医院内获得性肺炎中凝固酶阴性的葡萄球菌感染比例增多。葡萄球菌感染占 HAP 的 11%～25%。近年来，有耐甲氧西林金黄色葡萄球菌在医院内暴发流行的报道。

葡萄球菌的感染途径主要有两种：一种经呼吸道吸入，常呈大叶性分布或广泛的融合性支气管肺炎。另一种为血行感染，自皮肤感染灶（疖、痈、伤口感染、蜂窝织炎、毛囊炎）或静脉导管置入污染，葡萄球菌经血液循环抵达肺部，引起多处肺实变、化脓、组织破坏并形成单个或多发肺脓肿。

【临床表现】

1. **症状** 本病多急骤起病,临床特点为寒战、高热,体温可高达 39～40 ℃,胸痛,伴咳嗽及咳大量脓性痰,可由咳黄色脓性痰演变为脓血痰,无臭味。毒血症症状突出,表现为衰弱、乏力、大汗,全身肌肉、关节酸痛,体质衰弱,精神萎靡。重症患者早期出现血压下降、少尿等周围循环衰竭表现,并有胸痛和呼吸困难进行性加重。院内感染者常隐匿起病,体温逐渐升高。老年患者症状不典型,起病较缓慢。

2. **体征** 早期不明显,常与严重中毒症状和呼吸道症状不平行,随后一侧或两侧肺部可闻及散在湿啰音。病变较大或融合时可出现肺实变体征。气胸或脓气胸时有相应体征。血源性感染者应注意观察肺外病灶,静脉吸毒感染者多有皮肤针孔和三尖瓣赘生物,可闻及心脏杂音。

【辅助检查】

1. **血常规** 在使用抗生素前行血常规和血培养可明确诊断。白细胞计数明显增高,中性粒细胞比例增加及核左移,有中毒颗粒。

2. **胸部 X 线检查** 显示肺段或肺叶实变,早期可形成空洞,或呈小叶状浸润,或肺部多发性浸润病变,常有液气囊腔。另外,X 线影像病灶存在易变性,炎性浸润表现为一处消失而在另一处出现新病灶,或很小的单一病灶发展为大片阴影病灶。有效治疗时病变消散,阴影密度逐渐降低,2～4 周后病变可完全消失,偶见遗留少许条索状阴影或肺纹理增粗等。

【诊断要点】

根据全身毒血症症状,咳嗽、咳脓血痰,白细胞计数增高、中性粒细胞比例增加、核左移并有中毒颗粒及胸部 X 线征象,可做出初步判断。胸部 X 线检查随访追踪肺部病变的变化对诊断有帮助。细菌学检查是确诊的依据。

【治疗要点】

本病的治疗强调早期清除和引流原发病灶,选用敏感的抗生素治疗,加强支持治疗,积极预防并发症。

1. **抗感染治疗** 选用敏感的抗生素是治疗的关键。治疗应首选耐青霉素酶的半合成青霉素或头孢菌素,如苯唑西林钠、头孢呋辛钠、氯唑西林,联合氨基糖苷类（如阿米卡星）有较好疗效。阿莫西林、氨苄西林与酶抑制剂组成的复方制剂对产酶金黄色葡萄球菌有效。耐甲氧西林金黄色葡萄球菌感染者应选用万古霉素、替考拉宁、利奈唑胺等静脉滴注。可参考细菌培养的药物敏感试验选用抗生素。

2. **支持疗法与对症治疗** 患者宜卧床休息,避免疲劳、酗酒等使病情加重的因素。饮食应富含热量、蛋白质及维生素,多饮水。对于发绀者,给予吸氧。对于剧烈胸痛者,给予少量镇痛药,如可待因 15 mg。对气胸或脓气胸,应尽早引流治疗。密切观察病情变化,注意防治脓毒性休克,有脓毒性休克者及时进行抗休克治疗。

四、肺炎支原体肺炎

肺炎支原体肺炎（Mycoplasmal pneumoniae pneumonia）是由肺炎支原体引起的呼吸道和肺部的急性炎症病变,常同时有咽炎、支气管炎与肺炎,占社区获得性肺炎的 5%～30%。本病全年均可发病,秋、冬季较多见,但季节性差异并不显著,主要见于儿童及青少年,婴儿间质性肺炎也应考虑本病的可能，成人中也较常见。肺炎支原体是介于细菌与病毒之间、兼性厌氧、能独立生活的最小微生物，经口、鼻分泌物在空气中随飞沫以气溶胶颗粒形式传播。发病前 2～3 d 至病愈数周，皆可在呼吸道分泌物中发现肺炎支原体。病理特点为：肺部病变为支气管肺炎、间质性肺炎和细支气管炎。胸腔可有纤维蛋白渗出和少量渗出液。

【临床表现】

1. 症状　本病起病缓慢，潜伏期一般为数日至 1 周，继而出现明显的咳嗽、咽痛、发热、头痛、乏力、肌肉酸痛、食欲缺乏及耳痛等症状。咳嗽多为发作性刺激性干咳，可逐渐加重，有时夜间更重，也可咳脓性痰，本病较为典型的症状是持久的阵发性剧咳。发热可持续 2～3 周，体温通常在 37.8～38.5 ℃，并伴有畏寒，体温恢复正常后仍可有咳嗽，也可不出现发热。部分患者可出现气促或呼吸困难。10%～20% 的患者出现斑丘疹和多形红斑等肺外表现。

2. 体征　体征不明显，与肺部病变程度常不相符。可见咽部和鼓膜充血，颈部淋巴结可肿大，可闻及鼾音、笛音。

【辅助检查】

血白细胞计数多正常或略增高，以中性粒细胞为主。发病 2 周后，约 2/3 的患者冷凝集试验阳性，滴度 ≥ 1∶32，若滴度逐步上升，则更有诊断价值。血清肺炎支原体 IgM 抗体 ≥ 1∶64 或恢复期抗体滴度增高 4 倍，可进一步确诊。直接检测呼吸道标本中肺炎支原体抗原可用于临床早期快速判断。应用 PCR 技术、单克隆抗体免疫印迹法和核酸杂交技术等进行检测可提高诊断的敏感性和特异性。胸部 X 线检查呈多种形态的浸润影，呈节段性分布，以肺下野多见。病变可于 3～4 周后自行消散。部分患者出现少量胸腔积液。

【治疗要点】

本病有自限性，多数患者不经治疗即可自愈。早期适当使用抗生素可减轻症状并缩短病程，疗程一般为 2～3 周。首选大环内酯类抗生素，如红霉素，也可选用同类的胃肠道反应较轻的罗红霉素、阿奇霉素。对大环内酯类抗生素不敏感者可选用喹诺酮类药物，如左氧氟沙星、莫西沙星。对于呛咳剧烈者，可适当给予镇咳药。家庭中发病应注意呼吸道隔离，避免传播。

五、肺炎衣原体肺炎

肺炎衣原体肺炎（Chlamydia pneumoniae pneumonia）是由肺炎衣原体引起的急性肺部炎症，常累及上、下呼吸道，引起咽炎、喉炎、扁桃体炎、鼻窦炎、支气管炎及肺炎。肺炎衣原体的感染方式可能为人与人之间通过呼吸道飞沫传播，也可能通过污染物传染。因此，在半封闭的环境（如家庭、学校、军队以及其他人群集中的区域）可出现小范围的流行。本病多见于学龄儿童，但 3 岁以下儿童患病较少。年老体弱、营养不良、COPD、免疫力低下者易感。肺炎衣原体肺炎占社区获得性肺炎的 10%～20%。

【临床表现】

1. 症状　本病多隐匿起病，最早出现的是上呼吸道感染症状，与支原体肺炎相似。症状通常较轻，伴发热、寒战、肌痛、干咳、非胸膜炎性胸痛、头痛、不适与乏力，偶有咯血。发生咽喉炎者有咽喉痛、声音嘶哑。部分患者病程表现为双阶段：①开始表现为咽炎，经对症处理后好转，上呼吸道感染症状逐渐减退。②1～3 周后临床表现又以支气管炎和肺炎为主，咳嗽加重。少数患者可无症状，也可伴有肺外表现，如中耳炎、关节炎、脑炎、甲状腺炎、吉

兰 - 巴雷综合征。

2. 体征　病变部位偶可闻及湿啰音。

【辅助检查】

血白细胞计数正常或稍高，红细胞沉降率增快。可从呼吸道标本中直接分离出肺炎衣原体，是诊断本病的金标准，也可用 PCR 技术对呼吸道标本进行 DNA 扩增。血清微量免疫荧光试验（MIF）检测肺炎衣原体抗体是目前最常用而敏感的诊断方法。胸部 X 线检查早期表现为单侧、下叶肺泡浸润，后期可进展为双侧肺间质和肺泡浸润混合存在，病变可持续几周。

【治疗要点】

肺炎衣原体肺炎的治疗与肺炎支原体肺炎相似。首选大环内酯类抗生素，如红霉素，或罗红霉素、克拉霉素和阿奇霉素，氟喹诺酮类药物（如左氧氟沙星、莫西沙星）和四环素类（如多西环素、米诺环素）也有较好的疗效。同时对症治疗。疗程为 14 ~ 21 d。

六、病毒性肺炎

病毒性肺炎（viral pneumonia）是由病毒侵入呼吸道上皮及肺泡上皮细胞引起的肺间质及实质性炎症，是成人社区获得性肺炎除细菌性肺炎外的第二大常见类型。常见病毒有甲型流感病毒、乙型流感病毒、腺病毒、副流感病毒、呼吸道合胞病毒和冠状病毒等。病毒主要经飞沫吸入传染，也可通过污染的餐具或玩具以及与患者直接接触而传播，传播迅速，范围广泛。器官移植患者可通过多次输血，甚至供体器官引起病毒血行播散感染。病毒侵入细支气管上皮引起细支气管炎，感染可波及肺间质和肺泡而导致肺炎。本病大多发生于冬、春季节，呈暴发或散发流行，免疫功能正常或抑制的个体均可患病，大多可自愈。近年来，新的变异病毒［如 SARS-CoV-2、SARS 冠状病毒（SARS-CoV）、甲型流感病毒 H_5N_1 亚型］不断出现，产生暴发流行，死亡率较高，引发公共卫生问题。

▌知识链接

新型冠状病毒感染

新型冠状病毒感染（COVID-19）由 β 属冠状病毒 SARS-CoV-2 引起，是 2019 年新发的急性呼吸道传染病，引发全球性重大公共卫生事件。人群普遍易感，以发热、干咳、乏力为主要表现，部分患者以嗅觉、味觉减退或丧失等为首发症状。重症患者多在发病 1 周后出现呼吸困难和（或）低氧血症，严重者可快速进展为急性呼吸窘迫综合征、脓毒症休克、难以纠正的代谢性酸中毒和出凝血功能障碍及多器官功能衰竭等。传染源主要是新型冠状病毒感染的患者和无症状感染者。经呼吸道飞沫和密切接触传播是主要的传播途径。接触病毒污染的物品也可造成感染。在相对封闭的环境中长时间暴露于高浓度气溶胶情况下存在经气溶胶传播的可能。

鼻咽、口咽拭子核酸检测新型冠状病毒阳性是目前确定新型冠状病毒感染的主要方法。进行新型冠状病毒疫苗接种，多数人员在接种疫苗后会产生特异性抗体，是预防新型冠状病毒感染、降低发病率和重症率的有效手段，但持续时间尚不明确。同时，保持良好的个人及环境卫生，勤洗手、戴口罩、营养均衡、适量运动、充足休息，避免过度疲劳，打喷嚏或咳嗽时应掩住口鼻，是防范新型冠状病毒传播的重要方法。

【临床表现】

1. 症状　不同病毒感染起始症状各异，多急性起病，以上呼吸道感染症状较突出，如发热、鼻塞、咽痛、头痛、全身肌肉酸痛及倦怠，累及肺部后出现咳嗽、少痰或白色黏液痰。小儿或老年人易发展成重症病毒性肺炎，表现为呼吸困难、发绀、嗜睡、精神萎靡，甚至引起休克、呼吸衰竭或急性呼吸窘迫综合征、心力衰竭等并发症。

2. 体征　肺部体征多不明显，病情严重者可有呼吸浅速、心率增快、发绀，或可闻及少量干、湿啰音。

【辅助检查】

血白细胞计数正常、稍高或偏低。痰涂片所见的白细胞以单核细胞居多。痰培养一般没有致病细菌生长。用血清监测病毒的特异性 IgM 抗体有助于早期诊断。PCR 检测病毒核酸对新发现变异或少见病毒有确诊价值。胸部 X 线检查征象因病原体不同而存在差异，可见肺纹理增粗，磨玻璃阴影，严重时可见双肺弥漫性结节性浸润。

【治疗要点】

本病以对症治疗为主，必要时吸氧，注意消毒隔离，预防交叉感染。

1. 支持疗法与对症治疗　卧床休息，注意保暖，保持室内空气流通，采取呼吸道隔离，预防交叉感染。提供含足够蛋白质、维生素的软食，少量多餐，多饮水。必要时酌情给予输液和吸氧。协助痰液较多的患者保持呼吸道通畅，及时、有效地清除分泌物。

2. 抗感染治疗　选用有效的病毒抑制剂，利巴韦林口服、静脉给药、肌内注射或雾化给药。或选用阿昔洛韦、更昔洛韦、奥司他韦、阿糖腺苷和金刚烷胺等药物。同时可辅以中医药和生物制剂治疗。当明确合并有细菌感染时，应及时应用敏感的抗生素。糖皮质激素对病毒性肺炎的疗效仍有争议，不同的病毒性肺炎对激素的反应存在差异，应酌情应用。本病多数预后良好。

随堂测 2-6

小 结

肺炎是终末气道、肺泡和肺间质的炎症。肺炎链球菌肺炎居 CAP 首位，特征是咳铁锈色痰，首选青霉素 G 治疗。葡萄球菌肺炎早期可出现循环衰竭，首选耐青霉素酶的半合成青霉素或头孢菌素治疗。肺炎支原体肺炎多表现为发作性刺激性呛咳，首选大环内酯类抗生素治疗。部分肺炎衣原体肺炎患者表现为双阶段病程，首选红霉素治疗。病毒性肺炎症状常较轻，以对症治疗为主。护理肺炎患者时，应做好降温及协助排痰等对症护理，胸痛患者应采取患侧卧位，注意观察病情变化，及时识别并配合医师抢救、护理脓毒性休克患者。正确留取痰标本和血培养标本。指导并监督患者遵医嘱、按疗程用药，并熟悉抗感染治疗的疗效评价时间及指标。指导患者识别肺炎的易患因素。

（梅　媛）

第七节　肺结核

导学目标

通过本节内容的学习，学生应能够：

◆ **基本目标**

1. 说明肺结核的概念，结核菌素试验的方法及判断标准。

2. 回忆肺结核的病因、危险因素、典型症状、体征和并发症。

3. 比较肺结核的几种分类标准及诊断要点。

4. 应用护理程序对肺结核患者实施整体护理。

◆ **发展目标**

综合运用肺结核的发病机制、临床表现、诊断和治疗要点，及早识别肺结核并制订个性化护理计划。

◆ **思政目标**

在与患者和家属的接触中，体现尊重患者、保护隐私、耐心帮助的态度，融入慎独职业精神和爱伤的专业情感。

结核病（tuberculosis）是由结核分枝杆菌引起的慢性传染性疾病，可侵犯多个脏器，其中以肺结核（pulmonary tuberculosis）最为常见，是严重危害人类生命健康的主要疾病。除少数起病急骤外，多呈慢性经过。临床表现为低热、消瘦、乏力、咳嗽、咯血等症状。目前，全球约有 20 亿结核分枝杆菌感染者。我国结核病疫情具有高感染率、高患病率、高耐药率、死亡人数多、中青年人患病多、地区患病率差异大等特点。据 2010 年我国第五次结核病流行病学抽样调查估计：结核病年发病例 100 万，发病率 78/10 万。WHO 把我国列为结核病高负担、高危险性国家之一。结核病是我国重点控制的主要疾病之一，必须坚持不懈地做好结核病的防控工作。

知识链接

世界防治结核病日

1882 年 3 月 24 日德国微生物学家罗伯特·科赫（Robert Roch）向一些德国柏林医师公布他对结核病病原菌的发现，为了纪念这个日子，1995 年底 WHO 将每年 3 月 24 日作为世界防治结核病日（World Tuberculosis Day），以此提醒公众加深对结核病的认识。

当时，结核病正在欧洲和美洲猖獗流行，由于科赫发现了结核分枝杆菌，为以后结核病的研究和控制工作提供了重要的科学基础，为可能消除结核病带来了希望。虽然 20 世纪 50 年代已有有效的抗结核药物问世，但世界上大多数人都不能得到有效的治疗。自 1882 年科赫发现了结核分枝杆菌以来，至少有 2 亿人被结核病夺去了生命。1995 年底 WHO 为了更进一步地推动全球结核病预防控制的宣传活动，唤起公众与结核病作斗

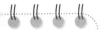

争的意识，与 IUATLD 及其他国际组织一起倡议，要提高这个重要日子的影响力，开展"3.24 世界防治结核病日"宣传活动。

【病原学】

结核病的病原菌是结核分枝杆菌，为需氧菌，包括人型、牛型、非洲型和鼠型，对人类致病的主要为人型结核分枝杆菌，其余型少见。结核分枝杆菌的生物学特性如下。

1. 抗酸性　结核分枝杆菌由于其涂片染色具有抗酸性，故又称抗酸杆菌。

2. 生长速度缓慢　此菌生长速度相当缓慢，增殖一代需 14~20 h，在培养基中需 2~8 周才能繁殖成可见的菌落。

3. 抵抗力强　结核分枝杆菌对外界抵抗力较强，对干燥、冷、酸、碱等具有抵抗力，在干燥环境中能生存 5 个月以上，在阴暗潮湿处能存活数月。但与 70% 乙醇接触 2 min 或 100 ℃煮沸 5 min 即可杀菌。对紫外线也较敏感，在烈日下暴晒 2~7 h 细菌可被杀死，10 W 紫外线灯距照射物 0.5~1 m 照射 30 min 也有明显的杀菌作用。

4. 菌体结构复杂　细菌菌体成分复杂，主要是类脂质、蛋白质及多糖类。类脂质与结核病的组织坏死、干酪液化、空洞形成及变态反应有关。菌体蛋白质是结核菌素的主要成分，可诱发皮肤变态反应。多糖类参与血清反应等应答。

根据结核分枝杆菌的代谢状态，分为 A、B、C、D 4 个群。A 群代谢旺盛，繁殖速度快，致病力强，传染性强，易被抗结核药所杀灭，结核病早期以此菌为主。B 群位于巨噬细胞内，受酸性环境影响生长。C 群为偶尔繁殖，B 群和 C 群对少数药物敏感。D 群为休眠菌，药物对其无作用。

【流行病学】

1. 传染源　结核病的传染源主要是结核病患者。痰结核分枝杆菌阳性患者具有传染性，传染性大小取决于痰内细菌量的多少，痰直接涂片法检查阳性者属于大量排菌者，痰直接涂片法检查阴性而仅培养阳性者属于微量排菌者。

2. 传播途径　结核分枝杆菌主要通过呼吸道传播，排菌的肺结核患者在咳嗽、打喷嚏、大声谈话等时将含有结核分枝杆菌的微滴排到空气中，被健康人直接吸入后可引起感染。因此，飞沫传播是肺结核最重要的传播途径。经消化道或皮肤传播现已少见。

3. 易感人群　影响人群对结核病的易感因素分为机体非特异性免疫力和获得性特异性免疫力两大类。影响机体非特异性免疫力的因素有遗传因素、营养不良、贫困、居住环境拥挤等社会因素。婴幼儿、老年人、慢性疾病患者、使用免疫抑制药者、人类免疫缺陷病毒（HIV）感染者、移居到城市的山区及农村居民等都是结核病的易感人群。获得性特异性免疫力来自自然或人为感染结核分枝杆菌。

【发病机制和病理改变】

（一）发病机制

1. 原发感染　当人首次吸入含结核分枝杆菌的气溶胶后，是否感染取决于细菌的毒力和肺泡巨噬细胞的吞噬、杀菌能力。如果细菌能存活并在肺泡巨噬细胞内、外生长繁殖，使肺组织出现炎性病变，称为原发病灶。原发病灶中的细菌沿淋巴管到达肺门淋巴结，引起肺门淋巴结肿大。肺部原发病灶、淋巴管炎及肿大的肺门淋巴结统称为原发复合征或原发性肺结核，多见于小儿。原发病灶继续扩大，细菌可直接或经血流播散到其他组织和器官，引起相应组织的结核病。

人体可以通过免疫系统对结核分枝杆菌产生特异性反应，使侵入的细菌停止繁殖，原发复合征病变吸收或钙化，播散到全身的细菌大部分被消灭，这是原发感染最常见的良性过程。但仍有少量细菌没有被消灭，处于长期休眠状态，成为潜在病灶。当人体免疫功能降低时，潜在病灶中的细菌可重新生长、繁殖，发生结核病。肺结核自然过程示意图见图2-10。

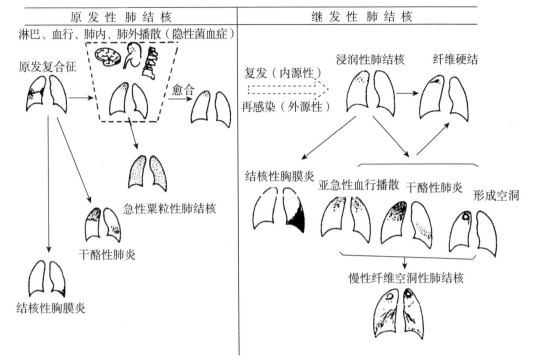

图 2-10　肺结核自然过程示意图

2. 结核病免疫和迟发性变态反应　结核病的免疫主要是细胞免疫，表现为淋巴细胞的致敏与巨噬细胞功能的增强。当结核分枝杆菌侵入人体被巨噬细胞吞噬后，将抗原信息传递给 T 淋巴细胞，使之致敏。当致敏的 T 淋巴细胞再次接触结核分枝杆菌时，可释放出多种淋巴因子，使巨噬细胞聚集到细菌入侵部位，吞噬并杀灭细菌，最终形成结核肉芽肿，使病变局限化，这就是结核病的免疫反应过程。同时，结核分枝杆菌侵入人体后 4～8 周，机体对结核分枝杆菌及其代谢产物所产生的一种过敏反应，称为变态反应（迟发型变态反应）。此时，如用结核菌素作皮肤试验，呈阳性反应。变态反应不等于免疫力，两者之间的关系相当复杂，尚不十分清楚，大致认为两者既有相似的方面，又有独立的一面。

3. 继发性肺结核　继发性肺结核是结核防治工作的重点。与原发性肺结核相比，继发性肺结核有明显的临床症状，容易出现空洞和排菌，传染性强，因此具有重要的临床和流行病学意义，必须给予积极治疗。继发性肺结核的发病有两种方式：一种方式是原发结核感染后遗留的潜在病灶中的结核分枝杆菌重新活动而发生的结核病，此为内源性复发，约占10%；另一种方式是由于受到结核分枝杆菌的再感染而发生的继发性肺结核，称为外源性重染。

（二）病理变化

结核病的基本病理改变为炎性渗出、增生（结核结节形成）和干酪样坏死，这三种病理变化多同时存在，也可以某一种变化为主，并且可相互转化。这与感染结核分枝杆菌的数量、毒力及机体免疫力和变态反应状态有关。以渗出为主的病变主要出现在结核炎症初期阶段或病变恶化复发时，化疗后局部中性粒细胞早期浸润，由巨噬细胞和淋巴细胞取代，渗出病变可完全吸收消失或仅留纤维索条；以增生为主的病变表现为典型的结核结节，由淋巴细胞、上皮样细胞、朗格汉斯细胞以及成纤维细胞组成，中间可出现小干酪样坏死，也可逐渐纤维化或形成小硬结灶，主要发生在机体抵抗力较强或病变恢复阶段；干酪样坏死的主要病变多发生在结核分枝杆菌菌力强、感染数量多、机体超敏反应强、抵抗力低下的情况，病变中含脂质多，性质似奶酪，故称干酪样坏死。

【临床表现】

1. 症状

（1）呼吸系统症状

1）咳嗽、咳痰：是肺结核最常见的症状。咳嗽较轻，多以轻度刺激性干咳为主，或伴有少量黏液痰，持续 2 周以上。有空洞形成或合并细菌感染时，痰量增多并可有脓性痰。

2）咯血：约 1/3 患者有不同程度的咯血，多数为小量咯血。中等量咯血见于干酪样坏死病变侵蚀造成血管损伤或空洞内的血管瘤破裂。大量咯血时易引起低血容量性休克。当有血块阻塞大气道时，可引起窒息，患者出现神色紧张、烦躁不安、胸闷、气短及发绀等。

3）胸痛：当炎症波及胸膜时可引起胸痛，随咳嗽和呼吸加重。

4）呼吸困难：重症肺结核呼吸功能减退时可出现渐进性呼吸困难。结核性胸膜炎大量胸腔积液时，常有呼吸困难，也可见于纤维空洞性肺结核患者。

（2）全身症状：多数患者起病缓慢，发热最为常见，常表现为午后低热，还可伴有盗汗、乏力、食欲缺乏、体重下降等结核中毒症状。育龄妇女可出现月经失调、闭经。当肺部病灶进展播散时可有高热。

2. 体征　体征因病变范围和性质而异。病变范围小时，可无阳性体征或仅在肩胛间区闻及湿啰音。病变范围大而浅表者可有肺实变体征，如语言震颤增强、叩诊浊音、听诊可闻及管状呼吸音和湿啰音。慢性纤维空洞性肺结核或胸膜增厚时可有胸廓塌陷、纵隔及气管向患侧移位。结核性胸膜炎早期有局限性胸膜摩擦音，以后出现典型的胸腔积液体征，如患侧胸廓饱满、语言震颤减弱、局部叩诊浊音、呼吸音减低或消失，气管向健侧移位。少数青少年女性患者可有类似风湿热样表现，称为结核性风湿症，常累及四肢大关节，在受累关节附近可见结节性红斑或间歇出现环形红斑。

【临床类型】

（一）原发性肺结核

此型包括原发复合征及胸内淋巴结结核，多见于儿童及初进城市的成人，无症状或仅有轻微类似感冒的症状，历经数周即可好转。结核菌素试验多为强阳性，胸部 X 线片表现为哑铃形阴影，即肺部原发病灶、引流淋巴管炎及肿大的肺门淋巴结，形成典型的原发复合征（图 2-11）。大多数原发复合征患者预后较好，病灶吸收较快，或经纤维化、钙化而愈合。淋巴结内的干酪性病灶则须经过纤维化、钙化而愈合或部分愈合，其中结核分枝杆菌可存活数年，有复发的可能（形成继发结核病灶）。若胸部 X 线片只有肺门淋巴结肿大，则诊断为胸内淋巴结结核。

（二）血行播散型肺结核

血行播散型肺结核包括急性血行播散型肺结核（又称急性粟粒型肺结核）及亚急性、慢性血行播散型肺结核。

1. 急性血行播散型肺结核　多见于婴幼儿和青少年，特别是有营养不良或长期应用免疫抑制药的患者，因机体免疫力低下，更易患急性血行播散型肺结核。本型起病急骤，全身中

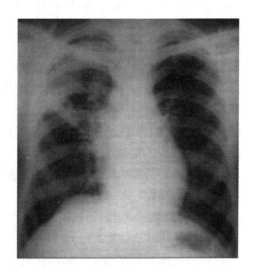

图 2-11　原发复合征

毒症状严重，可有持续高热及全身浅表淋巴结肿大、肝、脾大，常伴结核性脑膜炎，出现脑膜刺激征。还可出现其他脏器结核。胸部 X 线片可见双肺布满清晰的粟粒状阴影，有大小、密度和分布三均匀的特点，结节直径约为 2 mm（图 2-12）。

2. 亚急性、慢性血行播散型肺结核　本型发展缓慢，症状较轻或无明显自觉症状。胸部 X 线片可见大小不等、密度不同、分布不均、新鲜渗出与硬结或钙化共存的病灶，在双上、中肺野呈对称性分布。

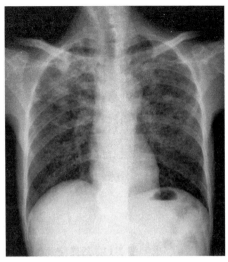

图 2-12　急性血行播散型肺结核

（三）继发性肺结核

继发性肺结核包括浸润性肺结核、空洞性肺核、结核球、干酪性肺炎及纤维空洞性肺结核。

1. 浸润性肺结核　为肺结核中最常见的一种类型，多见于成人。早期及病灶较小者常无明显症状及体征。肺部改变为浸润渗出性病变和干酪增殖性病变，多发生在肺尖和锁骨下。胸部 X 线片表现为小片状、絮状阴影，边缘模糊，可融合形成空洞。浸润渗出性病变易吸收，干酪增殖性病变吸收速度较慢。

2. 空洞性肺结核　临床症状较多，常有发热、咳嗽、咳痰、反复咯血等表现，痰结核分枝杆菌（+），经常排菌。空洞形态不一，可有多个空腔、洞壁不明显的虫蚀样空洞，多因干酪渗出病变溶解形成，或表现为周围浸润病变的新鲜薄壁空洞，若引流支气管壁出现炎症伴堵塞、活瓣形成，壁薄，可出现迅速扩大和缩小的张力性空洞以及肺结核球干酪样坏死物质排出后形成的干酪溶解性空洞。

3. 结核球　此型多为相对稳定的病灶，可长期保持静止状态，但当机体抵抗力降低时，病灶可恶化进展。结核球直径为 2 ~ 4 cm，多由干酪样病变吸收和周边纤维膜包裹或干酪空洞阻塞性愈合而形成。结核球内有钙化灶或液化坏死形成的空洞，周围常有卫星灶。

4. 干酪性肺炎　多在人体免疫力明显低下且有大量结核分枝杆菌感染时发生，或有淋巴结支气管瘘，淋巴结中的大量干酪样物质经支气管进入肺内。病灶呈干酪样坏死、液化，进而形成空洞及支气管播散。患者出现明显的结核中毒症状，痰结核分枝杆菌（+）。大叶性干酪性肺炎胸部 X 线表现为大叶性密度均匀的磨玻璃影，出现溶解区时呈虫蚀样空洞，并可出现播散病灶。小叶性干酪性肺炎 X 线为小叶斑片状播散病灶，多发生在双肺中下部。

5. 纤维空洞性肺结核　此型病程最长，多由于肺结核发现不及时或治疗不当，病灶吸收、修复与恶化、进展交替发生，使空洞壁逐渐增厚，病灶广泛纤维化，成为慢性纤维空洞性肺结核。临床表现为病程迁延，常有咳嗽、咳痰、反复咯血等，肺功能严重受损。患者痰中带有结核分枝杆菌且常耐药，成为结核病的重要传染源。胸部 X 线检查显示单侧或双侧肺有单个或多个厚壁空洞，肺门被牵拉向上，肺纹理呈垂柳状阴影，散在新旧不等的结核病灶，纵隔向病侧移位，常见胸膜粘连和代偿性肺气肿（图 2-13）。

（四）结核性胸膜炎

结核性胸膜炎包括结核性干性胸膜炎、结核性渗出性胸膜炎（图 2-14）、结核性脓胸。

（五）其他肺外结核

此型见于骨结核、肾结核、肠结核等，按部位和脏器命名。

（六）菌阴肺结核

菌阴肺结核是指三次痰涂片及一次痰培养阴性的肺结核。诊断标准为：①典型肺结核临床症状和胸部 X 线表现。②抗结核治疗有效。③临床可排除其他非结核性肺部疾患。④结核菌

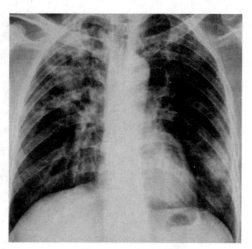

图 2-13　纤维空洞性肺结核

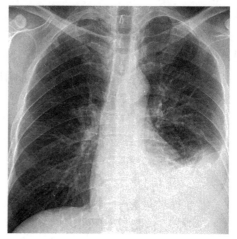

图 2-14　结核性渗出性胸膜炎

素试验（5IU）强阳性，血清抗结核抗体阳性。⑤痰结核分枝杆菌聚合酶链反应（PCR）和探针检测呈阳性。⑥肺外组织病理证实结核病变。⑦支气管肺泡灌洗（BAL）液检出抗酸分枝杆菌。⑧支气管或肺部组织病理证实结核病变。具备①~⑥中的 3 项或⑦~⑧中任何 1 项可确诊。

【辅助检查】

（一）痰结核分枝杆菌检查

痰结核分枝杆菌检查是确诊肺结核最主要的方法，也是制定化疗方案和考核疗效的主要依据，每一个有肺结核可疑症状或肺部有异常阴影的患者都必须查痰。通常初诊患者至少送三份痰标本，包括清晨痰、夜间痰和即时痰，复诊患者每次送两份痰标本。无痰患者可采用痰诱导技术获取痰标本。具体方法如下。

1. 直接涂片法　直接涂片法是最常用、简单、易行、快速的方法。

2. 培养法　培养一般需 2 ~ 8 周，是结核病诊断的"金标准"。

3. 药物敏感性测定　主要用于初治失败、复发以及其他复治患者。

4. 其他检测技术　如 PCR、特异性抗原和抗体检测等方法。

（二）影像学检查

胸部 X 线检查是诊断肺结核的常规首选方法，可发现早期轻微的结核病变，用于诊断、分型、指导治疗及了解病情变化。胸部 CT 检查能提高分辨率，发现微小或隐蔽性病变，了解病变范围及进行肺部病变鉴别，也可用于引导穿刺、引流及介入性治疗等。

（三）结核菌素试验

结核菌素试验用于检出结核分枝杆菌感染，而非检出结核病。目前采用的结核菌素多为结核菌素纯蛋白衍生物（tuberculin purified protein derivative，PPD）。通常取 0.1 ml（5 IU）结核菌素，在左前臂屈侧作皮内注射，注射 48 ~ 72 h 后测量皮肤硬结的横径和纵径，得出平均直径 ＝（横径＋纵径）/2。硬结直径≤4 mm 为阴性（－），5 ~ 9 mm 为弱阳性（＋），10 ~ 19 mm 为阳性（＋＋），≥ 20 mm 或虽 <20 mm 但局部出现水疱、坏死为强阳性（＋＋＋）。

我国城镇居民的结核感染率较高，加之许多国家和地区广泛推行卡介苗接种，结核菌素试验阳性不能区分是结核分枝杆菌的自然感染还是卡介苗接种的免疫反应，5 IU 结核菌素阳性仅表示曾有结核感染，并不一定现在患病。但对儿童、青少年结核病的诊断有参考意义，尤其是 3 岁以下，若呈强阳性反应，常表示有新近感染的活动性结核病，因年龄越小，自然感染率越低。结核菌素试验阴性除提示没有结核分枝杆菌感染外，还见于初染结核分枝杆菌 4 ~ 8 周内，此时机体的变态反应尚未充分建立。机体免疫功能低下或受抑制时，如严重营养不良、重

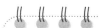

症结核、肿瘤、HIV 感染、使用糖皮质激素及免疫抑制药等情况，结核菌素试验结果则多为阴性或弱阳性，待患者病情好转，结核菌素试验会转为阳性反应。老年人结核菌素试验也常为阴性。

（四）纤维支气管镜检查

纤维支气管镜检查常用于支气管结核等的诊断。对于肺内结核病灶，可以采集分泌物或冲洗液标本作病原学检查，也可取肺内病灶进行活检，提供病理学诊断。

【诊断要点】

根据病史、肺结核接触史、体格检查、胸部 X 线检查及痰结核分枝杆菌检查，肺结核的诊断一般不困难。胸部 X 线检查是发现早期肺结核的主要方法。肺结核的诊断程序包括可疑症状患者的筛选，是否为肺结核，有无活动性，是否排菌，是否耐药，明确初治、复治。

1. 肺结核的类型　详见前述临床类型。

2. 病变范围　按右侧、左侧，分上、中、下肺野记述。

3. 痰结核分枝杆菌检查　痰菌阳性或阴性，分别以涂（＋）、涂（－）、培（＋）、培（－）表示。患者无痰或未查痰者，注明"无痰"或"未查"。

4. 治疗状况

（1）初治：有下列情况之一者为初治。①尚未开始抗结核治疗的患者。②正进行标准化疗方案治疗而未满疗程的患者。③不规则化疗未满 1 个月的患者。

（2）复治：有下列情况之一者为复治。①初治失败的患者。②规则化疗满疗程后痰菌又复阳的患者。③不规则化疗超过 1 个月的患者。④慢性排菌患者。

5. 肺结核的记录方式　应按肺结核类型、病变部位、范围、痰结核分枝杆菌检查情况、化疗史程序书写。并发症、合并症、手术（如肺叶切除术后）可在化疗史后按并发症、合并症、手术等顺序书写。

【治疗要点】

（一）结核病的化学药物治疗

化学药物治疗（化疗）对结核病的控制起着决定性作用。化疗药物可杀灭病灶内的细菌，缩短传染期；降低感染率、患病率及死亡率；使每个患者均达到临床和生物学治愈。

1. 肺结核化疗的生物学机制

（1）细菌生长速度与药物作用：根据结核分枝杆菌的代谢状态分为 A、B、C、D 4 个菌群。①A 群：生长繁殖旺盛，致病力强，占细菌的绝大部分，易被抗结核药所杀灭，治疗以异烟肼效果最好。②B 群：处于半静止状态。③C 群：处于半静止状态，可发生突然间歇、短暂的生长繁殖。④D 群：为休眠菌，数量少，不繁殖，无致病力和传染性。通常大多数抗结核药作用于 A 群，对防止耐药性的产生有重要作用。B 群和 C 群处于半静止状态，抗结核药的作用相对较差，杀灭 B 群和 C 群可以防止复发。对 D 群，抗结核药无作用。

（2）耐药性：分为先天耐药和继发耐药。单用一种药物可杀灭大量敏感菌，但对天然耐药菌无效，最终菌群以天然耐药菌为主，使抗结核药治疗失败。继发耐药是药物与结核分枝杆菌接触后，部分细菌发生诱导变异，逐渐适应在含药环境中继续生存。

（3）间歇化学治疗：减少了投药次数，节省了费用，也减轻了督导治疗的工作量和药物的不良反应。

（4）顿服：抗结核药血中高峰浓度的杀菌作用优于经常性维持较低药物浓度水平的情况。相同剂量药物 1 次顿服较每日分 2 次或 3 次服用血药浓度峰值高 3 倍。

2. 化学治疗原则　肺结核的化疗原则是早期、联合、适量、规律、全程、治疗。整个治

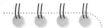

疗方案分强化和巩固两个阶段。

（1）早期：是指早期治疗患者，一旦发现和确诊后立即给予化疗。早期化疗有利于迅速发挥药物的杀菌作用，因为局部血流丰富，药效显著，可促进病变吸收及减少传染性。

（2）联合：是指根据病情及抗结核药的作用特点，联合多种抗结核药，以提高疗效，通过交叉杀菌作用可以减少和防止细菌耐药性的产生。

（3）适量：是指根据不同病情及不同个体，严格遵照适当的药物剂量给药，在防止细菌产生耐药性和药物毒性反应及副作用的同时，保证药物疗效。

（4）规律：是指必须严格按照化疗方案的规定有规律地坚持用药，不可随意更改方案或无故停药，也不可随意间断用药，以避免细菌产生耐药性。

（5）全程：是指患者必须按照所规定的治疗方案坚持完成治疗。全程治疗是提高治愈率和减少复发率的重要措施。

3. 常用的抗结核药　抗结核药根据其杀菌能力分为杀菌剂和抑菌剂。常规剂量下，药物在血液中（包括巨噬细胞内）的浓度达到试管内最低抑菌浓度 10 倍以上时才能起到杀菌作用，否则仅有抑菌作用。异烟肼和利福平在巨噬细胞内、外均能达到杀菌浓度，称为全杀菌剂。吡嗪酰胺和链霉素为半杀菌剂。吡嗪酰胺是对巨噬细胞内酸性环境中结核分枝杆菌的最佳杀菌剂，链霉素主要杀灭巨噬细胞外碱性环境中的结核分枝杆菌。乙胺丁醇为抑菌药，与其他抗结核药联用时可延缓其他药物耐药性的发生。

（1）异烟肼（H，INH）：为单一抗结核药中杀菌力最强者，特别是早期杀菌力。主要作用机制为抑制结核分枝杆菌 DNA 合成，并阻碍其细胞壁的合成。异烟肼对巨噬细胞内、外结核分枝杆菌均具有杀菌作用，对不断繁殖的结核分枝杆菌（A 群）作用最强。可通过多种途径给药，口服吸收快，能渗入组织，透过血脑屏障。成人剂量为 300 mg/d，顿服；儿童剂量为 5 ~ 10 mg/kg，最大剂量不超过 300 mg/d。

（2）利福平（R，RFP）：作用机制为抑制结核分枝杆菌 RNA 聚合酶，阻碍 mRNA 的合成，对巨噬细胞内、外的结核分枝杆菌均有快速的杀菌作用，尤其是对 C 群有独特的杀灭作用。与异烟肼联用可显著缩短疗程。该药能保持较长时间的高峰血药浓度，故推荐早晨空腹或早饭前半小时服用。成人剂量为 450 ~ 600 mg/d，顿服；儿童剂量为 10 ~ 20 mg/（kg·d）。服用利福平后，体液（尿、粪便、汗和泪液等）可呈橘黄色，但无毒性作用。其他利福霉素类药物还有利福喷汀等。

（3）吡嗪酰胺（Z，PZA）：对巨噬细胞内酸性环境中的 B 群结核分枝杆菌有杀菌作用。成人剂量为每次 0.5 g，每日 3 次；儿童剂量为 30 ~ 40 mg/（kg·d）。在 6 个月的标准短程化疗中，PZA 与 INH 和 RFP 常是三个不可缺少的重要药物，联合用药。

（4）链霉素（S，SM）：对巨噬细胞外碱性环境中的结核分枝杆菌有杀菌作用。本药能干扰结核分枝杆菌的酶活性，阻碍蛋白质合成。成人剂量为 0.75 g/d，每周 5 次，肌内注射；间歇疗法为每次 0.75 ~ 1.0 g，每周 2 ~ 3 次。

（5）乙胺丁醇（E，EMB）：口服易吸收。成人剂量为 0.75 ~ 1.0 g/d，每日 1 次，口服。不良反应少，停药后多能恢复。

（6）抗结核药品固定剂量复合制剂（fixed-dose combination，FDC）：由多种抗结核药品按照一定的剂量比例合理组成，可以防止患者漏服某一药品，且每次服药片数少，可以有效地提高患者的治疗依从性，成为预防耐药结核病发生的重要手段。初治活动性肺结核患者是FDC 的主要服用对象。复治肺结核、结核性胸膜炎及其他肺外结核患者也可使用 FDC 治疗方案。

常用抗结核药的特点列于表 2-10。

表 2-10　常用抗结核药的特点

药名（缩写）	抗菌特点	每日剂量（g）	主要不良反应	注意事项
异烟肼 （H，INH）	全杀菌药	0.3	周围神经炎 偶有肝功能损害	避免与抗酸药同时服用，注意消化道反应、肢体远端感觉与精神状态
利福平 （R，RFP）	全杀菌药	0.45～0.6*	肝功能损害 过敏反应	体液及分泌物会呈橘黄色，使隐形眼镜永久变色；监测肝毒性及过敏反应；注意药物相互作用：加速口服避孕药、降血糖药、茶碱、抗凝血药等药物的排泄，使药效降低或治疗失败
链霉素 （S，SM）	半杀菌药	0.75～1.0△	听力障碍 眩晕、共济失调 肾功能损害	注意听力变化，有无平衡失调，用药前和用药后1～2个月进行听力检查 了解尿常规及肾功能的变化
吡嗪酰胺 （Z，PZA）	半杀菌药	1.5～2.0	胃肠道不适 肝功能损害 高尿酸血症 关节痛	监测肝功能，尤其是 ALT 水平；注意关节疼痛、皮疹等反应，监测血尿酸浓度
乙胺丁醇 （E，EMB）	抑菌药	0.75～1.0**	视神经炎	检查视觉灵敏度和颜色的鉴别力，用药前及用药后每1～2个月一次

注：*.体重＜50 kg用0.45 g，＞50 kg用0.6 g；S，Z用量也按照体重调节；**.前2个月25 mg/kg，而后减至15 mg/kg；△.老年人0.75 g/d

4. 统一标准化疗方案　由于每个患者对抗结核药的耐受性、肝功能、肾功能情况（尤其是老年患者）等不同，还会出现耐多药结核病（multidrug-resistant tuberculosis，MDR-TB）者，因此制定化疗方案时要考虑到个体差异，以确保化疗的顺利完成及提高耐药结核痰菌阴转率。

（1）初治涂阳肺结核化疗方案：含初治涂阴有空洞形成或血行播散型肺结核。

1）每日用药方案：①强化期：异烟肼、利福平、吡嗪酰胺和乙胺丁醇，顿服，2个月。②巩固期：异烟肼、利福平，顿服，4个月。简写为：2HRZE/4HR。

2）间歇用药方案：①强化期：异烟肼、利福平、吡嗪酰胺和乙胺丁醇，隔日1次或3次/周，2个月。②巩固期：异烟肼、利福平，隔日1次或每周3次，4个月。简写为 $2H_3R_3Z_3E_3/4H_3R_3$。

（2）复治涂阳肺结核化疗方案：在理想情况下，所有患者在启动治疗时都应接受药敏试验，以便确定最合适的治疗方案。WHO 建议在治疗开始时应从以下患者组收集痰标本，用于检测异烟肼和利福平的药敏性。

1）每日用药方案：①强化期：异烟肼、利福平、吡嗪酰胺、链霉素和乙胺丁醇，顿服，2个月。②巩固期：异烟肼、利福平和乙胺丁醇，顿服，6～10个月。巩固期治疗4个月时，如痰菌未转阴，可延长治疗期6～10个月。简写为：2HRZSE/6～10HRE。

2）间歇用药方案：①强化期：异烟肼、利福平、吡嗪酰胺、链霉素和乙胺丁醇，隔日1次或每周3次，2个月。②巩固期：异烟肼、利福平和乙胺丁醇，隔日1次或每周3次，6个月。简写为：$2H_3R_3Z_3S_3E_3/6～10H_3R_3E_3$。

（二）对症处理

1. 咯血　患者应安静卧床休息，避免情绪紧张，必要时用小量镇静药、镇咳药（如喷托维林、可待因）。年老、体弱、肺功能不全者慎用强效镇咳药，以免抑制咳嗽反射，发生窒息。小量咯血经上述处理常可自行停止。咯血量较多时，患者应取患侧卧位，嘱患者轻轻将气管内积血咯出，并给予垂体后叶素10 U加入20～30 ml生理盐水或葡萄糖溶液中缓慢静脉注射（15～20 min），或加入5%葡萄糖溶液中静脉滴注。垂体后叶素可以收缩小动脉和毛细血管，使肺血流量减少而促进止血，但该药同时引起冠状动脉、肠道和子宫平滑肌收缩，故高血压、

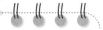

冠心病患者及孕妇禁用此药。如滴速过快，会出现头痛、恶心、心悸、面色苍白等不良反应。咯血窒息是患者致死的主要原因之一，需注意防范，伴低血容量性休克时，需及时抢救。

2. 胸腔穿刺抽液　结核性胸膜炎患者需及时抽液以缓解症状，防止胸膜肥厚，影响肺功能。

（三）糖皮质激素的应用

结核病应用糖皮质激素的目的是抗炎、抗毒，仅用于结核中毒症状严重者，并应在有效抗结核药治疗的情况下使用，剂量依病情而定。如干酪性肺炎、急性血行播散型肺结核、结核性脑膜炎有高热等严重中毒症状时，或伴有大量胸腔积液的结核性胸膜炎患者，可在有效抗结核药治疗的基础上短期加用糖皮质激素，以减轻中毒症状和炎症，减少纤维组织形成和浆膜粘连的发生。

（四）手术治疗

经合理化疗无效、大块干酪灶、结核性脓胸和大量咯血保守治疗无效等，可采用手术治疗。

【护理】

（一）护理评估

1. 病史　护理人员应全面而细致地进行资料收集，了解患者患病的起始时间、主要症状及伴随症状。如发热的程度、时间；咳嗽及咳痰的性质、持续时间，痰液量；有无咯血，咯血的次数，咯血量、颜色及性质等；询问有无诱因或相关的疾病史，如呼吸系统、心血管系统；症状加重或缓解的相关因素；了解患者的诊疗经过等。

2. 心理社会评估　患者及家属对肺结核的预后等存在不确定性，表现为焦虑、恐惧甚至绝望。长期的咳嗽及咳痰可能带来呼吸肌疲劳、睡眠不佳、食欲减退等不良反应。护理人员应充分了解患者及家属的心理状况、家庭经济情况以及患者对疾病的认知水平、社会支持状况等。

3. 身体评估　评估患者的生命体征，如体温、脉率；有无肺实变体征；评估营养状态，有无消瘦或体重下降等。

4. 辅助检查　了解白细胞计数；痰液排菌情况；胸部 X 线片显示的病变范围、部位、形态、密度、与周围组织的关系、有无活动性病变；CT 检查结果等。

（二）常见护理诊断／问题

1. 知识缺乏　缺乏肺结核治疗的相关知识。

2. 营养失调：低于机体需要量　与机体消耗增加而营养摄入不足有关。

3. 潜在并发症：大量咯血、窒息。

（三）护理目标

（1）患者对肺结核疾病及治疗的相关知识了解水平增加。

（2）患者理解营养失调的原因及危害，能配合治疗方案保证营养物质的摄入，身体营养状况有所改善。

（3）能及时发现并控制大量咯血、窒息。

（四）护理措施

1. 知识缺乏　缺乏肺结核治疗的相关知识。

（1）告知患者必须坚持用药：①抗结核化疗对控制结核病起着决定性作用，责任护士应向患者及家属反复强调化疗的重要性及意义，督促患者按医嘱服药，坚持规律、全程完成化疗方案，以提高肺结核的治愈率，减少疾病复发。②向患者讲解每种抗结核药的用法、疗程、可能出现的不良反应及表现，如肝功能损害、胃肠道反应、听力障碍，督促患者定期检查肝功能、听力水平、尿酸浓度等。出现不良反应后应及时就医，不可自行停药。③观察药物疗效：观察患者主观症状的改善情况、痰结核分枝杆菌及 X 线检查的变化情况。

（2）正确留取痰标本：肺结核患者有间断且不均匀排菌的特点，故需多次查痰，通常初诊患者需留三份痰标本，包括清晨痰、夜间痰和即时痰，如无夜间痰，应在留取清晨痰后 2~3 h 再留一份痰标本。复诊患者每次需留两份痰标本（夜间痰和清晨痰）。无痰患者可采用痰诱导技术获取痰标本。

（3）合理休息：可以调整新陈代谢，降低机体氧耗量，有利于病灶愈合。肺结核患者症状明显，有咯血、高热等严重结核病毒性症状，或结核性胸膜炎伴大量胸腔积液者，应卧床休息。恢复期可适当增加户外活动量，以提高机体的抗病能力，但也应避免劳累和重体力劳动，劳逸结合。有效抗结核治疗 4 周以上且痰涂片证实无传染性或传染性极低的患者，应回归家庭和社会生活。

2. 营养失调：低于机体需要量　与机体消耗增加而营养摄入不足有关。

（1）评估患者的营养状况：定期评估患者的体重变化、血清清蛋白和血红蛋白浓度等，或者进行营养风险筛查 -2002（NRS-2002）评估，以了解其营养状况。向患者说明营养不良与肺结核的进展密切相关，长期进食过少会导致营养不良，营养不良又可引起机体免疫功能降低，导致感染率增加，进而影响疾病的治疗及患者的预后。嘱患者积极配合医护人员的治疗，争取早日康复。

（2）与患者共同制订膳食计划：肺结核是一种慢性消耗性疾病，宜给予高热量、高蛋白、富含维生素和易消化饮食，忌烟、酒、辛辣及刺激性食物。蛋白质可增加机体的抗病能力，促进机体修复，建议每日蛋白质的摄入量为 1.5~2.0 g/kg，其中 50% 以上为优质蛋白，如瘦肉、蛋、牛奶；多进食新鲜蔬菜和水果，以补充维生素。食物中的维生素 C 有减轻血管渗透性的作用，可以促进渗出病灶的吸收；维生素 B 对神经系统及胃肠有调节作用，可促进食欲。

（3）增进患者食欲：增加膳食品种，尊重患者的饮食习惯，饮食中注意添加具有促进消化、增进食欲作用的食物，如山楂、西红柿、酸奶、新鲜水果，于正餐前后适量摄入。选用合适的烹饪方法，保证饭菜的色、香、味以促进食欲，尽量采用患者喜欢的烹饪方法，增进患者的食欲。为患者创造一个轻松、愉快的就餐环境，促进食物的消化和吸收。食欲减退者可少量多餐。记录患者食物的摄入量，以便了解其获得营养情况及食量变化情况。

（4）定期监测体重：每周测量体重 1 次并记录，了解营养状况是否改善。

3. 潜在并发症：大量咯血、窒息。

护理措施详见本节一、肺炎概述。

（五）护理评价

（1）患者知道肺结核治疗药物相关知识与注意事项，会正确留取痰标本，能合理安排休息。

（2）患者知道营养不良的原因和后果，主动按照食谱进餐，营养状况得到改善。

（3）患者在治疗期间未有大量咯血发生，或大量咯血及时被发现并得到控制。

（4）患者没有发生窒息，或窒息被及时解除。

【健康教育】

1. 预防肺结核　普及肺结核相关知识，早期发现和彻底治愈肺结核患者，控制传染源。对确诊的结核病患者，应及时转至结核病防治机构进行统一管理，并实行全程督导短程化学治疗（DOTS）。开窗通风，保持空气新鲜，涂阳肺结核患者住院治疗时需进行呼吸道隔离，每日使用紫外线消毒病室。咳嗽或打喷嚏时应用双层纸巾遮掩。不随地吐痰，痰液应吐入带盖的容器内，与等量的 1% 消毒灵浸泡 1 h 后再弃去，或吐入纸巾内，含有痰液的纸巾应焚烧处理。接触痰液后用流动水清洗双手。餐具煮沸消毒或用消毒液浸泡消毒，同桌共餐时使用公筷，以防传染。衣物、寝具、书籍等污染物可在烈日下暴晒杀菌。做好卡介苗接种工作，以增强机体特异性免疫力。

2. 提高治疗的依从性　向患者及家属说明肺结核是一种慢性病，需有进行长期治疗的思

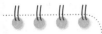

随堂测 2-7

想准备，并说明坚持规律、全程化疗的重要性，指导、督促患者坚持按疗程用药，以获得结核病的治愈。介绍有关药物不良反应的知识，督促患者定期进行肝功能检查等。

3. 生活起居指导　告知患者饮食、休息、活动的注意事项，定期复查胸部 X 线片、痰结核分枝杆菌等，以了解病情变化情况，对出现的心理障碍进行疏导。

4. 高危人群筛查　肺结核患者的密切接触者应及时进行胸部 X 线检查，以及早发现肺结核并进行治疗。

小结

结核病是由结核分枝杆菌引起的慢性传染病，可侵犯多个脏器，其中以肺结核最为常见，多呈慢性经过。结核病的传染源主要是痰结核分枝杆菌阳性的结核病患者，飞沫传播是肺结核最重要的传播途径。临床表现为低热、消瘦、乏力、咳嗽、咯血等症状。结核病的基本病理改变为炎性渗出、增生（结核结节形成）和干酪样坏死，三种病理变化多同时存在并相互转化。继发性肺结核（尤其是浸润性肺结核）是成人最常见的类型。肺结核常用的辅助检查是痰结核分枝杆菌检查。化疗对控制肺结核起决定性作用，化疗原则是早期、联合、适量、规律、全程。护理人员要加强对患者肺结核相关知识的宣教，关注患者的营养状况。控制传染源的关键是早期发现并彻底治愈肺结核患者。

（邬　青）

第八节　原发性支气管肺癌

导学目标

通过本节内容的学习，学生应能够：

◆ **基本目标**

1. 复述原发性支气管肺癌的定义、危险因素。

2. 归纳原发性支气管肺癌的原发肿瘤的临床表现、治疗要点。

3. 实施原发性支气管肺癌的护理措施、健康教育。

◆ **发展目标**

1. 运用所学知识对原发性支气管肺癌患者进行综合评估，应用护理程序进行精准、个性化护理。

2. 参与支气管肺癌高危人群的预防干预。

◆ **思政目标**

树立"以患者为中心"的护理理念，培养换位思考、树立护理安全意识。

原发性支气管肺癌（primary bronchogenic carcinoma）简称肺癌（lung cancer），为起源于支气管黏膜或腺体的恶性肿瘤，是最常见的肺部原发性恶性肿瘤，也是全球癌症死亡的主要原因之一。近年来，肺癌的发病率和死亡率呈明显上升趋势。据国家癌症中心统计，2015年我国新发肺癌病例约78.7万，肺癌死亡病例约63.1万。男性高于女性，城市高于农村。肺癌在男性发病率居恶性肿瘤首位，女性发病率仅次于乳腺癌，居第二位，死亡率均居首位。早期肺癌多无明显症状，临床上多数患者就诊时已属晚期，晚期肺癌患者5年总生存率不超过20%。

【病因和发病机制】

肺癌的病因和发病机制尚不明确，但有证据显示与下列因素有关。

1. 吸烟　吸烟是引起肺癌最重要的危险因素，90%以上的肺癌与吸烟（包括被动吸烟）有关。香烟烟雾中有苯并芘、尼古丁、亚硝胺等多种致癌物。与不吸烟者相比较，吸烟者发生肺癌的危险性平均高约10倍，重度吸烟者可达10~25倍。而且吸烟与肺癌之间存在明显的量效关系，起始吸烟的年龄越小、吸烟时间越长、每日吸烟量越大，肺癌的发病率和死亡率也越高。

被动吸烟也是肺癌发生的危险因素。非吸烟者与吸烟者结婚共同生活多年后，其患肺癌的风险性增加20%~30%，且患肺癌的风险性随配偶吸烟量的增多而升高。戒烟后肺癌的风险性逐年降低，戒烟1~5年后可减半。

2. 职业致癌因子　已确认的致癌物质包括石棉、铬、煤焦油、二氧化硅、芥子气、多环芳香烃类以及铀、镭等放射性物质衰变时产生的氡和氡气、电离辐射和微波辐射等。这些因素可使肺癌发生的风险性增加3~30倍，而吸烟又可明显加重这些危险，接触石棉的吸烟者患肺癌后的死亡率是非接触吸烟者的8倍。肺癌的形成是一个漫长的过程，其潜伏期可达20年及以上，因此不少患者在停止接触致癌物质很长时间后才发生肺癌。

3. 空气污染　空气污染包括室内小环境污染和室外大环境污染。室内小环境污染如室内被动吸烟、烹调和燃料燃烧过程中产生的致癌物，烹调时加热释放出的油烟雾也是不可忽视的致癌因素。装修材料（如氡气）的污染也是肺癌的危险因素。室外大环境污染（如汽车尾气、工业废气）含有苯并芘、氧化亚砷等致癌物质。大气中苯并芘含量每增加 $1~6.2~\mu g/m^3$，肺癌的死亡率可增加1%~15%。在污染严重的地区，居民每日吸入空气中细颗粒物（particulate matter 2.5，PM2.5）含有的苯并芘的量可超过20支香烟的含量。

4. 电离辐射　大剂量电离辐射可引起肺癌，不同射线的辐射产生的效应不尽相同，如日本广岛原子弹释放的是中子和 α 射线，长崎原子弹释放的则只有 α 射线，前者患肺癌的危险性高于后者。美国1978年报告一般人群中的电离辐射49.6%来自自然界，44.6%来自医疗照射。

5. 饮食与营养　研究显示，较少摄入含 β 胡萝卜素的蔬菜和水果或血清中 β 胡萝卜素水平低的人群，肺癌发生的危险性增高。动物实验也显示，维生素A及其衍生物 β 胡萝卜素能抑制化学致癌物诱发的肿瘤。

6. 遗传和基因改变　遗传因素与肺癌的相关性日益受到重视。肺癌患者中存在家族聚集现象，有早期肺癌（60岁前）家族史的患者罹患肺癌的危险性增加2~3倍。肺癌的发生是一个逐渐演变的过程，可能是外因通过内因发病的疾病，是多种基因变化积累引起细胞生长和分化的控制机制紊乱，使细胞生长失控而发生癌变。有肺癌家族史的人群可能存在可遗传肺癌易感位点。

7. 其他　与肺癌发生有关的其他因素还包括社会心理因素、免疫状态、雌激素水平等。某些疾病与肺癌的发生也有一定的关系，肺结核被美国癌症学会列为肺癌的发病因素之一，肺结核患者罹患肺癌的危险性是正常人的 10 倍。某些慢性肺部疾病如 COPD、结节病、肺纤维化、病毒感染与肺癌的发生可能有一定的关系。

【分类】

（一）按解剖学部位分类

1. 中央型肺癌　中央型肺癌指发生在段支气管至主支气管的肺癌，多为鳞状细胞癌和小细胞肺癌。

2. 周围型肺癌　周围型肺癌指发生在段支气管以下的肺癌，以腺癌多见。

（二）按组织病理学分类

肺癌的主要组织类型为鳞状细胞癌和腺癌，约占全部原发性肺癌的 80%。

1. 非小细胞肺癌　非小细胞肺癌（non-small cell lung cancer，NSCLC）主要包括鳞癌、腺癌。

（1）鳞状细胞癌（鳞癌）：多数起源于段或亚段的支气管黏膜，并有向管腔内生长的倾向，引起支气管狭窄，导致肺不张或阻塞性肺炎，多见于老年男性，与吸烟的关系最密切。一般生长速度较慢，转移较晚，手术切除的机会相对较多，5 年生存率较高，但对化疗、放疗的敏感性比小细胞肺癌低。

（2）腺癌：主要起源于支气管黏液腺，可发生于细支气管或中央气道，临床多表现为周围型，是肺癌最常见的类型，以女性多见。腺癌倾向于向气管外生长，也可循肺泡壁蔓延，局部浸润和血行转移较早，易累及胸膜引起胸腔积液。腺癌分为原位腺癌、微浸润性腺癌、浸润性腺癌和浸润性腺癌变异型，对化疗、放疗敏感性较差。

（3）大细胞癌：是一种未分化的非小细胞癌，较少见，恶性程度较高，但转移较晚，手术机会相对较大。

（4）其他：腺鳞癌、肉瘤样癌、唾液腺型癌等。

2. 小细胞肺癌　小细胞肺癌（small cell lung cancer，SCLC）是一种低分化的神经内分泌肿瘤。以增殖速度快，转移早为特征，初次确诊时 60%～80% 已有脑、肝、肾等转移，仅有约 1/3 患者局限于胸内，多为中央型肺癌，对化疗、放疗较敏感。

【临床表现】

肺癌的临床表现与肿瘤的部位、大小、类型、有无转移和并发症等有密切关系。有 5%～15% 的患者发现肺癌时无症状，在常规体检、胸部影像学检查时被发现。

（一）原发肿瘤引起的症状和体征

1. 咳嗽　咳嗽为常见的早期症状，表现为无痰或少痰的刺激性干咳，咳嗽表现与肿瘤生长部位、方式及速度有关。当伴有继发感染时，痰量增多且呈黏液脓性。当肿瘤引起支气管狭窄后，可加重咳嗽，为持续性，高调金属音性咳嗽或刺激性呛咳。

2. 血痰或咯血　血痰或咯血多见于中央型肺癌，肿瘤向管腔内生长者可有间歇或持续性痰中带血。如肿瘤表面糜烂侵蚀大血管，则可引起大量咯血。

3. 气短或喘鸣　肿瘤向支气管内生长引起气道部分阻塞，或转移至肺门淋巴结致肿大的淋巴结压迫气道，或转移引起胸腔积液，出现呼吸困难、气短、喘息，偶尔表现为喘鸣，听诊时可有局限或单侧哮鸣音。

4. 发热　肿瘤组织坏死引起的发热，称为"癌性热"。多数患者发热的原因是肿瘤引起的阻塞性肺炎、肺不张，抗生素治疗往往效果不佳。

5. 体重下降　消瘦是恶性肿瘤的常见症状之一。肿瘤发展到晚期，由于肿瘤毒素、感染及疼痛等导致患者食欲减退，表现为消瘦、恶病质。

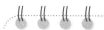

（二）肿瘤局部扩散引起的症状和体征

1. 胸痛　肿瘤侵犯胸膜或胸壁时，可产生不规则的隐痛、钝痛，随呼吸、咳嗽加重。肿瘤侵犯肋骨、脊柱时，疼痛持续，可有压痛点，并与呼吸、咳嗽无关。肿瘤压迫肋间神经，胸痛可累及其分布的区域。

2. 吞咽困难　肿瘤侵犯或压迫食管，可引起吞咽困难，也可引起气管食管瘘。

3. 声音嘶哑　癌肿直接压迫或转移至纵隔淋巴结后压迫喉返神经（多见于左侧），使声带麻痹，引起声音嘶哑。

4. 胸腔积液　约10%的患者有不同程度的胸腔积液，通常提示肿瘤转移累及胸膜或肺淋巴回流受阻，可出现胸腔积液。

5. 上腔静脉阻塞综合征　肿瘤直接侵犯纵隔，或肿大的转移性淋巴结压迫上腔静脉，或腔静脉内癌栓阻塞，引起静脉回流受阻。表现为头面部、上肢水肿和前胸壁静脉扩张。严重者皮肤呈暗紫色、眼结膜充血、视物模糊、头晕、头痛。

6. 霍纳综合征　肺上沟瘤是一种位于肺尖部的肿瘤，癌肿侵犯或压迫颈交感神经，引起患侧眼睑下垂、瞳孔缩小、眼球内陷，同侧额部与胸壁无汗或少汗。

（三）肿瘤远处转移引起的症状和体征

病理解剖发现，鳞癌患者50%以上有胸外转移，腺癌和大细胞癌80%有胸外转移，小细胞癌患者约90%以上有胸外转移。肿瘤可转移到任何器官、系统而引起相应的症状和体征。

1. 中枢神经系统转移　可引起颅内压增高的表现，如头痛、恶心、呕吐，还可表现为眩晕、癫痫发作、偏瘫、共济失调、定向力及言语障碍等。脊髓束受压可出现背痛、下肢无力、感觉异常等。

2. 骨转移　常见的转移部位有肋骨、脊椎、骨盆及四肢长骨等，表现为局部疼痛和压痛，也可出现病理性骨折。

3. 腹部转移　肿瘤可转移至肝、胰腺、胃肠道、肾上腺等，表现为食欲减退、肝区疼痛、肝大、黄疸、腹水及胰腺炎症状等。

4. 淋巴结转移　锁骨上淋巴结是常见的转移部位，可无症状。

（四）肺癌的胸外表现

肺癌的胸外表现指肺癌非转移性的胸外表现，又称副癌综合征。常见的表现有：肥大性骨关节病引起的杵状指（趾），以 NSCLC 多见；异位分泌促性腺激素引起男性乳房发育伴肥大性肺性骨关节病变，多见于大细胞癌。抗利尿激素分泌异常表现为低钠血症和低渗透压血症，出现恶心、呕吐、厌食等症状。分泌促肾上腺皮质激素表现为库欣综合征，如色素沉着、水肿、肌萎缩、低钾血症、代谢性碱中毒、高血糖或高血压等，但表现多不典型。

【辅助检查】

（一）影像学检查

1. 胸部 X 线检查　胸部 X 线检查是发现肺癌常用的方法之一。但由于分辨率低，肺部微小结节和隐蔽部位的病灶不易检出，对早期肺癌检出有一定的局限性，多用于入院常规检查。

（1）中央型肺癌：肿瘤生长于主支气管、叶或段支气管，出现支气管阻塞征象。表现为一侧肺门类圆形阴影，边缘毛糙，可有分叶，与肺不张或阻塞性肺炎并存时呈现"倒 S 状影像"是右上叶中央型肺癌的典型征象。继发感染时可出现阻塞性肺炎、肺不张、肺脓肿等征象（图 2-15）。

（2）周围型肺癌：肺癌发生在段以下支气管。早期呈局限性小斑片状阴影，边缘不清，也可呈结节状、网状或磨玻璃影。肿块周边可有毛刺、分叶（图 2-16）。

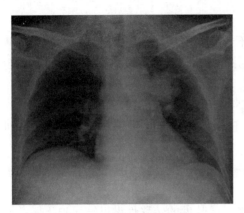

图 2-15　中央型肺癌 X 线图像

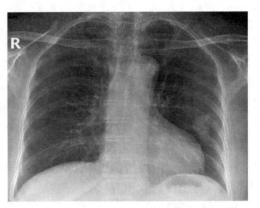

图 2-16　周围型肺癌 X 线图像

2. 胸部 CT 检查　胸部 CT 检查具有较高的分辨率，可发现肺微小病变和普通胸部 X 线片不易显示的部位，是目前肺癌诊断、分期、疗效评价及随诊中主要的影像学检查方法。增强 CT 能敏感地检出肺门及纵隔淋巴结肿大，有助于肺癌的临床分期。螺旋 CT 可显示直径<5 mm 的小结节。低剂量 CT 可有效地发现早期肺癌，已取代胸部 X 线片成为较敏感的肺结节评估工具（图 2-17，图 2-18）。

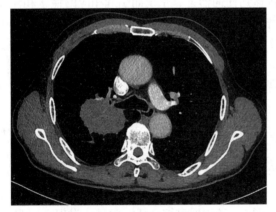

图 2-17　中央型肺癌 CT 图像

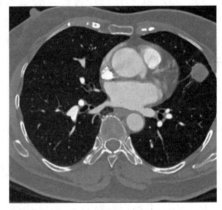

图 2-18　周围型肺癌 CT 图像

3. 磁共振成像（MRI）　与 CT 相比，MRI 在明确肿瘤与大血管之间的关系，判定有无脑、骨转移等方面有优越性，但在发现肺部小病灶（直径<5 mm）方面不如 CT 敏感。

4. 正电子发射体层成像（PET）和 PET-CT　PET 用于肺癌及淋巴结转移的定性、定位诊断。PET-CT 是将 CT 和 PET 融合在一起的影像技术，对肺癌的诊断、肿瘤分期、疗效评价和预后评估有重要的参考价值。

（二）痰脱落细胞学检查

痰脱落细胞学检查是一种简便、易行的诊断方法，敏感性<70%，但特异性高。要提高其阳性检出率，需获得气道深部痰液，及时送检，至少送检 3 次以上。中央型肺癌的检出率高于周围型，可达 80%。若患者无痰，可使用 3%～10% 高渗盐水雾化诱导痰。

（三）内镜及其他检查

1. 支气管镜检查　支气管镜检查是诊断肺癌的主要方法之一，对诊断、获取组织类型有重要意义。对于中央型肺癌，可采用直接观察、刷检、活检等手段获取病理组织学或细胞学的诊断，诊断阳性率可达 90%～93%。对于周围型肺癌，可在支气管镜引导下进行肺活检，提高诊断的阳性率。

2. 胸腔镜检查　胸腔镜检查用于经支气管镜等方法无法获得病理标本的胸膜下病变，并可观察有无胸膜转移。

3. 其他检查　针吸细胞学检查、纵隔镜检查、经皮穿刺肺活检、开胸肺活检、肿瘤标志物检查及基因检查等。

【诊断要点】

（一）肺癌的诊断

肺癌的远期生存率与早期诊断密切相关，对高危人群（40岁以上长期重度吸烟或接触危险因素的人群）开展肺癌筛查，有助于提高早期诊断率，改善预后。肺癌的临床诊断主要根据详细的病史、体格检查和影像学等检查结果进行综合分析，但最后确诊须取得细胞学或组织病理学证据。

（二）肺癌的临床分期

肺癌的分期目前采用第八版国际肺癌研究协会制定的 TNM 分期法。T 代表原发肿瘤，N 代表区域淋巴结，M 代表远处转移，数字代表病期，数字越大，病期越晚。肺癌 TNM 分期法列于表 2-11。

表 2-11　肺癌 TNM 分期法

分期	定义
原发肿瘤（T）	
T_X	未发现原发肿瘤，或通过痰细胞学或支气管灌洗发现癌细胞，但影像学及支气管镜检查无法发现
T_0	无原发肿瘤证据
T_{is}	原位癌
T_1	肿瘤最大径≤3 cm，周围包绕肺组织及脏胸膜，支气管镜见肿瘤侵及叶支气管，未侵及主支气管
T_{1a}	肿瘤最大径≤1 cm
T_{1b}	肿瘤最大径>1 cm，≤2 cm
T_{1c}	肿瘤最大径>2 cm，≤3 cm
T_2	肿瘤最大径>3 cm，≤5 cm；侵犯主支气管（不常见的表浅扩散型肿瘤，不论体积大小，侵犯限于支气管壁时，虽可能侵犯主支气管，仍为 T_1），但未侵及气管隆嵴；侵及脏胸膜；有阻塞性肺炎或者部分肺不张。符合以上任何一个条件即归为 T_2
T_{2a}	肿瘤最大径>3 cm，≤4 cm
T_{2b}	肿瘤最大径>4 cm，≤5 cm
T_3	肿瘤最大径>5 cm，≤7 cm。直接侵犯以下任何一个器官，包括胸壁（包含肺上沟瘤）、膈神经、心包；全肺肺不张、肺炎；同一肺叶出现孤立性癌结节。符合以上任何一个条件即归为 T_3
T_4	肿瘤最大径>7 cm；无论大小，侵及以下任何一个器官，包括纵隔、心脏、大血管、气管隆嵴、喉返神经、主气管、食管、椎体、膈肌；同侧不同肺叶内出现孤立癌结节
区域淋巴结（N）	
N_X	区域淋巴结无法评估
N_0	无区域淋巴结转移
N_1	同侧支气管周围和（或）同侧肺门淋巴结以及肺内淋巴结转移，包括直接侵犯而累及的
N_2	同侧纵隔内和（或）气管隆嵴下淋巴结转移
N_3	对侧纵隔、对侧肺门、同侧或对侧前斜角肌及锁骨上淋巴结转移

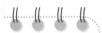

续表

分期	定义
远处转移（M）	
M_X	远处转移无法评估
M_0	无远处转移
M_1	远处转移
M_{1a}	局限于胸腔内，包括胸膜播散（恶性胸腔积液、心包积液或胸膜结节）以及对侧肺叶出现癌结节
M_{1b}	远处器官单发转移灶
M_{1c}	多个或单个器官多处转移

【治疗要点】

肺癌的治疗应根据患者的机体状况、肿瘤的组织病理学类型、侵及范围，采取多学科综合治疗模式与个性化治疗相结合的原则。有计划地合理应用手术、药物治疗、放射治疗和靶向治疗等手段，以最大限度地延长生存期，控制肿瘤进展和改善患者的生命质量。

（一）手术治疗

手术治疗是早期肺癌的最佳治疗方法，分为根治性和姑息性切除术，应力争根治性手术，以减少肿瘤转移和复发。对可耐受手术无转移的 NSCLC 患者，首选根治性手术切除。SCLC 患者就诊时 90% 以上已有胸内或远处转移，一般不推荐手术治疗。

知识链接

胸腔镜下辅助肺癌切除术

胸腔镜下辅助肺癌切除术是治疗肺癌的一种新型微创手术，具有手术创伤小、出血少、术后恢复快、更加美观的优点，成为肺癌治疗发展的里程碑。1910 年瑞典 Jacobaeus 第一次将胸腔镜用于胸部疾病的治疗，解决了肺结核空洞患者的粘连问题并取得成功。1991 年 Nathansonhe Lewis 报道了电视胸腔镜治疗气胸和恶性胸腔积液，这是现代电视胸腔镜的开端。1993 年，北京大学第一医院报道了 20 余例胸腔镜手术经验。2000 年胸腔镜下辅助手术逐渐得到发展和普及，但也有一定的局限性，有可能手术不能完全切除、发生大出血、肿瘤切除不彻底、损害其他脏器等严重后果，故应正确、全面地评估患者。胸腔镜下辅助手术适用于早期非小细胞肺癌和肺良性肿瘤的治疗，也可用于肺转移癌的姑息治疗。有严重外侵的肿瘤则无法达到根治。胸腔镜下辅助手术在肺癌外科中的作用越来越受到重视，是肺癌外科今后发展的方向之一。

（二）药物治疗

肺癌药物治疗主要包括化学药物治疗（简称化疗）和分子靶向治疗，用于晚期肺癌或复发患者的治疗。

1. 化疗　化疗分为术前新辅助化疗、辅助化疗、姑息化疗和联合放疗的综合治疗。实施化疗应当充分考虑患者的病期、身体情况、不良反应、生命质量及患者意愿，避免治疗过度或治疗不足。SCLC 对化疗非常敏感，化疗是首选及主要的治疗方案。NSCLC 对化疗的反应较差，主要用于晚期或复发患者。常用的化疗药物包括铂类（顺铂、卡铂）、吉西他滨、紫杉类（紫

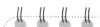

杉醇、多西他赛）、依托泊苷、长春瑞滨和伊立替康等。一般治疗 2 个周期后宜评估疗效，监测不良反应，并酌情调整药物和（或）剂量。

2. 分子靶向治疗　分子靶向治疗是以肿瘤组织或细胞中所具有的特异性分子为靶点，利用分子靶向药物特异性阻断该靶点的生物学功能，选择性地从分子水平来逆转肿瘤细胞的恶性生物学行为，达到抑制肿瘤生长甚至消退的目的，目前主要用于 NSCLC 中的腺癌患者。如以表皮生长因子受体 EGFR 为靶点的吉非替尼、厄洛替尼，以肿瘤血管生成为靶点的贝伐单抗。克唑替尼对不适合根治性治疗晚期和转移的 NSCLC 患者有显著的疗效，可延长患者的生存期。

3. 免疫治疗　干扰素、肿瘤坏死因子、集落刺激因子等生物反应调节剂在肺癌治疗中能增强机体对化疗、放疗的耐受性，提高疗效。

（三）放射治疗

放射治疗简称放疗，分为根治性放疗、姑息性放疗、辅助放疗、新辅助放化疗和预防性放疗等，通常联合化学治疗。肺癌对放疗的敏感性，以 SCLC 最高，其次为鳞癌和腺癌。根治性放疗用于病灶局限、因解剖原因不宜手术或不能手术者。姑息性放疗的目的在于抑制肿瘤的发展，延迟肿瘤的扩散和缓解症状，对肺癌引起的顽固性咳嗽、咯血、肺不张、上腔静脉综合征有肯定的疗效，也可缓解骨转移性疼痛及肺癌脑转移引起的症状。辅助放疗用于术前放疗、术后切缘阳性的患者。预防性放疗适用于全身治疗有效的 SCLC 患者预防性全脑放疗。

（四）姑息治疗

姑息治疗是一种特殊的治疗方式，目的是缓解症状，减轻患者痛苦，改善生命质量，包括对患者机体、精神、心理和社会需求的处理。疼痛是第五大生命体征，是影响肺癌患者生命质量的最常见症状。镇痛药可缓解 80% 以上患者的癌痛，少数患者需联合其他非药物止痛方法。使用镇痛药的基本原则仍按 WHO 癌症三阶梯止痛原则，主要包括以下方面。①给药途径：首选口服给药。②按阶梯给药：根据疼痛评估程度按阶梯选择镇痛药（表 2-12）。③按时给药。④个体化治疗。有条件时，可采用患者自控镇痛泵给药。

表 2-12　WHO 癌症三阶梯止痛疗法

阶梯	治疗药物
轻度疼痛	非阿片类镇痛药 ± 辅助药物
中度疼痛	弱阿片类镇痛药 ± 非阿片类镇痛药 ± 辅助药物
重度疼痛	强阿片类镇痛药 ± 非阿片类镇痛药 ± 辅助药物

（五）介入治疗

介入治疗属于姑息治疗，可缓解症状，减轻痛苦，改善生命质量，包括血管内介入和非血管内介入治疗，如肿瘤内放射性粒子植入、射频消融、气道支架置入、支气管动脉灌注化疗。

（六）中医药治疗

部分中药与西药协同治疗肺癌，可减少患者化疗、放疗的不良反应，促进机体功能恢复。

【主要护理措施】

1. 休息与活动　轻症者应适当休息，劳逸结合，避免过度劳累。重症者应卧床休息，但应防止静脉血栓和压力性损伤的发生。指导吸烟者戒烟，改善生活环境，减少烟雾的吸入。

2. 饮食护理　向患者及家属讲解增强营养与促进康复、配合治疗的关系，评估患者营养状况，了解饮食习惯和影响进食的因素。与患者及家属共同制订适宜的饮食计划，原则是给予高蛋白、高热量、维生素丰富的均衡饮食，以增强机体抵抗力。因化疗引起胃肠道反应而影响进食者，宜少量多餐，按饮食习惯搭配食物的色、香、味，与他人共同进餐，以增进患者的食欲。必要时进行肠内、肠外营养治疗等。

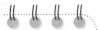

3. 疼痛护理

（1）疼痛的观察：评估患者疼痛的部位、性质、程度、持续时间、疼痛加重或缓解的因素，疼痛对进食、睡眠、活动等的影响程度。观察应用镇痛药之后的效果及不良反应。

（2）避免加重疼痛的因素：预防上呼吸道感染，尽量避免咳嗽，必要时给予镇咳药。根据病情取舒适体位，变换体位时动作宜轻、慢，避免推、拉动作，防止用力不当引起疼痛。指导患者在深呼吸、咳嗽、变换体位时用手或枕头等护住疼痛侧胸部，以减轻疼痛。

（3）心理护理：为患者提供一个安静、舒适的生活环境，关心、体贴患者，耐心倾听患者的陈述，避免精神紧张，消除恐惧，调节患者的情绪与行为，帮助患者树立战胜疾病的信心。

（4）减轻疼痛：指导患者使用放松疗法，如听音乐、参加团队活动、闭目冥想等转移其注意力，提高痛阈，以减轻疼痛。也可运用按摩、局部冷敷、穴位贴敷等方法降低疼痛的敏感性。

（5）控制疼痛：当癌痛明显，影响患者的日常生活时，建议尽早使用有效的镇痛药，并遵循以下处理原则。①尽量口服给药。②按时给药，而不是在疼痛发作时给药。③用药应个体化：镇痛药剂量应根据患者的需要由小到大或采用复合用药的方式达到镇痛效果。④按阶梯给药。⑤观察使用镇痛药后的效果及不良反应。对于便秘者，应及时给予相应的处理。

（6）患者自控镇痛（patient-controlled analgesia，PCA）：是使用计算机程序控制的注射泵，经由静脉、皮下或椎管内留置导管连续性输注镇痛药，并且患者可自行间歇性给药。使用前，应向患者宣教使用方法和注意事项：①活动时不能牵拉 PCA 泵管，防止导管脱出。②观察穿刺部位有无红、肿、外渗。③指导患者疼痛加重时的临时给药方法。

4. 化疗的护理

（1）化疗血管的护理：根据化疗药物的刺激性、渗透压等选择适宜的输液工具，合理使用和保护血管，防止药物外渗、静脉炎等相关并发症的发生。

（2）胃肠道毒性反应的护理：根据化疗药物致吐的分级和呕吐风险，化疗前遵医嘱给予相应的镇吐药预防呕吐。化疗时如出现恶心、呕吐，应减慢输液速度，遵医嘱给予镇吐药，以减轻不良反应。化疗期间饮食宜少食多餐，进食易消化、刺激性小的碱性食物。对精神紧张、情绪低落引起的呕吐者，应帮助患者解除思想顾虑，消除紧张。化疗前 1 ~ 2 h 内避免进餐。

（3）骨髓抑制反应的护理：当白细胞计数 $<3 \times 10^9/L$，中性粒细胞 $<1.5 \times 10^9/L$，血小板 $<100 \times 10^9/L$，红细胞 $<2 \times 10^{12}/L$、血红蛋白 $<80\ g/L$ 时，应及时报告医师，遵医嘱用升白细胞药物，暂停化疗。当白细胞计数降至 $1 \times 10^9/L$ 时，应做好患者保护性隔离，并遵医嘱使用抗生素预防感染。

（4）其他毒性反应的护理：使用铂类药物（除卡铂外）需要进行静脉水化，多饮水和利尿，预防肾功能损害。做好口腔护理，预防化疗相关性口腔黏膜炎。如出现皮肤干燥、色素沉着、脱发，应做好解释和安慰工作，消除顾虑。

5. 放疗的护理

（1）皮肤护理：放疗期间床铺宜平整、清洁，放疗期间穿宽松、柔软的纯棉织品衣物。保持放射区域皮肤清洁、干燥，忌用肥皂等碱性物质，避免强烈的日光暴晒，防止因机械性和化学性刺激加重放射损伤。放射部位皮肤标记清晰，如出现标记不清，应通知医师，重新标记。放射区域忌贴胶布或涂刺激性药物，不能使用冰袋或热水袋。当出现皮肤脱屑时，禁用手撕剥，必要时可在损伤部位涂鱼肝油保护。

（2）放射性肺炎的护理：患者有咳痰时，协助其进行有效排痰，给予镇咳药、祛痰药及支气管扩张药。对于合并感染者，给予有效抗生素、糖皮质激素治疗。如出现胸闷、气促、呼吸困难，协助患者取半卧位，并给予氧气吸入。

（3）放射性食管炎的护理：注意饮食护理，忌食刺激性食物，以半流质或软食为主，多喝汤水，保证营养摄入。有吞咽困难者可含服康复新液，必要时用利多卡因稀释液。对于不能进食者，可给予肠内、肠外营养治疗。

6. 心理护理　根据家属的意见及患者的心理承受能力，确定是否执行保护性医疗。通过多种途径为患者及家属提供心理社会支持。鼓励患者及家属积极参与治疗和护理计划的制订，了解疾病知识和治疗措施，介绍治疗成功的病例，以增强患者的治疗信心。

【健康教育】

1. 疾病预防　积极开展防癌教育，宣传吸烟的危害，劝导吸烟者戒烟，不吸烟者避免被动吸烟。对肺癌高危人群定期进行体检，做到早发现、早诊断、早治疗。

2. 生活与心理指导　指导患者加强营养，合理安排休息与活动，增强机体的抗病能力，预防呼吸道感染。做好患者及家属的心理护理，保持良好的精神状态，增强战胜疾病的信心。

3. 出院指导　告知患者按时放疗、化疗。当出现呼吸困难、疼痛等症状加重时，应及时就诊。化疗患者每周 2 次监测血常规。服用镇痛药的患者应按时服药，多食富含纤维素的新鲜蔬果，预防便秘。按期随访，评估治疗效果。

随堂测 2-8

小　结

肺癌的发生主要与吸烟、职业致癌因子、空气污染、电离辐射等有关。肺癌的临床表现有原发肿瘤、局部扩散、远处转移引起的症状、体征和胸外表现。肺癌的分类有按解剖学和组织病理学进行分类。肺癌的分期采用第八版国际肺癌研究协会制订的 TNM 分期法。诊断肺癌的常用方法是影像学检查，确诊肺癌应依据病理学检查。治疗要点有手术、药物治疗、放疗、姑息治疗等。主要护理措施包括疼痛护理、化疗护理、放疗护理、心理护理等。

（陈贵华）

第九节　胸膜疾病

导学目标

通过本节内容的学习，学生应能够：

◆　**基本目标**

1. 复述胸腔积液、自发性气胸的概念，自发性气胸的病因。
2. 归纳胸腔积液和自发性气胸的临床表现、治疗要点。
3. 解释胸腔积液的基本病因及诱因、发病机制、辅助检查。
4. 实施对胸腔积液、自发性气胸患者的护理和健康教育。

◆　**发展目标**

综合运用疾病相关知识、技能、评判性思维、循证实践，对患者实施整体护理。

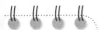

◆ **思政目标**

具备同理心，并养成认真、严谨、细心的工作作风。

一、胸腔积液

在肺和胸壁之间有一个潜在的腔隙，称为胸膜腔。正常情况下，胸膜腔内仅有微量液体，在呼吸运动时起润滑作用。胸膜腔内液体简称胸液（pleural fluid），其形成与吸收处于动态平衡状态，任何原因使胸液形成过多或吸收过少时，均可导致胸液异常积聚，即胸腔积液（pleural effusion）。

【病因和发病机制】

正常情况下影响人体液体出入胸膜腔压力大小的对比见图 2-19。肺、胸膜和肺外疾病均可引起胸腔积液。胸腔积液可以根据其发生机制和化学成分不同分为漏出液（transudative）、渗出液（exudative），临床上常见的病因和发病机制如下。

1. 胸膜毛细血管内静水压增高　如充血性心力衰竭、缩窄性心包炎、血容量增加、上腔静脉或奇静脉受阻，产生胸腔漏出液。

2. 胸膜通透性增加　如胸膜炎症、风湿性疾病（系统性红斑狼疮、类风湿关节炎）、胸膜肿瘤、肺梗死，产生胸腔渗出液。

3. 胸膜毛细血管内胶体渗透压降低　如低蛋白血症、肝硬化、肾病综合征、急性肾小球肾炎，产生胸腔漏出液。

4. 壁胸膜淋巴引流障碍　如淋巴导管阻塞、发育性淋巴引流异常，产生胸腔渗出液。

5. 损伤　如主动脉瘤破裂、食管破裂、胸导管破裂，产生血胸、脓胸和乳糜胸。

6. 医源性　药物（如甲氨蝶呤、胺碘酮、β受体阻断药）、放射治疗、液体负荷过大、中心静脉置管穿破和腹膜透析等，都可引起渗出性或漏出性胸腔积液。

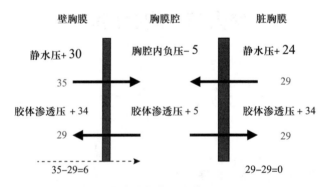

图 2-19　正常情况下影响人体液体出入胸膜腔压力大小的对比（cmH₂O）

【临床表现】

1. 症状　症状的严重程度与积液量有关，积液量较少（0.3～0.5 L）时，症状可不明显或略感胸闷。大量积液时，有明显的心悸及呼吸困难，甚至可致呼吸衰竭。呼吸困难是最常见的症状，多伴有胸痛和咳嗽。病因不同，其症状也有所差别。结核性胸膜炎多见于青年人，常有午后发热、干咳、胸痛，随着胸腔积液量的增加，胸痛可缓解，但可出现胸闷、气促。恶性胸腔积液多见于中年以上患者，一般无发热，有胸部隐痛，伴消瘦和呼吸道或原发部位肿瘤的症状。炎症性积液多为渗出性，常伴有咳嗽、咳痰、胸痛及发热。心力衰竭所致胸腔积液为漏出液，有心悸、气促等心功能不全的表现。肝脓肿伴右侧胸腔积液可为反应性胸膜炎，也可为脓胸，多有发热和肝区疼痛。

2. 体征　体征也与积液量有关。少量积液可无明显体征，或可触及胸膜摩擦感及闻及胸膜摩擦音。中至大量积液时，患侧胸廓饱满，语音震颤减弱，局部叩诊呈浊音，呼吸音减弱或消失。可伴有气管、纵隔向健侧移位。

【辅助检查】

1. 胸部 X 线及 CT 检查　胸部 X 线检查是发现胸腔积液的首要影像学方法，其表现与积液量和是否有包裹或粘连有关。少量胸腔积液时，患侧肋膈角变钝或消失；中等量积液时，呈内低外高的弧形积液影；大量积液时，整个患侧胸部呈致密阴影，气管和纵隔推向健侧；平卧时积液散开，使整个肺野透亮度降低。大量积液常遮盖肺内原发病灶。CT 检查可显示少量胸腔积液、肺和胸膜病变、纵隔和气管旁淋巴结病变，有助于病因诊断。

2. 超声检查　超声检查探测胸腔积液的灵敏度高，定位准确，临床用于估计胸腔积液的深度和积液量，协助胸腔穿刺定位。少量胸腔积液的超声检查敏感性高于床旁 X 线检查。B 超引导下胸腔穿刺用于包裹性和少量胸腔积液。

3. 胸腔积液检查　对明确胸腔积液的性质和病因至关重要。疑为渗出液或性质不能确定时，需经胸腔穿刺作胸腔积液检查，但如存在漏出液病因，则避免胸腔穿刺。

（1）外观和气味：漏出液透明、清亮，静置不凝固，比重<1.016～1.018。渗出液可因病因不同颜色也有不同，多呈草黄色，稍混浊，易有凝块，比重>1.018。乳状胸腔积液多为乳糜胸。黄绿色胸腔积液见于类风湿关节炎。厌氧菌感染胸腔积液常有恶臭味。

（2）细胞：正常胸液中有少量间皮细胞或淋巴细胞。漏出液细胞数常$<100\times10^6$/L（与渗出液鉴别时以 500×10^6/L 为界），以淋巴细胞与间皮细胞为主。渗出液的白细胞常$>500\times10^6$/L。当中性粒细胞增多时，提示为急性炎症。以淋巴细胞为主，则多为结核性或恶性病变。胸液中红细胞$>5\times10^9$/L 时呈淡红色，多由恶性肿瘤或结核病所致，应注意与胸腔穿刺损伤血管引起的血性胸腔积液相鉴别。红细胞$>100\times10^9$/L 时应考虑创伤、肿瘤和肺梗死。血细胞比容>外周血压 50% 时为血胸。40%～90% 的恶性胸腔积液可查到恶性肿瘤细胞。

（3）pH 和葡萄糖：正常胸液 pH 7.6 左右，pH 降低见于脓胸、食管破裂、结核性和恶性胸腔积液。正常胸液中葡萄糖含量与血中含量相近。漏出液与大多数渗出液葡萄糖含量正常；脓胸、类风湿关节炎胸腔积液中葡萄糖含量明显降低，系统性红斑狼疮、结核病和恶性胸腔积液中葡萄糖含量可<3.3 mmol/L。

（4）蛋白质：渗出液的蛋白质含量较高（>30 g/L），胸腔积液 / 血清比值>0.5。漏出液蛋白质含量较低（<30 g/L），以白蛋白为主，黏蛋白试验（Rivalta 试验）阴性。

（5）类脂：乳糜胸腔积液呈乳状混浊，离心后不沉淀，苏丹Ⅲ染成红色，甘油三酯含量>1.24 mmol/L，胆固醇不高，脂蛋白电泳可显示乳糜微粒，多见于胸导管破裂。假性乳糜胸的胸腔积液呈淡黄色或暗褐色，含有胆固醇结晶及大量退变细胞（淋巴细胞、红细胞），胆固醇多>5.18 mmol/L，甘油三酯含量正常，多见于陈旧性结核性胸膜炎，也见于恶性、肝硬化和类风湿关节炎胸腔积液等。

（6）酶：渗出液乳酸脱氢酶（LDH）含量增高（>2000 U/L），且胸腔积液 / 血清 LDH 比值>0.6。LDH 是反映胸膜炎症程度的指标，其值越高，表明炎症越明显。LDH>500 U/L 常提示为恶性肿瘤或并发细菌感染。

（7）免疫学检查：结核性胸膜炎胸腔积液中 γ 干扰素增高，其敏感性和特异性高。系统

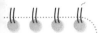
性红斑狼疮及类风湿关节炎引起的胸腔积液中补体C3、C4成分降低，且免疫复合物的含量增高。

（8）肿瘤标志物：癌胚抗原（CEA）在恶性胸腔积液中早期即可升高，且比血清更显著。

4. 胸膜活检　胸膜活检对确定胸腔积液的病因具有重要意义，方法包括经皮闭式胸膜活检、胸膜针刺活检、胸腔镜或开胸活检。

【诊断要点】

根据患者的临床表现，结合胸部X线、超声检查等可明确胸腔积液的诊断，常分为以下3个步骤。

1. 确定有无胸腔积液　中等量以上的胸腔积液诊断不难，症状和体征都较明显。少量胸腔积液（0.3 L）仅表现为肋膈角变钝，易与胸膜粘连混淆，可拍摄患侧卧位胸部X线片，液体可散开于肺外带，协助鉴别。

2. 区别漏出液和渗出液　漏出液外观清澈、透明，无色或呈浅黄色，不凝固；渗出液外观颜色深，呈透明或混浊的草黄色或棕黄色，或血性，可自行凝固。两者划分标准多根据比重（以1.018为界）、蛋白质含量（以30 g/L为界）、白细胞数（以$500 \times 10^6/L$为界），小于以上界限为漏出液，反之为渗出液，但其诊断的敏感性和特异性较差。

3. 寻找胸腔积液的病因　漏出液常见病因是充血性心力衰竭，多为双侧，积液量右侧多于左侧。

【治疗要点】

胸腔积液为胸部或全身疾病的一部分，病因治疗尤为重要。在纠正病因后，漏出液常可被吸收。渗出液常根据病因不同而治疗有所差异。

（一）结核性胸膜炎

1. 一般治疗　一般治疗包括休息、营养支持和对症治疗。

2. 抽液治疗　结核性胸膜炎患者胸腔积液中蛋白质含量高，易引起胸膜粘连，故应尽早抽尽胸腔内积液，防止或减轻粘连，同时可解除对心脏、肺和血管的压迫作用，使被压迫的肺迅速复张，改善呼吸，减轻结核中毒症状。大量胸腔积液者首次抽液量一般不超过700 ml，每周抽液2~3次，每次抽液量不超过1000 ml，直至胸腔积液完全消失。一般情况下，无须在抽液后注入抗结核药，但可注入链激酶预防胸膜粘连。

3. 抗结核药治疗　详见本章第七节肺结核。

4. 糖皮质激素治疗　糖皮质激素治疗疗效不肯定，如全身中毒症状严重、有大量胸腔积液者，可在有效抗结核药治疗的同时，加用糖皮质激素，常用泼尼松30 mg/d，分3次口服。

（二）类肺炎性胸腔积液和脓胸

类肺炎性胸腔积液一般量较少，经有效抗生素治疗后可吸收，大量胸腔积液时需胸腔穿刺抽液，胸腔积液pH<7.2时需行胸腔闭式引流。脓胸的治疗原则是控制感染、引流胸腔积液、促使肺复张、恢复肺功能。具体治疗措施包括如下方面。

1. 抗生素治疗　抗生素治疗的原则是足量，急性期可联合抗厌氧菌的药物，全身及胸腔内给药，疗程为体温正常后继续用药2周以上，以防复发。

2. 引流　引流为脓胸最基本的治疗方法，可采取反复抽脓或胸腔闭式引流。可用2%碳酸氢钠或生理盐水反复冲洗胸腔，然后注入链激酶，使脓液稀释易于引流，但支气管胸膜瘘患者不宜冲洗胸腔，以防细菌播散。慢性脓胸应改进原有的脓腔引流，也可采用外科胸膜剥脱术等治疗。

3. 支持治疗　给予高能量、高蛋白、富含维生素的饮食，纠正水、电解质代谢紊乱及酸碱平衡失调。

（三）恶性胸腔积液

恶性胸腔积液是晚期恶性肿瘤的常见并发症，治疗方法包括原发病的治疗和胸腔积液的治疗。

1. 去除胸腔积液　恶性胸腔积液的生长速度极快，常因大量积液的压迫引起严重呼吸困难，甚至导致死亡，需反复穿刺抽液。必要时可用细管作胸腔内插管进行持续胸腔闭式引流，细管引流具有创伤小、易固定、效果好、可随时向胸腔内注入药物等优点。

2. 减少胸腔积液的产生　反复抽液或持续引流可丢失大量蛋白质，造成低蛋白血症，使胸膜毛细血管内胶体渗透压降低，有利于胸腔积液的产生，可采用化学性胸膜粘连术（chemical pleurodesis）和免疫调节治疗减少胸腔积液的产生。化学性胸膜粘连术指在抽吸胸腔积液或胸腔插管引流后，在胸腔内注入顺铂、丝裂霉素等抗肿瘤药物，也可注入胸膜粘连剂（如滑石粉），使胸膜发生粘连，以减缓胸腔积液的产生。免疫调节治疗是在胸腔内注入生物免疫调节药如短小棒状杆菌疫苗、白介素 -2、干扰素，可抑制恶性肿瘤细胞，增强淋巴细胞局部浸润及活性，并使胸膜粘连。

3. 外科治疗　经上述治疗仍不能使肺复张者，可行胸 - 腹腔分流术或胸膜切除术。

二、自发性气胸

胸膜腔是脏胸膜与壁胸膜之间不含气体的密闭腔隙，当气体进入胸膜腔造成积气状态时，称为气胸（pneumothorax）。气胸分为自发性气胸、外伤性气胸和医源性气胸三类，是常见的内科急症。外伤性气胸由胸壁的直接或间接损伤引起，医源性气胸由诊断和治疗操作所致。

自发性气胸（spontaneous pneumothorax）是指肺组织及脏胸膜的自发破裂，或靠近肺表面的肺大疱、细小气肿疱自发破裂，使肺及支气管内气体进入胸膜腔所致的气胸，分为原发性气胸和继发性气胸，前者发生在无基础肺疾病的健康人，后者常发生在有基础肺疾病的患者，如 COPD 患者。临床主要特征为突发胸痛伴呼吸困难、刺激性干咳，胸部 X 线显示积气透光带。本病性别分布虽因病因不同而有差别，但总体男性多于女性。年龄 20 ~ 40 岁为第一个发病高峰，60 岁以后为第二个发病高峰。本节介绍自发性气胸。

【病因和发病机制】

正常情况下胸膜腔内没有气体，这是因为毛细血管血液中各种气体分压的总和仅为 706 mmHg，比大气压低 54 mmHg。呼吸周期胸膜腔内压均为负压，是由胸廓向外扩张，肺向内弹性回缩对抗产生的。胸腔内出现气体仅在 3 种情况下发生：①肺泡与胸腔之间产生破裂口。②胸壁创伤产生与胸腔的交通。③胸腔内有产气的微生物。临床上主要见于前两种情况。气胸时，失去了胸腔负压对肺的牵引作用，甚至因正压对肺产生压迫，使肺失去膨胀能力，表现为肺容积缩小、肺活量减低、最大通气量降低的限制性通气功能障碍。由于肺容积缩小，初期血流量并不减少，因而通气 / 血流比值减少，导致动静脉分流，出现低氧血症。大量气胸时，由于吸引静脉血回心的负压消失，甚至胸膜腔内正压对血管和心脏的压迫，使心脏充盈减少，心搏出量降低，引起心率加快、血压降低，甚至休克。张力性气胸可引起纵隔移位，循环障碍，甚或窒息死亡。

（一）原发性自发性气胸

原发性自发性气胸多见于瘦高体型的男性青壮年，常规胸部 X 线检查肺部无明显异常病变，但可有胸膜下肺大疱。胸膜下肺大疱产生的原因尚不清楚，可能与吸烟、身高、小气道炎

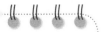

症、非特异性炎症瘢痕或弹性纤维先天发育不良有关。

（二）继发性自发性气胸

继发性自发性气胸是在肺疾病基础上发生的气胸，以 COPD 最常见，其次是肺结核、肺尘埃沉着病、肺癌等，主要因病变致细支气管不完全阻塞，形成肺大疱破裂所致，也见于肺组织坏死波及脏胸膜等。

（三）其他特殊类型气胸

月经性气胸是诸多自发性气胸中的一种类型，仅发生在月经来潮前后 24~72 h，其病因尚不明确。目前认为本病的发生与胸腔膈肌子宫内膜异位症及膈肌小缺损的存在密切相关。

妊娠性气胸可发生于妊娠早期 3~4 个月或晚期妊娠 8 个月以上等。最常见诱因有剧烈运动、咳嗽、用力排便、屏气用力提重物、上臂高举及大笑等。少数患者无明显诱因，甚至在安静睡眠中发生。

【临床分型】

根据脏胸膜破裂口的情况不同及发生后胸膜腔内压变化，可将自发性气胸分为以下 3 种类型。

1. 闭合性（单纯性）气胸　胸膜破裂口较小，随肺萎陷，破裂口闭合，空气不再继续进入胸膜腔。根据积气量的多少，胸膜腔内压接近或略超过大气压，可为正压，也可为负压。抽气后压力下降不再复升，提示破裂口已闭合。

2. 交通性（开放性）气胸　破裂口较大或因两层胸膜间有粘连和牵拉，致破裂口持续开启，呼吸时空气自由出入胸腔。胸膜腔内压维持在 0 cmH$_2$O 上下波动。抽气后呈负压，但观察数分钟，压力又升至抽气前水平。

3. 张力性（高压性）气胸　破裂口呈单向活瓣或活塞作用，吸气时胸腔扩大，胸膜腔内压变小，空气进入胸膜腔。呼气时胸膜腔内压增大，压迫活瓣而关闭，致胸膜腔内积气不断增多，胸膜腔内压持续升高，压迫肺，纵隔向健侧移位，影响心脏血液回流。测定胸膜腔内压，常超过 10 cmH$_2$O，抽气后胸膜腔内压下降，但停止抽气后又迅速复升。此型对机体呼吸、循环功能影响最大，必须紧急处理。

【临床表现】

（一）症状

1. 胸痛　部分患者可有剧烈运动、持重物、用力过猛、剧咳、屏气、潜水甚至大笑等诱因。但多数是在正常活动或安静休息时发生，偶有在睡眠中发病。患者突感一侧胸痛，呈持续性刺痛和刀割样痛，吸气时加剧，可放射至肩背及上腹部，持续时间较短，继之出现胸闷、呼吸困难，可伴刺激性咳嗽。严重呼吸困难时，胸痛症状常被掩盖。

2. 呼吸困难　呼吸困难为气胸的典型症状，呼吸困难的程度与有无肺部基础疾病、气胸发生的速度、胸膜腔内积气及压力大小有关。积气量大或原已有较严重的慢性肺疾病者，呼吸困难明显。张力性气胸时，胸膜腔内压骤然升高，肺被压缩，纵隔移位，迅速出现严重呼吸、循环障碍，患者表情紧张、烦躁不安、发绀、出冷汗、脉搏细数、心律不齐，甚至意识不清、呼吸衰竭。

（二）体征

典型体征有气管移向健侧，患侧胸廓饱满，呼吸运动减弱，叩诊呈鼓音，语音震颤及呼吸音均减低或消失。左侧气胸或并发纵隔气肿时，可在左心缘处听到与心脏搏动一致的气泡破裂音，称为黑曼征（Hamman's sign）。少量气胸时体征可不明显。液气胸时，胸内有振水声。皮下气肿时有捻发音。血气胸时如失血量过多，可使血压下降，甚至发生低血容量性休克。

（三）并发症

并发症可有血气胸、脓气胸、皮下气肿、纵隔气肿及复张后肺水肿等。

【辅助检查】

1. 胸部 X 线检查　胸部 X 线检查是诊断气胸最准确、可靠的方法，可显示肺受压程度、肺内病变情况，有无胸腔积液、胸膜粘连及纵隔移位等。典型表现为被压缩的肺边缘呈外凸弧形的细线条形阴影，称为气胸线，线外透亮度增高、肺纹理消失，线内为压缩的肺组织，气管、纵隔可向健侧移位。气胸容量的大小可依据后前位胸部 X 线片上气胸线到侧胸壁的距离进行判断。当此距离为 1 cm 和 2 cm 时，气胸容量分别约占单侧胸腔容量的 25% 和 50%，故气胸线到侧胸壁的距离 < 2 cm 时为小量气胸，≥ 2 cm 为大量气胸。如从肺尖部测量，则气胸线到侧胸壁的距离 < 3 cm 为小量气胸，≥ 3 cm 为大量气胸（图 2-20）。

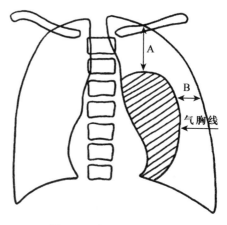

图 2-20　气胸容量测定法
A. 从肺尖部测量，气胸线到侧胸壁的距离
B. 气胸线到侧胸壁的距离

2. 胸部 CT 检查　表现为胸膜腔内出现极低密度的气体影，伴有肺组织不同程度的萎缩改变。CT 对于小量气胸、局限性气胸以及肺大疱与气胸的鉴别比胸部 X 线片更敏感和准确。对气胸量大小的评价也更为准确。

【诊断要点】

根据临床症状、体征及影像学表现，气胸的诊断通常并不困难。X 线或 CT 检查显示气胸线是确诊依据，若患者病情十分危重无法搬动患者做 X 线检查时，应当机立断在患侧胸腔体征最明显处试验穿刺，如抽出气体，可证实气胸的诊断。主要诊断要点可归为以下三点：

（1）突发胸痛、刺激性干咳和呼吸困难。

（2）体格检查有胸腔积气的体征。

（3）X 线或 CT 检查有气胸征象。

【治疗要点】

自发性气胸的治疗目的是促进患侧肺复张、消除病因及减少复发。应根据患者气胸类型、基础肺疾病、发生频次、肺压缩程度及有无并发症等选择治疗方法。

1. 保守治疗　保守治疗适用于稳定型小量气胸、首次发生的症状较轻的闭合性气胸患者。治疗方法包括严格卧床休息、高浓度吸氧、酌情给予镇静药和镇痛药、积极治疗肺基础疾病。保守治疗应密切监测患者的病情变化，尤其是在气胸发生后 24 ~ 48 h。

2. 排气疗法

（1）胸腔穿刺排气：适用于小量气胸（肺压缩程度<20%）、呼吸困难较轻、心肺功能较好的闭合性气胸患者。抽气可加快肺复张，迅速缓解症状。通常选择患侧胸部锁骨中线第 2 肋间隙为穿刺点，局限性气胸则需根据胸部 X 线片定位选择相应的穿刺点。一次抽气量不宜超过 1000 ml，每日或隔日抽气 1 次。张力性气胸患者病情危急，应立即行胸腔穿刺排气，迅速解除胸腔内正压，以避免发生严重并发症。无抽气设备时，为抢救患者生命，可将粗针头迅速插入胸膜腔，使胸腔内高压气体得以排出，以达到暂时减压的目的。也可用粗注射针头，在其尾部扎上橡皮指套，指套末端剪一小裂隙，插入胸腔进行临时排气。

（2）胸腔闭式引流：适用于不稳定型气胸、严重呼吸困难、肺压缩程度较重、交通性或张力性气胸、机械通气并发气胸的患者。插管部位常选取锁骨中线外侧第2肋间隙，或腋前线第4~5肋间隙，如为局限性气胸或需引流胸腔积液，应根据X线检查定位选择合适的部位插管。插管成功则导管持续逸出气泡，呼吸困难迅速缓解，压缩肺可在几小时至数日内复张。对肺压缩严重、时间较长的患者，插管后应夹住引流管分次引流，避免胸膜腔内压骤降产生复张后肺水肿。如1~2 d未见气泡溢出，无呼吸困难、气短等症状，胸部X线片显示肺已全部复张，可以拔除导管。

3. 化学性胸膜粘连术　对于持续性或反复发生的气胸、肺功能欠佳、不宜手术的患者，可向胸腔内注入硬化剂，如多西环素、无菌滑石粉，产生无菌性炎症，使两层胸膜粘连、胸膜腔闭锁，以防气胸复发。

4. 手术治疗　手术治疗主要用于长期气胸、血气胸、双侧气胸、复发性气胸、张力性气胸引流失败者等。主要手术方法包括经胸腔镜手术、开胸手术。手术治疗的成功率高，复发率低。

【主要护理措施】

（一）胸腔积液患者的护理

1. 给氧　大量胸腔积液影响呼吸时按患者的缺氧情况给予低、中流量持续吸氧，增加氧气吸入以弥补气体交换面积不足，改善患者的缺氧状态。

2. 减少氧耗　大量胸腔积液致呼吸困难或发热者，应卧床休息，减少氧耗，以减轻呼吸困难症状。胸腔积液消失后还需继续休养2~3个月，避免疲劳。

3. 促进呼吸功能

（1）体位：按照胸腔积液的部位采取适当体位，一般取半卧位或患侧卧位，以减少胸腔积液对健侧肺的压迫。

（2）胸腔抽液的护理：详见本章第十四节呼吸系统疾病常用诊疗技术及护理。

（3）保持呼吸道通畅：鼓励患者积极排痰，保持呼吸道通畅。

（4）呼吸锻炼：胸膜炎患者在恢复期应每日进行缓慢的腹式呼吸。经常进行呼吸锻炼可减少胸膜粘连的发生，提高通气量。

（5）缓解胸痛：胸腔积液患者常有胸痛，并随呼吸运动而加剧，为了减轻疼痛，患者常采取浅快的呼吸方式，可导致缺氧加重和肺不张。因此，护理人员需协助患者取患侧卧位，必要时用宽胶布固定胸壁，以减少胸廓活动幅度，减轻疼痛，或遵医嘱给予镇痛药。

（6）康复锻炼：待体温恢复正常，胸液抽吸或吸收后，鼓励患者逐渐下床活动，增加肺活量。

4. 病情观察　注意观察患者胸痛及呼吸困难的程度、体温的变化情况。监测血氧饱和度或动脉血气分析的改变。在胸腔穿刺过程中，应注意观察抽液速度、抽液量，以及患者的呼吸、脉搏、血压的变化，如出现呼吸困难、剧咳、咳大量泡沫样痰，双肺满布湿啰音，可能是胸腔抽液过快、过多使胸膜腔内压骤降，出现复张后肺水肿或循环衰竭，应立即停止抽液并给氧，根据医嘱应用糖皮质激素及利尿药，控制液体入量，必要时准备气管插管机械通气。若抽液过程中患者出现头晕、心悸、出冷汗、面色苍白、脉搏细速等表现，应考虑"胸膜反应"，穿刺后仍需继续观察其呼吸、脉搏、血压的变化，注意穿刺处有无渗血或液体渗出。

（二）自发性气胸患者的护理

1. 休息与活动　急性自发性气胸患者应绝对卧床休息，避免用力、屏气、咳嗽等增加胸膜腔内压的活动。血压平稳者取半坐卧位，有利于呼吸、咳嗽排痰及胸腔引流。卧床期间，协助患者每2 h翻身一次。如有胸腔引流管，翻身时应注意防止引流管脱落。

2. 吸氧　根据患者缺氧的严重程度选择适当的吸氧方式和吸入氧流量，保证患者SaO_2>90%。对于选择非手术治疗的患者，需给予高浓度吸氧（经鼻导管或面罩吸入10 L/min），有利于促进胸膜腔内气体吸收。

3. 病情观察　经常巡视病房，及时了解患者的病情变化情况，观察患者胸痛、呼吸频率及节律、心率、血压及缺氧情况，必要时监测动脉血气。观察患者有无胸闷、呼吸困难，如患者出现明显呼吸困难、烦躁、发绀、出冷汗、心率加快、心律失常，甚至休克等，应立即通知医师并配合处理。

4. 胸腔穿刺排气的护理　详见本章第十四节呼吸系统疾病常用诊疗技术及护理（胸腔穿刺术）。

5. 胸腔闭式引流的护理

（1）术前准备：①向患者讲解胸腔闭式引流的目的、意义、过程及注意事项，以取得患者的理解与配合。②备好胸腔闭式引流所需用品（消毒手套、消毒用物或一次性胸腔闭式引流包，一次性胸腔闭式引流瓶、胶布等）。③严格性检查引流管是否通畅和整套胸腔闭式引流装置是否密闭。④引流瓶内注入适量无菌蒸馏水或生理盐水，标记好引流瓶内最初的液面，并旋紧引流瓶盖，如为非一次性闭式引流瓶，应将玻璃管一端置于水面下 1 ~ 2 cm，以确保患者胸腔和引流装置之间为一密封系统。引流瓶塞上另一短玻璃管为排气管，其下端应距离液面 5 cm以上。必要时遵医嘱连接好负压吸引装置，调节并保持压力在 –20 ~ –10 cmH$_2$O，避免过大负压吸引对肺的损伤。

（2）保证有效引流：①确保引流装置安全：胸腔闭式引流主要靠重力引流，水封瓶应置于患者胸部水平下 60 ~ 100 cm，并固定稳妥，防止被踢倒或抬高。搬运患者时，先用两把止血钳双重夹住胸腔引流管，再将引流瓶放置于合适位置。搬运后，先将引流瓶放于低于胸腔的位置，再松止血钳。②观察引流管通畅情况：观察引流管内的液体是否随呼吸上下波动及有无气体自液面逸出。必要时，请患者做深呼吸或咳嗽，如有液体波动，表明引流通畅。若液体波动不明显，液面也无气体逸出，患者无胸闷、呼吸困难，可能肺组织已复张。若患者呼吸困难加重，出现发绀、大汗、胸闷、气管偏向健侧等症状，应立即通知医师紧急处理。如同时引流出液体，应观察和记录引流液的量、颜色和性状。③防止胸腔引流管堵塞：引流血液或黏稠液体时，应根据病情定时从胸腔端向引流瓶端方向捏挤引流管。术后患者通常取半卧位，如果其卧于插管侧，注意不要压迫胸腔引流管。

（3）引流装置及切口护理：严格执行无菌操作，引流瓶上的排气管外端应用 1 ~ 2 层纱布包好，避免空气中尘埃或污物进入引流瓶内。及时更换引流瓶，更换时应严格无菌操作，做好连接管和接头处的消毒，更换前用双钳夹紧引流管近心端，更换完毕、检查无误后再放开，以防止气体进入胸腔。切口敷料每 1 ~ 2 d 更换一次，有分泌物渗出或污染时应及时更换。观察切口有无出血、漏气、皮下气肿、胸痛、肺不张和肺水肿等情况。

（4）肺功能锻炼：鼓励患者每 2 h 进行一次深呼吸、咳嗽和吹气球练习，以促进受压萎陷的肺组织扩张，加速胸腔内气体排出，促进肺尽早复张。但应避免持续、剧烈的咳嗽。

（5）观察与记录引流量：使用水封瓶前，需先倒入无菌生理盐水，并在瓶上贴一长胶布，注明液面高度、倒入液体量、日期和开始时间。密切观察引流液的量和性状。术后第一个 5 h内，每小时记录引流量一次，以后每 8 h 记录一次或按需记录。正常引流量为：第一个 2 h 内100 ~ 300 ml，第一个 24 h 内约 500 ml。当引流量多且为血性时，提示出血，应立即通知医师。如引流量过少，应查看引流管是否通畅。

（6）拔管护理：观察引流管拔管指征，如引流管无气体逸出 1 ~ 2 d 后，夹闭导管 1 d，观察患者无气短、呼吸困难，复查胸部 X 线片示肺已全部复张，可拔除引流管。拔管前做好患者和物品的准备。拔管后观察有无胸闷、呼吸困难、切口处漏气、出血、皮下气肿等情况，如发现异常，应及时通知医师处理。

（7）预防非计划性拔管：搬动患者时，用两把血管钳将引流管双重夹紧，防止在搬动过程中发生引流管滑脱、漏气或引流液反流等意外情况。患者早期下床活动时，要妥善携带水封瓶，保持系统密闭，不必夹管。若胸腔引流管不慎滑出胸腔，应嘱患者呼气，同时迅速用凡士林纱布及胶布封闭引流口，并立即通知医师进行处理。

5. 心理护理　由于紧张、焦虑等情绪反应，可导致氧耗量增加，应陪伴患者，给予心理支持。对于呼吸困难较严重的患者，应及时解释病情和回应患者的要求。在做各项检查、操作前，向患者解释其目的和效果，即使是在非常紧急的情况下，也应在实施操作的同时用简单明了的语言进行必要的解释。解释疼痛发生的原因，从而缓解患者对治疗的紧张和担心，教会患者自我放松技巧，如缓慢深呼吸、全身肌肉放松、听音乐及广播、看书及看报，以分散注意力，减轻疼痛，使其配合治疗。

【健康教育】

1. 疾病知识指导　向患者及家属讲解加强营养是胸腔积液和气胸治疗的重要组成部分，需合理调配饮食，进食高热量、高蛋白、富含维生素的食物，增强机体的抵抗力。指导患者合理安排休息与活动，逐渐增加活动量，避免过度劳累。

2. 用药指导与病情监测　向患者及家属解释疾病的特点及目前的病情，介绍所采用的治疗方法、药物剂量、用法和不良反应。对结核性胸膜炎患者，需特别强调坚持用药的重要性，即使临床症状消失，也不可自行停药。应定期复查，遵从治疗方案，防止复发。如出现呼吸困难或气短加重、咳嗽和咯血，可能为胸腔积液复发，需及时就诊。如气胸患者感到胸闷、突发性胸痛、气短，可能为气胸复发，应及时就诊。

3. 基础疾病的防治　介绍继发性自发性气胸发生的原因，使患者认识控制原发病对预防气胸发生的重要意义，自觉遵医嘱积极治疗肺部基础疾病。嘱患者保持心情愉快，注意劳逸结合，预防感冒等诱因，避免用力和屏气，指导患者应用松弛疗法，教会或协助患者采取舒适的体位。

4. 避免诱发因素　气胸患者应注意：①避免抬举重物、剧烈咳嗽、屏气、用力排便等，并采取有效的措施预防便秘。②注意劳逸结合，在气胸痊愈后的1个月内不进行剧烈活动，如打球、跑步。③保持心情愉快，避免情绪波动。④对吸烟者，应指导其戒烟。

随堂测 2-9

小　结

　　胸腔积液是指胸液形成过多或吸收过少时所导致的胸液异常积聚，具有多种致病病因和发病机制。临床症状的轻重主要取决于积液量和原发疾病，体征主要取决于积液量。治疗方式着重强调病因治疗，同时进行对症治疗。主要护理措施为氧疗和促进呼吸功能的护理。健康教育的主要内容是加强营养和自我病情监测。

　　自发性气胸是肺组织及脏胸膜的自发破裂，或靠近肺表面的肺大疱、细小气肿疱自发破裂，使肺及支气管内气体进入胸膜腔所致，以继发于肺部基础疾病为多见。临床上以突发一侧针刺样或刀割样胸痛，继之出现呼吸困难、咳嗽为特点。胸部 X 线检查是诊断气胸的重要方法。主要治疗方法包括保守治疗、排气疗法和手术，其中排气疗法主要包括胸腔穿刺排气和胸腔闭式引流。护理应重点掌握排气疗法的护理。

（徐仁华）

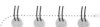

第十节　慢性肺源性心脏病

导学目标

通过本节内容的学习，学生应能够：

◆ **基本目标**

1. 复述慢性肺源性心脏病的定义、常见病因及治疗原则。
2. 理解慢性肺源性心脏病的发病机制、低浓度给氧的依据。
3. 归纳慢性肺源性心脏病的临床表现、氧疗注意事项。
4. 实施对慢性肺源性心脏病患者的护理及健康教育。

◆ **发展目标**

综合运用疾病相关知识，分析慢性肺源性心脏病患者出现呼吸困难的可能问题及护理措施。

◆ **思政目标**

树立爱伤观念、道德观念，提高品行素养和社会责任感。

案例 2-4

　　某患者，男性，68 岁。因"反复咳嗽、咳痰 30 余年，心悸、气促 5 年，加重 3 d"入院。患者 20 余年前开始经常因受凉出现咳嗽、咳痰，以后逐年加重，偶有黏液脓性痰。约 4 年前开始出现活动后心悸、气促，休息后缓解，以后该症状逐年明显，且受凉后加重。近 2 年常有午后双踝关节肿胀，平卧休息后可消退。3 d 前，患者外出买菜后即感心悸、气促，伴双下肢凹陷性水肿。本次患病后自述睡眠差，无发热。体格检查：T 36.4 ℃，P 116 次/分，R 32 次/分，BP 132/78 mmHg。端坐位，口唇、颜面发绀；桶状胸，双肺叩诊呈过清音，呼吸音低，可闻及散在哮鸣音，双侧中、下肺可闻及少量的细湿啰音，剑突下心脏搏动明显，心率 116 次/分，房颤，肺动脉瓣第二音亢进，三尖瓣区可闻及 3/6 级杂音，柔和，不传导；双下肢中度凹陷性水肿。有吸烟史 40 余年，已戒烟。胸部 X 线检查：肋间隙增宽，膈低平，两肺透亮度增加，双下肺纹理增粗、紊乱；心影偏小，右下肺动脉干横径 16 mm，肺动脉段明显突出。

　　请回答：

　　1. 该患者目前存在哪些主要护理诊断/问题？

　　2. 该患者进行氧疗时有哪些注意事项？

　　肺源性心脏病（pulmonary heart disease）简称肺心病，是由于支气管、肺、胸廓或肺动脉血管的病变导致肺血管阻力增加，肺动脉高压，继而右心室结构和（或）功能改变的疾病。根据起病缓急和病程长短，分为急性和慢性肺源性心脏病。急性肺源性心脏病主要见于急性大面

积肺栓塞，本节重点讨论慢性肺源性心脏病。

慢性肺源性心脏病是我国呼吸系统的常见病，我国在 20 世纪 70 年代的普查结果表明，年龄 >14 岁人群本病的患病率为 4.8%。其患病率存在地区差异性，北方地区高于南方地区，农村高于城市，并随年龄增长而增加。吸烟者比不吸烟者患病率明显增多，男、女性无明显差异。冬、春季节和气候骤变时易出现急性发作。

【病因和发病机制】

（一）病因

1. 支气管、肺疾病　以 COPD 最多见（占 80%～90%），其次为支气管哮喘、支气管扩张、重症肺结核、肺尘埃沉着病等所并发的肺气肿或肺纤维化。

2. 胸廓运动障碍性疾病　较少见，如胸廓和脊柱畸形、脊椎结核、广泛胸膜粘连以及神经肌肉疾患（如脊髓灰质炎）等引起胸廓活动受限、肺受压、支气管扭曲或变形，导致肺功能受损。

3. 肺血管疾病　广泛或反复发生的结节性肺动脉炎，特发性或慢性栓塞性肺动脉高压可引起肺血管阻力增加，肺动脉压升高，右心负荷加重，发展为慢性肺源性心脏病。

4. 其他　原发性肺泡通气不足及先天性口咽畸形、睡眠呼吸暂停综合征等均可产生低氧血症，引起肺血管收缩，导致肺动脉高压，发展成慢性肺源性心脏病。

（二）发病机制

不同疾病所致肺动脉高压的发病机制不完全一样，本节主要讨论低氧性肺动脉高压，尤其是 COPD 所致肺动脉高压的发病机制。

1. 肺动脉高压的形成

（1）肺血管阻力增加的功能性因素：肺血管收缩在低氧性肺动脉高压的发生中起着关键作用。缺氧、高碳酸血症和呼吸性酸中毒导致肺血管收缩、痉挛，其中缺氧是形成肺动脉高压的最重要因素。缺氧时，收缩血管物质增多，如白三烯、5- 羟色胺、血管紧张素 II、血小板活化因子（PAF）等使肺血管收缩，血管阻力增加。内皮源性舒张因子和收缩因子的平衡失调在缺氧性肺血管收缩中也起一定的作用。缺氧可使肺血管平滑肌细胞膜对 Ca^{2+} 的通透性增加，细胞内 Ca^{2+} 含量增高，肌肉兴奋收缩偶联效应增强，直接使肺血管平滑肌收缩。另外，高碳酸血症时，H^+ 产生增多，使血管对缺氧的敏感性增强，致肺动脉压增高。

（2）肺血管阻力增加的解剖学因素：各种慢性胸肺疾病可导致肺血管解剖结构的变化，形成肺循环血流动力学障碍。主要原因有：①长期反复发作的 COPD 及支气管周围炎，累及邻近肺小动脉，引起血管炎，管壁增厚、管腔狭窄或纤维化，甚至完全闭塞，使肺血管阻力增加，产生肺动脉高压。②肺气肿导致肺泡内压增高，压迫肺泡毛细血管，造成管腔狭窄或闭塞。肺泡壁破坏造成毛细血管网毁损，当肺泡毛细血管床减损超过 70% 时，肺循环阻力增大。③肺血管重塑：慢性缺氧使肺血管收缩，管壁张力增高。缺氧时，肺内产生多种生长因子，可直接刺激管壁平滑肌细胞、内膜弹性纤维及胶原纤维增生。④血栓形成：部分慢性肺源性心脏病急性发作期患者存在多发性肺微小动脉原位血栓形成，引起血管阻力增加，加重肺动脉高压。

（3）血液黏滞度增加和血容量增多：慢性缺氧产生继发性红细胞增多，血液黏滞度增加。缺氧还可使醛固酮分泌增加，导致水、钠潴留。缺氧使肾小动脉收缩，肾血流量减少，加重水、钠潴留，使血容量增多。血液黏滞度增加和血容量增多，可使肺动脉压升高。

2. 心脏病变和心力衰竭　肺循环阻力增加导致肺动脉高压，右心发挥代偿作用，以克服肺动脉压升高的阻力而发生右心室肥厚。随后随病情进展，肺动脉压持续升高，右心失代偿而致右心衰竭。

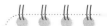

3. 其他重要器官损害　缺氧和高碳酸血症可导致重要器官（如脑、肝、肾、胃、肠）及内分泌系统、血液系统发生病理改变，引起多器官功能损害。

【临床表现】

本病发展缓慢，临床上除有胸肺疾病的各种症状和体征外，主要是逐渐出现肺、心功能不全及其他器官损害的征象。按其功能代偿分述如下。

1. 肺、心功能代偿期　此期心功能一般代偿良好，主要是 COPD 的表现。

（1）原发病的表现：症状有咳嗽、咳痰、气促，活动后心悸、呼吸困难、乏力和劳动耐力下降等。急性感染可使上述症状加重。

（2）体征：可有不同程度的发绀和肺气肿体征。如肺动脉瓣第二音亢进、剑突下心脏搏动增强。

2. 肺、心功能失代偿期　此期主要表现是上述症状加重，出现右心衰竭和呼吸衰竭。

（1）呼吸衰竭：常因急性呼吸道感染诱发，患者呼吸困难加重，夜间尤甚，常有头痛、失眠、食欲缺乏、白天嗜睡，甚至出现神志恍惚、谵妄等肺性脑病的表现。主要体征有发绀，球结膜充血、水肿，严重时出现颅内压升高的表现，腱反射减弱或消失，出现病理反射。高碳酸血症患者出现皮肤潮红、多汗。

（2）右心衰竭：表现为心悸、气短、食欲缺乏、腹胀、恶心、尿少等。体征：发绀更明显、颈静脉怒张、心率增快，可出现心律失常，剑突下可闻及收缩期杂音，甚至出现舒张期杂音。肝大、肝区压痛、肝颈静脉反流征阳性，下肢水肿。

3. 并发症　肺性脑病、电解质代谢紊乱及酸碱失衡、心律失常、消化道出血及 DIC 等。

【辅助检查】

1. X 线检查　除肺、胸基础疾患及可能的肺部感染征象外，尚有肺动脉高压和右心肥大的征象，如右下肺动脉扩张、右心室扩大。

2. 心电图　右心室肥大和右心房扩大。诊断的主要依据有：电轴右偏，额面平均电轴 $\geqslant 90°$；重度顺时针转位，$V_5R/S \leqslant 1$；$RV_1 + SV_5 \geqslant 1.05$ mV；肺性 P 波等。

3. 血气分析　可出现低氧血症、高碳酸血症，呼吸衰竭时出现 $PaO_2 < 60$ mmHg，$PaCO_2 > 50$ mmHg。pH 可正常或降低。

4. 血液检查　红细胞计数和血红蛋白浓度可增高。合并感染时白细胞计数升高，中性粒细胞比例升高。全血黏滞度及血浆黏度可增加。血小板数量明显下降时应警惕 DIC。可有肾功能、肝功能的异常及电解质代谢紊乱。

5. 其他　早期或缓解期患者可行肺功能检查。合并感染时痰细菌学检查可指导抗生素的选用。

科研小提示

根据文献记载，针对临床怀疑肺源性心脏病有右心功能损害而常规超声心动图检查未见明确超声征象者，Tei 指数（从常规右室流入道和流出道多普勒血流图获得）的测量可为临床提供一定的诊断信息，为减少漏诊提供了新线索。Tei 指数的敏感性和特异性如何？

【诊断要点】

根据患者有慢性支气管炎、肺气肿、COPD、其他胸肺疾病病史，或肺血管病变，并出现肺动脉高压、右心室增大或右心功能不全的征象，结合心电图、胸部 X 线片和超声心动图有

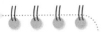

肺动脉增宽、右心增大和肥厚的征象，可明确诊断。

【治疗要点】

（一）肺、心功能代偿期

采用中西医结合的综合治疗措施，延缓基础疾病的进展，增强患者的免疫力，预防感染，减少或避免急性加重，加强康复锻炼和营养，需要时行长期氧疗或家庭无创通气治疗等。

（二）肺、心功能失代偿期

治疗原则是积极控制感染；畅通呼吸道，改善呼吸功能，纠正缺氧和二氧化碳潴留，控制呼吸衰竭和心力衰竭，防止并发症。

1. 控制感染　呼吸道感染是导致肺源性心脏病急性加重的常见诱因，因此控制感染是处理肺源性心脏病急性发作的重要环节。应根据可能或已知的病原体选择敏感的抗生素，常用的抗生素有青霉素类、氨基糖苷类、喹诺酮类和头孢菌素类等。用药期间需注意可能的继发真菌感染。

2. 控制呼吸衰竭　给予祛痰药、支气管扩张药等，维持气道通畅，改善通气功能；持续低浓度氧疗；需要时给予无创正压通气，必要时建立人工气道进行有创正压通气。详见本章第三节慢性支气管炎、慢性阻塞性肺疾病和第十三节呼吸衰竭和急性呼吸窘迫综合征。

3. 控制心力衰竭　多数患者经过积极抗感染、改善呼吸功能后，心力衰竭便能得到改善，患者尿量增多，水肿消退，肝缩小，肝压痛消失，不需加用利尿药、强心药。对治疗无效的较重患者，可适当选用利尿药、血管扩张药及正性肌力药。

（1）利尿药：使用的原则是缓慢、小剂量和短程，以避免利尿过快而导致的电解质代谢紊乱和因血液浓缩而致痰液黏稠不易咳出。通常采用氢氯噻嗪与螺内酯合用，水肿较重者可用呋塞米，同时口服氯化钾。利尿后心力衰竭控制不满意时可加用洋地黄类药物。

（2）正性肌力药：由于肺源性心脏病患者长期处于缺氧状态，对洋地黄类药物的耐受性低，容易中毒，故应选作用速度快、排泄速度快的洋地黄类药，小剂量（常规剂量的 1/2 或 2/3）静脉给药。常用药物有毒毛花苷 K、毛花苷 C（西地兰）或地高辛，用药前要积极纠正缺氧和低钾血症，用药过程中密切观察药物的毒性和不良反应。

（3）血管扩张药：钙通道阻断药、川芎嗪等有一定的降低肺动脉压的效果，对顽固性心力衰竭可能有一些效果。

【护理】

（一）护理评估

1. 病史　部分患者有一定的呼吸相关基础疾病，病情随时间呈逐渐恶化发展。护理人员必须全面而细致地进行资料收集，了解病因、病程长短及此次发病的诱因，有无高血压、水肿等情况，询问尿量、既往治疗方法，有无恶心、呕吐、腹泻，目前最主要的症状。

2. 心理社会评估　患者及家属对慢性肺源性心脏病的预后存在不确定性，表现为焦虑、恐惧甚至绝望。此外，疾病过重也会增加心理负担。护士应充分了解患者及家属的心理状况、家庭经济情况以及家属对疾病的认识及对患者的关怀、支持情况。

3. 身体评估　应评估患者的意识状态、球结膜及慢性病容、血压，全身性水肿，呼出气体有无尿味，四肢及胸腹、背部的皮肤是否干燥和有无抓痕。有无呼吸困难，呼吸深度和频率，心率及节律是否规整，有无心包摩擦音，皮肤及黏膜是否有出血点及瘀斑等。

4. 辅助检查　了解 X 线检查、心电图、血气分析、红细胞、血红蛋白、血小板及白细胞值等。

（二）常见护理诊断 / 问题

1. 气体交换障碍　与肺血管阻力增高引起肺淤血、肺血管收缩导致肺血流量减少有关。

2. 清理呼吸道无效　与呼吸道感染、痰多而黏稠有关。

3. 活动无耐力　与心脏、肺功能减退有关。

4. 体液过多　与心排血量减少、肾血流灌注量减少有关。

（三）护理目标

（1）患者气体交换障碍程度减轻或消失。

（2）患者呼吸道清理程度有所改善。

（3）患者活动耐力有所增加。

（4）患者水肿减轻或消失。

（四）主要护理措施

1. 一般护理

（1）休息与活动：急性加重期患者应绝对卧床休息。护士应协助其采取舒适的体位，减轻呼吸困难，减少机体氧耗量。缓解期应量力而行，采取循序渐进的原则，鼓励患者进行适量活动，加强全身锻炼和呼吸训练。卧床患者应定时翻身，作床上主动、被动运动，以防压疮和深静脉血栓。

1）体位：呼吸困难患者的姿势应既有利于气体交换，又节省能量。如站立时，背倚墙，身体重量放在两髋和双足上，使横膈和胸廓松弛，全身放松。坐位时，凳高合适，两足正好平放在地，身体稍向前倾，两手摆在双腿上或趴在小桌上，桌上放几个枕头，使患者胸椎与腰椎尽可能在一条直线上。卧位时抬高床头并略摇起床尾，使下肢关节轻度屈曲，防止身体下滑，在身体两侧放置枕头或床桌，让双手略抬高并有支撑处。

2）全身锻炼：如进行呼吸操和有氧活动。呼吸操包括呼吸与扩胸、弯腰、下蹲和四肢活动在内的各种体操活动。有氧活动以步行和慢跑最常用，活动强度以每次运动后出现轻度呼吸短促，在停止活动后 10 min 内呼吸恢复至运动前水平为宜。全身活动不但可以改善骨骼肌、心脏、肺状况，还可以调节情绪，进而增加活动的耐力。进行活动时要注意：①活动前后患者应有充分的休息时间。②尽可能在平喘药发挥最大作用时进行活动。③注意患者的主诉、心率、呼吸等的变化，活动时如有明显不适，或运动后 3~5 min 上述指标未能恢复到运动前水平，应与医师研究变更活动类型及运动量。④有条件时进行运动氧疗。⑤坚持进行腹式呼吸及缩唇呼气训练。

3）呼吸训练：见本章第三节慢性支气管炎、慢性阻塞性肺疾病。

（2）饮食护理：参见本章第三节慢性支气管炎、慢性阻塞性肺疾病。但对水肿患者，应限制钠、水摄入，每日钠盐 < 3 g、水量 < 1500 ml。

（3）病情观察：除了解咳、痰、喘等变化外，还要关注患者有无头痛的主诉，有无意识障碍、球结膜水肿、皮肤出血点、瘀斑、出入量（尤其是尿量）、血气分析、电解质等的检查结果。有心力衰竭者，应了解体重、皮肤水肿和盐摄入情况。评估家属对患者的关心和支持情况。

2. 氧疗护理　合理的氧疗和保持呼吸道通畅是纠正组织缺氧、减轻呼吸困难的重要措施。做好持续低流量吸氧的护理，流量 1~2 L/min，氧浓度一般为 25%~30%，持续吸入，通常经鼻导管吸氧，也可使用面罩给氧，吸入的氧气必须湿化。低浓度给氧的依据：慢性肺源性心脏病失代偿期患者多为慢性高碳酸血症型呼吸衰竭，患者的呼吸中枢对 CO_2 刺激的敏感性降低，甚至已处于抑制状态，其兴奋性主要依靠缺氧对外周化学感受器的刺激作用。当吸入气氧浓度过高时，随缺氧的短暂改善而解除其对中枢的兴奋作用，结果使患者呼吸受抑制，二氧化碳潴留加剧，甚至诱发肺性脑病。

氧疗期间的注意事项：①保持气道（包括鼻塞/导管）通畅，防止管道堵塞或漏气。②维持吸入氧流量、浓度的恒定，嘱患者不要自行调节流量等。③吸氧后注意观察患者神志等的变化，一旦出现意识障碍或意识障碍加重，应及时作血气分析。④按医嘱及时、正确采取血标本作血气分析，并了解血气分析结果，如有明显异常，应及时与医师联系，血标本应隔绝空气并及时送检。⑤室内严禁明火。

3. 保持呼吸道通畅　对体弱卧床、痰多而黏稠的患者，宜每 2～3 h 帮助其翻身一次。同时鼓励患者咳嗽，给予拍背，促进痰液排出。对神志不清者，可进行机械吸痰，每次抽吸时间不超过 15 s，以免加重缺氧。

4. 用药护理　①二氧化碳潴留、呼吸道分泌物多的重症患者慎用镇静药、催眠药，如必须用药，使用后应注意观察是否有抑制呼吸和咳嗽反射减弱的情况。②应用利尿药后易出现低钾、低氯性碱中毒而加重缺氧，过度脱水引起血液浓缩、痰液黏稠不易排出等不良反应，应注意观察及预防。使用排钾利尿药时，督促患者遵医嘱补钾。利尿药尽可能在白天给药，避免夜间频繁排尿而影响患者睡眠。③使用洋地黄类药物时，应询问有无洋地黄用药史，遵医嘱准确用药，注意观察药物的毒性反应。④应用血管扩张药时，注意观察患者心率及血压情况。血管扩张药在扩张肺动脉的同时也扩张体循环动脉，往往造成血压下降、反射性心率增快、氧分压下降、二氧化碳分压升高等不良反应。⑤使用抗生素时，应注意观察感染控制的效果，有无继发性感染。⑥患者烦躁不安时，要警惕呼吸衰竭、电解质代谢紊乱等，应予密切观察。

5. 心理护理　慢性肺源性心脏病是各种原发肺部、胸部疾病晚期的并发症，常病情迁延，反复急性加重。随着肺功能损害，病情逐渐加重，患者生命质量下降，经济负担加重，易产生焦虑、抑郁情绪，对治疗丧失信心，甚至放弃或拒绝治疗。因此，护士应倾听患者的主诉，使患者及家属了解疾病的发生、发展过程。讲解康复训练有助于功能康复，指导日常生活中的节力方法，做好患者、家属与单位之间的沟通，调动各方面的潜能，促进有效应对，提高患者的生命质量。

（五）护理评价

（1）患者气体交换障碍得到缓解。

（2）患者呼吸道感染受到控制，痰液易排出，清理呼吸道无效的问题得到改善。

（3）患者活动耐力改善与提高。

（4）患者没有发生皮肤损害。

【健康教育】

1. 疾病知识指导　肺源性心脏病患者多数预后差，病死率较高，原发病及呼吸衰竭为其主要死因，而经过积极治疗和康复，可延长寿命，提高生命质量。当存在心功能不全时，应限制水、盐的摄入。向患者及家属传授有关医疗设备（如雾化器、吸入器、给氧装置）的使用、清洁及维护方面的知识和技巧。

2. 积极防治原发病　避免各种导致疾病加重的诱因，避免吸入尘埃、刺激性气体，避免进入空气污浊的公共场所及接触上呼吸道感染患者。指导患者适当休息，摄取足够的热量、营养、维生素和水分。

3. 合理用药　指导患者合理使用药物，保持呼吸道通畅，坚持家庭氧疗。告知患者及家属病情变化的征象，定期随访。

随堂测 2-10

小　结

慢性肺源性心脏病是由于支气管、肺、胸廓或肺动脉血管的慢性病变导致肺血管阻力增加，产生肺动脉高压，继而右心室结构和（或）功能改变的疾病。肺源性心脏病失代偿期的临床表现是呼吸衰竭，或伴心力衰竭。急性加重期的治疗中控制感染是关键，氧疗应采取持续低流量氧疗。护理过程中，应理解慢性肺源性心脏病患者低浓度给氧的原因，掌握氧疗的注意事项。慢性肺源性心脏病患者慎用镇静催眠药，以免诱发或加重肺性脑病。

（徐仁华）

第十一节　肺血栓栓塞症

导学目标

通过本节内容的学习，学生应能够：

◆ **基本目标**

1. 复述肺血栓栓塞症的定义、继发性危险因素。

2. 归纳肺血栓栓塞症的常见临床表现。

3. 解释肺血栓栓塞症确诊及求因的相关检查。

4. 实施对肺血栓栓塞症患者的护理，并对肺血栓栓塞症患者及高危人群进行健康教育。

◆ **发展目标**

1. 根据个案特点实施肺血栓栓塞症的预防和筛查。

2. 在肺血栓栓塞症护理实践中发现临床问题，并查阅文献，深入研究。

◆ **思政目标**

在护理肺血栓栓塞症患者的过程中，体现医者仁心，救死扶伤，关爱生命的崇高精神。

肺栓塞是以各种栓子阻塞肺动脉或其分支为其发病原因的一组疾病或临床综合征的总称，包括肺血栓栓塞症、脂肪栓塞、羊水栓塞、空气栓塞等。其中肺血栓栓塞症占肺栓塞的绝大多数，通常所称的肺栓塞即指肺血栓栓塞症。

肺血栓栓塞症（pulmonary thromboembolism，PTE）为来自静脉系统或右心的血栓阻塞肺动脉或其分支所致的疾病，以肺循环和呼吸功能障碍为其主要临床和病理生理特征。PTE是肺栓塞最常见的类型。肺动脉发生栓塞后，若其支配区域的肺组织因血流受阻或中断而发生坏死，称为肺梗死（pulmonary infarction，PI）。

PTE的栓子主要来源于深静脉血栓形成（deep venous thrombosis，DVT），最常见于下肢静脉和盆腔静脉，随着颈内静脉、锁骨下静脉置管和静脉内化疗的增多，来源于上腔静脉路径的血栓也较前有增多趋势，右心腔来源的血栓所占比例较小。DVT与PTE实质上为一种疾病过程在不同部位、不同阶段的表现，两者合称为静脉血栓栓塞（venous thromboembolism，VTE）。

PTE和DVT发病率较高，病死率也高。但由于其发病和临床表现的隐匿性和复杂性，漏诊和误诊率较高。

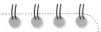

【病因和发病机制】

（一）危险因素

DVT 和 PTE 具有共同的危险因素，即 VTE 的危险因素，包括任何可以导致静脉血液淤滞、静脉系统内皮损伤和血液高凝状态的因素，即 Virchow 三要素，包括遗传性和获得性两类。

1. 遗传性危险因素　由遗传变异引起，常以反复静脉血栓形成为主要临床表现，如抗凝血酶缺乏。

2. 获得性危险因素　是指后天获得的易发生 DVT 和 PTE 的多种病理和病理生理改变，多为暂时性和可逆性的，列于表 2-13。

表 2-13　静脉血栓栓塞常见获得性危险因素

血液高凝状态	静脉系统内皮损伤	静脉血液淤滞
高龄	手术（多见于全髋关节或膝关节置换）	瘫痪
恶性肿瘤	创伤 / 骨折（多见于髋部骨折和脊髓损伤）	长途航空或乘车旅行
抗磷脂抗体综合征	中心静脉置管或起搏器	急性内科疾病
口服避孕药	吸烟	住院
妊娠 / 产褥期	高同型半胱氨酸血症	居家养老护理
静脉血栓个人史 / 家族史	肿瘤静脉内化疗	
肥胖		
炎性肠病		
肝素诱导血小板减少症		
肾病综合征		
真性红细胞增多症		
巨球蛋白血症		
植入人工假体		

上述危险因素既可单独存在，又可同时存在，协同发生作用，其中年龄是独立危险因素。对于存在危险因素，特别是同时存在多种危险因素的病例，应加强预防，并树立及时识别的意识，以争取早期诊断。部分 VTE 患者经使用较完备的检测手段也不能明确危险因素，称为特发性 VTE。部分患者需警惕存在隐匿性恶性肿瘤的可能，应注意筛查和随访。

（二）发病机制

外周静脉血栓形成后，一旦血栓脱落，栓子即可随静脉血流移至肺动脉内，形成 PTE。急性栓塞发生后，由于血栓机械性堵塞肺动脉及由此引发的神经 - 体液因素的作用，可导致一系列循环和呼吸功能的改变。

1. 血流动力学改变　栓子阻塞肺动脉及其分支达一定程度（30%～50%）后，通过机械阻塞作用，加之神经 - 体液因素和低氧引起肺动脉收缩，导致肺血管阻力增加，肺动脉压力升高；右心室后负荷增加，右心室壁张力增高，右心室扩大，引起右心功能不全；右心室扩大，导致室间隔左移，使左心室充盈减少，导致心排血量下降，进而可引起体循环低血压甚至休克；主动脉内低血压和右心室压力升高，使冠状动脉灌注压下降，心肌血流量减少，导致心肌（特别是右心室心肌）处于低灌注状态，加之 PTE 时心肌氧耗量增加，导致右心室心肌缺血和功能障碍，并且可能产生恶性循环，最终导致患者死亡。

2. 气体交换障碍 气体交换障碍主要为血流动力学障碍的结果。心排血量减少，导致混合静脉血血氧饱和度下降；PTE 致血管阻塞、栓塞部位肺血流减少，肺泡无效腔量增大，通气 / 血流比值失调而致低氧血症；部分患者因右心房压力增加，出现卵圆孔开放，产生右向左分流，可能导致严重的低氧血症。由于肺组织同时接受肺动脉、支气管动脉和肺泡内气体三重氧供，故肺动脉阻塞时只有约 15% 的患者出现肺梗死。

3. 慢性血栓栓塞性肺动脉高压（chronic thromboembolic pulmonary hypertension，CTEPH） 部分急性 PTE 患者经治疗后血栓未完全溶解，血栓机化，导致管腔狭窄或闭塞，肺动脉压力持续升高；多种影响因素，如低氧血症、血管活性物质（包括内源性血管收缩因子和促炎性细胞因子）释放可加重这一过程，右心负荷进一步加重，最终导致右心衰竭。

【临床表现】

（一）症状

PTE 的症状多种多样，常缺乏特异性。不同患者症状的严重程度也有很大差别，可以从无症状、隐匿，到血流动力学不稳定，甚或发生猝死。常见症状如下。

（1）不明原因的呼吸困难及气促，尤以活动后明显，为 PTE 最多见的症状。

（2）胸痛，包括胸膜炎性胸痛或心绞痛样疼痛。

（3）晕厥，可为 PTE 的唯一或首发症状。

（4）烦躁不安、惊恐甚至濒死感。

（5）咳嗽，早期为干咳或伴有少量白色痰。

（6）咯血，常为小量咯血，大量咯血少见。

（7）心悸等。

不同病例可出现以上症状的不同组合。临床上有时出现所谓的"肺梗死三联征"，即同时出现呼吸困难、胸痛及咯血，但仅见于不足 20% 的患者。

（二）体征

1. 呼吸系统 呼吸急促最常见，发绀，肺部有时可闻及哮鸣音和（或）细湿啰音，肺野偶可闻及血管杂音，合并肺不张和胸腔积液时出现相应的体征。

2. 循环系统 心动过速，严重时可出现血压下降甚至休克，肺动脉瓣第二音（P_2）亢进或分裂，三尖瓣区收缩期杂音。

3. 其他 可伴发热，多为低热。

（三）DVT 的表现

在考虑 PTE 诊断的同时，必须注意是否存在 DVT，特别是下肢 DVT。其主要表现为患肢肿胀、周径增粗、疼痛或压痛、皮肤色素沉着，行走后患肢易疲劳或肿胀加重。但约半数或以上的下肢 DVT 患者无自觉症状和明显体征。

（四）临床分型

1. 急性肺血栓栓塞症

（1）高危 PTE：以休克和低血压为主要表现，收缩压<90 mmHg 或较基础值下降幅度≥40 mmHg，持续 15 min 以上。需排除新发生的心律失常、低血容量性休克或感染中毒症所致的血压下降。此型患者病情变化快，临床病死率>15%，应积极治疗。

（2）中危 PTE：血流动力学稳定，但存在右心功能不全和（或）心肌损伤。此型患者可能出现病情恶化，临床病死率为 3% ~ 15%，应密切监测病情变化。

（3）低危 PTE：血流动力学稳定且无右心功能不全和心肌损伤。此型患者临床病死率低，常<1%。

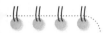

2. 慢性血栓栓塞性肺动脉高压　患者常表现为呼吸困难、乏力、运动耐力下降，后期出现右心衰竭的临床表现。

【辅助检查】

1. 实验室检查　血浆 D- 二聚体（D-dimer）是交联纤维蛋白在纤溶系统作用下产生的可溶性降解产物，是一个特异性的纤溶过程标志物，对血栓形成具有很高的敏感性，可作为 PTE 的初筛指标。急性 PTE 时 D- 二聚体升高。如 D- 二聚体正常，则对 PTE 有重要的排除诊断价值，但因其特异性差，对 PTE 无诊断价值。临界值通常设为 500 μg/L。动脉血气分析常表现为低氧血症、低碳酸血症，部分患者血气分析结果可正常。

2. 心电图与超声心动图检查　多数患者可出现非特异性心电图异常。最常见的改变为窦性心动过速。当有肺动脉及右心压力升高时，可出现 $V_1 \sim V_4$ 导联 T 波倒置和 ST 段异常、$S_IQ_{III}T_{III}$ 征（即 I 导联 S 波加深，III 导联出现 Q/q 波及 T 波倒置）、完全或不完全性右束支传导阻滞、肺性 P 波等。观察到心电图的动态改变更有意义。超声心动图对提示 PTE 和除外其他心血管疾病以及进行急性 PTE 危险度分层具有重要价值。

3. 下肢深静脉检查　下肢深静脉检查包括超声检查和深静脉造影，超声检查是诊断 DVT 最简便的方法。

4. 影像学检查

（1）胸部 X 线片：可见肺动脉阻塞征、肺动脉高压征及右心扩大征。

（2）CT 肺动脉造影（computed tomographic pulmonary angiography，CTPA）：是 PTE 的一线确诊手段，能够准确发现段以上肺动脉内的血栓。①直接征象：肺动脉内低密度充盈缺损，部分或完全包围在不透光的血流之间（轨道征），或呈完全充盈缺损，远端血管不显影。②间接征象：肺野楔形密度增高影，呈条带状高密度区或盘状肺不张，中心肺动脉扩张及远端血管分支减少或消失。

（3）放射性核素肺通气 / 血流灌注（V/Q）显像：是 PTE 的重要诊断方法。典型征象是呈肺段分布的肺血流灌注缺损，并与通气显像不匹配。

（4）磁共振成像（MRI）和磁共振肺动脉造影（MRPA）：用于诊断段以上肺动脉血栓及肾功能严重受损、对碘造影剂过敏或妊娠患者。

（5）肺动脉造影：是 PTE 诊断的"金标准"，其敏感性约为 98.9%，特异性为 95% ~ 98%。肺动脉造影是一种有创性检查，发生致命性或严重并发症的可能性分别为 0.1% 和 1.5%，应严格掌握适应证。

【诊断要点】

诊断 PTE 的关键是提高意识，诊断一般按疑诊、确诊、病因 3 个步骤进行。

1. 疑诊相关检查　对出现上述临床症状、体征的患者，特别是存在前述危险因素的病例，应进行如下检查：血浆 D- 二聚体、动脉血气分析、心电图、胸部 X 线、超声心动图及下肢超声检查。

2. 确诊相关影像学检查　CTPA 是确诊 PTE 的一线手段，其他包括放射性核素肺通气 / 灌注扫描、磁共振成像或肺动脉造影等检查。

3. 病因检查　对疑诊 PTE 者，均应行下肢深静脉加压超声等检查，以明确是否存在 DVT 及栓子的来源。

【治疗要点】

1. 一般处理与呼吸循环支持治疗　对疑诊或确诊患者，严密监测呼吸、心率、血压、静脉压、心电图及血气的变化；卧床休息，保持排便通畅，避免用力；可适当使用镇静、止痛、

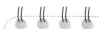

镇咳等相应的对症治疗措施。采用经鼻导管或面罩吸氧，以纠正低氧血症。对于出现血流动力学不稳定者，遵医嘱给予血管活性药物。

2. 抗凝治疗　抗凝治疗是 PTE 和 DVT 的基本治疗方法，可有效地防止血栓再形成和复发。常用抗凝血药主要有普通肝素、低分子量肝素、磺达肝癸钠和口服华法林（warfarin）等。

（1）普通肝素：首选静脉给药，先给予 2000 ～ 5000 U 或按 80 U/kg 静脉注射，继之以 18 U/（kg·h）持续静脉泵入。应监测 APTT，以调整肝素剂量，使 APTT 达到并维持于正常值的 1.5 ～ 2.5 倍。肝素可能会引起肝素诱导的血小板减少症，应用期间应监测血小板变化情况。

（2）低分子量肝素和磺达肝癸钠：需根据体重给药，每日 1 ～ 2 次，皮下注射。与肝素相比，低分子量肝素和磺达肝癸钠发生大出血的风险较低，无须监测 APTT。首选用于 PTE 患者的初始抗凝治疗（通常指前 5 ～ 14 d 的抗凝治疗）。磺达肝癸钠无肝素诱导的血小板减少症，低分子量肝素疗程＞7 d 时，应注意监测血小板计数。低分子量肝素和磺达肝癸钠由肾清除，肾功能不全者应减量；肌酐清除率＜30 ml/min 的严重肾功能不全患者，建议改用静脉注射普通肝素。

（3）口服抗凝血药：华法林是最常用的口服抗凝血药，通过抑制维生素 K 依赖的凝血因子（包括 Ⅱ、Ⅶ、Ⅸ、Ⅹ）的合成发挥抗凝作用。应在肝素等抗凝治疗启动后，根据临床情况及时转换为华法林等口服抗凝。由于华法林需数日才能发挥作用，因此需与肝素至少重叠使用 5 d。华法林初始剂量可为 3.0 ～ 5.0 mg，年龄＞75 岁和出血高危患者起始剂量为 2.5 ～ 3.0 mg，国际标准化比值（international normalized ratio，INR）达标之后，可以每 1 ～ 2 周检测一次 INR，推荐 INR 维持在 2.0 ～ 3.0（目标值为 2.5），稳定后可每 4 ～ 12 周检测一次。

新型抗凝血药有利伐沙班、阿哌沙班和依度沙班等。这类药物并非依赖于其他辅助因子，而是直接抑制某一靶点产生抗凝作用，主要包括直接 Ⅹa 因子抑制剂与直接 Ⅱa 因子抑制剂。利伐沙班或阿哌沙班，在使用初期需给予负荷剂量（利伐沙班 15 mg，每日 2 次，3 周；阿哌沙班 10 mg，每日 2 次，1 周）；达比加群或者依度沙班，应先给予胃肠外抗凝血药 5 ～ 14 d。国内目前尚缺乏此类药物的特异性拮抗剂，因此患者一旦发生出血事件，应立即停药，可考虑给予凝血酶原复合物、新鲜冰冻血浆等。

3. 溶栓治疗　溶栓治疗可部分或全部溶解血栓，迅速恢复肺组织再灌注，减小肺动脉阻力，降低肺动脉压，改善右心室功能，降低病死率和复发率。溶栓的时间窗一般为 14 d 以内，但若有近期新发 PTE 征象者，由于血栓的动态形成过程，对溶栓的时间窗不作严格规定，可适当延长。常用的溶栓药物有尿激酶（UK）、链激酶和重组组织型纤溶酶原激活物（rt-PA）。溶栓治疗结束后，应动态观察疗效和并发症。用药前应充分评估出血风险，必要时应配血，做好输血准备。

4. 其他　根据病情可进行肺动脉血栓摘除术、肺动脉导管碎解和抽吸血栓，还可放置腔静脉滤器以防止静脉大块血栓再次脱落阻塞肺动脉。

【主要护理措施】

护理的重点在于配合治疗以及并发症的预防和观察。

1. 休息与活动　在急性发展期和溶栓治疗期间，患者应绝对卧床休息，严禁挤压、按摩患肢，以防栓子脱落出现再栓塞。需外出检查时，应予平车运送，防止活动导致栓子脱落。放置下肢静脉滤器后应尽早活动，防止长时间制动导致血栓再形成。卧床期间应保持排便通畅，必要时给予轻泻药，避免用力排便时下肢血管内压力突然升高，致栓子脱落。

2. 病情观察　严密监测患者的意识状态、呼吸、心率、心律、血压、血氧饱和度等变化。当出现呼吸急促、皮肤及黏膜发绀加重、心率加快时，提示缺氧加重。当有下肢静脉血栓时，观察患肢的皮肤温度，每日测量腿围（大腿周径的测量点为距髌骨上缘 15 cm 处，小腿周径的测量点为距髌骨下缘 10 cm 处，若两腿腿围相差＞1 cm，考虑有临床意义）。

3. 症状护理　根据病情遵医嘱给予氧疗或机械通气。病变累及胸膜导致剧烈胸痛者，应根据疼痛程度及时给予镇痛药，以降低氧耗量，减轻呼吸困难。

4. 溶栓与抗凝治疗的护理　根据医嘱及时、准确地给予溶栓和抗凝治疗，并观察药物的疗效和副作用，严密观察有无出血和再栓塞的征象。

（1）肝素：在开始治疗后最初 24 h 内每 4～6 h 监测 APTT，达到稳定治疗水平后，改为每日 1 次。对于肝素诱导的血小板减少症高风险患者，应在使用肝素的第 4～14 d（或直至停用），至少每隔 2～3 d 行血小板计数检测。如果血小板计数下降大于基础值的 50%，和（或）出现动静脉血栓的征象，应报告医师，改用非肝素类抗凝血药。

（2）华法林：主要不良反应是出血，应注意观察。发生出血时，使用维生素 K 拮抗。

（3）溶栓前宜留置外周静脉套管针，以方便溶栓过程中取血监测，避免反复穿刺血管。溶栓过程中，观察患者有无皮肤、黏膜、牙龈、消化道、穿刺部位等出血表现。当患者主诉剧烈头痛时，应警惕颅内出血的可能。

5. 心理护理　因该病发病急、病情重，多数患者出现焦虑、恐惧心理，因此，护理人员应对患者做好解释、安慰工作，可适当应用镇静药。

知识链接

世界血栓日

国际血栓与止血学会（International Society on Thrombosis and Haemostasis，ISTH）将每年的 10 月 13 日定为世界血栓日（World Thrombosis Day，WTD）。这一天是德国医师 R. Virchow 的生日，血栓形成的三大要素（即血管壁损伤、血流异常、血液成分异常）就是由 Virchow 教授提出的，是指导血栓疾病医学实践的理论基础。WTD 的提出旨在提高公众对血栓的认知，促进血栓性疾病的规范化诊治；号召世界各地不同团体团结起来，共同面对血栓形成这一沉默的杀手。

【健康教育】

（一）预防 PTE 发生

1. 加强健康教育　向患者讲解本病的危险因素和不良后果，提高预防观念。

2. 基本预防

（1）注意活动：对于工作需要长期静坐者以及长途旅行者，要经常活动下肢和避免交叉腿坐位。长期卧床和制动的患者，应加强床上运动，如定时翻身、协助患者做四肢的主动或被动锻炼，术后患者应尽早床上或下床活动。DVT 患肢应避免按摩或剧烈运动，以免造成栓子脱落。

（2）饮食指导：进食低脂、纤维素丰富的饮食，多饮水，合理减肥，避免脱水。

（3）静脉置管：应严格掌握适应证，做好置管后的护理，注意及时拔管。

3. 药物预防　对于 VTE 风险高而出血风险低的患者，应考虑应用低分子量肝素、肝素、磺达肝癸钠等进行预防。注意动态评估预防的效果和潜在的出血风险。

4. 机械预防　对于 VTE 风险高，但存在活动性出血或有出血风险的患者，可给予机械预防，包括间歇充气加压泵、分级加压弹力袜和足底静脉泵等。

（二）PTE 患者健康教育

抗凝治疗的标准疗程是 3 个月，应告知患者及家属按医嘱服用抗凝血药的重要性。教会患者及家属观察出血征象，一旦发生出血事件，应立即停药并及时就诊。使患者认识 PTE 复发的可能性，如出现突发性呼吸困难、咯血、胸痛、晕厥等征象，应及时就诊。

小 结

肺血栓栓塞症是指来自静脉系统或右心的血栓阻塞肺动脉或其分支所致的疾病。应识别 VTE 的获得性危险因素。PTE 的栓子主要来源于深静脉血栓（DVT）。PTE 的临床表现多种多样，缺乏特异性。目前多行 CT 肺动脉造影（CTPA）检查以确诊 PTE。溶栓和抗凝治疗是本病治疗和护理的重点。肺栓塞的预防涉及基本预防及药物和机械预防。

（李 利）

第十二节 睡眠呼吸暂停低通气综合征

导学目标

通过本节内容的学习，学生应能够：

◆ **基本目标**

1. 说出睡眠呼吸暂停低通气综合征的概念及分型。
2. 归纳睡眠呼吸暂停低通气综合征的临床表现、治疗要点。
3. 解释睡眠呼吸暂停低通气综合征的发病机制、辅助检查。
4. 实施对睡眠呼吸暂停低通气综合征患者的护理、健康教育。

◆ **发展目标**

综合运用睡眠呼吸暂停低通气综合征的发病机制、临床表现、诊断和治疗要点预防和护理患者。

◆ **思政目标**

在实施护理措施的过程中本着诚实守信、严谨求实的职业操守，培养求真求实、博爱仁心、无私奉献的职业品德。

睡眠呼吸暂停低通气综合征（sleep apnea hypopnea syndrome，SAHS）是由多种原因导致睡眠状态下反复出现低通气和（或）呼吸中断，引起慢性间歇性低氧血症伴高碳酸血症以及睡眠结构紊乱，进而使机体发生一系列病理生理改变的临床综合征。临床上以睡眠打鼾伴呼吸暂停及日间嗜睡、疲乏为特征，是高血压、冠心病、心律失常、脑血管意外、糖与脂代谢紊乱等心脑血管病的独立危险因素。

【定义和分型】

1. 睡眠呼吸暂停 睡眠呼吸暂停（sleep apnea）是指睡眠过程中口鼻气流消失或明显减弱（较基线幅度下降 ≥ 90%），持续时间 ≥ 10 s。其类型如下。①中枢性睡眠呼吸暂停（CSA）：表现为口鼻气流及胸腹部的呼吸运动同时消失，主要由呼吸中枢神经功能调节异常引起，呼吸中枢神经不能发出有效指令。②阻塞性睡眠呼吸暂停（OSA）：口鼻气流消失，但胸腹呼吸运动仍存在，常呈现矛盾运动，主要由于上气道阻塞引起呼吸暂停。

2. 低通气 低通气（hypopnea）是指睡眠过程中口鼻气流较基础水平降低 ≥ 30%，伴动脉血氧饱和度（oxygen saturation in arterial blood，SaO_2）减低 ≥ 4%，持续时间 ≥ 10 s；或口鼻气流较基础水平降低 ≥ 50%，伴 SaO_2 减低 ≥ 3%，持续时间 ≥ 10 s。呼吸暂停低通气指数（apnea-hypopnea index，AHI）指每小时出现呼吸暂停和低通气的次数，结合临床症状和并发症的发生情况，可用于评估病情的严重程度。

3. 微觉醒 非快速眼动睡眠（NREM）过程中持续 3 s 以上的脑电图频率改变，包括 θ 波，α 波频率>16 Hz 的脑电波（不包括纺锤波）。

【病因和发病机制】

1. 中枢性睡眠呼吸暂停综合征 中枢性睡眠呼吸暂停综合征（central sleep apnea syndrome，CSAS）一般不超过睡眠呼吸暂停患者的 10%，多继发于中枢神经系统病变、脑外伤、充血性心力衰竭、麻醉和药物中毒等各种病因。其发病可能与呼吸中枢呼吸调控功能的不稳定性增强有关。

2. 阻塞性睡眠呼吸暂停低通气综合征 阻塞性睡眠呼吸暂停低通气综合征（obstructive sleep apnea hypopnea syndrome，OSAHS）是最常见的睡眠呼吸疾病，分为成年和儿童两个类型，有家族聚集性和遗传倾向。患者多存在导致上呼吸道（特别是鼻、咽）狭窄的危险因素，如肥胖、变应性鼻炎、鼻息肉、扁桃体肥大、软腭松弛、腭垂过长及过粗、舌体肥大、舌根后坠、下颌后缩、颞颌关节功能障碍和小颌畸形。部分内分泌疾病如甲状腺功能减退症（简称甲减）、肢端肥大症等常合并 OSAHS。其发病主要与上气道解剖学狭窄直接相关，呼吸中枢反应性降低及神经、体液、内分泌等因素也与发病有关。在欧美等发达国家，OSAHS 的成人患病率为 2%~4%，我国流行病学调查显示 OSAHS 的患病率为 3.5%~4.8%。男、女性患者的比例为（2~4）:1，绝经期后女性的患病率明显升高。老年人睡眠呼吸暂停的发生率增加。

3. 复杂性睡眠呼吸暂停综合征 复杂性睡眠呼吸暂停综合征（complex sleep apnea syndrome，CompSAS）是一类特殊类型的睡眠呼吸暂停，主要在无创通气治疗后出现，它是指 OSAHS 患者在持续气道正压通气治疗过程中，当达到最佳治疗水平时，阻塞性呼吸暂停事件消失，但 CSA 增多，使得残余的中枢性睡眠呼吸暂停指数每小时 ≥ 5 次，或以陈-施呼吸为主。

【临床表现】

（一）白天临床表现

1. 嗜睡 为主要的症状和常见主诉。轻者表现为开会、看电视、看报纸时困倦及打瞌睡，严重者吃饭或与人谈话时即可入睡。

2. 疲倦及乏力 患者常感睡眠后不解乏，无清醒感。疲倦乏力，工作效率低下。

3. 认知障碍 注意力不集中，精细操作能力下降，记忆力、判断力和反应能力下降，症状严重时甚至不能胜任工作，加重痴呆症状。

4. 头痛及头晕　头痛及头晕常在清晨或夜间出现，隐痛多见，不剧烈，可持续 1～2 h，与血压升高、高碳酸血症致脑血管扩张有关。

5. 性格变化　情绪易激惹、焦虑、烦躁等，家庭和社会生活均受一定的影响，可表现为抑郁症状。

6. 性功能减退　约有 10% 的患者可出现性欲减退，甚至阳痿。

（二）夜间临床表现

1. 打鼾　打鼾是最常见的症状，几乎见于所有的 OSAHS 患者。典型表现为鼾声响亮且不规则，伴间歇性呼吸暂停，往往是鼾声 - 气流停止 - 喘息 - 鼾声交替出现。夜间或晨起自觉口干。

2. 呼吸暂停　呼吸暂停是最主要的症状，75% 同室或同眠者发现并报告患者存在呼吸暂停，常因担心患者呼吸不能恢复而将其推醒。一般气流中断的时间为 20～30 s，个别长达 2 min 或以上，此时患者可出现明显发绀。呼吸暂停多随着喘息、憋醒或响亮的鼾声而终止。可见胸腹矛盾运动。

3. 憋醒　多数患者只出现脑电觉醒波，少数会突然憋醒而坐起，感觉心悸、胸闷或心前区不适。

4. 睡眠时多动不安　患者夜间频繁翻身，多动与不宁，肢体舞动，甚至因窒息而挣扎。

5. 夜尿增多　部分患者夜间排尿次数增多，个别出现遗尿。

6. 睡眠行为异常　表现为磨牙、惊叫、呓语、夜游、幻听等。

（三）体征

多数患者肥胖或超重，颈粗短、下颌后缩、鼻甲肥大、鼻息肉、鼻中隔偏曲、口咽部阻塞、软腭垂肥大及下垂、扁桃体和腺样体肥大、舌体肥大等。

（四）并发症

OSAHS 患者可出现高血压、冠心病、心律失常、2 型糖尿病、慢性肺源性心脏病、缺血性或出血性脑卒中、代谢综合征及心理和情绪障碍等并发症。儿童患有 OSAHS 可致发育迟缓、智力低下。

【辅助检查】

1. 血常规检查　病程长、低氧血症严重者，红细胞计数和血红蛋白浓度可有不同程度的增加。

2. 动脉血气分析　病情严重或已并发肺源性心脏病、呼吸衰竭者，可有不同程度的低氧血症和二氧化碳分压增高。

3. 肺功能检查　部分患者可有限制性肺通气功能障碍。肺功能受损程度与血气改变不匹配提示有 OSAHS 的可能。

4. 多导睡眠监测　多导睡眠监测（polysomnography，PSG）是确诊本病的主要手段，是通过多导生理记录仪同步记录患者的脑电、肌电图、心电图、口鼻气流、胸腹呼吸运动、SaO_2 等多项指标，以了解患者睡眠时的呼吸暂停及通气状况，为明确诊断和病情分级程度提供依据。病情程度分级列于表 2-14。家庭或床旁应用的便携式检测仪可用于 OSAHS 的初筛。

5. 胸部 X 线检查　当并发肺动脉高压、高血压、冠心病时，可有心影增大，肺动脉段突出等相应的表现。

6. 心电图及超声心动图检查　有高血压、冠心病时，出现心肌肥厚、心肌缺血或心律失常等变化。动态心电图检查发现夜间心律失常提示 OSAHS 的可能。

7. 其他　考虑是否手术及判断阻塞层面和程度时，可进行头颅 X 线检查及鼻咽镜检查。

表 2-14 睡眠呼吸暂停低通气综合征（SAHS）的病情程度分级

病情分度	AHI（次/小时）	夜间最低 SaO_2（%）
轻度	5~15	85~90
中度	>15，≤30	≥80，<85
重度	>30	<80

注：AHI. 呼吸暂停低通气指数。

【诊断要点】

根据患者睡眠时打鼾伴呼吸暂停、白天嗜睡、肥胖、颈围粗、上气道狭窄及其他临床症状，可初步考虑 OSAHS 的诊断。进一步诊断需行多导睡眠监测，若多导睡眠监测显示每夜至少 7 h 的睡眠过程中呼吸暂停和（或）低通气反复发作 30 次以上，或 AHI ≥ 5 次/小时，且以 OSA 为主，可以确诊 OSAHS。美国睡眠医学会（AASM）界定的诊断标准是：AHI ≥ 15 次/小时，伴或不伴临床症状（如白天嗜睡和疲劳）；或 AHI ≥ 5 次/小时，伴有临床症状，可确诊。

【治疗要点】

（一）一般治疗

1. 控制体重　包括饮食控制、运动、药物或手术。

2. 睡眠体位改变　侧位睡眠，抬高床头。

3. 其他　戒烟、酒，慎用镇静催眠药或肌肉松弛药。

（二）病因治疗

纠正引起 OSAHS 或使之加重的基础疾病，如应用甲状腺素治疗甲状腺功能减低。

（三）无创气道正压通气治疗

无创气道正压通气治疗是中至重度 OSAHS 患者的首选治疗方法，包括持续气道正压通气（continuous positive airway pressure，CPAP）和双水平气道正压通气（bilevel positive airway pressure，BiPAP）治疗。因受睡眠体位、睡眠阶段、患者体重和上气道结构等的影响，不同患者维持上气道开放的最低压力不同，同一患者在睡眠的不同阶段所需压力也不同。因此在行无创通气治疗前应进行压力滴定。

1. 鼻持续气道正压通气通气　鼻持续气道正压通气通气（nasal-CPAP）是治疗中、重度 OSAHS 患者的首选方法，采用气道内持续正压送气，从而减低上气道阻力，增加功能残气量，通过机械压力使上气道畅通，同时通过刺激气道感受器增加上呼吸道肌张力，防止睡眠时上气道塌陷，以消除夜间打鼾、改善睡眠结构、改善夜间呼吸暂停和低通气、纠正夜间低氧血症和改善白天嗜睡、头痛及记忆力减退等症状。适应证：①中、重度 OSAHS 患者（AHI>15 次/小时）。②轻度 OSAHS 患者（AHI<15 次/小时），但症状明显（如白天嗜睡、认知障碍、抑郁），合并或并发心脑血管病和糖尿病的患者。③手术治疗失败或复发者。④ OSAHS 合并 COPD。⑤ OSAHS 患者的围手术期治疗。

2. 双水平气道正压通气治疗　使用鼻（面）罩呼吸机时，在吸气相和呼气相分别给予不同的送气压力，在患者自然吸气时，送气压力较高，而自然呼气时，送气压力较低。因而既保证上气道开放，又更符合呼吸生理过程，利于 CO_2 排出，增加了治疗的依从性。适应证：①二氧化碳潴留明显及 CPAP 压力需求较高的患者。②不耐受 CPAP 者。③ OSAHS 合并 COPD 且二氧化碳潴留患者。

（四）口腔矫治器（oral appliance，OA）治疗

对于单纯性鼾症、轻度及中度 OSAHS 患者、不能耐受 CPAP、不能手术或手术效果不佳者，可以试用下颌前移器。重度颞颌关节炎或功能障碍、严重牙周病、严重牙齿缺失者禁用。

（五）手术治疗

手术不作为 OSAHS 的初始治疗手段，仅适用于确实通过手术可解除的上气道解剖结构异常患者。手术治疗包括耳鼻咽喉科手术和口腔颌面外科手术两大类，包括鼻手术、扁桃体手术、气管切开造瘘术、腭垂腭咽成形术（uvulopalatopharyngoplasty，UPPP）和正颌手术。

【主要护理措施】

（一）一般护理

1. 病情观察　注意观察患者是否因通气功能障碍出现憋醒、精神行为异常等症状，观察意识及生命体征、血氧饱和度，睡眠时呼吸暂停的时间，做好记录，警惕夜间猝死。

2. 休息与体位　尽可能安排患者住单人间，保证睡眠环境的安静。指导患者建立良好的睡眠习惯，侧卧位睡眠，并适当抬高床头。可采用安眠枕或睡衣后缝制小球等措施维持侧卧位。

3. 饮食指导　与患者及家属一起制订合理的饮食计划。肥胖使口咽部黏膜下脂肪沉积，特别是软腭部位的脂肪沉积，可加剧上呼吸道阻塞。可指导患者控制饮食，适当运动。吸烟可致咽喉炎，加重上呼吸道狭窄，应戒烟、戒酒。

4. 药物指导　乙醇及镇静催眠药可降低上气道肌肉张力，抑制觉醒反应，降低机体对低氧及高碳酸血症的反应，从而引起或加重 OSAHS，应避免。

（二）无创气道正压通气的护理

无创气道正压通气的护理见本章第十四节呼吸系统疾病常用诊疗技术及护理二、机械通气。

（三）手术护理

术前向患者介绍手术的目的及意义，减轻患者的思想负担。指导患者沐浴，男性患者剃须。术前 6 h 禁食、4 h 禁饮。全身麻醉术后患者回病室取平卧位，头偏向一侧，6 h 后取半卧位。术后患者常因咽部疼痛拒绝进食，鼓励并指导进食，麻醉清醒后 6 h 进流质饮食（如冷牛奶），以减少出血和切口疼痛。由于术后软腭功能尚未恢复，可能会出现腭咽关闭不全导致食物反流现象，故应指导患者每次饮水时小口缓慢咽下。术后 1～2 d 患者应减少讲话、吞咽，避免用力咳嗽及其他剧烈活动。指导患者咳嗽或打喷嚏时可用舌尖顶住硬腭，以免震裂切口。保持口腔清洁，给予餐后清洁口腔，使用漱口液，每日 4～5 次，密切观察患者的面色、精神状态、血氧饱和度、有无窒息先兆等。如果出现出血情况，使用冰块局部冷敷，以减少渗血，嘱患者静卧少动，以减少出血。严密监测血压，做好止血准备。

（四）心理护理

由于反复、间歇缺氧和睡眠结构紊乱，患者可出现认知行为功能障碍及个性改变，表现为焦虑、易激动，甚至抑郁。应做好心理疏导，并与家属交流，增强社会支持。

【健康教育】

1. 疾病知识指导　使患者了解疾病的相关知识，识别加重的因素。OSAHS 患者由于其夜间症状存在一定的隐蔽性，而日间症状又缺乏特异性，加之对睡眠打鼾认知的误区，使患者难以及时就医，以致出现严重的并发症。应加强 OSAHS 相关知识的普及，特别是对难治性高血压患者，应注意评估其是否存在夜间打鼾、呼吸暂停、日间嗜睡等症状，以及是否存在肥胖、腭垂过长及过粗等危险因素，指导患者及时就医，早期诊断和治疗。

2. 日常生活指导　肥胖是引起睡眠呼吸暂停的原因之一，鼓励患者进行有效的体育锻炼，减轻体重，同时戒烟、戒酒。鼓励患者坚持长期家庭使用无创气道正压通气治疗，应定期随访，密切监测病情变化。通过知识讲座、科普宣传等形式，使患者了解长期坚持无创气道正压通气治疗的重要性，并提供指导和支持。

随堂测 2-12

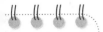

小 结

　　睡眠呼吸暂停低通气综合征（OSAHS）是由多种原因导致睡眠状态下反复出现低通气和（或）呼吸中断，引起慢性间歇性低氧血症伴高碳酸血症以及睡眠结构紊乱，进而使机体发生一系列病理生理改变的临床综合征。临床上以睡眠打鼾伴呼吸暂停及日间嗜睡为特征，是高血压、冠心病、心律失常、脑血管意外等心脑血管病的独立危险因素。OSAHS 分为中枢性睡眠呼吸暂停综合征、阻塞性睡眠呼吸暂停低通气综合征（最多见）和复杂性睡眠呼吸暂停综合征。无创气道正压通气治疗为其有效的治疗方法，护士应加强普及 OSAHS 相关知识，进行健康教育，促进患者得到早期诊断和治疗。帮助患者了解长期坚持无创气道正压通气治疗的重要性，并提供指导和支持。

（毕爱萍）

第十三节　呼吸衰竭、急性呼吸窘迫综合征

导学目标

通过本节内容的学习，学生应能够：

◆ **基本目标**

1. 复述呼吸衰竭和急性呼吸窘迫综合征的概念、分型。
2. 列举呼吸衰竭和急性呼吸窘迫综合征的病因和临床表现。
3. 解释呼吸衰竭和急性呼吸窘迫综合征的发病机制、治疗要点。
4. 实施对呼吸衰竭和急性呼吸窘迫综合征患者的护理、健康教育。

◆ **发展目标**

运用所学知识对患者进行综合评估，按照护理程序对呼吸衰竭患者进行精准、个性化护理。

◆ **思政目标**

在护理呼吸衰竭患者的过程中，体现爱伤观念、慎独精神、专业素养。

一、呼吸衰竭

　　呼吸衰竭（respiratory failure）简称呼衰，是指各种原因引起的肺通气和（或）换气功能严重障碍，以致在静息状态下也不能维持足够的气体交换，导致低氧血症伴（或不伴）高碳酸血症，从而引起一系列生理功能和代谢紊乱的临床综合征。其临床表现缺乏特异性，明确诊断有赖于动脉血气分析。

【呼吸衰竭的分类】

（一）按动脉血气分析分类

1. 低氧血症型呼吸衰竭　低氧血症型呼吸衰竭即Ⅰ型呼吸衰竭，血气分析特点是 $PaO_2 <$ 60 mmHg，$PaCO_2$ 降低或正常。低氧血症型呼吸衰竭主要见于肺换气功能障碍性疾病，如严重肺部感染性疾病、间质性肺疾病、急性肺栓塞。

2. 高碳酸血症型呼吸衰竭　高碳酸血症型呼吸衰竭即Ⅱ型呼吸衰竭，血气分析特点是 $PaO_2 <$ 60 mmHg，同时伴有 $PaCO_2 >$ 50 mmHg。高碳酸血症型呼吸衰竭因肺泡通气不足所致，如 COPD。

（二）按发病的急缓分类

1. 急性呼吸衰竭　急性呼吸衰竭是指由于某些突发的致病因素，如严重的肺疾病、创伤性休克、急性气道阻塞、颅脑病变，使肺通气和（或）换气功能迅速出现严重障碍，在短时间内引起的呼吸衰竭，因机体不能很快代偿，如抢救不及时，会危及患者的生命。

2. 慢性呼吸衰竭　慢性呼吸衰竭是指因一些慢性疾病造成呼吸功能损害逐渐加重，经过较长时间发展为呼吸衰竭，最常见的病因是 COPD。早期患者虽有缺氧或伴二氧化碳潴留，但机体通过代偿适应，生理功能障碍和代谢紊乱较轻，动脉血气 pH 维持在正常范围，并保持一定的生活能力。另一种临床常见的情况是因呼吸系统急性感染或气道痉挛或并发气胸，患者病情急性加剧，在短期内 PaO_2 显著降低和 $PaCO_2$ 显著升高，称为慢性呼吸衰竭急性加重。

（三）按发病机制分类

1. 泵衰竭　泵衰竭由呼吸泵（驱动或制约呼吸运动的神经、肌肉和胸廓）功能障碍引起，主要引起通气功能障碍，表现为高碳酸血症型呼吸衰竭。

2. 肺衰竭　肺衰竭由肺组织、肺血管病变和气道阻塞引起，可引起通气或换气功能障碍，表现为低氧血症型呼吸衰竭（常由肺组织或肺血管病变引起）或高碳酸血症型呼吸衰竭（常由 COPD 等严重的气道阻塞性疾病引起）。

【病因和发病机制】

（一）病因

1. 气道阻塞性病变　喉水肿、气管支气管炎、痉挛、肿瘤、异物等，如 COPD、重症哮喘、阻塞性睡眠呼吸暂停综合征等。

2. 肺组织病变　各种累及肺泡和（或）肺间质的病变，如肺炎、重症肺结核、肺气肿、弥漫性肺纤维化、肺水肿及硅沉着病。

3. 肺血管病变　肺栓塞、肺血管炎等。

4. 胸廓病变　胸部外伤、严重的脊柱畸形、严重气胸或大量胸腔积液等。

5. 神经、肌肉疾病　脑血管病、脑炎、颅脑外伤、药物（镇静催眠药、有机磷农药等）中毒、脊髓高位损伤、重症肌无力及脊髓灰质炎等。

（二）发病机制

1. 肺通气不足　各种原因导致肺泡通气不足，使出入肺的气体量减少，引起 PaO_2 下降，$PaCO_2$ 升高，且二者呈对应性变化（图 2-21）。此类呼吸衰竭只能通过增加肺泡通气量来解决。

2. 通气/血流（V/Q）比值失调　肺泡通气与灌注周围的毛细血管血流的比例必须协调，才能保证有效的气体交换。正常成人静息状态时肺泡通气量（V_A）为 4 L/min，肺毛细血管总血流量（Q）为 5 L/min，两者之比为 0.8，这样才能保证有效的气体交换。通气/血流比值失调主要有下面两种形式。①部分肺泡通气不足：肺部病变（如肺炎、肺不张、肺水肿）引起病

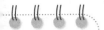

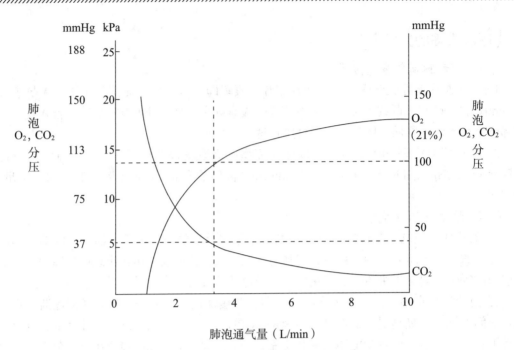

图 2-21 肺泡 PaO_2、PaCO_2 与肺泡通气量的关系

变部位肺泡通气不足，V/Q<0.8，使部分未经充分氧合的静脉血（肺动脉血）通过肺泡的毛细血管或短路流入动脉血（肺静脉）中，故又称肺动 - 静脉样分流或功能性分流。②部分肺泡血流不足：肺血管疾病（如肺栓塞）使栓塞部位血流减少，V/Q>0.8，致肺泡通气不能被充分利用，故又称为无效腔通气。通气 / 血流比值失调通常仅产生缺氧，而无二氧化碳潴留。当然，严重的通气 / 血流比值失调也可导致二氧化碳潴留。

3. 弥散障碍 弥散障碍多见于呼吸膜的增厚（如肺水肿、肺间质病变）和呼吸面积减少（肺不张、肺实变），或肺毛细血管血量不足（肺气肿等）。由于氧的弥散能力仅为 CO_2 的 1/20，故弥散障碍主要影响氧的交换，通常以低氧血症为主要表现。

4. 氧耗量增加 氧耗量增加是呼吸功能不全时加重缺氧和二氧化碳潴留的原因之一。发热、寒战、抽搐和呼吸困难等皆可增加氧耗量。寒战时氧耗量可达 500 ml/min。严重哮喘时，呼吸肌做功增加，氧耗量可达正常的十几倍。氧耗量增加导致肺泡氧分压下降时，正常人可通过增加通气来代偿，但如果患者同时伴有通气功能障碍，则会出现严重的低氧血症。

临床上，单一机制引起的呼吸衰竭很少见，往往是多种机制并存或先后参与发挥作用，其中肺泡通气不足是导致高碳酸血症的主要原因，而通气 / 血流比值失调则是低氧血症最重要的机制。

【缺氧、二氧化碳潴留对机体的影响】

1. 对中枢神经系统的影响 脑组织氧耗量大，占全身氧耗量的 1/5 ~ 1/4。中枢皮质神经元细胞对缺氧最为敏感。缺氧对中枢神经影响的程度与缺氧的程度和发生的急缓有关。轻度缺氧可引起脑血管扩张、脑血流量增多、脑细胞功能障碍，重度缺氧可导致脑水肿，甚至因脑疝而死亡。急性缺氧，如突然完全停止供氧，患者 20 s 即可出现抽搐、深昏迷，通常在 4 ~ 5 min 内即可出现脑细胞不可逆损伤；如逐渐降低氧浓度，则症状发展缓慢，轻度表现为注意力不集中、智力减退、定向障碍。随缺氧加重，逐渐出现烦躁、神志恍惚、谵妄、意识丧失，甚至发生不可逆的脑细胞损伤。

二氧化碳浓度的升高可抑制大脑皮质，降低兴奋性。随着二氧化碳浓度的增加，对皮质下层刺激增加，间接引起皮质兴奋；若 $PaCO_2$ 继续升高，皮质下层受抑制，使中枢神经处于麻醉状态。在出现二氧化碳麻醉之前，患者往往有失眠、精神兴奋、烦躁不安等先兆兴奋症状。

缺氧和二氧化碳潴留均会使脑血管扩张，脑血流量增加。严重者会发生血管通透性增加，引起脑间质和脑细胞内水肿，导致颅内压增高，患者可因脑疝死亡。

2. 对循环系统的影响　一定程度的缺氧、二氧化碳潴留可使心率加快，心排血量增加，血压上升。严重的缺氧和二氧化碳潴留可引起血压下降，心律失常。而二氧化碳潴留对循环系统最突出的影响是血管扩张，因此，COPD 引起的高碳酸血症型呼吸衰竭患者经常出现球结膜水肿、面部潮红、四肢皮肤温暖，均与二氧化碳潴留所引起的皮肤血管扩张有关。

3. 对呼吸系统的影响　缺氧通过颈动脉体和主动脉体化学感受器刺激通气，通常当 PaO_2 下降到 <60 mmHg 时才产生兴奋呼吸中枢的作用。严重缺氧（$PaO_2<30$ mmHg）时呼吸中枢受抑制。

CO_2 是强有力的呼吸中枢兴奋剂，$PaCO_2$ 急剧升高，呼吸加深、加快。长期、严重的二氧化碳潴留会造成中枢化学感受器对 CO_2 的刺激作用发生适应。当 $PaCO_2>80$ mmHg 时，会对呼吸中枢产生抑制和麻醉效应，此时呼吸运动主要靠 PaO_2 的降低对外周化学感受器的刺激作用得以维持。因此，当对这种患者进行氧疗时，如吸氧浓度过高，由于解除了低氧对呼吸的刺激作用，可造成呼吸抑制，应注意避免。

4. 对肝、肾和造血系统的影响　严重缺氧可使胃壁血管收缩，胃黏膜屏障作用降低。二氧化碳潴留增强了胃壁细胞碳酸酐酶活性，使胃酸分泌增多，出现胃肠黏膜糜烂、坏死、溃疡和出血。缺氧可直接或间接损害肝细胞，使谷丙转氨酶升高，也可使肾血管痉挛、肾血流量减少，引起肾功能不全。但这些症状均可随呼吸衰竭的缓解而消失。

长期缺氧使红细胞生成素增加，引起继发性红细胞增多，有利于血液携氧，但也增加血液黏滞度，增加肺循环阻力和右心负担。

5. 对酸碱平衡和电解质代谢的影响　严重缺氧抑制细胞能量代谢，产生大量乳酸，导致代谢性酸中毒。二氧化碳潴留可导致呼吸性酸中毒。酸中毒时，因细胞内、外离子的转移，可造成细胞内酸中毒和高钾血症。慢性二氧化碳潴留时肾可通过减少 HCO_3^- 的排出以维持正常 pH，当 HCO_3^- 持续增加时，血液中 Cl^- 相应降低，产生低氯血症。

【临床表现】

除导致呼吸衰竭基础疾患的表现外，其临床表现主要与缺氧和高碳酸血症有关。

1. 呼吸困难　呼吸困难是呼吸衰竭患者最早出现的症状。患者最常见的主诉有发憋、呼吸费力、喘息等，体格检查有呼吸频率、节律和幅度的变化，分为吸气性、呼气性和混合性呼吸困难（详见本章第一节）。当呼吸中枢受损时，呼吸频率变慢，且常伴呼吸节律的变化，如潮式呼吸、间停呼吸、叹气或抽泣样呼吸。当伴有呼吸肌疲劳时，可见胸腹矛盾运动。

2. 发绀　发绀是缺氧的典型表现，因血中还原血红蛋白增加所致。一般当 SaO_2 低于 90% 时，可在血流丰富的口唇、甲床等处出现发绀。应注意，发绀的程度与还原型血红蛋白含量相关，因此红细胞增多者发绀更明显，贫血者则不明显或不出现发绀。严重休克等引起末梢循环障碍的患者，即使 PaO_2 尚正常，也可出现发绀，称为外周性发绀。由 SaO_2 降低引起的发绀，称为中央性发绀。发绀还受皮肤色素及心功能的影响。

3. 神经精神症状　急性呼吸衰竭患者可迅速出现精神错乱、躁狂、昏迷、抽搐等症状。慢性呼吸衰竭伴二氧化碳潴留时，随 $PaCO_2$ 升高，患者可表现为先兴奋后抑制现象。早期表现为昼夜颠倒（夜间失眠而白天嗜睡）、烦躁等兴奋症状，如病情加重，可出现谵妄、昏迷、抽搐、病理反射等，重症患者可因脑水肿、脑疝而死亡。应注意，兴奋期忌用镇静药或催眠

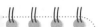

药，以免加重二氧化碳潴留，诱发肺性脑病。

4. 循环系统表现　早期血压升高、脉压增大、心动过速，长期缺氧导致肺动脉高压。严重缺氧、酸中毒时，可出现心力衰竭、血压下降、心律失常，甚至心脏停搏。外周体表静脉充盈，皮肤湿暖，球结膜充血、水肿与二氧化碳潴留引起的外周血管扩张有关。

5. 其他器官、系统表现　严重缺氧和二氧化碳潴留可引起谷丙转氨酶和尿素氮升高，出现蛋白尿、红细胞尿。上消化道出血多与胃肠道充血、水肿、糜烂或溃疡有关。若治疗及时，随缺氧、二氧化碳潴留的改善，上述症状可消失。

【诊断要点】

（1）有导致呼吸衰竭的病因、基础疾患及诱因。

（2）有缺氧或缺氧伴二氧化碳潴留的临床表现。

（3）动脉血气分析是诊断呼吸衰竭的主要依据。诊断标准是在海平面、静息状态，呼吸空气时，$PaO_2 < 60$ mmHg，伴或不伴 $PaCO_2 > 50$ mmHg。单纯 $PaO_2 < 60$ mmHg 为低氧血症型呼吸衰竭；若伴有 $PaCO_2 > 50$ mmHg，为高碳酸血症型呼吸衰竭。

【治疗要点】

呼吸衰竭的处理原则是在保持呼吸道通畅的条件下，维持基本的氧合和通气，对重要脏器功能进行监测和支持，从而为基础疾病和诱发因素的治疗争取时间和创造条件。

（一）保持呼吸道通畅

保持呼吸道通畅是抢救呼吸衰竭患者基本又关键的一环。措施包括清除呼吸道、口咽分泌物和异物，对于昏迷者，应协助取仰卧位，头后仰，托起下颌，放置口咽导气管，解除支气管痉挛等。若上述方法无效或需要机械通气，可采用简便人工气道（如口咽导气管、鼻咽导气管和喉罩）、气管插管或气管切开建立人工气道。

（二）氧疗

通过吸入高于空气氧浓度的气体，以提高动脉血氧分压、血氧饱和度及氧含量，纠正低氧血症的治疗方法称为氧疗，是改善低氧血症的重要手段。常用的给氧途径有鼻导管给氧、简单面罩给氧、文丘里面罩给氧、经鼻高流量湿化氧疗等。呼吸衰竭时，确定吸氧浓度的原则是保证 PaO_2 迅速提高到 60 mmHg 或血氧饱和度（SpO_2）达 90% 以上，尽量减低吸氧浓度。

1. 急性呼吸衰竭　低氧血症患者可吸入较高浓度（也称中等浓度，35% ~ 50%）甚至高浓度（大于 50%）氧气，以纠正低氧血症，减少通气过度。使动脉血氧分压提高到 60 ~ 80 mmHg，或脉搏血氧饱和度达 90% 以上，尽量降低氧浓度。

2. 慢性高碳酸血症型呼吸衰竭　如 COPD 所致的呼吸衰竭患者，应采取低浓度（25% ~ 35%）持续给氧，氧流量一般从 1 L/min 开始，逐渐加大，一般不超过 3 L/min。目标是控制动脉血氧分压略高于 60 mmHg（60 ~ 65 mmHg），而对升高的 $PaCO_2$ 无明显加重趋势。

（三）机械通气

机械通气是指患者自然通气和（或）氧合功能出现障碍时，运用器械（主要是呼吸机）使患者恢复有效通气并改善氧合的技术方法。通过增加通气量，改善换气和减轻呼吸功，达到改善或纠正缺氧、二氧化碳潴留和酸碱失衡。临床上可根据病情选择有创或无创通气（详见本章第十四节呼吸系统疾病常用诊疗技术及护理二、机械通气）。

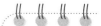

知识链接

机械通气发展史

呼吸机的英文是 ventilator，直译为通风机，由此可将机械通气的历史追溯到《圣经》《金匮要略》《中藏经》等通过人工呼吸进行通气的时代。近代，通过气管插管或气管切开，连接风箱式正压通气用于溺水患者的复苏，但因技术粗糙、并发症过多，其应用受到限制。

此后相当长的一段时间内，机械通气是以体外负压通气为主流。负压通气更符合人体呼吸生理，有利于血液回流与心功能的正常发挥，并且避免了人工气道的建立。"铁肺"即为负压通气的代表，是将患者除头部外的躯体密封于巨大的硬质箱内，用电泵周期改变箱内压力，产生负压通气。20世纪初，欧洲脊髓灰质炎大流行时，"铁肺"的使用使脊髓灰质炎患者的死亡率明显降低，得到医学界的充分肯定。但其通气效率低、气道引流不畅、活动受限等问题也逐渐显露。

此时，正压通气治疗的优势逐渐体现出来。麻醉科医师通过建立人工气道，给予正压通气后，脊髓灰质炎的病死率下降至12%，充分证明建立人工气道并施以正压通气的有效性与必要性，直接推动了正压通气的发展。如今，机械通气的模式与新技术不断进步，如呼气末正压的应用、呼吸机撤离技术的改进及压力支持通气模式的诞生，使正压通气的呼吸支持作用得到长足的发展。

（四）体外膜氧合

体外膜氧合（extracorporeal membrane oxygenation，ECMO）是体外生命支持技术之一，是严重呼吸衰竭的终极呼吸支持方式，主要通过泵（其作用类似人工心脏）将血液从体内引至体外，经膜式氧合器（其作用类似人工肺，简称膜肺）进行气体交换后，再将血回输至体内，完全或部分替代心脏和（或）肺功能，并使心脏、肺得以充分休息，从而为原发病的诊治争取时间。按照治疗方式和目的，ECMO 主要有静脉 - 静脉 ECMO（VV-ECMO）和静脉 - 动脉 ECMO（VA-ECMO）两种。

（五）病因治疗

针对不同病因采取恰当的治疗方式十分重要。对于慢性呼吸衰竭而言，抗感染治疗往往是决定患者预后的重要因素。

（六）支持治疗

重症患者应收入 ICU，纠正电解质代谢紊乱和酸碱失衡，加强液体管理（防止血容量不足或液体负荷过大），保证血细胞比容在一定水平、充足的营养和热量供给。

（七）防治多器官功能障碍综合征

多器官功能障碍综合征（multiple organ dysfunction syndrome，MODS）是严重创伤、感染、休克、外科大手术等疾病过程中，同时或序贯发生两个或两个以上脏器功能障碍以致衰竭的临床综合征。MODS 已成为 ICU 患者的主要死因。因此，加强 MODS 的防治对改善患者的预后十分重要，其中尤其要注意心功能不全、肾功能不全、消化道出血及 DIC 的防治。

二、急性呼吸窘迫综合征

急性呼吸窘迫综合征（acute respiratory distress syndrome，ARDS）是指各种肺内、外致病因素导致急性弥漫性肺损伤，从而引起的急性呼吸衰竭。ARDS 主要的病理特征是肺微血管通

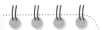

透性增高而导致的富含蛋白质的肺水肿及透明膜形成，可伴有肺间质纤维化。病理生理改变以肺顺应性降低、肺内分流增加及通气血流比例失调为主。ARDS 的临床特征为呼吸窘迫和顽固性低氧血症，影像学表现为双肺弥漫渗出性改变。

【病因和发病机制】

引起 ARDS 的病因或危险因素既有肺内因素（直接因素），又有肺外因素（间接因素）。常见的危险因素包括重症肺炎、非肺源性感染中毒症、胃内容物吸入、大面积创伤、肺挫伤、胰腺炎、吸入性肺损伤、重度烧伤、非心源性休克、药物过量、输血相关急性肺损伤、肺血管炎及溺水。

ARDS 的发病机制至今尚未明确。肺损伤的过程除有些致病因素对肺泡膜的直接损伤外，更重要的是多种炎症细胞（巨噬细胞、中性粒细胞、血小板）及其释放的炎性介质和细胞因子间接介导的炎症反应。ARDS 是全身炎症反应综合征（systemic inflammatory response syndrome，SIRS）的肺部表现。SIRS 即指机体失控的自我持续放大和自我破坏的炎症瀑布反应。机体与SIRS 同时启动的一系列内源性抗炎介质和抗炎性内分泌激素引起的抗炎反应称为代偿性抗炎症反应综合征（compensatory anti-inflammatory response syndrome，CARS）。当 SIRS 和 CARS 在病变发展过程中平衡失调，则会导致 MODS。ARDS 是 MODS 发生时最早受累或最常出现的脏器功能障碍表现。

ARDS 的主要病理改变是肺广泛充血、水肿和肺泡腔内透明膜形成。

【临床表现】

急性进行性呼吸窘迫（即呼吸困难，主要表现为呼吸深快、费力，常有胸廓紧束感和严重憋气感）是最早出现的症状，多数患者于原发病后 72 h 内发生，呼吸频率一般大于 28 次/分，常伴烦躁、焦虑、出汗等。发绀是本病重要体征，且不能被吸氧所改善。肺部体征早期可无异常，或仅闻及双肺少量湿啰音。中、晚期可闻及干啰音或湿啰音，可有管状呼吸音。

【辅助检查】

1. 胸部 X 线检查　早期可无明显异常，以后逐渐出现斑片状，以至融合成大片浸润阴影。其演变过程符合肺水肿的特点，但快速、多变，后期可出现肺间质纤维化的改变。

2. 动脉血气分析　低氧血症是 ARDS 患者最重要的表现，早期即可出现，且对常规氧疗反应不明显。目前临床上诊断本病最常用和必备的指标是氧合指数（PaO_2/FiO_2）。氧合指数的计算方法为 PaO_2 的 mmHg 值除以吸入氧的分数值，PaO_2/FiO_2 正常值为 400～500 mmHg，ARDS 时 $PaO_2/FiO_2 \leqslant 300$ mmHg。

【诊断要点】

根据 ARDS 柏林定义，满足如下 4 项条件方可诊断为 ARDS。

（1）明确诱因下 1 周内出现的急性或进展性呼吸困难。

（2）胸部 X 线检查 /CT 显示双肺浸润影，不能完全用胸腔积液、肺不张和结节影解释。

（3）呼吸衰竭不能完全用心力衰竭和液体负荷过重解释。

（4）低氧血症，根据 PaO_2/FiO_2 确立 ARDS 的诊断。其中 200 mmHg$<PaO_2/FiO_2 \leqslant$ 300 mmHg 为轻度；100 mmHg$<PaO_2/FiO_2 \leqslant$200 mmHg 为中度；$PaO_2/FiO_2 \leqslant$100 mmHg 为重度。若所在地海拔超过 1000 m，需对 PaO_2/FiO_2 进行校正，矫正的 $PaO_2/FiO_2 = （PaO_2/FiO_2）\times$（所在地大气压值 /760）。

【治疗要点】

ARDS 是一种急性呼吸系统危重症，其治疗应在严密监护下进行。主要治疗措施包括积极治疗原发病、氧疗、机械通气以及调节液体平衡等。

1. 原发病的治疗　积极寻找原发病灶，并予以彻底治疗。感染是本病常见的原因，且 ARDS 患者易并发感染，宜选用广谱抗生素迅速控制感染。

2. 氧疗　采取有效措施尽快提高 PaO_2。一般需高浓度氧疗，使 $PaO_2 \geqslant 60$ mmHg，$SaO_2 \geqslant 90\%$，轻症者可使用面罩给氧、经鼻高流量湿化氧疗，但多数患者需使用机械通气。

3. 机械通气　机械通气是 ARDS 最重要的支持手段，一旦确诊 ARDS，应尽早开始。轻度患者可先试用无创正压通气，如无效或病情加重，尽快气管插管行有创机械通气。由于 ARDS 患者肺部病变具有"不均一性"和"小肺"的特点，当采用较大潮气量通气时，气体容易进入顺应性较好、位于非重力依赖区的肺泡，使其过度扩张，造成肺泡上皮和血管内皮损伤，加重肺损伤；而萎陷肺泡依旧处于萎陷状态，局部扩张肺泡和萎陷肺泡之间产生剪切力，也可引起严重肺损伤。对 ARDS 患者的机械通气，应采用肺保护性通气策略，以使萎陷的肺泡复张并保持开放状态，从而增加肺容积，改善氧合，并避免肺泡过度扩张和反复开闭所造成的损伤，包括小潮气量和合适水平的呼气末正压（positive end-expiratory pressure，PEEP）。小潮气量即 $6 \sim 8$ ml/kg，使平台压控制在 $30 \sim 35$ cmH_2O，防止肺泡过度扩张。为保证小潮气量，可允许一定程度的二氧化碳潴留和呼吸性酸中毒（pH $7.25 \sim 7.30$），即允许高碳酸血症。PEEP 先从 5 cmH_2O 低水平开始，逐渐增加至合适的水平，使 $PaO_2 > 60$ mmHg 而 $FiO_2 < 0.6$。一般 PEEP 水平为 $8 \sim 18$ cmH_2O。

4. 严格控制液体入量　为减轻肺水肿，应严格限制液体入量，在血压稳定的前提下，液体出入量宜保持轻度负平衡（每日出入液量一般控制在入量比出量少 500 ml 左右）。

5. 营养支持　ARDS 时机体处于高代谢状态，应补充足够的营养，静脉营养可引起感染和血栓形成等并发症，现提倡肠内营养。肠内营养不仅可避免静脉营养的不足，而且能够保护胃肠黏膜，防止肠道菌群异位。

6. 患者的监护　应将 ARDS 患者收入监护病房，动态监测呼吸、循环、水、电解质、酸碱平衡及其他重要脏器功能，以便及时调整治疗方案。

【主要护理措施】

1. 基础疾病抢救的护理配合　协助控制感染，处理外伤、骨折，纠正休克等。

2. 病情观察

（1）生命体征：尤其是呼吸频率的变化，如呼吸频率大于 25 次／分，常提示有呼吸功能不全，是 ARDS 先兆期的表现。观察意识状态、发绀、皮肤的温度及湿度、皮肤及黏膜的完整性、出血倾向，球结膜有无充血及水肿，两侧呼吸运动的对称性，肺部叩诊音、呼吸音及啰音，心率、心律，腹部有无胀气及肠鸣音情况。

（2）准确记录出入量：注意电解质尤其血钾的变化。

（3）血气分析：是判断病情、指导治疗的重要指标，临床常采用以下方法。①动脉血气分析：最常用的采血部位是桡动脉，也可用肱动脉或股动脉。通过血气分析仪，可获得血液气体和酸碱平衡两方面的分析数据，它是呼吸衰竭诊治中最常用、最可靠的指标。②脉搏血氧饱和度（SpO_2）监测：SpO_2 可通过脉搏血氧仪直接测得，即将血氧仪换能器夹在患者的耳垂或指端，在荧屏上直接显示患者的 SpO_2 及脉搏。它是一种无创性经皮连续监测技术，对评估缺氧程度、考核氧疗效果及调整吸氧浓度有一定的参考价值。

3. 保持呼吸道通畅　做好口咽部护理、防止误吸。保持呼吸道适当湿化。根据患者的具体情况选择恰当的胸部物理治疗方法。实施有创通气的患者由于不能进行有效咳嗽，必须借助机械吸引（吸痰）来清除呼吸道分泌物，维持呼吸道通畅。经人工气道吸痰的注意事项：①按需吸痰，即当大气道确实有分泌物滞留时才吸痰，如有痰鸣、SpO_2 突然下降、气道压突然上升、翻身前后、气囊放气前后等。②吸痰前后给纯氧 2 min，以提高患者的血氧饱和度，避免吸痰时发生严重低氧血症。③严格无菌操作，传染病患者应采用密闭式吸痰管。④吸引负压应控制在 −150 ~ −80 mmHg（−20 ~ −11 kPa）。每次吸引时间应限制在 15 s 以内。⑤吸痰过程中密切观察患者的反应，当患者 $SpO_2<90\%$ 或出现心律失常时，应暂停吸痰。

4. 氧疗护理　按医嘱进行氧疗，记录吸氧方式（鼻塞/鼻导管、面罩、呼吸机）、吸氧浓度及吸氧时间。若吸入高浓度或纯氧，要严格控制吸氧时间，一般不超过 24 h。密切观察氧疗的效果及不良反应（其他详见本章第十节慢性肺源性心脏病）。常用的给氧途径为鼻导管或鼻塞，也可经面罩给氧。鼻塞或鼻导管给氧简单、方便，不影响患者咳痰、进食，但吸入气氧浓度不恒定，易受患者呼吸的影响，且高流量氧对局部黏膜有刺激性，故氧流量不能大于 7 L/min，适用于轻度呼吸衰竭和高碳酸血症型呼吸衰竭的患者。经鼻导管或鼻塞吸氧时氧浓度（FiO_2）与氧流量的换算公式：$FiO_2 = 21 + 4 \times$ 吸入氧流量（L/min）。

采用面罩给氧时，吸氧浓度相对恒定，可按需调节，对鼻黏膜刺激性小。缺点是在一定程度上可影响咳痰、进食。面罩包括普通面罩（simple face mask）、文丘里面罩（Venturi mask）和带储气囊无重复呼吸面罩（non-rebreather mask）。带储气囊无重复呼吸面罩带有储氧袋，在储氧袋和面罩之间有单向气阀，只允许氧气在吸气时进入面罩内。另外，面罩上还有数个呼气孔，呼气孔也有单向皮瓣，只允许废气在呼气时排出面罩，因此该面罩的吸入气氧浓度可高达 90% 以上，适用于严重低氧血症、呼吸状态极不稳定的低氧血症型呼吸衰竭和 ARDS 患者。文丘里面罩与氧源之间有调节器，因而可以精确地调节吸氧浓度，对 COPD 引起的呼吸衰竭尤为适用。

5. 机械通气护理　详见本章第十四节呼吸系统疾病常用诊疗技术及护理二、机械通气。

6. 体外膜氧合的护理　应在专科护士指导下做好血泵、膜肺的管理，防止空气栓塞、血液栓塞、管路打折、感染等并发症的发生。

7. 维持液体平衡及适当营养　鼓励患者进食高蛋白、高脂肪、低糖类食物，按医嘱做好营养支持，如全胃肠营养的护理。ARDS 患者在保证血容量、血压稳定的前提下，使出量略多于入量（−500 ml/d）。

8. 用药护理　按医嘱及时、准确给药，观察药物的疗效与不良反应。使用糖皮质激素时，要定期检查口腔黏膜等部位有无真菌感染，并做相应的防范。纠正低血钾时，要严格按处方用药，并监测血钾变化。

9. 心理社会支持　呼吸衰竭和 ARDS 患者表现为呼吸困难，预感面临生死的考验，加之机械通气、进入 ICU 等应激，患者常有复杂的心理反应，又难以或不能用语言表达其感受与需求，因此医护人员应充分理解患者，主动亲近、关心患者，采用积极的语言与非语言沟通方式（手势、沟通板等）了解患者的心理障碍及需求，提供必要的帮助，同时安排其与家人或朋友的探访，以缓解心理压力，满足其爱与归属等方面的需求，促进康复。

【预后】

ARDS 的病死率高，可达 26% ~ 44%，其中 49% 患者死于 MODS。对本病的早期诊断和制订有效的治疗策略有利于改善患者的预后。存活的 ARDS 患者大部分肺功能可完全恢复，部分遗留肺纤维化。

小 结

呼吸衰竭以呼吸困难、发绀及神经精神症状为主要临床特征。动脉血气分析是主要的诊断依据。不同的呼吸衰竭类型，给氧原则及氧疗目标不同。ARDS 是指各种肺内、外致病因素导致急性弥漫性肺损伤，从而引起的急性呼吸衰竭。其临床特征为呼吸窘迫和顽固性低氧血症。根据氧合指数（PaO_2/FiO_2）确定其诊断。ARDS 患者的治疗应注意尽早开始机械通气（应用 PEEP、小潮气量通气）及保证液体出入量轻度负平衡。护理应加强病情观察、人工气道吸痰、氧疗及营养支持等。

（李　利）

第十四节　呼吸系统疾病常用诊疗技术及护理

导学目标

通过本节内容的学习，学生应能够：

◆ **基本目标**

1. 解释胸腔穿刺术与机械通气的目的。

2. 列举胸腔穿刺术、机械通气、动脉血气分析、支气管镜检查、经皮穿刺肺活检的适应证、禁忌证和并发症。

3. 熟悉动脉血气分析各穿刺动脉部位及进针角度。

4. 复述动脉血气分析操作流程及其他诊疗操作的配合流程。

5. 实施上述诊疗操作患者的护理。

◆ **发展目标**

1. 综合运用专科知识和技能为接受上述操作的患者提供高质量专科护理。

2. 应用所学知识能够完成动脉血气分析结果的初步判定。

◆ **思政目标**

在临床护理活动中，体现保护隐私、团队协作能力、良好的沟通能力。

一、胸腔穿刺术

胸腔穿刺术（thoracentesis）是指从胸膜腔内抽取积液或积气的操作，常用于检查胸腔积液的性质、抽液（抽气）减压或胸膜腔内给药。

【适应证】

（1）胸腔积液性质不明者，抽取积液检查，以协助病因诊断。

（2）胸腔内大量积液或积气者，排除积液或积气，以缓解压迫症状，避免胸膜粘连、增厚。

（3）脓胸抽脓灌洗治疗，或恶性胸腔积液需胸腔内注入药物者。

【禁忌证】

（1）严重的凝血功能障碍，体质衰弱者。
（2）病情危重，血流动力学不稳定者。
（3）剧烈咳嗽者。

【并发症】

1. 胸腔脏器损伤　肺损伤、心脏损伤。
2. 继发感染　穿刺部位和胸腔感染，可并发急性胸膜炎、胸壁蜂窝织炎。
3. 其他　血气胸、脓气胸、穿刺口出血、纵隔气肿、皮下血肿及支气管胸膜瘘等。

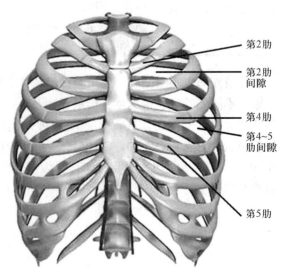

图 2-22　胸腔穿刺部位

第2肋
第2肋间隙
第4肋
第4~5肋间隙
第5肋

【穿刺部位】

（1）一般胸腔积液的穿刺点选择肩胛线或腋后线第 7～8 肋间隙或腋前线第 5 肋间隙。
（2）气胸患者的穿刺点取患侧锁骨中线第 2 肋间隙或腋前线第 4～5 肋间隙进针，见图 2-23 所示。

【护士配合操作流程】

术前准备 —
| **环境准备**：穿刺环境清洁、消毒、无尘、温度适宜，注意遮挡。
操作者准备：洗手、戴口罩和帽子。
用物准备：①治疗盘及常规消毒用物一套。②无菌胸腔穿刺包。③无菌手套2副。④治疗盘内放置2%利多卡因5 mg一支，0.1%肾上腺素注射液1 ml一支。注射器：5 ml、20 ml、50 ml各1支。血压计、听诊器、盛胸腔积液的容器及患者的化验单。
患者准备：①核对患者身份，向患者和家属讲解穿刺目的、步骤、术中注意事项，嘱患者放松。②确认患者签署知情同意书。③告知患者操作中保持体位的重要性，避免随意活动、咳嗽，防止损伤肺组织。④协助患者排尿，导尿者放净尿液。 |

术前评估 —
| **术前评估**：测量并记录患者的生命体征、胸腔积液（积气）的部位、有无过敏史等。 |

术中配合 —
| **核对患者**：再次核对患者信息，确保无误。
摆放体位：协助患者坐在有靠背的椅子上并面向椅背，两前臂置于椅背上，前额伏于前臂上。如患者不能起床，可取半卧位，患侧前臂上举抱于枕部，完全显露胸部或背部，见图2-23所示。
消毒：协助术者定位，腰部铺垫巾，打开胸腔穿刺包，配合术者常规消毒穿刺部位。
操作：协助术者行局部麻醉，穿刺前应先用止血钳夹闭与穿刺针相连的橡胶管，术者穿刺成功后抽液或抽气时护士用止血钳协助固定穿刺针，注射器脱开橡胶管前随时夹管，以防空气进入胸腔。穿刺针进入胸腔后，嘱患者切勿深呼吸和咳嗽。穿刺过程中观察患者面色、呼吸、脉搏等变化情况。每次抽液、抽气不宜过多、过快，防止抽吸过多、过快使胸腔内压骤然下降，发生复张后肺水肿或循环障碍、纵隔移位等意外。减压抽液时，首次抽液量不宜超过700 ml，抽气量不宜超过1000 ml，以后每次抽吸量不应超过1000 ml。如为脓胸，每次尽量抽尽；如为诊断性抽液，抽取50～100 ml即可，置入无菌试管送检。
注入药液：如治疗需要，抽液、抽气后可注射药物。注入药物后嘱患者稍活动，以使药液在胸腔内混匀，并观察患者注入药物后的反应。
拔针与包扎：术者拔出穿刺针，按压穿刺点以防出血，并用无菌纱布覆盖穿刺点并用胶布固定。整理床单位，协助患者摆好适宜体位。 |

记录 —
| **记录内容**：①手术日期和时间、穿刺的位置、穿刺部位敷料情况。②抽出液体或气体的数量、颜色和气味。③患者术中耐受情况、有无并发症等。 |

整理用物 —
| **整理用物**：垃圾按医用垃圾分类处理。 |

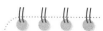

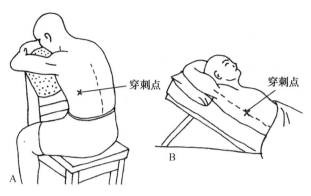

图 2-23 胸腔穿刺体位
A. 坐位；B. 半卧位

【操作后护理】

1. 休息与活动　嘱患者静卧休息 30 min，必要时可给予氧气吸入。

2. 穿刺点护理　保持穿刺部位敷料干燥，观察穿刺点有无渗血、渗液。如出现红、肿、热、痛，体温升高或液体溢出等，及时通知医师。

3. 密切观察　密切观察患者有无胸痛、咳嗽、呼吸困难；观察患者呼吸、脉搏、血压及面色变化；观察有无气胸、血胸、肺水肿等并发症的发生。

4. 呼吸锻炼　鼓励患者深呼吸，促进肺膨胀；预防上呼吸道感染，避免剧烈咳嗽。

5. 对症治疗　胸痛剧烈者，遵医嘱给予镇痛药。保持排便通畅，避免用力屏气，必要时采取相应的通便措施。剧烈咳嗽者，必要时给予镇咳药。

6. 并发症的处理　当患者出现突发性胸痛、呼吸困难、刺激性咳嗽等，常提示发生气胸，应立即报告医师处理，给予患者高流量吸氧。如发生纵隔气肿，轻症无须处理，严重纵隔气肿伴广泛皮下气肿影响呼吸和循环时，协助医师作胸骨上窝穿刺或切开排气。当患者出现面色苍白、脉搏细速、血压下降等低血容量表现时应考虑血胸，立即报告医师处理。小量血胸可不行穿刺，密切观察；中、大量血胸应配合医师行胸腔闭式引流。

（徐仁华）

二、机械通气

机械通气（mechanical ventilation）是在患者自然通气和（或）氧合功能出现障碍时运用呼吸机使患者恢复有效通气并改善氧合的方法。随着呼吸生理研究的深入和呼吸机性能的不断完善，机械通气已成为现代医学不可缺少的重要组成部分，广泛用于急救医学、重症监护、麻醉、新生儿、心胸外科及康复等领域。根据是否建立人工气道，机械通气分为有创机械通气和无创机械通气。

（一）有创机械通气

有创机械通气（invasive mechanical ventilation）是指通过建立人工气道（经鼻或口气管插管、气管切开）进行机械通气的方式。

【适应证】

（1）严重低氧血症或高碳酸血症者。

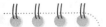

（2）不能自主清除呼吸道分泌物、胃内反流物，有误吸风险者。

（3）存在上呼吸道损伤、狭窄、阻塞等，严重影响正常呼吸者。

（4）突然出现呼吸停止，需紧急建立人工气道进行机械通气者。

【禁忌证】

机械通气无绝对禁忌证。如存在下列相对禁忌证，宜慎重使用：气胸及纵隔气肿未行引流、肺大疱及肺囊肿等。

【并发症】

1. 呼吸机所致肺损伤　气压伤、容积伤、生物伤等。

2. 血流动力学影响　正压通气可使回心血量减少、心排血量下降，导致低血压。

3. 呼吸机相关性　呼吸机相关性肺炎、肺不张、氧中毒、呼吸性碱中毒等。

4. 气道并发症　人工气道梗阻、气管黏膜溃疡、感染、出血及以后的气道狭窄、气管食管瘘、气管切口周围皮下气肿等。

5. 其他　气管插管脱出和管道脱开、气管插管滑入右主支气管、人工气道堵塞、呼吸机管道堵塞、呼吸切换障碍等。

【机械通气的实施】

1. 呼吸机与患者的连接　需建立有创人工气道，包括气管插管（经口或经鼻）和气管切开。目前最常用的人机连接方式是气管插管，尤其是经口气管插管，必要时做气管切开。

2. 通气模式与通气参数的设置与调整　现代呼吸机可提供多种通气模式，常用的通气模式和通气参数列于表 2-15、表 2-16。

表 2-15　常用的通气模式

通气模式	英文缩写
容量 / 压力控制通气	CMV/PCV
辅助通气	AMV（AV）
辅助 / 控制通气	A/CV（A/C）
同步间歇指令通气	SIMV
压力支持通气	PSV
持续气道正压通气	CPAP

表 2-16　通气参数设置（成人参考值）

通气参数	预置参考值	报警上、下限设定
每分通气量（V_E）	6 ~ 8 L/min*	±（10% ~ 15%）
呼吸频率（RR）	8 ~ 20 次 / 分 **	
吸呼比（I/E）	1：（1.5 ~ 3.0）	
气道压力峰值（PIP）	15 ~ 25 cmH$_2$O（一般 <30 cmH$_2$O）	高于 10 cmH$_2$O 低于 5 ~ 10 cmH$_2$O
氧浓度（FiO$_2$）	0.3 ~ 0.4（一般 <0.6）	±（5% ~ 10%）
呼气末正压（PEEP）	5 ~ 10 cmH$_2$O	低于设置值 3 ~ 5 cmH$_2$O

注：*.潮气量（V_T）一般为 8 ~ 10 ml/kg，ARDS 6 ~ 8 ml/kg；**.COPD 偏慢，ARDS、限制性肺疾患偏快。

控制通气用于无自主呼吸或自主呼吸极微弱的患者。辅助通气用于有一定自主呼吸，但尚不能满足需要的患者。辅助/控制通气模式是在患者无自主呼吸时，呼吸机能按预先设定的备用支持频率给患者进行机械通气。同步间歇指令通气即呼吸机预设的呼吸频率由患者触发，若患者在预设的时间内没有出现吸气动作，则呼吸机按预设参数送气，增加了人机协调，在呼吸机提供的每次强制通气之间允许患者进行自主呼吸，以达到锻炼呼吸肌的目的，是目前临床上最常用的通气模式。压力支持通气是一种由患者自主呼吸触发，并自主决定呼吸频率和呼吸比例的通气模式，用于有一定自主呼吸能力、呼吸中枢驱动稳定的患者或用于准备撤机的患者。持续气道正压通气是通过提供持续的正压，维持患者气道通畅，防止气道塌陷，常用于拟撤机的患者。

长时间吸入气氧浓度（FiO_2）大于 50% 时，应警惕氧中毒。调节 FiO_2 的原则是在保证氧合的前提下，尽量使用较低的 FiO_2。呼吸频率（RR）根据病情选择，阻塞性通气障碍的患者宜用缓慢的频率，一般 12 ~ 20 次/分，有利于呼气；而 ARDS 等限制性通气障碍的患者选用较快的 RR，配以较小的潮气量，有利于减少由克服弹性阻力所做的功和对心血管系统的不良影响。吸呼比（I/E）：一般为 1/2，阻塞性通气障碍患者可延长呼气时间，使 I/E 小于 1/2，有利于气体排出；而 ARDS 患者可增大 I/E，甚至采用反比通气（I/E>1，即吸气时间长于呼气时间）。呼气末正压（PEEP）一般为 5 ~ 10 cmH$_2$O，为避免因胸膜腔内压上升而致回心血量减少，心排血量下降，因此需选择使肺顺应性和氧运输达到最大、FiO_2 达到最低、对循环无不良影响的最小 PEEP 值。

3. 机械通气的撤离　撤机是由机械通气状态恢复到完全自主呼吸的一个过渡过程。对于较长时间接受机械通气的患者而言，撤机应是一个缓慢、逐步降低呼吸支持的过程。选择撤机时间是一个重要的问题。不恰当撤机不但使机械通气并发症的发生率增加、患者负担加重，还会因呼吸肌的失用性萎缩和患者对呼吸机的依赖心理造成撤机困难。而过早撤机又会影响患者的心肺功能和精神状态，甚至加重病情。因此，当引起呼吸衰竭的原因已消除，患者自主呼吸能维持适当通气，生命体征平稳时，就应及时撤机。

（1）撤机筛查：基础疾病或诱因得到控制后，应开始进行撤机的筛查试验，包括下列 4 项内容。①导致机械通气的病因好转或去除。②氧合指标：PaO_2/FiO_2>150 ~ 200 mmHg，PEEP≤5 ~ 8 cmH$_2$O，FiO_2≤40% ~ 50%，pH ≥ 7.25；COPD 患者，pH>7.30，PaO_2>50 mmHg，FiO_2<35%。③血流动力学稳定，没有心肌缺血动态变化，临床上没有显著的低血压，不需要血管活性药治疗或只需要小剂量的血管活性药物，如多巴胺或多巴酚丁胺<5 ~ 10 μg/（kg·min）。④有自主呼吸的能力（表 2-17）。

表 2-17　撤机常用的筛查标准

标准	说明
客观的测量结果	足够的氧合（如 PaO_2 ≥ 60 mmHg 且 FiO_2 ≤ 0.35，PEEP ≤ 5 ~ 10 cmH$_2$O，PaO_2/FiO_2 ≥ 150 ~ 300 mmHg）
	稳定的心血管系统（如 HR ≤ 140 次/分，血压稳定）；不需（或最小限度的）血管活性药
	没有高热
	没有明显的呼吸性酸中毒
	血红蛋白浓度 ≥ 8 ~ 10 g/dl
	良好的精神活动（如可唤醒，格拉斯哥昏迷评分 ≥ 13，没有连续的镇静药输注）
	稳定的代谢状态（如可接受的电解质水平）
主观的临床评估	疾病恢复期，医师认为可以撤机，咳嗽能力评估

（2）撤机的技术方法：当患者已具备撤机的潜力时，即应开始刺激患者的自主通气功能，逐渐增加其呼吸肌负荷，完成由机械通气支持到完全自主呼吸的过渡。常用的撤机方法包括：

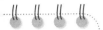

自主呼吸试验（SBT）、同步间歇指令通气（SIMV）、压力支持通气（PSV）、SIMV+PSV、间断停机法。短期使用呼吸机的患者，患者已有自主通气能力时，可在监护下将呼吸机直接撤离。

自主呼吸试验（SBT）是目前比较推崇的方法。实施步骤：脱开呼吸机以"T"管替代或仍接着呼吸机但不予任何支持，CPAP 设置为 0，观察心脏、呼吸系统反应 30～120 min，如患者能够耐受，可以预测撤机成功，准备拔除气管插管；当患者情况超出下列指标时，应中止自主呼吸试验，转为机械通气：①呼吸频率/潮气量（L）（浅快指数）应＜105；②呼吸频率应＞8 次/分或＜35 次/分；③自主呼吸潮气量＞4 ml/kg；④心率应＜140 次/分或变化＜20%，没有新发的心律失常；⑤氧饱和度应＞90%。自主呼吸试验常用方法还有低水平 CPAP 法和低水平 PSV 法。低水平 CPAP 法是指将原有模式改为 CPAP，或单纯给予一定水平的 PEEP，CPAP 或 PEEP 水平为 5 cm H₂O，吸入气氧浓度保持不变。低水平 PSV 法是指将原有通气模式改为 PSV，压力支持水平在 5～8 cm H₂O，吸入气氧浓度维持不变。所给的压力支持仅用于克服气管插管阻力，模拟患者拔管后呼吸状态。

【有创机械通气的护理】

1. 上呼吸机前的护理

（1）备好清洁、功能完好的呼吸机及供氧设备。

（2）与神志清醒的患者进行沟通，使患者了解如下内容：上呼吸机可以帮助他渡过难关、避免危险；可以逐渐适应人工气道和机械通气引起的不适；如何配合机械通气；如何以非语言方式表达其需要；给予患者心理支持。

2. 上机中与上机后的监测和护理

（1）临床观察

1）呼吸：有无自主呼吸，与呼吸机是否同步，胸廓活动幅度及两侧呼吸运动的对称性，两侧呼吸音是否对称，有无啰音。如一侧胸廓起伏减弱、呼吸音消失，除与气管插管过深有关外，还可与插管固定不牢，在患者躁动或翻身后滑入一侧支气管引起肺不张有关，以及与并发的气胸有关。

2）心率、血压：机械通气开始时可出现血压轻度下降，如血压明显或持续下降伴心率增快，应及时通知医师。心率增快、心律失常常提示有通气不足或通气过度。

3）意识状态：上呼吸机后患者意识障碍程度减轻，表明通气状况改善。若有烦躁不安，自主呼吸与呼吸机不同步，多为通气不足。如患者病情一度好转，胸廓起伏一直良好，突然出现兴奋、多语，甚至抽搐，应警惕通气过度引起的碱中毒。

4）体温：体温升高常提示感染。体温升高会使氧耗量和 CO₂ 产生增加，故应酌情调节通气参数；高热时还应适当降低湿化器的温度，以改善呼吸道的散热作用。

（2）呼吸功能监测

1）肺通气功能监测：包括 V_T、RR、V_E、V_A、V_D/V_T 等。护士应重点监测 V_E、V_T 的变化。正常成人 V_E（每分通气量）为 6～8 L/min，V_E＞10 L/min 或 V_E＜4 L/min 分别提示通气过度或通气不足。如呼出的 V_T 低于吸入的 V_T，提示呼吸回路中有漏气，如呼吸管道滑脱，应检查是否存在呼吸管道破损、连接不紧密等情况。

2）气道压力监测：最常用的指标是吸气峰压（PIP）。PIP 突然升高见于：①气道阻力增加，包括人工气道及小气道，常见于黏稠分泌物阻塞气道，插管打折、扭曲、受压，支气管痉挛等。②胸肺顺应性下降，常见于各种原因引起的肺实质及肺间质改变，如肺不张、肺实变、气胸。气道压力过低报警常见于呼吸管路漏气、气囊漏气或充盈不足等。

3）血气监测：①动脉血气分析是评价机械通气效果最客观、可靠的方法。评价肺氧合和换气功能最常用的指标是 PaO_2 和氧合指数（PaO_2/FiO_2）。动脉血气分析一般在上呼吸机后 20～30 min 进行，然后根据分析结果对通气参数进行必要的调整。②脉搏血氧饱和度（SpO_2）的监测是用脉搏血氧仪经皮测得 SaO_2。它是一种无创、快速、连续监测方法，用于评价氧合功能，减少动脉血气分析次数，同时也可提供吸痰信息、低氧血症和心律失常的预警。$SpO_2 >$ 94% 为正常，<90% 提示低氧血症。影响 SpO_2 的因素有：低温、低血压；血管收缩使搏动减弱；搏动血管中存在亚甲蓝、高铁血红蛋白及碳氧血红蛋白的病理性增高；指套未戴好、监测部位选择不当等。

4）$FetCO_2$ 监测：用二氧化碳监测仪监测呼气终末部分气体中呼气末二氧化碳分压（$PetCO_2$）或二氧化碳浓度（$FetCO_2$）。$FetCO_2$ 在呼气末最高，接近肺泡气水平。健康人 $FetCO_2$ 与 $PaCO_2$ 有较好的相关性，即一个大气压下，1%$FetCO_2$ 大致相当于 $PaCO_2$7.6 mmHg。如 $FetCO_2$ 为 4.5%～5%，表示通气恰当；<4.5% 表示通气过度；>5% 表示通气不足。因此，在采动脉血样时，同时记下 $FetCO_2$，然后将换算值与实测值加以比较，如两者大致相同，一般每日进行 1～2 次动脉血气分析即可，如实测值明显高于换算值，表示肺内有较大的动 - 静脉分流，此时不能用此值来评价通气效果。

（3）气道湿化护理：建立人工气道后，呼吸道失水增加，纤毛运动障碍，分泌物排出不畅，易发生气道阻塞、肺不张、继发感染等，因此必须加强呼吸道的人工湿化。气道湿化包括主动加温湿化和被动加温湿化。主动加温湿化是通过对吸入气体加温并增加水蒸气的含量来进行加温、加湿，是机械通气常用的湿化方法，即使用加温湿化器将水加热后产生蒸气混入吸入气中，起到加温和加湿作用，维持吸入气体温度在 32～37 ℃，相对湿度 100%，绝对湿度 44 mg/dl。但应注意，湿化罐内只能加无菌蒸馏水，不能用生理盐水或加入药物。湿化罐内水量要恰当，注意防止水蒸干。被动加热湿化器（人工鼻）的工作原理是通过储存患者呼出气体中的热量和水分来对吸入气体进行加热湿化。

（4）吸痰护理：正压通气患者不能进行有效咳嗽，必须借助机械吸引来清除呼吸道内分泌物，维持气道通畅。应采用合适型号的吸引导管（又称吸痰管），建议儿童和成人使用的吸痰管粗细不超过气管插管内径的 50%，婴儿不超过 70%。吸痰分为封闭式吸痰和开放式吸痰。应实施按需吸痰，吸痰前后应给予 30～60 s 纯氧吸入，吸痰负压控制在 –150～–80 mmHg，置入吸痰管过程中应不带负压，从置入到退出吸痰管宜在 15 s 内，吸引过程中应观察患者的面色、呼吸、血氧饱和度、心率等。应先吸引口咽（鼻咽）分泌物，再吸引气道内分泌物。不推荐在气管内吸痰前常规实施生理盐水滴注。对于需要高吸入气氧浓度、高 PEEP、肺不张及婴儿患者来说，建议使用密闭式吸痰管。使患者在不脱离呼吸机的情况下进行吸痰。为预防呼吸机相关性肺炎，应注意清除气囊上的滞留物，尤其是在气囊放气前。

（5）做好气囊管理：气管插管气囊起到固定气管导管、保障通气的作用。应每隔 6～8 h 测量一次气囊压，维持气囊压在 25～30 cmH_2O。如气囊压不够，造成通气不足和误吸；如气囊压过高，造成气管黏膜受压，影响局部血液循环，造成黏膜损伤，甚至坏死。

（6）预防感染：护理人员认真执行手卫生，严格无菌操作，鼓励患者深呼吸、咳嗽，定时翻身。做好口腔护理、留置尿管及昏迷患者的护理。按要求定期更换、清洁、消毒呼吸管道及呼吸机部件（如湿化器）。对于呼吸系统传染病患者，要实行呼吸道隔离，采用密闭式吸痰。

（7）心理社会支持与康复：所有机械通气患者，无论其意识清醒与否，均应受到尊重。护理人员应主动亲近患者，与其交谈，使其学会用非语言方式（如手势、沟通板）表达其需求。介绍环境，解释操作目的，让患者了解医务人员一直在观察其病情，随时会提供所需的身心帮助，取得患者的理解和配合。适当安排患者家属及密切相关者的探视，以满足双方对安全、爱、归属等层面的需求，缓解焦虑、恐惧等心理反应。根据对患者的临床评估、运动、营养等综合评估，对患者行被动或主动运动，可预防患者深静脉血栓、失用性肌萎缩，提高呼吸肌

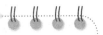

力，运动能力等，有助于早期拔管。

3. 撤机护理

（1）帮助患者树立信心：长期接受呼吸机治疗的患者因已习惯呼吸机的辅助呼吸，对自己的自主呼吸能力存在疑虑，担心撤机后出现呼吸困难甚至窒息，从而产生对呼吸机的依赖心理。因此，撤机前要向患者及家属说明患者的病情已明显好转，具备自主呼吸能力；撤机过程是逐步的、安全的；精神紧张会增加撤机的难度与时间。总之，要使患者消除恐惧心理，树立信心，配合医务人员顺利撤机。

（2）按步骤有序撤机：当患者具备完全脱离呼吸机的能力后，还需按以下4个步骤进行撤机：①撤离呼吸机；②气囊放气；③拔管；④序贯无创通气、高流量湿化氧疗或吸氧。撤机后密切观察患者的生命体征、咳嗽及咳痰能力等。

（3）呼吸机的终末消毒与保养：患者停用呼吸机后，按呼吸机说明书的要求拆卸管道，进行彻底的清洁和消毒，然后重新安装，使经过消毒、装机、检测、校正后的呼吸机处于完好备用状态。呼吸机的消毒与保养应由接受过专门训练的人员负责管理。

（二）无创机械通气

无创通气是指无须建立人工气道（如气管插管）的机械通气方法，包括气道内正压通气和胸外负压通气等，本部分主要介绍气道内正压通气，又称无创正压通气（non-invasive positive pressure ventilation，NPPV），最常用的通气模式包括双水平气道正压通气（BiPAP）和持续气道正压通气（CPAP）。

【适应证】

（1）睡眠呼吸暂停低通气综合征。

（2）呼吸衰竭：适用于轻、中度呼吸衰竭的早期干预。

（3）COPD。

（4）其他：包括心源性肺水肿、重症肺炎、ARDS早期干预、胸壁畸形或神经肌肉疾病和胸部创伤、辅助撤机、免疫抑制患者和辅助纤维支气管镜检查。

【禁忌证】

（1）绝对禁忌证：①心搏或呼吸停止；②自主呼吸微弱，处于昏迷状态；③误吸高危者以及不能清除口咽及上呼吸道分泌物、呼吸道保护能力差；④颈部和面部创伤、烧伤及畸形；⑤上呼吸道梗阻；⑥严重低氧血症（$PaO_2 < 45$ mmHg）和严重酸中毒（$pH \leqslant 7.20$）。

（2）相对禁忌证：①合并其他器官功能衰竭（血流动力学指标不稳定、不稳定的心律失常、消化道穿孔/大出血、严重脑部疾病等）；②未引流的气胸；③近期面部、颈部、口腔、咽腔、食管及胃部手术；④严重感染；⑤气道分泌物多或排痰障碍；⑥患者明显不合作或极度紧张。

【并发症】

常见不良反应有口咽干燥、面罩压迫和器械相关性压力损伤、幽闭恐惧症、胃胀气、误吸、漏气、排痰障碍及睡眠性上气道阻塞等。

【NPPV 的实施】

1. 人机连接方法　常见的连接方式包括鼻罩、面罩、全面罩等，目前以鼻罩和面罩最常用。理想的面罩应达到密封性好、舒适、重复呼吸无效腔低和安全等基本要求。鼻罩的优点是无效腔较小，患者的耐受性良好，可以减少幽闭恐惧症，出现呕吐、误吸概率小，可以随时排痰或进食，尤其适合于牙列完整的患者；缺点是患者张口呼吸时影响辅助通气效果和容易经口漏气。面罩的优点是允许患者经口或经鼻呼吸，避免了经口漏气，可给予较高的吸气压力，且对患者的要求稍低；缺点是阻碍言语交流，限制经口进食，妨碍吐痰，增加无效腔通气量（导致 CO_2 重复呼吸），幽闭恐惧症较多见。

2. 通气模式与通气参数的设置与调整

（1）通气模式：持续气道正压通气（CPAP）和双水平气道正压通气（BiPAP）是常用的两种通气模式，后者最为常用。

（2）BiPAP 参数调节原则：BiPAP 的参数设置包括吸气压（IPAP）、呼气压（EPAP）及后备控制通气频率。IPAP/EPAP 均从较低水平开始，患者耐受后再逐渐上调，直至达到满意的通气和氧合水平，或调至患者可能耐受的水平。BiPAP 模式通气参数设置的常用参考值列于表 2-18。

表 2-18 BiPAP 常用的通气参数参考值

参数	常用值
潮气量	6 ~ 12 ml/kg
呼吸频率	12 ~ 20 次 / 分
吸气时间	0.8 ~ 1.2 s
吸气压（IPAP）	10 ~ 25 cmH₂O
呼气压（EPAP）	依患者情况而定（常用 4 ~ 5 cmH₂O，低氧血症型呼吸衰竭时需要增加）
持续气道正压通气（CPAP）	6 ~ 10 cmH₂O

3. NPPV 的撤离　NPPV 的撤离指标主要依据患者临床症状及病情是否稳定。在逐渐降低压力支持水平的同时，逐渐减少通气时间。

【无创机械通气的护理】

1. 上机前护理　向患者做好解释工作，取得配合。患者取坐位或半坐卧位 30° 以上，选择合适的鼻罩或面罩，检测呼吸机，连接氧气，调节氧浓度，连接并固定面罩，与呼吸机连接。

2. 上机中护理

（1）开始治疗的过程中应有专人在床旁监护，包括意识、生命体征、呼吸困难缓解情况、呼吸道分泌物排出情况及患者的配合情况等。

（2）监测并记录呼吸机参数：潮气量、通气频率、IPAP、EPAP 等。

（3）根据患者的主诉及监测呼吸机参数的变化情况，检查有无漏气并调整面罩松紧，检查报警原因并处理。

（4）常见并发症的预防及处理：除呼吸机相关肺损伤、血流动力学紊乱等并发症外，患者在进行 NPPV 的过程中，常见下列问题。

1）焦虑、恐惧：是无创通气治疗患者最常出现的心理反应，多见于初次使用者。向患者耐心解释无创通气的目的、意义及注意事项，告知患者可能出现的不适，陪伴患者。

2）口咽干燥：由于鼻罩及口鼻面罩漏气时，无创通气机通过漏气补偿通气，造成患者口咽水分丢失。应及时向呼吸机湿化罐中补充湿化液，及时帮助患者饮水。

3）面部皮肤损伤：由鼻罩或口鼻面罩的局部压迫所致。通气时使用保护膜或减压垫，定时评估并调试固定带松紧，以放进 1 ~ 2 指为宜。

4）胃胀气：主要是由于口鼻面罩不合适、吸气压力过高、患者呼吸方法不当等导致气体直接进入胃内所致。指导患者正确的呼吸方法：闭口缓慢、均匀呼吸，给患者呼吸的口令。吸气压和

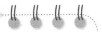
呼气压从较低水平开始，逐渐增加至合适的治疗压力，在保证疗效的前提下吸气压应<25 cmH_2O。给轻症患者先使用鼻罩，明显胀气者进行胃肠减压。

3. 上机后护理

（1）患者教育：NPPV需要患者的合作才能达到治疗效果，因此治疗前应做好患者教育，以消除恐惧心理，取得配合，提高依从性，同时也可以提高患者的应急能力，以便在紧急情况下（如咳嗽、咳痰或呕吐时）患者能够迅速拆除连接，提高安全性。患者教育的内容包括：①治疗的作用和目的；②连接和拆除的方法；③治疗过程中可能出现的各种感觉和症状，帮助患者正确区分正常和异常情况；④NPPV治疗过程中可能出现的问题及相应的措施，如鼻罩、面罩可能使面部有不适感，使用鼻罩时要闭口呼吸，注意咳痰和减少漏气等；⑤指导患者有规律地放松呼吸，以便与呼吸机协调；⑥鼓励患者主动排痰并指导吐痰的方法；嘱咐患者（或家属）如出现不适，应及时告诉医护人员。

（2）其他：①不耐受：是指患者自觉NPPV治疗造成了不适，并无法耐受治疗的现象。预防措施包括：准备多个连接器让患者试戴，以便选择合适的连接方式；规范操作程序，使患者有一个逐渐适应的过程；采用同步触发性能较好的呼吸机（如流量触发、容量触发、流量自动追踪），根据患者的情况，综合评估、选择适宜的模式和参数，合理使用PEEP。②幽闭恐惧症：部分患者对戴面罩有恐惧心理，有效的患者教育和合适的解释通常能减轻或消除恐惧，也可请患者观察其他患者成功应用NPPV治疗的案例。③睡眠性上气道阻塞：由于睡眠时上气道肌肉松弛所致，应注意观察患者入睡后的呼吸情况，如出现上气道阻塞，可采用侧卧位或在睡眠时增加PEEP的方法防止发生睡眠性上气道阻塞。

（徐仁华）

三、动脉血气分析

动脉血气分析（arterial blood gas analysis）是通过对人体动脉血液中的pH、氧分压（PaO_2）和二氧化碳分压（PaCO_2）等指标进行检测，从而对人体的呼吸功能和血液酸碱平衡状态做出评估的一种方法。动脉血气分析能客观地反映患者呼吸衰竭的性质和程度，对指导氧疗、调节机械通气参数、纠正酸碱失衡有重要意义，也是指导医务人员为呼吸、代谢紊乱等急危重症患者制定诊疗方案的重要参考指标。

【适应证】

（1）需对氧疗、机械通气等治疗反应进行评估的患者。

（2）需对血流动力学进行评估的患者，如严重的出血性休克、心源性休克、心肺复苏（cardiopulmonary resuscitation，CPR）等。

【禁忌证】

动脉血气分析无绝对禁忌证。有出血倾向的患者应谨慎使用。

【穿刺部位及穿刺角度】

1. 桡动脉　桡动脉是首选的动脉穿刺部位。以距腕横纹一横指（1～2 cm）、距手臂外侧0.5～1 cm，动脉搏动最明显处；或以桡骨茎突为基点，向尺侧移动1 cm，再向肘部方向移动0.5 cm，动脉搏动最强处作为穿刺点。穿刺前应行血管通畅试验评估尺动脉侧支循环。穿刺角度为与皮肤呈30°～45°。

2. 肱动脉 肱动脉一般为桡动脉不能使用或穿刺失败后的选择。以肱二头肌内侧沟动脉搏动最明显处，或以肘横纹为横轴，肱动脉搏动为纵轴，交叉点周围 0.5 cm 处为穿刺点。穿刺角度为与皮肤呈 45°。

3. 足背动脉 足背动脉一般只作为上述两种动脉不能使用或穿刺失败时的选择。以足背内、外踝连线中点至第一跖骨间隙的中点，动脉搏动最明显处作为穿刺点。穿刺角度为与皮肤呈 15°。

4. 股动脉 股动脉通常为动脉采血的最后选择部位。以腹股沟韧带中点下方 1~2 cm，或耻骨结节与髂前上棘连线中点，股动脉搏动最明显处为穿刺点。穿刺角度为与皮肤呈 90°。

5. 头皮动脉 头皮动脉主要用于婴幼儿动脉穿刺。以颞浅动脉搏动最明显处为穿刺点。穿刺角度为与皮肤呈 20°~30°。

6. 导管采血 对留置动脉导管的患者，可通过导管采集动脉血。导管采血分开放式和封闭式导管采血。

知识链接

血管通畅试验

血管通畅试验又称艾伦（Allen）试验，自 1929 年问世以来，一直是临床上桡动脉穿刺或置管前评估尺动脉循环是否通畅的最简便、安全的方法。

操作方法：嘱患者握拳，检查者同时按压患者的桡动脉和尺动脉。数秒后，嘱患者松拳，其手掌血供被阻断而变得苍白。这时，继续按压桡动脉，同时松开尺动脉，观察手掌颜色恢复时间。若手掌颜色在 5~15 s 之内恢复，提示尺动脉供血良好，该侧桡动脉可用于动脉穿刺；若手掌颜色不能在 5~15 s 之内恢复，提示该侧手掌侧支循环不良，该侧桡动脉不宜穿刺。

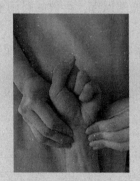 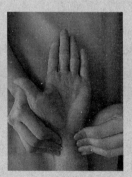 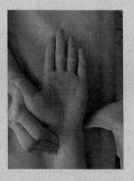 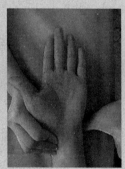

| 嘱患者握拳，同时按压尺动脉和桡动脉 | 患者伸开手指，手掌变苍白 | 松开压迫尺动脉的手 | 观察手掌颜色恢复时间 |

【操作流程】

以桡动脉穿刺为例。

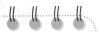

采血前准备	**环境准备**：选择温度适宜、光线良好的清洁环境。 **物品准备**：①消毒剂：首选含量大于0.5%的氯己定乙醇溶液，如对氯己定乙醇溶液有使用禁忌，可用碘酊、聚维酮碘或70%乙醇。早产儿及2个月以下的婴儿慎用氯己定，因其有皮肤刺激和化学灼伤的危险。②动脉采血器具：应选用含有冻干肝素盐或其他适当抗凝剂的自充式、塑料、一次性专用动脉采血器具。③冰袋或冰桶：必要时低温保存血标本。④其他：手套、软枕、无菌纱布、无菌棉签等。 **患者准备**：①身份识别。②解释操作流程：嘱患者放松，以保证检测结果的准确性，提高穿刺成功率。③评估体温、氧疗方式、呼吸机参数、吸氧浓度并记录于报告单上。④评估患者的血压、出凝血情况，是否使用抗凝血药，穿刺部位有无创伤、手术、穿刺史。
采血过程	**采血器准备**：专用动脉采血器，按产品说明书将针栓调至预设位置。 **摆放体位**：协助患者取平卧位或半卧位，桡动脉穿刺者上肢外展，手掌朝上，手指自然放松。可在腕关节下垫一小软枕，帮助腕部保持过伸位和定位。 **消毒**：戴手套，消毒以穿刺点为中心的皮肤，消毒范围直径≥8 cm，至少消毒2遍或遵循消毒剂使用说明书，自然待干后方可穿刺。消毒操作者的示指及中指，范围为第一、二指节掌面及双侧面。 **穿刺采血**：再次核对患者身份和确定穿刺点，以单手持笔式持动脉采血器，针头斜面向上逆血流方向以30°~45°穿刺。见回血后停止进针，采血器自动充盈至预设位置后拔针。 **按压止血**：拔针后立即用干燥无菌纱布或棉签按压3~5 min，并检查止血是否停止。 **标本处理**：拔针后立即封闭动脉采血器，并充分混匀，标记标本。如有气泡，需排除气泡后再封闭采血器。
标本送检	**送检要求**：采血后应立即送检，并在30 min内完成检测。如进行乳酸检测，需在15 min内完成检测。如无法在30 min内完成检测，应在0~4 ℃低温保存。
整理用物	**整理用物**：按医疗垃圾分类处理垃圾。

【操作后护理】

（1）观察穿刺部位有无出血及血肿形成。不宜使用加压包扎替代按压止血。

（2）血液与采血器具内抗凝血药混匀过程应轻柔，避免发生溶血。

（3）如果标本无法在采血后30 min内完成检测，应放在0~4 ℃低温保存，存放的时间不宜超过1 h。

（4）标本在运送过程中应避免使用气动传送装置，避免造成血标本剧烈震荡，影响 PaO_2 检测值的准确性。

（5）根据血气分析结果判断分析值的意义，指导评估呼吸衰竭的程度和分型，列于表2-19。

表2-19　常用动脉血液指标及其意义

项目（英文缩写）	正常值	临床意义
酸碱度（pH）	7.35~7.45	pH是反映酸碱度的重要指标
动脉血二氧化碳分压（$PaCO_2$）	35~45 mmHg	$PaCO_2$是反映肺泡通气、呼吸性酸碱失衡的重要指标
二氧化碳总量（TCO_2）	24~30 mmHg	TCO_2反映化学结合 CO_2 量和物理溶解的 CO_2 量的总和
动脉血氧分压（PaO_2）	80~100 mmHg	PaO_2是反映外呼吸、肺毛细血管摄氧状况的指标
动脉血氧饱和度（SaO_2）	92%~99%	SaO_2随着 PaO_2 的改变而改变，其高低主要取决于氧分压和血红蛋白的氧解离曲线
剩余碱（BE）	±3 mmol/L	BE是判定代谢性酸碱平衡紊乱的客观指标
实际碳酸氢盐（AB）/标准碳酸氢盐（SB）	22~27 mmol/L	在代谢性酸中毒时，SB降低；在代谢性碱中毒时，SB增加；AB与SB的差值反映呼吸因素对酸碱平衡的影响
缓冲碱（BB）	40~44 mmol/L	BB是反映代谢性酸碱平衡的参考指标

监测动脉血气分析结果对于呼吸系统疾病患者至关重要，然而现有文献中缺乏动脉血气分析标本采集过程中患者感受的研究。

【常见并发症】

　　1. 血肿　其发生与患者年龄、穿刺针头直径、是否接受抗凝治疗等有关。血肿较小时，密切观察血肿变化。如肿胀程度加重，应立即按压穿刺点。局部按压无效时，应给予加压包扎或遵医嘱处理。

　　2. 感染　感染多由于操作过程中未严格执行无菌操作所致。如怀疑存在导管感染，应立即拔管并送检。对于已发生的感染，可遵医嘱局部或全身抗感染治疗。

（陈贵华）

四、支气管镜检查

　　支气管镜检查是指将支气管镜通过口腔、鼻腔、气管导管等插入患者下呼吸道，在直视下观察气管、支气管或细支气管的病变，并根据病变进行活检或刷检、钳取异物、灌洗等检查或治疗。支气管镜检查是呼吸系统疾病中临床诊断和治疗的重要手段和常用方法。检查所用内镜分为硬质支气管镜（rigid bronchoscope，RB）和软性支气管镜（又称为可弯曲支气管镜）。软性支气管镜又分为纤维支气管镜（fiberoptic bronchoscopy，FB）和电子支气管镜（electronic bronchoscope，EB）（图 2-24）。近年来，超声支气管镜（endobronchial ultrasound，EBUS）（图 2-25）在肺癌的早期诊断方面发挥越来越重要的作用。EBUS 是将微小超声探头引入支气管镜，通过超声获得实时图像，能有效地辨别病灶与周围组织、血管的关系，提高支气管周围病变及纵隔疾病的诊断率，降低操作风险。

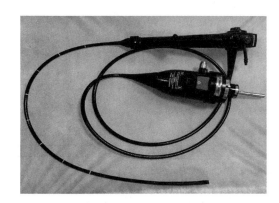

图 2-24　电子支气管镜

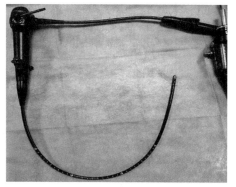

图 2-25　超声支气管镜

【适应证】

（1）胸部占位病变或阴影致肺不张、阻塞性肺炎、气道狭窄等患者。

（2）疑诊气管、支气管、肺肿瘤或肿瘤性病变需确定病理分型、浸润范围及分期的患者。

（3）不明原因咯血持续 1 周以上，需明确病因及出血部位的患者。

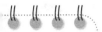

（4）刺激性咳嗽，抗菌药物效果欠佳的下呼吸道感染患者。

（5）需要清除气道黏稠分泌物、黏液栓或异物的患者。

（6）行支气管肺泡灌洗及用药等治疗的患者。

（7）原因不明的纵隔淋巴结肿大、纵隔肿物等患者。

【禁忌证】

支气管镜技术应用至今，已积累了丰富的临床经验，目前无绝对禁忌证，相对禁忌证范围日趋减少。

（1）严重的不稳定心血管疾病患者。

（2）活动性大量咯血，大量咯血停止不足 24 h 的患者。

（3）有严重的出血倾向及凝血功能障碍患者。

（4）肺部急性感染性疾病未控制，伴高热、哮喘急性发作的患者。

【护士配合操作流程】

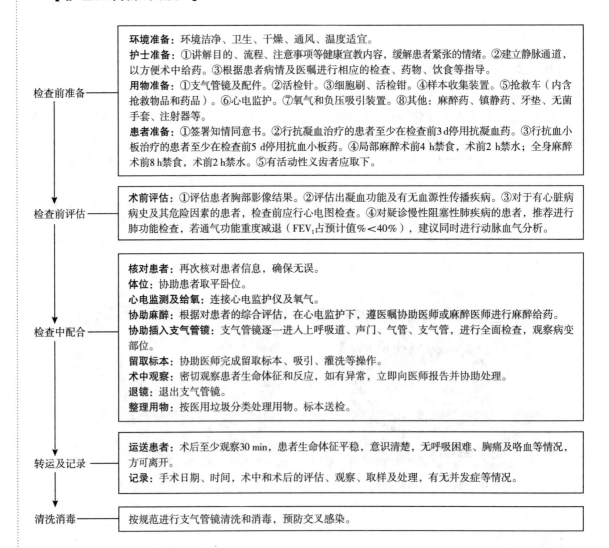

【检查后护理】

1. 病情观察　观察患者有无发热、胸痛、呼吸困难，分泌物的颜色和性状，并向患者讲解术后可有小量咯血或痰中带血等情况，做好指导和心理护理。嘱患者咯血时应告知医师。

2. 避免误吸　局部麻醉结束 2 h 或全身麻醉结束 6 h 后方可进食、饮水，避免误吸。待麻醉作用消失，咳嗽和呕吐反射恢复后可进食温凉的流质或半流质饮食。

3. 减少咽喉部刺激　术后数小时内避免讲话或用力咳嗽、咳痰，防止声音嘶哑及刷检、活检部位出血。

4. 做好安全宣教　对使用镇静药的患者，应口头或书面告知其在 24 h 内不要驾车、签署法律文件或操作机械设备。

【常见并发症】

1. 出血　支气管镜损伤支气管黏膜，活检或刷检时黏膜被刷破或撕裂病灶血管等可导致出血。大多数为少量出血或痰中带血。一般无须进行特殊处理，1~3 d 可自愈。咯血量较多时，可让患者取患侧卧位，鼓励患者尽量将血咯出，遵医嘱进行止血处理，监测生命体征，吸氧等，必要时可行气管插管，紧急介入止血等。

2. 气胸　气胸多发生在经支气管镜肺活检，气道内治疗等操作时。若患者术后出现相关症状，临床怀疑气胸，应尽快拍摄胸部 X 线片以确定或排除诊断。少量气胸且呼吸困难不明显，予以吸氧，密切观察。当肺体积压缩大于 30% 伴呼吸困难时，则应尽快行排气和胸腔闭式引流治疗。

3. 低氧血症　低氧血症多由支气管镜进入气道，引起气道反应性增高，甚至引起气管、支气管收缩，动脉血氧分压下降所致。麻醉药液或灌洗液进入肺泡后也常造成低氧血症的发生。低氧血症一般呈一过性，通过吸氧易于纠正。

（陈贵华）

五、经皮穿刺肺活检术

经皮穿刺肺活检术（percutaneous lung biopsy）指在 CT 或超声引导下，利用活检针经皮穿刺靶组织，从而进行细胞学、组织学、微生物学等检查的一种安全、微创的非血管介入性技术，在肺部疾病的诊疗中发挥着重要作用。

【适应证】

（1）肺部孤立性结节或团块病灶的定性诊断，特别适用于诊断周围性肿块。

（2）无法确定病因的肺内多发性结节。

（3）已知为肺恶性肿瘤，但缺乏组织学分型。

（4）不明原因的肺部感染性病灶，需确定病原微生物。

【禁忌证】

（1）严重的凝血功能障碍或活动性大量咯血。

（2）严重肺气肿、心肺功能不全或肺动脉高压。

（3）咳嗽频繁，不能控制呼吸及患者无法合作。

（4）设计的穿刺针道上有肺大疱、肺囊肿病变，穿刺活检会导致患者气胸。

【护士配合操作流程】

以 CT 引导下经皮穿刺肺活检术为例。

术前准备	**环境准备**：CT穿刺室温度适宜、光线良好、洁净卫生，抢救车内物品和药品齐全。 **护士准备**：①向患者讲解操作目的、方法、注意事项等健康宣教内容，缓解患者紧张的情绪。②术前训练患者控制自己呼吸幅度和屏气时间的能力。③根据病情进行相应的检查、药物、饮食等指导。 **用物准备**：①一次性胸穿包。②肺穿刺活检针。③定位器。④样本收集装置、标本固定液、玻片3~6张。⑤抢救车，内含抢救物品和药品。⑥胸腔闭式引流装置。⑦吸氧装置。⑧止血药品。⑨2%利多卡因。⑩其他：消毒用物、无菌手套、无菌纱布、各种注射器等。 **患者准备**：①身份识别。②确认已签署知情同意书。③频繁咳嗽者术前口服镇咳药。④患者学会呼吸配合的要点，尽量选择在平静呼气末屏气。⑤术前5~7 d停用抗凝血药和（或）抗血小板药。
术前评估	**术前评估**：评估患者的心脏、肺功能，凝血功能，CT检查明确病灶的位置、大小、周围血管分布情况，以及有无血源性传播疾病。
术中配合	**核对患者**：再次核对患者的身份信息。 **摆放体位**：胸部CT引导下明确病灶的位置及与邻近结构的关系，协助患者摆放体位，并指导如何在穿刺时配合呼吸。 **穿刺定位及穿刺针选择**：根据CT定位结果，用体表金属定位器定位，标记穿刺点，确定进针方向、角度及深度。根据病灶位置选择适宜的穿刺针。 **消毒**：协助医师消毒皮肤，铺孔巾，戴无菌手套，实施局部麻醉。 **穿刺活检**：医师检查穿刺针，采用分步进针法和同轴技术穿刺获取标本后迅速拔针，并用无菌纱布压迫、覆盖穿刺点。 **留取标本**：协助医师按要求留取标本。 **术中观察**：密切观察患者有无胸闷、呼吸困难、咳嗽、咯血、出汗等不适，如有不适，立即向医师报告。 **穿刺后扫描**：穿刺后即刻行CT扫描，观察有无气胸、肺出血等并发症发生。 **整理用物**：按医用垃圾分类处理用物。标本送检。
转运及记录	**运送患者**：无气胸早期征象者宜用平车运送患者，并观察患者的神志、呼吸、血氧饱和度等情况。 **记录**：①手术日期和时间、穿刺位置。②记录术中及术后评估、观察、取样及处理，有无并发症等情况。

【穿刺术后护理】

（1）嘱患者绝对卧床休息3 h，尽可能避免增加胸膜腔内压的活动，如咳嗽。

（2）观察伤口敷料情况，有无渗血、渗液，局部有无皮下气肿，以及体温变化。

（3）术后72 h内密切观察患者有无胸闷、憋喘、胸痛、咯血等不适。如有，及时报告医师，排除气胸、肺出血、血胸等并发症，及时予以对症处理。

【常见并发症】

1. 气胸　气胸是最常见的并发症，发生率为5%~30%，多发生在术后1 h内。对于少量气胸，予以吸氧、卧床休息等保守治疗，观察病情变化，一般2~3 d气体可自行吸收。当肺体积压缩大于30%或出现呼吸困难时，需要行排气和胸腔闭式引流治疗。

2. 出血　出血是经皮穿刺肺活检术较常见的并发症，分为咯血和胸腔内出血。多数为小量咯血，为自限性。中等量及以上咯血患者应积极治疗，预防窒息等发生。

3. 胸膜反应　患者主要表现为连续咳嗽、出汗、面色苍白、心悸、脉搏细速、四肢发凉、血压下降甚至意识障碍等症状。一旦出现胸膜反应，应立即停止穿刺，取平卧位，注意保暖，观察脉搏、血压、神志的变化。必要时皮下注射1∶1000肾上腺素0.3~0.5 ml，防止休克。

小　结

胸腔穿刺指从胸膜腔内抽取积液或积气，常用于检查胸腔积液的性质、抽液（抽气）减压或胸膜腔内给药。穿刺前应做好术前准备和评估、术中配合和操作后护理，观察和识别有无并发症的发生。

机械通气是在患者自然通气和（或）氧合功能出现障碍时运用呼吸机使患者恢复有效通气并改善氧合的方法，分为有创和无创机械通气。应严格把握各机械通气的适应证和禁忌证，做好机械通气的实施、机械通气的护理和撤机，预防和观察有无相关并发症的发生。

动脉血气分析是通过对人体动脉血液中的 pH、PaO_2 和 $PaCO_2$ 等指标进行检测，从而对人体的呼吸功能和血液酸碱平衡状态做出评估的一种方法。首选穿刺部位是桡动脉。按规范执行动脉穿刺流程，做好穿刺后护理，预防并发症发生。

支气管镜检查是指将支气管镜通过口腔、鼻腔、气管导管等插入患者的下呼吸道，在直视下观察气管、支气管或细支气管的病变，并根据病变进行活检或刷检、钳取异物、灌洗等检查或治疗。支气管镜分为硬质支气管镜和软性支气管镜。做好检查前准备和评估、检查中的配合和检查后的护理，观察和识别有无并发症发生。

经皮穿刺肺活检术指在 CT 或超声引导下，利用活检针经皮穿刺靶组织，从而进行细胞学、组织学、微生物学等检查的一种安全、微创的非血管介入性技术，在肺部疾病的诊疗中发挥着重要作用。做好术前准备和评估、术中配合和操作后护理，观察和识别有无并发症发生。

（陈贵华　郑　敏）

思考题

1. 慢性阻塞性肺疾病典型的临床症状和体征有哪些？

2. 如何指导 COPD 患者进行呼吸功能锻炼？

3. 请为哮喘患者设计一个行动计划模板。

4. 某患者，男性，67 岁，有吸烟史 40 年。因刺激性咳嗽半年，自服镇咳药后稍有好转，1 周前咳嗽加剧，偶有痰中带血，并伴胸痛。近半年，患者自述体重下降 10 kg。体格检查：T 36.7 ℃，P 92 次 / 分，R 22 次 / 分，BP 110/80 mmHg，听诊右肺中部有局限性哮鸣音。X 线检查示右肺肺门附近有单个不规则肿块阴影。

请思考：

（1）该患者可能的临床诊断是什么？

（2）目前存在的主要护理诊断有哪些？

5. 说出肺血栓栓塞症出院患者的健康教育要点。

6. 说出呼吸衰竭患者病情观察的要点。

第三章　循环系统疾病患者的护理

循环系统疾病包括心脏疾病和血管疾病，合称心血管疾病。WHO发布的《2020年世界卫生统计》中指出，心血管疾病是全球范围内造成死亡的首要因素。《中国心血管健康与疾病报告2020》概要指出：由于不健康饮食、身体活动不足和吸烟等不良生活方式的广泛流行，我国心血管疾病患病率处于持续上升阶段，估计全国心血管疾病现患人数约3.30亿，占城乡居民总死亡原因的首位，农村高于城市，其中高血压2.45亿，冠心病1139万，心力衰竭890万。心血管疾病给居民和社会带来沉重负担，已成为重大的公共卫生问题。随着流行病学、细胞生物学等学科的不断发展，人们对心血管疾病的发生机制和防治有了更深的认识。新药物不断研发，诊疗技术持续改进，使更多的患者从中受益。目前，在"健康中国战略"背景下，开展多学科协作的心血管疾病三级预防、疾病管理及康复被高度重视。

第一节　概　述

导学目标

通过本节内容的学习，学生应能够：

◆ **基本目标**

1. 识记循环系统的解剖结构和生理功能。
2. 归纳循环系统疾病的常见症状护理。
3. 运用所学知识对循环系统常见疾病患者进行护理。

◆ **发展目标**

综合运用循环系统常见疾病的相关知识，从整体角度出发，为循环系统疾病患者实施生理、心理及社会的整体护理，将疾病的预防、治疗与护理有机结合。

◆ **思政目标**

1. 树立正确的医学观念，对生命的敬畏感。
2. 具有爱岗敬业、博爱仁心、无私奉献的职业道德素养和人文关怀理念。
3. 具有团队协作意识和沉着冷静的心理素质。

【解剖和生理】

循环系统由心脏、血管和调节血液循环的神经、体液组成。心脏是血液循环的动力器官，与动脉、毛细血管和静脉构成一个密闭的管道系统。

（一）心脏

心脏是中空肌性器官，位于胸腔纵隔内，2/3居前正中线左侧，1/3居右侧，前有胸骨体和第2~6肋软骨，后有第5~8胸椎。心脏结构根据其功能可分为动力系统、传导系统和供血系统三部分。

1. 动力系统　动力系统由心腔、瓣膜和心壁组成，主要功能是推动血液循环。心腔包括左、右心房和心室，同侧房室间及心室与大动脉间由瓣膜确保血液单向流动。其中房室瓣（二尖瓣、三尖瓣）通过腱索与心室乳头肌相连，控制瓣膜的开放与关闭，防止心室收缩时血液向心房倒流；半月瓣（主动脉瓣、肺动脉瓣）的开放与关闭则受瓣膜两侧压力差的控制，防止心室舒张时血液向心室倒流。左、右心房及左、右心室间分别由房间隔和室间隔相隔，互不相通。心壁分三层，内层为心内膜，由内皮细胞和薄的结缔组织组成；中层为心肌，各心腔壁肌层厚度不一，左心室最厚、心房最薄；外层为心外膜，即心包的脏层，紧贴于心脏表面，与心包壁层形成一个间隙，称为心包腔，其内含少量浆液，在心脏收缩、舒张时起润滑作用。

2. 传导系统　传导系统由特殊分化的心肌细胞组成，其主要功能是产生并传导冲动，维持心脏的正常节律。传导系统包括窦房结、结间束、房室结、房室束（希氏束）、左束支、右束支和浦肯野纤维。心脏传导系统的细胞均能发出冲动，但以位于右心房壁内的窦房结自律性最高，是心脏的正常起搏点。正常人由窦房结发出冲动，沿着传导系统将冲动迅速传到心肌使之兴奋而收缩。

3. 供血系统　心脏的营养由冠状动脉供给，左、右冠状动脉分别起源于主动脉根部的左、右冠状窦，其大分支分布于心肌表面，小分支进入心肌，经毛细血管网汇成心脏静脉，最后形成冠状静脉窦，进入右心房。左冠状动脉主干很短，分为左前降支和左回旋支，有时生出中间支，营养心脏前壁、左室侧壁及室间隔的前2/3；右冠状动脉主要营养右心室，左心室下壁、后壁，室间隔的后1/3及窦房结等。

（二）血管

血管分为动脉、毛细血管和静脉三种。动脉主要输送血液，其管壁有肌纤维和弹性纤维，能保持一定的张力和弹性，故又称阻力血管；毛细血管主要是血液和组织液交换营养物质和代谢产物的场所，故又称功能血管；静脉主要汇集从毛细血管来的血流，运回心脏，其容量大，故又称容量血管。

（三）调节血液循环的神经、体液

调节循环系统的神经有两组：一组是交感神经，兴奋时通过肾上腺素α受体和β受体使心率加快、心肌收缩力增强和周围血管收缩而升高血压；另一组是副交感神经，兴奋时通过乙酰胆碱受体使心率减慢、心肌收缩力减弱和周围血管扩张而降低血压。激素、电解质和一些代谢产物是调节循环系统的体液因素，如儿茶酚胺、钠和钙可加速心率，增强心肌收缩力，而乙酰胆碱、钾、镁及心肌抑制因子则起相反作用。

【分类】

循环系统疾病的分类包括病因、病理解剖和病理生理分类。

（一）病因分类

循环系统疾病的病因可以分为先天性和后天性两大类。先天性心脏病为心脏、大血管在胚胎期发育异常所致，如房间隔或室间隔缺损、法洛四联症；后天性心脏病为出生后心脏、大血

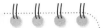

管受外界因素或机体内在因素影响所致，如冠心病、风湿性心脏病、肺源性心脏病。

（二）病理解剖分类

不同病因可分别或同时引起心内膜、心瓣膜、心肌、心包或大血管等具有特征性的病理解剖变化，反映不同病因所致循环系统疾病的特点，如心内膜炎、瓣膜狭窄、心肌梗死、心包炎及动脉粥样硬化。

（三）病理生理分类

不同病因可以引起不同或相同的病理生理变化，如心力衰竭、心律失常、心源性休克及心肌缺血。

由于不同病因的循环系统疾病可引起相同或不同的病理解剖和病理生理变化，为了更好地了解、治疗循环系统疾病，估计预后，在诊断循环系统疾病时应依次包括病因、病理解剖和病理生理三个方面的诊断，如风湿性心脏病（病因诊断）；二尖瓣狭窄，心脏增大（病理解剖诊断）；房颤，心功能Ⅲ级（病理生理诊断）。

【护理评估】

（一）病史

1. 主诉及现病史　详细询问发病时间、起病缓急、有无明显诱因、主要症状及特点（症状出现的部位、性质、严重程度、持续时间、发作频率、加重或缓解情况）、伴随症状、并发症、发病后的诊治经过及结果。

2. 既往史　询问患者曾患疾病、外科手术史、外伤史、输血史、用药史、过敏史、辅助治疗手段、并发症及治疗效果等。注意患者是否合并与循环系统相关的疾病，如糖尿病、甲亢、贫血及系统性红斑狼疮。

3. 个人史、家族史、过敏史

（1）个人史：询问患者居住地、居住条件、从事的劳动类型，评估患者饮食习惯、排便习惯、有无便秘、生活自理程度、体育锻炼习惯及有无不良嗜好。

（2）家族史：某些循环系统疾病与遗传因素有关，故应询问患者直系亲属中有无与遗传相关的心血管疾病，如原发性高血压、冠心病。

（3）过敏史：询问患者有无对食物、药物等过敏。

（二）心理社会状况

1. 心理状况　在患病急性期，呼吸困难、心悸、晕厥、疼痛等因疾病引起的严重症状易使患者产生焦虑、恐惧心理。在康复期，病情反复、生活限制、工作改变、家庭角色转变、担忧预后和知识缺乏等因素易使患者产生自卑、抑郁、悲观等情绪。因此，护士应了解患者患病后的心理问题及严重程度，对疾病性质、治疗、康复知识的了解程度。

2. 性格特征　A型性格是冠心病、原发性高血压的危险因素。情绪激动、精神紧张是引起心绞痛发作、心力衰竭加重、血压升高的常见诱因。因此，护士应评估患者是否容易出现情绪激动及精神紧张。

3. 社会支持系统　长期患病会造成家庭成员的精神、经济负担，使家庭对患者关心减少、支持程度减弱，从而导致患者产生缺乏理解与帮助的感受。因此，应评估患者家庭成员组成、经济情况、对疾病的认识、对患者的关心及支持程度，患者有无医疗保障及出院后的就医条件等。

（三）身体评估

1. 一般状况

（1）生命体征：生命体征评估对于判断心血管疾病患者的病情具有重要意义。如感染性心内膜炎患者常伴有体温升高；心律失常时脉搏节律不规则、心脏压塞时可出现奇脉；心源性呼吸困难患者出现呼吸频率、节律及深度的变化；主动脉关闭不全患者脉压增大、主动脉狭窄患者双下肢血压明显低于双上肢。

（2）面容和表情：高血压急症、急性心肌梗死时患者常表情痛苦；二尖瓣狭窄患者可出现二尖瓣面容。

（3）体位：严重心力衰竭患者常取半卧位或端坐位。

2. 皮肤及黏膜　观察皮肤及黏膜的颜色、温度及湿度，是否存在发绀、皮肤苍白及身体低垂部位水肿，有无瘀点、詹韦（Janeway）损害、奥斯勒（Osler）结节、环形红斑及皮下结节等。

3. 肺部检查　注意有无干、湿啰音及啰音的部位与体位变化的关系。双侧肺底湿啰音常见于左心衰竭肺淤血患者。

4. 心脏血管检查　视诊有无心前区隆起，心尖冲动的位置和范围是否正常，有无颈静脉充盈或怒张。触诊有无抬举性心尖冲动、震颤和心包摩擦感，有无短绌脉、洪脉和细脉。叩诊心界的大小和位置是否正常。听诊心率快慢，心律是否整齐，心音有无增强或减弱，各瓣膜听诊区有无杂音，有无心包摩擦音，周围动脉有无杂音和"枪击音"。

（四）辅助检查

1. 血液检查　血液检查不仅有利于了解循环系统疾病的危险因素，协助病因诊断，还有助于病程演变的判断，了解治疗效果。血液检查包括急性心肌梗死时心肌损伤标志物血肌钙蛋白、肌红蛋白和心肌酶的测定；心力衰竭时标志物脑利尿钠肽的测定；感染性心脏病时血液微生物培养、病毒核酸及抗体等检查；风湿性心脏病时有关链球菌抗体和炎症反应（如抗 O 试验、红细胞沉降率和 C 反应蛋白）的检查等。

2. 心电图检查　心电图检查包括常规心电图、动态心电图、运动心电图、遥测心电图、心室晚电位和心率变异性分析等。下面介绍常用的 3 种心电图检查。

（1）常规心电图：对诊断各种类型的心律失常、心脏传导阻滞、心肌缺血 / 梗死、房室肥大、心肌和心包疾病、血清电解质代谢紊乱，观察洋地黄等药物对心脏的作用，均具有重要的意义。分析内容主要包括心率、心律、传导时间、波形振幅、波形形态等，了解是否存在各种心律失常、心肌缺血 / 梗死、房室肥大或电解质代谢紊乱等。

（2）动态心电图：又称 Holter 监测，可连续记录 24 h 甚至更长时间的心电信号。动态心电图可以提高对非持续性心律失常，尤其是一过性心律失常及短暂心肌缺血发作的检出率，对于诊断各种心律失常、晕厥原因，了解起搏器工作状况和采取措施预防猝死具有重要的意义。

（3）运动心电图：是通过增加受检者的运动量，诱发心肌缺血，从而出现缺血性心电图改变的试验方法。运动方式常采用踏车或运动平板试验，是目前诊断冠心病最常用的一种辅助手段。

3. 动态血压监测　动态血压监测指采用特殊的血压测量和记录装置，按设定时间间隔测量并记录 24 h 血压，以了解不同生理状态下的血压波动情况。动态血压监测对轻型高血压、阵发性高血压和假性高血压的检测具有重要意义，还可用于评价抗高血压药的效果，指导合理用药，维持平稳的降压效应。

4. 影像学检查

（1）超声心动图：包括 M 型超声心动图、二维超声心动图、多普勒超声心动图、经食管超声心动图及冠状动脉内超声等，可用于了解心脏及血管的结构与功能，包括心壁活动情况、心脏每搏输出量、心包膜厚度及疾病、心包内液体量等。

（2）胸部 X 线：可观察心脏、大血管的外形。肺循环影像学检查有助于肺水肿、肺淤血、肺动脉高压和先天性心脏病的诊断。二尖瓣型心脏常见于二尖瓣狭窄；主动脉型心脏常见于高

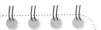

血压、主动脉瓣关闭不全；普遍增大型心脏常见于全心衰竭、心肌病等。

（3）心脏CT：以往心脏CT主要用于观察心脏结构、心肌、心包和大血管改变。近年来，冠状动脉CT血管造影（CTA）逐渐成为评估冠状动脉粥样硬化的有效、无创的成像方法，是筛查和诊断冠心病的重要手段。

（4）心脏MRI：可观察心脏结构、功能、心肌和心包病变，采用延迟增强技术可定量测定心肌瘢痕大小，识别存活心肌。

（5）心脏核医学：正常或有功能的心肌细胞可选择性摄取某些显像药物，摄取量与该部位冠状动脉血流灌注量成正比，也与局部心肌细胞的功能或活性密切相关。心脏核医学主要用于评价心肌缺血的范围和严重程度，了解冠状动脉血流和侧支循环情况，检测存活心肌等。常用的成像技术包括单电子发射计算机层层成像（SPECT）和正电子发射体层成像（PET）。与SPECT相比，PET的特异性、敏感性更高。

5. 心导管术和血管造影 采用经皮穿刺技术，在X线透视下经外周血管将特制的导管送入右心或左心系统或分支血管内，测量不同部位的压力、血氧饱和度，测定心功能，记录心内局部电活动或注射造影剂使心脏和血管显像，可获得准确的诊断资料。详见本章第十二节循环系统疾病常用诊疗技术及护理。

6. 心脏电生理检查 心脏电生理检查是以记录、检测心电图和应用各种特定的电脉冲刺激，借以诊断和研究心律失常的一种方法，对于导管射频消融治疗心律失常更是必需的检查方法。

7. 腔内成像技术

（1）心腔内超声：将带超声探头的导管经周围静脉插入右心系统，显示的心脏结构图像清晰，对瓣膜介入及房间隔穿刺等有较大帮助。

（2）血管内超声（IVUS）：将小型超声换能器安装于心导管顶端，送入血管腔内，可显示冠状动脉的横截面图像，评价其病变性质，定量测定其最小管径面积、斑块大小及血管狭窄百分比等，对估计冠状动脉病变严重程度、指导介入治疗等具有重要价值。

（3）光学相干断层扫描（OCT）：将利用红外线的成像导丝送入血管内，可显示冠状动脉的横截面图像，其成像分辨率较血管内超声提高约10倍。

8. 心内膜和心肌活检 利用活检钳夹取心脏组织，以了解心脏组织结构及其病理变化。一般多采用经静脉右心室途径，偶用经动脉左心室途径。心内膜和心肌活检对心肌炎、心肌病、心肌纤维化及心脏淀粉样变性等疾病具有确诊意义，对心脏移植后排斥反应的判断及疗效评价具有重要意义。

9. 心包穿刺 心包穿刺是借助穿刺针直接刺入心包腔的诊疗技术。其目的是：①引流心包腔内积液，降低心包腔内压，是急性心脏压塞的急救措施。②通过穿刺抽取心包积液，做生化测定，涂片寻找细菌和病理细胞，做细菌培养，以鉴别诊断各种性质的心包疾病。③通过心包穿刺，注射抗生素等药物进行治疗。

【常见症状、体征的护理】

循环系统疾病常见的症状包括心源性呼吸困难和发绀、心源性水肿、胸痛、心悸和心源性晕厥。

（一）心源性呼吸困难和发绀

心源性呼吸困难（cardiac dyspnea）是指各种心血管疾病引起患者感到空气不足、呼吸费力、憋气。

发绀指血液中还原血红蛋白增多，致皮肤、黏膜呈现青紫色的现象。患者出现发绀时一般都有呼吸困难存在。由循环系统疾病引起的发绀可分为中心性、周围性和混合性发绀。

1. 病因

（1）心源性呼吸困难：最常见的病因是左心衰竭引起的肺淤血，由于肺淤血导致肺泡气体交换减少；也见于右心衰竭、心包积液、心脏压塞时。

（2）中心性发绀：主要是由于心脏输出的血液中含氧不足所致，因此呈全身性，主要见于两个原因：①左心功能不全导致肺淤血、肺水肿，造成肺氧合不足，使体循环毛细血管中还原血红蛋白增多。②发绀型先天性心脏病，由于心腔或大血管之间存在异常通道，导致体循环静脉血混入动脉血，使体循环毛细血管中还原血红蛋白增多。

（3）周围性发绀：是由于周围循环血流障碍使组织摄取过多的氧所致，因此呈局部性，不伴有呼吸困难，常见于肢体末端和下垂部分，多见于右心衰竭、缩窄性心包炎、严重休克等。

（4）混合性发绀：见于临床上充血性心力衰竭患者，既可以是中心性，也可以是周围性。

2. 临床表现

（1）劳力性呼吸困难：在体力活动时发生或加重，休息后缓解或消失，常为左心衰竭最早出现的症状。

（2）夜间阵发性呼吸困难：是心源性呼吸困难的特征之一，即患者在夜间入睡后因突然胸闷、气促而憋醒，被迫坐起，呼吸深快。轻者数分钟至数十分钟后症状逐渐缓解，重者可伴有咳嗽、咳白色泡沫样痰、气喘、发绀、肺部哮鸣音，称为心源性哮喘。

（3）端坐呼吸：为严重肺淤血的表现，即静息状态下患者仍觉呼吸困难，不能平卧。按病情轻重依次可表现为被迫采取高枕卧位、半坐卧位、端坐位，甚至需双下肢下垂。

（4）发绀在皮肤较薄、色素较少和毛细血管丰富的循环末梢（如口唇、甲床、鼻尖、颊部）等处较为明显，易于观察。

3. 护理

[护理评估]

（1）病史

1）评估呼吸困难的严重程度、能否平卧、夜间睡眠所需的枕头数量、呼吸困难影响哪些生活活动和功能、有无夜间阵发性呼吸困难等、既往有无类似发作。

2）了解患者是否伴有发绀、发绀的程度及部位。

3）了解诱发呼吸困难症状加重的因素，如停药、摄入过多的钠盐、呼吸道或泌尿系感染。

4）了解是否伴有食欲缺乏、恶心、呕吐、腹胀及上腹部疼痛等胃肠道淤血表现，有无少尿、夜尿增多，有无体重增加及身体低垂部位水肿。

5）询问患者是否患有可引起左心衰竭而致呼吸困难的心血管系统基础疾病，如冠心病、高血压、风湿性心脏病、心肌炎、心肌病、慢性肺源性心脏病及先天性心脏病。

（2）心理社会状况

1）评估患者心理问题及严重程度，如突发呼吸困难者有无焦虑、恐惧情绪，长期反复呼吸困难患者有无自卑、抑郁、悲观等。

2）评估患者家庭成员组成、经济情况、对疾病的认识、对患者的关心及支持程度，患者有无医疗保障及出院后的就医条件等。

（3）身体评估

1）重点检查患者的体位、脉搏、血氧饱和度（SaO_2）、呼吸速率和深浅度、心率、心律以及发绀的部位等，如是否采取半坐卧位或端坐体位，有无交替脉，心率是否增快。

2）听诊两肺底是否可闻及湿啰音或哮鸣音，有无心脏扩大和心尖区舒张期奔马律。

3）检查患者是否有水肿、颈静脉充盈、肝大、肝颈静脉反流征阳性，有无胸腔积液和腹水体征等。

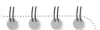

（4）辅助检查：了解动脉血气分析、血清电解质、胸部 X 线、心电图、超声心动图等检查结果，有助于判断病情和病因，应用洋地黄治疗的患者需了解血浆洋地黄浓度。

［常见护理诊断／问题］

（1）气体交换受损：与左心功能不全导致肺循环淤血有关。

（2）活动无耐力：与氧的供需失衡有关。

［护理目标］

（1）患者呼吸平稳，可以平卧，发绀消失，SaO_2＞92%。

（2）患者能够采取适当的保存体力的措施，根据自己的体力调整日常生活，报告活动耐力增加。

［护理措施］

（1）气体交换受损：与左心功能不全导致肺循环淤血有关。

1）卧床休息：患者应安静休息，采取半坐卧位或坐位，给予相应的舒适措施，拉起床档。解开患者的衣服，减轻盖被重量，以减少憋闷感。

2）给氧：根据血氧饱和度及患者的呼吸困难严重程度确定给氧方式和流量，一般采用双鼻塞吸氧，流量 2～4 L/min，血氧饱和度低于 90% 时需采用面罩吸氧，依据患者的血氧饱和度调整吸氧浓度，保证血氧饱和度在 92% 以上。

3）建立静脉通道：入院后应立即开放静脉通道，当患者呼吸困难严重、发绀明显、SaO_2＜90% 时准备静脉用药。

4）遵医嘱给药：及时按医嘱给予利尿药、洋地黄、血管扩张药等，如为急性左心衰竭引起的呼吸困难，还可以给予吗啡。

5）病情观察：注意监测呼吸困难的严重程度、呼吸频率和节律、血氧饱和度、肺部啰音、发绀程度、血气分析结果，以及心率、心律和血压的变化，记录液体出入量，保证出量大于入量，同时需严密监测药物的作用和不良反应。

6）协助患者翻身、咳嗽、进行深而慢的呼吸。

7）饮食：给予清淡、易消化的低钠及低胆固醇饮食，少食多餐。

（2）活动无耐力：与氧的供需失衡有关。

1）了解患者过去和现在的活动方式，与患者一起制订活动目标和计划。

2）鼓励卧床患者在床上进行主动或被动肢体活动，以保持肌肉张力和关节的活动范围，预防静脉血栓形成。

3）若患者在休息时无呼吸困难和发绀，可遵循以下顺序逐渐增加活动量。①离床坐于床旁椅上，并进行基本的双腿活动，观察患者活动时的生理反应。②病室内行走，一般在开始离床活动后的第二日进行，活动前后均需测量患者的血压、脉搏、血氧饱和度，如果血压变化超过 20 mmHg 或脉搏增加 20 次／分或患者出现呼吸困难、疲倦、胸痛等症状，提示活动过量，应适当减慢活动的进程。③病室外行走，如果患者能够耐受病室内行走活动，即可以逐渐延长行走距离，直至能够一次行走 60～120 m，每日 3 次，无任何不适。

4）测定 6 min 步行距离：当患者能够一次完成上述步行距离时，可以进行 6 min 步行试验，让患者尽量以最快的速度和比较舒适的步态行走 6 min，测定 6 min 步行距离，可用于确定患者的心功能水平和制订活动计划。

5）在患者活动耐力可及的范围内鼓励患者尽可能生活自理，并说服患者家属对患者生活自理给予理解和支持。

6）当患者活动量增加时，应给予鼓励。

［护理评价］

（1）患者平卧时呼吸平稳，无发绀，SaO_2＞92%。

（2）患者能够采取适当的保存体力的措施，根据自己的体力调整日常生活，报告活动耐力增加。

（二）心源性水肿

心源性水肿是指由心脏原因导致过多的液体积聚在组织间隙，为右心衰竭的主要表现。

1. 病因

（1）右心衰竭致静脉血回流减少，使有效循环血量减少，肾血流量减少，继发醛固酮分泌增多，引起水、钠潴留。

（2）静脉回流减少导致静脉淤血，使毛细血管滤过压增高，液体向组织间隙渗出增多，而重吸收减少。

2. 临床表现 心源性水肿的特点是水肿首先出现在身体低垂部位，呈凹陷性，常下床活动的患者易出现在双下肢，卧床患者则见于枕部、肩胛部及腰骶部等，严重水肿患者可出现胸腔积液、腹水。

3. 护理

［护理评估］

（1）病史：了解水肿开始或加重的时间，是否伴有夜间不能平卧或夜间阵发性呼吸困难、尿量减少等现象，既往是否有类似的症状发生，最近是否有感染、饮食中钠盐摄入增多、过度劳累或心理压力过大等因素存在，是否需长时间卧床休息。了解患者的治疗方案和药物的服用情况、患有何种心脏疾病。

（2）心理社会状况

1）评估患者心理问题及严重程度，如伴突发呼吸困难者有无焦虑、恐惧情绪，慢性心力衰竭患者有无自卑、抑郁、悲观等。

2）评估患者家庭成员组成、经济情况、对疾病的认识、对患者的关心及支持程度，患者有无医疗保障及出院后的就医条件等。

（3）身体评估：测量体重和坐位、立位血压，评估是否有体重增加、直立性低血压等情况。评估水肿的部位、范围和程度，水肿部位皮肤的颜色、质地、弹性，是否有皮肤破损等。评估呼吸速率和深浅度、心率、心律，有无肺底湿啰音和心脏扩大等。评估是否有颈静脉怒张、肝大、肝颈静脉反流征阳性，有无胸腔积液、腹水体征等。

（4）辅助检查：了解患者心电图、血清电解质、胸部X线、超声心动图等的检查结果，有助于明确水肿的原因。

［常见护理诊断/问题］

（1）体液过多：与疾病导致体循环淤血，水、钠潴留有关。

（2）有皮肤完整性受损的危险：与长时间卧床、骶尾部水肿导致皮肤过薄有关。

［护理目标］

（1）患者水肿减轻，知道导致水肿加重的因素及预防水肿加重的方法。

（2）患者受压部位无压力性损伤发生。

［护理措施］

（1）体液过多：与疾病导致体循环淤血，水、钠潴留有关。

1）限制水、钠的摄入量：心力衰竭患者体内水、钠潴留，减少钠盐摄入有利于减轻水肿症状，轻度心力衰竭患者每日钠盐摄入量应限制在2~3 g，中到重度心力衰竭患者每日钠盐摄入量应<2 g。严重低钠血症时，每日液体摄入量应<2 L。向患者说明限钠、限水对于控制水、钠潴留，缓解心力衰竭症状的重要性。

2）药物治疗的实施与护理：遵医嘱给予利尿药和正性肌力药物，根据患者的生活习惯安排好利尿药的服用时间，一般在早晨6时左右及下午4时左右服用，以防止夜间排尿过多而影

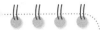

响睡眠。应用排钾利尿药的患者应按时补钾，定期测量血清钾浓度。

3）病情观察：记录24 h液体出入量，每日测量体重，了解水、钠潴留的减轻情况，并教会患者自己观察水、钠潴留的情况。

4）饮食指导：①协助患者列出所有经常吃的食物，分析哪些属于含钠较高的食物，需要避免，哪些属于含钠较低的食物，可以继续吃。应用排钾利尿药的患者还应选择含钾高的食物，如橙子或鲜榨橙汁、香蕉、西红柿、菠菜及西兰花。②教会患者及家属在购买加工食品时阅读成分含量表，选择含钠低的食品。③教会或协助患者及家属做菜时使用含钠低的调味品替代食盐。

5）增加治疗的依从性：如患者水肿加重是由中断治疗所致，需了解患者中断治疗的确切原因，采取有针对性的护理措施以增加其治疗的依从性，同时应告诉患者及家属心力衰竭是一种慢性进展性疾病，但如果按医嘱长期坚持正规治疗，配合适当的活动和锻炼，可以延缓心力衰竭的进程，提高生命质量，降低死亡率。

（2）有皮肤完整性受损的危险：与长时间卧床、骶尾部水肿导致皮肤过薄有关。

1）翻身：由于水肿部位处于身体的最低点，因此卧床时需加强翻身，翻身时间缩短为每30 min至1 h一次。变换体位时，需抬起患者，使皮肤离开床面，避免在床上拖拉或推动患者。

2）活动：卧床时鼓励和协助患者进行床上活动，改善血液循环。同时根据患者的病情每日协助患者离床活动几次，以减轻受压部位的水肿。

3）体位：如病情允许，患者卧床时床应尽量保持水平位，减少剪切力。

4）减轻局部受压：患者卧床时可在压力性损伤好发部位的上、下两侧垫上软垫，避免直接受压。

[护理评价]

（1）患者及家属知道控制钠盐摄入和坚持正规治疗的重要性及方法，水肿减轻。

（2）患者受压部位无压疮发生。

（三）胸痛

1. 病因　导致胸痛的循环系统疾病包括心肌缺血、心肌梗死、梗阻性肥厚型心肌病、心脏炎症、心包疾患、主动脉狭窄、主动脉夹层及心脏神经症等，以心肌缺血最为常见。心肌短暂性缺血引起的胸痛称为心绞痛。

2. 临床表现　心绞痛的典型表现是患者在体力活动、情绪激动或饱餐等诱因作用下发生胸骨后或心前区疼痛，呈压榨、紧缩或憋闷感，可向左肩、颈、上肢放射，疼痛一般持续数分钟，经休息或使用硝酸甘油后缓解。严重而持续的心肌缺血导致心肌梗死时的胸痛特征同心绞痛，但程度剧烈，持续时间在30 min以上，休息与服用硝酸甘油后不能缓解。主动脉夹层以前胸或胸背部突发持续性撕裂样剧痛为特征。急性心包炎的胸痛常随咳嗽和呼吸运动而加剧，患者常取坐位，身体前倾，以缓解疼痛。心脏神经症的胸痛为心前区针刺样疼痛，部位不固定，且常在休息时出现，与活动无关。

3. 护理

[护理评估]

（1）病史：评估胸痛的部位、性质、程度、持续时间、诱发和缓解因素、伴随症状，以鉴别胸痛的原因。同时还要了解患者既往是否有类似的发作，是否患有冠心病、主动脉夹层动脉瘤等疾病。

（2）心理社会状况

1）评估患者心理问题及严重程度，如突发胸痛者有无焦虑、恐惧情绪，长期反复发作胸痛患者有无自卑、抑郁、悲观等。

2）评估患者家庭成员的组成、经济情况、对疾病的认识、对患者的关心及支持程度，患者有无医疗保障及出院后的就医条件等。

（3）身体评估

1）生命体征：有无心动过速或心动过缓，有无血压偏低或过高，是否有 SaO$_2$ 低于 90% 等，如患者出现这些表现，说明处于高危状态。

2）一般情况：是否有面色苍白和出汗。与患者交谈时注意患者的面部表情和非言语动作，有无紧张不安、过多的无目的动作、思维跳跃、注意力不集中等征象，检查有无手足发凉、出汗、颤抖等表现。

3）心肺检查：可否闻及第三心音（S3）或 S3 奔马律，肺部有无湿啰音。

（4）辅助检查

1）心电图：应在患者就诊后 10 min 内完成心电图检查，了解有无 ST 段抬高或压低。

2）心肌坏死标志物：及时抽血测定肌钙蛋白及其他心肌坏死标志物，了解有无心肌坏死。

3）影像学检查：床旁胸部 X 线检查可以了解是否有肺淤血或肺水肿存在，怀疑主动脉夹层的患者需做 CT 或 MRI 检查。

［常见护理诊断 / 问题］

（1）疼痛：与心肌供血不足或中断有关。

（2）恐惧 / 焦虑：与疼痛剧烈伴濒死感及胸痛诊断不明、预后不确定有关。

［护理目标］

（1）患者胸痛的原因在 10 min 内得以明确诊断，30 min 内疼痛缓解或消失。

（2）恐惧 / 焦虑程度减轻，患者心理和身体均感觉比较舒适。

［护理措施］

（1）疼痛：与心肌供血不足或中断有关。

1）体位：协助患者卧床休息，避免活动。

2）协助诊断：协助医师在患者就诊后 10 min 内确定或排除胸痛由心肌急性缺血所致，以进行及时、有效的处理和护理。

3）开放静脉通道：如患者诊断为心肌梗死，一般需开放两条静脉通道，以确保药物治疗及时进行。

4）给氧：如怀疑胸痛由急性心肌缺血所致，尤其是当 SaO$_2$ 低于 90% 或伴有呼吸困难时，需给予氧气吸入。

5）遵医嘱给药：①立即给患者舌下含服硝酸甘油。硝酸甘油具有较强的扩张冠状动脉的作用，如患者为稳定型心绞痛，一般在含服 0.5 mg 硝酸甘油后 1～2 min 胸痛缓解，如疼痛在 5 min 后仍不缓解，需再含服 1 片，可连服 3 片，或遵医嘱静脉滴注硝酸甘油。由于硝酸甘油可降低血压，因此需让患者在卧床情况下含服，防止血压骤降造成摔倒，服药后需密切观察患者的血压和胸痛缓解情况。②立即给患者（除外禁忌使用阿司匹林的患者）嚼服阿司匹林肠溶片 162～300 mg，其具有抗血栓作用，可以降低心肌梗死患者的死亡率。③给予镇痛药，吗啡 5～10 mg 皮下注射或 2～4 mg 静脉注射，一方面可以缓解胸痛，另一方面可以缓解因胸痛引起的焦虑情绪，降低心肌氧耗量，缩小心肌坏死面积。④β 受体阻断药可以通过减慢心率、降低血压和心肌收缩力来降低心肌氧耗量。

6）病情监测：了解患者胸痛的缓解情况，监测心率、心律、ST 段、血压和 SaO$_2$ 的变化，有条件的医院需进行 12 导联心电图和 ST 段监测。

7）饮食：饮食应清淡，限制烟、酒、咖啡、浓茶等刺激性食物的摄入。严重胸痛患者常伴有恶心、呕吐，可暂时禁食。需行直接冠状动脉介入治疗的患者，也须暂时禁食。其他患者进低脂、低钠、低胆固醇饮食。

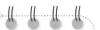

2. 恐惧 / 焦虑：与疼痛剧烈伴濒死感及胸痛诊断不明、预后不确定有关。

（1）减少刺激：①注意休息，保持情绪稳定，防止活动和激动而引起心悸加重。②与患者交谈时，讲话速度要慢，语气要镇静。工作应紧张有序，避免忙乱而带给患者不信任感和不安全感。③焦虑与恐惧感会受周围环境的影响，因此需避免患者与焦虑的家属或其他焦虑患者接触。

（2）心理支持：护士应尽量陪伴患者或让他人陪伴，避免患者独处。在陪伴患者或进行各种操作时，医护人员应多与患者交谈，鼓励患者说出自己的感受和担心，交谈时可以配合适当的非言语技巧，如自然放松的表情、握着患者的手或轻拍患者肩膀，让患者感受到医护人员的关心和重视，从而减轻恐惧和焦虑情绪。

（3）接纳患者的行为：中度以上焦虑时，患者会使用一些防卫机制，如哭泣、不停地讲话，此时医护人员要认可患者的这些防卫机制，不要设法阻断患者或否定患者的防卫机制。

（4）患者指导：当患者焦虑程度降低到轻度焦虑时，可向患者解释胸痛的原因、病情的严重程度、诊断结果、预后、可选的治疗方法和效果、医护人员目前所做的努力、各项检查和操作目的，使患者对自己的疾病有正确的认识。

［护理评价］

（1）患者胸痛的原因在 10 min 内得到明确诊断，30 min 内疼痛缓解或消失。

（2）恐惧 / 焦虑程度减轻，患者无心理和生理的不适感。

（四）心悸

心悸是指患者自觉心脏搏动的不适感或心慌感，主要原因包括如下几个方面。①心脏搏动增强：除健康人在剧烈体力活动、精神过度紧张、大量吸烟、饮酒时可发生外，多见于贫血、高热、甲状腺功能亢进症（简称甲亢）以及各种疾病所致的心室肥大。②心律失常：各种原因导致的心动过速、心动过缓、期前收缩、心房颤动（简称房颤）等。③心脏神经症：女性患者多见，除心悸外，常有胸痛、头痛、失眠等其他神经症症状。

（五）心源性晕厥

心源性晕厥是一时性广泛性脑供血不足引起的短暂意识丧失，常突然发生，迅速恢复，不留后遗症。常见的循环系统原因包括：①血管舒缩障碍，如直立性低血压、颈动脉窦综合征。②导致突发性心排血量严重不足的心脏疾病，如严重心律失常（室上性心动过速、高度房室传导阻滞等）、急性广泛性心肌梗死，这种由于心排血量突然下降出现的晕厥称为阿 - 斯综合征。

小 结

循环系统由心脏、血管和调节血液循环的神经、体液组成。心脏与动脉、毛细血管和静脉构成一个密闭的管道系统。心源性呼吸困难和发绀、心源性水肿、胸痛、心悸和心源性晕厥是循环系统疾病常见的症状和体征。心源性呼吸困难主要见于左心衰竭患者，由于肺淤血，导致肺泡气体交换减少所致。心源性水肿为右心衰竭患者的主要表现，是右心衰竭致静脉血回流减少使静脉淤血，并继发醛固酮分泌增多引起水、钠潴留所致。导致胸痛的循环系统疾病包括心肌缺血、心肌梗死、梗阻性肥厚型心肌病等，以心肌缺血最为常见。胸痛、呼吸困难、晕厥均代表患者病情危重，可能危及生命，需及时处理和抢救。

（陶 明）

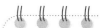

第二节　心力衰竭

导学目标

通过本节内容的学习，学生应能够：

◆ **基本目标**

1. 描述心力衰竭的概念、分类和心功能分级。
2. 识记急性和慢性心力衰竭的病因、诱因、典型症状、体征和治疗要点。
3. 比较慢性心力衰竭的发病机制。
4. 运用护理程序对心力衰竭患者实施整体护理。

◆ **发展目标**

综合运用慢性心力衰竭的发病机制、临床表现、诊断和治疗要点，解决慢性心力衰竭患者治疗和护理的问题，能有效地预防和识别洋地黄中毒。

◆ **思政目标**

在与患者及家属的接触过程中，体现关爱患者、尊重患者、保护隐私、耐心帮助的人文关怀精神，融入慎独职业精神和仁爱之心。

案例 3-1

某患者，男性，65 岁，3 d 前感冒后出现胸闷、气促，逐渐加重，夜间不能平卧入睡，自觉尿量减少。既往史：风湿性心脏病史 20 年。身体评估：T 36.8 ℃，P 96 次 / 分，R 30 次 / 分，BP 120/70 mmHg，颈静脉怒张，肝颈静脉反流征阳性，腹胀，双下肢凹陷性水肿。双肺可闻及湿啰音。心界向两侧扩大，心音低钝，心尖部可闻及舒张期隆隆样杂音。肝大，肋下三横指。实验室检查：WBC 12.0×10^9/L，N 0.8，L 0.2。超声心动图显示左心房增大，右心室增大，二尖瓣狭窄。入院后，给予鼻导管吸氧、呋塞米、卡托普利、美托洛尔、阿司匹林和头孢克肟等药物治疗。

请回答：

1. 入院时患者的心功能分级是几级？
2. 该患者的护理诊断有哪些？

心力衰竭（heart failure，HF）简称心衰，是一种临床综合征，指目前或既往存在由心脏结构和（或）功能异常（包括射血分数<50%，心脏扩大，左心室舒张末期压力与左心房压力之比>15，中度或重度心室肥厚，中度或重度心脏瓣膜狭窄或反流）引起的心力衰竭症状和（或）体征，同时至少符合以下一项客观依据：①利尿钠肽水平升高；②通过影像学或血流动力学测量获得肺循环或体循环淤血的客观证据。

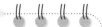
心力衰竭的分类：

（1）根据发病缓急、时间、严重程度分类：可分为慢性心力衰竭和急性心力衰竭，以慢性心力衰竭多见。

（2）按发生的部位分类：可分为左心衰竭、右心衰竭和全心衰竭。单纯二尖瓣狭窄引起的心力衰竭是一种特殊类型，因左心房压力增高致肺循环高压，有明显的肺淤血症状，继而出现右心衰竭，但不涉及左心室的收缩功能。

（3）根据左室射血分数（left ventricular ejection fraction，LVEF）分类：①射血分数降低的心力衰竭（HF with reduced EF，HFrEF），LVEF≤40%，以收缩功能障碍为主要表现，即收缩性心力衰竭。②射血分数轻度降低的心力衰竭（HF with mid-range EF，HFmrEF），LVEF 41%~49%，患者主要表现为轻度收缩功能障碍，同时伴有舒张功能不全。③射血分数正常的心力衰竭（HF with preserved EF，HFpEF），LVEF≥50%，以舒张功能受损为主要表现，以前称为舒张性心力衰竭。④射血分数改善的心力衰竭（HF with improved EF，HFimpEF），指基线 LVEF≤40%，经过治疗后 LVEF 比基线增加≥10%，且>40%。

知识链接

全国心力衰竭日

心力衰竭简称心衰，是各种心血管疾病发展的终末阶段，是导致患者住院和死亡的常见原因，已成为 21 世纪我国严重的公共卫生问题之一。据统计，心衰在全世界的患病率为 1.5%~2.0%，我国成人心衰患病率达 0.9%，目前心衰患者人数约有 1000 万，70 岁以上的老年人中 10 人就有 1 名患有心衰。以往我国心血管疾病的诊治"重治疗，轻预防"，心衰防治知识普及率不高，民众对其缺乏基本认知，致使很多患者错失了最佳诊疗时机，给患者健康带来很大伤害，甚至危及生命。

为建立并推广心衰规范化诊疗及管理体系，更好地提高全民对心衰的认知与关注，2015 年由国家心血管病中心、中国医师协会心力衰竭专业委员会、中国健康促进基金会联合倡议将每年的 11 月 26 日定为"全国心力衰竭日"。2020 年 11 月 26 日是第 6 个全国心力衰竭日，活动主题为"用心守护，健康同行"。通过宣传心脏健康知识，呼吁民众远离心血管病危险因素，保持健康的生活方式，注重健康教育、健康促进和自我管理，从而达到控制疾病的目的。

一、慢性心力衰竭

慢性心力衰竭（chronic heart failure，CHF）是心血管疾病的终末期表现和患者最主要的死因。随着年龄的增长，心力衰竭患病率迅速增加。我国慢性心力衰竭的病因以冠心病居首位，其次为高血压，风湿性心脏病比例趋于下降。慢性肺源性心脏病和高原性心脏病也具有一定的地域高发性。

【病因和发病机制】

（一）基本病因

1. 心肌损害　心肌损害包括原发性和继发性心肌损害。

（1）原发性心肌损害：包括冠状动脉疾病所致缺血性心肌损害，如心肌梗死、慢性心肌缺血；炎症和免疫损伤所致心肌炎、扩张型心肌病；遗传因素所致肥厚型心肌病、右室心肌病等。

（2）继发性心肌损害：由内分泌与代谢性疾病所致，以糖尿病心肌病最常见，其他有继发于甲亢或甲减的心肌病、心肌淀粉样变等。

2. 心脏负荷过重 心脏负荷过重包括压力负荷（后负荷）过重和容量负荷（前负荷）过重。

（1）压力负荷过重：见于高血压、主动脉瓣狭窄、肺动脉高压、肺动脉瓣狭窄和肺栓塞等增加左心室、右心室收缩期射血阻力的疾病。为克服增高的阻力，保证正常射血量，心肌代偿性肥厚，久而久之，心肌的结构、功能发生改变，最终导致失代偿。

（2）容量负荷过重：见于心脏瓣膜关闭不全；左、右心或动静脉分流性先天性心脏病，如房间隔缺损、室间隔缺损、动脉导管未闭；伴有全身循环血量增多的疾病，如慢性贫血、甲亢、围生期心肌病、体循环动静脉瘘。心脏容量负荷增加，心室腔代偿性扩大，此时心肌收缩功能尚能代偿，但心脏结构、功能变化超过一定限度后即出现失代偿。

3. 心室前负荷不足 心室前负荷不足见于二尖瓣狭窄、心脏压塞、限制性心肌病、缩窄性心包炎等引起心室充盈受限的疾病，出现体循环、肺循环淤血表现。

（二）诱因

1. 感染 呼吸道感染是最常见、最重要的诱因，感染性心内膜炎也不少见，因其发病隐匿，常易漏诊。

2. 心律失常 房颤是器质性心脏病常见的心律失常之一，也是诱发心力衰竭最重要的因素。其他各种类型的快速型心律失常以及严重的缓慢型心律失常也可诱发心力衰竭。

3. 血容量增加 如钠盐摄入过多，静脉输液过多、过快。

4. 妊娠和分娩 妊娠和分娩可加重心脏负荷和心肌氧耗量，易诱发心力衰竭。

5. 生理或心理压力过大 如过度劳累、剧烈运动、情绪激动、精神压力过大。

6. 治疗不当 如不恰当地停用利尿药或抗高血压药等。

7. 原有心脏病变加重或并发其他疾病 如冠心病发生心肌梗死，风湿性心脏病出现风湿活动、合并甲亢或贫血等。

（三）发病机制

心力衰竭的病理生理改变十分复杂，当基础心脏病导致心肌损害和（或）心脏负荷过重时，出现左心室扩大和（或）肥大。起初，机体通过多种代偿机制使心功能在一定时间内维持在相对正常的水平，但任何一种代偿机制均有其负性效应，随着病情进展，在某些诱因作用下进入心功能失代偿期。

1. Frank-Starling 机制 增加心脏前负荷使回心血量增加，心室舒张末期容量增加，从而增加心排血量和心肌收缩力，但同时也导致心室舒张末期压力增高，心房压、静脉压随之升高，达到一定程度时可出现肺循环和（或）体循环静脉淤血。图3-1示左心室功能曲线，在心

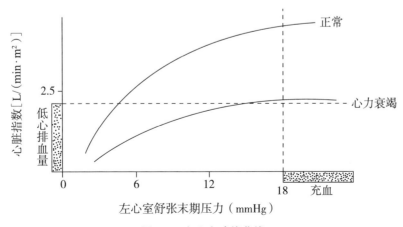

图 3-1 左心室功能曲线

力衰竭时，心功能曲线向右下偏移。当左心室舒张压＞18 mmHg 时，出现肺充血的症状和体征。若心指数＜2.2 L/（min·m²），出现低心排血量的症状和体征。

2. 神经 - 体液机制　当心排血量不足，心肌收缩力下降时，将全面启动神经 - 体液机制进行代偿。

（1）交感神经兴奋性增强：心力衰竭患者血中去甲肾上腺素（NE）水平升高，作用于心肌 β₁ 肾上腺素能受体，增强心肌收缩力，并提高心率和心排血量。但同时外周血管收缩，心脏后负荷增加及心率加快，均使心肌氧耗量增加。去甲肾上腺素还对心肌细胞有直接毒性作用，促使心肌细胞凋亡，参与心室重塑。此外，交感神经兴奋还可使心肌应激性增强，有促心律失常作用。

（2）肾素 - 血管紧张素 - 醛固酮系统（renin-angiotensin-aldosterone system，RAAS）激活：心排血量降低致肾血流量减少，RAAS 被激活。①心肌收缩力增强，周围血管收缩维持血压，调节血液再分配，保证心脏、脑等重要脏器的血供。②促进醛固酮分泌，使水、钠潴留，通过增加有效循环血量和心脏前负荷起到代偿作用。但 RAAS 激活又可促进心脏和血管重塑，加重心肌损伤和心功能恶化。

（3）体液因子的改变：心力衰竭时，可引起一系列复杂的神经 - 体液变化。除上述两个主要神经内分泌系统的代偿机制外，另有多个体液调节因子参与心血管系统调节，并在心肌和血管重塑中起重要作用。

1）精氨酸血管升压素（arginine vasopressin，AVP）：由垂体分泌，具有抗利尿和促进外周血管收缩作用。其释放受心房牵张感受器调控。心力衰竭时，心房牵张感受器敏感性下降，不能抑制 AVP 释放而使血浆 AVP 水平升高。AVP 通过血管加压素Ⅰ型（V₁）受体引起全身血管收缩，通过血管加压素Ⅱ型（V₂）受体减少游离水清除，导致水潴留增加，同时增加心脏前、后负荷。心力衰竭早期，AVP 的效应有一定的代偿作用，而长期的 AVP 增加将使心力衰竭进一步恶化。

2）利尿钠肽类：包括心房钠尿肽（atrial natriuretic peptide，ANP）、脑利尿钠肽（brain natriuretic peptide，BNP）和 C 型利尿钠肽（C-type natriuretic peptide，CNP）。ANP 主要由心房分泌，心室肌也有少量表达，当心房压力增高时释放，有扩张血管和利尿排钠的作用，对抗水、钠潴留效应。BNP 主要由心室肌细胞分泌，生理作用与 ANP 相似但较弱，其水平随心室壁张力而变化，并对心室充盈压具有负反馈调节作用。CNP 主要位于血管系统内，生理作用尚不明确，可能参与或协同 RAAS 的调节作用。心力衰竭时，心室壁张力增加，BNP 和 ANP 水平明显增加，其增高的程度与心力衰竭的严重程度呈正相关，可作为评定心力衰竭进程和判断预后的指标。

3）内皮素（endothelin）：是由血管内皮细胞释放的强效血管收缩肽。心力衰竭时血浆内皮素水平升高，其水平直接与肺动脉压特别是肺血管阻力与全身血管阻力的比值相关。内皮素还可导致细胞肥大、增生，参与心脏重塑过程。

4）其他：一氧化氮、缓激肽以及一些细胞因子，如转化生长因子 -β、促炎性细胞因子、肿瘤坏死因子 -α，均可能参与慢性心力衰竭的病理生理过程。

3. 心室重塑　在心脏功能受损后，心腔扩大、心肌肥厚的代偿过程中，心肌细胞、胞外基质、胶原纤维网等均发生相应变化，称为心室重塑（ventricular remodeling），是心力衰竭发生、发展的基本病理机制。除因为代偿能力有限、代偿机制的负面影响外，心肌细胞的能量供应不足及利用障碍导致心肌细胞坏死、纤维化也是失代偿发生的一个重要因素。心肌细胞数量减少导致心肌整体收缩力下降；心肌纤维化导致心室顺应性下降，心室重塑更趋显著，心肌收缩力不能发挥其应有的射血效应，形成恶性循环，最终进入不可逆转的终末阶段。

4. 舒张功能不全的机制　舒张功能不全的机制分为两大类：一类是主动舒张功能障碍，

与能量供应不足时钙离子回摄入肌浆网及泵出胞外的耗能过程受损有关，如冠心病明显心肌缺血时，在出现收缩功能障碍前即可出现舒张功能障碍。另一类是心室肌顺应性减退及充盈障碍，主要见于心室肥厚，如高血压及肥厚型心肌病，心室充盈压明显增高，当左心室舒张末压过高时，出现肺动脉高压和肺淤血，即舒张性心力衰竭，此时心肌收缩功能尚可保持，心脏射血分数正常，故又称射血分数正常的心力衰竭。

【临床表现】

临床上左心衰竭较常见，尤其是左心衰竭后继发右心衰竭而致的全心衰竭。严重且广泛的心肌疾病同时波及左、右心而发生全心衰竭的情况在住院患者中更为多见，单纯右心衰竭较少见。

（一）左心衰竭

左心衰竭以肺循环淤血和心排血量降低为主要表现。

1. 症状

（1）呼吸困难：不同程度的呼吸困难是左心衰竭最主要的症状，可表现为劳力性呼吸困难、夜间阵发性呼吸困难和端坐呼吸。急性肺水肿是左心衰竭呼吸困难最严重的形式，重者可有哮鸣音，又称为心源性哮喘。

（2）咳嗽、咳痰、咯血：咳嗽、咳痰因肺泡和支气管黏膜淤血所致，开始常于夜间发生，坐位或立位时咳嗽可减轻，白色浆液性泡沫样痰为其特点，偶可见痰中带血。长期慢性肺淤血致肺静脉压力升高，导致肺循环和支气管血液循环之间在支气管黏膜下形成侧支，血管一旦破裂，可引起咯血。

（3）疲倦、乏力、头晕、心悸：主要是由于心排血量降低，器官、组织血液灌注不足及代偿性心率加快所致。

（4）少尿及肾功能损害：严重左心衰竭时血液再分配，肾血流量明显减少，可出现少尿。长期慢性的肾血流量减少可出现血尿素氮、肌酐升高，并可有肾功能不全的相应症状。

2. 体征

（1）肺部体征：由于肺毛细血管压增高，液体渗出到肺泡而出现湿啰音。随着病情的加重，肺部啰音可从局限于肺底部扩散至全肺，甚至可伴有哮鸣音。侧卧位时下垂的一侧啰音较多。

（2）心脏体征：除基础心脏病的固有体征外，一般均有心脏扩大（单纯舒张性心功能不全除外）及相对性二尖瓣关闭不全的反流性杂音、肺动脉瓣第二音亢进及第三心音或第四心音舒张期奔马律。

（二）右心衰竭

右心衰竭以体循环淤血为主要表现。

1. 症状

（1）消化道症状：胃肠道及肝淤血引起腹胀、食欲减退、恶心、呕吐等是右心衰竭最常见的症状。

（2）呼吸困难：继发于左心衰竭的右心衰竭呼吸困难已存在。单纯性右心衰竭因分流性先天性心脏病或肺部疾病所致，也有明显的呼吸困难。

2. 体征

（1）水肿：其特征为对称性、下垂性、凹陷性水肿，重者可延及全身。可伴有胸腔积液，以双侧多见。若为单侧，则以右侧更为多见。

（2）颈静脉征：颈静脉搏动增强、充盈、怒张是右心衰竭时的主要体征，肝颈静脉反流征阳性更具特征性。

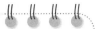

（3）肝大：肝因淤血而肿大，常伴压痛，持续慢性右心衰竭可致心源性肝硬化，晚期可出现肝功能受损、黄疸及腹水。

（4）心脏体征：除基础心脏病的相应体征外，常因右心室显著扩大而出现三尖瓣关闭不全的反流性杂音。

（三）全心衰竭

左心衰竭继发右心衰竭而形成全心衰竭，因右心衰竭时右心排血量减少，因此阵发性呼吸困难等肺淤血症状反而有所减轻。扩张型心肌病等同时存在左、右心室衰竭者，肺淤血症状往往不严重，主要表现为左心衰竭心排血量减少的相关症状和体征。

【分级与分期】

（一）心力衰竭分级

1. 心功能分级　心力衰竭的严重程度采用美国纽约心脏病协会（New York Heart Association, NYHA）的心功能分级方法。临床上诊断心力衰竭时必须同时做出心功能分级诊断。

Ⅰ级：患者日常活动量不受限制，一般活动不引起乏力、呼吸困难等心力衰竭症状。

Ⅱ级：患者体力活动轻度受限，休息时无自觉症状，一般活动后可出现心力衰竭症状。

Ⅲ级：患者体力活动明显受限，低于平时一般活动即引起心力衰竭症状。

Ⅳ级：患者不能从事任何体力活动，休息时即有心力衰竭症状，稍事活动症状即加重。

这种分级方案的优点是简单易行，但缺点是其评价仅凭患者的主观感受和（或）医护人员的主观评价，其结果与客观检查不一定一致，个体之间的差异较大。

2. 6分钟步行试验（6 minutes walk test，6MWT）　该方法简单易行，安全方便。通过评定慢性心力衰竭患者的运动耐力评价心力衰竭严重程度和疗效。让患者在平直走廊里尽可能快地行走，测定其6 min的步行距离，<150 m、150～450 m、>450 m分别为重度、中度和轻度心力衰竭。

（二）心力衰竭分期

心力衰竭分期对病情进展阶段进行了全面评价，并针对不同阶段提出相应的治疗措施。通过治疗只能延缓而不可能逆转病情进展。

A期（心力衰竭风险期）：目前或既往尚无心力衰竭的症状和（或）体征，且没有心脏结构或生物标志物证据。但患者有心力衰竭风险，如高血压、冠心病、糖尿病、肥胖、代谢综合征等最终可累及心脏的疾病以及应用心脏毒性药物史、酗酒史、风湿热史或心肌病家族史。

B期（前心力衰竭阶段）：患者目前或既往无心力衰竭的症状和（或）体征，但存在心脏结构或功能异常，或利尿钠肽水平升高或心肌肌钙蛋白水平升高，如左心室肥厚、无症状瓣膜性心脏病。

C期（心力衰竭阶段）：患者目前或既往存在由心脏结构和（或）功能异常引起的心力衰竭症状和（或）体征。患者可有两种转归：心力衰竭改善或持续性心力衰竭。

D期（终末期心力衰竭阶段）：患者休息时有严重的心力衰竭症状和（或）体征；尽管接受了指南指导的药物治疗（GDMT），仍因心力衰竭反复住院；难治性或对GDMT不耐受；需升级治疗，如心脏移植、机械循环支持或安宁疗护治疗。

【辅助检查】

（一）实验室检查

1. 利尿钠肽　利尿钠肽是心力衰竭诊断、患者管理、临床事件风险评估中的重要指标，临床上常用BNP和氨基末端B型利尿钠肽前体（NT-proBNP）。未经治疗的患者如BNP<

35 pg/ml，或 NT-proBNP<125 pg/ml，可基本排除心力衰竭的诊断，已接受治疗者 BNP 水平高则提示预后差，但房颤、老龄和肾病均可导致 BNP 升高，因此其特异性不高。

2. 肌钙蛋白 严重心力衰竭或心力衰竭失代偿期、败血症患者的肌钙蛋白可有轻微升高，但心力衰竭患者测量肌钙蛋白主要目的是鉴别是否存在急性冠脉综合征。肌钙蛋白升高伴有利尿钠肽升高，是心力衰竭预后的强预测因子。

3. 一般检查 血常规、尿常规、肝功能、肾功能和电解质检查可帮助了解药物治疗情况，还要注意检测甲状腺功能，无论甲亢或甲减，都可导致心力衰竭。

（二）心电图检查

心力衰竭无特异性心电图表现，但心电图检查能帮助判断心肌缺血、房颤、传导阻滞等心力衰竭危险因素。

（三）影像学检查

1. X 线检查 肺淤血有无及其程度是确诊左心衰竭肺水肿的主要依据，并有助于心力衰竭与肺部疾病的鉴别。心影大小及外形可为病因诊断提供重要依据，但并非所有心力衰竭患者都存在心影增大。

2. 超声心动图 超声心动图检查能更准确地评价各心腔大小变化及心瓣膜结构和功能，是诊断心力衰竭最主要的检查。心脏收缩功能通过收缩末期及舒张末期的容量差计算左室射血分数（LVEF）来判断，正常 LVEF>50%。LVEF≤40% 提示收缩功能障碍。超声多普勒是临床上最实用的判断舒张功能的方法，可显示心动周期中舒张早期与舒张晚期心室充盈速度最大值之比（E/A），正常人 E/A 值不应小于 1.2，中、青年更大。舒张功能不全时，E 峰下降，A 峰增高，E/A 值降低。房颤难以准确评价 A 峰者，可利用组织多普勒评估二尖瓣环测得 E/E' 值，若>15，则提示存在舒张功能不全，但需结合患者的临床表现综合评价，不能仅凭超声结果进行舒张功能不全的诊断。

3. 放射性核素检查 放射性核素心血管造影可相对准确地评价心脏大小和 LVEF、左心室最大充盈速率，以反映心脏舒张功能。同时行心肌灌注显像可评价存活或缺血心肌。

4. 心脏磁共振（cardiac magnetic resonance，CMR） 心脏磁共振成像因其精确度和可重复性而成为心室容积、室壁运动评价的金标准。增强磁共振能为心肌梗死、心包炎、心肌炎、心肌病、浸润性疾病提供诊断依据。

（四）有创性血流动力学检查

急性重症心力衰竭患者必要时采用床旁右心漂浮导管（Swan-Ganz 导管）检查，经静脉将漂浮导管插至肺小动脉，测定各部位的压力及血液含氧量，计算心指数（cardiac index，CI）及肺毛细血管楔压（pulmonary capillary wedge pressure，PCWP），直接反映左心功能。正常时 CI>2.5 L/（min·m²），PCWP<12 mmHg。危重患者也可采用脉搏指示连续心排血量（pulse indicator continuous cardiac output，PiCCO）动态监测，经外周动脉、静脉置管，应用指示剂热稀释法估测血容量、外周血管阻力、全心排血量等指标，更好地指导容量管理，通常仅适用于具备条件的冠心病监护治疗病房（CCU）、ICU 等。

（五）心肺运动试验

在运动状态下测定患者对运动的耐受量，仅适用于慢性稳定性心力衰竭患者。

1. 最大氧耗量（VO₂max） 最大氧耗量即运动量虽继续增加，氧耗量不再增加时的峰值，表明心排血量已不能按需要继续增加。心功能正常时最大氧耗量应>20 ml/（min·kg），轻至中度心功能受损时最大氧耗量为 16~20 ml/（min·kg），中至重度心功能受损时最大氧耗量为 10~15 ml/（min·kg），极重度心功能受损时最大氧耗量<10 ml/（min·kg）。

2. 无氧阈值 无氧阈值即呼气中 CO_2 的增长超过了氧耗量的增长，标志着无氧代谢的出现，正常值>14 ml/（min·kg），此值越低，说明心功能越差。

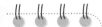
【诊断要点】

心力衰竭须结合病史、症状、体征、辅助检查指标来诊断，心力衰竭完整的诊断应包括病因学诊断、心功能评价及预后评估。

1. **诊断主要依据**　①原有基础心脏病的证据，如心脏增大。②特异的症状和体征是早期诊断心力衰竭的关键，如左心衰竭肺循环淤血引起的不同程度的呼吸困难、肺部啰音，右心衰竭体循环淤血引起的颈静脉征、水肿、肝大，以及心脏奔马律、瓣膜区杂音。③辅助检查，如将 BNP 水平作为诊断依据，并能帮助鉴别呼吸困难的病因。

2. **心功能评价**　采用心功能分级及客观检查确定心力衰竭的分期。

3. **预后评估**　可为患者及家属对未来生活的规划提供必要的信息，也能判断心脏移植及机械辅助治疗的可行性。

4. **鉴别诊断**　左心衰竭应与支气管哮喘相鉴别。右心衰竭应与心包积液、缩窄性心包炎、肝硬化、肾病综合征等可引起水肿、胸腔积液和腹水的疾病相鉴别。

【治疗要点】

慢性心力衰竭的治疗目标为防止和延缓心力衰竭的发生、发展，缓解临床症状，提高生命质量和运动耐量，降低住院率与病死率。治疗原则：采用综合治疗措施，包括对各种可致心功能受损的疾病（如冠心病、高血压、糖尿病）实施早期管理，调节心力衰竭的代偿机制，减少其负面效应，如拮抗神经 - 体液因子的过度激活，阻止或延缓心室重塑的进展。

（一）一般治疗

1. **休息与活动**　对急性期或病情不稳定者，应限制体力活动，卧床休息，以降低心脏负荷，有利于心功能恢复。但长期卧床易发生深静脉血栓形成甚至肺栓塞，还可能出现胃肠道功能减退、肌肉萎缩、坠积性肺炎、压疮等，适宜的活动量能提高骨骼肌功能，改善活动耐量。因此，应鼓励病情稳定的心力衰竭患者主动运动，根据病情轻重不同，在不引起症状的前提下从床旁运动开始，逐步增加运动量。

2. **饮食和体重管理**　心力衰竭患者血容量增加，体内水、钠潴留，应限制钠盐及含钠食物的摄入，以减轻水、钠潴留，降低心脏前负荷，但应用强效排钠利尿药时不宜过分限制钠盐，以免发生低钠血症，每日钠盐的摄入量以<5 g 为宜。日常体重监测能简便、直观地反映患者体液潴留情况及利尿药疗效，帮助指导、调整治疗方案。部分严重慢性心力衰竭患者存在临床或亚临床营养不良，若患者出现干体重减轻或体脂大量丢失，成为心源性恶病质，往往提示预后不良。

3. **氧疗**　呼吸困难严重致血氧饱和度降低时，给予 2 ~ 4 L/min 持续低流量吸氧。

（二）病因治疗

1. **治疗病因**　对所有可能导致心脏功能受损的常见疾病，如高血压、冠心病、糖尿病，在尚未造成心脏器质性改变前即应早期进行有效治疗。对少数病因未明的疾病，如原发性扩张型心肌病，也应早期积极干预，延缓疾病进展。

2. **消除诱因**　积极选用适当的抗生素控制感染。快心室率房颤应尽快控制心室率，有条件者及时复律。甲亢、贫血等可引起心力衰竭加重，应注意检查并纠正。

（三）药物治疗

1. **利尿药**　通过排钠、排水减轻心脏前负荷，是唯一能够控制体液潴留的药物，但不能作为单一治疗手段。慢性心力衰竭急性发作和有体液潴留的心力衰竭患者均应使用。临床上利尿药的应用应遵循适量原则。利尿药分为排钾利尿药和保钾利尿药两大类。

（1）排钾利尿药

1）袢利尿药：以呋塞米（速尿）为代表，作用于髓袢升支粗段，为排钾、排钠的强效利尿药。轻度心力衰竭患者一般从小剂量（20 mg，每日 1 次）口服起始，逐渐加量，重度心力衰竭患者可增至 100 mg，每日 2 次，也可缓慢静脉注射，效果优于口服。但须注意监测电解质变化，警惕出现低血钾、低血钠。

2）噻嗪类利尿药：以氢氯噻嗪（双氢克尿噻）为代表，作用于肾远曲小管近端和髓袢升支远端，抑制钠的重吸收，因 Na^+-K^+ 交换，同时降低钾的重吸收。噻嗪类利尿药是轻度心力衰竭患者的首选药物，从 12.5 ~ 25 mg，每日 1 次口服起始，逐渐加量增至 75 ~ 100 mg，分 2 ~ 3 次服用，注意监测血钾。其他不良反应有胃部不适、呕吐、腹泻、高血糖、高尿酸血症等。

（2）保钾利尿药：作用于肾远曲小管远端，通过拮抗醛固酮或直接抑制 Na^+-K^+ 交换而具有保钾作用，利尿作用弱。保钾利尿药常与排钾利尿药联用，以加强利尿效果并预防低血钾。

1）螺内酯（安体舒通）：为醛固酮拮抗药，常用剂量为每次 20 ~ 40 mg，每日 2 ~ 3 次。不良反应有嗜睡、运动失调、男性乳房发育、面部多毛等，肾功能不全及高钾血症者禁用。

2）氨苯蝶啶：常用剂量每次 50 ~ 100 mg，每日 2 ~ 3 次。不良反应有胃肠道反应、嗜睡、乏力、皮疹，长期用药可产生高钾血症，尤其是伴肾功能减退时，少尿或无尿者应慎用。

（3）AVP 受体拮抗药（托伐坦）：通过结合 V_2 受体减少水的重吸收，不增加排钠，因此可用于治疗伴有低钠血症的心力衰竭。初始剂量 10 mg，每日 1 次，最大剂量为 30 mg/d。

2. RAAS 抑制剂

（1）血管紧张素转换酶抑制药（angiotensin converting enzyme inhibitors，ACEI）：作用机制如下。①通过抑制血管紧张素转换酶（ACE），减少血管紧张素 II（angiotensin II，AT II）生成而抑制 RAAS。②通过抑制缓激肽降解而增强缓激肽活性及缓激肽介导的前列腺素生成，发挥扩张血管、改善血流动力学、抑制交感神经兴奋性的作用。③通过降低心力衰竭患者神经 - 体液代偿机制的负性效应，改善和延缓心室重塑。临床研究证实，ACEI 早期足量应用除可缓解症状外，还能延缓心力衰竭进展，降低远期死亡率。ACEI 从小剂量起始，如能耐受，则逐渐加量至目标剂量，用药后 1 ~ 2 周内检测肾功能和血钾，定期复查，长期维持终身用药。常用药物有卡托普利 12.5 ~ 25 mg，每日 2 次；贝那普利（5 ~ 10 mg）、培哚普利（2 ~ 4 mg）等为长效制剂，每日 1 次，可提高服药的依从性。ACEI 的不良反应主要包括干咳、低血压、头晕、肾损害、高钾血症及血管神经性水肿等。

（2）血管紧张素受体阻断药（angiotensin receptor blockers，ARB）：可阻断经 ACE 和非ACE 途径产生的 AT II 与 AT_1 受体结合，阻断 RAS 的效应，但无抑制缓激肽降解的作用，干咳和血管性水肿的不良反应较少见，因此适用于不能耐受 ACEI 的心力衰竭患者。常用药物有氯沙坦、缬沙坦、坎地沙坦、厄贝沙坦等。

（3）血管紧张素受体脑啡肽酶抑制剂（angiotensin receptor neprilysin inhibitor，ARNI）：通过沙库巴曲产物 LBQ657 抑制脑啡肽酶的同时，通过缬沙坦阻断 AT_1 受体，抑制血管收缩，改善心肌重构，可显著降低心力衰竭住院和心血管死亡风险，改善心力衰竭症状，提高生命质量。常用药物为沙库巴曲缬沙坦钠，初始剂量为 25 ~ 100 mg，每日 2 次，目标剂量为 200 mg，每日 2 次。

（4）醛固酮受体拮抗药：螺内酯是应用最广泛的醛固酮受体拮抗药，对抑制心血管重塑、改善慢性心功能不全患者的远期预后有很好的作用，不良反应有抗性激素作用。依普利酮（eplerenone）是一种选择性甾体类醛固酮受体拮抗药，可显著降低 HFrEF 患者心血管事件的发生风险，减少住院率，降低死亡及住院风险，适用于老年、糖尿病和肾功能不全心力衰竭患者。非奈利酮（finerenone）是新一代非甾体盐皮质激素受体拮抗药，对盐皮质激素受体具有更高的选择性亲和力，抗性激素的不良反应低，较低剂量即可具有减轻心肌纤维化和减少肾保

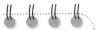
钾的效果，降低高血钾风险。

3. β 受体阻断药　β 受体阻断药可抑制交感神经兴奋性增强的效应对心力衰竭代偿的不利作用，抑制心室重塑，长期应用能显著改善患者的预后，提高运动耐量，降低住院率和死亡率。所有病情稳定的心力衰竭患者均应服用 β 受体阻断药，除非有禁忌证或不能耐受。β 受体阻断药与 ACEI 联合应用可产生叠加效应，其主要不良反应有体液潴留、心力衰竭恶化、心动过缓和低血压等。为了减少负性肌力作用，应在心力衰竭情况稳定后从小剂量开始，逐渐增加剂量，长期、适量维持。将心率降至 55～60 次 / 分的剂量定为 β 受体阻断药应用的目标剂量或最大可耐受剂量。常用药物有美托洛尔，起始剂量为 6.25 mg/d，可增加至 50 mg/d；比索洛尔，起始剂量为 1.25 mg/d，可增至 10 mg/d；卡维地洛，起始剂量为 6.25 mg/d，可增至 50 mg/d。β 受体阻断药的禁忌证为支气管痉挛性疾病、严重心动过缓、二度及二度以上房室传导阻滞、严重周围血管疾病和中度急性心力衰竭。

整合小提示

结合生理知识，解释为什么 β 受体阻断药会导致心率降低？

4. 钠 - 葡萄糖共转运蛋白 2 抑制剂（sodium-glucose cotransporter2 inhibitors，SGLT2i）　SGLT2i 是一种新的治疗糖尿病的药物，通过抑制近段肾小管上的钠 - 葡萄糖共转运蛋白 2 的作用而抑制葡萄糖重吸收，降低肾糖阈，促进葡萄糖经尿液排出，从而降低血糖水平。临床研究发现，SGLT2i（达格列净、恩格列净）可降低合并 2 型糖尿病 HFrEF 患者心力衰竭住院率、心血管事件发生率、终末期肾功能不全和心血管死亡风险。除非有禁忌或不耐受，无论 HFrEF 患者是否合并糖尿病，均推荐使用 SGLT2i 治疗。

2021 年欧洲心脏病学会（ESC）心力衰竭指南推荐 HFrEF 患者的一线药物治疗为新四联方案，即联合应用 ARNI/ACEI、β 受体阻断药、醛固酮受体拮抗药和 SGLT2i 4 种药物。其中 ARNI 为首选药物，对 ARNI 或 ACEI 不耐受者可用 ARB。新四联方案需应用于利尿药治疗后血容量正常的心力衰竭患者，4 种药物逐步联用，应在数周内完成，之后逐渐增加到目标剂量。

5. 正性肌力药物

（1）洋地黄类药物：洋地黄可增强心肌收缩力，抑制心脏传导系统，通过兴奋迷走神经对抗心力衰竭时交感神经兴奋的不利影响，在增加心肌收缩力的同时并不增加心肌氧耗量，是临床最常用的强心药。常用药物有地高辛、毛花苷 C（西地兰）、毒毛花苷 K 等。

1）地高辛：适用于轻、中度心力衰竭患者或维持治疗时，采用维持量给药，0.125～0.25 mg，口服，每日 1 次，老年、肾功能受损者、低体重患者宜减量，必要时应监测血中地高辛浓度。

2）毛花苷 C：适用于急性心力衰竭或慢性心力衰竭加重时，特别是伴有快速房颤的心力衰竭患者。每次 0.2～0.4 mg 稀释后静脉注射，10 min 起效，1～2 h 达高峰，24 h 总量为 0.8～1.2 mg。

3）毒毛花苷 K：适用于急性心力衰竭时，每次 0.25 mg 稀释后静脉注射，5 min 起效，0.5～1 h 达高峰，24 h 总量为 0.5～0.75 mg。

（2）非洋地黄类正性肌力药物

1）β 受体兴奋药：多巴胺和多巴酚丁胺主要用于顽固性心力衰竭及心源性休克的治疗，两者只能短期静脉应用，连续用药超过 72 h 可能出现耐药，长期使用将增加死亡率。多巴胺是去甲肾上腺素的前体，较小剂量 [2 μg/（kg·min）] 时激动多巴胺受体，可降低外周血管阻力、扩张肾血管、冠状动脉和脑血管；中等剂量多巴胺 $[2\sim5\,\mu g/(kg\cdot min)]$ 激动 β_1 和 β_2 受体，表现为心肌收缩力和心排血量增加，血管扩张，特别是肾小动脉扩张，心率增快不明显；大剂量多巴胺 $[5\sim10\,\mu g/(kg\cdot min)]$ 则兴奋 α 受体，出现缩血管效应，增加左心室后负荷。多巴酚丁胺扩血管作用不如多巴胺明显，加快心率的作用也比多巴胺小。

2）磷酸二酯酶抑制药：包括米力农、氨力农等，通过抑制磷酸二酯酶活性，促进钙通道膜蛋白磷酸化，Ca^{2+} 内流增加，从而增强心肌收缩力。长期应用会增加死亡率，因此，仅对心脏术后急性收缩性心力衰竭、难治性心力衰竭及心脏移植前的终末期心力衰竭患者短期应用。

（3）左西孟旦：是一种钙增敏剂，正性肌力作用独立于 β 肾上腺素能刺激，可用于接受 β 受体阻断药治疗的患者。左西孟旦能够缓解心力衰竭症状，改善预后，使 BNP 水平明显下降。

6. 伊伐雷定（ivabradine）　伊伐雷定为选择性特异性窦房结 I_f 电流抑制剂，减慢窦性心律，延长舒张期，可改善左心室功能和患者生命质量，没有 β 受体阻断药的不良反应或反跳现象。

7. 扩血管药物　慢性心力衰竭的治疗不推荐应用扩血管药物，伴有心绞痛或高血压的患者可考虑联合治疗，存在心脏流出道或瓣膜狭窄的患者应禁用。

（四）非药物治疗

在患者接受至少 3 个月最佳药物治疗后，仍然需要器械治疗的情况下，可采用以下治疗方法。

1. 心脏再同步化治疗（cardiac resynchronization therapy，CRT）　对于部分慢性心力衰竭患者，心室失同步化收缩可进一步降低心肌收缩力。通过植入三心腔起搏装置，改善房室、室间和（或）室内收缩的同步性，增加心排血量，可缓解心力衰竭症状，提高运动耐量和生命质量，减少住院率并明显降低死亡率。慢性心力衰竭患者 CRT 治疗的 Ⅰ 类适应证：①已接受最佳药物治疗仍持续存在心力衰竭症状的窦性心律患者、NYHA 分级 Ⅱ~Ⅳ级、LVEF≤35%、QRS 间期≥150 ms，QRS 波群呈左束支传导阻滞（LBBB）。②对于有高度房室传导阻滞和右心室起搏指征的 HFrEF 患者，无论 NYHA 分级和 QRS 间期如何，均推荐使用 CRT，包括房颤患者。

2. 植入型心律转复除颤器（ICD）　可用于 LVEF≤35%，优化药物治疗 3 个月以上 NYHA 分级仍为 Ⅱ 级或 Ⅲ 级患者的一级预防，也可用于 HFrEF 心脏停搏幸存者或伴血流动力学不稳定持续性室性心律失常患者的二级预防。

3. 左室辅助装置（LVAD）　左室辅助装置适用于严重心脏事件后或准备行心脏移植术患者的短期过渡治疗和急性心力衰竭的辅助治疗。LVAD 已实现小型化、精密化和便携化，可成为心力衰竭器械治疗的新手段。

4. 心脏移植　心脏移植是治疗顽固性心力衰竭的最终治疗方法，但因其供体来源及排斥反应而难以全面开展。

5. 其他非药物治疗新手段　如干细胞移植、经导管二尖瓣修复术、经皮左心室室壁瘤减容术、心血管再生及基因治疗，目前仍处于临床试验阶段。

（五）HFpEF 的治疗

1. 利尿药　有液体潴留的 HFpEF 和 HFmrEF 患者应使用利尿药，限制钠盐摄入。

2. 基础疾病及合并症的治疗

（1）高血压：有效控制血压在 130/80 mmHg 以下，可降低心力衰竭住院率、心血管事件发生率及死亡率。抗高血压药首选 ACEI/ARB、β 受体阻断药。存在容量负荷过重者首选利尿药。

（2）冠心病：合并冠心病的慢性心力衰竭患者应进行冠心病二级预防。伴心绞痛者，首选 β 受体阻断药。经优化药物治疗后仍有心绞痛或存在心肌缺血者，考虑行冠状动脉血运重

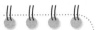

建术。

（3）房颤：①控制心室率：NYHA 分级 Ⅰ～Ⅲ 级的患者，首选口服 β 受体阻断药，若不能耐受，可用非二氢吡啶类钙通道阻断药（维拉帕米、地尔硫䓬）。如以上均不耐受，可考虑使用胺碘酮。NYHA 分级 Ⅳ 级的患者，可考虑使用胺碘酮或洋地黄类药物。②采用心脏电复律、抗心律失常药治疗和射频消融治疗等控制节律。③采用抗凝治疗预防血栓栓塞。

3. 醛固酮受体拮抗药　醛固酮受体拮抗药可降低 HFpEF 患者心力衰竭的住院风险。

【护理】

（一）护理评估

1. 病史　了解有无冠心病等基础心脏疾病病史；有无呼吸道感染、心律失常、过度劳累等诱因。详细询问病程经过，如首次发病时间，此次发病情况，病情是否有加重趋势，饮食、睡眠、排尿及排便情况，生活自理能力和活动受限的程度，呼吸困难的特点和严重程度，有无咳嗽、咳痰或痰中带血，有无乏力、头晕、失眠等左心衰竭症状；有无恶心、呕吐、食欲缺乏、腹胀、体重增加及身体低垂部位水肿等右心衰竭症状。了解相关检查结果、用药情况及效果。

2. 心理社会状况　生活中的应激事件也是引起心力衰竭的诱因，护士应询问患者近期生活中是否有较强的应激源和较大的生活事件发生。长期的疾病折磨和心力衰竭反复出现，体力活动受到限制，甚至不能从事任何体力活动，生活上需他人照顾，心力衰竭患者会出现焦虑、抑郁、孤独、绝望等心理问题。家属可因长期照顾患者而产生沉重的身心负担或忽视患者的心理感受。

3. 身体评估　应评估患者的生命体征、意识状态、体位情况，双肺有无湿啰音或哮鸣音、啰音的部位和范围，心脏是否扩大，心尖冲动的位置和范围，心率是否加快，有无心尖部舒张期奔马律、病理性杂音等。有无皮肤、黏膜发绀；有无颈静脉怒张、肝颈静脉反流征阳性；肝的大小、质地；水肿的部位及程度，有无压疮，有无胸腔积液、腹水体征。

4. 辅助检查　重点了解 BNP、胸部 X 线检查、超声心动图等，有助于判断有无心力衰竭及其严重程度。查看血常规、电解质、肝功能、肾功能、血气分析结果。

（二）常见护理诊断／问题

1. 气体交换障碍　与左心衰竭致肺循环淤血有关。

2. 体液过多　与右心衰竭致体循环淤血、水及钠潴留、低蛋白血症有关。

3. 活动无耐力　与心排血量下降有关。

4. 潜在并发症：洋地黄中毒。

（三）护理目标

（1）患者呼吸困难症状明显改善，发绀消失，肺部啰音减少或消失，血气分析指标恢复正常。

（2）患者能叙述并执行低盐饮食计划，水肿、腹水减轻或消失。皮肤完整，无压疮。

（3）患者能说出限制最大活动量的指征，遵循活动计划，主诉活动耐力增加。

（4）患者能叙述洋地黄中毒的表现，一旦发生中毒，被及时发现和处理。

（四）护理措施

1. 气体交换障碍　与左心衰竭致肺循环淤血有关。

（1）休息与体位：有明显呼吸困难时患者应卧床休息，以减轻心脏负荷，有利于心功能恢复。劳力性呼吸困难患者应减少活动量，以不引起症状为度；对于夜间阵发性呼吸困难者，应给予高枕卧位或半卧位，加强夜间巡视；端坐呼吸者，使用床上小桌，让患者扶桌休息，必要时双腿下垂。注意患者体位的舒适与安全，衣着宽松，盖被轻软，避免关节受压，必要时加用床档防止坠床。病室应保持安静、整洁，利于患者休息，适当开窗通风，每次 15 ~ 30 min，但注意不要让风直接对着患者吹。

（2）氧疗：根据缺氧程度调节氧流量，一般为 2 ~ 4 L/min，维持患者 SaO_2≥95%。

（3）用药护理

1）ARNI/ACEI：需监测血压，避免体位突然改变，监测血钾浓度和肾功能。发生血管神经性水肿的患者终身禁用，改用 ARB。

2）β 受体阻断药：突然停药会导致病情恶化。注意监测心率和血压，当患者心动过缓（50 ~ 60 次 / 分）和血压偏低（收缩压 85 ~ 90 mmHg）时可减少剂量；严重心动过缓（<50 次 / 分）或严重低血压（收缩压 85 mmHg）及休克时，应遵医嘱停药。

（4）心理护理：焦虑、抑郁和孤独可促使心力衰竭恶化，应及时进行心理疏导，必要时应用抗焦虑药或抗抑郁药。

（5）病情观察：密切观察患者呼吸困难有无改善，发绀是否减轻，听诊肺部湿啰音是否减少，监测 SaO_2，血气分析结果是否正常等。若病情加重或 SaO_2≤94%，立即报告医师。

2. 体液过多　与右心衰竭致体循环淤血、水及钠潴留、低蛋白血症有关。

（1）休息与体位：有明显呼吸困难时患者应卧床休息，采取高枕卧位或半卧位；端坐呼吸者可使用床上小桌，扶桌休息，必要时双腿下垂；伴胸腔积液或腹水者宜采用半卧位；下肢水肿者如无明显呼吸困难，可抬高下肢，利于静脉回流，增加回心血量，从而增加肾血流量，提高肾小球滤过率，促进水、钠排出。注意患者体位的舒适与安全，防止坠床受伤。

（2）饮食：给予低盐、低脂、易消化饮食，少食多餐，伴低蛋白血症者可静脉补充白蛋白。限制钠盐的摄入，每日 <2 g。告知患者及家属低盐饮食的重要性并督促执行。注意烹饪技巧，可用糖、代糖、醋等调味品以增进食欲。对于心力衰竭伴营养不良风险者，应给予营养支持治疗。

（3）控制液体入量：严重心力衰竭患者液体控制在 1.5 ~ 2.0 L/d，有利于减轻症状。注意避免输入氯化钠溶液。

（4）利尿药的护理：遵医嘱正确使用利尿药，注意观察和预防药物的不良反应。如排钾利尿药易导致低钾血症，表现为乏力、腹胀、肠鸣音减弱等，可诱发心律失常或洋地黄中毒，应监测血钾，多补充含钾丰富的食物，如鲜橙汁、西红柿汁、柑橘、香蕉、枣、杏、无花果、马铃薯、深色蔬菜，必要时遵医嘱补充钾盐。口服补钾宜在饭后，以减轻胃肠道不适。外周静脉补钾时每 500 ml 液体中 KCl 含量不宜超过 1.5 g。在非紧急情况下，利尿药不宜晚上使用，应选择早晨或日间使用，避免夜间排尿过频而影响患者休息。

（5）病情监测：每日在同一时间、着同类衣服、使用同一体重计测量体重，时间安排在患者晨起排尿后或早餐前为宜。准确记录 24 h 液体出入量，若患者尿量 <30 ml/h，应报告医师。有腹水者应每日测量腹围。

（6）皮肤护理：水肿患者应注意衣着柔软、宽松。保持床褥清洁、柔软、平整、干燥，严重水肿者可使用气垫床。定时协助患者变换体位，膝部、踝部、足跟处可垫软枕，以减轻局部压力。使用热水袋保暖时，水温不宜过高，防止烫伤。呼吸困难被迫采取半卧位或端坐位时，骶尾部易发生压疮，可用减压敷料保护局部皮肤，并保持会阴部清洁、干燥。

3. 活动无耐力　与心排血量下降有关。

（1）制订活动计划：告知患者运动训练的治疗作用，鼓励患者进行体力活动（心力衰竭症状急性加重期或怀疑心肌炎者除外），督促其坚持动静结合，指导患者循序渐进增加活动量。一般根据心功能分级安排活动量，6 分钟步行试验也可以作为制定个体运动方案的重要依据。

心功能Ⅳ级：Ⅳb 级患者应卧床休息，日常生活由他人照顾。为防止静脉血栓形成或肺栓塞，卧床期间应进行被动或主动肢体屈伸运动、翻身、踝泵运动，每日使用温水泡脚，促进血液循环；Ⅳa级患者可下床站立或在室内缓步行走，在他人协助下生活自理，活动量以不引起症状加重为度。

心功能Ⅲ级：严格限制一般体力活动，鼓励患者日常生活自理，每日下床行走。

心功能Ⅱ级：适当限制体力活动，增加午睡时间，鼓励进行轻体力活动或家务劳动，适当运动。

心功能Ⅰ级：不限制一般体力活动，建议参加体育锻炼，但应避免剧烈运动。

（2）活动过程中的监测：若患者活动中出现呼吸困难、胸痛、心悸、头晕、疲劳、大汗、面色苍白、低血压等情况，应停止活动。如患者经休息后症状仍不缓解，应及时通知医师。

4. 潜在并发症：洋地黄中毒。

（1）预防洋地黄中毒：①洋地黄用量个体差异很大，老年人、心肌缺血及缺氧、重度心力衰竭、低钾低镁血症、肾功能减退等情况对洋地黄较敏感，使用时需密切观察患者用药后的反应。②洋地黄与奎尼丁、胺碘酮、维拉帕米、阿司匹林等药物合用时会增加中毒机会，应在给药前详细询问是否使用了上述药物。③必要时监测血清地高辛浓度。④严格按时、按医嘱给药，每日需在同一时间服用洋地黄药物，防止两次服药时间间隔过短使血清地高辛浓度达到中毒量而导致中毒。如果药物漏服后在 12 h 内发现，应立即补服，但如果发现时已过了 12 h，不再补服，应在下次服药时间正常服药，不可服用双倍剂量。使用毛花苷 C 或毒毛花苷 K 时，务必稀释后缓慢（10 ~ 15 min）静脉注射，同时监测心率、心律及心电图变化。

（2）洋地黄中毒的表现：①洋地黄中毒最常见也是最严重的反应是各类心律失常，以室性期前收缩最为常见，多呈二联律或三联律，其他如房室传导阻滞、房颤、窦性心动过缓等。②胃肠道反应，如食欲下降、恶心、呕吐。③神经系统反应，如头痛、头晕、倦怠、视物模糊、黄视及绿视。用维持量法给药时，胃肠道和神经系统反应已相对少见。

（3）洋地黄中毒的处理：①立即停用洋地黄。②低钾者可口服或静脉补钾，停用排钾利尿药。③纠正心律失常，除使用氯化钾外，快速性心律失常可用苯妥英钠或利多卡因，一般禁用电复律，因其易导致室颤。缓慢型心律失常可用阿托品 0.5 ~ 1.0 mg 皮下或静脉注射。

（五）护理评价

（1）患者呼吸困难减轻或消失，发绀消失，肺部啰音减少或消失，血气分析指标恢复正常。

（2）患者能说出低盐饮食的重要性和服用利尿药的注意事项，水肿、腹水减轻或消失。皮肤无破损，未发生压疮。

（3）患者能说出适宜的活动计划，乏力、虚弱感消失，活动时无不适感，活动耐力增加。

（4）未发生洋地黄中毒，或洋地黄中毒被及时发现并得到妥善处理。

【健康教育】

1. 疾病知识宣教与预防　向患者及家属讲解心力衰竭的基本知识，积极干预各种高危因素，包括控制血压、血糖、血脂，积极治疗原发病。避免各种诱发因素，如呼吸道感染、过度劳累、情绪激动、输液过多及过快。育龄妇女应在医师指导下决定是否可以妊娠和自然分娩。

2. 运动与饮食指导　运动锻炼可以减少 RAAS 激活和延缓心室重塑的进程，所有稳定性慢性心力衰竭并且能够参加体力适应计划者，都应当考虑运动锻炼。运动前先进行评估，根据患者心功能情况和心肺运动试验制订个体化运动处方，运动方式以有氧运动为主，如散步、打太极拳，抗阻运动可作为补充。运动量以不出现心悸、气短为度，运动过程中做好监测，随时调整运动量。保证足够的睡眠时间。饮食宜低盐、低脂、易消化、富于营养，每餐不宜过饱，戒烟、戒酒。肥胖者应控制体重，消瘦者应加强营养支持。

3. 用药指导　告知患者及家属药物的名称、作用、剂量、用法、服药时间、不良反应及预防方法。强调严格遵医嘱用药，不得随意增减或撤换药物。

4. 病情监测　教会患者自我监测方法，每日测量体重，观察有无水、钠潴留。嘱患者每1~2个月门诊随访1次。当出现疲乏加重、体重增加、足踝部位水肿、静息心率增加≥15~20次/分、活动后气短加重等变化时，应及时就诊。

5. 照顾者指导　教育家属给予患者积极的支持，帮助其树立战胜疾病的信心，保持情绪稳定，积极配合治疗。必要时教会主要照顾者掌握 CPR 技术。

二、急性心力衰竭

急性心力衰竭是由多种病因引起的心力衰竭症状和体征迅速发生或急性加重的一种急性临床综合征，伴有血浆利尿钠肽水平升高，常危及患者生命，需立即入院进行治疗。急性心力衰竭分为急性左心衰竭和急性右心衰竭，前者最常见，表现为急性肺水肿或心源性休克。本节主要介绍急性左心衰竭。

案例 3-2

某患者，男性，65岁，3 d 前感冒后出现胸闷、气促，逐渐加重，夜间不能平卧入睡，自觉尿量减少。既往史：风湿性心脏病史 20 年。入院后给予鼻导管吸氧、呋塞米、卡托普利、美托洛尔、阿司匹林和头孢克肟等药物治疗。当输液 3 h，进液量约 1000 ml 时，患者突然出现呼吸困难、心悸，伴频繁咳嗽，咳白色泡沫样痰，且痰中带血，不能平卧。

请回答：

1. 此时患者病情发生了何种变化？

2. 导致患者出现这种病情变化的原因是什么？

3. 此时疾病治疗要点是什么？

【病因和发病机制】

（一）病因

1. 常见病因　慢性心力衰竭急性失代偿；急性心肌坏死和（或）损伤，如急性冠脉综合征、重症心肌炎；急性血流动力学障碍，如急性瓣膜关闭不全、高血压危象。

2. 诱因　快速心律失常或严重心动过缓；急性冠脉综合征伴室间隔穿孔、二尖瓣腱索断裂；高血压危象；心脏压塞；COPD 急性加重；感染；输液过多、过快等。

（二）发病机制

心脏收缩力突然严重减弱或左心室瓣膜关闭不全使血液急性反流，导致左心室排血量急剧下降，左室舒张末压迅速升高，肺静脉回流不畅，导致肺静脉压快速升高，肺毛细血管压随之升高，使血管内液体渗入肺间质和肺泡内，形成急性肺水肿。肺水肿早期因交感神经激活，血压升高，但随着病情进展，血压逐步下降。

【临床表现】

1. 症状　突发严重呼吸困难，呼吸频率可达 30~40 次/分，端坐呼吸，频繁咳嗽，咳粉红色泡沫样痰，有窒息感，极度烦躁不安，面色灰白或发绀，大汗淋漓，皮肤湿冷，尿量显著减少。发病初期血压一过性升高，如不能及时纠正，血压可持续下降直至休克。心源性休克的表现：持续低血压，收缩压降至 90 mmHg 以下，持续 30 min 以上，PCWP≥18 mmHg，CI≤2.2 L/（min·m²），伴组织低灌注表现，如皮肤湿冷、苍白和发绀，尿量显著减少，意识障碍，代谢性酸中毒。

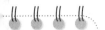

2. **体征**　听诊患者心率增快，心尖部可闻及舒张期奔马律，肺动脉瓣第二音亢进。双肺对称性满布湿啰音和哮鸣音。

3. 急性心力衰竭的分型和分级

（1）分型：根据是否存在淤血（分为"湿"和"干"）和外周组织低灌注情况（分为"暖"和"冷"）的临床表现，将急性心力衰竭患者分为 4 型，即"干暖""干冷""湿暖""湿冷"，其中"湿暖"型最常见。

（2）分级：急性心肌梗死患者并发急性心力衰竭时采用 Killip 分级（表 3-1）。

表 3-1　Killip 分级

分级	症状与体征
Ⅰ级	无急性心力衰竭的临床症状与体征
Ⅱ级	有急性心力衰竭的临床症状与体征，肺部湿啰音<50% 肺野，心脏第三心音奔马律，胸部 X 线片见肺淤血
Ⅲ级	有严重急性心力衰竭的临床症状与体征，严重肺水肿，肺部湿啰音>50% 肺野
Ⅳ级	心源性休克

【诊断要点】

根据患者典型的症状和体征，如突发极度呼吸困难、咳粉红色泡沫样痰、两肺满布湿啰音等，一般不难做出诊断。疑似患者检测 BNP/NT-proBNP，阴性者几乎可以排除急性心力衰竭的诊断。

【抢救配合与护理】

1. **体位**　协助患者立即取半卧位或坐位，两腿下垂，以减少回心血量，减轻心脏前负荷。患者常烦躁不安，需注意安全，谨防跌倒受伤。

2. **氧疗**　当 $SpO_2<90\%$ 或 $PaO_2<60$ mmHg 时，应保证有开放的气道，立即给予高流量（6~8 L/min）鼻导管吸氧，根据血气分析结果调整氧流量。伴呼吸性碱中毒者使用面罩吸氧。严重者采用无创呼吸机持续气道正压通气（CPAP）或双水平气道正压通气（BiPAP）给氧。可给予患者 50% 乙醇湿化吸氧，以降低肺内泡沫的表面张力，有利于肺泡通气改善。

3. **建立静脉通道**　迅速建立两条静脉通道，遵医嘱正确用药，观察药物疗效与不良反应。

（1）吗啡：3~5 mg 静脉注射，3 min 内推完，可减轻患者的烦躁不安和呼吸困难，舒张小血管，从而减轻心脏负荷，必要时每隔 15 min 重复 1 次，共 2~3 次。老年患者应减量或改为肌内注射。观察患者有无呼吸抑制或心动过缓、血压下降等不良反应。呼吸衰竭、昏迷、严重休克者禁用。

（2）快速利尿药：呋塞米 20~40 mg 静脉注射，2 min 内推完，每 4 h 可重复 1 次，可快速利尿，有效地降低心脏前负荷。

（3）正性肌力药物：洋地黄制剂最适用于快速房颤或已知有心室扩大伴左心室收缩功能不全的患者，可用毛花苷 C 稀释后静脉注射，首剂 0.4~0.8 mg，2 h 后可酌情再给 0.2~0.4 mg。非洋地黄类：多巴胺、米力农等适用于低心排血量综合征，缓解组织灌注所致症状，保证重要脏器的血供。

（4）血管扩张药：严格按医嘱定时测血压，用输液泵控制滴速，维持收缩压在 90~100 mmHg。

1）硝普钠：为动、静脉血管扩张药，静脉注射后 2~5 min 起效，起始剂量为 0.3 μg/（kg·min）。根据血压逐渐加量。硝普钠见光易分解，应现配现用，避光滴注，药物保存与连续使用不应超过 24 h，因其代谢产物含有氰化物，通常疗程不超过 72 h。

2）硝酸酯类：扩张小静脉，减少回心血量。常用药物有硝酸甘油、单硝酸异山梨酯。硝酸甘油一般从 10 μg/min 开始，每 10 min 调整一次，每次增加 5～10 μg。使用硝酸甘油时，应注意防止发生直立性低血压。

3）α 受体阻断药：选择性结合 α 肾上腺素受体，扩张血管，降低外周阻力，减轻心脏后负荷，并降低肺毛细血管压，减轻肺水肿，也有利于改善冠状动脉供血。常用药物有乌拉地尔。

4）人重组脑利尿钠肽（rhBNP）：奈西立肽具有扩张静脉和动脉，降低心脏前、后负荷，排钠利尿、抑制 RAAS 和交感神经系统等作用，适用于急性失代偿性心力衰竭。

（5）氨茶碱：具有平喘、强心、扩血管、利尿作用。常用 0.25 g 稀释后缓慢静脉注射。每 1～2 h 可重复一次，适用于伴有支气管痉挛的患者。

4. 机械辅助治疗　对急危重症患者，可采用主动脉内球囊反搏（intra-aortic balloon counterpulsation，IABP）和临时心肺辅助系统。

5. 病因治疗　积极治疗原发心脏病，去除诱发因素。必须指出，对急性左心衰竭患者，应先抢救患者，在抢救及处理过程中，再分析、寻找发病原因及诱发因素。

6. 病情观察　严密观察患者生命体征变化、呼吸困难程度、咳嗽及咳痰情况、肺内啰音变化情况。观察患者的意识、精神状态，皮肤颜色、温度及出汗情况，记录液体出入量。对安置漂浮导管者，严密监测血流动力学指标变化，严格交接班。

7. 心理护理　恐惧或焦虑可导致交感神经系统兴奋性增高，使呼吸困难加重。医护人员在抢救过程中必须镇定、操作熟练、忙而不乱，使患者产生信任与安全感。医护人员应避免在患者面前讨论病情，以减少误解。护士应与患者及家属保持密切接触，提供情感支持。

【健康教育】

1. 疾病知识宣教　向患者及家属介绍急性心力衰竭的病因和诱因，指导患者积极控制危险因素，避免再次诱发急性心力衰竭。

2. 药物指导　慢性心力衰竭失代偿患者出院后应进行药物治疗，告知患者及家属药物的名称、作用、剂量、用法、服药时间与不良反应、预防方法。强调严格遵医嘱用药，不得随意增减或撤换药物。

3. 病情监测　教会患者自我监测方法，嘱患者每 1～2 个月门诊随访一次。

随堂测 3-2

小结

心力衰竭是各种心脏结构或功能性疾病导致心室充盈和（或）射血功能受损，心排血量不能满足机体组织代谢需要而引起的一组临床综合征。慢性心力衰竭最常见的诱因是呼吸道感染。左心衰竭患者表现为呼吸困难、咳嗽、咳痰和咯血等肺淤血症状；右心衰竭患者表现为水肿、食欲减退、恶心、呕吐、肝颈静脉反流征、肝大等体循环淤血症状。早诊断、早治疗可以保护心功能，延缓病程进展。护理应注意休息，适当运动，低盐、低脂、清淡、易消化饮食，少量多餐，合理氧疗，加强用药护理，防止出现低钾血症、低血压和洋地黄中毒。急性左心衰竭患者表现为急性肺水肿或心源性休克等，需及时抢救。配合措施包括取坐位、双腿下垂、高流量吸氧、迅速开放两条静脉通道，遵医嘱使用镇静、利尿、扩血管等药物，密切观察病情变化，进行健康教育。

（安子薇）

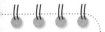
第三节　心律失常

导学目标

通过本节内容的学习，学生应能够：

◆ **基本目标**

1. 说出心律失常的概念、分类和各类心律失常的心电图特点。
2. 归纳各类心律失常的病因、临床表现、治疗及护理要点。
3. 识别恶性心律失常并进行抢救。
4. 实施对心律失常患者的护理及健康教育。

◆ **发展目标**

综合分析各类型心律失常患者病情危重等级，并实施有针对性的分级护理。

◆ **思政目标**

树立对生命的敬畏感，具有爱岗敬业、团队协作精神。

案例 3-3

某患者，女性，56 岁，因 "风湿性心脏病、二尖瓣狭窄伴关闭不全、房颤、心功能 Ⅳ级" 入院，心电图显示锯齿状 f 波，P 波消失，QRS 波群形态正常，心率 120 次 / 分，心律不齐。

请回答：

1. 该患者出现了哪种类型的心律失常？
2. 如何做好该患者的监测和护理？

　　正常情况下，心脏以一定范围的频率发生有规律的搏动，该搏动的冲动起源于窦房结，以一定的速率经结间束、房室结、希氏束、左束支、右束支及浦肯野纤维网传导至整个心房与心室，引起一次心动周期，为正常节律。心律失常（cardiac arrhythmia）是指各种原因引起心脏冲动形成异常或冲动传导异常，使心脏活动规律发生紊乱，可见于生理或病理状态，后者居多。

【心肌的生理特性】

　　心肌细胞具有自律性、兴奋性、传导性和收缩性 4 种基本生理特性。前三种以心肌细胞的电活动为基础，属于电生理特性，发生异常时可引起各种类型的心律失常。收缩性以心肌细胞内的收缩蛋白功能活动为基础，为机械特性。

　　（一）自律性

　　心肌细胞的自律性是指在无外来刺激的条件下能自动而有规律地产生冲动的特性。正常情

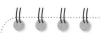

况下仅特殊传导系统的小部分心脏细胞具有自律性。窦房结的自律性最高，它是心脏正常窦性心律的起搏点，每分钟产生 60 ~ 100 次冲动。其次为房室结，每分钟产生 40 ~ 60 次冲动。其他特殊传导组织自律性较低，如心室内浦肯野纤维的自律性仅为每分钟 30 ~ 40 次。当多种原因引起窦房结冲动不能控制心脏节律时，其他起搏点可取而代之控制心脏活动，形成异位心律。

（二）兴奋性

心肌细胞受刺激后产生兴奋，在每次兴奋后出现绝对不应期、相对不应期、超常期的规律性时相变化。在绝对不应期，心肌细胞对任何刺激均不起反应；但在相对不应期和超常期，心肌细胞对一定强度的刺激可产生兴奋反应，但兴奋传导速度缓慢，容易出现单向阻滞及形成折返激动，发生心律失常。

（三）传导性

心肌的传导性是指心肌细胞将兴奋自一处传向相邻部位的特性。传导速度以浦肯野纤维最快，可达 4 m/s，心室肌其次，约为 1 m/s，心房肌为 0.4 m/s，但心房优势传导通路速度可达 1.0 ~ 1.2 m/s，房室结最慢，约为 0.1 m/s。

（四）收缩性

心肌收缩是心脏泵血的重要基础，受心肌细胞电生理特性的影响。心肌细胞在收缩前先产生动作电位，继而通过兴奋 - 收缩耦联引起心肌收缩。

【心律失常的分类】

心律失常按发生部位分为室上性（包括窦性、房性、房室交界性）和室性心律失常；按发生时心率的快慢分为快速型与缓慢型心律失常；按发生机制分为冲动形成异常和冲动传导异常。本章主要按照发生机制分类。

（一）冲动形成异常

1. 窦性心律失常　①窦性心动过速。②窦性心动过缓。③窦性心律不齐。④窦性停搏。

2. 异位心律

（1）被动性异位心律：①逸搏（房性、房室交界性、室性）。②逸搏心律（房性、房室交界性、室性）。

（2）主动性异位心律：①期前收缩（房性、房室交界性、室性）。②阵发性心动过速（房性、房室交界性、室性）。③心房扑动（简称房扑）、心房颤动（简称房颤）。④心室扑动（简称室扑）、心室颤动（简称室颤）。

（二）冲动传导异常

1. 生理性　干扰及干扰性房室分离。

2. 病理性　①窦房传导阻滞。②房内传导阻滞。③房室传导阻滞。④室内阻滞（左、右束支及分支阻滞）。

3. 房室间传导途径异常　预激综合征。

【心律失常发生机制】

（一）冲动形成异常

1. 异常自律性　自主神经系统兴奋性改变或心脏传导系统的内在病变，均可导致原有正常自律性的心肌细胞发出不适当冲动。此外，原来无自律性的心肌细胞（如心房、心室肌细胞）也可在病理状态下出现异常自律性，如心肌缺血、药物、电解质代谢紊乱、儿茶酚胺增多，均可导致自律性异常增高而形成各种快速型心律失常。

2. 触发活动　指心房、心室与希氏束 - 浦肯野纤维组织在动作电位后产生除极活动，称为后除极。正常情况下，后除极电位振幅较低，达不到阈电位，不会引起触发活动。若后除极的振幅增高并达到阈值，便可引起反复激动，持续的反复激动构成快速型心律失常，常见于局部儿茶酚胺浓度增高、心肌缺血再灌注、低血钾、高血钙及洋地黄中毒时。

（二）冲动传导异常

折返是快速型心律失常最常见的发病机制。产生折返需具备以下条件：①心脏两个或多个部位的传导性与不应期各不相同，相互联结形成一个闭合环。②其中一条通道发生单向传导阻滞。③另一条通道传导缓慢，使原先发生阻滞的通道有足够的时间恢复兴奋性。④原先阻滞的通道再次激动，从而完成一次折返激动。冲动在环内反复循环，产生持续而快速的心律失常（图3-2）。

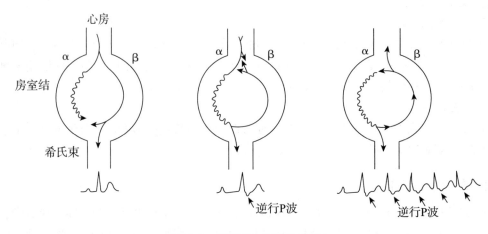

图3-2　房室结内折返示意图

【心律失常的诊断要点】

心律失常的类型多样，病因多数是病理性的，但也可见生理性的。因此，心律失常的诊断必须是综合分析的结果。

1. 病史及体格检查　详细的病史常能提供对诊断有意义的线索，特别对于病因诊断意义更大。体格检查时，除应认真检查心律、心率外，对心脏的体征应作细致检查。部分心律失常（如房颤）依靠心脏的物理诊断检查手段也能基本确诊。

2. 特殊检查　心电图检查是诊断心律失常最重要的一项无创检查，几乎所有的临床心律失常都能通过心电图检查得到正确的诊断。其他辅助诊断检查包括：动态心电图（Holter monitoring ECG）、心电图运动试验、食管心电生理检查、心腔内电生理检查、三维心脏电生理标测及导航系统等。

一、窦性心律失常

正常心脏起搏点位于窦房结。由窦房结发放冲动引起的心律称为窦性心律，成人频率为60 ~ 100次/分。心电图显示窦性P波在Ⅰ、Ⅱ、aVF导联直立，aVR导联倒置，P-R间期0.12 ~ 0.20 s（图3-3）。窦性心律失常是由于窦房结冲动发放频率异常或窦性冲动向心房传导异常所导致的心律失常。

（一）窦性心动过速

成人窦性心律的频率超过100次/分，称为窦性心动过速（图3-4），常见于健康人吸烟、饮茶或咖啡、饮酒、剧烈运动及情绪激动等状况时，某些病理状态如发热、甲亢、贫血、休克、充血性心力衰竭以及应用肾上腺素、阿托品等药物后。

窦性心动过速的治疗应针对病因和去除诱发因素，如治疗心力衰竭、纠正贫血、控制甲六。必要时可应用 β 受体阻断药（如普萘洛尔、阿替洛尔、美托洛尔）或非二氢吡啶类钙通道阻断药（如地尔硫䓬）减慢心率。

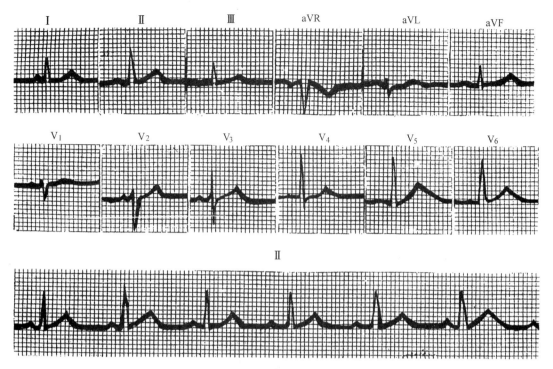

图 3-3　正常窦性心律

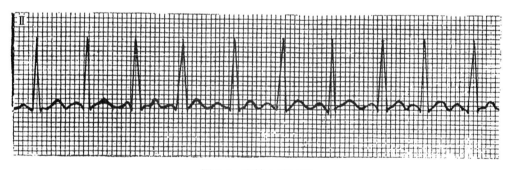

图 3-4　窦性心动过速

（二）窦性心动过缓

成人窦性心律的频率低于 60 次 / 分，称为窦性心动过缓（图 3-5），常见于健康的青年人、运动员、睡眠状态。窦房结病变、急性下壁心肌梗死也常发生窦性心动过缓。其他原因可见于颅内疾患、甲减、阻塞性黄疸、应用洋地黄及抗心律失常药，如 β 受体阻断药、胺碘酮、钙

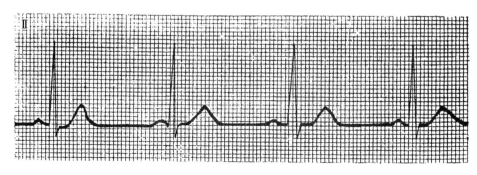

图 3-5　窦性心动过缓

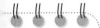

通道阻断药。器质性心脏病中常见于冠心病、心肌炎、心肌病。窦性心动过缓患者多无自觉症状，当心率过慢，出现心排血量不足时，患者可有胸闷、头晕甚至晕厥等症状。

窦性心动过缓无症状时通常无须治疗。如因心率过慢，致心排血量不足，出现胸闷、晕厥、心悸等症状，可应用阿托品或异丙肾上腺素等药物，症状仍不能缓解者应考虑心脏起搏治疗。

（三）窦性停搏

窦性停搏又称窦性静止，是指窦房结在较长时间内不能产生冲动，由下位的潜在起搏点（如房室结或心室）发出逸搏控制心室。心电图上可见很长一段时间内无 P 波，其后常可见异位节律点逸搏。

窦性停搏常见于病理状态下，各种病因所致的窦房结功能低下是主要原因，除各类器质性心脏病外，还可见于药物中毒，如洋地黄、奎尼丁、β 受体阻断药。非病理性的窦性停搏可见于迷走神经张力增高或颈动脉窦过敏。窦性停搏时间过长（＞3 s）而又不能及时出现逸搏者，常可发生黑矇、短暂意识障碍或晕厥，严重者可发生阿 - 斯综合征（Adams-Stokes syndrome），甚至死亡。窦性停搏的治疗可参照病态窦房结综合征。

（四）病态窦房结综合征

病态窦房结综合征（sick sinus syndrome，SSS）简称病窦综合征，是由于窦房结病变导致功能减退，从而产生多种心律失常的综合表现。常见病因包括冠心病、心肌病、心肌炎、风湿性心脏病、先天性心脏病等。临床表现为与心动过缓有关的心脏、脑等脏器供血不足症状，轻者有头晕、头痛、乏力、晕厥、心绞痛等症状，严重者可出现心绞痛、心力衰竭、阿 - 斯综合征。如有心动过速发作，则可出现心悸、心绞痛等症状。

心电图特点主要为心动过缓，伴有窦性停搏、窦房阻滞、房室传导阻滞等。当伴有房性快速型心律失常（如房性心动过速、房扑、房颤）时，则称为心动过缓 - 心动过速综合征或慢 - 快综合征。

病态窦房结综合征的治疗原则：无症状者应密切观察，有症状者应选择起搏治疗。应用起搏治疗后，患者仍有心动过速发作，则可同时应用各种抗心律失常药。慢 - 快综合征合并房扑或房颤者血栓栓塞发生率增高，应考虑抗栓治疗。

二、期前收缩

期前收缩又称过早搏动或早搏，是临床最常见的心律失常。期前收缩是由于窦房结以外的异位起搏点过早发出冲动控制心脏收缩所致。根据异位起搏点的部位不同，可将期前收缩分为房性、房室交界性、室性三类，其中以室性期前收缩最为常见。

【病因】

期前收缩可发生于健康人，常见于情绪激动、精神紧张、过度疲劳、大量吸烟、饮酒、饮茶或咖啡时，属于生理性期前收缩。各种心脏病，如冠心病、风湿性心脏病、心肌炎、心肌病、二尖瓣脱垂等常可引起期前收缩，属于病理性。此外，药物、电解质代谢紊乱、心导管检查时的机械刺激等也可引起各种类型的期前收缩。

【临床表现】

偶发的期前收缩（＜5 次 / 分）一般无特殊症状，部分患者可有心悸或心搏暂停的感觉。当期前收缩频发或连续出现时，患者可出现乏力、头晕、心绞痛、胸闷、气促等症状。临床听诊心律不规则，期前收缩后有较长的代偿间歇，第一心音多增强，第二心音相对减弱甚至消失。

【心电图特点】

1. 房性期前收缩　①提前发生的异位 P′ 波，形态与窦性 P 波不同。②P′ 波的 P′ -R 间期大于 0.12 s。③P′ 波后继以形态正常的 QRS 波群。④期前收缩后常可见一不完全代偿间歇（图 3-6）。

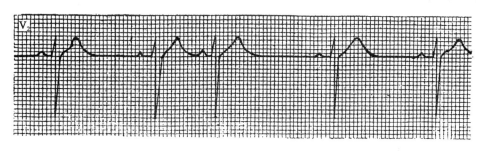

图 3-6　房性期前收缩

2. 房室交界性期前收缩　①提前出现的 QRS 波群，其前无 P 波，该 QRS 波群形态与正常窦性激动的 QRS 波群基本相同。②逆行 P′ 波可位于 QRS 波群之前（P-R 间期<0.12 s）、之中或之后（P-R 间期>0.20 s）。③期前收缩后多见一完全代偿间歇。

3. 室性期前收缩　①提前出现宽大畸形的 QRS 波群，其前无 P 波。② QRS 波群时限>0.12 s。③ T 波方向多与主波方向相反。④期前收缩后可见一完全代偿间歇（图 3-7）。

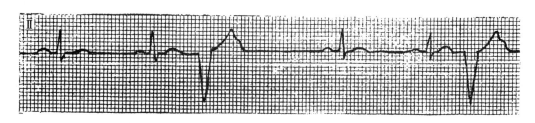

图 3-7　室性期前收缩

室性期前收缩可孤立或规律出现。当每个窦性搏动后出现一个室性期前收缩，称为二联律；每两个窦性搏动后出现一个室性期前收缩，称为三联律；以此类推。连续发生两个室性期前收缩称为成对室性期前收缩。连续三个或三个以上室性期前收缩称为室性心动过速，简称室速。同一导联内，室性期前收缩形态相同者，为三个单形性室性期前收缩；形态不同者，称为多形性或多源性室性期前收缩。

【治疗要点】

1. 病因治疗　应针对期前收缩的病因积极治疗原发病，避免诱发因素，如缓解精神紧张或过度疲劳，改善心肌供血，控制心肌炎症，纠正电解质代谢紊乱。

2. 抗心律失常药治疗　房性期前收缩与交界性期前收缩通常无需药物治疗，症状明显时可选用维拉帕米（异搏定）、普罗帕酮（心律平）、胺碘酮等药物。无器质性心脏病且无症状的室性期前收缩不建议使用药物治疗，如症状明显，常选用 β 受体阻断药、美西律、普罗帕酮、胺碘酮等药物。对于急性心肌缺血或梗死合并室性期前收缩者，可早期应用 β 受体阻断药以减少恶性心律失常的发生。心肌梗死后或心肌病伴室性期前收缩者，避免使用 I 类抗心律失常药，因其本身有致心律失常作用，虽能有效地减少室性期前收缩，但总死亡率和猝死的风险反而增加。目前认为，应用胺碘酮治疗有效，其致心律失常作用甚低。

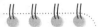

3. 其他　洋地黄中毒所致的室性期前收缩可选用苯妥英钠或利多卡因，应及时补充钾盐。中成药如参松养心胶囊、稳心颗粒也具有疗效。少部分室性期前收缩可选择经导管射频消融术治疗。

> **知识链接**
>
> **抗心律失常药分类**
>
> 临床抗心律失常药分为以下四类。
>
> Ⅰ类：钠通道阻断药
>
> 1. I_A 类适度阻断钠通道，包括奎尼丁、普鲁卡因等。
>
> 2. I_B 类轻度阻断钠通道，如利多卡因、苯妥英钠、美西律。
>
> 3. I_C 类明显阻断钠通道，如普罗帕酮、氟卡尼。
>
> Ⅱ类：β受体阻断药
>
> 阻断β受体，抑制交感神经兴奋，降低动作电位时间，减慢传导性，如普萘洛尔、阿替洛尔、美托洛尔。
>
> Ⅲ类：选择性延长动作电位及复极时间
>
> 延长动作电位时程，抑制 K^+ 流动，如胺碘酮、索他洛尔、溴苄铵。
>
> Ⅳ类：钙通道阻断药
>
> 阻断钙通道，抑制 Ca^{2+} 内流，如维拉帕米、地尔硫䓬。

三、心动过速

连续发生3个或3个以上的期前收缩形成心动过速，具有突然发生、突然停止的特点，因此称为阵发性心动过速。根据异位起搏点的部位，分为房性、房室交界性和室性阵发性心动过速。由于房性与房室交界性阵发性心动过速临床难以鉴别，故统称为阵发性室上性心动过速。

【病因】

阵发性室上性心动过速（简称室上速）可发生于不同性别与年龄的无明显器质性心脏病者，也可见于冠心病、风湿性心脏病、甲亢、洋地黄中毒等疾病患者，预激综合征患者常伴发阵发性室上性心动过速。大部分室上速由折返机制引起，其中房室结折返性心动过速与利用隐匿性房室旁路通道的房室折返性心动过速占全部室上速病例的90%以上。

室性心动过速多见于有严重器质性心脏病的患者，最常见为冠心病急性心肌梗死，并发室壁瘤或心力衰竭的陈旧性心肌梗死，其他如心肌病、心肌炎、风湿性心脏病、洋地黄中毒、电解质代谢紊乱、奎尼丁或胺碘酮中毒，也有个别为病因不明的室性心动过速。

【临床表现】

阵发性室上性心动过速的临床特点为：突然发作、突然终止，持续数秒、数小时甚至数日，大多数心律绝对规则。发作时患者可感心悸、头晕、胸闷、心绞痛，甚至发生心功能不全、休克，症状轻重取决于发作时的心率及持续时间，也与原发病的严重程度有关。听诊心尖部第一心音强度恒定，心律绝对规则，可见颈动脉异常搏动。

阵发性室性心动过速突然发作，临床症状的轻重可因发作时心室率、持续时间、原有心脏病变而不同。发作时心室率不快，无心脏病者症状轻微，可仅有心悸。有心脏病且心室率较快时，由于严重影响心室排血量，使心脏、脑、肾血流供应骤然减少，临床上可出现心绞痛、呼吸困难、低血压、晕厥、休克甚至猝死。听诊心律稍不规则，第一心音强度不一致。

【心电图特点】

1. 阵发性室上性心动过速　①心率150～250次/分，节律规则。②QRS波群形态及时限正常（伴有室内差异性传导或原有束支传导阻滞者除外）。③P波不易辨认（P波小、P波与T波重叠、埋藏于QRS波群内或无P波）。④起始突然，通常由一个期前收缩触发（图3-8）。

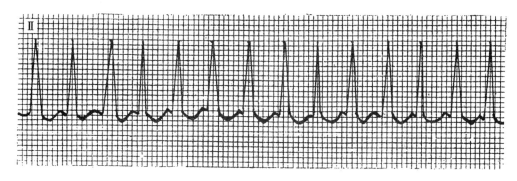

图 3-8　阵发性室上性心动过速

2. 室性心动过速　①3个或3个以上室性期前收缩连续出现。②QRS波群形态畸形，时限＞0.12 s，有继发ST-T改变，T波方向常与QRS波群主波方向相反。③心室率一般为100～250次/分，节律规则或略不规则。④如能发现P波，则P波与QRS波群无关，且频率比QRS波群慢，即有房室分离现象。⑤可见心室夺获或室性融合波（图3-9）。

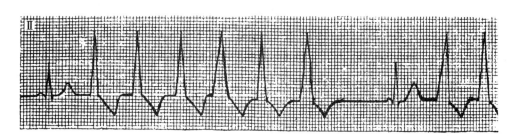

图 3-9　室性心动过速

【治疗要点】

1. 阵发性室上性心动过速　急性期治疗原则如下。①刺激迷走神经：如患者心功能与血压正常，可先尝试刺激迷走神经的方法，以减慢心率和终止发作。首选瓦尔萨尔瓦（Valsalva）动作（深吸气后屏气、再用力作呼气动作，维持10～30 s）；其他方法包括将面部浸于冰水内，作潜水动作；按摩颈动脉窦（患者取仰卧位，先行右侧，每次5～10 s，切勿双侧同时按摩）；刺激咽部诱发恶心、呕吐；压迫眼球等。②抗心律失常药：维拉帕米（异搏定）5 mg稀释后缓慢静脉注射，无效时间隔10 min后可重复5 mg；也可用地尔硫草0.25～0.35 mg/kg，合并心功能不全或预激综合征者禁用钙通道阻断药；普罗帕酮（心律平）70 mg稀释后缓慢静脉注射（5 min注射完毕），10～20 min后无效者可重复1次；腺苷（ATP）6～12 mg快速静脉注射，起效迅速，常见不良反应为窦性心动过缓、房室传导阻滞、面部潮红等，由于半衰期短，不良反应常为一过性。③洋地黄：去乙酰毛花苷 C（西地兰）首次稀释后静脉注射 0.4 mg，2 h 后不缓解者可重复使用 0.2 ~ 0.4 mg，总量不超过 1.2 mg/d，伴有心功能不全者首选，不能排除预激综合征者禁用。④其他：可选用艾司洛尔、胺碘酮等药物。⑤如出现严重心绞痛、低血压、急性心力衰竭等血流动力学改变症状，立即采用同步直流电复律（单向波 100 ~ 200 J，双向波 50 ~ 100 J），不适宜电复律者，可选用食管心房调搏。

应用抗心律失常药转复心律时，必须在严密的心电监护下进行，以免发生室颤或心搏骤停等意外。对于长期频繁发作，且症状较重，口服药物预防效果不佳者，建议行射频消融术根治。

2. 室性心动过速　极易发展为室颤，必须给予紧急处理。药物首选胺碘酮，负荷量 150 mg，稀释后 10 min 注射完毕，继之以 1 mg/min 静脉泵入维持，间隔 10 ~ 15 min 可重复负荷量 150 mg，稀释后缓慢静脉注射。静脉维持量根据心律失常情况酌情调整，直至转复窦性心律，24 h 最大用量不超过 2.2 g。如患者在治疗过程中出现低血压、休克、心绞痛、脑血流灌注不足等表现，或胺碘酮达到最大剂量（17 mg/kg）仍不能转复为窦性心律，应立即给予同步直流电复律（最大电量：单向波 360 J，双向波 200 J）。对于尖端扭转型室性心动过速，应努力寻找和去除导致 QT 间期延长的病变和停用有关药物，治疗可试用镁盐、异丙肾上腺素，也可使用临时心房或心室起搏。ⅠA 类或Ⅲ类抗心律失常药（如普鲁卡因胺、胺碘酮、索他洛尔）可使 QT 间期更加延长，应禁用。针对室性心动过速持续发作者，可经静脉插入电极导管至右室，应用超速起搏终止心动过速。

四、扑动与颤动

当自发性异位搏动的频率超过阵发性心动过速的范围时，则形成扑动或颤动。根据异位搏动起源的部位不同，可分为房扑与房颤或室扑与室颤。房颤是仅次于期前收缩的常见心律失常，远比房扑多见。室扑与室颤是致命性心律失常，一旦发生，应立即抢救。

【病因】

房扑与房颤的病因基本相同，绝大多数见于器质性心脏病，如风湿性心脏病二尖瓣狭窄、冠心病、心肌病等，还常见于甲亢、洋地黄中毒等。室扑与室颤常为器质性心脏病及其他疾病患者临终前发生的心律失常，临床多见于急性心肌梗死、心肌病、严重低血钾、洋地黄中毒，以及胺碘酮、奎尼丁中毒等。

【临床表现】

1. 房扑与房颤

（1）房扑：具有不稳定倾向，可恢复为窦性心律或进展为房颤，也可持续数月或数年。其临床症状取决于心室率的快慢，如心室率不快，可无任何症状。心室率快者则可出现心悸、胸闷、诱发心绞痛及心功能不全症状。听诊时心律可规则，也可不规则。

（2）房颤：症状取决于心室率的快慢，当心室率大于 150 次 / 分时，患者可出现心绞痛、左心功能不全的表现；当心室率不快时，患者可无症状。但由于房颤时心房有效收缩消失，心排血量比窦性心律时减少 25% 或更多，故患者可有易疲劳、乏力、头晕等症状。房颤是左心功能不全常见的诱因之一。此外，房颤发生后还易引起心房内血栓形成，部分血栓脱落可引起体循环动脉栓塞，常见脑栓塞、肢体动脉栓塞、视网膜动脉栓塞等。房颤患者的典型体征为第一心音强弱不等，心室律绝对不齐，脉搏短绌。

一般将房颤分为首诊房颤、阵发性房颤、持续性房颤、长期持续性房颤及永久性房颤（表 3-2）。

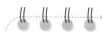

表 3-2 房颤的临床分类

分类	临床特点
首诊房颤	首次确认（首次发作或首次发现）
阵发性房颤	持续时间≤7 d（常≤48 h），能自行终止
持续性房颤	持续时间＞7 d，非自限性
长期持续性房颤	持续时间≥1 年，患者有转复愿望
永久性房颤	持续时间＞1 年，不能终止或终止后又复发

2. 室扑与室颤 其临床表现无差别。一旦发生，患者迅速出现意识丧失、抽搐，继之呼吸停顿，听诊心音消失，脉搏触不到，血压无法测到，即为临床死亡。

【心电图特点】

1. 房扑 ①P 波消失，代之以频率为 250～350 次 / 分、间隔均匀、形状相似的 F 波。② QRS 波群与 F 波成某种固定的比例，最常见的比例为 2∶1 及 4∶1，有时比例关系不固定，则引起心室律不规则。③ QRS 波群形态正常（图 3-10）。

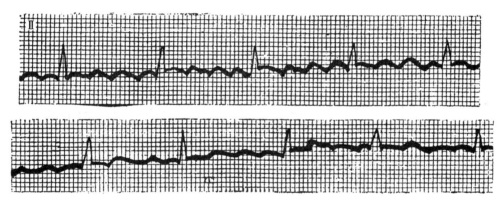

图 3-10 房扑

2. 房颤 ①P 波消失，代之以频率为 350～600 次 / 分、形状及大小不同、间隔不均匀的 f 波。② QRS 波群间隔绝对不规则，心室率通常可在 100～160 次 / 分。③ QRS 波群形态正常（图 3-11）。

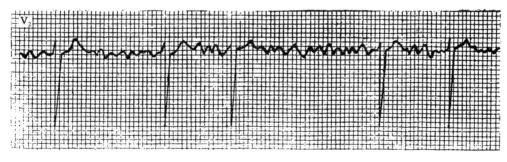

图 3-11 房颤

3. 室扑 心电图呈匀齐的、连续大幅度的正弦波图形，频率为 150～300 次 / 分，难以区分 QRS-T 波群（图 3-12）。

4. 室颤 心电图表现为形态、频率及振幅均完全不规则的波动，频率为 150～500 次 / 分，QRS-T 波群完全消失（图 3-13）。

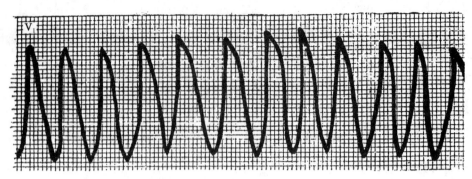

图 3-12　室扑

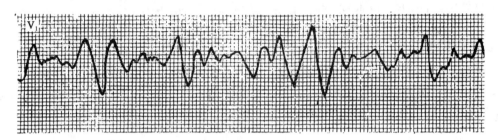

图 3-13　室颤

【治疗要点】

1. 房扑　针对原发病治疗。转复房扑最有效的方法为同步直流电复律（电量低于 50 J）。普罗帕酮、胺碘酮对转复及预防房扑复发有一定的疗效。钙通道阻断药（如维拉帕米）对控制房扑心室率也有效，但目前对单纯控制房扑的心室率仍首选洋地黄制剂。食管调搏转复房扑尤其适用于服用大量洋地黄制剂的患者。持续性房扑患者应给予抗凝治疗，以预防血栓栓塞发生。

2. 房颤　积极治疗原发病和诱发因素，预防血栓栓塞，转复并维持窦性心律及控制心室率。房颤患者栓塞发生率较高，抗凝是重要的治疗措施。合并瓣膜病的患者，需用华法林抗凝，使凝血酶原时间国际标准化比值（INR）维持在 2.0～3.0。新型口服抗凝血药如达比加群酯、利伐沙班等无须常规监测凝血指标，且较少受食物或药物影响，安全性较好，主要用于非瓣膜性房颤的抗凝治疗。阵发性房颤者，如持续时间短、发作频度小、自觉症状不明显，无须特殊治疗。对于发作时间长、频繁，发作时症状明显者，可给予洋地黄、维拉帕米、普罗帕酮、胺碘酮治疗。对持续房颤者，可应用洋地黄类药物控制心室率。由于胺碘酮导致心律失常发生率最低，是目前常用的维持窦性心律药物，特别适用于合并器质性心脏病的房颤患者。药物复律无效时，可采用同步直流电复律（双相波 150～200 J 或单相波 200～300 J，如无效，可增加电量）。如患者发作开始时已呈现急性心力衰竭或血压下降明显，宜紧急实施电复律。近年来，采用射频消融术对房颤进行根治已取得明显的疗效，已在临床推广应用。

3. 室扑及室颤　应争分夺秒进行抢救，尽快恢复有效心脏收缩，包括胸外心脏按压、人工呼吸、立即实施非同步直流电除颤，具体参阅本章第四节心搏骤停与心脏性猝死。

五、房室传导阻滞

心脏传导阻滞是指冲动在心脏传导系统的任何部位可受到不同程度的阻滞，阻滞部位可在心房、房室交界区、房室束、束支等。发生在心房与心室之间的阻滞称为房室传导阻滞。依据阻滞的程度，可分为三度。一度、二度称为不完全性房室传导阻滞，三度则为完全性房室传导阻滞。二度房室传导阻滞可分为Ⅰ型与Ⅱ型。

【病因】

虽然正常人在迷走神经张力增高时也可出现不完全性房室传导阻滞，但临床上最常见的病因仍为器质性心脏病，如冠心病（急性心肌梗死）、心肌炎、心内膜炎、心肌病、先天性心脏病、原发性高血压，其他也可见于药物（洋地黄）中毒、电解质代谢紊乱及甲状腺功能低下等全身性疾患。

【临床表现】

一度房室传导阻滞患者除表现为原发病症状外，无其他临床症状，听诊第一心音强度减弱。二度Ⅰ型房室传导阻滞又称文氏阻滞，患者可有心悸与心搏脱漏感，听诊第一心音强度逐渐减弱并有心搏脱漏。二度Ⅱ型房室传导阻滞又称莫氏阻滞，患者可有乏力、头晕、心悸、胸闷等症状。二度Ⅱ型房室传导阻滞易发展成完全性房室传导阻滞。三度房室传导阻滞的临床症状取决于心室率的快慢，如因心室率过慢导致脑缺血，患者可发生意识丧失，甚至抽搐，即阿-斯综合征，也可因组织器官灌注不足而出现疲乏、晕厥、心绞痛、心功能不全等症状。听诊第一心音强弱不等，间或听到响亮、亢进的第一心音（大炮音），心率通常为 20 ~ 40 次 / 分，血压偏低。

【心电图特点】

1. 一度房室传导阻滞　P-R 间期大于 0.20 s，无 QRS 波群脱落（图 3-14）。

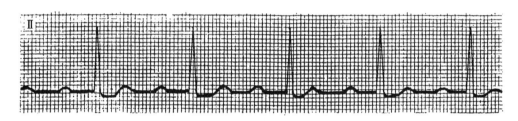

图 3-14　一度房室传导阻滞

2. 二度房室传导阻滞

（1）二度Ⅰ型房室传导阻滞：①P-R 间期逐渐延长，相邻的 R-R 间期逐渐缩短，直至 P 波后 QRS 波群脱落。②包含 QRS 波群脱落的 R-R 间期短于 2 倍 P-P 间期。③最常见的房室传导比例为 3 : 2 或 5 : 4（图 3-15）。

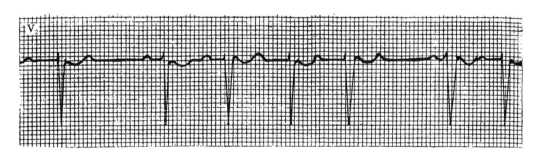

图 3-15　二度Ⅰ型房室传导阻滞

（2）二度Ⅱ型房室传导阻滞：①P-R 间期固定，可正常，也可延长。②有间歇性 P 波与 QRS 波群脱落，呈 2 : 1 或 3 : 1。③QRS 波群形态一般正常，也可有形态异常（图 3-16）。

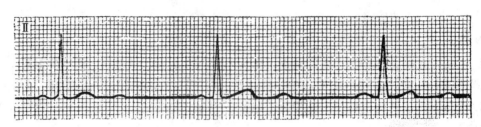

图 3-16　二度Ⅱ型房室传导阻滞

3. 三度房室传导阻滞　①P-P 间隔相等，R-R 间隔相等，P 波与 QRS 波群无关。②P 波频率大于 QRS 波群频率。③QRS 波群形态取决于阻滞部位，如阻滞在房室束分支以上，则 QRS 波群形态正常；如阻滞在双束支部位或以下，则 QRS 波群增宽、畸形（图 3-17）。

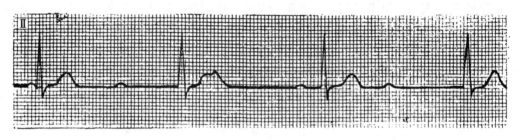

图 3-17　三度房室传导阻滞

【治疗要点】

应针对不同病因进行治疗。一度或二度Ⅰ型房室传导阻滞，心室率不慢且无临床症状者，无须治疗。

二度Ⅱ型或三度房室传导阻滞，当心室率慢并影响血流动力学时，应及时提高心室率以改善症状，防止发生阿 - 斯综合征。常用药物有：①阿托品每次 0.5 ~ 2 mg，静脉注射，适用于阻滞位于房室结的患者。②异丙肾上腺素 5 ~ 10 mg，舌下含服，每 4 ~ 6 h 一次，病情重者可静脉滴注，但急性心肌梗死患者应慎用。③心室率低于 40 次 / 分、症状严重者，尤其是有阿 - 斯综合征发作史者，首选临时性或永久性心脏起搏治疗。

六、预激综合征

预激综合征（preexcitation syndrome）又称 Wolf-Parkinson-White（W-P-W）综合征，是指心房冲动提前激动心室的一部分或全部，或心室冲动提前激动心房的一部分或全部。发生预激的解剖学基础是在房室间除有正常的传导组织外，还存在附加的房 - 室肌束连接，称为房室旁路通道或肯特束。另外，尚有较少见的旁路通道，如詹姆斯束（James tract）、结室纤维束（Mahaim 束）。

【临床表现】

预激综合征本身无任何症状，但常引起快速型室上性心律失常，与一般阵发性室上性心动过速相似，也可并发快速房颤，从而诱发心悸、胸闷、心绞痛、休克及心功能不全，甚至发生室颤和猝死。

【心电图特点】

由房室旁路引起的典型预激综合征心电图表现为：①窦性搏动的 P-R 间期缩短，小于 0.12 s。②QRS 波群时限延长至 0.12 s 以上。③QRS 波群起始部分粗钝，称为预激波或 δ（delta）波。

④继发性 ST-T 改变（图 3-18）。

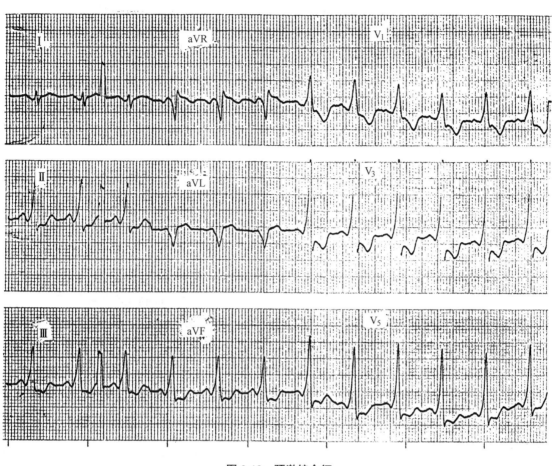

图 3-18　预激综合征

【治疗要点】

预激综合征患者如无心动过速发作，或偶有发作但症状轻微者，无须治疗。如发作频繁、症状明显，则应积极治疗。目前首选导管射频消融术治疗。无条件者也可试用药物治疗，首选药物为维拉帕米或腺苷静脉注射，也可选用普罗帕酮或胺碘酮。一般禁用洋地黄类药物。当预激伴发快速房颤血流动力学稳定者，应首选普罗帕酮或胺碘酮，无效或血流动力学不稳者应及早采用同步直流电复律或导管射频消融术，禁用洋地黄、利多卡因与维拉帕米，因该类药物可加快患者的心室率，甚至诱发室颤。

七、心律失常患者的护理

【主要护理措施】

1. 休息与活动　无原发心脏病且心律失常表现的症状不严重者，鼓励正常工作和生活，避免剧烈运动及劳累。心律失常发作导致心悸、头晕、胸闷等症状较重者需卧床休息，采取舒适体位，减少干扰。有晕厥史者避免单独外出，防止发生意外。对于伴呼吸困难、发绀者，给予氧气吸入，缓解缺氧症状。

2. 饮食护理　选择营养丰富的清淡、易消化饮食，避免刺激性食物，如浓茶、咖啡、烈酒。注意戒烟。

3. 病情观察 ①询问患者有无心悸、胸闷、头晕、晕厥等症状，并了解症状持续时间及严重程度，发病前有无诱因。②定期测量心率和心律，判断是否存在心动过速、心动过缓、期前收缩、房颤等。③连续心电监护的患者，严密监测心率、心律、心电图、生命体征、神志、血氧饱和度等变化，当出现频发、多源性室性期前收缩，R 在 T 上现象，阵发性室性心动过速，二度 II 型及三度房室传导阻滞时，应及时通知医师。心电监护电极安放时应注意避开电复律位置。电极片粘贴持续时间过长者会出现皮肤损伤，故应每 24 h 用温水擦拭电极处皮肤，若皮肤发红、发痒，应更换贴敷部位。④对于恶性心律失常患者，应迅速开放静脉通道，备好抗心律失常药及其他抢救药品、除颤器、临时起搏器等。当突然发生室扑或室颤时，应立即给予非同步直流电除颤，同时呼叫医师。

4. 用药护理 严格遵医嘱给予抗心律失常药，注意给药途径、剂量、速度，药物作用及副作用。用药期间严密监测患者的神志、生命体征、心电图等变化，如发现异常，及时报告医师。①胺碘酮：可用于治疗房性和室性心律失常，最严重的心外毒性为肺纤维化。胺碘酮静脉用药易引起静脉炎，应用时须选择大血管，严密观察穿刺部位情况，谨防药物外渗。②普鲁卡因胺：可用于治疗室上性和室性心律失常，常与奎尼丁交替使用，毒性反应较重，可引起低血压，如血压低于 90/60 mmHg，心率慢于 60 次 / 分，或心律不规则时，需通知医师。③利多卡因：使用剂量过大可引起眩晕、意识模糊、震颤、抽搐，甚至呼吸抑制和心脏停搏等，应注意给药的剂量和速度。④奎尼丁：毒性反应较严重，故在给药前要测血压、心率、心律，如血压低于 90/60 mmHg，心率低于 60 次 / 分，或心律不规则时，需报告医师。⑤普罗帕酮：常见不良反应为眩晕、胃肠道不适，餐中或餐后服用可减少胃肠道刺激。⑥β 受体阻断药：常用美托洛尔和普萘洛尔，对于支气管哮喘、COPD 患者，可使用选择性强的 β1 受体阻断药如阿替洛尔，如出现低血压、显著心动过缓（心率低于 45 次 / 分）、重度或急性心力衰竭等，应停止服药并及时就医。⑦钙通道阻断药：用于抗心律失常的钙通道阻断药为非二氢吡啶类，如维拉帕米、地尔硫䓬，使用时注意直立性低血压、心动过速、头痛、便秘等不良反应。⑧腺苷：用于阵发性室上性心动过速，需快速静脉注射，不良反应为面部潮红、呼吸困难、胸部压迫感，持续时间短于 1 min。⑨洋地黄：慢性充血性心力衰竭伴有房颤者宜使用洋地黄治疗，常用药物为地高辛，药物护理参阅本章第二节心力衰竭。

5. 心理护理 嘱患者保持情绪稳定，避免紧张、激动、焦虑等不良情绪刺激，以免诱发或加重心律失常。

【健康教育】

1. 疾病知识指导 向患者及家属讲解心律失常的常见病因、诱因及防治知识，取得患者及家属的配合，共同控制疾病。

2. 日常生活指导 保持情绪稳定，注意劳逸结合，生活规律。快速心律失常者应注意戒烟，避免进食刺激性食物，如烈酒、浓茶、咖啡、可乐。心动过缓者应避免屏气用力动作，如用力排便，以免兴奋迷走神经而加重病情。

3. 用药指导 遵医嘱服用抗心律失常药，不可随意增减剂量。教会患者观察药物的疗效和不良反应，如发现异常，及时就诊。

4. 病情监测 教会患者及家属测量脉搏的方法，并做好记录，门诊复查时可供医师参考。

5. 照顾者指导 对有致命性心律失常发作史的高危患者，教会家属 CPR，备用。

随堂测 3-3

小　结

心律失常是指各种原因引起心脏冲动形成异常或冲动传导异常。常见的心律失常有窦性心律失常、期前收缩、心动过速、扑动与颤动、房室传导阻滞、预激综合征。心律失常患者应密切观察生命体征、心电图及病情变化，危及生命或引起血流动力学改变的心律失常应立即进行处理。指导心律失常患者及家属了解疾病、做好用药及病情自我监测等。

（郭庆平）

第四节　心搏骤停与心脏性猝死

导学目标

通过本节内容的学习，学生应能够：

◆ **基本目标**

1. 说出心搏骤停与心脏性猝死的概念和病因。
2. 总结心搏骤停的临床表现和处理要点。
3. 运用所学知识抢救心搏骤停患者并实施复苏后的护理措施。

◆ **发展目标**

熟练掌握相关知识和技术，主动配合和参与心搏骤停抢救。

◆ **思政目标**

树立对生命的敬畏感，具有爱岗敬业、团队协作的精神。

心搏骤停（sudden cardiac arrest，SCA）是指心脏射血功能的突然终止，造成全身血液循环中断、呼吸停止和意识丧失。SCA 发生后，由于脑血流中断，10 s 左右即可出现意识丧失，如在 4～6 min 黄金时段及时救治，患者存活概率较高，否则将发生生物学死亡，罕见自发逆转者。导致心搏骤停的最常见的病理生理机制为快速型室性心律失常（室性心动过速和室颤），其次为缓慢型心律失常或心室停顿，较少见的为无脉性电活动。80% 以上的心搏骤停发生在院外，是心脏性猝死的直接原因。

心脏性猝死（sudden cardiac death，SCD）是指急性症状发作后 1 h 内发生的以意识突然丧失为特征的、由心脏原因引起的自然死亡。无论是否知道患有心脏病，其死亡发生的时间和形式未能预料。《中国心脏骤停与心肺复苏报告（2022 年版）》发布报告显示，目前我国心脏骤停总体发病率为 97.1/10 万，较 10 年前有上升趋势。心脏性猝死发生率男性高于女性。减少心脏性猝死发生率对降低心血管疾病死亡率有重要意义。

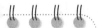

【病因和发病机制】

器质性心脏病是心搏骤停最常见的原因，其中 80% 由冠心病所致，尤其是在急性心肌梗死的早期。其他可引起心搏骤停的心脏病还包括心肌病和离子通道病，如长 QT 间期综合征、Brugada 综合征。另外，极度情绪变化、精神刺激可通过兴奋交感神经、抑制迷走神经导致原发性心脏骤停，也可通过影响呼吸中枢调节，引发呼吸性碱中毒，导致呼吸性心搏骤停，还可诱发原有心血管疾病发作，导致心脏骤停，如儿茶酚胺敏感性多形室性心动过速、应激性心肌病。

心搏骤停主要为致命性心律失常所致，包括室速、室颤、严重缓慢型心律失常、心脏停顿和无脉性电活动。器质性心脏病导致的心脏结构异常被认为是发生致命性心律失常的基础，而一些功能性因素常被认为是致命性心律失常得以发生的促成因素，包括：①急性冠状动脉内血栓形成和冠状动脉血流的一过性改变，如冠状动脉痉挛，前者在心脏性猝死患者中的发生率为 15%～64%。②全身性因素，如循环衰竭、低氧血症、电解质代谢紊乱、酸中毒。③神经生理的相互作用，如 α 受体活性改变。④毒性作用，如药物的致心律失常作用和心脏的毒性作用。

【临床表现】

心搏骤停的临床经过分为 4 期，即前驱期、终末事件期、心搏骤停期和生物学死亡期。

1. 前驱期　许多患者在心搏骤停发生前的数日至数月内有胸痛、呼吸困难、疲乏无力、心悸以及其他非特异性症状，但也可无前驱症状表现。

2. 终末事件期　终末事件期是指心血管状态的急性改变至发生心搏骤停之间的一段时间，自瞬间至持续 1 h 不等。此时患者常出现心电活动的急剧改变，如心率加快、频发室性期前收缩，临床上表现为严重胸痛、急性呼吸困难、突发心悸或眩晕等。

3. 心搏骤停期　终末事件后患者迅速发展为室颤、持续性室性心动过速、缓慢型心律失常或心脏停顿，此时，由于脑组织供血急剧减少，患者意识突然丧失，伴有抽搐，呼吸断续，呈叹息样或断续样呼吸，随后呼吸停止。皮肤苍白或发绀，瞳孔散大，二便失禁。

4. 生物学死亡期　从心搏骤停发展为生物学死亡的时间长短取决于心搏骤停的机制（室颤、持续性室性心动过速、心脏停顿、缓慢型心律失常）、原发疾病的性质、复苏开始的时间。一般心搏骤停发生后如不进行及时复苏，大脑在 4～6 min 内发生不可逆转的损害，数分钟内即过渡到生物学死亡期。

【心搏骤停的处理】

心搏骤停患者的生存率为 5%～60%，其抢救成功的关键在于尽早进行 CPR 和除颤。美国心脏协会用 5 个环连成一条生存链来说明及时复苏的重要性。这条生存链包括：①早期识别心搏骤停并启动急救系统。②尽早行心肺复苏（cardiopulmonary resuscitation，CPR），着重于实施高质量的胸外心脏按压。③快速除颤。④有效加强生命支持。⑤综合的心搏骤停后处理。其中前三个环节称为基础生命支持（basic life support，BLS）。

（一）基础生命支持

1. 识别心搏骤停并启动急救系统　当发现患者突然倒地时，首先需判断是否由心搏骤停引起。心搏骤停的诊断标准包括：突发意识丧失、大动脉搏动消失，特别是心音消失。在现场急救时，目击者首先应检查患者是否有反应，方法是拍打患者的肩膀，并大声询问"喂，您怎么了？"同时首先观察患者对刺激的反应，同时判断呼吸运动、大动脉有无搏动（10 s 完成）。如没有反应，且无呼吸或无正常呼吸，便认为此人发生了心搏骤停。立即启动急救系统。如在医院内，应立即呼叫医务人员。同时保障急救用品快速到位；如在医院外，应高声呼救，请求他人帮助并立即让周围人拨打急救电话"120"，条件许可时尽快获取自动体外除颤器（AED）。

2. 尽早行CPR　一旦确立心脏骤停的诊断，应立即进行。首先应使患者仰卧在坚固的平面上，在患者的一侧进行复苏。主要复苏措施包括胸外心脏按压、开放气道和人工呼吸。其中胸外心脏按压最为重要，CPR程序为CAB。

（1）胸外心脏按压（circulation，C）：通过增加胸膜腔内压和直接按压心脏而产生血流，不仅给大脑和心脏提供必要的血供，同时可以提高室颤性心搏骤停的除颤成功率。因此，一旦确定患者无意识、无呼吸和大动脉搏动，需立即进行30次胸外心脏按压。正确实施胸外心脏按压至关重要，可以使收缩压达到60~80 mmHg，但舒张压非常低。①部位：胸骨中、下1/3交界处，采用乳头连线与胸骨相交点进行定位。②手法及幅度：施救者将一手掌根部放在按压部位，另一手掌根部重叠放在该手背上，手指上翘离开胸壁。按压时肘关节伸直，依靠肩部和背部的力量垂直向下按压，使胸骨压低至少5 cm，不超过6 cm。儿童和婴儿的按压幅度至少为胸部前后径的1/3（儿童约为5 cm，婴儿约为4 cm）。然后突然放松，按压与放松的时间大致相等，使胸壁完全复原，保证静脉回流，以确保每次按压有足够的排血量。③次数：为了确保有足够的前向血流，胸外心脏按压的频率至少应达到100次/分。如与人工呼吸同时进行，不论是一人抢救还是两人抢救，胸外心脏按压与人工呼吸的比例均为30∶2。④在实施CPR的过程中，应尽量减少胸外心脏按压中断的频率和时间，必须中断时，如实施人工呼吸，每次中断的时间不超过10 s。由于疲劳是影响胸外心脏按压效果的主要原因，因此，在进行CPR时，如有两人以上进行抢救，进行胸外心脏按压者应每2 min更换一次。⑤如人工呼吸通过气管插管进行，在进行人工呼吸时无须中断胸外心脏按压，人工呼吸和胸外心脏按压分别以8~10次/分和100次/分的频率进行。

胸外心脏按压的并发症主要包括肋骨骨折、心包积血或心脏压塞、气胸、血胸、肺挫伤、肝脾撕裂伤和脂肪栓塞。应遵循正确的操作方法，尽量避免并发症发生。

（2）开放气道（airway，A）：采用仰头抬颏法开放气道，施救者一手捏住患者的鼻子，掌根部置于患者前额用力加压，使头后仰；另一手的示、中两指抬起下颏，使下颌尖、耳垂的连线与地面呈垂直状态，以开放气道，迅速清除患者口中异物和呕吐物，必要时使用吸引器，取下活动义齿。

（3）人工呼吸（breathing，B）：①开放气道后，先将耳朵贴近患者的口鼻附近，感觉和倾听有无呼吸，如确定呼吸停止，在确保气道通畅的同时，立即开始人工通气，气管内插管是建立人工通气的最好方法。②当时间或条件不允许时，常采用口对口呼吸。施救者的口紧紧包住患者的口并吹气，然后正常吸气（避免深吸气），再吹一口气，每次吹气时间持续1 s，并能够看到胸壁抬高，如第一次吹气没有看到胸壁抬高，通常为气道未开放所致，重新采用仰头抬颏法开放气道，再吹第二口气。③不管是一人抢救还是两人抢救，人工呼吸的频率都是每30次胸外心脏按压给予2次人工呼吸。在院内进行抢救时，通常采用气囊面罩，面罩常有氧气接口，可同时给予氧气，流量一般设在10~12 L/min。④人工通气的方式只是临时性抢救措施，应争取立即气管内插管，以人工气囊挤压或呼吸机进行辅助通气，纠正低氧血症。

3. 除颤（defibrillation，D）　当专业急救人员赶到现场或患者被运送到医院后，应立即连接心电监护仪。如果施救者目击患者发生心搏骤停，且除颤器就在身边，应立即贴上除颤垫，连接除颤器，如为VF/无脉VT，则立即除颤，除颤后立即进行5个循环的CPR，从胸外心脏按压开始，然后再观察心律是否为VF/无脉VT，如是，再进行1次除颤，如此反复进行。如专业人员未目击患者心搏骤停的发生，在进行除颤前，应先给予5个循环的CPR。

（二）加强生命支持

加强生命支持（advanced life support，ALS）是BLS的延续，是在良好的基础生命支持基础之上，应用辅助设备、特殊技术等建立更为有效的通气和血液循环。主要措施包括建立通气（高级气道）、除颤及复律、建立静脉通道和药物治疗，并进行持续心电、血压、脉搏血氧饱和度和呼气末二氧化碳分压（$PetCO_2$）波形监测，以优化CPR质量，监测是否恢复自主循环，如$PetCO_2 < 10$ mmHg，舒张压< 20 mmHg，表示CPR质量差。

1. 通气与给氧　若患者自主呼吸无法恢复，应尽早行气管插管，以纠正低氧血症。院外患者常用简易球囊维持通气，医院内患者常用呼吸机，开始可给予100%浓度的氧气，然后根据血气分析结果进行适当调整。

2. 除颤和复律与起搏　心脏骤停患者可表现出多种心电图类型，一旦明确为室颤，应迅速选用除颤器进行非同步电除颤，这是室颤最有效的治疗方法。目前，强调电除颤越早应用越好。因为室颤发生的早期一般为粗颤，此时电除颤易于成功，故应争取在2 min内进行，否则心肌因缺氧由粗颤转为细颤，电除颤不易成功。在除颤器准备好之前，应持续进行胸外心脏按压。一次电除颤未成功，应当创造条件重新进行第二次和第三次电除颤。对有症状的心动过缓患者，尤其是高度房室传导阻滞发生在房室束以下时，施行起搏治疗。

3. 药物治疗　心搏骤停患者在进行CPR时，应尽早开通静脉通道，但在患者心搏恢复以前不应因为进行中心静脉插管而中断CPR，因此可选择大的外周静脉。由于外周静脉给药作用速度较慢，可在静脉注射药物后再推注20 ml液体（一般用生理盐水），并将肢体抬高$10 \sim 20$ s，加速药物进入中央循环。如果无法建立静脉通道，可采用骨内给药法。

（1）肾上腺素：如患者为VF/无脉VT，可在除颤后、CPR过程中给予肾上腺素1 mg，每$3 \sim 5$ min重复一次。

（2）血管加压素：血管加压素40 U可用于替代第一次或第二次肾上腺素。

（3）胺碘酮和利多卡因：首选胺碘酮。胺碘酮是心搏骤停的一线药物，可以增加自主循环恢复率，在VF/无脉VT不能被CPR、除颤和肾上腺素逆转时使用。胺碘酮首剂300 mg，然后再给150 mg。无胺碘酮时使用利多卡因。

4. 及时识别和纠正诱发因素　包括5H和5T。5H为低血容量、缺氧、酸中毒、低钾或高钾血症、低温状态；5T为张力性气胸、心脏压塞、中毒、肺栓塞和急性心肌梗死。

（三）心搏骤停后处理

心搏骤停后处理是最新心肺复苏指南新增加的环节，是指在恢复自主循环（ROSC）后采取的系统化、结构化、多学科综合处理方案，以提高ROSC患者入院后的存活率。由于患者复苏成功恢复自主循环后的死亡率仍然较高，早期主要死因是血流动力学不稳定和多器官功能衰竭，晚期死亡的最常见原因是脑损伤，因此，心搏骤停后早期处理的主要目标是优化心肺功能和重要脏器的灌注；转入具有实施综合治疗措施（如紧急介入治疗、神经科处理、低温治疗）能力的医院和重症监护病房；识别和处理导致心搏骤停的病因，防止再发心搏骤停。随后的处理目标是：降低体温，以提高生存率，促进神经功能恢复；识别和治疗急性冠脉综合征（acute coronary syndrome，ACS）；优化机械通气，预防肺损伤；降低多器官损伤的危险；客观评估预后；协助生存者康复。

1. 优化通气和氧合　恢复自主循环后，一些患者可能仍然需要机械通气和氧疗，对肺功能不全合并左心衰竭患者，可采用呼气末正压通气（PEEP），但需根据SaO_2调节吸氧浓度，使$SaO_2 \geqslant 94\%$，避免过度通气和长时间高浓度给氧。机械通气的呼吸频率最初设为每分钟$10 \sim 12$次，然后根据$PetCO_2$或$PaCO_2$逐步调节呼吸频率，使$PetCO_2$维持在$35 \sim 40$ mmHg或$PaCO_2$维持在$40 \sim 45$ mmHg。

2. 维持有效循环　心搏骤停及除颤均会导致心肌功能障碍，影响心排血量，因此，复苏后患者常存在血流动力学不稳定，需评估全身循环血量和心功能状态，必要时放置肺动脉导管监测血流动力学，指导补充血容量和应用血管活性药物及正性肌力药物，以维持有效的心排血量和组织灌注压。当收缩压低于 90 mmHg 时，可以考虑快速补液（低温治疗者用冷盐水），必要时可给予升压药使收缩压维持在 90 mmHg 及以上或平均动脉压维持在 65 mmHg 及以上。

3. 心搏骤停原发疾病的治疗　大多数心搏骤停由心脏疾病和心肌缺血引起，应及早做 12 导联心电图，如为急性心肌梗死，需及时启动冠状动脉血运重建治疗。

4. 促进神经功能恢复　也称脑复苏，是 CPR 最后成功的关键措施。

（1）维持足够的脑血流：在缺氧状态下，脑血流的自主调节功能丧失，脑血流的维持主要依赖脑灌注压，因此，对于昏迷患者，应维持正常或轻微偏高的平均动脉压。

（2）低温治疗：复苏成功后，患者可能会出现体温降低，此时不必积极采取复温措施，轻度的低温状态有利于神经系统功能恢复。如患者在自主循环恢复后仍处于昏迷状态或不能执行指令，在血流动力学稳定的情况下应采取适当的降温措施，最好能够在 ROSC 后 10～20 min 内开始，可使用降温毯或冰袋，或静脉输注冷盐水。在低温治疗过程中，应持续监测体核温度，使体温降至 32～34℃，维持 12～24 h，有利于神经系统功能的恢复。如在复苏后患者体温升高，提示可能合并感染或存在脑损伤，因此复苏后应严密监测体温，避免或处理发热。

（3）防止寒战：在低温治疗过程中，为了防止寒战、躁动和呼吸肌抵抗，可以适当使用镇静药和肌肉松弛药。

（4）治疗抽搐：对于抽搐患者，可考虑使用抗癫痫药物。

5. 防治急性肾衰竭　如果心搏骤停时间较长或复苏后持续低血压，易发生急性肾衰竭，多为急性肾缺血所致。由于抢救时通常使用大剂量脱水药和利尿药，临床上也可没有少尿，甚至表现为尿量增多，但有血肌酐升高（非少尿型急性肾衰竭）。防治急性肾衰竭的主要处理措施包括维持有效的心脏和循环功能，避免使用对肾有损害的药物，一旦发生肾衰竭，按急性肾衰竭处理（详见第五章第五节肾病综合征）。

6. 控制血糖　复苏后，患者可能会出现高血糖或低血糖反应，因此需严密监测血糖，如血糖过高，可采用短效胰岛素将血糖控制在正常范围。

7. 其他　抬高床头 30°，可以减轻脑水肿、防止误吸和呼吸机相关性肺炎，同时需及时发现和纠正水、电解质代谢紊乱及酸碱失衡，防治继发感染。

随堂测 3-4

小　结

心搏骤停的抢救过程由 5 个环连成的一条生存链组成，包括：①早期识别心搏骤停并启动急救系统。②尽早进行 CPR。③快速除颤。④有效加强生命支持。⑤综合的心搏骤停后处理。其中前三个环节称为基础生命支持。高质量的 CPR 是指胸外心脏按压的深度至少 5 cm、频率至少 100 次/分、中断时间不超过 10 s、放松时确保胸壁完全回弹、人工呼吸时能看到胸壁抬高。早期高质量的 CPR 和早期除颤是提高心搏骤停患者生存率的重要措施。加强生命支持是基础生命支持的延续，是在良好的基础生命支持基础上应用辅助设备和特殊技术等建立更为有效的通气和血液循环。

（郭丽梅）

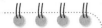

第五节 心脏瓣膜疾病

导学目标

通过本节内容的学习，学生应能够：

◆ **基本目标**

1. 说出心脏瓣膜疾病的概念和病因。

2. 比较常见 4 种心脏瓣膜疾病的临床表现、辅助检查和治疗要点。

3. 运用所学知识正确实施对心脏瓣膜疾病患者的护理及健康教育。

◆ **发展目标**

综合运用心脏瓣膜疾病的发病机制、临床表现、诊断和治疗要点，对心脏瓣膜疾病患者进行正确的护理及健康宣教。

◆ **思政目标**

在护理工作中体现医者仁心，主动关心、爱护患者，发挥专业价值。

心脏瓣膜疾病（valvular heart disease，VHD）是指心脏的瓣膜由于结构和（或）功能异常引起的心脏损害。近年来风湿性心脏病（简称风心病）发病率虽然明显下降，但仍是我国常见的心脏瓣膜疾病。此外，随着社会经济发展、人口老龄化，心脏瓣膜退行性病变患者数量逐年增加。发生心脏瓣膜疾病时，各个瓣膜均有可能受累，风湿性心脏病患者以二尖瓣病变最为多见，其次为主动脉瓣病变，而老年退行性瓣膜病以主动脉瓣病变最为常见。临床上常见到 2 个或 2 个以上瓣膜病变同时存在，称为联合瓣膜病（多瓣膜病），如二尖瓣狭窄伴主动脉瓣关闭不全。

继 2014 年美国心脏协会和美国心脏病学会（AHA/ACC）发布《成人瓣膜性心脏病患者管理指南及执行摘要》之后，2017 年 AHA/ACC 发布了《心脏瓣膜病患者管理指南更新：要点解读及前景展望》，主要内容集中于主动脉瓣狭窄治疗方式的选择、二尖瓣反流的干预策略、人工瓣膜类型（生物瓣/机械瓣）的选择以及生物瓣的抗栓治疗策略。2020 年 AHA/ACC 等专家又共同完成了《心脏瓣膜病患者管理指南》，主要更新内容：①对主动脉瓣狭窄干预更积极，经导管主动脉瓣置换术（transcatheter aortic valve replacement，TAVR）的适应证在扩大。②对虽已按照指南进行治疗，但仍有重度继发性二尖瓣反流症状的患者，可采取经导管缘对缘二尖瓣修复术（Teer）。③对心脏瓣膜疾病的房颤抗凝治疗，根据瓣膜种类以及瓣膜置换术后是否为新发房颤患者抗凝治疗进行更新。

一、二尖瓣狭窄

二尖瓣狭窄（mitral stenosis，MS）是风湿性心脏病中最常见的类型，几乎全部的风湿性心脏病患者均有二尖瓣狭窄。

【病因和病理生理】

二尖瓣狭窄的主要病因是风湿热，多见于急性风湿热后，部分患者无急性风湿热病史，但多有反复链球菌感染所致的上呼吸道感染史。少见病因包括先天性发育异常、瓣环钙化。

二尖瓣狭窄的主要病理解剖改变包括瓣叶增厚、僵硬，瓣膜交界处相互粘连、融合，腱索和乳头肌融合、缩短等，上述改变导致瓣口变形、狭窄，瓣膜活动受限，常伴不同程度的关闭不全。瓣叶钙化进一步加重狭窄，甚至呈孔隙样，可引起血栓形成和栓塞。

正常二尖瓣瓣口面积为 $4 \sim 6$ cm^2。瓣口面积减少至 $1.5 \sim 2$ cm^2 时为轻度狭窄，$1.0 \sim 1.5$ cm^2 时为中度狭窄，<1.0 cm^2 时为重度狭窄。二尖瓣瓣口狭窄及面积减小，使舒张期血流自左心房进入左心室受阻，导致左心房压升高，左心房代偿性扩张充盈以维持正常的心排血量。当瓣口进一步狭窄，左心房扩张超过代偿极限时，则造成肺静脉压及肺毛细血管楔压升高，血流受阻，肺循环充血，甚至发生急性肺水肿。由于肺循环压力长期增高，使右心室后负荷过重，最终导致右心功能不全。

【临床表现】

1. 症状　二尖瓣狭窄患者病情进展缓慢，临床症状隐匿或不明显，病程晚期进展迅速。临床上可见的症状多始于二尖瓣中度狭窄（瓣口面积 $1.0 \sim 1.5$ cm^2）时。

（1）呼吸困难：是最常见、最早期的症状，由低心排血量和肺血管病变所致。随病程进展，可出现静息时呼吸困难、夜间阵发性呼吸困难甚至端坐呼吸。严重二尖瓣狭窄的患者可反复发生急性肺水肿，致死率较高。

（2）咳嗽：较常见，多在夜间睡眠或劳动后出现，为干咳无痰或咳泡沫样痰，并发感染时咳黏液样痰或脓性痰。

（3）咯血：①大量咯血提示严重二尖瓣狭窄，可为首发症状。②痰中带血或血痰常伴夜间阵发性呼吸困难。③胶冻状暗红色痰在肺梗死时出现，也是二尖瓣狭窄合并心力衰竭的晚期并发症。④粉红色泡沫样痰发生于急性肺水肿，由毛细血管破裂所致。

（4）其他症状：显著扩大的左心房，扩张的左肺压迫左喉返神经引起声音嘶哑。如食管被压迫，可引起吞咽困难。发生右心室衰竭时，可出现食欲减退、腹胀、恶心等消化道淤血症状。部分患者有胸痛表现。

2. 体征　严重二尖瓣狭窄患者可呈现颧赤唇绀的二尖瓣面容，心脏听诊可闻及二尖瓣狭窄特征性的心脏杂音——心尖区舒张期隆隆样杂音，常伴有舒张期震颤。瓣膜活动度较好的患者，可在心尖区闻及亢进的第一心音，呈拍击样，同时可闻及开瓣音。当出现肺动脉高压时，肺动脉瓣第二音（P2）亢进和分裂，严重肺动脉高压时，在胸骨左缘第 2 肋间隙可闻及递减型高调叹气样舒张早期杂音，即格雷厄姆·斯蒂尔（Graham-Steel）杂音。右心室扩大时，可于胸骨左缘第 4、5 肋间隙闻及全收缩期吹风样杂音。当发生右心衰竭时，可出现颈静脉怒张、肝颈静脉反流征阳性、肝大、双下肢水肿等体循环淤血的体征。

3. 并发症

（1）房颤：为早期最常见的心律失常及并发症，也是患者就诊的首发症状。

（2）急性肺水肿：为严重并发症。主要表现为突发重度呼吸困难和发绀，不能平卧，咳粉红色泡沫样痰，双肺布满干、湿啰音，如不及时救治，可导致死亡。

（3）血栓栓塞：其中 80% 伴房颤，以脑栓塞最常见，少数患者可发生体循环栓塞，也可发生于四肢、脾、肾和肠系膜等动脉栓塞以及肺栓塞。

（4）右心衰竭：为晚期常见并发症。

（5）感染性心内膜炎：较少见，在瓣叶明显钙化或合并房颤时更少发生。

（6）肺部感染：常有肺静脉压力增高及肺淤血，易合并肺部感染，可诱发或加重心力衰竭。

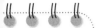
【辅助检查】

1. X 线检查 轻度二尖瓣狭窄时，X 线表现正常，中度以上狭窄患者可出现左心房增大，右心房边缘的后方可见双心房影，主动脉弓缩小、肺动脉段突出，并可有右心室增大、心脏呈梨形等表现。

2. 心电图检查 左心房明显扩大后心电图上可出现增宽且伴切迹的二尖瓣 P 波。病程晚期多见房颤。

3. 超声心动图检查 是确诊二尖瓣狭窄最敏感、可靠的方法。M 型超声心动图可显示二尖瓣前叶活动曲线双峰消失，呈"城墙样"改变。二维超声心动图可显示瓣膜的形态、活动度、瓣口面积。多普勒超声有助于测定血流速度及方向。

【诊断要点】

心尖部舒张期隆隆样杂音伴左心房增大，提示二尖瓣狭窄，超声心动图检查可进一步明确诊断。

二、二尖瓣关闭不全

二尖瓣关闭不全（mitral incompetence，MI）常与二尖瓣狭窄同时存在，也可单独存在。二尖瓣结构包括瓣叶、瓣环、腱索和乳头肌四部分，其中任何一个或多个部分发生结构异常或功能失调，均可导致二尖瓣关闭不全。根据病程可分为急性二尖瓣关闭不全和慢性二尖瓣关闭不全。

【病因和病理生理】

风湿热是引起原发性慢性二尖瓣关闭不全的最常见原因，而非风湿性单纯性二尖瓣关闭不全的病因以腱索断裂最常见，其次是感染性心内膜炎、二尖瓣黏液样变性、缺血性心脏病等。

二尖瓣关闭不全患者心脏收缩时，左心室部分血液可通过关闭不全的二尖瓣反流入左心房，使其容量负荷加大，引起左心房扩大。在心室舒张期，左心房过多的血液又流入左心室，使左心室也因负荷过大而逐渐扩大，从而引起一系列血流动力学变化，最终发生心功能不全。

【临床表现】

1. 症状

（1）急性二尖瓣关闭不全：轻者可仅有轻微劳力性呼吸困难，重者常表现为急性左心衰竭或肺水肿及心源性休克。

（2）慢性二尖瓣关闭不全：轻者常无症状，逐渐出现左心室功能异常，一旦出现心力衰竭，则进展迅速。常见症状为疲乏无力，有活动后呼吸困难等肺淤血表现，咯血和栓塞少见。发展至晚期则出现右心衰竭的表现。合并冠状动脉疾病者可出现心绞痛症状。

2. 体征

（1）急性二尖瓣关闭不全：心尖冲动有力，呈抬举样搏动。

（2）慢性二尖瓣关闭不全：心界向左下扩大，心尖冲动也向左下移位。二尖瓣关闭不全的典型心脏杂音为心尖区全收缩期高调吹风样杂音，并可伴有收缩期震颤。

3. 并发症

（1）心力衰竭：常于急性二尖瓣关闭不全早期、慢性二尖瓣关闭不全晚期出现。

（2）房颤：见于 3/4 慢性重症二尖瓣关闭不全患者。

（3）其他：感染性心内膜炎、栓塞较少见。

【辅助检查】

1. X线检查 轻度二尖瓣关闭不全患者无明显异常，严重者可见左心房和左心室增大，甚至推移和压迫食管。急性二尖瓣关闭不全心影正常或左心房轻度增大，伴肺淤血甚至肺水肿征。

2. 心电图检查 轻度二尖瓣关闭不全患者心电图可正常，严重者可出现左心室肥厚和劳损表现。急性者心电图常正常，有时可见窦性心动过速。慢性二尖瓣关闭不全伴左心房增大者多伴房颤，如为窦性心律，则可见P波宽且呈双峰状（二尖瓣P波），提示左心房增大。

3. 超声心动图检查 M型超声心动图及二维超声心动图不能确定二尖瓣关闭不全。脉冲多普勒超声可通过探及收缩期左心房内的高速射流而诊断二尖瓣关闭不全。彩色多普勒血流显像诊断敏感性可达100%，并能够对反流进行半定量和定量诊断。

【诊断要点】

根据心尖区收缩期吹风样杂音及超声心动图表现确定。

三、主动脉瓣狭窄

主动脉瓣狭窄（aortic stenosis，AS）指主动脉瓣病变引起主动脉开放受限、狭窄，导致左心室到主动脉内的血流受阻。

> **知识链接**

主动脉瓣狭窄分期		
分期	定义	症状
A	存在主动脉瓣狭窄风险	无
B	进行性主动脉瓣狭窄	无
C	无症状的重度主动脉瓣狭窄	
C1	无症状的重度主动脉瓣狭窄	• 无 • 可通过负荷试验合理确认症状状态
C2	无症状的重度主动脉瓣狭窄伴左心室收缩功能障碍	无
D	无症状的重度主动脉瓣狭窄	
D1	有症状的重度高跨瓣压差主动脉瓣狭窄	• 活动时呼吸困难、运动耐量降低或心力衰竭 • 劳力性心绞痛 • 运动性晕厥或晕厥前期
D2	有症状的重度低流量、低跨瓣压差主动脉瓣狭窄伴LVEF降低	• 心力衰竭 • 心绞痛 • 晕厥或昏厥前期
D3	有症状的重度低跨瓣压差主动脉瓣狭窄伴左心室射血分数正常或反常低流量重度主动脉瓣狭窄	• 心力衰竭 • 心绞痛 • 晕厥或晕厥前期

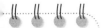

【病因和病理生理】

主动脉瓣狭窄的病因有三种，即先天性病变、退行性病变和炎症性病变。炎症性病变所致主动脉瓣狭窄主要为风湿热，风湿性炎症可侵犯主动脉瓣，使瓣叶交界处发生粘连、融合，导致瓣口狭窄。单纯性主动脉瓣狭窄常为先天性瓣叶畸形或退行性瓣叶钙化，极少数为炎症性病变，且男性多见。

正常成人主动脉瓣口面积为 $3 \sim 4\ cm^2$，当瓣口面积减少至正常 1/3 前，临床可以代偿。当瓣口面积 $\leq 1\ cm^2$ 时，才可能出现临床表现。此时，由于左心室射血受阻，导致左心室壁向心性肥厚，左室舒张末压进行性升高，进一步引起左心房负荷增加，最终导致左心衰竭。此外，严重主动脉瓣狭窄还因左室舒张末压增高使心内膜下血管受压，致冠状动脉灌注减少，造成心肌缺血、缺氧和心绞痛发作。因左心射血受阻，左心排血量减少，还可导致头晕、黑矇及晕厥等脑缺血症状。

【临床表现】

1. 症状　本病病程长，患者可长期无明显症状，直至瓣口面积 $\leq 1\ cm^2$ 时才出现临床症状，呼吸困难、心绞痛和晕厥是典型的主动脉瓣狭窄的常见三联征。

（1）呼吸困难：劳力性呼吸困难是晚期患者常见的首发症状，见于 95% 有症状的患者。随病情发展，可出现夜间阵发性呼吸困难、端坐呼吸甚至急性肺水肿。

（2）心绞痛：是重度主动脉瓣狭窄患者最早出现也是最常见的症状，常由运动诱发，休息或含服硝酸甘油可缓解。

（3）晕厥：部分患者以晕厥或黑矇为首发症状，多与劳累有关，发生于劳力当时，少数在休息时发生。

2. 体征　心界可正常，心力衰竭时向左扩大。心尖区可触及收缩期抬举样搏动，收缩压和脉压可降低。典型杂音为主动脉瓣区闻及粗糙而响亮的收缩期喷射性杂音，向颈部传导，在胸骨右缘第 1 ~ 2 肋间隙听诊最清楚，常可触及收缩期震颤。

3. 并发症

（1）心律失常：10% 患者可发生房颤，可导致左心房压力升高和心排血量明显减少，临床症状迅速恶化，导致严重的低血压、晕厥或肺水肿。主动脉瓣钙化累及传导系统可致房室传导阻滞；左心室肥厚、心内膜下心肌缺血或冠状动脉栓塞可导致室性心律失常。

（2）心脏性猝死：一般发生于先前有症状者，无症状者发生猝死少见。

（3）充血性心力衰竭：多为左心衰竭，发生左心衰竭后自然病程缩短，若不行手术治疗，50% 患者于 2 年内死亡。

（4）感染性心内膜炎：不常见。

（5）体循环栓塞：少见，多见于钙化性主动脉瓣狭窄患者。

（6）胃肠道出血：因特发性或胃肠道血管发育不良所致，多见于老年瓣膜钙化患者，出血常隐匿，多为慢性。人工瓣膜置换术后出血常可停止。

【辅助检查】

1. X 线检查　心影早期不大，继发心力衰竭时，左心缘下 1/3 处稍向外膨出。可见主动脉钙化、升主动脉扩张。

2. 心电图检查　轻者心电图正常，中度狭窄者可出现 QRS 波群电压增高伴轻度 ST-T 改变，严重者可呈左心室肥厚伴劳损和左心房增大的表现。

3. 超声心动图检查　超声心动图检查是主动脉瓣狭窄首选的评价手段，可确定和定量诊断主动脉瓣狭窄。

【诊断要点】

典型的主动脉瓣区射流样收缩期杂音，确诊有赖于超声心动图检查。

四、主动脉瓣关闭不全

主动脉瓣关闭不全（aortic incompetence，AI）主要由主动脉瓣本身病变或主动脉根部疾病引起，根据发病情况分为急性主动脉瓣关闭不全和慢性主动脉瓣关闭不全。

【病因和病理生理】

急性主动脉瓣关闭不全多见于感染性心内膜炎、外伤、主动脉夹层血肿或人工瓣膜撕裂等。慢性主动脉瓣关闭不全的病因如下。

1. 主动脉瓣本身病变　①风湿性心脏病，约 2/3 主动脉瓣关闭不全由风湿性心脏病所致。②先天性瓣膜畸形。③感染性心内膜炎。④退行性主动脉瓣病变。

2. 主动脉根部扩张引起　①马方综合征。②梅毒性主动脉炎。③其他病因：高血压性主动脉环扩张、特发性升主动脉扩张、主动脉夹层形成、强直性脊柱炎、银屑病性关节炎等。

主动脉瓣关闭不全可导致主动脉内血液在舒张期反流入左心室，使左心室扩大、肥厚，最终发生左心衰竭。另外，由于舒张期血液反流回左心室，可引起外周动脉供血不足，导致主要脏器（如脑、冠状动脉）灌注不足而出现相应的临床表现。

【临床表现】

1. 症状

（1）急性主动脉瓣关闭不全：主要表现为急性左心衰竭或肺水肿、心源性休克、心肌缺血甚至猝死。

（2）慢性主动脉瓣关闭不全：患者可较长时间无症状，随反流量增大，出现因心排血量增加而导致的心悸，头部强烈搏动感。随病变进展，可出现左心衰竭表现，早期为劳力性呼吸困难，晚期可出现明显的左心衰竭症状及右心衰竭症状。

2. 体征

（1）急性主动脉瓣关闭不全：缺乏典型体征，重者可出现面色灰暗、唇甲发绀、脉搏细数、血压下降等休克表现。听诊肺部可闻及细小水泡音，严重时满肺均有水泡音。

（2）慢性主动脉瓣关闭不全：患者可出现面色苍白，心尖冲动向左下移位。典型杂音为胸骨左缘第 3、4 肋间隙闻及舒张早期高调叹气样杂音，坐位前倾，呼气末明显。血管检查发现脉压增大，并因此产生周围血管征。

3. 并发症　感染性心内膜炎与室性心律失常较常见，常加速心力衰竭的发生。充血性心力衰竭，急性者出现较早，慢性者常于晚期出现。室性心律失常常见，但心脏性猝死少见。

【辅助检查】

1. X 线检查　慢性主动脉瓣关闭不全可见左心室增大，升主动脉结扩张，呈"主动脉型"心脏，即靴形心。急性主动脉瓣关闭不全心界正常或左心房增大，常伴肺淤血或肺水肿表现。

2. 心电图检查　慢性者常见左心室肥厚及劳损，伴电轴左偏。如有心肌损害，可出现室内传导阻滞，房性和室性心律失常。急性者常见窦性心动过速和非特异性 ST-T 改变。

3. 超声心动图检查　M 型超声显示舒张期二尖瓣前叶快速高频振动，二维超声可显示主动脉瓣关闭时不能合拢。多普勒超声为诊断主动脉瓣反流高度敏感及准确的方法，可定量判断

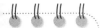

其严重程度。

【诊断要点】

本病的诊断主要根据典型的舒张期杂音伴周围血管征，超声心动图可明确诊断。

【治疗要点】

心脏瓣膜疾病是不可逆的，只会渐进性加重。在心脏功能代偿期，患者常无症状，此时无需特殊治疗，只需动态随访，以预防、控制及治疗疾病发展的因素。因此，应对每一位心脏瓣膜疾病患者进行综合管理，使诊断和治疗实现个体化。2020 年版的美国心脏病学会 / 美国心脏协会（AHA/ACC）指南强调瓣膜病患者的评估、风险分层及联合手术策略等早期干预的价值，可以改善症状和减少再次入院的可能性。

1. 动态随访　对于疑诊或已确诊为心脏瓣膜疾病的患者，需动态随访。超声心动图是随访首选检查手段，以明确诊断、病因、分期，评价血流动力学状态、预后，评估干预时机等。

2. 药物治疗　无特异性治疗方法，主要是对并发症进行预防和治疗。对于发生心力衰竭者，应给予相应的治疗。对肺部感染、感染性心内膜炎，应注意预防和控制。对房颤者，治疗原则是控制心室率，争取恢复窦性心律，同时可使用华法林或阿司匹林预防血栓栓塞。由于风湿热的反复发作可加重瓣膜损害，故风湿性心脏病患者应积极预防风湿热。

3. 介入和手术治疗　介入治疗包括经皮球囊瓣膜成形术 / 分离术、经导管瓣膜置入术和经导管二尖瓣修复术。前者通过充气扩张的球囊分离瓣膜交界处的融合、粘连而扩大瓣口，适用于瓣膜狭窄的患者，尤其是儿童和青少年的非钙化性先天性瓣膜狭窄的治疗。经导管瓣膜置换术和经导管瓣膜修复术主要用于存在外科手术高风险或禁忌，同时伴有症状的患者。手术治疗是解决瓣膜病的根本手段，常用方法为瓣膜分离术、瓣膜修补术和人工瓣膜置换术等。

【主要护理措施】

1. 休息和活动　根据心功能情况合理安排活动与休息，协助生活护理，预防便秘，避免屏气等用力动作，以免加重心脏负担。

2. 饮食护理　给予患者高热量、高蛋白、富含维生素、清淡、易消化的饮食，增强患者的抵抗力，促进机体恢复。为减轻心脏负担，应注意限制钠盐摄入，少量多餐。

3. 病情观察

（1）定期测量生命体征：注意心脏大小、杂音以及风湿性心脏病伴房颤患者脉搏短绌的变化情况。

（2）风湿性心脏病可因风湿热的反复发作而加重，故应注意观察患者是否出现发热、关节疼痛，有无环形红斑、皮下结节等风湿活动的表现。

（3）加强对并发症的观察：及时发现并协助医师处理并发症。①心力衰竭：最易出现，护士应评估患者是否出现呼吸困难、乏力、食欲减退、腹部不适、肢端肿胀、尿少等心力衰竭的症状，检查有无肺部湿啰音、颈静脉怒张、肝大、下肢水肿等体征。②体循环动脉栓塞：常见于心脏瓣膜疾病合并房颤的患者。③感染性心内膜炎、心律失常、感染甚至猝死等。如出现上述并发症，需采取相应的治疗和护理措施。

4. 心理护理　鼓励患者保持情绪稳定、乐观，树立信心，战胜疾病。

【健康教育】

心脏瓣膜疾病的预后主要取决于：①瓣膜病变的程度；②并发症，如房颤、肺动脉高压、感染性心内膜炎、栓塞等可加速病情恶化；③对于风湿性心脏病患者，风湿热的反复发作可使瓣膜病变进展，影响预后。因此，应教育患者做到如下几点。

1. 避免增加心脏负荷 告知患者过度劳累、情绪激动、摄钠过多、便秘等可增加心脏负荷。心脏瓣膜疾病患者易并发感染，尤其是肺部感染，而感染常会诱发心力衰竭，患者可通过合理饮食、加强营养、适当锻炼等方式增强抵抗力，预防呼吸系统感染。

2. 协调休息、活动与工作 瓣膜损害影响心脏功能，使患者耐力下降，日常活动受到限制。患者应依据个人目前心功能情况合理安排休息、活动与工作，量力而行。因心脏瓣膜疾病是慢性疾病，护士还需教育患者家属，使他们理解患者的病情并给予支持。

3. 坚持服药，积极控制并发症 心脏瓣膜疾病患者服用的药物（如地高辛）主要用于控制心力衰竭。心力衰竭是心脏瓣膜疾病患者的主要死因，应告诉患者坚持服药的重要性及服药注意事项。

4. 预防风湿热反复发作 患者应尽可能改善居住环境中潮湿、寒冷等不利条件，以免诱发风湿热。风湿热的发生与链球菌感染密切相关，患者应避免与上呼吸道感染、咽炎患者接触，有龋齿或牙周炎应积极治疗，一旦发生上呼吸道感染、扁桃体炎、咽炎，应立即使用药物治疗。

5. 育龄妇女保健 风湿性心脏病患者中约 2/3 为女性患者，其中部分处于育龄期。若心功能尚处于Ⅰ级或Ⅱ级，可以妊娠，但需做好孕期监护。心功能Ⅲ级、Ⅳ级的妇女则不宜妊娠，以免孕产期心脏负担进一步增加，造成生命危险。

附：风湿热

【概述】

风湿热（rheumatic fever，RF）是心脏瓣膜疾病的主要病因，是一种全身性变态反应性结缔组织病，可侵犯心脏、关节、皮肤和皮下组织，偶可累及中枢神经系统、血管、浆膜、肺、肾等内脏。本病呈自限性，急性发作时通常以关节炎较为明显，反复发作后，易遗留心瓣膜的损害而形成慢性风湿性心脏病。

【病因和发病机制】

一般认为，风湿热是由于 A 组 β- 溶血性链球菌感染（多为咽峡炎）所致，其发病机制与继发于链球菌感染后异常免疫反应有关。链球菌感染后体内产生的抗链球菌抗体与这些共同抗原形成循环免疫复合物，沉积于人体关节滑膜、心肌、心瓣膜及丘脑下核、尾状核，激活补体成分产生炎性病变，从而产生相应的临床表现，以心脏炎和关节炎为主。

【临床表现】

1. 前驱症状 在典型症状出现前 1～6 周常有急性扁桃体炎、咽喉炎等上呼吸道链球菌感染史。绝大多数患者发病时有中等程度的不规则发热，伴食欲减退、多汗、疲倦、面色苍白等毒血症表现。

2. 主要受累器官的典型表现

（1）心脏炎：①心肌炎是心脏炎的最早表现，患者常出现活动后心悸、气短、心前区不适。窦性心动过速（入睡后心率仍＞100 次 / 分）是心脏炎的常见早期表现，心率与体温升高不成比例。体格检查发现心脏增大，心脏杂音。心电图表现为 P-R 间期延长，ST-T 改变。严重者可发生心力衰竭。②心内膜炎：风湿热易侵犯二尖瓣和主动脉瓣，如心内膜炎严重或反复发作，可形成慢性风湿性心脏病。③心包炎：是严重心脏炎的指征之一，患者可出现心前区疼痛、心包摩擦音和心包积液。

（2）关节炎：最常见。典型特点：①多发性；②对称性；③游走性；④以大关节受累为主，尤其是膝、踝、肘、腕及肩关节，受累关节出现红、肿、热、痛及运动障碍；⑤炎症消退后不遗留关节畸形；⑥常反复发作，可继气候变冷或阴雨而出现或加重。

（3）皮肤病变：①环形红斑：淡红色环形皮疹是风湿热的特殊表现，多见于躯干。②皮下结节：是一种稍硬、无痛性结节，与皮肤不粘连，黄豆大小，主要分布于肘、膝关节伸侧及头枕部，可为数个或数十个不等。皮下结节常与心脏炎同时出现，是风湿活动的表现之一。

（4）舞蹈症：是风湿热侵犯中枢神经系统的特殊表现，常发生于4~7岁儿童，多见于女孩。症状为四肢不自主、不协调、无目的的运动，入睡后消失。重症者面肌也发生难以自控的活动，面部可表现为挤眉眨眼、摇头转颈、努嘴伸舌，甚至出现言语障碍。

【辅助检查】

1. 血常规检查　白细胞轻、中度增高，中性粒细胞增多。

2. 链球菌抗体测定　在急性风湿热时，链球菌抗体滴度增高，常用抗链球菌溶血素"O"（ASO），于感染后2周左右出现。抗体滴度增高仅表明患者近期有过链球菌感染，不能肯定有风湿活动。

3. 红细胞沉降率　风湿热活动期可有红细胞沉降率增快。

4. C反应蛋白　风湿热活动期此蛋白为阳性。

5. 心电图及影像学检查　心电图检查有助于发现窦性心动过速、P-R间期延长和各种心律失常。超声心动图可发现早期、轻症心脏炎及亚临床心脏炎，对轻度心包积液较敏感。

【诊断要点】

目前，风湿热的诊断采用1992年美国心脏病学会根据Jones标准修订的风湿热诊断标准。在确定链球菌感染的前提下，有两个主要表现或一个主要表现、两个次要表现，即可诊断为急性风湿热。有前驱的链球菌感染的证据，包括咽喉拭子或快速链球菌抗原试验阳性、链球菌抗体效价升高。主要表现包括：①心脏炎；②多发性关节炎；③舞蹈病；④环形红斑。次要表现包括：①关节痛；②发热；③急性反应物增高，如红细胞沉降率（ESR）及C反应蛋白（CRP）；④P-R间期延长。有下列三种情况可不必严格执行该诊断标准：①舞蹈病；②隐匿发病或缓慢发展的心脏炎；③有风湿病史或现患风湿性心脏病，当再感染A组乙型溶血性链球菌时，有风湿热复发的高度危险。

【治疗要点】

治疗原则为去除病因，消灭链球菌感染灶。抗风湿治疗，迅速控制临床症状。治疗并发症，改善预后。

1. 一般治疗　风湿热活动期患者应卧床休息，注意加强营养，补充维生素。

2. 抗链球菌感染　首选青霉素，40万~60万U肌内注射，每日2次，或苄星青霉素60万U（体重27kg以下者）或120万U（体重27kg以上者），肌内注射，每日1次，疗程2~3周。如患者对青霉素过敏，可使用红霉素、罗红霉素、林可霉素或喹诺酮类。

3. 抗风湿治疗

（1）水杨酸制剂：单纯关节受累首选水杨酸制剂，常用阿司匹林，小儿80~100 mg/（kg·d），成人3~4 g/d，分3~4次口服，2周后开始减量，疗程4~8周。因该药对胃肠道有刺激作用，宜饭后服用。

（2）糖皮质激素：对发生风湿性心脏炎的患者，宜早期加用激素治疗，以防止或减轻心脏瓣膜疾病的发生。常用泼尼松，开始剂量成人为3~4 mg/d，小儿为1.5~2 mg/d，分3~4次口服，2～4周后开始减量，疗程8～12周。停用激素之前2周加用阿司匹林，以防止激素停止后的反跳现象。有舞蹈症的患者，可加用镇静药（如地西泮、苯巴比妥）。有心功能不全者，可应用小剂量洋地黄类药物、利尿药和血管扩张药等治疗心力衰竭的药物，及时纠正电解质代谢紊乱。

【主要护理措施】

1. 休息和活动　有心脏受累者应卧床休息，心动过速控制后或心电图异常明显改善后，继续卧床2～3周，总卧床时间不少于4周，然后逐步恢复活动。急性关节炎患者早期也应卧床休息，至红细胞沉降率、体温正常后开始逐步活动。为舞蹈症患儿创造较安静的休息环境，避免各种刺激。

2. 饮食护理　摄入高蛋白、高热量、富含维生素、易消化的饮食。

3. 病情观察　观察患者发热、心悸、气短、心律失常情况，以及关节病变的部位及特点，注意血常规、红细胞沉降率、C反应蛋白等实验室检查结果的变化。

4. 药物护理　服用水杨酸制剂（如阿司匹林）时，由于此药对胃肠道的不良反应，故应注意患者是否有食欲下降、上腹部疼痛、黑便等情况发生。患者需服用糖皮质激素时，应首先向患者讲明服用该药的目的，并嘱其按医嘱定时、定量服药，不可随意加量、减量或突然停药。用药期间注意激素的不良反应，如血压升高、血糖升高、诱发或加重溃疡及感染。

5. 减少关节疼痛　将肿痛关节保持在舒适位置，鼓励患者使用辅助器械减轻受损关节的负重，采取热敷、按摩、使用频谱仪、微波等理疗方法改善关节局部血液循环，减轻疼痛。

【健康教育】

初发风湿热，若诊断及时，治疗彻底，则可治愈。风湿热的反复发作主要造成心瓣膜损害，最终形成慢性风湿性心脏病。

（1）告诉患者风湿热反复发作的危害，因风湿热发作与链球菌感染有关，应使患者意识到积极防治链球菌感染的重要性。居室宜保持良好通风，以阻断链球菌的传播。

（2）加强体育锻炼，增强体质，提高对上呼吸道感染的抵抗力。

（3）彻底治疗咽炎、扁桃体炎，对反复发生扁桃体感染的患者，劝其及早摘除扁桃体。

随堂测 3-5

小　结

心脏瓣膜疾病是指心脏的瓣膜由于结构和（或）功能异常引起的心脏损害，多为瓣膜狭窄或关闭不全。风湿性心脏病是我国常见的心脏瓣膜疾病。风心病患者以二尖瓣病变最为多见，其次为主动脉瓣，而老年退行性瓣膜病以主动脉瓣膜病变最为常见。每种瓣膜疾病有其典型的症状、体征、心脏杂音以及心电图改变，超声心动图是确诊心脏瓣膜疾病的可靠方法。在治疗方面，应对每一个心脏瓣膜疾病患者进行综合管理，实现个性化，包括动态随访、药物治疗以及介入和手术治疗。主要护理措施为休息、饮食、病情观察与心理护理。健康教育主要是避免增加心脏负荷、坚持服药和预防风湿热反复发作，为育龄妇女做好保健指导。

（杨文笔）

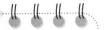

第六节 冠状动脉粥样硬化性心脏病

案例 3-4

张某，男性，53 岁，某市级领导。1 个月后市内即将召开的大型国际会议由张某负责。近 1 周内张某夜间连续加班，偶感后背疼痛，未做处理。今日上午 9 时，张某在向上级领导汇报工作任务时，突感胸骨上中段之后剧烈疼痛，呈压榨性，有濒死感，休息与含服硝酸甘油均不能缓解，伴大汗、恶心、呕吐 1 次，呕吐物为胃内容物，同事立即将张某送医院就诊。既往张某有高血压病史 10 年，平时口服抗高血压药可将血压控制在正常范围，无心绞痛病史，无药物过敏史，吸烟 30 余年，每日 1 包。体格检查：T 36.8℃，P 100 次 / 分，R 20 次 / 分，BP 120/60 mmHg，急性痛苦病容，颈静脉无怒张，心界不大，心律不齐，可见室性期前收缩 5 ~ 6 次 / 分。辅助检查：心电图 $V_1 \sim V_5$ 导联 ST 段弓背向上抬高，T 波倒置和室性期前收缩。

请回答：

1. 作为一名接诊护士，为了对张某的疾病做出诊断，你还需要进一步收集哪些信息？请说明理由。

2. 张某的冠心病危险因素有哪些？还有哪些危险因素目前不清楚而需要进一步评估？

3. 根据现有信息，判断张某目前存在哪些主要护理问题？如何护理？

冠状动脉粥样硬化性心脏病（coronary atherosclerotic heart disease）是指由于冠状动脉粥样硬化使血管腔狭窄或阻塞，导致心肌缺血缺氧或坏死而引起的心脏病，简称冠心病（coronary heart disease，CHD）。临床上，心肌缺血缺氧也可由冠状动脉功能性改变（痉挛）和药物等因素引起，与冠心病统称为冠状动脉疾病（coronary artery disease，CAD），也称为缺血性心脏病。

冠心病是一个全球性的健康问题。20世纪50年代以来，冠心病成为欧美国家致死的首因。随着我国社会经济的发展，居民生活方式的改变及人口老龄化速度的加快，冠心病的发病率呈逐年上升趋势，严重危害我国人民的生命和健康。目前，缺血性心脏病的致死率仅次于脑卒中，居第二位。

知识链接

世界心脏日（World Heart Day）

心血管疾病已成为全球卫生保健和卫生资源的沉重负担。根据世界心脏联盟（World Heart Federation）统计，在全世界范围内，每死亡3人，就有1人的死因是心血管疾病。为唤起公众对心血管疾病及其危险因素（肥胖、高血压、缺乏运动、营养失衡、吸烟等）的关注，世界心脏联盟将每年9月的最后一个星期日定为世界心脏日，"健康的心，快乐人生"是它的永恒主题。世界心脏日作为预防心血管疾病的手段，开展控制危险因素的宣传教育活动，目的是促进全球心血管疾病的预防，为各个成员国共享和传播心血管疾病预防的最新资讯创造良好的机会。2021年9月29日是第22个世界心脏日，主题是"use heart to connect"，强调连接与联系，以心相连，以心相通。

【病因和发病机制】

（一）病因

冠心病的病因尚不明确，目前认为是多种因素作用于不同环节所致，这些因素称为危险因素或易患因素。冠心病的危险因素中无法改变者称为不可改变因素；可以通过医疗和护理干预降低或消除其致病的危险性，从而降低CAD的发病危险者，称为可改变因素。

1. 不可改变因素

（1）年龄、性别：本病多见于40岁以上人群，近年来发病呈年轻化趋势。男性发病率高于女性，但女性在更年期后发病率增加。

（2）CAD家属史：近亲属中有CAD患者，尤其是男性＜55岁、女性＜65岁发生急性心肌梗死或死于CAD者，CAD的发病率增加。

2. 可改变因素

（1）血脂异常：脂质代谢异常是冠状动脉粥样硬化最重要的危险因素，包括总胆固醇（TC）、甘油三酯（TG）、低密度脂蛋白胆固醇（LDL-C）或极低密度脂蛋白胆固醇（VLDL-C）增高及载脂蛋白B（ApoB）增高，高密度脂蛋白胆固醇（HDL-C）减低及载脂蛋白A（ApoA）降低。

（2）高血压：高血压患者的冠心病发病率较血压正常者高3~4倍，收缩压和（或）舒张压增高均与本病关系密切。

（3）吸烟：吸烟者发病率和病死率较不吸烟者增高2~6倍，且与每日吸烟的支数成正比。被动吸烟也是冠心病的危险因素。

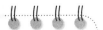

（4）糖尿病和糖耐量异常：糖尿病患者本病的发病率较非糖尿病者高 2~5 倍，且冠心病患者常合并糖耐量减低。胰岛素抵抗与本病的发生也有密切关系。

（5）其他：上述因素被称为冠心病的主要危险因素，其他可改变的危险因素还包括：① A 型性格；②口服避孕药；③不健康生活方式：缺少体力活动，肥胖，进食过多的动物脂肪、胆固醇、糖和钠盐。

（二）动脉粥样硬化的发病机制

动脉粥样硬化的发生机制尚不明确，曾有多种学说从不同角度进行阐述，包括脂肪浸润学说、内皮损伤反应学说、血小板聚集和血栓形成假说、平滑肌细胞克隆学说等。目前大多数学者支持内皮损伤反应学说，认为由于各种危险因素的综合作用，造成动脉内膜损伤，进而继发一系列炎症 - 纤维增生性反应，导致动脉粥样硬化病变的形成。其过程包括以下几个阶段。

1. 脂质点和脂质条纹形成　由于动脉内膜长期在血脂异常等危险因素的作用下出现内膜受损，使低密度脂蛋白胆固醇（LDL-C）进入动脉内膜下并形成氧化 LDL-C，加重内膜损害。随后，单核细胞和淋巴细胞从内皮细胞间移入内膜下成为巨噬细胞，并吞噬氧化 LDL-C 形成泡沫细胞。在病变初期，泡沫细胞小范围积聚，在动脉内膜出现小黄点，称为脂质点。当泡沫细胞成层出现时，则在动脉内膜形成黄色条纹，称为脂质条纹。

2. 斑块前期　充满氧化 LDL-C 的巨噬细胞可以合成和分泌多种生长因子和炎症介质，促使动脉内膜斑块的生长和炎症反应，并促使平滑肌细胞从中膜迁移至内膜并增殖，这种迁移和增殖的平滑肌细胞也可吞噬脂质形成泡沫细胞，使泡沫细胞在动脉内膜和中膜平滑肌之间积聚增多形成脂核（但尚未形成脂质池），此时称为斑块前期。

3. 粥样斑块形成　生长因子和炎症介质进一步促进平滑肌细胞的增殖和单核细胞的吸附，脂质积聚增多，形成脂质池，使动脉内膜结构破坏，动脉壁变形。

4. 纤维粥样斑块期　随着粥样斑块的不断增大，斑块表面内膜破坏，纤维增生覆盖于脂质池上面形成纤维帽，并向动脉管腔内突出，管腔变窄。

5. 复合病变　炎症反应、应激、血流动力学变化等致斑块不稳定因素，使纤维帽变薄、破裂、出血、坏死、溃疡、钙化，斑块破裂释放组织因子、血小板活化因子、炎症因子等，使血小板聚集，形成附壁血栓。血栓形成后，促使结缔组织和平滑肌细胞增生，粥样斑块钙化，导致动脉壁硬化、弹性减弱、管腔逐渐狭窄甚至完全闭塞。

临床上将动脉粥样斑块分为稳定型斑块和不稳定型斑块。稳定型斑块是指纤维帽较厚而脂质池较小的斑块，因此其不易破裂。不稳定型斑块的纤维帽较薄，脂质池较大而容易破裂，是急性冠脉综合征发生的病理基础。

【分型】

1979 年，WHO 将冠心病分为无症状性心肌缺血、心绞痛、心肌梗死、缺血性心肌病和猝死五型。目前，临床上根据发生机制和治疗原则的不同将冠心病分为慢性冠脉疾病（chronic coronary artery disease，CAD）和急性冠脉综合征（acute coronary syndrome，ACS）。慢性冠脉疾病也称为稳定型缺血性心脏病（stable ischemic heart disease，SIHD），包括稳定型心绞痛、新发心绞痛、稳定型胸痛综合征，也包括已经实施过冠状动脉介入治疗和冠状动脉旁路移植术后的患者等。ACS 包括不稳定型心绞痛（unstable angina，UA）、非 ST 段抬高心肌梗死（non-ST segment elevation myocardial infarction，NSTEMI）及 ST 段抬高心肌梗死（ST-segment elevation myocardial infarction，STEMI），也包括冠心病猝死。

一、稳定型心绞痛

稳定型心绞痛（stable angina pectoris）是在冠状动脉狭窄的基础上，由于心肌负荷增加而引起心肌急剧的、暂时的缺血与缺氧的临床综合征，又称劳力性心绞痛。其典型特点为阵发性的胸骨后或心前区压榨性疼痛或憋闷感，可放射至下颌及左上肢尺侧，常发生于劳力负荷增加时，持续数分钟，休息或使用硝酸酯制剂后疼痛或憋闷感消失。本病的临床特征是疼痛发作的程度、频率、持续时间、性质及诱因等在数周或数月内无明显变化。

【病因和发病机制】

稳定型心绞痛的基本病因是冠状动脉粥样硬化。正常情况下，冠状动脉循环血流储备力量很大，其血流量可随身体的生理情况发生显著的变化。当机体从事剧烈体力活动、情绪激动等对氧的需求增加时，冠状动脉适当扩张，血流量增加（可增加 6~7 倍），达到供求平衡。当冠状动脉粥样硬化致冠状动脉狭窄或部分闭塞时，其扩张性减弱，血流量减少，在休息时尚能满足心肌的需求，因而无心绞痛症状。一旦心脏负荷突然增加，如在劳力、情绪激动、饱餐、寒冷等情况下，使心肌氧耗量增加，对血液的需求增加，而冠状动脉的供血却不能相应增加以满足心肌对血液的需求，即可引起心绞痛。这种心脏缺血称为需氧增加性心肌缺血（demand ischemia）。

心绞痛发作时，产生疼痛的直接因素可能是在缺血缺氧的情况下，心肌内积聚过多的代谢产物，如乳酸、丙酮酸、磷酸等酸性物质或类似激肽的多肽类物质，刺激心脏内自主神经的传入神经纤维末梢，经 1~5 胸交感神经节和相应的脊髓节段传到大脑，产生疼痛感觉。这种反映在与自主神经进入水平相同脊髓节段的脊神经所分布的区域，即胸骨后及两臂的前内侧与小指，尤其是在左侧，产生放射痛。

【临床表现】

1. 症状 以发作性胸痛为主要临床表现，典型的疼痛特点如下。

（1）部位：主要在胸骨体中段或上段之后，可波及心前区，界限不清楚，常放射至左肩、左臂内侧达环指和小指，或至颈、咽或下颌部。

（2）性质：为压迫、发闷、紧缩、烧灼感，但不尖锐，不像针刺或刀割样锐痛，偶伴濒死感。发作时患者常不自觉地停止原来的活动。部分患者仅感胸闷不适。

（3）诱因：本病常由体力劳动、情绪激动、饱餐、寒冷、吸烟、心动过速、休克等诱发。胸痛常发生在劳力或情绪激动的当时。

（4）持续时间：疼痛出现后常逐渐加重，3~5 min 内逐渐消失，一般不超过半小时。可数月发作一次，也可数日或数周发作一次。

（5）缓解方式：休息或含服硝酸甘油疼痛可缓解。

2. 严重程度 加拿大心血管病学会（CCS）将心绞痛的严重程度分为 4 级（表 3-3）。

表 3-3 加拿大心血管病学会（CCS）心绞痛分级

分级	一般体力活动（步行、登楼）受限情况	诱发心绞痛的活动
Ⅰ级	不受限	强、快或持续用力的活动
Ⅱ级	轻度受限（平地步行 200 m 以上或登一层楼以上）	快步行走、饭后、寒冷或风中、精神应激
Ⅲ级	明显受限	平地步行 200 m 或登一层楼
Ⅳ级	完全受限	轻微活动或休息时

3. 体征 心绞痛发作时，患者可出现面色苍白、出冷汗、心率增快、血压升高。心尖部听诊有时出现第四心音奔马律，可有暂时性心尖部收缩期杂音。

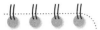

【辅助检查】

1. 实验室检查　检查血糖、血脂，了解是否存在冠心病危险因素。胸痛发作明显者需检查血清心肌损伤标志物，包括心肌肌钙蛋白 I 或 T、肌酸激酶（CK）及肌酸激酶同工酶（CK-MB）。

2. 心电图检查　心电图检查为诊断心绞痛、发现心肌缺血最常用的检查方法。

（1）静息心电图：约有半数患者胸痛未发作时静息心电图正常，也可出现非特异性 ST 段和 T 波异常或陈旧性心肌梗死的改变。

（2）心绞痛发作时心电图：可出现暂时性心肌缺血引起的 ST 段压低（≥0.1 mV），有时出现 T 波倒置，发作缓解后恢复。平时 T 波倒置的患者，心绞痛发作时可变为直立（"假性正常化"）。

（3）心电图运动试验：通过踏板或蹬车等运动，增加心脏负担，以诱发心肌缺血，协助诊断可疑心绞痛者。阳性标准为运动中出现典型心绞痛，心电图出现 ST 段水平型或下斜型压低≥0.1 mV，持续 2 min。当运动过程中出现心绞痛、步态不稳、血压下降、室性心动过速等表现时，应立即停止运动，并视情况作适当处理。

（4）心电图连续动态监测：记录 24 h 动态心电图，分析心电图 ST-T 改变和各种心律失常，并将异常心电图出现的时间与患者的活动和症状相对照，以确定心绞痛诊断，也可检出无痛性心肌缺血。

3. CT 冠状动脉成像（CTA）　CTA 可进行冠状动脉二维或三维重建，以判断冠状动脉管腔狭窄程度和管壁钙化情况。未发现钙化及狭窄者基本上可排除冠心病。但管壁有钙化时，对管腔狭窄严重程度的判断存在一定的局限性。

4. 冠状动脉造影　冠状动脉造影目前仍然是诊断冠心病的"金标准"（详见本章第十二节循环系统疾病常用诊疗技术及护理）。选择性冠状动脉造影可使左、右冠状动脉及其主要分支得到清楚的显影，可以发现狭窄的病变部位，并可估计狭窄的程度，根据直径变窄的比例分为4 级：Ⅰ级，25%～49%；Ⅱ级，50%～74%；Ⅲ级，75%～99%，为严重狭窄；Ⅳ级，100%，即完全闭塞。一般血管直径狭窄 70%～75% 或以上会严重影响供血。

5. 其他　超声心动图检查常无异常，有陈旧性心肌梗死或严重心肌缺血者，可探测到坏死区或缺血区心室壁运动异常。放射性核素检查利用放射性铊心肌显像所示灌注缺损提示心肌供血不足或消失，对心肌缺血的诊断有较大价值。

【诊断要点】

根据典型的发作性胸痛，结合冠心病危险因素，除外其他原因所致心绞痛，一般即可建立诊断。如仍不能诊断，可考虑作心电图运动试验。CTA 有助于无创性评价冠状动脉管腔狭窄程度及管壁病变的性质和分布。冠状动脉造影可以明确诊断及评估病变严重程度，并可指导进一步治疗。

【治疗要点】

（一）发作时的治疗

发作时治疗目的是立即减轻疼痛。

1. 休息　发作时立即休息，一般患者停止活动后症状即可逐渐消失。

2. 药物治疗　选用作用较快的硝酸酯类制剂，除可扩张冠状动脉，增加冠状动脉血流量外，还可扩张周围血管，增加静脉容量，降低心脏负荷，从而缓解心绞痛。①硝酸甘油 0.5 mg，舌下含服，1～2 min 内显效，约 30 min 后作用消失。②硝酸异山梨酯 5～10 mg，舌下含服，

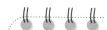

2 ~ 5 min 显效，作用维持 2 ~ 3 h。

（二）缓解期的治疗

缓解期患者一般不需卧床休息，尽量避免各种诱因。

1. 控制或减少危险因素　研究表明，合理控制危险因素可以使动脉粥样硬化延缓甚至逆转消退。选择清淡饮食，避免饱餐。戒烟，限酒。合理安排生活与工作，适当进行体力活动，保持心情舒畅。

2. 药物治疗　治疗的目的包括缓解症状和预防急性心肌梗死（acute myocardial infarction，AMI）及死亡。

（1）改善缺血、减轻症状的药物

1）β 受体阻断药：通过抑制心脏 β 肾上腺素能受体，减慢心率，减弱心肌收缩力，降低血压，从而减少心肌氧耗量，达到减少心绞痛发作的作用。常用药物有美托洛尔 25 ~ 100 mg，每日 2 次；阿替洛尔 12.5 ~ 25 mg，每日 1 次；也可以用比索洛尔、卡维地洛等。禁用于严重心动过缓、高度房室传导阻滞、窦房结功能紊乱、有明显支气管痉挛或支气管哮喘的患者。

2）硝酸酯制剂：为非内皮依赖性血管扩张药，可减少心肌需氧和改善心肌灌注，降低心绞痛的发作频率和程度。常用硝酸甘油皮肤贴剂（5 mg，贴于胸前或上臂皮肤，要定时揭去）、硝酸异山梨酯（普通片 5 ~ 20 mg，每日 3 ~ 4 次口服；缓释片 20 ~ 40 mg，每日 1 ~ 2 次口服）和单硝酸异山梨酯（普通片 20 mg，每日 2 次口服；缓释片 40 ~ 60 mg，每日 1 ~ 2 次口服）。

3）钙通道阻断药：通过抑制钙离子进入细胞内和其在心肌细胞兴奋 - 收缩耦联中作用而抑制心肌收缩，减少氧耗；扩张冠状动脉，改善心内膜下心肌供血；扩张周围血管，减轻心脏负荷，从而缓解心绞痛；降低血液黏滞度，抗血小板聚集，改善心肌微循环。常用药物有：非二氢吡啶类，如维拉帕米（普通片 40 ~ 80 mg，每日 3 次口服；缓释片 240 mg，每日 1 次口服）、地尔硫䓬（普通片 30 ~ 60 mg，每日 3 次口服；缓释片 90 mg，每日 1 次口服）。二氢吡啶类，如硝苯地平控释片（拜新同，30 mg，每日 1 次口服）、氨氯地平（5 ~ 10 mg，每日 1 次口服）。维拉帕米和地尔硫䓬不能用于严重心动过缓、高度房室传导阻滞和病态窦房结综合征患者。

4）其他药物：主要用于对 β 受体阻断药或钙通道阻断药有禁忌、不能耐受或症状不能有效控制者，如曲美他嗪、尼可地尔、盐酸伊伐雷定，均可治疗心肌缺血，改善心绞痛症状。活血化瘀和祛痰通络的中医中药治疗目前也较为常用。

（2）预防急性心肌梗死和死亡、改善预后的药物

1）抗血小板药：抗血小板黏附和聚集的药物可防治血栓形成，有助于防止急性心肌梗死发生，常用阿司匹林 75 ~ 150 mg，每日 1 次，可使急性心肌梗死和死亡的危险性降低 33% ~ 34%。对于阿司匹林有禁忌者，给予氯吡格雷 75 mg，每日 1 次。

2）他汀类药物：首选调血脂药，通过降低低密度脂蛋白胆固醇（LDL-C）和总胆固醇（TC）水平，延缓斑块进展并稳定斑块，减少心血管事件的发生率和降低 CAD 死亡率。LDL-C 每降低 1.0 mmol/L，可使 CAD 死亡率和心肌梗死发生率降低 20% ~ 25%，治疗目标水平应达到 LDL-C<1.8 mmol/L（70 mg/dl）。常用药物包括辛伐他汀（20 ~ 40 mg，每晚 1 次）和阿托伐他汀（10 ~ 80 mg，每日 1 次）等。

3）β 受体阻断药：可降低心肌耗氧、降低心血管事件发生率。

4）血管紧张素转换酶抑制药（ACEI）或 ARB：可降低 CAD 患者急性心肌梗死和死亡事件的发生率。常用卡托普利（12.5 ~ 50 mg，每日 3 次）和依那普利（5 ~ 10 mg，每日 2 次）等。不能耐受 ACEI 类药物者可使用 ARB。

3. 血管重建治疗　包括经皮冠状动脉介入治疗（详见本章第十二节循环系统疾病常用诊疗技术及护理）和冠状动脉旁路移植术（详见《外科护理学》相关内容）。重建方法需根据冠状动脉的病变情况和患者对开胸手术的耐受程度等因素综合考虑。

【护理】

（一）护理评估

1. 病史　评估患者本次胸痛发作有无明显诱因，疼痛部位、性质、剧烈程度如何，持续多长时间，休息或含服硝酸甘油后胸痛是否缓解，有无面色苍白、出冷汗等伴随症状。有无高血压、血脂异常、糖尿病、吸烟等危险因素及冠心病病史，是否进行过诊治，目前服用哪些药物及进行过哪些相关检查等。患者的工作、生活、作息是否规律，性格是否急躁。

2. 心理社会评估　患者胸痛发作时有压迫感、憋闷感或紧缩感，易产生焦虑、紧张等情绪。护士应充分了解患者的心理状况并给予心理支持。

3. 身体评估　评估患者的生命体征，有无心率增快、血压升高，听诊有无奔马律、心尖部收缩期杂音等。

4. 辅助检查　评估静息心电图和心绞痛发作时心电图的变化，采集血标本检测心肌标志物，评估心肌有无损伤。

（二）常见护理诊断／问题

1. 疼痛：胸痛　与心肌缺血缺氧有关。

2. 活动无耐力　与冠状动脉供氧减少造成氧的供求平衡失调有关。

（三）护理目标

（1）患者知晓如何避免胸痛发作的诱因，胸痛发作时能够有效缓解疼痛。

（2）患者能够积极、主动地按活动计划活动，活动耐力增加，活动后无不适反应。

（四）护理措施

1. 疼痛：胸痛　与心肌缺血缺氧有关。

（1）休息与活动：心绞痛发作时应立即停止活动，协助患者安静休息。缓解期患者一般不需要卧床休息。

（2）心理护理：保持乐观情绪，避免过度劳累和情绪激动。当发现患者出现紧张、焦虑、抑郁等情况时，及时指导其进行放松训练和生物反馈训练，并给予适当的心理支持，减轻或消除患者的情绪反应。

（3）饮食护理：控制膳食总热量，选择低脂、低胆固醇、低钠、低糖饮食，避免进食过饱。根据患者的体重指数（BMI）和腰围控制总热量，以维持正常体重为宜。BMI 维持在 $20 \sim 24 \ kg/m^2$。腰围：男性 $\leqslant 85 \ cm$，女性 $\leqslant 80 \ cm$。超过正常体重者，应减少每日进食总热量。脂肪摄入量不应超过每餐总热量的 30%，其中饱和脂肪酸不超过 10%。胆固醇的摄入量不超过 500 mg/d。选择植物油为食用油，避免食用动物脂肪、反式脂肪酸和胆固醇含量较高的食物，如肥肉、动物内脏、蛋黄、奶油及其制品、椰子油、可可油。选择低胆固醇、低动物性脂肪食物，如鱼肉、鸡肉、各种瘦肉、豆制品。多食新鲜蔬菜、瓜果等富含维生素 C 的食物。限制酒及含糖食物摄入。合并高血压或心力衰竭者限制钠盐，摄入量应限制在 5 g/d 以内。

（4）病情观察：评估患者疼痛的部位、性质、程度、持续时间及缓解方式。观察患者疼痛发作时有无面色苍白、大汗、恶心、呕吐等伴随症状。疼痛发作时测量生命体征，描记心电图，判断病情进展情况。

（5）用药护理：①硝酸甘油具有扩张外周血管和降低血压的作用。含服硝酸甘油时，协助患者取坐位或卧位，防止发生直立性低血压。静脉滴注时，应控制滴数，并告知患者及家属不可擅自调节滴数，以免发生低血压。部分患者使用硝酸甘油后出现颜面潮红、头痛、心悸等，应告知患者是由于药物造成头面部血管扩张所致，以解除患者的顾虑。②使用钙通道阻断药的患者会出现外周水肿、便秘、心悸、面部潮红、头痛、头晕、虚弱无力等症状，应注意观察并做好用药指导。③应用他汀类药物时，严密监测转氨酶及肌酸激酶等，及时发现药物可能引起的肝损害和肌病。

2. 活动无耐力　与冠状动脉供氧减少造成氧的供求平衡失调有关。

（1）评估活动受限程度：评估患者心绞痛发作导致的活动受限程度。

（2）避免诱因：与患者共同找出导致心绞痛发作的活动诱因，如过度体力劳动，做屏气用力动作（推、拉、抬、举、用力排便等），并注意避免。对于规律性发作已知诱因（如就餐、排便）的劳力性心绞痛，活动前预防性含服硝酸甘油。

（3）制订合理的活动计划：根据患者的活动能力制订合理的活动计划，鼓励患者参加适当的体力劳动和体育运动，一方面有利于促进侧支循环的建立，提高活动耐量；另一方面有利于降低体重和血脂，减缓动脉粥样硬化的进程。运动量最好通过运动负荷试验来决定，应以不过多增加心脏负担和不引起胸部不适为原则。鼓励患者每日运动 $30 \sim 60$ min，每周至少活动 $3 \sim 5$ 次，遵循循序渐进的原则。运动方式可根据患者的运动习惯选择散步、慢跑、骑车、做体操、打太极拳或其他有氧运动，避免竞赛活动和屏气用力动作及剧烈活动。

（4）观察和处理不良反应：监测患者活动过程中有无胸痛、呼吸困难、脉搏增快、血压升高或降低等反应。如出现异常情况，应立即停止活动，并给予含服硝酸甘油、吸氧等处理。

【健康教育】

1. 控制危险因素　评估患者的危险因素，与患者共同制订有效的行为改变计划，减少心血管事件的发生。指导患者改变生活方式：①合理膳食，进食低脂、低胆固醇、低钠、低糖饮食，多食蔬菜、水果和富含粗纤维的食物，少量多餐，避免暴饮暴食。②戒烟，限酒。③适当运动：选择有氧运动，注意劳逸结合，保证充足睡眠。运动中如出现不适症状，应立即停止运动。④戒烟、限酒：对吸烟者，应帮助其戒烟。习惯饮酒的患者建议饮红葡萄酒，每日饮酒量控制在男性 20 g 酒精、女性 10 g 酒精以内。⑤心态平衡：减少应激，保持心理平衡。

2. 避免诱发因素　告知患者及家属过度劳累、情绪激动、饱餐、用力排便、寒冷刺激等均可诱发心绞痛发作，应注意避免。

3. 疾病知识指导　指导患者积极治疗相关疾病，如高血压、糖尿病、高脂血症、肥胖症，维持血压、血糖、血脂在目标水平。教会患者及家属心绞痛发作时的缓解方法，胸痛发作时立即停止活动或舌下含服硝酸甘油。如含服硝酸甘油 $3 \sim 5$ min 后疼痛不缓解或恶化，立即拨打 120 急救电话，在等待救护车的同时含服第二片硝酸甘油，如 $3 \sim 5$ min 后疼痛仍不缓解，再含服一次，共含服三次，如疼痛仍不缓解，警惕急性心肌梗死的发生。

4. 用药指导　遵医嘱服药，不得擅自增减药量，自我监测药物的不良反应。外出随身携带硝酸甘油以备急用。硝酸甘油应放在棕色的玻璃瓶内保存，定位存放，用后立即盖紧瓶盖并放回原处。硝酸甘油药瓶一旦开启后，每 $3 \sim 6$ 个月更换一次，或当舌下含服无麻刺感时立即更换，以确保硝酸甘油的治疗作用。

二、急性冠脉综合征

急性冠脉综合征（acute coronary syndrome，ACS）是由急性心肌缺血引起的一组临床综合征，包括不稳定型心绞痛（UA）、非 ST 段抬高心肌梗死（NSTEMI）及 ST 段抬高心肌梗死（STEMI），是由于动脉粥样硬化不稳定斑块破裂或糜烂导致冠状动脉血栓形成所致。

【病因和发病机制】

急性冠脉综合征的病理机制是由于不稳定粥样斑块破裂或糜烂，引起血小板聚集、血栓形成、血管痉挛收缩及微血管栓塞，导致急性心肌缺血缺氧引起的一组临床症状，这种心肌缺血称为供氧减少性心肌缺血（supply ischemia）。破裂粥样斑块的大小及血管痉挛收缩度决定了冠状动脉阻塞的程度和特异的疾病过程。不稳定型心绞痛、非 ST 段抬高心肌梗死和 ST 段抬高心肌梗死是病因和临床表现相似但严重程度不同的 ACS 临床类型，其主要区别在于缺血严重程度以及是否导致心肌损伤。如果心脏标志物浓度在正常范围，则诊断为不稳定型心绞痛。当心脏标志物浓度超过正常范围时，则诊断为心肌梗死。心肌梗死患者的 ECG 出现 ST 段抬高，则为 ST 段抬高心肌梗死；反之，则为非 ST 段抬高心肌梗死。非 ST 段抬高心肌梗死常因心肌严重的持续性缺血导致心肌坏死，病理可见局灶性或心内膜下心肌坏死。

三、不稳定型心绞痛和非 ST 段抬高心肌梗死

【临床表现】

不稳定型心绞痛和非 ST 段抬高心肌梗死合称为非 ST 段抬高型急性冠脉综合征（non-ST segment elevation acute coronary syndrome，NSTE-ACS），主要表现为胸痛或胸部不适。不稳定型心绞痛的胸痛部位、性质与典型的稳定型心绞痛相似，但发生频率增加，程度更重，持续时间更长，一般达 10 min 以上，发作时伴有出汗、恶心、呕吐、心悸、气促等新的相关症状，休息和含服硝酸甘油不能有效缓解。少数不稳定型心绞痛患者心绞痛发作有明显诱因，称为继发性不稳定型心绞痛。①心肌氧耗增加：感染、甲亢、心律失常；②冠状动脉血流减少：低血压；③血液携氧能力下降：贫血和低氧血症。

临床不稳定型心绞痛有以下三种表现形式：

1. 静息型心绞痛　休息状态下或夜间发作心绞痛或较轻微活动即可诱发心绞痛，持续时间通常 >20 min，发作时表现为一过性 ST 段抬高的变异型心绞痛也包括在内。

2. 初发型心绞痛　1～2 个月之内新发生的较轻负荷所诱发的心绞痛（程度至少达 CCS Ⅲ级）。

3. 恶化型心绞痛　原有稳定型心绞痛在 1 个月内疼痛发作的频率增加、程度加重（CCS 分级至少增加一级，程度至少达 CCS Ⅲ级）、时限延长、诱因改变，硝酸酯类药物缓解作用减弱。

非 ST 段抬高心肌梗死与不稳定型心绞痛的主要区别在于心肌损伤标志物 cTnI 或 cTnT、CK-MB、肌红蛋白是否升高。

【辅助检查】

1. 心电图检查　疑有 ACS 的胸痛患者就诊后，应在 10 min 内做 12 导联心电图。胸痛发作时心电图出现一过性 ST 段（抬高或压低）和 T 波改变（低平或倒置），其中 ST 段的动态改变（≥0.1 mV 的抬高或压低）是严重冠状动脉疾病表现，可能演变为急性心肌梗死或猝死。心电图的动态改变可随着心绞痛的缓解而完全或部分消失，若持续 12 h 以上，提示可能发生非 ST 段抬高心肌梗死。

2. 连续心电监护　有助于发现无症状或心绞痛发作时的 ST 段改变。

3. 心肌损伤标志物　疑有 ACS 的胸痛患者均需在入院时和症状出现后 3～6 h 测定心肌损伤标志物。胸痛发作 6 h 内心肌损伤标志物阴性的患者，应在 6～12 h 内再次测定。在症状出现后 24 h 内，cTn 峰值超过正常对照值 99% 需考虑非 ST 段抬高心肌梗死的诊断。

整合小提示

结合发病机制解释：为什么须为可疑非 ST 段抬高心肌梗死患者检测心肌损伤标志物。

4. 冠状动脉造影　冠状动脉造影能够提供详细的血管相关信息，可明确诊断、指导治疗和评估预后。

5. 其他　超声心动图与放射性核素检查结果与稳定型心绞痛相似，但阳性率会更高。

【诊断要点】

根据典型的缺血性胸痛，持续时间在 10 min 以上，符合不稳定型心绞痛的三种表现之一，12 导联心电图无 ST 段抬高，即可诊断为不稳定型心绞痛，如有心肌损伤标志物升高，则诊断为非 ST 段抬高心肌梗死。对于不稳定型心绞痛诊断不明确者，可作心电图运动试验、冠状动脉造影等以明确诊断。

由于不稳定型心绞痛 / 非 ST 段抬高心肌梗死患者基础冠状动脉粥样硬化的严重程度及病变累及范围不同，形成急性血栓的危险性也不同，因此，需要针对患者的具体情况尽早进行危险分层，以便选择个性化的治疗护理方案。危险分层评估需在患者入院时进行，可应用 TIMI 危险得分和 GRACE 危险模型进行评估。TIMI 危险得分是根据入院时 7 个因素得分的总和预测 30 d 和 1 年的死亡风险（表 3-4），包括年龄≥65 岁、CAD 危险因素≥3 个、既往冠状动脉狭窄≥50%、心电图 ST 段改变、入院前 24 h 内发生 2 次及以上心绞痛、入院前 7 d 使用阿司匹林、心脏标志物升高，每存在 1 个得 1 分。GRACE 危险模型根据年龄、静息时心率、收缩压、血肌酐、Killip 分级、入院时心搏骤停、心脏标志物、ECG 上 ST 段改变 8 个预测因子预测院内和出院后 6 个月内发生死亡和心肌梗死的风险。

表 3-4　NSTE-ACS TIMI 危险得分

TIMI 危险得分	全因死亡率、新发或复发 MI、复发需要紧急血运重建的缺血事件（%）
0 ~ 1	4.7
2	8.3
3	13.2
4	19.9
5	26.2
6 ~ 7	40.9

美国著名专家 E.Braunwald 根据心绞痛的特点和基础病因，按照患者的年龄、心血管危险因素、心绞痛严重程度和发作时间、心电图、心脏损伤标志物和有无心功能改变等因素，将不稳定型心绞痛分为三级（表 3-5）。

表 3-5　不稳定型心绞痛严重程度分级（Braunwald 分级）

级别	定义	1 年内死亡或心肌梗死发生率（%）
严重程度		
Ⅰ级	严重的初发型心绞痛或恶化型心绞痛，无静息疼痛	7.3
Ⅱ级	亚急性静息型心绞痛（1 个月内发生过，但 48 h 内无发作）	10.3
Ⅲ级	急性静息型心绞痛（48 h 内有发作）	10.8
临床环境		
A	继发性心绞痛，在冠状动脉狭窄基础上存在加剧心肌缺血和冠状动脉以外的疾病	14.1
B	原发性心绞痛，无加剧心肌缺血的冠状动脉以外的疾病	8.5
C	心肌梗死后心绞痛，心肌梗死后 2 周内发生的不稳定型心绞痛	18.5

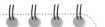

【治疗要点】

不稳定型心绞痛/非 ST 段抬高心肌梗死演变为 ST 段抬高心肌梗死和死亡的危险性较大，因此治疗的主要目的是即刻缓解缺血和预防严重不良后果，方法包括：抗缺血治疗、抗血小板与抗凝治疗和根据危险分层进行有创治疗。

1. 抗缺血治疗

（1）一般治疗：立即卧床休息、吸氧、心电监护，消除不良情绪。

（2）抗缺血药物：使用抗缺血药物主要目的是减少心肌氧耗量，扩张冠状动脉，缓解心绞痛。

1）硝酸酯类药物：心绞痛发作时立即舌下含服硝酸甘油 0.5 mg，3 ~ 5 min 后如疼痛不缓解，重复一次，连服 3 次后疼痛仍不缓解者，开始静脉滴注硝酸甘油或硝酸异山梨酯。静脉滴注硝酸甘油以 5 ~ 10 μg/min 开始，5 ~ 10 min 增加 10 μg/min，持续滴注，使用时应密切观察患者的胸痛程度和血压变化，逐渐调整剂量，至缺血症状缓解或出现明显副作用（头痛或血压开始下降，收缩压低于 90 mmHg 或平均动脉压下降 30 mmHg），最大剂量为 200 μg/min。硝酸甘油应逐渐减量，不能突然停用，症状消失 12 ~ 24 h 后改用硝酸异山梨酯、单硝酸异山梨酯口服，防止缺血加重。

2）β 受体阻断药：可以降低心肌氧耗，应早期使用，可以静脉使用，也可以口服，根据患者病情的严重程度而定，用药后安静时静息心率为 50 ~ 60 次 / 分。常用美托洛尔和阿替洛尔，注意禁忌证。

3）吗啡：对于连续 3 次舌下含服硝酸甘油胸痛症状不能缓解者，应给予吗啡 3 ~ 5 mg 静脉注射（或 5 ~ 10 mg，皮下注射），必要时每 10 ~ 30 min 重复使用一次。吗啡具有强烈的止痛和抗焦虑作用，并可以扩张静脉，降低心率和血压，达到降低心肌耗氧的目的。

4）钙通道阻断药：用于硝酸甘油和 β 受体阻断药治疗后仍有进行性胸痛或胸痛反复发作或诊断为变异型心绞痛的患者。对于血管痉挛性心绞痛患者，可作为首选药物。

2. 抗血小板与抗凝治疗

（1）阿司匹林和二磷酸腺苷（ADP）受体拮抗药：阿司匹林是抗血小板治疗的基石，诊断为 ACS 的患者入院后应立即给予阿司匹林。首次嚼服非肠溶制剂 150 ~ 300 mg，以后每日 75 ~ 150 mg 口服，长期服用。同时给予 ADP 受体拮抗药氯吡格雷或替格瑞洛可增加疗效，维持至少 1 年。

（2）血小板糖蛋白 Ⅱb/ Ⅲa（GP Ⅱb/ Ⅲa）受体拮抗药（GPI）：作用于血小板聚集的最后唯一通路，具有较强的抗血小板聚集作用，用于准备行冠状动脉造影和经皮冠状动脉介入治疗的患者，不常规使用。常用药物包括替罗非班和阿昔单抗。

（3）抗凝血药：所有患者均应在抗血小板治疗的基础上常规抗凝治疗。静脉滴注普通肝素或皮下注射低分子量肝素。静脉滴注普通肝素时，应根据活化部分凝血活酶时间（APTT）的监测结果调整剂量，应用 2 ~ 5 d 后改为皮下注射低分子量肝素，常用药物包括依诺肝素、那曲肝素等。另外，比伐芦定是直接抗凝血酶制剂，可与血液循环中的游离凝血酶、血栓结合的凝血酶中的催化位点和阴离子外结合位点发生特异性结合，而达到抑制作用，通过延长活化部分促凝血酶原时间而发挥抗凝作用。比伐芦定作用时间短暂、可逆，出血事件发生率低，主要适用于经皮冠状动脉介入治疗的患者。

3. 冠状动脉血运重建治疗　包括经皮冠状动脉介入治疗和冠状动脉旁路移植术。

4. 缓解期治疗（二级预防）　同稳定型心绞痛。

【护理】

（一）护理评估

护理评估参见稳定型心绞痛。

（二）常见护理诊断／问题

1. 疼痛：胸痛　与心肌缺血缺氧有关。

2. 潜在并发症：急性心肌梗死、猝死。

3. 活动无耐力　与冠状动脉供氧减少造成氧气供求平衡失调有关。

4. 焦虑　与心绞痛反复、频繁发作有关。

（三）护理目标

（1）胸痛发作时患者知晓有效的缓解措施。

（2）患者未发生急性心肌梗死或猝死。

（3）患者能够积极、主动地按活动计划活动，活动耐力增加，活动后无不适反应。

（4）患者情绪稳定，能有效地控制不良心理反应。

（四）护理措施

1. 疼痛：胸痛　与心肌缺血缺氧有关。

（1）参考稳定型心绞痛患者的胸痛护理。不稳定型心绞痛患者胸痛发作时应卧床休息，胸痛缓解后循序渐进增加活动量，由床上活动过渡至下床活动、使用便器等。遵医嘱给予药物治疗，密切观察药物的治疗作用和副作用，如胸痛缓解情况，心律、心率、ST 段、血压和血氧饱和度的改变情况。应用吗啡时，观察有无低血压和呼吸抑制表现，抗栓（凝）治疗中严密观察有无出血。

（2）吸氧：当发绀、呼吸困难、$SaO_2 < 90\%$ 或患者有其他高危表现时，应遵医嘱给予吸氧。

2. 潜在并发症：急性心肌梗死、猝死。

（1）入住 CCU：进行连续心电监护，及时发现心律失常和急性心肌缺血，根据患者疼痛持续时间、缓解情况、心电图变化、心肌标志物监测等情况动态判断是否演变为急性心肌梗死。高危患者备好急救药品和设备，并做好急诊经皮冠状动脉介入治疗（percutaneous coronary intervention，PCI）的准备。

（2）用药护理：遵医嘱及时给药，密切观察药物的治疗作用和副作用，如胸痛的缓解情况，心律、心率、ST 段、血压和血氧饱和度的改变等。

（3）冠状动脉造影和经皮冠状动脉介入治疗的护理：见本章第十二节循环系统疾病常用诊疗技术及护理。

知识链接

冠心病二级预防 ABCDE 原则	
代号	释义
A	aspirin（阿司匹林或联合使用氯吡格雷）抗血小板聚集 anti-anginal therapy 抗心绞痛治疗，如硝酸酯类制剂
B	β 受体阻断药 blood pressure control 控制血压
C	cholesterol lowing 控制血脂水平 cigarette quitting 戒烟
D	diet control 控制饮食 diabetes treatment 治疗糖尿病
E	exercise 鼓励有计划的、适当的运动锻炼 education 患者及家属健康教育，普及冠心病相关知识

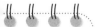

四、急性 ST 段抬高心肌梗死

ST 段抬高心肌梗死是急性心肌缺血性坏死，指在冠状动脉病变的基础上，由于不稳定斑块破裂、糜烂继发血栓形成，导致冠状动脉血供急剧减少或中断，使相应的心肌严重而持久地急性缺血导致心肌坏死。

【病因和发病机制】

ST 段抬高心肌梗死的基本病因是在冠状动脉粥样硬化基础上，一支或多支血管管腔急性闭塞，心肌血供急剧减少或中断，若持续时间达 20 ~ 30 min，心肌严重而持续缺血，即可发生急性心肌梗死。大量研究证明，大部分 ST 段抬高心肌梗死是由于不稳定的粥样硬化斑块破裂，继而出血和管腔内血栓形成，而使管腔闭塞。

促使斑块破裂出血和血栓形成的诱因包括：①晨起 6 ~ 12 时交感神经活动增强，机体应激反应增强，心肌收缩力增强，心率加快，血压升高，冠状动脉张力增高。②饱餐，特别是进食大量脂肪后，血脂升高，血液黏滞度增高。③重体力活动、情绪过度激动、血压剧升或用力排便时，左心室负荷加重。④休克、脱水、出血、外科手术或严重心律失常，致心排血量急剧下降，冠状动脉灌注量锐减。

【临床表现】

临床表现与梗死的面积大小、部位及侧支循环情况有密切关系。

1. 先兆　50% ~ 81.2% 的患者在发病前数日有乏力，胸部不适，活动时心悸、气短、烦躁、心绞痛等前驱症状，多数患者在发病前 2 个月内（尤其是 1 周内）有不稳定型心绞痛 / 非 ST 段抬高心肌梗死发生，心绞痛较以往发作频繁、程度较剧烈、持续时间长、硝酸甘油疗效差、诱发因素不明显，心电图示 ST 段一过性明显抬高或压低，T 波倒置或增高。及时发现并处理先兆，可使部分患者避免发生急性心肌梗死。

2. 症状

（1）疼痛：为最早出现也是最突出的症状。疼痛的性质和部位与心绞痛相似，但程度更剧烈，伴有大汗、烦躁不安、恐惧及濒死感，持续时间可达数小时或更长，休息和含服硝酸甘油不能缓解。部分患者疼痛可向上腹部放射而被误诊为急腹症或因疼痛向下颌、颈部、背部放射而误诊为牙痛、关节痛或其他疾病。少数患者无疼痛，一开始即表现为休克或急性心力衰竭。

（2）全身症状：一般在疼痛发生后 24 ~ 48 h 出现，表现为发热、心动过速、白细胞计数增高和红细胞沉降率增快等，因坏死心肌吸收所致。体温一般在 38℃ 左右，极少达到 39℃，持续约 1 周。

（3）胃肠道症状：疼痛剧烈时，患者常伴恶心、呕吐、上腹胀痛，与迷走神经受坏死心肌刺激和心排血量降低致组织灌注不足等有关。肠胀气也不少见，重症者可发生呃逆。

（4）心律失常：75% ~ 95% 的患者会发生心律失常，多发生在起病 1 ~ 2 d，24 h 内最多见。心律失常以室性心律失常最多，尤其是室性期前收缩。如出现频发（每分钟 5 次以上）、多源、成对出现的室性期前收缩，短阵室速或 R 在 T 上现象，常为室颤的先兆。室颤是急性心肌梗死早期（特别是入院前）患者的主要死因。前壁心肌梗死者易发生室性心律失常，下壁心肌梗死者易发生房室传导阻滞及窦性心动过缓。前壁心肌梗死如发生房室传导阻滞，表明梗死范围广泛，病情严重。

（5）心力衰竭：主要为急性左心衰竭，为心肌梗死后心肌收缩力显著减弱或不协调所致，可在起病最初几日内发生，或在疼痛、休克好转阶段出现。右心室心肌梗死者可一开始就出现右心衰竭的表现，伴血压下降。急性心肌梗死引起的心力衰竭采用 Killip 分级进行评估，

Killip 分级可见表 3-1。

（6）低血压和休克：疼痛发作期间可出现血压下降，未必是休克。如疼痛缓解而收缩压仍低于 80 mmHg，患者出现烦躁不安、面色苍白、皮肤湿冷、脉快而细、大汗淋漓、少尿、神志迟钝甚至晕厥，则为休克表现。当大面积梗死导致心肌广泛坏死时，心排血量急剧下降，可出现心源性休克。

3. 体征　心脏浊音界可正常或轻至中度增大。心率多增快，也可减慢，可有心律不齐。心尖部第一心音减弱，可闻及第三或第四心音奔马律。10%～20% 患者起病第 2～3 日出现心包摩擦音，为反应性心包炎所致。部分患者在心前区可闻及收缩期杂音或喀喇音，为二尖瓣乳头肌功能失调或断裂所致。胸骨左缘第 3～4 肋间隙新出现粗糙的收缩期杂音伴震颤，为室间隔穿孔所致。除急性心肌梗死早期血压可升高外，几乎所有患者都有血压下降。发生心力衰竭、休克者可出现相应的体征。

4. 并发症

（1）乳头肌功能失调或断裂：总发生率为 50%，二尖瓣乳头肌因缺血、坏死等使收缩功能发生障碍，造成二尖瓣脱垂及关闭不全。轻者可以恢复，重者可严重损害左心功能，导致发生急性肺水肿，患者在数日内死亡。

（2）心脏破裂：少见，常在起病 1 周内出现，多为心室游离壁破裂，造成心包积血，引起急性心脏压塞而猝死。

（3）栓塞：见于起病后 1～2 周，如为左心室附壁血栓脱落所致，则引起脑、肾、脾或四肢等动脉栓塞。如由下肢静脉血栓脱落所致，则产生肺动脉栓塞。

（4）心室壁瘤：主要见于左心室，较大的室壁瘤体检时可见左侧心界扩大，超声心动图可见心室局部有反常运动，心电图示 ST 段持续抬高。室壁瘤可导致心力衰竭、栓塞和室性心律失常。

（5）心肌梗死后综合征：于心肌梗死后数周至数月内出现，表现为心包炎、胸膜炎或肺炎。

【辅助检查】

1. 心电图　ST 段抬高型急性心肌梗死心电图呈特征性动态改变。对疑似患者，应在首次医疗接触（first medical contact，FMC）后 10 min 内记录 12 导联心电图，推荐记录 18 导联心电图，尤其是下壁心肌梗死，需加做 V_{3R}～V_{5R} 和 V_7～V_9 导联心电图。

（1）特征性改变

1）ST 段明显抬高呈弓背向上型，在面向坏死区周围心肌损伤区的导联出现。

2）宽而深的 Q 波（病理性 Q 波），在面向透壁心肌坏死区的导联出现。

3）T 波倒置，在面向损伤区周围心肌缺血区的导联出现。

在背向心肌坏死区的导联出现相反的改变，则 R 波增高、ST 段压低和 T 波直立并增高。

（2）动态性改变

1）在起病数小时内可无异常或出现异常高大两支不对称的 T 波，为超急性期改变。

2）数小时后，ST 段明显抬高，弓背向上，与直立的 T 波连接，形成单相曲线。数小时至 2 d 内出现病理性 Q 波，同时 R 波减低，为急性期改变（图 3-19）。Q 波 3～4 d 内稳定不变，之后 70%～80% 永久存在。

3）抬高的 ST 段可在数日至 2 周内逐渐回到基线水平，T 波逐渐平坦或倒置，为亚急性期改变。

4）数周至数月后，T 波呈 V 形倒置，两支对称，为慢性期改变。T 波倒置可永久存在，也可在数月至数年内逐渐恢复。

临床上可以根据出现上述变化的心电图导联诊断出相应的梗死部位（表 3-6）。

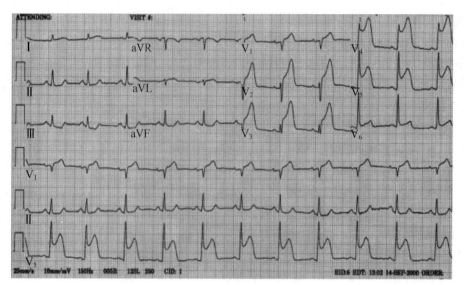

图 3-19　急性广泛前壁心肌梗死心电图

表 3-6　ST 段抬高的导联与梗死部位的关系

ST 段抬高的导联	心肌梗死的部位	ST 段抬高的导联	心肌梗死的部位
V_1、V_2、V_3	前间壁	Ⅱ、Ⅲ、aVF	下壁
$V_3 \sim V_5$	局限前壁	Ⅰ、aVL	高侧壁
$V_1 \sim V_5$	广泛前壁	$V_7 \sim V_8$	正后壁
$V_5 \sim V_7$	前侧壁	V_{3R}、V_{4R}	右室

2. 心肌损伤标志物　心肌梗死早期可有心肌肌钙蛋白 I（cTnI）或肌钙蛋白 T（cTnT）、肌红蛋白、肌酸激酶同工酶（CK-MB）升高，4～6 h 后肌酸激酶（CK）开始升高（表 3-7）。

表 3-7　血液中心肌损伤标志物的出现及恢复时间

心肌损伤标志物	开始升高时间	达到高峰时间	恢复正常时间
肌钙蛋白 I（cTnI）	3～6 h	12～24 h	7～10 d
肌钙蛋白 T（cTnT）	3～6 h	24～48 h	10～14 d
肌红蛋白	2 h	12 h	24～48 h
肌酸激酶同工酶（CK-MB）	4 h 以内	16～24 h	3～4 d

上述心肌损伤标志物中，肌红蛋白出现最早，但特异性差。cTnI 和 cTnT 出现稍迟，而特异性很高，如心肌梗死症状出现 6 h 内测定为阴性，则 6 h 后应复查。CK-MB 虽不如 cTnI 和 cTnT 敏感，但对早期（<4 h）急性心肌梗死的诊断具有较重要的价值。

3. 其他检查

（1）起病 24～48 h 后血液检查可见白细胞计数增加，中性粒细胞比例增多，嗜酸性粒细胞减少或消失，红细胞沉降率增快，C 反应蛋白增高。

（2）放射性核素检查是目前唯一能评价心肌存活性的影像技术。

（3）超声心动图检查有助于了解心室壁的运动和左心室功能，诊断室壁瘤、乳头肌功能失调、心包积液、室间隔穿孔等。

【诊断要点】

急性 ST 段抬高心肌梗死的诊断标准为：①缺血性胸痛的临床病史，持续时间在 30 min 以上。②心电图上相邻两个或两个以上导联 ST 段抬高（胸导联≥0.2 mV，肢体导联≥0.1 mV），并呈动态演变。③血清心肌损伤标志物浓度升高。对于老年患者，如胸痛症状不明显，但后两条标准均为阳性者，应考虑本病的可能，并按急性心肌梗死处理。急性心肌梗死与稳定型心绞痛的鉴别诊断要点列于表 3-8。

表 3-8　稳定型心绞痛与急性心肌梗死的鉴别诊断要点

鉴别诊断项	心绞痛	急性心肌梗死
疼痛特征		
部位	胸骨后，心前区	同心绞痛
性质	压榨性或窒息性	同心绞痛，但程度更剧烈
诱因	劳力、情绪激动、饱餐、寒冷	不常有
时限	短，1～5 min，不超过 15 min	长，>30 min，常达数小时
休息和服用硝酸甘油效果	有效	常无效
血压	升高或无明显改变	可降低，甚至休克
心包摩擦音	无	可有
坏死物质吸收的表现		
发热	无	常有
白细胞计数增加（嗜酸性粒细胞减少）	无	常有
红细胞沉降率增快	无	常有
心脏标志物	正常	升高
心电图变化	无变化或暂时性 ST-T 变化	特征性 ST-T 动态改变

【治疗要点】

对急性 ST 段抬高心肌梗死患者，强调早发现、早治疗，加强入院前的就地处理，并尽量缩短就诊、各种检查、处置、转运等时间。治疗原则是尽早使心肌得到再灌注，以挽救濒死的心肌，防止梗死面积扩大或缩小心肌缺血范围，保护和维持心脏功能，及时处理严重心律失常、泵衰竭和各种并发症，防止猝死。

1. 一般治疗　包括立即卧床休息、给氧、入住 CCU，进行心电、血压、呼吸及心肌缺血状况监测，详见护理部分。

2. 解除疼痛　心肌再灌注治疗开通梗死相关血管、恢复心肌血供是解除疼痛最有效的方法，但在再灌注治疗之前，应尽快使用药物解除疼痛。

（1）哌替啶 50～100 mg 肌内注射或吗啡 3～5 mg 静脉注射，必要时 5～10 min 后重复使用，可减轻患者交感神经过度兴奋和濒死感。

（2）硝酸甘油 0.5 mg 或硝酸异山梨酯 5～10 mg 舌下含服或静脉滴注，注意观察心率和血压。对于下壁、右室心肌梗死或低血压（收缩压<90 mmHg）患者，不宜使用。

（3）β 受体阻断药能减少心肌氧耗量和改善缺血区的氧供需失衡，缩小梗死面积，减少复发性心肌缺血、再梗死、恶性心律失常等，对降低急性期病死率有肯定疗效。无禁忌证者，24 h 内尽早口服或静脉从小剂量开始使用，如阿替洛尔、美托洛尔、比索洛尔，将心率降至55～60 次/分。

3. 再灌注心肌　《急性 ST 段抬高型心肌梗死诊断和治疗指南（2019）》建议患者管理从 FMC 开始，应最大限度地提高再灌注率。因此，在起病 3～6 h（最长 12 h）内使闭塞的冠状动脉

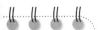

再通，心肌得到再灌注，濒临坏死的心肌可能得以存活或使坏死范围缩小，减轻梗死后心肌重塑，改善预后。

（1）直接冠状动脉介入治疗：有条件的医院对具备适应证的患者应尽快实施 PCI，争取就诊 - 气囊充气时间 [也称门球时间（door to balloon，D to B）] 在 90 min 以内，可获得较好的治疗效果（详见本章第十二节循环系统疾病常用诊疗技术及护理）。

（2）溶栓疗法：无条件实施 PCI 治疗，所有在症状发作后 12 h 内就诊的 ST 段抬高心肌梗死患者，若无禁忌证，均可考虑溶栓治疗。由于溶栓治疗的效果具有时间依赖性，以症状发生后 1~2 h 以内进行溶栓治疗效果最好，因此患者入院后应简化一切程序，争取将就诊 - 给药时间控制在 30 min 以内。患者发病虽已超过 12 h，但仍有进行性胸痛和心电图 ST 段抬高者，也可考虑溶栓治疗。有脑卒中病史，近期出血、创伤、近期手术史，严重而未控制的高血压（血压＞180/110 mmHg）、主动脉夹层等患者禁用溶栓治疗。

溶栓药物为纤溶酶原激活剂，可以溶解冠状动脉内的血栓，达到使闭塞的冠状动脉再通、心肌得到再灌注的目的。常用的溶栓药物如下：①尿激酶 150 万~200 万 U，30 min 内静脉滴注。链激酶 150 万 U 静脉滴注，60 min 内滴完，因其易产生过敏反应，已较少应用。②组织型纤溶酶原激活剂（t-PA），具有半衰期长、血浆清除慢、药物剂量和不良反应减少的特点，主要溶解已形成的纤维蛋白血栓，更适合院前使用，如瑞替普酶、兰替普酶。使用时需与肝素联合。③重组组织型纤溶酶原激活物（rt-PA），选择性激活血栓部位的纤溶酶原，半衰期短，安全性高，如阿替普酶、替奈普酶，使用时需与肝素联合。一般以 100 mg 在 90 min 内静脉使用，先静脉注射 15 mg，继而 30 min 内静脉滴注 50 mg，其后 60 min 内再滴注 35 mg。

（3）紧急冠状动脉旁路移植术：介入治疗失败或溶栓治疗无效但有手术指征的患者，宜争取在 6~8 h 内施行冠状动脉旁路移植术。

4. 抗凝治疗　溶栓治疗后采用抗凝治疗可以防止梗死面积扩大和再梗死发生，从而降低死亡率。常用药物为肝素或低分子量肝素，口服抗凝血药有阿司匹林或氯吡格雷。行直接 PCI 的患者术前需给予血小板 GP Ⅱ b/ Ⅲ a 受体拮抗药。

5. 消除心律失常　心律失常必须及时消除，以免演变为严重心律失常，甚至猝死。出现频发室性期前收缩或 R 在 T 上现象或短阵室速，立即应用利多卡因 50~100 mg 静脉注射，必要时可重复使用，继而以 1~3 mg/min 的速度静脉滴注维持，如室性心律失常反复发作，可用胺碘酮。当发生持续室速或室颤时，尽快采用同步直流电复律或除颤，并立即按心搏骤停处理（详见本章第四节）。缓慢型心律失常可用阿托品 0.5~1 mg 肌内或静脉注射，必要时采用临时心脏起搏器。室上性快速心律失常当药物不能控制时，可考虑用同步直流电复律。

6. 控制休克　主要为心源性休克，也有血容量不足、周围血管舒缩障碍等因素存在，因此，应在血流动力学监测下，采用升压药、血管扩张药、补充血容量和纠正酸中毒等抗休克处理。如上述处理无效，应选用在主动脉内气囊反搏术的支持下，即刻行直接 PCI，使冠状动脉及时再通，也可做急诊冠状动脉旁路移植术。

7. 治疗心力衰竭　主要是治疗急性左心衰竭，以应用吗啡和利尿药为主，也可选用血管扩张药，减轻左心室前、后负荷。心肌梗死发生后 24 h 内不宜用洋地黄制剂。右心室梗死造成急性右心衰竭的患者以扩容为主，一般不用利尿药和硝酸酯类制剂，防止引起严重的低血压和休克。

8. 其他治疗　尽早使用美托洛尔、阿替洛尔等 β 受体阻断药，可防止梗死范围扩大，改善心肌梗死预后。ACEI 中的卡托普利有助于改善恢复期心肌的重构，降低心力衰竭的发生率，从而降低死亡率。氯化钾 1.5 g、胰岛素 10 U 加入 10% 葡萄糖溶液 500 ml 中，配制成极化液，静脉滴注，每日 1~2 次，7~14 d 为一疗程，可促进心肌摄取和代谢葡萄糖，使 K^+ 进入细胞内，恢复细胞膜的极化状态，有利于心脏的正常收缩，减少心律失常。

9. 出院后二级预防药物治疗　详见本章第六节一、稳定型心绞痛。

【护理】

（一）护理评估

急性心肌梗死是心血管急症，护理评估的主要目的是明确患者是否为 ST 段抬高心肌梗死，护士应在最短时间内完成描记 18 导联心电图，心电、血压监测，给氧，建立静脉通道，采集血标本送检等，确保在 30 min 内给予溶栓治疗或 90 min 内给予 PCI 治疗。在此基础上，密切观察患者病情变化，根据患者一般情况逐步完成护理评估，不能延误抢救时间。

1. 病史　评估患者本次胸痛发作有无明显诱因，起病多长时间，疼痛部位、性质、剧烈程度如何，是否进行性加重，有无恶心、呕吐、头晕、乏力、呼吸困难、全身不适等伴随症状。有无高血压、血脂异常、糖尿病、吸烟等危险因素及冠心病病史，是否进行过诊治，目前服用哪些药物及进行过的相关检查等。工作、生活、作息是否规律，性格是否急躁。

2. 心理社会评估　急性心肌梗死胸痛发作时有濒死感，患者担心 PCI 或溶栓治疗效果，加之发生恶性心律失常时的不良感觉等，因此易产生恐惧心理。患者入住 CCU 后，活动耐力和自理能力下降，需要他人照护，长期服用药物，经济负担加重，担心疾病预后等，易产生焦虑情绪。护士应充分了解患者的心理状况及家属对疾病的认识和对患者的关怀、支持状况。

3. 身体评估　评估患者的神志、生命体征，密切观察心电监护的波形变化，注意心率及节律是否规整，有无意识障碍、血压下降、面色苍白、表情痛苦、大汗、呼吸困难、水肿、皮肤及黏膜出血点、瘀斑等。听诊有无奔马律、心脏杂音、肺部啰音等。

4. 辅助检查　观察心电图的特征性动态改变，定时采集血标本检测心肌标志物，评估血常规及血生化检查等有无异常。

（二）常见护理诊断／问题

1. 疼痛：胸痛　与心肌供血及供氧突然中断有关。
2. 活动无耐力　与心肌坏死、心脏功能下降导致组织供血、供氧不足有关。
3. 潜在并发症：心律失常、猝死、心力衰竭。

（三）护理目标

（1）患者疼痛程度减轻或消失。
（2）患者能够积极、主动地按活动计划活动，活动耐力增加，活动后无不适反应。
（3）及时发现并处理心律失常、猝死、心力衰竭，患者未发生猝死。

（四）护理措施

1. 急性疼痛：胸痛　与心肌供血及供氧突然中断有关。

（1）休息：急性期 12 h 内应绝对卧床休息，保持环境安静，并告知患者及家属休息可以降低心肌氧耗量，缩小梗死范围，减少心肌损害，有利于缓解疼痛，促进心功能恢复，以取得患者合作。

（2）饮食：胸痛发作时需禁食，症状减轻或消失后给予流质、半流质饮食，逐步过渡到低脂、低胆固醇饮食。伴有糖尿病者，给予糖尿病饮食，伴有高血压、心力衰竭者需限制钠盐摄入。注意多进食富含维生素及纤维素的食物，防止便秘。

（3）给氧：鼻导管给氧 2 ~ 4 L/min，增加心肌氧的供给。

（4）病情观察：持续进行心电监护，密切观察心率、心律、ST 段、生命体征、血氧饱和度、急性心肌缺血症状等，及时发现异常，并给予紧急处置。遵医嘱给予止痛治疗，观察药物的不良反应。

（5）心理护理：急性期患者常出现恐惧和焦虑，护士应向患者解释疾病特点与治疗配合要点，阐明不良情绪对疾病的影响。做好患者的心理疏导，鼓励患者树立战胜疾病的信心。

（6）溶栓治疗的护理

1）给药前准备：询问患者有无脑血管病史、活动性出血和出血倾向、近期大手术或外伤史等溶栓禁忌证，测血压，以了解是否有严重且尚未控制的高血压，并及时获取血常规、血小板、出凝血时间和血型的检查结果。

2）及时给药：迅速建立静脉通道，遵医嘱用药，确保自患者进入医院至溶栓药物注入患者体内的时间不超过 30 min。

3）观察药物的副作用：溶栓治疗最主要的副作用是出血，因此需严密观察各种出血征象，包括皮肤及黏膜出血、血尿、便血、咯血、颅内出血等，一旦出血，应紧急处置。对应用链激酶的患者，还应注意观察有无寒战、发热、皮疹等过敏反应表现。

4）观察溶栓治疗的效果：溶栓治疗有效的临床指征包括：①胸痛 2 h 内基本消失；②心电图 ST 段于 2 h 内回降>50%；③2 h 内出现再灌注性心律失常；④血清 CK-MB 峰值提前出现（14 h 以内）。

2. 活动无耐力　与心肌坏死、心脏功能下降导致组织供血、供氧不足有关。

（1）评估康复训练的适应证：过去 12 h 内无持续胸痛或再发胸痛，无心脏合并症，即无严重心律失常或心电图动态改变、无心力衰竭、无心源性休克或低血压等。静息心率 50～120 次/分。

（2）解释早期活动的意义：目前主张早期开始运动康复。向患者讲解卧床时间超过 6 h 后会出现去适应效应，易发生直立性低血压或原发性晕厥。因此，血流动力学稳定且无并发症的患者一般卧床时间不超过 12～24 h。病情稳定后，应逐渐增加活动量，可促进侧支循环建立，减缓动脉硬化和血栓形成，避免再发心肌梗死。适量运动有利于患者调整情绪，提高活动耐力，改善睡眠，增进食欲，增强康复信心，提高生命质量，预防心脏事件，延长生存期。

（3）制订个体化活动计划：根据患者的病情及评估结果，拟定个体化的运动处方。绝对卧床期间，在床上行肢体被动运动；24 h 后可进行肢体主动运动或低运动量的活动，如床上坐起、床边使用便器；第 3 日可在床旁站立，床旁慢走，以预防生理性去适应效应；第 4～5 日逐步增加活动量，直至每日行走 3 次，每次 50～100 m。卧床期间做好患者的生活护理。急性期 12 h 内患者床上排尿、排便。对于血流动力学不稳定或有持续缺血的患者，12～24 h 后可允许床边排便，并给予通便剂。

（4）做好活动中监测：患者住院期间的运动康复必须在严密监测下进行。避免或停止运动的指征：患者出现胸痛、心悸、气促、头晕等症状；运动时心率>20 次/分，收缩压≥110 mmHg；与静息时比较收缩压升高>40 mmHg 以上或下降>10 mmHg；心律失常，如室性或房性心动过速，二度以上房室传导阻滞；心电图 ST 段动态改变。

3. 潜在并发症：心律失常、猝死、心力衰竭。

1）严密监测病情：密切观察患者心电监护情况，及时发现心律失常，协助做好处置。观察患者有无呼吸困难、咳嗽、颈静脉怒张等心力衰竭症状，必要时做好有创血流动力学监测，及时发现心力衰竭征象并做好处理。

2）备好急救药物和抢救设备，如除颤器、临时起搏器，随时做好急救准备。

（五）护理评价

（1）患者主诉胸痛症状消失。

（2）患者能积极参与制订活动计划，能叙述避免或停止活动的指征，活动中未出现不适，自诉活动耐力增强。

（3）避免心律失常与心力衰竭的诱因，及时发现并恰当处理心律失常与心力衰竭。患者未发生猝死。

【健康教育】

1. 控制危险因素，纠正或避免诱因　向患者讲解急性心肌梗死的疾病特点，指导患者积极控制危险因素，延缓疾病进展，改善预后。将血压应控制在 140/90 mmHg 以下（维持在 130～139/80～85 mmHg），包括合并糖尿病或慢性肾脏病的患者。

2. 饮食与用药指导　进食低饱和脂肪和低胆固醇饮食，要求饱和脂肪占总热量的 7% 以下，胆固醇每日少于 200 mg，低密度脂蛋白应控制在 100 mg/dl 以下。合并糖尿病的患者应通过饮食控制、运动和降血糖治疗，使糖化血红蛋白控制在 7% 以下。强调药物治疗的必要性，告知使用药物的用法、作用和不良反应，教会患者进行自我监测脉搏、血压，如出现不适，及时就诊。

3. 运动康复指导　心脏康复包括住院期间康复、门诊康复和家庭持续康复。出院后鼓励患者每日活动，可根据个人爱好进行散步、慢跑、骑车、打太极拳或其他有氧活动，避免剧烈活动、竞赛性活动、举重等。运动锻炼应循序渐进、持之以恒，运动时间可由开始的每次 10～15 分钟逐渐延长至每次 30～60 分钟。每周至少活动 5 d。如有条件，可以参加心脏康复项目，以增加活动的依从性。心肌梗死后 6～8 周可恢复适度的性生活，如性生活后出现心率、呼吸增快持续 20～30 min，感到胸痛、心悸持续 15 min 或疲惫等情况，应节制性生活。经 2～4 个月的体力活动锻炼后，酌情恢复部分或轻度工作，以后部分患者可恢复全天工作，但需避免从事重体力劳动、驾驶、高空作业及其他精神紧张或工作量过大的工种。

4. 心理指导　心肌梗死患者出院后常会出现抑郁的情绪反应，发生率为 15%～20%，可鼓励患者采用认知行为治疗并积极参与社会活动以减轻抑郁症状。告诉家属对患者要积极配合和支持，并创造一个良好的身心休养环境，当患者出现紧张、焦虑或烦躁等不良情绪时，应予以理解并设法进行疏导，必要时要争取患者工作单位领导和同事的支持。对社会活动较少的患者，采用电话随访和参加心脏康复计划可以有效地减轻抑郁症状。

随堂测 3-6

小　结

冠心病是冠状动脉粥样硬化使血管腔狭窄或阻塞，导致心肌缺血缺氧或坏死而引起的心脏病。稳定型心绞痛、急性冠脉综合征是冠心病的常见类型。稳定型心绞痛典型特点为阵发性胸骨后或心前区压榨性疼痛。急性冠脉综合征是一组由急性心肌缺血引起的临床综合征，包括 UA、NSTEMI 及 STEMI，是由于动脉粥样硬化不稳定斑块破裂或糜烂导致冠状动脉血栓形成所致。NSTEMI 与 UA 的主要区别在于 NSTEMI 有心脏标志物的升高。STEMI 通常又称 AMI，是由于不稳定斑块破裂、糜烂导致血栓形成，冠状动脉血供急剧减少或中断，使相应心肌严重而持久地急性缺血导致心肌坏死。临床表现为胸骨后剧烈疼痛、全身症状、胃肠道症状和心电图进行性改变及血清心肌损伤标志物浓度升高，可发生心律失常、休克或心力衰竭。AMI 是临床急症，一旦发生，需要紧急溶栓治疗或行冠状动脉介入治疗。

（郭庆平）

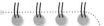
第七节 原发性高血压

导学目标

通过本节内容的学习，学生应能够：

◆ **基本目标**

1. 归纳原发性高血压的病因及危险分层、临床表现、治疗要点（抗高血压药的分类及作用机制）。

2. 说出高血压的诊断标准及分类。

3. 归纳原发性高血压急症的临床表现及治疗要点。

4. 应用护理程序对原发性高血压患者实施整体护理并进行健康教育。

◆ **发展目标**

综合运用原发性高血压的发病机制、临床表现、诊断和治疗要点，解决如何治疗和护理原发性高血压头痛问题。

◆ **思政目标**

在与患者和家属的接触中，体现尊重患者、保护隐私、耐心帮助的态度，融入慎独职业精神和爱伤的专业情感。

案例 3-5

某患者，男性，56 岁。发现"血压升高"3 年，间断性服用抗高血压药，血压波动较大，近两天有视物模糊、起床时头晕。体格检查：T 37℃，P 102 次 / 分，R 22 次 / 分，BP 180/118 mmHg，神志清楚，焦虑不安。半卧位，两肺底闻及湿啰音，左心大，心率快，心尖冲动位于左侧第 6 肋间隙锁骨中线外 1 cm，A2＞P2，心律齐。心电图示左心室肥厚。眼底检查可见小动脉变细、扭曲、反光增强。

请回答：

1. 目前患者高血压分级及危险分层是什么？

2. 该患者高血压导致了哪些靶器官损害？

3. 对该患者，应该怎样治疗与护理？

知识链接

世界高血压日（World Hypertension Day）

高血压是心脑血管病的危险因素，是最常见的心血管病，也是脑卒中和冠心病发病的最重要危险因素，被称为影响人类健康的"无形杀手"。20世纪70年代"世界高血压联盟"成立以来，致力于高血压的防治工作，并把每年的5月17日定为"世界高血压日"，以更好地在全球范围内唤起人们对高血压防治的重视。

为了履行"减轻血压升高带来的全球负担"这一使命，国际高血压学会（ISH）制定了世界范围内适用的《ISH2020国际高血压实践指南》，并于2020年5月6日正式发布。这是继1999年和2003年与世界卫生组织（WHO）联合发布高血压指南以来，ISH首次单独发布国际高血压指南。

高血压（hypertension）定义为多次重复测量后诊室收缩压≥140 mmHg和（或）舒张压≥90 mmHg，是一种常见的以体循环动脉压增高同时伴有不同程度的心排血量和血容量增加为主要表现的临床综合征。长期血压升高可引起严重心脏、脑、肾等靶器官损害，并最终导致功能衰竭。目前，在世界范围内，高血压仍是一种高患病率、高致残率、高死亡率及低知晓率、低服药率、低控制率的疾病，是导致人类残疾及死亡的重要疾病。

高血压可分为原发性及继发性两类。原发性高血压占总高血压患者的95%以上，通常简称为高血压。继发性高血压是某些疾病的临床表现之一，此类患者仅占高血压总数的5%左右。

整合小提示

《ISH2020国际高血压管理实践指南》制订的目的

国际高血压学会（ISH）制定了供全球范围内使用且面向18岁及以上成人的《ISH2020国际高血压管理实践指南》。ISH指南委员会参照近期发布且经过严格审核的、最新的相关指南凝练出了有循证支持的具体内容，并以实用的形式定制了"基本标准"和"最佳标准"两种管理标准，以便在资源匮乏或资源充足的情况下，临床医师、护理人员和社区健康工作者均可采用。

【病因和发病机制】

原发性高血压的病因和发病机制尚未明确。其病因为多因素（尤其是遗传因素和环境因素）交互作用的结果。研究显示，高血压与遗传、腹型肥胖、摄盐过多、精神应激、吸烟、药物等因素有关。因此，高血压是多因素、多环节、多阶段和个体差异性较大的疾病。目前认为其发病机制是在各种因素的影响下通过以下环节致使血压的调节功能失调而产生的。

1. 神经机制　各种原因使大脑皮质下神经中枢功能发生变化，各种神经递质浓度与活性异常，最终使交感神经系统活性亢进，血浆儿茶酚胺浓度升高，外周血管阻力增强而导致血压升高。

2. 肾脏机制　各种原因引起肾性水、钠潴留，机体为避免心排血量增高使组织过度灌注，全身阻力小动脉收缩增强，导致外周血管阻力增高。也可能通过排钠激素分泌增加，使外周血管阻力增高。

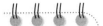

3. 肾素 - 血管紧张素 - 醛固酮系统（RAAS）激活　血管紧张素 Ⅱ（AT Ⅱ）是 RAAS 的主要效应物质，作用于血管紧张素 Ⅱ 受体（AT1），使小动脉平滑肌收缩，刺激肾上腺分泌醛固酮，这些作用均可使血压升高。近年来发现很多组织也有 RAAS 的各种组成成分。组织 RAAS 对心脏、血管的功能和结构所起的作用可能在高血压的发生和维持中有更大的影响。

4. 血管机制　大动脉和小动脉结构和功能的变化在高血压发病中发挥着重要作用。年龄增长以及各种心血管危险因素，导致血管内皮功能发生异常，使氧自由基产生增加，NO 灭活增强，发生血管炎症及氧化应激反应，从而影响动脉弹性和结构，导致收缩压升高，舒张压降低，脉压增大。目前认为，血管内皮功能障碍是高血压最早期和最重要的血管损害。

5. 胰岛素抵抗　近年来认为，胰岛素抵抗（insulin resistance，IR）是 2 型糖尿病和高血压共同的病理生理基础。IR 的发生是由于机体组织中胰岛素处理葡萄糖的能力减退，必须以高于正常的胰岛素释放水平来维持正常的糖耐量。多数学者认为，IR 造成的继发性高胰岛素血症使肾对水、钠的吸收增强，交感神经系统活性亢进，动脉弹性减退，从而使血压升高。

【临床表现】

（一）症状

原发性高血压起病缓慢，病程常达 10 ~ 20 年或以上。早期多无特殊症状，可于体格检查时测血压，或精神紧张、情绪激动、劳累后发现血压升高，多在休息后恢复正常。随血压升高，常见头晕、头痛、耳鸣、失眠、乏力等症状，也可出现视物模糊、鼻出血等较重症状，典型的高血压头痛在血压下降后即可消失。未经治疗的原发性高血压患者中，约 1% 表现为急进型高血压。其病情发展迅速，起病急骤，典型表现为血压显著升高，舒张压持续≥130 mmHg，伴有头痛、视物模糊、眼底出血、渗出和视神经乳头水肿，预后很差，肾损害最为显著。

（二）体征

高血压患者体征较少，体检可无特殊阳性发现，应重点检查周围血管搏动、血管杂音、心脏杂音等项目。病程较长者可出现心脏扩大，心脏听诊可有心尖部第四心音、主动脉瓣区收缩早期喷射性杂音等。

（三）并发症

长期、持久血压升高，可导致心脏、脑、肾等靶器官受损。

1. 脑部表现　以头痛、头晕为常见。血压急剧升高可发生脑血管痉挛，导致一过性脑缺血，出现头痛、失语、肢体瘫痪，历时数分钟至数日恢复。在长期的高血压血管病变的基础上，可致脑出血、脑血栓形成、脑梗死等。

2. 心脏表现　长期高血压可引起心脏形态和功能改变，如心肌肥厚、心脏增大。早期在心功能代偿时期症状可不明显。后期心功能失代偿，则出现左心衰竭的临床表现。合并冠状动脉粥样硬化的患者可有不同程度的心绞痛或心肌梗死。体格检查可有心脏扩大，主动脉瓣第二音亢进。心电图呈左心室肥厚。

3. 肾表现　长期持续高血压使肾小球囊内压升高，肾小球纤维化、萎缩，肾动脉硬化，导致肾实质缺血和肾单位不断减少。慢性肾衰竭是长期高血压的严重后果之一，尤其在合并糖尿病时。恶性高血压时，入球小动脉及小叶间动脉发生增殖性内膜炎及纤维素样坏死，可在短期内出现肾衰竭。长期高血压导致肾功能减退，晚期可出现氮质血症及尿毒症。

4. 视网膜表现　视网膜小动脉早期发生痉挛，随着病程进展出现硬化。血压急骤升高可引起视网膜渗出和出血。眼底检查有助于对高血压严重程度的了解，目前采用 Keith-Wagener 眼底分级法。Ⅰ级：视网膜动脉变细、反光增强；Ⅱ级：视网膜动脉狭窄、动静脉交叉压迫；Ⅲ级：在上述病变基础上有眼底出血及棉絮状渗出；Ⅳ级：在上述病变基础上出现视神经乳头水肿。

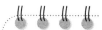

科研小提示

高血压患者一般会伴发多个合并症，并能影响心血管风险和治疗策略。合并症的数量随着年龄的增长以及高血压和其他疾病的流行而增加。

常见合并症包括冠状动脉疾病、脑卒中、慢性肾脏病、心衰以及 COPD。少见合并症包括风湿性疾病和精神疾病。以往的指南可能严重低估了少见合并症。

请根据现有证据对少见合并症发生状况进行系统综述。

（四）高血压急症和亚急症

1. 高血压急症　高血压急症（hypertensive emergencies）指原发性或继发性高血压患者在某些诱因的作用下，血压突然和显著升高（一般超过 180/120 mmHg），同时伴有进行性心脏、脑、肾等重要靶器官功能不全的表现。高血压急症包括高血压脑病、颅内出血（脑出血和蛛网膜下腔出血）、脑梗死、急性心力衰竭、急性冠脉综合征、主动脉夹层动脉瘤、子痫、急性肾小球肾炎等。少数患者舒张压持续＞130 mmHg，伴有头痛、视物模糊、眼底出血、渗出和视神经乳头水肿，肾损害突出，持续蛋白尿、血尿及管型尿，称为恶性高血压。应注意血压水平的高低与急性靶器官损害的程度并非成正比，但如血压不及时控制在合理范围内，会对脏器功能产生严重影响，甚至危及生命。

2. 高血压亚急症　高血压亚急症（hypertensive urgencies）是指血压明显升高，但不伴严重临床症状及进行性靶器官损害。患者可以有血压明显升高造成的症状，如头痛、胸闷、鼻出血和烦躁不安。

血压升高的程度不是区别高血压急症与亚急症的标准，区别两者的唯一标准是有无新近发生的急性进行性靶器官损害。

整合小提示

何为高血压急症？包括哪些疾病？这些疾病的病理生理过程如何？

【辅助检查】

辅助检查目的是直接提供危险因素，寻找继发性高血压存在的证据，检查是否伴有靶器官损害，检查应遵从由简到繁的顺序。

1. 基本项目　血生化（血钾、空腹血糖、血清总胆固醇、甘油三酯、高密度脂蛋白胆固醇、低密度脂蛋白胆固醇、尿酸和肌酐）；全血细胞计数、血红蛋白和血细胞比容；尿液分析（尿蛋白、尿糖和尿沉渣镜检）；心电图。

2. 推荐项目　24 h 动态血压监测、超声心动图、颈动脉超声、餐后 2 h 血糖、血同型半胱氨酸、尿白蛋白定量、眼底、胸部 X 线片、脉搏波传导速度以及踝臂血压指数等。

【诊断要点】

（一）诊断主要依据

诊断主要依据详见表 3-9 中国成人高血压分级，来自《中国高血压防治指南，2018》。诊室测量的血压值在未使用抗高血压药的情况下，不同时间测 3 次血压，收缩压≥140 mmHg 和（或）舒张压≥90 mmHg，即可诊断为高血压。患者既往有高血压史，正在使用抗高血压药，

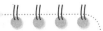

血压虽然正常，也诊断为高血压。此外，应结合病史、临床表现等对患者做出危险分层。动态血压监测对诊断有较高的价值。根据WHO减少家污染的倡议，于2020年全面废除汞柱式血压计的使用，电子血压计将是未来主要的血压测量工具。随着科学技术的发展，血压测量的准确性和便捷性将进一步改进，现在血压的远程监测和无创每搏血压的测量已初步应用于临床。

表3-9 中国成人高血压分级

分类	收缩压（mmHg）		舒张压（mmHg）
正常血压	<120	和	<80
正常高值	120～139	和（或）	80～89
高血压	≥140	和（或）	≥90
1级高血压（轻度）	140～159	和（或）	90～99
2级高血压（中度）	160～179	和（或）	100～109
3级高血压（重度）	≥180	和（或）	≥110
单纯收缩期高血压	≥140	和	<90

注：以上标准适用于18岁以上成人；当收缩压与舒张压分属不同的级别时，以较高的分级为准。

知识链接

血压状态的综合评估

高血压诊断也可参考家庭自测血压收缩压≥135 mmHg和（或）舒张压≥85 mmHg和24 h动态血压收缩压平均值≥130 mmHg和（或）舒张压平均值≥80 mmHg，白天收缩压平均值≥135 mmHg和（或）舒张压平均值≥85 mmHg，夜间收缩压平均值≥120 mmHg和（或）舒张压平均值≥70 mmHg进一步评估血压。一般来说，左、右上臂的血压相差<1.33～2.66 kPa（10～20 mmHg）。如果左、右上臂血压相差较大，要考虑一侧锁骨下动脉及远端有阻塞性病变。如疑似直立性低血压，还应测量平卧位和站立位血压。是否血压升高，不能仅凭1次或2次诊室血压测量值，需要经过一段时间的随访，进一步观察血压变化和总体水平。除诊室血压外，对于高血压患者，准确诊断和长期管理，更要充分利用家庭自测血压和动态血压的方法，全面评估血压状态，从而能够更有效地控制高血压。

（二）排除继发性高血压

在做出原发性高血压的诊断时，应排除其他疾病所致的继发性高血压。常见的有肾病（如肾小球肾炎、多囊肾、肾结核等肾实质性病变）、血管性疾病（如肾动脉狭窄、主动脉缩窄）、内分泌疾病（如嗜铬细胞瘤、原发性醛固酮增多症、皮质醇增多症）等。

（三）高血压的危险分层

高血压的危险分层简易评分表列于表3-10。高血压及血压水平是影响心血管事件发生和预后的独立危险因素，但并非唯一决定因素。因此，高血压患者的诊断和治疗不能只根据血压水平（表3-9），必须对患者进行心血管风险评估并分层，以便确定启动降压治疗的时机，采用优化的降压治疗方案，确立合适的血压控制目标，并实施危险因素的综合管理。

（四）影响心血管事件发生和预后的独立心血管危险因素

（1）高血压（1～3级）。

（2）年龄＞55岁（男），＞65岁（女）。

（3）吸烟。

（4）糖耐量受损和（或）空腹血糖受损。

（5）血脂异常：总胆固醇≥5.7 mmol/L（220 mg/dl）或低密度脂蛋白胆固醇＞3.3 mmol/L（130 mg/dl）或高密度脂蛋白胆固醇＜1.0 mmol/L（40 mg/dl）。

（6）早发心血管疾病家族史（一级亲属发病年龄，男性＜55岁，女性＜65岁）。

（7）腹型肥胖［腰围，男性≥90 cm，女性≥85 cm或肥胖（BMI≥28 kg/m²）］。

（8）血同型半胱氨酸≥10 µmol/L。

（五）影响心血管事件发生和预后的靶器官损害

（1）左心室肥厚。

（2）颈动脉超声：颈动脉内膜中层厚度≥0.9 mm或动脉粥样硬化斑块。

（3）颈-股动脉脉搏波传导速度≥12 m/s。

（4）踝臂血压指数＜0.9。

（5）肾小球滤过率降低［eGFR＜60 ml/（min·1.73 m²）］或血肌酐轻度升高［男性115~133 µmol/L（1.3~1.5 mg/dl），女性107~124 µmol/L（1.2~1.4 mg/dl）］。

（6）尿微量白蛋白：30~300 mg/24 h或白蛋白/肌酐≥30 mg/g（3.5 mg/mmol）。

（六）伴随临床疾患

（1）脑血管病（脑出血、缺血性脑卒中、短暂性脑缺血发作）。

（2）心脏疾病（心肌梗死、心绞痛、冠状动脉血运重建、慢性心力衰竭）。

（3）肾病（糖尿病肾病、肾功能受损，肌酐男性＞133 µmol/L、女性＞124 µmol/L，蛋白尿＞300 mg/24 h）。

（4）外周血管疾病。

（5）视网膜病变（出血、渗出或视神经乳头水肿）。

（6）糖尿病。

表3-10　高血压的危险分层简易评分表

危险因素和病史	1级高血压	2级高血压	3级高血压
无其他危险因素	低危	中危	高危
1~2个危险因素	中危	中危	极高危
≥3个危险因素或靶器官损害或糖尿病	高危	高危	极高危
并存临床状况	极高危	极高危	极高危

【治疗要点】

（一）治疗目的

最大限度地降低血压，降低并发症所致的病死率和病残率。

（二）治疗原则

在患者能耐受的情况下逐步降压达标。一般需长期甚至终身治疗。目的是在3个月内控制血压达标。

1. 基本标准　目标血压为至少降低20/10 mmHg，最好是血压＜140/90 mmHg。

2. 最佳标准　年龄＜65岁高血压患者，如能耐受，目标血压控制在＜130/80 mmHg（但应＞120/70 mmHg）；年龄≥65岁高血压患者，如能耐受，目标血压控制在＜140/90 mmHg，但应根据虚弱情况、独立生活能力和可耐受情况，考虑设定个体化的血压治疗目标。

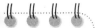

（三）非药物治疗

非药物治疗主要指生活方式干预，即去除不利于身体和心理健康的行为和习惯。健康的生活方式可以预防或延迟高血压的发生，也可降低血压，提高抗高血压药的疗效，降低心血管病风险。非药物治疗适用于各级高血压患者（包括使用抗高血压药治疗的患者），尤其对于轻症者，单纯非药物治疗也可使血压有一定程度的下降。非药物治疗措施包括：①限制钠摄入，一般以每日摄入食盐 6 g 左右为宜；②减轻体重，控制 BMI ≤ 24 kg/m²，方法主要为限制每日热量摄入，辅以适当的体育活动；③运动，适量的运动有利于恢复中枢神经功能失调；④戒烟，限酒；⑤减轻精神压力，保持心理平衡。

（四）抗高血压药治疗

1. 药物治疗时机　①高危、极高危患者，应立即开始使用抗高血压药；②中危、低危患者可分别随访 1 个月和 3 个月，如多次测血压仍 ≥ 140/90 mmHg，推荐或考虑启动抗高血压药治疗。

2. 一线抗高血压药　目前常用的一线抗高血压药有五大类：利尿药、β 受体阻断药、钙通道阻断药（CCB）、血管紧张素转换酶抑制药（ACEI）、血管紧张素 Ⅱ 受体拮抗药（ARB）。

（1）利尿药：通过利尿排钠，降低容量负荷而降压，适用于轻、中度高血压，对更年期女性和老年人高血压有较强的降压效应。常用药物有：①排钾利尿药，如噻嗪类（如氢氯噻嗪，每次 25 mg，每日 1 ~ 3 次）、袢利尿药（如呋塞米，每次 20 mg，每日 1 ~ 2 次；托拉塞米，每次 5 ~ 10 mg，每日 1 次）。使用排钾利尿药时应注意补钾。②兼有排钾及扩血管作用的利尿药，如吲达帕胺，每次 2.5 mg，每日 1 次。③保钾利尿药，如氨苯蝶啶，每次 50 mg，每日 1 ~ 2 次；螺内酯，每次 20 ~ 40 mg，每日 1 ~ 2 次。

（2）β 受体阻断药：通过降低心率及交感活性使心排血量降低，从而起到降压作用，适用于轻、中度高血压，尤其是静息时心率较快（> 80 次 / 分）者，也适用于伴有心绞痛或心肌梗死的患者。常用药物有阿替洛尔，每次 12.5 ~ 25 mg，每日 1 ~ 2 次；美托洛尔，每次 25 ~ 50 mg，每日 1 ~ 2 次；比索洛尔，每次 2.5 ~ 5 mg，每日 1 次。其副作用有头晕、心动过缓、心收缩力减弱，另外其可使血甘油三酯增加，HDL 胆固醇（HDL：高密度脂蛋白）下降，并使胰岛素敏感性下降等。伴有糖尿病及高血脂的患者慎用。

（3）钙通道阻断药（CCB）：通过拮抗平滑肌上的钙通道，从而扩血管（二氢吡啶类）及降低心排血量（非二氢吡啶类），起到降压作用。钙通道阻断药适用于各种程度的高血压，尤其是老年高血压患者。目前临床优选长效、缓释或控释二氢吡啶类制剂，如硝苯地平控释片，每次 30 ~ 60 mg，每日 1 次；缓释硝苯地平，每次 10 ~ 20 mg，每日 2 次；非洛地平，每次 5 ~ 10 mg，每日 1 ~ 2 次；氨氯地平，每次 5 ~ 10 mg，每日 1 次。其作用时间长，对外周血管作用较明显，且副作用小，值得推广。

（4）血管紧张素转换酶抑制药（ACEI）：通过抑制 ACE，使血管紧张素 Ⅱ 减少，增加缓激肽生成而降压。ACEI 适用于轻、中度或严重高血压患者，尤其适用于伴有心力衰竭、心室肥厚、糖尿病、肾损害有蛋白尿的患者。常用药物有卡托普利，每次 12.5 ~ 50 mg，每日 3 次；依那普利，每次 2.5 ~ 5.0 mg，每日 2 次；贝那普利，每次 10 ~ 20 mg，每日 1 次；福辛普利，每次 10 ~ 20 mg，每日 1 次；培哚普利，每次 4 ~ 8 mg，每日 1 次等。此类药物最常见的副作用是咳嗽，严重肾功能不全、肾动脉狭窄、高钾血症患者禁用。

（5）血管紧张素 Ⅱ 受体拮抗药（ARB）：通过抑制血管紧张素 Ⅱ 的 AT1 受体发挥降压作用。其适应证与 ACEI 相同。常用药物有氯沙坦，每次 50 ~ 100 mg，每日 1 次；缬沙坦，每次 80 ~ 160 mg，每日 1 次；厄贝沙坦，每次 150 ~ 300 mg，每日 1 次；替米沙坦，每次 40 ~ 80 mg，每日 1 次。此类药物作用与 ACEI 相似，但不产生咳嗽等副作用，适用于不能耐受 ACEI 的患者。

除上述五大类主要的抗高血压药外，在降压治疗中，α1 受体阻断药如哌唑嗪，可选择性阻滞突触后 α1 受体而扩张周围血管，降低血压。但因其副作用较多，目前不主张单独使用，但可用于复方制剂或联合用药。

3. 抗高血压药应用原则　应用抗高血压药治疗应遵循以下原则。①从小剂量开始：初始治疗时应采用较小的有效治疗剂量，并根据需要逐步增加剂量。②优先选择长效制剂：其目的主要是有效控制夜间血压与晨峰血压，有效地预防心脑血管并发症的发生。③联合用药：2 级以上高血压为达到目标血压，常需联合治疗。对血压≥160/100 mmHg 或中危及中危以上的患者，起始即可采用小剂量两种抗高血压药联合治疗。④个体化用药：根据患者具体情况和耐受性及个人意愿或长期承受能力，选择适合患者的抗高血压药。⑤使用抗高血压药时，应使普通高血压患者的血压缓慢降低，且不宜将血压降至过低，以免减少对心脏、脑、肾等重要脏器的供血。

4. 高血压急症的治疗

（1）处理原则：①及时降压，选择有效的抗高血压药，静脉给药，持续监测血压。②控制性降压：初始阶段（一般数分钟至 1 h 内）降压的目标为平均动脉压的降低幅度不超过治疗前水平的 25%；在之后 2～6 h 内应将血压降至安全水平（一般为 160/100 mmHg 左右）。临床情况稳定之后的 24～48 h 逐步将血压降至正常水平。同时，针对不同的靶器官损害进行相应的处理。③合理选择抗高血压药：要求药物起效迅速，短时间内达到最大作用，作用持续时间短，停药后作用消失较快，不良反应较小。④避免使用的药物：如利血平，治疗开始时也不宜使用强利尿药。

（2）抗高血压药的选择：①硝普钠为首选药物，能同时直接扩张动脉和静脉，降低心脏后负荷，降压效果迅速。②硝酸甘油：扩张静脉和选择性扩张冠状动脉与大动脉，降低动脉压的作用不及硝普钠。③尼卡地平：二氢吡啶类钙通道阻断药，降压的同时还能改善脑血流量。④出现脑水肿时，应给予脱水药，如甘露醇、山梨醇，也可用快速利尿药，如呋塞米，以减轻脑水肿。⑤如患者有烦躁、抽搐，则给予镇静药，如地西泮、巴比妥类等药物。

经过上述治疗，一旦患者达到初始靶目标血压，可以开始口服药物，静脉用药逐渐减量至停用。

5. 高血压亚急症的治疗　高血压亚急症患者可在 24～48 h 内将血压缓慢降至 160/100 mmHg，大多数高血压亚急症患者可通过口服抗高血压药控制，如口服 CCB、ACEI、ARB 和 β 受体阻断药，也可根据情况应用袢利尿药。

【护理】

（一）护理评估

1. 病史　了解患者血压升高时主要出现哪些不适症状，如头痛、头晕、心悸、失眠、恶心、呕吐，这些症状的出现是否存在诱发因素，如情绪激动、过度劳累、紧张，症状持续多长时间，如何缓解，发病过程中是否出现过一过性失语、偏瘫、心前区疼痛、胸闷、视物模糊、晕厥等表现。因血压的升高受多种因素影响，故还应了解患者的膳食热量，食盐、脂类的摄入量，是否有吸烟、饮酒史，体重控制情况和运动情况。

2. 身体评估　血压测量对高血压患者是一项非常重要的体检内容，为使测得的血压能代表患者平时的血压水平，护士在测血压时应注意：①嘱患者在测血压前 30 min 不要吸烟，避免饮用刺激性饮料，如浓茶、可乐、咖啡；②患者应在安静状态下休息 5 min 后再测血压；③应连续测 2 次血压，取平均值。除血压外，也需评估患者靶器官的受损情况，包括心脏有无向左扩大，心率、心律情况，肺部呼吸音是否正常，双下肢有无水肿等。

3. 心理社会因素　高血压属慢性疾病，在血压升高、症状明显时，患者易产生烦躁、易怒、焦虑等心理反应，而当病情控制、症状缓解后，又容易忽略疾病，不遵循治疗方案，护士应注意高血压患者这一方面的特点，加以评估。

4. 辅助检查　了解患者血糖、血脂、血清电解质、肌酐、尿素氮、心电图、超声心动图、X线检查结果，这些资料有助于判断靶器官受损情况及发现引起该患者血压升高的因素。

（二）主要护理诊断

1. 疼痛：头痛　与血压升高有关。

2. 活动无耐力　与长期血压高致心功能减退有关。

3. 有受伤的危险　与血压升高导致头晕有关；与血压升高致视物模糊有关。

4. 潜在并发症：高血压急症、脑血管意外、心力衰竭、肾衰竭。

（三）护理计划及评价

1. 疼痛：头痛　与血压升高有关。

（1）护理目标：患者主诉头痛减轻，能复述引起血压升高的诱发因素。

（2）护理措施

1）头痛时嘱患者卧床休息，抬高床头，改变体位时动作要慢，避免劳累、情绪激动、精神紧张、环境嘈杂等不良因素。减少引起或加重头痛的因素：为患者提供安静、温暖、舒适的环境，尽量减少探视。向患者解释头痛主要与高血压有关，血压恢复正常且平稳后头痛症状可减轻或消失。指导患者使用放松技术，如心理训练、音乐治疗、缓慢呼吸。护士操作应相对集中，动作轻巧，防止过多干扰患者。

2）用药护理：遵医嘱应用抗高血压药治疗，密切监测血压变化情况，以判断疗效。注意观察药物的不良反应，如利尿药可引起低钾血症和影响血脂、血糖、血尿酸代谢；β受体阻断药可导致心动过缓、乏力、四肢发冷；钙通道阻断药可引起心率增快、面部潮红、头痛、下肢水肿等；血管紧张素转化酶抑制药可起刺激性干咳和血管性水肿。

（3）护理评价：患者头痛减轻，能复述引起血压升高的诱发因素。

2. 有受伤的危险　与血压升高致头晕有关；与血压升高致视物模糊有关。

（1）护理目标：掌握高血压的症状及直立性低血压的预防和护理措施，住院期间无受伤情况出现。

（2）护理措施

1）避免受伤：评估患者头痛的程度、持续时间，是否伴有头晕、耳鸣、恶心、呕吐等其他症状。

2）监测血压并做好记录：测血压时应固定使用同一血压计，嘱患者在测量时采用同一体位，测量同一侧上肢血压，以保证得到准确的血压值。

3）嘱患者卧床休息，保证充分的睡眠时间：如厕或外出时有人陪伴。伴恶心、呕吐的患者，应将痰盂放在患者伸手可及处，呼叫器也应放在患者手边，防止取物时跌倒。避免迅速改变体位，活动场所应设有相关安全设施，必要时加用床栏。病室保持安静，应减少环境中的声、光刺激，限制探视，护士的操作应集中进行，以免过多打扰患者。

4）遵医嘱给予抗高血压药：注意用药后的血压变化情况，以判断药物疗效，并注意观察药物不良反应，特别是有无低血压的发生。

5）待患者头痛缓解后，与其共同讨论引起头痛的诱发因素，以便在以后的生活中加以避免。

6）直立性低血压的预防及处理：直立性低血压是血压过低的一种特殊情况，是指在体位变化时，如从卧位、坐位或蹲位突然站立（直立位）时，发生的血压突然过度下降（收缩压/舒张压下降>20/10 mmHg以上，或血压下降大于原来血压的30%以上），同时伴有头晕或晕厥等脑供血不足的症状。①首先向患者讲解直立性低血压的表现，即出现直立性低血压时可有乏力、头晕、心悸、出汗、恶心、呕吐等不适症状，特别是在联合用药、服首剂药物或加量时应特别注意。②一旦发生直立性低血压，应平卧，且下肢取抬高位，以促进下肢血液回流。③指导患者预防直立性低血压的方法：避免长时间站立，尤其是在服药后最初几小时；改变姿势，特别是从卧位、坐位起立时动作宜缓慢；选择在平静休息时服药，且服药后应休息一段时间再进行活动；避免用过热的水洗澡或洗蒸汽浴；不宜大量饮酒。

（3）护理评价：患者主诉头痛程度减轻，能说出引起血压升高的诱因，自觉避免直立性低血压的发生。

3. 潜在并发症：脑血管意外。

（1）护理目标：护士密切观察患者病情变化情况，出现脑血管意外时能及时通知医师并配合处理。

（2）护理措施

1）监测并发症的发生：定期监测血压，严密观察病情变化，如发现血压急剧升高、剧烈头痛、呕吐、大汗、视物模糊、面色及神志改变、肢体活动障碍等症状，立即通知医师。

2）脑血管意外的处理：①休息，取半坐卧位，避免活动，情绪安定，遵医嘱给予镇静药；②给氧：保持呼吸道通畅，吸氧；③监护：立即给予心电、血压、呼吸监护；④药物护理：开放静脉通道，新鲜配制并避光输注硝普钠，控制滴速，最好使用输液泵输注。给药期间密切监测血压，根据血压情况遵医嘱正确调节滴速。硝普钠在体内红细胞中代谢产生氰化物，长期（ ＞72 h）给药速度超过 5 μg/（kg·min）时可能导致氰化物和（或）硫氰酸盐中毒，尤其是肾功能损害者更易发生，应注意观察用药后的变化情况。给药速度若达 10 μg/（kg·min），仍不能在 10 min 内明显降低血压，则应降低给药速度，以避免潜在毒性。

（3）护理评价：患者发生脑血管意外时得到及时处理，且病情稳定。

【其他护理诊断/问题】

1. 超重/肥胖　与摄入过多、缺乏运动有关。

2. 焦虑　与血压控制不满意、已发生并发症有关。

3. 知识缺乏　缺乏疾病预防、保健知识和高血压用药知识。

【健康教育】

1. 疾病知识指导　让患者了解自己的病情，包括高血压分级、危险因素、同时存在的临床疾病情况及危害，了解控制血压及终身治疗的必要性。向患者解释改变生活方式的重要性，使之理解治疗的意义，自觉地付诸实践，并长期坚持。

2. 休息与运动　建议每周运动 3~5 次，每次 30 min，根据病情选择骑自行车、做健身操、快步行走等有氧运动，避免参加举重、俯卧撑等力量型活动，以及比赛、竞争性的活动，运动锻炼应做到持之以恒。注意劳逸结合，保证充分的睡眠。

3. 饮食与嗜好　每日摄盐量应低于 6 g，肥胖者还需限制热量和脂类的摄入。吸烟者应戒烟，限制饮酒。营养均衡，适量补充蛋白质，增加新鲜蔬菜、水果、膳食中钙的摄入。

4. 心理指导　进行情绪管理，应保持情绪轻松、稳定。

5. 用药指导　指导患者为预防靶器官的损害应坚持服药，即使血压降至正常也不能擅自停药。服药的剂量应遵医嘱，不可随意增加，以防因血压降得过低而致重要脏器供血不足。

6. 自我监测　教会患者或家属测量血压的方法，在家中定期测量血压。此外，还需定期门诊随访，检查靶器官受损情况。

7. 定期随访　经治疗后血压达标者，可每 3 个月随访一次；血压未达标者，建议每 2~4 周随访一次；当血压异常波动或有症状时，定期随访。

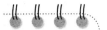

> ### 小 结
>
> 高血压是一种常见的以体循环动脉压升高同时伴有不同程度的心排血量和血容量增加为主要表现的临床综合征。应掌握高血压水平的分级标准及危险分层。原发性高血压起病缓慢,持久血压升高可导致心脏、脑、肾等靶器官受损。
>
> 高血压急症是指血压在短期内急剧升高,并伴发进行性心脏、脑、肾等靶器官功能不全的表现。高血压脑病的机制可能是过高的血压导致脑灌注过多,出现脑水肿,表现为血压突然或短期内明显升高,同时伴有中枢神经功能障碍征象。高血压需长期甚至终身治疗。治疗目的在于降低血压,防止和减少并发症。血压目标是一般人群<140/90 mmHg,对有糖尿病或肾病的高危患者,血压目标为<130/80 mmHg。ACEI、ARB 可保护高血压患者的肾功能。

(郭丽梅)

第八节 病毒性心肌炎

导学目标

通过本节内容的学习,学生应能够:

◆ **基本目标**

1. 说出病毒性心肌炎的概念和病因。
2. 归纳病毒性心肌炎的临床表现、有关检查和治疗要点。
3. 实施对病毒性心肌炎患者的护理并进行健康教育。

◆ **发展目标**

综合运用疾病相关知识,分析病毒性心肌炎患者病情变化的征象及可能的护理措施。

◆ **思政目标**

在护理工作中体现医者仁心,尊重、爱护患者,具有观察入微的职业精神。

病毒性心肌炎(viral myocarditis)是指由病毒感染引起的心肌局限性或弥漫性炎症病变。

【病因和发病机制】

(一)病因

几乎所有人类病毒感染均可累及心脏,引起病毒性心肌炎。柯萨奇 B 组病毒是最常见的致病原因,占 30%～50%;其次为人类细小病毒 B19、人类疱疹病毒、埃可病毒、脊髓灰质炎病毒等常见病毒;此外,还可见于腺病毒、流感病毒、风疹病毒、单纯疱疹病毒、脑炎病毒、肝炎病毒、EB 病毒和人类免疫缺陷病毒等。

（二）发病机制

病毒性心肌炎确切的发病机制尚不明确，可能与病毒感染和自身免疫反应有关。目前多数学者认为，急性期病毒的直接损害及之后发生的免疫损伤导致心肌组织的结构和功能损害是本病的主要发病机制。病变可损伤心肌与间质，也可累及心脏传导系统，成为心律失常的发病基础。

【临床表现】

（一）症状

半数以上患者发病前 1 ~ 3 周有病毒感染所致的上呼吸道感染症状，如发热、头痛、咽痛、全身倦怠感、肌肉酸痛，或有恶心、呕吐、腹痛、腹泻等消化道症状。随之可出现心悸、胸痛、呼吸困难、水肿等症状。确诊患者多数以心律失常为主诉或首发症状。轻者可无明显症状，重症患者可出现心力衰竭、休克、晕厥、阿 - 斯综合征（Adams Stokes syndrome），甚至猝死。

（二）体征

体格检查可发现与发热程度不成比例的心动过速、各种心律失常，以房性、室性期前收缩及房室传导阻滞最常见，心界可正常或扩大。听诊可闻及第三心音、第四心音或奔马律，部分患者心尖部可闻及收缩期吹风样杂音，若波及心包，可闻及心包摩擦音。合并心力衰竭时，可有心力衰竭的体征。重症患者可出现血压降低、四肢湿冷、皮肤花斑样表现等心源性休克体征。

【辅助检查】

1. 血液检查

（1）白细胞计数轻度升高，红细胞沉降率加快，C 反应蛋白增高但无特异性。

（2）血清心肌坏死标志物增高：急性期可有 CK、CK-MB、cTnT、cTnI、AST 等增高。其中 cTnT、cTnI 的敏感性及特异性最强，并且检测时间窗也最宽（可达 2 周）。

（3）病毒血清学检测仅对病因有提示作用，不能作为诊断依据。

2. 心电图检查 可见各种类型的心律失常（以窦性心动过速、房性或室性期前收缩、房室传导阻滞常见）、非特异性的 ST-T 改变。重症患者由于心肌坏死，可出现类似急性心肌梗死的心电图表现。

3. 胸部 X 线检查 正常或不同程度的心影扩大，心包积液时可呈烧瓶样改变，心力衰竭时有肺淤血、肺水肿征。

4. 超声心动图检查 正常或可见心脏扩大，室壁运动减弱。若合并心包炎，可见心包积液。

5. 心脏磁共振检查 对心肌炎诊断价值较大，可提示心肌水肿或充血等炎症征象。

6. 心内膜心肌活检 可确诊疾病，且有助于对病情预后的判断。因其为有创检查，轻症患者不作为常规检查项目。

【诊断要点】

采用综合性诊断，依据发病前病毒感染史、临床表现、心电图及实验室检查等综合分析。如果从心肌活检组织中分离出病毒，则可确诊。

【治疗要点】

病毒性心肌炎无特异性治疗方法，大多数患者预后良好，根据临床症状给予对症治疗，主要为抗病毒治疗、免疫治疗、减轻心脏负荷、控制心律失常和防治心力衰竭等。重症者死于心力衰竭、严重心律失常；少数转为慢性，或发展为扩张型心肌病。

1. 休息 休息是治疗急性病毒性心肌炎最重要的措施，急性期应卧床休息至体温下降后8 ~ 12 周方可活动。

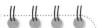

2. 改善心肌代谢，促进心肌恢复

（1）1，6-二磷酸果糖 10 g 静脉滴注，每日 2 次，1～2 周为 1 个疗程。

（2）5% 葡萄糖 500～1000 ml ＋维生素 C 5～10 g 静脉滴注，每日 1 次，2 周为 1 个疗程。

（3）极化液（ATP、辅酶 A、氯化钾、胰岛素及葡萄糖）静脉滴注，营养心肌。

（4）辅酶 Q10，每次 10 mg，每日 3 次，口服；曲美他嗪，每次 20 mg，每日 3 次，口服。

3. 抗病毒治疗　抗病毒药物主要用于疾病的早期治疗。对于原发病毒感染，干扰素具有广谱抗病毒作用，可抑制病毒繁殖，用法为 100 万～300 万 U，每日 1 次，肌内注射，2 周为 1 个疗程；奥司他韦、利巴韦林、阿昔洛韦等抗病毒药物也可应用；黄芪注射液可能有抗病毒、调节免疫作用，可口服或静脉滴注。

4. 抗生素治疗　疾病早期白细胞计数升高者应用青霉素 400 万～800 万 U/d 或克林霉素 1.2 g/d，静脉滴注 1 周。

5. 并发症治疗　并发心力衰竭、心律失常者按相应常规治疗。但应注意洋地黄的用量，以免引起中毒。

6. 激素　疾病早期不主张应用糖皮质激素，但对于重症病例，如伴难治性心力衰竭或Ⅲ度房室传导阻滞者可少量、短期试用。

【主要护理措施】

1. 休息和活动　卧床休息，限制体力活动，减轻心脏负荷，促进心肌细胞修复。急性期症状明显、血清心肌坏死标志物增高、出现严重心律失常者应卧床休息 3 个月以上，出现心力衰竭或心脏增大者应休息半年至 1 年，心脏大小及红细胞沉降率正常之后逐渐增加活动量。

2. 饮食护理　给予高热量、高蛋白、富含维生素及矿物质的易消化饮食，促进心肌细胞恢复。

3. 病情观察　监测患者的脉搏、心律、心肌酶等变化，判断是否发生心力衰竭、严重心律失常及心肌损伤等情况。

4. 心理护理　病毒性心肌炎患者中青壮年发病占一定的比例，患者因担心疾病影响工作和生活易出现焦虑、烦躁等情绪。加强与患者的沟通和交流，讲明本病的演变过程及预后，使患者放松心情，安心休养，促进疾病恢复。

【健康教育及预后】

1. 活动指导　休息 3～6 个月，患者症状消失、血清心肌坏死标志物等指标恢复正常后可逐渐恢复体力活动，最大活动量以不引起症状发作为度。

2. 避免诱因　应避免饮酒、上呼吸道感染、妊娠、剧烈活动等危险因素及其他加重心脏负荷的因素，防止诱发或加重疾病。

3. 预后　大部分急性病毒性心肌炎可完全恢复，少数发展为心肌病，甚至猝死。

随堂测 3-8

小　结

病毒性心肌炎因感染柯萨奇病毒等嗜心肌病毒所致，以心肌局限性或弥漫性炎症为主要改变。临床表现为发病前 1～3 周有上呼吸道感染症状，发病时表现为心前区不适及心肌坏死标志物异常。治疗急性病毒性心肌炎最重要的措施是休息，待心脏大小恢复正常或不再缩小、体温正常后方可活动。健康教育重点为活动指导及避免诱因。

（郭庆平）

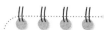

第九节　心肌病

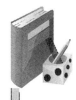

心肌病（cardiomyopathy）是指由不同病因引起的心肌病变导致心肌机械和（或）心电功能障碍的疾病，常表现为心室肥厚或扩张。病变可局限于心脏，也可为系统性疾病的部分表现。由心脏瓣膜疾病、高血压心脏病、冠心病、先天性心脏病等心血管疾病所致的心肌病理性改变不包括在心肌病范畴。

随着对心肌病发病机制认识的不断深入，美国心脏学会（AHA）和欧洲心脏病学会（ESC）分别于 2006 年和 2007 年提出了原发性心肌病新的定义和分类。AHA 将心肌病分为原发性和继发性两大类。ESC 不按原发性和继发性分类，而按心室的形态和功能表型将心肌病分为肥厚型心肌病、扩张型心肌病、致心律失常性右心室心肌病、限制型心肌病、未定型心肌病五型。目前对心肌病这一大组疾病的分类，仍然没有统一的意见。

本节仅介绍临床上较常见的两种类型：肥厚型心肌病和扩张型心肌病。

一、肥厚型心肌病

肥厚型心肌病（hypertrophic cardiomyopathy）是以心肌非对称性肥厚为解剖特点的遗传性心肌疾病。肥厚型心肌病可见于任何年龄段，是青少年和运动员猝死的主要原因之一。心室肌的不对称性肥厚多见于左心室，尤其是室间隔，约 1/4 患者存在左心室流出道梗阻。临床根据左心室流出道有无梗阻分为梗阻性肥厚型心肌病（obstructive hypertrophic cardiomyopathy）及非梗阻性肥厚型心肌病（nonobstructive hypertrophic cardiomyopathy）。

【病因】

肥厚型心肌病为常染色体显性遗传，病因尚未明确。目前认为是由于编码肌小节和其他肌纤维蛋白基因突变引起，涉及至少 8 个基因和 1400 余个突变，个体间表现的多样性与基因的异质性相关。

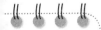

【临床表现】

（一）症状

最常见的症状为劳力性呼吸困难和乏力，前者可达 90% 以上。左心室流出道梗阻程度较重者可有劳累后气促、心悸、乏力、头晕及晕厥，部分患者可出现胸闷、胸痛、左心衰竭等。心律失常中持续性房颤最常见，无症状性室性心动过速发生率也较高。严重心律失常者可导致猝死。部分患者可无明显症状，因猝死或在体检中被发现。

（二）体征

心脏正常或轻度增大，常可闻及第四心音。左心室流出道梗阻者，可在胸骨左缘第 3 ~ 4 肋间隙听到收缩中、晚期喷射性杂音，是本病的重要体征。此杂音可向心尖传导，增加心肌收缩力或减轻心脏后负荷可使杂音增强，如应用正性肌力药、含服硝酸甘油、做瓦尔萨尔瓦动作、取站立位；反之，减弱心肌收缩力，增加左心室容量，可使杂音减弱，如取下蹲位、服用 β 受体阻断药。

【辅助检查】

1. 胸部 X 线检查　心影正常或左心室增大，升主动脉无扩张。有心力衰竭时可见肺淤血征。

2. 心电图检查　主要表现为左心室肥厚所致的 QRS 波群左心室高电压、非特异性 ST-T 改变及病理性 Q 波（Ⅱ、Ⅲ、aVF、V_4 ~ V_6 导联多见）。同时伴有室内传导阻滞及各类心律失常。

3. 超声心动图检查　对本病的诊断有重要价值。特征为心室不对称性肥厚而无心室腔增大，心脏舒张期室间隔厚度与左室后壁厚度之比≥1.3。伴有流出道梗阻者，可见室间隔流出道部分向左心室内突出，二尖瓣前叶在收缩期前移，即收缩期前向活动（systolic anterior motion，SAM），形成流出道狭窄。

4. 心脏磁共振检查、左心导管检查及左心室造影、心内膜心肌活检　对本病的确诊也有重要价值。

【诊断要点】

对于无法用已知的心脏病来解释的心肌肥厚、病理性 Q 波、明显的 ST-T 改变，应考虑本病。超声心动图、心脏磁共振检查可提供有确诊价值的诊断依据。阳性家族史有助于诊断。

【治疗要点】

本病治疗的主要目的是改善症状，减少并发症发生。轻者若无症状，无须特殊处理，但应避免剧烈运动、突然用力、负重或屏气等动作，以减少猝死的发生。有症状者通过减轻流出道梗阻、改善心室顺应性等方法，控制严重心律失常，防止晕厥或猝死，缓解心力衰竭症状。

（一）药物治疗

1. 减轻左心室流出道梗阻　β 受体阻断药（如美托洛尔）是梗阻性肥厚型心肌病的一线治疗用药，可减慢心率，减弱心肌收缩力，降低室壁张力，改善心室充盈，减少室性和室上性心动过速，应用时应从小剂量开始，逐步增加剂量，以避免改善症状时造成血压和心率过低。非二氢吡啶类钙通道阻断药（如地尔硫䓬）也具有负性频率和减弱心肌收缩力的作用，可提高心肌顺应性，进而改善心室舒张功能，尤其适用于不耐受 β 受体阻断药或哮喘患者。但血压过低、窦房结功能或房室传导功能障碍者慎用。增强心肌收缩力的药物（如洋地黄）、减轻心脏负荷的药物（如硝酸酯类）及 β 受体激动药等，均可能加重左心室流出道梗阻，应尽量避免使用。

2. 心力衰竭及心律失常的治疗 合并心力衰竭时按心力衰竭治疗，但禁用硝酸酯类与洋地黄类药物。防治血栓栓塞可选用阿司匹林 100 mg/d。肥厚型心肌病最常并发房颤，可应用胺碘酮治疗。对于持续性房颤，可给予 β 受体阻断药控制心室率，如无禁忌，需同时口服抗凝血药治疗。

（二）非药物治疗

对于药物治疗无效且存在严重流出道梗阻者，如符合外科手术适应证，应首选室间隔部分心肌切除术治疗。药物治疗效果不佳，且年龄大、不耐受手术、并发症较多的患者，也可选用介入治疗（乙醇室间隔消融术）。近年来，植入双腔永久起搏器作右心房室顺序起搏，在缓解流出道梗阻者症状方面也取得了一定的疗效。

【主要护理措施】

1. 休息和活动 无症状者应合理安排活动与休息，避免剧烈运动、突然用力、负重或屏气等动作，预防上呼吸道感染。当出现气促、心悸、乏力、头晕及晕厥、胸闷、胸痛等症状时，应卧床休息，待症状减轻或消失后逐渐增加活动量，避免劳累，坚持治疗。有晕厥史或猝死家族史者应避免独自外出活动，防止意外发生。女性患者不宜妊娠。

2. 饮食护理 选择低盐、低脂、富含维生素的易消化饮食，少量多餐，忌暴饮暴食及饱餐，以免加重心脏负荷。戒烟、酒。

3. 病情观察 ①评估患者有无心力衰竭症状、体征及其心功能状况，用药期间密切观察心率和心律变化，注意有无心动过缓等不良反应。如患者出现心力衰竭的表现，应按照心力衰竭的护理措施进行护理。②扩张型心肌病患者极易发生洋地黄中毒，故用药期间需密切监测洋地黄中毒的反应，必要时检查血药浓度，以便及时发现中毒先兆，及时处理。有左心室流出道梗阻患者禁用洋地黄及硝酸甘油等药物。

4. 心理护理 观察患者情绪变化，安慰患者，解除其紧张、焦虑情绪，帮助其树立战胜疾病的信心，积极配合治疗与护理。

【健康教育】

1. 活动指导 合理安排活动量，坚持药物治疗，定期复查。注意避免剧烈运动、突然用力、负重或屏气等动作，以减少猝死的发生。

2. 家族史筛查 提示患者的一级亲属进行心电图、超声心动图等检查及遗传基因筛查，尽早发现病情，及时治疗。

3. 自我监测病情 教会患者自测心率及心律，如出现胸闷、心悸、头晕等症状，及时就诊。有猝死家族史者，家属应学会 CPR 急救技术。

二、扩张型心肌病

扩张型心肌病（dilated cardiomyopathy）是一类以左心室或双心室扩大伴心室收缩功能障碍为特征的心肌病。扩张型心肌病是临床最常见的心肌病类型，也是造成心力衰竭和心脏移植的最主要病因。

【病因和发病机制】

目前本病原因尚未明确，部分患者有家族遗传性，主要为常染色体显性遗传。病因可能为感染、炎症、酒精或药物中毒、内分泌及代谢异常、精神创伤等多种因素导致的心肌损害。近年来研究证实，病原体直接侵袭和由此引发的慢性炎症及免疫反应是造成心肌损害的机制，以柯萨奇病毒、人类细小病毒 B19、埃可病毒等嗜心肌病毒为最常见的病原体。

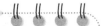

【临床表现】

（一）症状

本病起病隐匿，早期多无明显症状，可有心脏扩大。此后临床表现以心室收缩功能不全为特征，常出现活动后气促、胸闷、乏力、夜间阵发性呼吸困难、食欲减退、水肿、肝大等心功能不全症状。此外，部分有附壁血栓的患者可发生脑、心脏、肾等脏器栓塞，出现相应脏器受累表现。少数患者因心律失常表现为头晕、心悸、黑矇甚至猝死。

（二）体征

心脏普遍扩大，主要为心室扩大，以左心室为主，叩诊心脏浊音界向两侧扩大。听诊心音减弱，可闻及奔马律及各类心律失常心音。合并心力衰竭时，可见肺循环和体循环淤血征。

【辅助检查】

1. 胸部 X 线检查　心脏中度至重度扩大，心胸比＞50%。可见肺淤血、肺水肿及肺动脉压增高的 X 线征象。

2. 心电图检查　缺乏特异性诊断。常见 ST-T 改变，少数人可见病理性 Q 波，需除外心肌梗死。可与各类期前收缩、非持续性室速、房颤、传导阻滞等多种心律失常并存。

3. 超声心动图检查　为诊断和评估扩张型心肌病最常用的重要检查手段。疾病早期可仅表现为左心室轻度扩大，后期各心腔均扩大，以左心室显著。左心室流出道增宽，室壁运动普遍减弱，并发二尖瓣或三尖瓣关闭不全。

4. 心脏磁共振检查　对心肌病的诊断及预后评估均有很高价值。心脏磁共振钆延迟显像与扩张型心肌病的死亡率、心力衰竭住院率及心脏猝死率增高相关。

5. 心内膜心肌活检　对于近期原因不明的突发严重心力衰竭、伴有严重心律失常，药物治疗反应差者，可通过心内膜心肌活检明确诊断及指导治疗。

【诊断要点】

临床上有心脏明显扩大、心律失常，伴或不伴心功能不全，而无其他病因可解释的病变，应考虑诊断本病。X 线、超声心动图、心脏磁共振等检查可协助诊断。家族性扩张型心肌病通过家族成员基因筛查确诊。

【治疗要点】

扩张型心肌病无特异性治疗方法，治疗目的在于阻止致病因素（感染、乙醇、内分泌或自身免疫病等）介导的心肌损害，防治心力衰竭进展及恶化，预防栓塞与猝死，延长生存期，提高患者的生命质量。

发生心力衰竭者治疗原则与心力衰竭基本相同。近年来大量循证医学证明，早期合理应用 ACEI 或 ARB 类、β 受体阻断药和盐皮质激素受体拮抗药（包括依普利酮和螺内酯）可明显延缓病程进展，改善预后。但对于应用前三种药物后仍有症状或不耐受 β 受体阻断药者，可适当应用洋地黄，可有效地改善症状，尤其适用于减慢心力衰竭伴房颤者的快速心室率，但须谨慎使用，以免中毒。

此外，必须有效地控制各类心律失常，加强抗血小板聚集治疗（应用阿司匹林等），防治栓塞及猝死。对部分晚期重症患者，可在药物治疗的基础上选择三腔心脏同步起搏器植入，即心脏再同步化治疗（cardiac resynchronization therapy，CRT），其对改善血流动力学有良好的效果。严重心力衰竭内科治疗无效者可考虑心脏移植。

【主要护理措施】

本病的主要护理措施参见肥厚型心肌病。

【健康教育及预后】

1. 无心力衰竭表现者应减少诱因。注意休息，避免劳累，预防上呼吸道感染，戒烟、酒，女性患者不宜妊娠。

2. 发生心力衰竭者应充分休息，保证营养供给，坚持服药，延缓病情恶化。

3. 本病预后差，确诊后 5 年生存率约为 50%，10 年生存率约为 25%。主要死亡原因是顽固性心力衰竭。

随堂测 3-9

小 结

心肌病是由不同病因引起的心肌病变导致心肌机械和（或）心电功能障碍的疾病，常表现为心室肥厚或扩张。扩张型心肌病是临床最常见的心肌病，以左心室或双心室扩大伴心室收缩功能障碍为特征，心脏扩大及心力衰竭是最主要的临床特点。治疗要点是控制心力衰竭和各种心律失常。

肥厚型心肌病的特点是心肌非对称性肥厚，临床根据左心室流出道有无梗阻分为梗阻性肥厚型心肌病及非梗阻性肥厚型心肌病。超声心动图检查对确诊有较高的价值。治疗要点是改善左心室流出道梗阻、预防晕厥及猝死发生。肥厚型心肌病患者应注意避免剧烈运动、突然用力、负重或屏气等动作，以减少猝死发生。

（郭庆平）

第十节　感染性心内膜炎

导学目标

通过本节内容的学习，学生应能够：

◆ **基本目标**

1. 描述感染性心内膜炎的概念、分类。

2. 归纳感染性心内膜炎的病因、临床表现和治疗要点。

3. 解释感染性心内膜炎的发病机制、辅助检查。

4. 实施对感染性心内膜炎患者的护理、健康教育。

◆ **发展目标**

综合运用疾病相关知识，分析感染性心内膜炎患者潜在的并发症风险及病情观察要点。

◆ **思政目标**

在护理工作中体现医者仁心，尊重、爱护患者，具有观察入微的职业精神。

感染性心内膜炎（infective endocarditis，IE）指心脏内膜表面的微生物感染，微生物主要是细菌、真菌、病毒、立克次体等，经血液途径直接感染心脏瓣膜、心室壁内膜或邻近大动脉内膜，伴赘生物形成。赘生物为大小不等、形状不一的血小板和纤维素团块，内含大量微生物和少量炎症细胞，瓣膜是最常受累部位，间隔缺损部位、腱索或心壁内膜也可发生。感染性心内膜炎年发病率为 3～10 例 /10 万，男女比例为 2∶1，近年来，风湿性瓣膜病所致感染性心内膜炎比例下降，无结构性心脏病者发生感染性心内膜炎呈上升趋势。感染性心内膜炎死亡率高达 16%～25%，合并心力衰竭、脓肿、栓塞或细菌性动脉瘤破裂者早期病死率为 40%～75%，晚期病死率为 20%～25%。

感染性心内膜炎的分类：①根据病程，可分为急性感染性心内膜炎和亚急性感染性心内膜炎；②根据获得途径，可分为社区获得性感染性心内膜炎、医疗相关性感染性心内膜炎（如经血管有创操作）和注射药瘾者感染性心内膜炎等；③根据瓣膜材质，可分为自体瓣膜感染性心内膜炎和人工瓣膜感染性心内膜炎。本节主要阐述自体瓣膜感染性心内膜炎。

【病因和发病机制】

（一）病因

急性感染性心内膜炎主要由金黄色葡萄球菌引起，少数由肺炎球菌、淋球菌、A 族链球菌和流感嗜血杆菌所致。亚急性感染性心内膜炎以草绿色链球菌多见，其次为 D 族链球菌（牛链球菌、肠球菌）、表皮葡萄球菌。真菌、立克次体和衣原体为自体瓣膜心内膜炎少见致病微生物。

（二）发病机制

1. 亚急性感染性心内膜炎　占发病病例的 2/3 以上，发病主要与以下因素有关。

（1）血流动力学因素：多有器质性心脏病，存在血液反流，以心脏瓣膜疾病为主，尤其是二尖瓣和主动脉瓣病变；其次为先天性心脏病，如动脉导管未闭、室间隔缺损、法洛四联症和主动脉缩窄。赘生物常位于血流从高压腔经病变瓣口或先天缺损至低压腔产生高速射流和湍流的下游，以及高速射流冲击心脏或大血管内膜处，因机械因素造成心内膜损伤易发生感染。

（2）非细菌性血栓性心内膜炎（nonbacterial thrombotic endocarditis）：当心内膜内皮受损时，血小板聚集，形成血小板微血栓和纤维蛋白沉着，形成结节样无菌性赘生物，成为细菌定居瓣膜表面的重要前提。

（3）短暂性菌血症：各种感染或细菌寄居的皮肤黏膜的创伤（如手术、器械操作）常可导致暂时性菌血症，牙龈感染或创伤最常见。口腔组织创伤常致草绿色链球菌菌血症；消化道和泌尿生殖道创伤与感染常引起肠球菌和革兰氏阴性杆菌菌血症；皮肤和远离心脏部位的感染常引起葡萄球菌菌血症。

（4）细菌感染无菌性赘生物：是否感染取决于发生菌血症的频度、血中细菌的数量、毒力、侵袭力和黏附于无菌性赘生物的能力。血液中的细菌如定居在无菌性赘生物上，即可发生感染性心内膜炎。如草绿色链球菌从口腔进入血流的机会频繁且黏附性强，因而是亚急性感染性心内膜炎最常见的致病菌。

2. 急性感染性心内膜炎　发病机制尚不明确，主要累及正常心瓣膜，常见于主动脉瓣。病原菌来源于皮肤、肌肉、骨骼或肺等部位的活动性感染灶，血液循环中细菌量大，细菌毒力强，具有高度侵袭性和黏附于内膜的能力。

【临床表现】

从短暂菌血症的发生至症状出现之间的时间间隔长短不一，多在 2 周以内，但无明确的细菌侵入途径者也不少见。

1. 发热 发热是感染性心内膜炎最常见的症状。亚急性者起病隐匿,可有全身不适、乏力、食欲缺乏和体重减轻等非特异性症状。可有弛张热,体温一般不超过39℃,午后和晚上高,常伴头痛、背痛和肌肉关节痛,部分患者热型不典型。急性感染性心内膜炎患者呈暴发性败血症过程,可有高热、寒战。已应用过抗生素、解热药、激素者也可暂不发热。

2. 心脏杂音 85%的患者可闻及心脏杂音,可由基础心脏病和(或)心内膜炎导致瓣膜损害所致。急性感染性心内膜炎比亚急性感染性心内膜炎患者更易出现杂音强度和性质的变化。瓣膜损害所致的杂音主要为关闭不全的杂音,以主动脉瓣关闭不全多见。

3. 周围体征 多为非特异性,近年已不多见,包括:①瘀点,可出现在任何部位,以锁骨以上皮肤、口腔黏膜和睑结膜多见,病程长者多见;②指(趾)甲下线状出血;③奥斯勒结节,在指和趾垫出现豌豆大的红色或紫色痛性结节,较常见于亚急性者。④罗特斑,为视网膜的卵圆形出血斑,中心呈白色,多见于亚急性感染。⑤詹韦损害,为手掌和足底处直径为1~4 mm的无痛性出血红斑,主要见于急性感染性心内膜炎患者。

4. 动脉栓塞 赘生物碎片脱落导致动脉栓塞,占20%~40%,可发生于机体的任何部位,常见于脑、心脏、脾、肺、肾、肠系膜和四肢。

5. 感染的非特异症状

(1)脾大:占10%~40%,病程>6周患者多见,急性感染性心内膜炎患者少见。

(2)贫血:较为常见,多见于亚急性感染性心内膜炎患者,表现为苍白无力和多汗。

6. 并发症

(1)心脏并发症:心力衰竭是最常见的并发症,主要由瓣膜关闭不全所致。其次可见心肌脓肿、急性心肌梗死、化脓性心包炎、心肌炎等。

(2)细菌性动脉瘤:占3%~5%,多见于亚急性者病程晚期。受累动脉依次为近端主动脉、脑动脉、内脏动脉和四肢动脉,多无症状。

(3)迁移性脓肿:多见于急性感染性心内膜炎患者,亚急性感染性心内膜炎患者少见,多见于肝、脾、骨髓和神经系统。

(4)神经系统并发症:15%~30%的患者有神经系统受累表现,如脑栓塞、脑细菌性动脉瘤、脑出血,中毒性脑病、脑脓肿和化脓性脑膜炎主要见于急性患者。

(5)肾并发症:大多数患者有肾损害,包括肾动脉栓塞和肾梗死(急性感染性心内膜炎患者)、肾小球肾炎(亚急性感染性心内膜炎患者),肾脓肿不多见。

【辅助检查】

1. 血培养 血培养是最重要的诊断方法,近期未接受过抗生素治疗的患者血培养阳性率高达95%以上,2周内用过抗生素或采血、培养技术不当,常降低血培养的阳性率。药物敏感试验可为治疗提供依据。

2. 常规检查

(1)血常规:亚急性感染性心内膜炎患者进行性贫血常见,白细胞计数正常或轻度增高,分类计数轻度核左移。红细胞沉降率升高。急性感染性心内膜炎患者常有白细胞计数增高和明显核左移。

(2)尿常规:可见轻度蛋白尿和镜下血尿,肉眼血尿提示肾梗死,红细胞管型和大量蛋白尿提示弥漫性肾小球肾炎。

3. 免疫学检查 免疫学检查常显示免疫功能的应激和炎症反应。患者可有高丙种球蛋白血症、血液循环中出现免疫复合物。病程超过6周的患者可检出类风湿因子。

4. 超声心动图检查 超声心动图检查可发现赘生物、瓣周并发症等支持心内膜炎的证据,帮助诊断感染性心内膜炎。经胸超声心动图(TTE)可检出50%~75%的赘生物;经食管超声

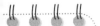

心动图检查（TEE）可检出直径＜5 mm的赘生物，敏感性高达95%以上。未发现赘生物也不能排除感染性心内膜炎，需密切结合临床。

5. 其他　X线检查可了解心脏外形、肺部表现等；心电图可见急性心肌梗死或房室、室内传导阻滞；多层螺旋CT、磁共振成像、[18]F-脱氧葡萄糖、正电子发射体层成像等也可用于感染性心内膜炎患者的评估。

【诊断要点】

感染性心内膜炎的临床表现缺乏特异性，血培养和超声心动图检查是诊断本病的重要依据。感染性心内膜炎的Duke诊断标准是，满足2项主要标准，或1项主要标准＋3项次要标准，或5项次要标准可确诊。满足1项主要标准＋1项次要标准，或3项次要标准为疑似诊断（表3-11）。

表3-11　感染性心内膜炎Duke诊断标准

主要标准	（1）血培养阳性 （符合以下至少一项）	①两次不同时间血培养标本检出同一典型感染性心内膜炎致病微生物（如草绿色链球菌、金黄色葡萄球菌）
		②多次血培养检出同一感染性心内膜炎致病微生物（2次至少间隔12 h的血培养阳性、3次血培养均阳性或4次及以上的血培养多数为阳性）
		③Q热病原体1次血培养阳性或其IgG抗体滴度＞1∶800
	（2）影像学阳性证据 （符合以下至少一项）	①超声心动图异常（发现赘生物，脓肿、瓣膜穿孔或新发生的人工瓣膜部分破裂）
		②检出人工瓣膜植入部分周围组织异常活性
		③心脏CT确定有瓣周病灶
次要标准	（1）易患因素	心脏本身存在易患因素，或注射药瘾者
	（2）发热	体温＞38℃
	（3）血管征象	动脉栓塞、感染性肺梗死、细菌性动脉瘤、颅内出血、结膜出血以及詹韦损害
	（4）免疫征象	肾小球肾炎、奥斯勒结节、罗特斑及类风湿因子阳性
	（5）致病微生物感染证据	不符合主要标准的血培养阳性，或与感染性心内膜炎一致的活动性致病微生物感染的血清学证据

【治疗要点】

治疗的原则是消除致病微生物，减少并发症，降低死亡率，防止复发。

1. 抗微生物药物治疗　抗微生物药物治疗是最重要的治疗措施。

（1）用药原则：①早期应用，在连续3～5次血培养后即可开始治疗；②足量用药，大剂量、长疗程（一般4～6周，人工瓣膜心内膜炎6～8周或更长），旨在完全消灭藏于赘生物内的致病菌，联合应用抗生素能起到快速杀菌的作用；③以静脉用药为主，保持高而稳定的血药浓度；④当病原微生物不明时，急性者选用针对金黄色葡萄球菌、链球菌和革兰氏阴性杆菌均有效的广谱抗生素，亚急性者选用针对大多数链球菌、肠球菌的抗生素；⑤已培养出病原微生物时，根据药敏试验结果选择敏感抗生素。

（2）药物选择：大多数感染性心内膜炎致病菌对青霉素敏感，青霉素可作为首选药物。自体瓣膜感染性心内膜炎轻症患者可选用青霉素、阿莫西林或氨苄西林联合庆大霉素。对青霉素过敏者可使用头孢曲松。病原体可能为葡萄球菌者，选用万古霉素、庆大霉素联合利福平。人工瓣膜感染性心内膜炎未确诊且病情稳定者，建议停止使用所有抗生素，复查血培养。真菌感染者选两性霉素 B。

2. 外科手术治疗 对存在心力衰竭并发症、抗生素治疗无效及预防栓塞事件的患者，应考虑手术治疗。自体瓣膜心内膜炎手术适应证如下。

（1）紧急手术（<24 h）适应证：主动脉瓣或二尖瓣伴有急性重度反流、阻塞或瓣周瘘导致难治性肺水肿、心源性休克。

（2）外科手术（<7 d）适应证：①主动脉瓣或二尖瓣伴有急性重度反流，阻塞引起伴有症状的心力衰竭或血流动力学异常；②未能控制的局灶性感染灶；③真菌或多重耐药菌造成的感染；④规范抗感染、控制脓毒血症转移灶治疗措施的情况下，仍存在血培养阳性；⑤在正确抗感染治疗下出现过≥1 次栓塞事件，且赘生物直径>15 mm；⑥瓣膜赘生物直径>10 mm，严重瓣膜狭窄或反流；⑦伴有单个巨大赘生物直径>30 mm，可考虑外科手术治疗。

【主要护理措施】

1. 体温过高 与致病菌感染有关。

（1）发热护理：高热患者应卧床休息，保持病室内温度、湿度适宜。可采用冰袋或温水擦浴等物理降温措施，监测体温变化，每 4～6 h 测量体温一次，并准确绘制体温曲线，判断病情进展及治疗效果。出汗较多时，可在衣服与皮肤之间垫以柔软毛巾，潮湿后及时更换，增加舒适感，防止因频繁更换衣物导致受凉。评估患者有无皮肤瘀点、奥斯勒结节等周围体征及变化情况。

（2）正确采集血标本：告知患者及家属为提高血培养结果的准确率，需多次采血，且采血量多，必要时甚至需暂停使用抗生素，以取得其理解和配合。对于未经治疗的亚急性患者，应在第 1 日间隔 1 h 采血 1 次，共 3 次。如次日未见细菌生长，重复采血 3 次后，开始抗生素治疗。已使用过抗生素者，停药 2～7 d 后采血。急性患者应在入院后 3 h 内，每隔 1 h 采血 1 次，共取 3 个血标本后立即开始治疗。感染性心内膜炎的菌血症为持续性，因此无须在体温升高时采血。每次静脉采血 10～20 ml 作需氧菌和厌氧菌培养，至少应培养 3 周。

（3）饮食护理：给予清淡、高蛋白、高热量、富含维生素、易消化的半流质或软食，以补充发热引起的机体消耗。鼓励患者多饮水，做好口腔护理。有心力衰竭征象的患者按心力衰竭饮食进行指导。

（4）抗生素治疗的护理：遵医嘱应用抗生素治疗，观察药物的疗效、可能产生的不良反应，及时报告医师。告知患者抗生素是治疗本病的关键，病原菌隐藏在赘生物内和内皮下，需坚持大剂量、长疗程的抗生素治疗才能杀灭病原菌。严格按照时间用药，以确保维持有效的血药浓度。注意保护静脉，避免多次穿刺增加患者的痛苦。

2. 潜在并发症：栓塞 心脏超声可见巨大赘生物的患者，应绝对卧床休息，防止赘生物脱落。重点观察患者瞳孔、神志、肢体活动和皮肤温度，有无以下栓塞征象：①患者突然出现胸痛、气短、发绀和咯血，考虑肺栓塞的可能；②患者出现腰痛、血尿，考虑肾栓塞；③患者出现神志和精神改变、失语、吞咽困难、肢体功能障碍、瞳孔大小不对称、抽搐或昏迷征象时，警惕脑血管栓塞；④患者突发肢体剧烈疼痛，局部皮肤温度下降，动脉搏动减弱或消失，考虑外周动脉栓塞；⑤患者突发剧烈腹痛，应警惕肠系膜动脉栓塞。如出现以上征象，应及时报告医师并协助处理。

【健康教育】

1. 疾病知识指导 向患者及家属讲解本病的病因和发病机制、致病菌侵入途径、坚持足

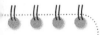

够剂量和长疗程抗生素治疗的重要性。在施行口腔手术，如拔牙、扁桃体摘除术，上呼吸道手术或操作，泌尿、生殖、消化道侵入性诊治或其他外科手术治疗前，应说明自己患有心瓣膜病、心内膜炎等病史，以预防性使用抗生素。

2. 日常生活指导　嘱患者平时注意防寒保暖，少去公共场所，避免感冒，加强营养，增强机体抵抗力，合理安排休息。养成良好的口腔卫生习惯，定期到口腔科检查。勿挤压痤疮、疖、痈等感染病灶，以减少病原体入侵的机会。

3. 用药指导　告知患者早期、足量应用抗生素是治疗感染性心内膜炎的关键，应遵医嘱用药，一旦出现恶心、呕吐、食欲减退及真菌感染等不良反应，应及时告知医师，切勿擅自停药。

4. 病情自我监测指导　教会患者自我监测体温变化、有无栓塞表现，定期门诊随访。

小　结

感染性心内膜炎为心脏内膜表面的微生物感染，伴赘生物形成。感染性心内膜炎临床表现可有发热和心脏杂音改变，应注意预防动脉栓塞和相关并发症的发生，做好症状护理。治疗感染性心内膜炎的关键是早期、足量、长疗程使用抗生素，主要护理措施是做好发热的护理及抗生素治疗的护理。健康教育的主要内容是疾病知识指导和生活习惯指导。

（安子薇）

第十一节　心包炎

导学目标

通过本节内容的学习，学生应能够：

◆ **基本目标**

1. 描述急性心包炎和缩窄性心包炎的概念。
2. 比较急性心包炎和缩窄性心包炎的病因、临床表现和治疗要点。
3. 解释心包炎的辅助检查。
4. 实施对心包炎患者的护理、健康教育。

◆ **发展目标**

综合运用疾病相关知识，分析心包炎相关症状和体征的病理生理过程。

◆ **思政目标**

在护理工作中体现医者仁心，尊重、关护患者，具有细心、耐心的职业精神。

心包脏层紧贴于心脏表面，与心包壁层之间形成的一个间隙，称为心包腔，内有 15～50 ml 浆膜液，起润滑作用，减少搏动时心脏与周围组织的摩擦。心包对心脏起固定及屏障保护作用，能减缓心脏收缩对周围血管的冲击，防止由于运动和血容量增加而导致的心腔迅速扩张，还能阻止肺部和胸腔炎症和恶性肿瘤向心脏扩散。

心包炎是指心包由感染、肿瘤、外伤、尿毒症、代谢性疾病、自身免疫病等引起的心包炎症性改变。临床上心包炎按病程可分为急性（病程＜6 周）、亚急性（病程 6 周～6 个月）和慢性（＞6 个月）。按病因可分为感染性、非感染性。

一、急性心包炎

急性心包炎（acute pericarditis）是心包脏层和壁层的急性炎症性疾病，以胸痛、心包摩擦音、心电图改变及心包渗出后心包积液为特征。急性心包炎可以单独存在，也可以是某种全身性疾病累及心包的表现。

【病因和发病机制】

（一）病因

急性心包炎最常见的病因是病毒感染。其他包括细菌感染、自身免疫病、肿瘤、尿毒症、急性心肌梗死后心包炎、主动脉夹层、胸壁外伤及心脏手术后。有些患者经检查仍无法明确病因，称为特发性急性心包炎或急性非特异性心包炎。1/4 患者可复发，少数甚至反复发作。

（二）发病机制

急性炎症反应时，心包脏层和壁层出现由纤维蛋白、白细胞和少量内皮细胞组成的炎性渗出，此时尚无明显液体积聚，为纤维素性心包炎。随着心包腔渗出液增多，变为渗出性心包炎，常为浆液性，液体量由 100 ml 至 2000～3000 ml 不等，也可呈血性或脓性。当渗出液迅速增多时，心包腔内压力急剧上升，导致心室舒张期充盈受限，外周静脉压升高，最终导致心排血量显著降低，血压下降，出现急性心脏压塞的临床表现。

【临床表现】

（一）症状

胸痛是急性心包炎的主要症状，常见于炎症变化时的纤维蛋白渗出期。疼痛位于胸骨后、心前区，可放射到颈部、左侧肩部及左上肢，也可达上腹部。疼痛性质尖锐，与呼吸运动有关，常因咳嗽、深呼吸、变换体位或吞咽动作而加重，可在坐起或前倾后缓解。疼痛也可为压榨性，位于胸骨后，此时需注意与急性心肌梗死相鉴别。感染性心包炎可伴有发热、乏力、心悸、盗汗、食欲减退等症状。

（二）体征

1. 心包摩擦音　心包摩擦音是急性心包炎最具诊断价值的典型体征，呈抓刮样粗糙的高频音，由因炎症变得粗糙的壁层与脏层心包相互摩擦而发生。心包摩擦音多位于心前区，以胸骨左缘第 3～4 肋间隙最明显，坐位时身体前倾、深吸气或将听诊器胸件加压后更易听到。心包摩擦音可持续数小时、数日甚至数周。

2. 心包积液

（1）心脏体征：当心包积液量增多将两层心包完全分开时，心包摩擦音消失，心尖冲动减弱，心音低弱而遥远，心脏叩诊浊音界向两侧扩大；当两层心包有部分粘连，即使有大量心包积液，仍可闻及心包摩擦音。

（2）左肺受压征象：大量心包积液使心脏向后移位，压迫左侧肺部，引起左肺下叶不张。在肩胛骨下出现浊音及左肺受压迫所引起的支气管呼吸音，称为心包积液征（尤尔特征）。

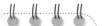

（3）心脏压塞：短期内大量心包积液可引起急性心脏压塞，表现为突发胸闷、呼吸困难、窦性心动过速、动脉压下降、脉压变小、静脉压明显升高，若心排血量显著下降，可引起急性循环衰竭和休克。若液体积聚较慢，则为亚急性或慢性心脏压塞，出现体循环淤血体征，表现为颈静脉怒张，呈库斯莫尔征（吸气时颈静脉充盈更明显）、肝大、肝颈静脉反流征阳性、腹水及下肢水肿，还可出现奇脉。

【辅助检查】

1. 常规检查　取决于原发病，感染引起者常有白细胞计数及中性粒细胞比例增加、红细胞沉降率增大和C反应蛋白增高，自身免疫病可有免疫指标阳性，尿毒症可见肌酐明显升高等。

2. X线检查　对无并发症的急性心包炎的诊断价值不大。当心包积液>250 ml（儿童>150 ml）时，可出现心影增大，呈水滴状或烧瓶状，心影随体位变化而改变，肺部无明显充血征象。

3. 心电图检查　90%以上患者有心电图异常，常规导联（除aVR外）普遍ST段呈弓背向下型抬高，aVR及V_1导联ST段压低，数小时至数日后ST段回到基线，逐渐出现T波低平及倒置，可持续数周至数月，也可长期存在。常有窦性心动过速，积液量较大时可出现QRS波群低电压及T波电交替。

4. 超声心动图检查　超声心动图检查可确诊有无心包积液、判断积液量、诊断心脏压塞。在超声引导下行心包穿刺引流，成功率和安全性增加。

5. 心脏磁共振成像（MRI）检查　MRI能清晰地显示心包积液容量和分布情况，帮助分辨积液性质，测量心包厚度，也有助于判断心肌受累情况。延迟增强扫描可见心包强化，对诊断心包炎较敏感。

6. 心包穿刺　心包穿刺的主要指征是心脏压塞，对心包积液性质、病原和病因诊断也有帮助，可在心包镜下抽取心包积液进行常规涂片、生化、细菌培养、细胞学相关检查。大量心包积液导致心脏压塞时，行心包治疗性穿刺抽液减压缓解症状，或针对病因向心包腔内注入药物进行治疗。

【诊断要点】

根据急性起病、典型胸痛、心包摩擦音、特征性的心电图表现、超声心动图确诊和判断积液量，可做出心包炎的诊断。结合相关病史、全身表现及心包穿刺等辅助检查可做出病因诊断。

【治疗要点】

急性心包炎的治疗包括病因治疗、对症治疗和解除心脏压塞。

1. 病因治疗　针对原发病：①风湿性心包炎给予肾上腺皮质激素抗风湿治疗，建议心包内用药，以提高疗效，降低副作用；②结核性心包炎给予早期、足量和较长疗程的抗结核治疗，至结核活动停止后1年左右再停药。③化脓性心包炎选用足量对致病菌敏感的抗生素，行反复心包穿刺抽脓和心包腔内注药。

2. 对症治疗　患者宜卧床休息，直至胸痛消失与发热消退。疼痛时给予非甾体抗炎药（nonsteroidal anti-inflammatory drug，NSAID）如阿司匹林、布洛芬、吲哚美辛或秋水仙碱等镇痛药，首选布洛芬，因使用剂量较大，应注意保护胃肠道，预防消化道出血。必要时可使用吗啡类药物。呼吸困难者给予半卧位或前倾位，吸氧。伴休克者进行扩容治疗。

3. 解除心脏压塞　急性心脏压塞时立即行心包穿刺引流是最简单、最有效的方法。顽固性复发性心包炎病程超过2年、反复穿刺引流无法缓解、激素无法控制，或伴严重胸痛的患者可考虑心包切除术。

【主要护理措施】

1. 一般护理 协助患者取半卧位或坐位。保持病室环境安静、温度及湿度适宜,限制探视,避免患者受凉,以免发生呼吸道感染而加重呼吸困难。衣着应宽松,以免妨碍胸廓运动。遵医嘱用药,控制输液速度,防止加重心脏负荷。对胸闷、气短者,给予氧气吸入。对疼痛明显者,给予镇痛药,以减轻疼痛对呼吸功能的影响。

2. 疼痛护理 评估患者疼痛的部位、性质及其变化情况,是否可闻及心包摩擦音。指导患者卧床休息,勿用力咳嗽、深呼吸或突然改变体位,以免疼痛加重。必要时遵医嘱给予非甾体类解热镇痛药。若疼痛加重,可给予吗啡。

3. 病情观察 观察患者呼吸困难的程度,有无呼吸浅快、发绀,血气分析结果。观察镇痛药疗效,有无胃肠道反应、出血等不良反应。应用糖皮质激素、抗菌、抗结核、抗肿瘤等药物治疗时做好相应的观察与护理。

4. 心包穿刺术的配合与护理

(1)术前护理:备齐用物,向患者解释心包穿刺术的意义和必要性,进行心理护理,消除顾虑;询问患者是否有咳嗽,必要时给予药物镇咳;保护患者隐私,注意保暖;术前开放静脉通道,准备好抢救药品;进行心电、血压监测;术前行超声检查,确定积液量和穿刺部位,并对最佳穿刺点做好标记。

(2)术中配合:嘱患者勿剧烈咳嗽或深呼吸,穿刺过程中有任何不适应立即告知。严格无菌操作,抽液过程中随时夹闭管路,防止空气进入心包腔;抽液要缓慢,每次抽液不宜过快、过多(≤1000 ml),以防急性右室扩张,一般第1次抽液量不宜超过200~300 ml,若抽出新鲜血,应立即停止抽吸,密切观察有无心脏压塞症状;密切观察患者的反应,如患者有心率加快、出冷汗、头晕等异常情况,应立即停止操作,及时协助医师处理。

(3)术后护理:穿刺部位覆盖无菌纱布并妥善固定;穿刺后2 h内继续心电、血压监测,嘱患者卧床休息,密切观察生命体征变化。对心包引流者需做好引流管的护理,每4~6 h开放一次,每日引流量<25 ml时可考虑拔管。记录抽液量、性质,及时送检。

【健康教育】

1. 休息和饮食指导 嘱患者注意休息,加强营养,增强机体抵抗力。给予高热量、高蛋白、富含维生素、易消化饮食,并限制钠盐摄入。注意防寒保暖,预防呼吸道感染。

2. 药物与治疗指导 告知患者坚持足疗程药物治疗(如抗结核治疗)的重要性,不可擅自停药,防止复发;注意药物的不良反应;定期随访检查肝肾功能。向缩窄性心包炎患者讲明行心包切除术的重要性,告知患者除肿瘤心包炎外,大多数患者预后良好,若结核性心包炎不积极治疗,常可演变为慢性缩窄性心包炎。

二、缩窄性心包炎

缩窄性心包炎(constrictive pericarditis)是指心脏被致密增厚的纤维化或钙化心包所包围,使心室舒张期充盈受限而产生一系列循环障碍的疾病,多为慢性。

【病因和发病机制】

(一)病因

在我国以结核性心包炎最常见,其次为非特异性心包炎、化脓性心包炎或创伤性心包炎演变而来。近年来,放射性心包炎和心脏直视手术后引起者比例增高。自身免疫病、恶性肿瘤、尿毒症、药物等引起者少见。

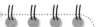
（二）发病机制

随着心包渗出液吸收，心包增厚、粘连，出现纤维化或钙化，最终形成坚厚的瘢痕，心包伸缩性丧失，导致心室舒张期扩张受限、充盈减少，心排血量降低和外周循环回流受阻。长期缩窄，可导致心肌萎缩。

【临床表现】

（一）症状

常见症状为劳力性呼吸困难，主要与心排血量降低有关。可伴有咳嗽、乏力、食欲缺乏、活动耐力下降等症状。一般不会产生疼痛，当心排血量减少或增厚的心包压迫冠状动脉时，可产生心绞痛。

（二）体征

颈静脉压升高常见，脉压变小。心尖冲动减弱或消失，心脏浊音界正常或稍增大，心音轻而远，通常无杂音，部分患者可在胸骨左缘第 3 ~ 4 肋间隙闻及心包叩击音，呈拍击样。可出现颈静脉怒张、库斯莫尔征、肝大、腹水、下肢水肿及心率增快等。

【辅助检查】

1. 常规检查　血常规无特征性改变，可有轻度贫血。病程较久者可有肝功能损害。

2. X 线检查　多数患者心影轻度增大，呈三角形或球形，左、右心缘变直，主动脉弓变小，上腔静脉常扩张。半数患者存在心包钙化。

3. 心电图检查　常见心动过速、QRS 低电压、T 波低平或倒置。

4. 超声心动图检查　典型的表现为心包增厚、粘连，心脏变形，室壁活动减弱，室间隔舒张期呈矛盾运动（室间隔抖动征），下腔静脉增宽且不随呼吸变化。

5. 心脏 CT 和 MRI 检查　对慢性缩窄性心包炎的诊断价值优于超声心动图，均可用于评价心包受累的范围和程度、厚度和钙化情况。

6. 右心导管检查　特征性表现为肺毛细血管压力、肺动脉舒张压、右心室舒张末期压、右心房压和腔静脉压均显著增高且趋于同一水平；右心房压力曲线呈 M 或 W 波形，右心室收缩压轻度升高。

7. 活组织检查　心包腔纤维内镜探查和活组织检查，有助于了解病因并与限制型心肌病相鉴别。

【诊断要点】

典型缩窄性心包炎可根据病因、临床表现、辅助检查诊断。

【治疗要点】

1. 外科手术　心包切除术是缩窄性心包炎唯一、有效的治疗措施，但围手术期风险很高。

2. 药物治疗　少数患者心包缩窄是短期或可逆的，因此对近期诊断且病情稳定的患者，可尝试抗感染治疗 2 ~ 3 个月。对于结核性心包炎，推荐抗结核治疗延缓心包缩窄的进展，在结核活动静止后手术，术后应继续抗结核治疗 1 年。

【主要护理措施】

本病的主要护理措施同急性心包炎的护理措施。

【健康教育】

本病的健康教育基本同急性心包炎的健康教育。但应注意向缩窄性心包炎患者讲明心包切

除术的重要性，解除其思想顾虑，使其尽早接受手术治疗。术后患者仍应坚持休息半年左右，加强营养，以利于心功能的恢复。

小　结

心包炎可由多种因素导致，应针对病因进行治疗，控制疾病进展，减少并发症。急性心包炎主要表现为胸痛和心包摩擦音，缩窄性心包炎表现为呼吸困难和颈静脉怒张等体循环淤血表现。注意做好症状护理，严密监测病情变化，观察相应的全身症状。主要治疗方式是对症和病因治疗，针对不同病情发展时期采取不同的治疗措施，尽早控制病情。健康教育主要是对日常生活方式的指导，急性心包炎强调足疗程的药物治疗，缩窄性心包炎强调手术治疗的重要性。

（安子薇）

第十二节　循环系统疾病常用诊疗技术及护理

导学目标

通过本节内容的学习，学生应能够：

◆ **基本目标**

1. 解释心脏起搏治疗、心脏电复律和电除颤、心导管检查术、射频消融术等操作的目的。

2. 说出上述操作的禁忌证和并发症。

3. 能够配合医师进行上述操作，并应用恰当的沟通技巧，体现人文关怀和法律意识。

◆ **发展目标**

综合运用循环系统疾病常见诊疗技术，解决如何正确配合医师进行诊疗；在护理工作中，与患者及家属沟通配合的注意事项，同时实施心理护理。

◆ **思政目标**

在护理过程中体现对患者的尊重、爱护、关心，同时做到观察入微。

一、心脏起搏治疗

心脏起搏器简称起搏器（pacemaker），是一种医用电子仪器，它通过发放一定频率的脉冲电流，经导线和电极传输到电极所接触的心肌（心房或心室），从而刺激局部心肌细胞产生兴奋，通过传导系统使整个心房或心室兴奋而产生收缩活动，替代正常心脏起搏点，控制心脏按一定节律收缩。需要强调的是，心肌必须具备兴奋、传导、收缩功能，心脏起搏器才能发挥作用。

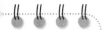
【起搏治疗的目的】

起搏治疗的主要目的是通过不同的起搏方式，纠正心率和心律的异常或左、右心室的协同收缩，提高患者的生命质量，减少病死率。

【起搏器编码及类型】

1. 起搏器命名代码 为了便于叙述起搏器的种类和工作方式，现广泛使用北美心脏起搏电生理学会（NASPE）和英国心脏起搏与电生理学组（BPEG）专家委员会共同制订的起搏器编码方式（表3-12）。

表3-12 起搏器编码方式

位置	I	II	III	IV	V
功能	起搏心腔	感知心腔	反应方式	程序控制、频率适应和遥测功能	抗快速心律失常功能
代码 字母	O	O	O	O	O
	A	A	T	P	P
	V	V	I	M	S
	D	D	D	C	D
				R	
制造商	S＝单腔（A或V）				
专用					

注：表中自左至右，每个位置字母代表的意义为：

位置I：表示起搏的心腔，分别由A、V和D代表心房、心室和双心腔，O代表无感知功能。

位置II：表示感知的心腔，分别由A、V和D代表心房、心室和双心腔，O代表无感知功能。

位置III：表示起搏器感知心脏自身活动后的反应方式。T表示触发型，I表示抑制型，D表示兼有T和I两种反应方式，O代表无感知后反应功能。

位置IV：表示起搏器程控频率适应和遥测功能。P表示1~2个简单的程控功能，M表示2种以上参数的多功能程控，C表示遥测功能，R表示频率适应功能，O表示无程控、频率适应和遥测功能。

位置V：表示抗快速心律失常功能。O表示无抗快速心律失常功能，P表示抗心动过速起搏功能，S表示电转复功能，D表示两者都有。

2. 起搏器类型

（1）根据起搏器电极导线植入的部位分类：①单腔起搏器：只有一根电极导线置于一个心腔。如AAI（R）、VVI（R），起搏导线单独植入心房或心室；②双腔起搏器：两根电极导线分别放置在心房右心耳和右室心尖部或间隔部，进行房室顺序起搏；③三腔起搏器：是近年来开始使用的起搏器，目前主要分为双房＋右室三腔起搏器和右房＋双室三腔心脏起搏。

（2）根据应用方式分类：①临时心脏起搏：采用体外携带式起搏器；②植入式心脏起搏：起搏器一般埋在患者胸部（偶尔植入其他部位）的皮下组织内。2015年2月国家心血管中心阜外医院心律失常中心完成了国内首例无导线起搏器植入，开启了无导线起搏器治疗缓慢型心律失常的新时代，因其具有体积小、无导线、寿命长等众多优点，现已在临床上广泛应用。

【适应证】

1. 植入式心脏起搏

（1）伴有临床症状的任何水平的完全或高度房室传导阻滞。

（2）伴有症状的束支 - 分支水平阻滞，间歇性二度II型房室传导阻滞。

（3）病态窦房结综合征或房室传导阻滞，有明显临床症状或无症状，逸搏心率<40次／分，或心脏停搏时间>3 s。

（4）有窦房结功能障碍或房室传导阻滞的患者，必须采用具有减慢心率作用的药物治疗时，应该植入起搏器。

（5）反复发生的颈动脉窦性晕厥、血管迷走性晕厥和心室停顿，以心脏反应为主者。

（6）药物治疗效果不满意的顽固性心力衰竭（可行心脏再同步起搏治疗）。

2. 临时心脏起搏

（1）超速抑制治疗异位快速型心律失常或外科手术前后需"保护性"应用的患者，以预防心动过缓发生。

（2）作为某些临床诊断及电生理检查的辅助手段。

（3）急需起搏、房室传导阻滞有可能恢复的患者。

【禁忌证】

（1）临时性心脏起搏无绝对禁忌证，但是感染未控制的患者使用时应慎重。

（2）永久性心脏起搏的禁忌证

1）尚未控制的感染。

2）严重的肝、肾功能不全及心功能不全。

3）电解质代谢紊乱及酸碱平衡失调尚未纠正。

4）出血性疾病及有出血倾向者。

【护士配合操作流程】

术前准备

自身准备：洗手，戴口罩、帽子。
用物准备：①药品：阿托品、盐酸甲氧氯普胺注射液、地西泮、吗啡等抢救药品。②耗材：根据患者的病情需要及医嘱准备穿刺鞘、电极、起搏器、可吸收线等。③设备准备：起搏器测试仪、电刀、心电监护仪、除颤仪等。
环境准备：环境清洁、消毒、无尘、温度适宜，注意遮挡，保护患者隐私。
患者准备：①向患者和家属讲解起搏器植入术的目的及必要性，解释操作步骤、术中注意事项，以减轻患者的焦虑，消除患者的恐惧心理，取得配合，并确认患者签署知情同意书。②训练床上大小便，告知家属提前准备便器。③皮肤准备，术前需备皮清洁皮肤，洗澡，更换宽松的衣服，排空膀胱。

术前评估

术前评估：①测量并记录患者生命体征。②术前检查（血常规、生化、凝血指标、心电图、心脏彩超等），术前3 d停用抗凝血药。③抗生素皮试结果，并在术前半小时至1 h静脉滴注抗生素。

术中配合

核对患者：再次核对患者信息，确保无误。
摆放体位：患者取平卧位。
消毒：戴手套，协助医师消毒皮肤，铺孔巾，局部麻醉。
术中观察：①严密监护患者血压、呼吸、心率、心律等变化，如发现异常，立即通知医师。②准确配合医师进行测试。③关注患者的感受，了解患者术中疼痛情况及其他不适主诉，做好患者的安慰及解释工作，以缓解患者紧张与不适，帮助患者顺利配合手术。

记录

记录内容：①手术日期和时间、穿刺部位加压包扎情况。②术前、术后所有的评估结果，患者术中耐受情况、有无并发症。

整理用物

整理用物：垃圾分类处理。

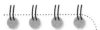

【操作后护理】

1. 休息与活动　术后将患者平移至床上，绝对卧床休息，嘱患者保持平卧位或略向术侧卧位 8～12 h，可适当抬高床头 30°～60°。术侧肢体不宜过度活动，勿用力咳嗽，防止电极移位，必要时尽早应用镇咳药。卧床期间做好生活护理。术后 6 周患者可恢复正常活动。

2. 监测　术后行 24 h 心电监护，监测起搏和感知功能。及时发现有无电极导线移位或起搏器起搏感知障碍。

3. 切口护理与观察　切口局部使用沙袋加压 6 h，每间隔 2 h 解除压迫 5 min。定期更换敷料，术后 7 d 拆线，临时起搏器每日更换 1 次。观察起搏器囊袋有无出血或血肿，切口有无渗血、炎症等表现。监测体温变化，常规应用抗生素预防感染。

【健康指导】

1. 起搏器知识指导　告知患者起搏器的设置频率及使用年限。随身携带起搏器卡，写明何时安装起搏器及其类型，以便治疗及登机前顺利通过金属检测仪的检查。避免强磁场和高电压场所（除家庭用电外）。一旦接触某种环境或电器后患者出现胸闷、头晕等不适，应立即离开或不再使用该种电器。建议将移动电话放在远离起搏器至少 15 cm 处，拨打或接听时应在起搏器对侧。

2. 病情自我监测指导　教会患者每日自数脉搏 2 次，若脉搏比设置频率低 10% 或再次出现安装起搏器前的症状，应立即就诊。不要随意抚弄起搏器植入部位。自行检查该部位有无炎症反应或出血现象，如出现不适，立即就医。

3. 活动指导　避免剧烈运动，装有起搏器的一侧上肢避免用力过度或动作幅度过大，以免影响起搏器的功能或使电极脱落。

4. 定期随访　植入起搏器后随访时间与植入起搏器的类型、患者的临床变化有关，一般要求植入后 1 个月、3 个月、6 个月各随访 1 次，以后每 3 个月至半年随访 1 次。接近起搏器使用年限时，应缩短随访间隔时间，改为每个月 1 次或者更短一些，在电池耗尽之前及时更换起搏器。

5. 其他　如植入起搏器的部位需要接受放射线治疗，应将起搏器重新变换位置；若患者离世后，火葬前应取出起搏器，以免发生爆炸。

二、心脏电复律和电除颤

心脏电复律和电除颤是用高能电脉冲直接或经胸壁作用于心脏，使多种快速型心律失常转为窦性心律的方法。心脏电复律是指在短时间内向心脏通以高压强电流，使全部或大部分心肌细胞在瞬间同时除极，使心脏电活动短暂停止，然后由最高自律性的起搏点（通常为窦房结）重新主导心脏节律。室颤时的电复律治疗也常被称为电除颤，用于电复律的仪器称为除颤器。

【适应证】

（1）室颤和室扑是电复律的绝对指征。

（2）房颤和房扑伴血流动力学障碍者。

（3）药物及其他方法治疗无效或有严重血流动力学障碍的阵发性室上性心动过速、室性心动过速、预激综合征伴快速型心律失常者。

【禁忌证】

（1）多年病史，心脏（尤其是左心房）明显增大及心房内有新鲜血栓形成或近 3 个月有栓

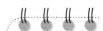

塞史。复律后难以维持窦性心律。

（2）伴高度或完全性房室传导阻滞的房颤或房扑。

（3）伴病态窦房结综合征的异位性快速型心律失常。

（4）由洋地黄中毒所致房颤，伴或不伴低钾血症时，暂不宜电复律治疗。

【并发症】

虽然电复律和电除颤对快速型心律失常是一种快速、安全和有效的治疗措施，但仍可伴发许多并发症，主要包括诱发各种心律失常，出现急性肺水肿、低血压、体循环栓塞和肺动脉栓塞，血清心肌酶增高以及皮肤烧伤等。

【电复律种类】

1. 同步电复律　同步电复律主要用于除室颤外的各种异位性快速型心律失常，如房颤、房扑、室上性或室性心动过速。电复律器的同步触发装置能利用患者心电图中的 R 波来触发放电，放电时电流正好与 R 波同步，即电流刺激落在心室肌的绝对不应期，从而避免在心室的易损期放电导致室速或室颤。电复律前一定要核查仪器上的"同步"功能处于开启状态。

2. 非同步电除颤　非同步电除颤临床上用于室颤。此时无心动周期，也无 QRS 波群，更无从避开心室易损期，应即刻于任何时间放电。

3. 埋藏式自动心脏复律除颤器（ICD）　埋藏式自动心脏复律除颤器是一种能终止危及生命的快速型室性心律失常的多功能、多程控参数的电子装置。通过静脉置于心内膜的除颤电极感知室性心动过速或室颤，发放抗心动过速起搏或除颤能量，终止快速型室性心律失常。

【电复律部位】

电极板的安放常用位置是将一电极板置于胸骨右缘第 2～3 肋间隙（心底部）、另一个电极板置于心尖部。两个电极板之间的距离不小于 10 cm。

【护理】

1. 复律前护理

（1）向患者及家属解释电复律的目的和必要性等，消除患者的恐惧心理，以取得配合。

（2）遵医嘱进行术前检查（血电解质等）。

（3）遵医嘱停用洋地黄类药物 24～48 h，给予改善心功能、纠正低血钾和酸中毒的药物。有房颤的患者复律前行抗凝治疗。

（4）复律术前禁食 6 h，排空膀胱。

（5）物品准备：除颤器、生理盐水、导电糊、纱布垫、地西泮、心电和血压监护仪等心肺复苏所需的抢救设备和药品。所有物品均处于备用状态。

2. 复律中配合

（1）患者仰卧于硬板床上，取下义齿，松解衣裤，开放静脉通道，给予氧气吸入。术前作全导联心电图。

（2）清洁电击处皮肤，连接心电导联，心电监护电极片应避开除颤部位。

（3）连接电源、打开开关，选择一个 R 波高耸的导联进行示波观察。选择"同步"或"非同步"。按几次"放电"，观察放电是否落在 R 波下降处，即下降处出现亮点。

（4）清醒患者给予地西泮注射液 0.3～0.5 mg/kg 缓慢静脉注射，至患者睫毛反射开始消失的深度。麻醉过程中严密观察患者的呼吸。

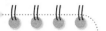

（5）两电极板上涂满导电糊，分别置于胸骨右缘第 2～3 肋间隙和心尖部，两电极板间的距离应＞10 cm，与皮肤紧密接触，并有一定压力，以降低阻抗。电击能量：房扑、室速 50～100 J，室上速 100～200 J，房颤 100～360 J，室颤 200～360 J。

（6）嘱所有人远离患者及病床，同时按下放电按钮，当患者身体和四肢抽动一下后，立刻移去电极板，观察患者心律是否转为窦性。

（7）根据患者情况决定是否再次电复律，间隔 3～5 min，一般不超过 3 次。

3. 复律后护理

（1）休息与体位：绝对卧床休息 24 h，清醒后 2 h 内避免进食，以免出现恶心、呕吐。

（2）心电监护：持续心电监护 24 h，注意心律、心率的变化，每半小时记录一次。

（3）病情观察：密切观察病情变化，如神志、瞳孔、血压、呼吸、皮肤及肢体活动情况，及时发现患者有无栓塞征象，有无因电击而致的各种心律失常及局部皮肤灼伤、肺水肿等并发症，并及时协助医师给予处理。

（4）药物护理：遵医嘱服用奎尼丁、洋地黄或其他抗心律失常药以维持窦性心律，严密观察用药反应。

（5）心理护理：患者清醒后给予安慰和帮助，做好心理护理。

（6）处理用物：擦净电极板，整理电源线、地线等，并放回原处备用。除颤器保持充电备用状态。

三、心导管检查

心导管检查（cardiac catheterization）是通过心导管插入术由外周血管将心导管送入心脏各腔、瓣膜和血管，进行构造及功能的检查，包括右心导管检查与选择性右心造影、左心导管检查与选择性左心造影，是一种非常有价值的诊断方法。

【目的】

明确诊断心脏和大血管病变的部位与性质、病变是否引起了血流动力学改变及其程度，为介入性治疗或外科手术提供依据。

【适应证】

（1）血流动力学检测，从静脉置入漂浮导管至右心及肺静脉。

（2）先天性心脏病，特别是有心内分流的先天性心脏病诊断。

（3）心内电生理检查，心肌活检。

（4）检查室壁瘤瘤体大小、位置，以明确手术指征。

（5）主动脉弓、肺动静脉及冠状动脉病变评价。

【禁忌证】

（1）感染性疾病，如感染性心内膜炎、败血症、肺部感染。

（2）严重心律失常及严重高血压未经控制。

（3）电解质代谢紊乱、洋地黄中毒。

（4）现有出血性疾病或行抗凝治疗。

（5）外周血栓性静脉炎。

（6）严重肝、肾损害。

【护士配合操作流程】

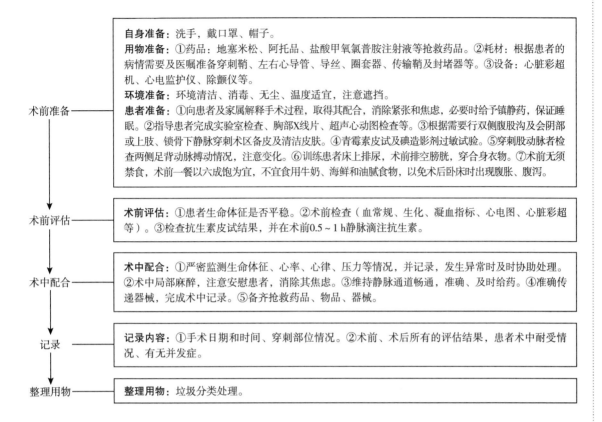

术前准备 ——
自身准备：洗手，戴口罩、帽子。
用物准备：①药品：地塞米松、阿托品、盐酸甲氧氯普胺注射液等抢救药品。②耗材：根据患者的病情需要及医嘱准备穿刺鞘、左右心导管、导丝、圈套器、传输鞘及封堵器等。③设备：心脏彩超机、心电监护仪、除颤仪等。
环境准备：环境清洁、消毒、无尘、温度适宜，注意遮挡。
患者准备：①向患者及家属解释手术过程，取得其配合，消除紧张和焦虑，必要时给予镇静药，保证睡眠。②指导患者完成实验室检查、胸部X线片、超声心动图检查等。③根据需要行双侧腹股沟及会阴部或上肢、锁骨下静脉穿刺术区备皮及清洁皮肤。④青霉素皮试及碘造影剂过敏试验。⑤穿刺股动脉者检查两侧足背动脉搏动情况，注意变化。⑥训练患者床上排尿，术前排空膀胱，穿合身衣物。⑦术前无须禁食，术前一餐以六成饱为宜，不宜食用牛奶、海鲜和油腻食物，以免术后卧床时出现腹胀、腹泻。

术前评估 ——
术前评估：①患者生命体征是否平稳。②术前检查（血常规、生化、凝血指标、心电图、心脏彩超等）。③检查抗生素皮试结果，并在术前0.5～1 h静脉滴注抗生素。

术中配合 ——
术中配合：①严密监测生命体征、心率、心律、压力等情况，并记录，发生异常时及时协助处理。②术中局部麻醉，注意安慰患者，消除其焦虑。③维持静脉通道畅通，准确、及时给药。④准确传递器械，完成术中记录。⑤备齐抢救药品、物品、器械。

记录 ——
记录内容：①手术日期和时间、穿刺部位情况。②术前、术后所有的评估结果，患者术中耐受情况、有无并发症。

整理用物 ——
整理用物：垃圾分类处理。

【操作后护理】

1. 休息与体位　卧床休息，术侧肢体制动 10～12 h，做好生活护理。

2. 穿刺点护理　穿刺处压迫止血，静脉穿刺处使用沙袋压迫 4～6 h；动脉穿刺处压迫止血后加压包扎，1 kg 沙袋压迫 6 h，观察切口出血情况及足背动脉搏动情况，比较两侧肢端颜色、温度、感觉与运动功能。

3. 用药护理　常规应用抗生素预防感染。

4. 观察　密切监测生命体征。观察术后并发症，如出血、感染、心律失常、空气栓塞、心脏压塞及穿孔。

四、心导管射频消融术

心导管射频消融术（radio frequency catheter ablation，RFCA）是在心腔内放置多根多极电极导管，通过心脏电生理技术在心内标测定位后，将消融导管电极置于引起心律失常的病灶处或异常传导路径区域，应用高能射频电流，使该区域心肌组织变性、坏死，以达到改变该部位心肌自律性和传导性，达到治疗顽固性心律失常的目的。

【适应证】

（1）房室结折返及房室折返性心动过速、房性心动过速和无器质性心脏病证据的室性期前收缩和室性心动过速呈反复发作性，或合并有心动过速心肌病，或者血流动力学不稳定。

（2）预激综合征合并阵发性房颤和快速心室率。

（3）发作频繁和（或）症状重、药物治疗不能满意控制的心肌梗死后室速，多为 ICD 的补充治疗。

（4）发作频繁、心室率不易控制的房扑，症状明显的房颤。

【禁忌证】

（1）感染性疾病，如感染性心内膜炎、败血症、肺部感染。

（2）严重心律失常及严重的高血压未加控制。

（3）电解质代谢紊乱，洋地黄中毒。

（4）有出血倾向者，现有出血性疾病或正在进行抗凝治疗。

（5）外周静脉血栓性静脉炎。

（6）严重肝、肾损害。

【并发症】

误伤希氏束造成二度或三度房室传导阻滞，血管穿刺部位血肿、皮下气肿、血气胸、心肌穿孔、心脏压塞、冠状动脉痉挛及心肌梗死等。

【护士配合操作流程】

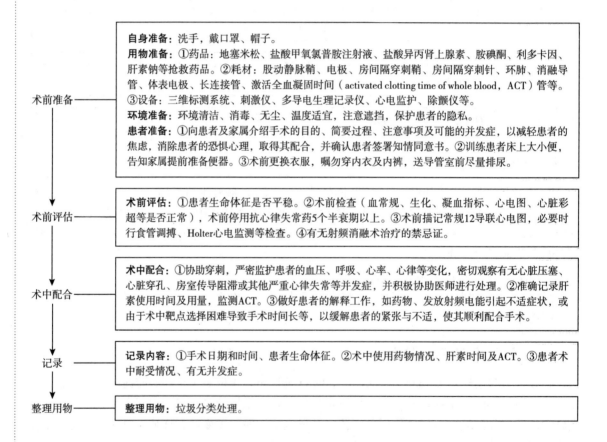

术前准备

自身准备：洗手，戴口罩、帽子。
用物准备：①药品：地塞米松、盐酸甲氧氯普胺注射液、盐酸异丙肾上腺素、胺碘酮、利多卡因、肝素钠等抢救药品。②耗材：股动静脉鞘、电极、房间隔穿刺鞘、房间隔穿刺针、环肺、消融导管、体表电极、长连接管、激活全血凝固时间（activated clotting time of whole blood，ACT）管等。③设备：三维标测系统、刺激仪、多导电生理记录仪、心电监护、除颤仪等。
环境准备：环境清洁、消毒、无尘、温度适宜，注意遮挡，保护患者的隐私。
患者准备：①向患者及家属介绍手术的目的、简要过程、注意事项及可能的并发症，以减轻患者的焦虑，消除患者的恐惧心理，取得其配合，并确认患者签署知情同意书。②训练患者床上大小便，告知家属提前准备便器。③术前更换衣服，嘱勿穿内衣及内裤，送导管室前尽量排尿。

术前评估

术前评估：①患者生命体征是否平稳。②术前检查（血常规、生化、凝血指标、心电图、心脏彩超等是否正常），术前停用抗心律失常药5个半衰期以上。③术前描记常规12导联心电图，必要时行食管调搏、Holter心电监测等检查。④有无射频消融术治疗的禁忌证。

术中配合

术中配合：①协助穿刺，严密监护患者的血压、呼吸、心率、心律等变化，密切观察有无心脏压塞、心脏穿孔、房室传导阻滞或其他严重心律失常等并发症，并积极协助医师进行处理。②准确记录肝素使用时间及用量，监测ACT。③做好患者的解释工作，如药物、发放射频电能引起不适症状，或由于术中靶点选择困难导致手术时间长等，以缓解患者的紧张与不适，使其顺利配合手术。

记录

记录内容：①手术日期和时间、患者生命体征。②术中使用药物情况、肝素时间及ACT。③患者术中耐受情况、有无并发症。

整理用物

整理用物：垃圾分类处理。

【操作后护理】

操作后护理基本同心导管检查，需注意以下几点。

1. 病情观察　观察有无并发症的发生，如房室传导阻滞、窦性停搏、气胸、心脏压塞。

2. 药物护理　继续服用常规药物。房颤消融者因抗凝治疗，需适当延长卧床时间，防止出血。根据出血情况，在术后 12 ~ 24 h 重新开始抗凝，出血风险高的患者可延迟到 48 ~ 72 h 再重新开始抗凝治疗，术后起始可用肝素或低分子量肝素与华法林重叠，华法林达标后停用肝素和低分子量肝素。必要时遵医使用胺碘酮、美托洛尔等药物。

五、冠状动脉介入性诊断及治疗

冠状动脉介入性诊断及治疗包括冠状动脉造影和经皮冠状动脉介入治疗。冠状动脉造影（coronary arterial angiography，CAG）是将含碘浓度低的非离子型造影剂用特殊的导管经动脉送至左、右冠状动脉口，使冠状动脉及其主要分支显影的一种技术操作，可提供冠状动脉病变的部位、性质、范围、侧支循环状况等的准确资料，有助于选择最佳的治疗方案，是诊断冠心病最可靠的方法。经皮冠状动脉介入治疗（percutaneous coronary intervention，PCI）是在 CAG 确定狭窄病变部位后，用心导管技术疏通狭窄甚至闭塞的冠状动脉管腔，改善心肌血流灌注的方法，包括经皮腔内冠状动脉成形术（percutaneous transluminal coronary angioplasty，PTCA）、经皮冠状动脉支架植入（percutaneous intracoronary stent implantation）、冠状动脉内旋切术、旋磨术和激光成形术。

【适应证】

1. 冠状动脉造影

（1）持续或反复发作的缺血症状，明确病变情况以及考虑介入性治疗。

（2）心电图检查 ST 段动态演变（压低>0.1 mV 或短暂抬高）。

（3）合并充血性心力衰竭或血流动力学不稳定。

（4）有严重的可危及生命的室性心律失常。

（5）拟行心脏手术的患者，如年龄>50 岁，应常规行冠状动脉造影。

2. 经皮冠状动脉介入治疗

（1）稳定性冠心病：狭窄病变直径≥90%；狭窄病变直径<90% 但有相应缺血证据或血流储备分数≤0.8 的病变。

（2）不稳定型心绞痛、非 ST 段抬高型急性冠脉综合征。

（3）介入治疗后心绞痛复发，血管再狭窄的患者。

（4）急性 ST 段抬高心肌梗死：①直接 PCI：发病 12 h 内（包括正后壁心肌梗死）或伴有新出现左束支传导阻滞；伴严重急性心力衰竭或心源性休克（不受发病时间限制）；发病>12 h 仍有缺血性胸痛或致命性心律失常；就诊延迟（发病后 12～48 h）并具有临床和（或）心电图缺血证据的患者。②溶栓后 PCI：溶栓成功 24 h 内行冠状动脉造影，并根据需要对梗死相关动脉行血运重建；溶栓后出现心源性休克或急性严重心力衰竭的患者。③补救性 PCI：溶栓失败患者（溶栓后 60 min ST 段下降<50% 或仍有胸痛）；溶栓成功后出现再发缺血、血流动力学不稳定、危及生命的室性心律失常或有再次闭塞证据时。④非梗死相关动脉的 PCI：急性 ST 段抬高心肌梗死多支病变患者在血流动力学稳定的情况下择期或与直接 PCI 同期完成。

【禁忌证】

冠状动脉介入性诊断及治疗的禁忌证是相对的，当冠状动脉原因危及患者生命时，则无须考虑禁忌证。

（1）无心肌缺血或心肌梗死症状者。

（2）冠状动脉轻度狭窄（<50%）或仅有痉挛者。

（3）有出血倾向，不能耐受抗血小板和抗凝双重治疗者。

（4）造影剂过敏、躯体有感染性疾病、严重肝肾损伤、严重心功能不全、晚期肿瘤及消耗性恶病质者。

【并发症】

1. 急性冠状动脉闭塞 大多数发生在术中或离开导管室之前，也可发生在术后 24 h。应及时处理或置入支架，尽快恢复冠状动脉血流。

2. 支架血栓形成　发生率较低（30 d内发生率为0.6%，3年内发生率为2.9%），但病死率高达45%，一旦发生支架血栓，应立即行冠状动脉造影，主要治疗方法是球囊扩张或重新置入支架，必要时进行冠状动脉内溶栓治疗或行外科手术治疗。

3. 出血　围手术期出血是引发死亡及其他严重不良事件的主要危险因素。大出血（包括脑出血）可能直接导致死亡，出血后停用抗血栓药也可能导致血栓事件乃至死亡。

4. 血管并发症　主要与穿刺点相关，其危险因素有女性、年龄≥70岁、体表面积<1.6 m²、急诊介入治疗、外周血管疾病。

5. 其他　无复流、对比剂、冠状动脉穿孔、支架脱载导致的急性肾损伤等。

【血管入路】

1. 股动脉　穿刺成功率高，适合需要大腔指引导管的介入操作。

2. 桡动脉　为目前首选，止血方便，术后无须制动，局部出血并发症发生率低。

3. 肱动脉　个别情况下使用，压迫止血时应避免损伤邻近神经，如发生血管并发症，可影响上肢血供。

【护士配合操作流程】

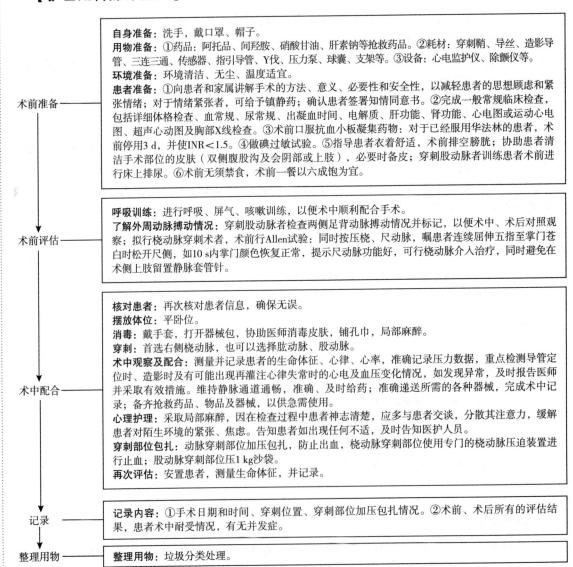

术前准备	**自身准备：** 洗手，戴口罩、帽子。 **用物准备：** ①药品：阿托品、间羟胺、硝酸甘油、肝素钠等抢救药品。②耗材：穿刺鞘、导丝、造影导管、三连三通、传感器、指引导管、Y伐、压力泵、球囊、支架等。③设备：心电监护仪、除颤仪等。 **环境准备：** 环境清洁、无尘、温度适宜。 **患者准备：** ①向患者和家属讲解手术的方法、意义、必要性和安全性，以减轻患者的思想顾虑和紧张情绪；对于情绪紧张者，可给予镇静药；确认患者签署知情同意书。②完成一般常规临床检查，包括详细体格检查、血常规、尿常规、出凝血时间、电解质、肝功能、肾功能、心电图或运动心电图、超声心动图及胸部X线检查。③术前口服抗血小板凝集药物：对于已经服用华法林的患者，术前停用3 d，并使INR<1.5。④做碘过敏试验。⑤指导患者衣着舒适，术前排空膀胱；协助患者清洁手术部位的皮肤（双侧腹股沟及会阴部或上肢），必要时备皮；穿刺股动脉者训练患者术前进行床上排尿。⑥术前无须禁食，术前一餐以六成饱为宜。
术前评估	**呼吸训练：** 进行呼吸、屏气、咳嗽训练，以便术中顺利配合手术。 **了解外周动脉搏动情况：** 穿刺股动脉者检查两侧足背动脉搏动情况并标记，以便术中、术后对照观察；拟行桡动脉穿刺术者，术行Allen试验：同时按压桡、尺动脉，嘱患者连续屈伸五指至掌门苍白时松开尺侧，如10 s内掌门颜色恢复正常，提示尺动脉功能好，可行桡动脉介入治疗，同时避免在术侧上肢留置静脉套管针。
术中配合	**核对患者：** 再次核对患者信息，确保无误。 **摆放体位：** 平卧位。 **消毒：** 戴手套，打开器械包，协助医师消毒皮肤，铺孔巾，局部麻醉。 **穿刺：** 首选右侧桡动脉，也可以选择肱动脉、股动脉。 **术中观察及配合：** 测量并记录患者的生命体征、心律、心率，准确记录压力数据，重点检测导管定位时、造影时及有可能出现再灌注心律失常时的心电及血压变化情况，如发现异常，及时报告医师并采取有效措施。维持静脉通道通畅，准确、及时给药；准确递送所需的各种器械，完成术中记录；备齐抢救药品、物品及器械，以供急需使用。 **心理护理：** 采取局部麻醉，因在检查过程中患者神志清楚，应多与患者交谈，分散其注意力，缓解患者对陌生环境的紧张、焦虑。告知患者如出现任何不适，及时告知医护人员。 **穿刺部位包扎：** 动脉穿刺部位加压包扎，防止出血，桡动脉穿刺部位使用专门的桡动脉压迫装置进行止血；股动脉穿刺部位压1 kg沙袋。 **再次评估：** 安置患者，测量生命体征，并记录。
记录	**记录内容：** ①手术日期和时间、穿刺位置、穿刺部位加压包扎情况。②术前、术后所有的评估结果，患者术中耐受情况，有无并发症。
整理用物	**整理用物：** 垃圾分类处理。

【操作后护理】

1. 休息与体位　桡动脉穿刺者保持腕部制动，除急诊患者外，如无特殊情况，不强调严格卧床休息。股动脉穿刺者平卧24 h，避免术侧下肢弯曲。

2. 病情观察　即刻做12导联心电图并与术前对比，监测患者的一般状态及生命体征。检查静脉输液、术区及末梢循环状况，查看手术交接单。复杂病变或基础疾病严重的患者行心电、血压监护至少24 h。观察患者的神志、心率、心律、体温、血压变化及穿刺部位有无出血、渗血，足背动脉搏动情况，尿、便的颜色（有无出血问题）；有无心悸、大汗、头晕等不适；有无胸痛及疼痛的性质、部位、程度、持续时间，有无放射痛等。观察术后并发症，如心律失常、空气栓塞、出血、感染、热原反应、心脏压塞及心脏穿孔。

3. 穿刺点护理　桡动脉穿刺者使用专门的桡动脉压迫装置进行止血，注意观察病情。股动脉穿刺行冠状动脉造影后，可即刻拔除鞘管；接受PCI的患者在活化部分凝血激酶时间（APIT）降至正常的1.5～2倍时，可拔除鞘管。常规压迫穿刺点止血15～20 min至穿刺点无活动性出血后，穿刺部位使用1 kg沙袋加压包扎6 h；6～12 h可床上翻身，尽量使患侧肢体足趾上、下、左、右活动；24 h后使用绷带可下床活动；48 h拆除绷带。绷带拆除后嘱患者逐渐增加活动量，起床、下蹲时动作应缓慢，不要突然用力咳嗽、排便，防止血管穿刺处裂开。

4. 饮食护理　术后保证患者的入量，防止血液过于黏稠，并嘱患者多饮水（6～8 h饮水1000～2000 ml），以利造影剂尽快随尿排出。给予低盐、低脂、易消化、不含维生素K的饮食，如绿茶、西兰花、包心菜、菠菜、牛肝、猪肝，防止减低抗凝血药的疗效。

【健康教育】

（1）在患者能适应的范围内逐渐增大活动量，不可作剧烈运动，保持情绪稳定，保证充足的睡眠。

（2）注意保暖，预防感冒，积极预防并控制感染。

（3）规律进餐，低盐、低脂饮食，每餐不宜过饱，可适当增加粗纤维食物，保持排便通畅。

（4）戒烟，可少量饮酒，不饮浓茶、浓咖啡。

（5）严格遵医嘱服药，随身携带保健卡、保健盒。

（6）定期门诊复查，支架术后半年做冠状动脉造影复查，便于了解血管再通情况。

六、经皮穿刺球囊二尖瓣成形术

经皮穿刺球囊二尖瓣成形术（percutaneous balloon mitral valvuloplasty，PBMV）是缓解单纯二尖瓣狭窄的首选方法，可获得与二尖瓣闭式分离术相似的效果，具有创伤小、疗效佳、恢复快、相对安全和可重复应用等优点。

【适应证】

（1）中度至重度二尖瓣狭窄，瓣叶无明显钙化，心功能Ⅱ～Ⅲ级。

（2）外科分离术后再狭窄。

【禁忌证】

（1）二尖瓣狭窄伴中度至重度二尖瓣反流及主动脉瓣病变。

（2）左心房血栓或近期（半年内）有体循环栓塞史。

（3）严重的瓣下结构病变，二尖瓣明显钙化。

（4）风湿活动。

【护理】

1. 术前护理　同心导管检查。术前行食管超声检查有无左心房血栓，适当应用抗凝血药。

2. 术中配合　同心导管检查。另应注意扩张前测量右心房压力，扩张前、后测量并记录左心房压力。

3. 术后护理　基本同心导管检查，需注意以下几点：

（1）术后第2天复查超声心动图，评价扩张效果。

（2）伴房颤者继续服用地高辛控制心室率及华法林等抗凝血药。

（3）观察术后并发症，如二尖瓣反流、心脏压塞、动脉血栓与栓塞。

七、经皮穿刺球囊肺动脉瓣成形术

经皮穿刺球囊肺动脉瓣成形术（percutaneous balloon pulmonary valvuloplasty，PBPV）是治疗单纯肺动脉瓣狭窄的首选治疗方法，具有创伤小且相对安全等优点。

【适应证】

（1）以单纯肺动脉瓣狭窄伴有狭窄后扩张者效果最佳。

（2）狭窄程度以跨瓣压差≥50 mmHg为介入指征，由于手术技术的进展，安全性提高，目前趋向将指征降为≥40 mmHg。

（3）肺动脉瓣狭窄，手术治疗后出现再狭窄。

（4）复杂先天性心脏病手术前的缓解治疗，或不能接受手术者的姑息治疗，如肺动脉瓣狭窄合并房间隔缺损。

（5）肺动脉瓣狭窄合并其他可介入治疗的先天性心脏病，如房间隔缺损、动脉导管未闭。

【禁忌证】

（1）肺动脉瓣下型狭窄，即右心室流出道漏斗部狭窄。

（2）肺动脉瓣上型狭窄，瓣膜发育不良，无肺动脉狭窄后扩张。

【护理】

1. 术前护理　同心导管检查，需注意以下两点：

（1）术前行超声心动图检查，测量肺动脉瓣收缩压力阶差。

（2）小儿需实施全身麻醉者，按全身麻醉护理常规向家属交代禁食、禁饮等注意事项，遵医嘱给予适当补液及完成术前给药。

2. 术中配合　同心导管检查，需注意以下两点：

（1）严密监测并准确记录扩张前后的右心室压、肺动脉至右心室压力阶差。

（2）对全身麻醉患儿，应注意观察呼吸、意识、心率、心律、血压及血氧饱和度等变化。

3. 术后护理　基本同心导管检查，需注意以下几点：

（1）对全身麻醉患儿，按全身麻醉护理常规进行护理。

（2）术后第2天复查超声心动图，评价效果。

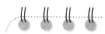

（3）观察术后并发症，如出血、心律失常、心脏压塞、右心室流出道损伤或穿孔。

八、主动脉内球囊反搏

主动脉内球囊反搏（intra-aortic balloon pump，IABP）装置包括主动脉内球囊导管、气泵、压力测定系统和心电图触发系统。它的工作原理是当心脏舒张前一瞬间（主动脉关闭时），球囊充气，增加舒张期冠状动脉灌注压力，增加心肌供氧，改善脑和外周血管的灌注。心脏收缩前一瞬间（主动脉开放时），球囊放气，降低主动脉内舒张末压，减少左心室做功，降低后负荷，减少心肌耗氧，增加每搏输出量和射血分数。

【适应证】

（1）急性心肌梗死合并心源性休克；急性心肌梗死伴急性二尖瓣反流或伴室间隔穿孔。

（2）难治性不稳定型心绞痛；难以控制的心律失常；难治性心力衰竭。

（3）血流动力学不稳定的高危 PCI 患者（左主干病变、严重多支病变、重度左心功能不全）。

（4）冠状动脉介入治疗过程中的支持治疗，冠状动脉旁路移植术和术后支持治疗，心脏外科手术后低心排血量综合征，心脏移植的支持治疗。

【禁忌证】

（1）重度主动脉瓣关闭不全。

（2）主动脉夹层动脉瘤或胸主动脉瘤。

（3）脑出血或不可逆的脑损害。

（4）严重的主动脉或髂动脉血管病变。

（5）凝血功能异常。

（6）其他，如慢性终末期心脏病、心脏停搏、室颤、严重低血压、严重贫血及脑出血急性期。

【并发症】

（1）主动脉及股动脉夹层、穿孔。

（2）球囊破裂、斑块脱落栓塞。

（3）穿刺点出血、血肿、感染。

（4）血栓形成、下肢缺血。

（5）血小板减少、溶血。

【方法】

在无菌操作下，经股动脉穿刺送入 IABP 球囊导管至降主动脉起始下方 1～2 cm 处，确定位置后缝合固定 IABP 球囊导管，经三通接头将导管体外端连接反搏仪，调整各种参数后开始反搏。

【护士配合操作流程】

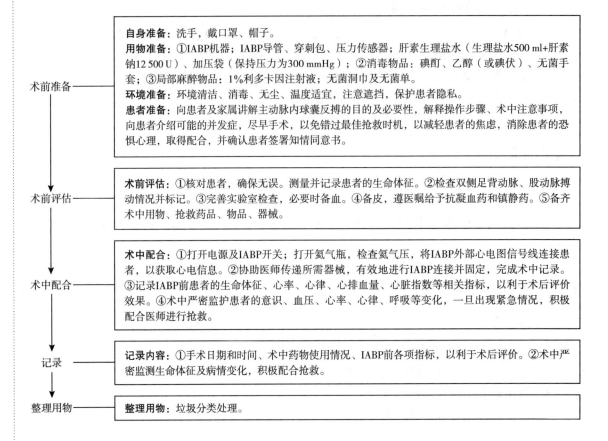

术前准备	**自身准备：**洗手，戴口罩、帽子。 **用物准备：**①IABP机器；IABP导管、穿刺包、压力传感器；肝素生理盐水（生理盐水500 ml+肝素钠12 500 U）、加压袋（保持压力为300 mmHg）；②消毒物品：碘酊、乙醇（或碘伏）、无菌手套；③局部麻醉物品：1%利多卡因注射液；无菌洞巾及无菌单。 **环境准备：**环境清洁、消毒、无尘、温度适宜，注意遮挡，保护患者隐私。 **患者准备：**向患者及家属讲解主动脉内球囊反搏的目的及必要性，解释操作步骤、术中注意事项，向患者介绍可能的并发症，尽早手术，以免错过最佳抢救时机，以减轻患者的焦虑，消除患者的恐惧心理，取得配合，并确认患者签署知情同意书。
术前评估	**术前评估：**①核对患者，确保无误。测量并记录患者的生命体征。②检查双侧足背动脉、股动脉搏动情况并标记。③完善实验室检查，必要时备血。④备皮，遵医嘱给予抗凝血药和镇静药。⑤备齐术中用物、抢救药品、物品、器械。
术中配合	**术中配合：**①打开电源及IABP开关；打开氦气瓶，检查氦气压，将IABP外部心电图信号线连接患者，以获取心电信息。②协助医师传递所需器械，有效地进行IABP连接并固定，完成术中记录。③记录IABP前患者的生命体征、心率、心律、心排血量、心脏指数等相关指标，以利于术后评价效果。④术中严密监护患者的意识、血压、心率、心律、呼吸等变化，一旦出现紧急情况，积极配合医师进行抢救。
记录	**记录内容：**①手术日期和时间、术中药物使用情况、IABP前各项指标，以利于术后评价。②术中严密监测生命体征及病情变化，积极配合抢救。
整理用物	**整理用物：**垃圾分类处理。

【术后护理】

1. 一般护理　绝对卧床休息，穿刺侧下肢伸直制动，取平卧位或高坡卧位，插管侧大腿弯曲不应超过30°，床头抬高也不应超过30°，避免导管打折，轴线翻身。保持IABP置管通畅及稳定，每小时使用肝素盐水冲洗测压管道，防止血栓形成，严格无菌操作。做好生活护理和安全护理。

2. 心电监护　持续监测生命体征、意识状态、尿量、心排血量、心指数、心电图变化及搏动压力情况等。

3. 病情观察　观察有无并发症的发生，每小时检查穿刺局部有无出血和血肿；观察足背动脉搏动情况、皮肤温度和患者自觉症状。观察反搏效果，遵医嘱进行实验室检查，及时报告结果。

九、先天性心血管疾病介入治疗

随着影像学、各种导管技术及使用的介入器材的不断改进与发展，先天性心血管疾病介入治疗在一定范围内已经取代了外科手术治疗，可达到类似外科手术治疗的效果，减轻对患者的创伤。

【适应证】

1. 房间隔缺损（atrial septal defect）封堵术　①继发孔型房间隔缺损直径≥5 mm，伴右心容量负荷增加，≤36 mm的左向右分流房间隔缺损；②缺损边缘至冠状静脉窦，上、下腔静脉及肺静脉的距离≥5 mm，至房室瓣≥7 mm；③房间隔的直径大于所选用封堵伞左房侧的直径；

④不合并必须外科手术的其他心脏畸形。

2. 室间隔缺损（ventricular septal defect）封堵术　①有血流动力学异常的单纯性室间隔缺损，直径＞3 mm，且＜14 mm；②室间隔缺损上缘距主动脉右冠瓣≥2 mm，无主动脉右冠瓣脱入室间隔缺损及主动脉瓣反流；③超声在大血管短轴五腔心切面9～12点位置；④肌部室间隔缺损直径＞3 mm；⑤外科手术后残余分流。

3. 动脉导管未闭（patent ductus arteriosus）封堵术　绝大多数动脉导管未闭均可经介入治疗封堵。

【禁忌证】

1. 房间隔缺损封堵术　①原发孔型房间隔缺损、静脉窦型房间隔缺损；②已有右向左分流；③近期有感染性疾病、出血性疾病以及左心房和左心耳有血栓。

2. 室间隔缺损封堵术　①巨大室间隔缺损、缺损解剖位置不良，封堵器放置后可能影响主动脉瓣或房室瓣功能；②重度肺动脉高压伴双向分流；③合并出血性疾病、感染性疾病，或存在心脏、肝、肾功能异常以及栓塞风险等。

3. 动脉导管未闭封堵术　①感染性心内膜炎、心瓣膜或导管内有赘生物；②严重肺动脉高压出现右向左分流；③依赖动脉导管未闭存活；④合并需要外科手术矫治的心内畸形，合并其他不宜行介入手术治疗。

【护理】

1. 术前护理　同心导管检查，对全身麻醉患儿，按全身麻醉术前常规护理。

2. 术中配合　同心导管检查，对全身麻醉患儿，按全身麻醉术中常规护理。封堵前、后测量并记录压力图形。

3. 术后护理

（1）常规进行实验室检查，以观察有无溶血。

（2）术后次日拍摄胸部X线片、超声心动图，检查封堵器的位置和残余分流情况。

（3）观察术后并发症：如出血、血栓与栓塞、感染性心内膜炎。

（4）抗凝治疗：房间隔缺损和室间隔缺损术后遵医嘱进行3～6个月的抗凝治疗。

（5）复查：术后3～6个月或根据医嘱进行复查。

十、经导管主动脉瓣置换术

经导管主动脉瓣置换术（TAVR）又称经导管主动脉瓣置入术（transcatheter aortic valve implantation，TAVI），是指将组装完备的人工主动脉瓣经导管置入到病变的主动脉瓣处，在功能上完成主动脉瓣的置换。

【绝对适应证】

（1）重度主动脉瓣狭窄：超声心动图示跨主动脉瓣血流速度≥4.0 m/s，或跨主动脉瓣平均压力差≥40 mmHg，或主动脉瓣口面积＜1.0 cm²，或有效主动脉瓣口面积指数＜0.5 cm²/m²；低流速、低压差者经多巴酚丁胺负荷试验、多普勒超声评价或者其他影像学手段评估判断为重度主动脉瓣狭窄。

（2）患者有症状，如气促、胸痛、晕厥，心功能分级Ⅱ级以上，且该症状明确为主动脉瓣狭窄所致。

（3）解剖学上适合经导管主动脉瓣置换术：包括瓣膜钙化程度、主动脉瓣环内径、主动脉窦内径及高度、冠状动脉开口高度、入径血管内径等。

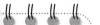

（4）纠治主动脉瓣狭窄后的预期寿命超过 12 个月。

（5）三叶主动脉瓣（tricuspid aortic valve，TAV）。

（6）外科手术极高危（无年龄要求）或中、高危且年龄≥70 岁。

同时符合以上所有条件者为经导管主动脉瓣置换术的绝对适应证。外科手术后人工生物瓣退化也作为经导管主动脉瓣置换术的绝对适应证。

【相对适应证】

（1）满足绝对适应证（1）~（5），外科手术低危（STS 评分<4%），且年龄≥70 岁。

（2）满足绝对适应证（1）、（2）、（3）、（4）、（6）的二叶主动脉瓣（bicuspid aortic valve，BAV），或者满足绝对适应证（1）、（2）、（3）、（4）的 BAV，同时外科手术低危且年龄≥70 岁，可在有经验的中心或者有经验的团队（每年经导管主动脉瓣置换术手术量 20 例以上）协助下进行经导管主动脉瓣置换术。

（3）满足绝对适应证（1）、（2）、（3）、（4）且年龄 60~70 岁的患者（BAV 或 TAV），由心脏团队根据外科手术风险及患者意愿判断为适合行经导管主动脉瓣置换术。

【禁忌证】

经导管主动脉瓣置换术的禁忌证包括左心室内血栓、左心室流出道梗阻、入径或者主动脉根部解剖形态上不适合经导管主动脉瓣置换术（如冠状动脉堵塞风险高）、纠治主动脉瓣狭窄后的预期寿命短于 12 个月。

【并发症】

（1）心脏传导阻滞。

（2）瓣周漏。

（3）冠状动脉阻塞。

（4）卒中。

（5）其他并发症：①局部血管并发症；②心脏压塞；③主动脉夹层、撕裂。

【护理】

1. 术前护理

（1）术前访视：护理人员于术前 24 h 对患者进行访视，评估患者的生命体征、出入液量、主动脉瓣狭窄三联征情况、心力衰竭体征、全身重要脏器功能等。术前禁食、禁饮 4 h。向患者介绍手术配合的注意事项，缓解患者的压力。

（2）患者准备：①完成术前各项指标检查，包括血标本检验、心电图、胸部 X 线片、冠脉 CT、心脏彩超等影像学检查等；预检各项过敏试验；按要求备血；床上训练咳嗽、咳痰、排尿、排便的方法；对于肾功能不全患者，术前遵医嘱行水化治疗。②完善手术当日备皮，评估患者手术部位皮肤的完整性，有无结痂、瘢痕、皮疹以及毛发情况，颈、胸部备皮范围上及下颌，下至肋缘，两侧至腋中线。上肢备皮范围为腕关节上 10 cm。腹股沟区备皮范围为上至脐水平，两侧至腋中线，下至大腿中、上 1/3 处，包括会阴部。

（3）物品准备：①仪器准备：DSA 数字减影机、PACS 图像传输系统、中心供氧、麻醉机、除颤器、食管超声、心电监护仪、吸引器、临时起搏器、微量泵、有创压力监测仪、止血电凝器、无影灯。②药品准备：肝素钠、造影剂、抢救药品、镇静药及镇痛药。③耗材准备：临时起搏电极导管、压力换能器、导引鞘、穿刺血管鞘、造影管、猪尾造影管、导丝、延长管、主动脉瓣球囊扩张导管、瓣膜支架及输送系统、血管缝合器。④支架瓣膜准备：瓣膜支架

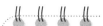

从戊二醛取出后，需经过无菌生理盐水漂洗 4 遍，每一遍轻度晃动 100 次，在冰水混合液中塑形，通过专用设备压制、固定于输送装置上，塑形完成后使用肝素盐水冲洗排气，将瓣膜支架置于常温生理盐水中备用。

2. 术中配合

（1）安全护理：进行手术安全核查、麻醉风险评估，在做 X 线检查时采用防护用品遮挡患者的甲状腺和性腺，尽可能降低患者 X 线照射剂量。

（2）手术体位：为防止术中术者转动 DSA 数字减影机 C 臂而误伤患者肢体，术前用束手带束缚患者双上肢和双下肢。尽量保证患者头颈部、胸椎在同一纵线上，双下肢外旋、外展 30°，合理运用各种体位垫及棉垫等保护患者肩胛、肘关节、膝关节及踝关节等骨凸部位，避免受压，保持关节处于功能位。

（3）麻醉配合：建立有效的静脉通道，采用 Allen 试验评估患者手掌侧支循环情况，若尺动脉和桡动脉之间存在良好的侧支循环，可行动脉穿刺，进行动脉血压监测。留置导尿管，评估者尿量情况；并对患者的双下肢进行皮温监测，注意足背动脉搏动情况。

（4）监测生命体征：持续进行心电监护，监测动脉血压，贴一次性除颤电极片，检查临时起搏器的输出频率、输出电压、感知灵敏度等各项调节器是否灵敏，预备充足的电池电量。将起搏器的位置妥善固定，避免术中因移动机床时导致起搏导线脱落。当临时起搏电极放至右心室后，护理人员应及时连接起搏器和起搏导管。

（5）传递耗材：经导管主动脉瓣置换术导管材料品种繁多，术前物品准备充分、适用，熟知每一种导管和导丝的用途、规格型号、管腔直径，分类放置各类导管、导丝，术中必用的导管、导丝定点放置，以保证术者使用时及时、正确传递。在开启一次性导管导丝前优先核对，核对无误后充分打开提供给术者，打开时始终保持开口面向无菌台面，严格无菌技术操作，防止院内感染发生。

（6）ACT 监测：防止过度抗凝或血栓形成，护理人员需要评估患者有无出血倾向，并维持 ACT 在 250～350 s。术中应注意皮肤、黏膜、鼻出血、牙龈出血甚至内脏出血，如出现血尿、便血、黑便、神志改变、瞳孔异常等症状，及时向手术医师汇报肝素钠的使用情况。

（7）评估术中并发症：严密观察，一旦发生相关并发症，配合医师及时处理。

3. 术后护理

（1）麻醉复苏及转运交接：在复苏及转运过程中，避免患者发生坠床，在苏醒室待患者苏醒后观察 30 min，病情稳定后护送患者回病房。与病房护理人员交接皮肤、管道、术区敷料及评估患者神志情况。

（2）血管并发症护理：注意评估患者切口有无渗血、皮下瘀斑、血肿，评估双侧足背动脉搏动强弱及两侧是否对称，观察双下肢皮肤颜色、温度，询问患者有无肿胀、麻木、疼痛等异常感觉。

（3）血流动力学护理：根据动脉血压、中心静脉压、肺部听诊情况、尿量等随时调整输液速度和血管活性药物剂量，术后 24 h 维持正平衡，维持中心静脉压 9 mmHg。

（4）呼吸道管理：应严密监测患者的肺部体征，监测呼吸频率、氧饱和度，听诊双肺呼吸音，定期查血气、拍摄胸部 X 线片。

（5）用药护理：用药期间护理人员应遵医嘱抽血监测患者的凝血功能；指导患者做好用药自我管理，坚持服药，不可擅自增减药量，掌握药物的作用和不良反应的观察方法。

（6）术后并发症护理：严密观察，如发生并发症，及时处理。

【康复运动】

术前患者因心功能差，同时存在疲乏、胸闷、呼吸困难等症状，导致其活动和自理能力下

随堂测 3-12

降，而经导管主动脉瓣置换术术后开展早期运动可以帮助患者重新快速获得活动和自理能力。具体措施：术后第 1～6 日患者均在监护室卧床休息，在此期间，护士和心脏康复中心医师帮助患者进行小范围的被动运动，如趾端活动、足背屈伸运动等预防深静脉血栓；患者清醒并拔除气管插管后，护士鼓励其进行咳嗽和呼吸训练，逐渐抬高床头直至坐位，心脏康复中心康复医师对其进行上肢和下肢肌力训练、主动屈曲运动、适当的肌肉等长收缩练习；患者返回普通病房后，护士和康复医师共同帮助其进行床边坐位训练、下肢抗阻训练、床边站位训练、病房内步行、病区内步行。患者出院时，日常生活能力已基本恢复，平地行走后无不适主诉。

小 结

  循环系统疾病常用诊疗技术根据适应证和禁忌证，主要包括起搏器治疗、心脏电复律和电除颤、心导管射频消融术、冠状动脉造影术、经皮冠状动脉介入治疗、经皮穿刺球囊二尖瓣成形术、经皮穿刺球囊肺动脉瓣成形术、主动脉内球囊反搏、先天性心血管病介入治疗以及经导管主动脉瓣置换术等。根据诊疗特征拟定术前护理、术中配合和术后血管入路、并发症护理以及健康教育。

（杨文笔　卢　梅）

思考题

1. 诱发慢性心力衰竭症状加重的因素有哪些？

2. 洋地黄中毒的表现有哪些？如何处理？

3. 简述溶栓治疗有效的临床指征。

4. 病例分析题

  某患者，男性，61 岁，因"胸闷、胸痛频繁发作 2 d"入院。患者 1 年前无明显诱因出现胸闷、胸痛，持续约 3 min，休息后缓解。1 年来，患者在劳累或情绪激动时均有胸闷、胸痛发作，无放射痛，含服硝酸甘油 1 片后可缓解，但未系统诊治。近 2 天，胸闷、胸痛发作频繁，休息后缓解不明显。今晨胸痛再次发作，持续时间约 10 min，含服硝酸甘油 1 片无效，为进一步诊治入院。吸烟 30 年，每日 40 支。有高血压、冠心病家族史。体格检查：T 36.0℃，P 63 次 / 分，R 20 次 / 分，BP 123/81 mmHg。辅助检查：心电图示 T 波异常改变。

  （1）结合该患者的胸痛特点，判定发生了哪种类型的心绞痛？

  （2）如何对该患者的胸痛症状进行护理？

第四章

消化系统疾病患者的护理

消化系统是体内拥有最多脏器的系统，因此消化系统疾病种类繁多，包括口腔、食管、胃、肠、肝、胆、胰等脏器的器质性和功能性疾病，多为临床常见病和多发病。其中胃肠炎、胆结石和胆囊炎、消化性溃疡居我国居民慢性疾病患病率的前十位，肝癌和胃癌则分别位于恶性肿瘤患者死因的第二位和第三位。近年来，随着社会和医学科学的发展、生活方式和饮食习惯的改变，我国消化系统疾病谱发生了一系列变化。如因幽门螺杆菌（Helicobacter pylori，Hp）的发现和研究进展，消化性溃疡发病率有下降趋势，而胃食管反流病、急性胰腺炎、慢性胰腺炎、功能性胃肠病、炎性肠病、脂肪肝、结直肠癌、胰腺癌等疾病的发病率则有上升趋势。在诊疗手段方面，消化系统内镜技术的发展为消化系统疾病的诊断和治疗带来了革命性改变；新一代人工肝支持系统及肝干细胞移植技术将有望成为肝衰竭患者除肝移植外的另一种替代方案。上述诊疗技术的发展对消化系统疾病患者的护理提出新的要求。

第一节 概 述

导学目标

通过本节内容的学习，学生应能够：

◆ **基本目标**

1. 识记消化系统的解剖和生理功能。
2. 归纳消化系统疾病的常见症状和体征。
3. 解释消化系统疾病的常用辅助检查。
4. 运用所学知识对消化系统常见疾病患者进行护理评估，提出护理问题，并制订针对性的护理措施。

◆ **发展目标**

基于不同症状群分析不同消化系统疾病的特征和护理重点。

◆ **思政目标**

关注消化系统疾病患者的需求和痛苦，树立护理人文精神和职业责任感；认识到医学的不确定性和复杂性，更加关注自己的身心健康和全面发展的能力。

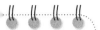

【消化系统的解剖及生理功能】

消化系统由消化管、消化腺、腹膜、肠系膜、网膜等脏器组成。消化管包括口腔、咽、食管、胃、小肠和大肠等部分，消化腺包括唾液腺、肝、胰腺、胃腺和肠腺等。消化系统的基本生理功能是摄取和消化食物、吸收营养和排泄废物，此外，消化系统还具有免疫功能。

（一）食管

食管（esophagus）是连接咽和胃的肌性管道，长约25 cm，平均直径为2 cm。食管没有分泌和消化的功能，其主要功能是接受来自口腔的食团和唾液等，将其运送到胃。食管壁由黏膜、黏膜下层和肌层组成，没有浆膜层，故食管病变易扩散至纵隔。食管末端有长3~4 cm的环形肌束，称为食管下括约肌（lower esophageal sphincter）。生理情况下，吞咽时，括约肌松弛，食物进入胃内；非吞咽时，括约肌呈收缩状态，产生高压带，防止胃内容物反流入食管。当某些原因使抵抗反流的功能下降或消失时，胃内的胃酸很容易反流到食管，严重者可引起反流性食管炎、食管糜烂甚至食管溃疡。

（二）胃

胃（stomach）分为贲门部、胃底、胃体和幽门部四部分。其主要功能是暂时贮存食物，通过胃蠕动和胃液分泌对食物进行机械性和化学性消化，并通过幽门括约肌控制胃内容物排空至十二指肠及阻止十二指肠内容物反流入胃，混合性食物排空需要4~6 h。胃壁由黏膜、黏膜下层、肌层和浆膜层组成。胃黏膜上皮向内凹陷，形成胃腺。胃的外分泌腺主要包括贲门腺、幽门腺和泌酸腺。贲门腺分布于胃贲门附近，主要分泌黏液；幽门腺分布于胃窦及幽门部，主要分泌黏液及促胃液素；泌酸腺也称胃底腺，分布于胃底和胃体，由壁细胞、主细胞等细胞组成。①壁细胞分泌盐酸和内因子。前者能激活胃蛋白酶原转变为胃蛋白酶，使蛋白质变性，并可杀灭细菌，但盐酸分泌过多对胃、十二指肠黏膜有侵袭作用，是消化性溃疡发病的决定性因素之一；后者可协助维生素 B_{12} 的吸收，慢性萎缩性胃炎时内因子缺乏，可发生巨幼细胞贫血。②主细胞分泌胃蛋白酶原，在酸性环境下转化为有活性的胃蛋白酶，可将蛋白质消化分解为多肽。③黏液细胞分泌碱性黏液，可中和胃酸，以保护胃黏膜。

（三）小肠

小肠（small intestine）起于幽门括约肌，止于回盲瓣，由十二指肠、空肠和回肠组成，在成人全长5~7 m，是消化道中最长的一段。十二指肠又分为球部、降部、水平部和升部四段，其中球部是消化性溃疡的好发部位。降部的内后侧壁黏膜上有一乳头状突起，称十二指肠乳头，胆总管和胰管分别或汇合开口于此，胆汁和胰液由此处流入十二指肠。升部与空肠相连，连接处被十二指肠悬韧带韧带所固定，此处是上、下消化道的分界线。小肠内有十二指肠腺和肠腺，前者分泌含有黏蛋白的碱性液体，保护十二指肠上皮不被胃酸腐蚀，后者的分泌液为小肠液的主要部分。小肠是食物消化和吸收的主要场所，通过胆汁、胰液和小肠液的化学性消化及小肠运动的机械性消化作用。食物中的蛋白质、脂肪、糖被分解为较简单的物质（如氨基酸、脂肪酸、葡萄糖）后被肠壁吸收，维生素 B_{12} 和内因子在回肠吸收，铁离子在十二指肠和空肠吸收。造成小肠消化和吸收障碍的重要因素包括小肠先天性和后天性酶缺乏、肠黏膜炎性、肿瘤性病变和肠段切除过多而导致短肠综合征等。

（四）大肠

大肠（large intestine）包括盲肠（含阑尾）、结肠和直肠三部分，全长约1.5 m。回肠末端与盲肠交界处的环形肌明显增厚，形成回盲括约肌，其作用一方面使回肠中的食物残渣间歇地进入结肠，延长其在小肠停留的时间，有利于充分消化和吸收；另一方面具有活瓣作用，可阻止结肠内容物向回肠反流。大肠的主要功能是吸收水分和电解质，并能吸收肠内细菌产生的维生素，同时还为消化和吸收后的食物残渣提供暂时储存场所。大肠内有大量细菌，大多是大肠埃希菌、葡萄球菌等，主要来自食物和空气，这些细菌通常不致病，有能分解食物残渣的酶，其中有的分解产物成分由肠壁吸收后在肝解毒。此外，肠内细菌还能利用肠内物质来合成维生素 B 复合物和维生素 K，吸收后对人体有营养作用。肠腔内的菌群相对恒定，当菌群失调时，可出现疾病状态。食物残渣在大肠内的停留时间一般在 10 h 以上，经大肠内细菌酶的发酵和腐败作用，形成粪便，最终排出体外。各种因素导致的水分吸收不完全可产生腹泻。而肠内容物停留时间过长、水分吸收过多、胃肠道病变或外来压迫导致动力减弱或肠道梗阻，则出现便秘。

（五）肝

肝（liver）是人体最大的消化腺，是维持生命的重要器官。肝有门静脉和肝动脉双重血液供应，血流量约为 1500 ml/min，占心排血量的 1/4。其中 75% 的血供来自门静脉，门静脉收集来自腹腔的血液，在肝内进行物质代谢和消毒；25% 的血供来自肝动脉，血液中含氧丰富，是肝耗氧的主要来源。肝的生理功能如下。①参与物质代谢：糖、蛋白质、脂质、维生素等的合成代谢均需要肝的参与，例如肝是合成清蛋白和某些凝血因子的唯一场所，肝功能减退时可出现低清蛋白血症和凝血酶原时间延长。②解毒作用：肝是人体内主要的解毒器官，由肠道吸收或体内代谢产生的有毒物质在肝内经氧化、还原、水解、结合等过程可转变为无毒物质或毒性减低，最后随胆汁或尿液排出体外。③生成胆汁：胆汁由肝细胞生成，消化期胆汁直接进入十二指肠，非消化期胆汁则流入胆囊贮存。胆汁中的胆盐对脂肪的消化和吸收具有重要作用。各种原因引起胆汁酸合成、转运、分泌、排泄障碍均可导致胆汁淤积性肝病和脂溶性维生素缺乏。④其他：肝分泌的胆汁酸可协助脂溶性维生素吸收；肝还参与体内多种激素代谢，如雌激素、醛固酮和抗利尿激素在肝灭活。

（六）胆道

胆道（biliary tract）由胆囊和与之连接的胆管组成。胆道系统开始于肝细胞间的毛细胆管，毛细胆管集合成小叶间胆管，然后汇合成左、右肝管自肝门出肝。左、右肝管出肝后汇合成肝总管，并与胆囊管汇合成胆总管，开口于十二指肠乳头。胆囊的主要功能是贮存及浓缩胆汁，胆管的作用为运输和排泄胆汁。

（七）胰腺

胰腺（pancreas）为腹膜后器官，分头、体、尾三部分。胰的输出管为胰管，主胰管与胆总管合并或分别开口于十二指肠乳头，开口处有奥迪括约肌控制胆汁和胰液流入肠道，此处若发生梗阻，胆汁可反流入胰管而引发急性胰腺炎。胰腺既是外分泌腺，又是内分泌腺。其外分泌功能主要是分泌胰液，胰液中含有胰淀粉酶、胰蛋白酶、胰脂肪酶等重要成分，能对三大营养物质进行消化和分解。因此，胰液分泌不足时机体对脂肪和蛋白质的消化和吸收将受到影响。而各种因素使胰液分泌受阻或分泌过多时，可导致各种消化酶溢出胰管，使胰腺组织发生自身消化性化学性炎症。胰液中的碳酸氢盐含量也很高，不仅可以中和进入十二指肠的胃酸，使肠黏膜免受胃酸的侵蚀，而且为小肠内多种消化酶的活动提供了适宜的碱性环境。胰腺的内分泌功能为参与糖代谢，由散在胰腺组织中的胰岛 α 细胞和 β 细胞分别分泌的胰高血糖素和胰岛素完成。

（八）胃肠道的神经内分泌调节

胃肠道的血流及运动、分泌、免疫功能受自主神经系统支配，下丘脑是自主神经的皮质下中枢，是联络中枢神经系统和低位神经系统的重要环节，故中枢神经系统直接或间接调节胃肠功能，使精神因素与消化功能之间密切联系。消化道本身还具有肠神经系统（enteric nervous system，ENS），由胃肠道壁内神经成分组成，是调节、控制胃肠道功能的独立复杂的内在调节系统。肠神经系统直接从肠道获得信息，在或不在自主神经系统的参与下迅速产生相应的应答，又被称为"肠道的微型大脑"。中枢神经系统、自主神经系统和肠神经系统通过神经 - 体

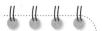

液免疫机制联系，称为脑 - 肠轴，包括精神因素在内的各种因素可以通过影响脑 - 肠轴而引起胃肠道运动障碍和感觉异常，进而导致胃肠道的功能异常。

胃肠道和胰腺内存在多种内分泌细胞，它们和肠神经系统的神经细胞分泌的各种具有生物活性的化学物质统称为胃肠激素。这些激素的主要生理功能是调节胃肠道自身的活动（如分泌、运动、吸收），分泌紊乱可以导致胃肠运动和分泌异常，与临床上许多疾病的发生和发展有密切关系。研究表明，一些肽类激素除存在于胃肠道外，也存在于中枢神经系统内，作为神经信息的传递物质，这种双重分布的肽类物质称为脑肠肽，如促胃液素、生长抑素。

【消化系统疾病常见症状及体征】

（一）腹痛

1. 概念　腹痛是腹腔内脏器病变或功能紊乱的主要症状，表现为不同性质的疼痛和不适感。临床上可根据起病急缓和病程长短分为急性腹痛和慢性腹痛。

2. 常见原因　急性腹痛多由腹腔脏器急性炎症、扭转或破裂，空腔脏器梗阻或扩张，腹膜炎症，腹腔内血管阻塞等引起；慢性腹痛多由腹腔器官慢性炎症、空腔脏器的张力变化、消化性溃疡、胃肠神经功能紊乱等引起。某些全身性疾病和其他系统疾病也可引起腹痛，如泌尿生殖系统疾病、急性心肌梗死、下叶肺炎。

3. 临床特点　不同病因所致腹痛的性质、部位、范围、程度、频率、放射等表现均不相同。①部位：胃十二指肠疾病、急性胰腺炎的疼痛多在中上腹部，胆囊炎、胆石症、肝脓肿等疼痛多在右上腹，小肠疾病疼痛多位于脐周，结肠疾病疼痛多在下腹或左下腹部。②性质、程度：隐痛或钝痛多由胃肠张力变化或轻度炎症引起，胀痛可能为实质脏器的包膜牵拉所致，突发剧烈刀割样痛、烧灼样痛多为消化性溃疡穿孔，持续性剧痛或阵发性加剧常是急性胃炎、急性胰腺炎的表现，胆石症常为阵发性绞痛，阵发性剑突下钻顶样疼痛是胆道蛔虫病的典型表现，持续性、广泛性剧烈腹痛伴肌紧张常提示急性弥漫性腹膜炎。③伴随症状：伴反酸、嗳气提示消化性溃疡或胃炎；伴呕吐多为食管、胃肠病变，呕吐量大提示胃肠道梗阻；伴腹泻多提示消化吸收障碍或肠道炎症、溃疡或肿瘤；伴黄疸可能与肝、胆、胰疾病有关；伴发热、寒战提示有炎症存在。④诱发因素：胆囊炎或胆石症发作前常有进食油腻食物史，急性胰腺炎发作前常有酗酒和（或）暴饮暴食史。⑤发作时间：餐后疼痛可能由于胆胰疾病所致，周期性、节律性上腹疼痛见于胃及十二指肠溃疡。⑥与体位的关系：某些体位可使腹痛加剧或减轻，如反流性食管炎患者烧灼痛在躯体前屈时明显，直立时减轻；胰腺癌患者仰卧位时疼痛明显，前倾位或俯卧位时疼痛减轻。

（二）恶心与呕吐

1. 概念　恶心为上腹部不适、紧迫欲吐的感觉，呕吐是胃或部分小肠内容物经口排出体外的现象。

2. 常见原因　①胃肠疾病：急慢性胃炎、消化性溃疡、幽门梗阻、肠梗阻、急性阑尾炎等；②肝、胆、胰疾病：急性肝炎、肝硬化、急性胆囊炎、急性胰腺炎等；③腹膜及肠系膜疾病：如急性腹膜炎；④胃肠功能紊乱引起的神经性呕吐。

3. 临床特点　消化系统疾病所致呕吐多为反射性呕吐，呕吐前常有恶心先兆，两者也可单独发生。恶心常伴面色苍白、出汗、流涎、血压降低及心动过缓等迷走神经兴奋症状。幽门梗阻时多为餐后呕吐，呕吐量大，呕吐物多为宿食；低位肠梗阻者呕吐物常有粪臭味；上消化道出血时呕吐物呈咖啡色或鲜红色；急性胰腺炎多表现为剧烈呕吐胃内容物，甚至胆汁。长期频繁呕吐可导致脱水、代谢性碱中毒、低血氯、低血钾等水及电解质代谢紊乱和酸碱平衡失调，儿童、老年人和意识障碍者易误吸而导致肺部感染、窒息。

（三）腹泻

1. 概念　腹泻是指排便次数较平时增多，粪质稀薄，水分增加，常伴排便急迫感及腹部不适或失禁等症状。

2. 常见原因　腹泻多由肠道疾病引起，也可由某些药物、全身性疾病、过敏或心理因素引起。急性腹泻多见于因病毒、细菌、真菌、原虫、蠕虫等感染引起的肠炎及急性出血坏死性肠炎、克罗恩病、食物中毒、急性中毒、过敏性紫癜及变态反应性肠炎等。慢性腹泻多见于肠结核、结核性腹膜炎、结肠恶性肿瘤、炎性肠病、吸收不良综合征、慢性萎缩性胃炎、胃大部切除后胃酸缺乏及慢性胰腺炎等。

3. 临床特点　①病程：急性腹泻起病急骤，病程较短，为 2 ~ 3 周；慢性腹泻起病缓慢，病程至少为 4 周，常为 6 ~ 8 周或以上。②伴随症状：急性腹泻常伴有腹痛、发热、里急后重等症状。小肠病变引起的腹泻疼痛常在脐周，便后腹痛缓解不明显；结肠疾病疼痛多在下腹部，且便后疼痛常可缓解。急性腹泻伴发热者可见于肠结核、克罗恩病、溃疡性结肠炎急性发作期，伴里急后重者见于结直肠病变，伴明显消瘦、脱水者多见于小肠病变，伴腹部包块者见于胃肠道恶性肿瘤、肠结核、克罗恩病等。③粪便性状：小肠病变引起的腹泻，粪便呈糊状或水样，可含有未完全消化的食物成分。大肠病变引起的腹泻，粪便可含脓液、血液和黏液。

（四）便秘

1. 概念　便秘是指排便频率减少，1 周内排便 2 ~ 3 次或更少，排便困难，粪便干结。

2. 常见原因　①导致功能性便秘的常见原因包括：进食量少或食物中缺乏纤维素和水分；环境改变、精神因素等导致排便习惯经常受干扰或抑制；结肠运动功能障碍；腹肌及盆底肌张力不足，排便动力缺乏；结肠冗长及某些药物影响。②导致器质性便秘的常见原因包括：直肠或肛门病变引起肛门括约肌痉挛，排便疼痛惧怕排便；结肠肿瘤、各种原因引起的肠梗阻、肠粘连、克罗恩病；腹腔或盆腔内肿瘤压迫及全身性疾病所致肠肌松弛，排便无力。

3. 临床特点　粪块长时间停留在肠道内，可引起腹胀及下腹部疼痛；在直肠停留过久，可有下坠感和排便不尽感；粪便过于坚硬，可引起排便时肛门疼痛及肛裂；便秘还可造成直肠、肛门过度充血，久之成为痔。患者也可因此感到紧张、焦虑。器质性便秘者还可同时伴有呕吐、腹胀、腹痛、腹泻、腹部包块等表现。肠结核、溃疡性肠炎、肠易激综合征时便秘与腹泻常交替出现。

（五）黄疸

1. 概念　黄疸是由于血清中胆红素浓度增高，导致皮肤、黏膜和巩膜发黄的症状和体征。正常胆红素最高为 17.1 μmol/L，胆红素在 34.2 μmol/L 以下时，黄疸不易察觉，称为隐性黄疸；超过 34.2 μmol/L 时临床出现黄疸。

2. 常见原因　①肝细胞性黄疸：见于各种肝损害性疾病，如肝炎、肝硬化；②胆汁淤积性黄疸：见于结石、肿瘤等因素引起的胆道阻塞；③溶血性黄疸：见于各种原因引起的溶血性疾病，如溶血性贫血、输血。

3. 临床特点　①肝细胞性黄疸：皮肤、黏膜呈浅黄色至深金黄色，常伴有乏力、食欲减退、肝区不适或疼痛等症状，重者可有出血倾向。②胆汁淤积性黄疸：黄疸多较严重，皮肤呈暗黄色，完全梗阻者皮肤可呈黄绿色或绿褐色。尿色深如浓茶，粪便颜色变浅，典型者呈白陶土色。因血中胆盐潴留，有皮肤瘙痒与心动过缓；因脂溶性维生素 K 吸收障碍，常有出血倾向。③溶血性黄疸：急性溶血时，患者可有高热、寒战、头痛及腰背痛，并有明显贫血和血红蛋白尿（尿呈酱油色）。重者可有急性肾衰竭。慢性溶血多为先天性，可有贫血和脾大。

（六）呕血与黑便

1. 概念　呕血是指十二指肠悬韧带以上的消化器官，包括食管、胃、十二指肠、肝、胆和胰出血，或全身性疾病所致急性上消化道出血，血液经口腔呕出。部分血液经肠道排出，因

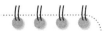

血红蛋白在肠道内与硫化物结合形成黑色的硫化亚铁，形成黑便。由于黑便附有黏液而发亮，类似柏油，又称柏油便。

2. 常见原因　消化性溃疡、急性胃及十二指肠黏膜损害、食管 - 胃底静脉曲张破裂和胃癌。食管的炎症、肿瘤和各种损伤，肝胆疾病，胰腺疾病，血液病如白血病，急性传染病如流行性出血热、钩端螺旋体病、败血症等也可引起消化道出血而表现为呕血和（或）黑便。

3. 临床特点　①呕血前多有上腹部不适及恶心，随之呕出血性胃内容物，继而排出黑便。②一般呕血均伴有黑便，而黑便不一定有呕血，幽门以上出血者常有呕血和黑便，出血量少和速度慢者可仅表现为黑便；幽门以下出血者或可仅表现为黑便，但出血量大、出血速度快者也可因血液反流引起恶心、呕吐而同时伴呕血。③呕血的颜色、性质取决于出血量及血液在胃肠道停留的时间。当出血量大、出血速度快时，血液在胃内停留的时间短，未与胃酸充分混合，呕血呈鲜红色或暗红色，也可混有血块；如出血量少或血液在胃内停留时间长，血红蛋白经胃酸作用，呈咖啡样。④黑便的颜色和性质取决于出血的速度与肠蠕动的快慢，出血量大、出血速度快时，黑便在肠道内停留时间短，呈暗红色甚至鲜红色；出血量小，在肠道内停留时间长，呈黑色。

【消化系统常用的辅助检查】

（一）实验室检查

1. 血液、尿液检查　常用检查项目如下。①血常规：可反映有无脾功能亢进、恶性贫血等；②红细胞沉降率：可反映炎性肠病、肠结核或结核性腹膜炎的活动性；③淀粉酶及胆红素测定：血清、尿液及腹水中淀粉酶测定有助于诊断急性胰腺炎，血清胆红素定量测定可初步鉴别黄疸的性质；④肝功能检查：包括血清酶（如 ALT、AST、AKP、γ-GT）测定、蛋白质代谢试验（如血清总蛋白、清蛋白、清 / 球比例、血清蛋白电泳）、脂类代谢试验、胆红素代谢试验、凝血因子测定等，可反映肝损害情况，对肝病的诊断有帮助；⑤肿瘤标志物检测：用于消化道肿瘤的诊断和疗效评估，如甲胎蛋白（AFP）对原发性肝细胞癌有较特异的诊断价值，癌胚抗原（CEA）对胃癌、大肠癌和胰腺癌具有辅助诊断价值；⑥各型病毒性肝炎标志物检测：可用于确定肝炎类型，如通过乙型肝炎病毒（HBV）的 5 项血清免疫标志物测定可以了解患者是否感染及处于复制状态，HBV-DNA 定量检测反映了病毒复制水平，上述检测可用于决定是否进行抗病毒治疗及疗效评价。

2. 粪便检查　包括粪便外观的肉眼观察，以及显微镜下细菌学、寄生虫检查和隐血试验等，对腹泻与肠道感染的病原学、寄生虫病和消化道隐性出血有重要诊断价值。粪便外观的评估包括对粪便的量、性状、颜色和气味的评估。

3. 腹水检测　包括腹水中蛋白质、细胞数及种类、电解质浓度等的测定，对鉴别肝硬化、腹腔内恶性肿瘤及结核性腹膜炎等有价值。

4. 幽门螺杆菌（Hp）检测　对于胃癌前疾病及病变、消化性溃疡、胃肠黏膜相关淋巴瘤等疾病的诊疗具有重要作用。

5. 十二指肠引流　对引流出的十二指肠液及胆汁进行显微镜下细菌学检查，用于胆道、肝、胰腺疾病的诊断。

（二）脏器功能试验

1. 胃液分析　对胃、十二指肠疾病尤其是胃泌素瘤的诊断和治疗有意义。

2. 胃肠运动功能检查　是诊断胃肠道动力障碍性疾病的重要手段，包括食管、胃、胆道、直肠等处的压力测定，食管下端和胃内 24 h pH 监测或 24 h 胆红素监测，胃排空测定，胃肠道经过时间测定等。

（三）影像学检查

1. 超声检查　腹部 B 超可探查消化系统脏器，如肝、脾、胆囊、胰腺，对肝癌和肝脓肿、胰腺癌、胆道结石等具有诊断价值，必要时可引导经皮肝穿刺或肿块穿刺，还可帮助了解腹腔内有无腹水、肿块等。彩色多普勒超声可显示门静脉、肝静脉及下腔静脉，协助门静脉高压的诊断。

2. X 线检查　X 线检查是诊断胃肠道疾病的重要手段。腹部平片对于判断腹腔内有无游离气体、有无胃肠道穿孔和肠梗阻等有价值；X 线钡餐检查可发现胃肠道的溃疡、肿瘤、炎症、静脉曲张、结构畸形以及运动异常等。胃肠钡餐造影检查前禁食 12 h，钡剂灌肠造影者需做好肠道准备。应向患者解释，钡剂一般于检查后 3 d 才能完全排出，在此期间粪便可呈黄白色，不必紧张。X 线胆道造影可显示胆道结石和肿瘤、胆囊浓缩和排空功能障碍；经皮肝穿刺胆管造影术对于鉴别肝内胆汁淤积、肝外阻塞性黄疸、肝外胆管狭窄或受压的定位和寻找病因有帮助；选择性腹腔动脉造影主要用于腹腔内肿瘤（如肝和胰腺肿瘤）的诊断和鉴别诊断，并可用于消化道出血的定位和定性诊断。

3. CT　CT 增强扫描对于消化系统脏器的小病灶、等密度病灶、需定位及定性的病变以及血管性病变的诊断具有重要价值，对明确空腔脏器的恶性肿瘤有无转移病灶也有一定的价值。

4. MRI　MRI 不含放射线，能显示消化系统脏器病变的血供状态，适用于微小病变的观察以及病变的定性诊断，尤其是对鉴别肝内肝门部病变组织学来源和胆道、胰腺疾病的诊断具有很大价值。磁共振胰胆管成像（magnetic resonance cholangiopancreatography，MRCP）是借助 MRI 进行胰胆管检查的一种技术，可以清楚地显示含有液体的胆管和胰管管腔全貌，是胆道、胰腺疾病的重要检查方法。

（四）内镜检查

临床常用的消化道内镜检查包括胃镜、结肠镜、胶囊内镜、推进式小肠镜、内镜逆行胰胆管造影术（endoscopic retrograde cholangiopancreatography，ERCP）和超声内镜检查术（endoscopic ultrasonography，EUS）。胃镜是食管、胃、十二指肠疾病最常用和最准确的检查方法；结肠镜主要用于观察从肛门到回盲瓣的所有结直肠病变。在胃肠内镜的直视下，还可完成各种出血病变的止血治疗，取胃内异物，通过套圈、电凝等切除较小的良性肿瘤，内镜下较大良性肿瘤和早期癌性黏膜切除或剥离术等治疗。胶囊内镜检查是一种新型无创消化道无线监测系统，通过口服内置摄像与信号传输装置的智能胶囊，借助消化道的蠕动功能，使之在消化道内运动、拍摄图像，最终可将图像传输给记录仪进行存储记录，属于非侵入性检查。胶囊内镜能动态、清晰地显示小肠腔内病变，突破了原有的小肠检查盲区，可作为消化道疾病（尤其是小肠疾病）诊断的首选方法。经胶囊内镜初筛发现的小肠病变，如需进行活组织检查或内镜治疗，可采用推进式小肠镜。ERCP 是在十二指肠镜直视下，经十二指肠乳头向胆总管或胰管内插入造影导管，逆行注入造影剂后，在 X 线下显示胆系和胰管形态的诊断方法，对诊断胰胆管结石、肿瘤、炎症性狭窄、先天性畸形等具有重要意义。此外，ERCP 目前更多地用于治疗胰胆管疾病。EUS 可以在直接观察腔内病变的同时实施超声扫描，了解病变来源管道壁的某个层次及周围邻近脏器的情况。还可在超声内镜引导下对病灶进行穿刺活检、肿瘤介入治疗、囊肿引流及实施腹腔神经丛阻滞。

【消化系统疾病护理评估要点】

（一）病史

1. 入院原因　护理评估时，应首先了解疾病发生的时间、主要症状及其特点（包括症状发生的时间、持续时间，其性质和特性、严重程度，有无诱发因素及缓解方法，对患者及其家庭产生的心理等方面的影响等）；有无并发症发生，目前仍存在的最主要的不适表现。消化系

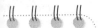

统疾病常见症状的评估内容如下。

（1）腹痛：评估时，应注意腹痛发作频率、部位、性质、严重程度、持续时间，有无诱发因素、加重及缓解因素，腹痛时伴随的症状，如恶心、呕吐、腹胀、腹泻，以及腹痛对患者心理的影响。评估既往有无类似发作，腹痛有无节律性。若疼痛以通常方法处理仍不缓解反而程度加重，需观察有无并发症，如穿孔、腹膜炎、麻痹性肠梗阻。

（2）恶心与呕吐：评估时，应注意呕吐发生的时间和持续时间，呕吐次数及呕吐特点，呕吐物的量、颜色、气味及混合物，呕吐是否与进食、服药、饮酒及情绪激动等有关，是否存在腹痛、腹泻、发热等伴随症状，每日进食、进液情况及体重变化，有无水、电解质代谢紊乱及酸碱平衡失调。根据呕吐物的量和性质判断有无消化道梗阻，并估计体液的丢失量。注意有无焦虑、恐惧、不安等情绪变化。

（3）腹泻：评估时，应包括患者平时的饮食及排便习惯，腹泻发生的时间、次数、病程长短、伴随症状（如腹痛、恶心、呕吐、发热、里急后重），粪便的量、颜色、性状、气味，有无不洁食物、旅行、聚餐等诱发因素。对急性严重腹泻者，应着重评估是否因短时间丢失大量水分及电解质而引起脱水、电解质代谢紊乱及代谢性酸中毒；对长期慢性腹泻者，则关注有无营养不良、维生素缺乏、体重下降等表现。排便频繁及粪便刺激可导致肛门周围皮肤糜烂及破损，应给予评估。此外，还需评估腹泻对患者休息、睡眠、学习和工作的影响以及由此带来的心理状态的改变。

（4）便秘：评估时，需注意平时的排便习惯，目前排便次数、性状和量的改变，病程，排便是否费力、有无伴随症状，平时饮食、饮水情况，工作、生活及活动情况，是否存在致便秘的诱发因素，是否因生活无规律影响正常排便时间；是否经常服用轻泻药或灌肠助排便，所用药物的种类、剂量、效果等；目前诊断、治疗及护理情况，包括促进排便的措施及效果；并注意有无因长期排便困难而导致的烦躁不安、精神紧张、焦虑、失眠等情绪反应。

（5）黄疸：评估皮肤、巩膜黄染的色泽深浅，是否伴有瘙痒及其程度；尿与粪便颜色的变化；有无诱发因素和其他伴随症状；并注意评估有无因皮肤瘙痒所致的舒适改变及皮肤的搔抓破损，有无因脂溶性维生素K吸收不良所致的出血倾向；对黄疸病因不明者，是否因面临各种检查以及对疾病预后不了解而产生的紧张、焦虑等心理反应。

（6）呕血与黑便：评估时，应首先确定是否为呕血，呕血与黑便的次数、量、色泽及性状变化，有无诱发因素，有无因呕血或黑便所致的紧张、焦虑甚至恐惧等情绪反应。对呕血量大的患者，还应注意有无血块误吸导致窒息的危险、有无急性大失血造成的休克危险。

2. 日常生活及自理程度　评估患者平时饮食习惯及食欲改变情况，有无特殊的食物嗜好或禁忌；平素排便、排尿的习惯，有无排便、排尿异常；日常生活有无规律，休息和睡眠的习惯如何；有无烟、酒嗜好等。同时应注意患病对其日常生活习惯及自理能力的影响。

3. 既往史、家族史、过敏史及服药情况　评估患者既往身体状况，有无消化道慢性疾病如肝炎、肝硬化，家族中有无消化性溃疡、结肠炎、消化道恶性肿瘤、肝炎等遗传性疾病或传染病病史，既往检查、治疗经过和效果，是否遵从医嘱治疗。评估患者有无药物、食物过敏情况，详细了解药物治疗者应用药物的种类、剂量和用法。

4. 发病相关因素　通过评估患者的出生地和生活地、职业、工作环境等情况，可以确认有无环境及职业因素所致某些消化系统疾病患病率的增加；生活无规律、精神紧张、睡眠质量差等因素在胃肠道功能紊乱、消化性溃疡等疾病的发生和发展中具有重要作用；某些药物如非甾体抗炎药可导致急性胃黏膜损害而引起消化道出血，有些药物可引起肝功能损害等。此外，年龄、性别等也与某些疾病的发生有关。

（二）心理社会因素

1. 疾病知识　评估患者及家属对健康与疾病性质、过程、预后及防治知识的认知情况，对事物了解的能力及对应激产生的反应性，从而判断其对健康教育的需求和健康指导的接受程度，以确立健康教育的方式。

2. 心理状况　评估患病对患者日常生活、工作的影响，消化系统疾病的常见症状给患者带来不适和痛苦，明确患者是否存在焦虑不安、烦躁、紧张，甚至恐惧、悲观等心理状态。尤其是症状反复发作、持续存在，或疗效不佳、预后不良者。

3. 社会支持系统　评估患者在家庭中扮演的角色、家庭成员彼此之间的关系、家庭经济状况、文化及教育背景等，以了解家庭对患者可能的关怀与支持程度。评估医疗费用来源和支付方式，慢性疾病患者出院后的继续就医条件，居住地的初级卫生保健设施等资源。

（三）身体评估

1. 一般状态　注意观察患者的神志、生命体征是否稳定；皮肤及末梢循环是否正常，消化道出血的患者有无脉搏加快、血压下降等周围循环衰竭的表现；面部表情和体位可反映患者疼痛的程度及对机体的影响；通过体重、皮脂厚度、皮肤弹性、头发光泽度等指标综合评估患者的营养状况。

2. 皮肤和黏膜　观察皮肤和黏膜色泽，有无黄染、蜘蛛痣、肝掌等表现。对频繁呕吐或腹泻者，应注意有无皮肤干燥、弹性减退等失水征象。

3. 腹部检查　腹部视诊注意腹部外形有无膨隆或凹陷，有无胃肠型及蠕动波，有无静脉曲张及曲张静脉的分布与血流方向。触诊评估腹肌紧张度，有无包块、肝大、脾大、压痛及反跳痛。叩诊检查有无移动性浊音。听诊检查有无肠鸣音亢进或减弱。此外，还应注意检查患者有无痔、肛裂、直肠脓肿等病变。

（四）辅助检查

检查前准备工作：应评估患者及家属对所做检查的认识程度，能否配合检查；向患者交代特殊事项，如粪便隐血试验应在素食 3 d 后留取标本；进行有关肝功能的检查、X 线钡餐、上消化道动力检查、B 超等检查时应空腹；钡剂灌肠或肠镜检查前要进行肠道准备；造影检查前需做碘过敏试验等。检查过程中应评估患者的配合情况，协助医师共同完成检查。检查结束后，应评估患者有无任何不适或并发症的发生，同时评估检查结果的意义并向患者进行解释。

【消化系统常用护理诊断、护理计划及评价】

（一）常用护理诊断

1. 急性疼痛　与腹腔内脏器炎症、溃疡、缺血、梗阻、肿瘤等病变有关。

2. 活动无耐力　与上消化道大量出血所致的疲乏有关。

3. 体液不足或有体液不足的危险　与呕吐、腹泻所致液体量丢失及消化道出血有关。

4. 体液过多：腹水　与肝硬化所致肝功能减退和门静脉高压有关。

5. 营养失调：低于机体需要量　与消化道炎症、肿瘤等引起摄入不足，消化及吸收功能障碍，呕吐、腹泻所致营养素丢失有关。

6. 腹泻　与消化道炎症、溃疡、肿瘤、结核等病变有关。

7. 便秘　与饮食中纤维素量过少和（或）饮水量不足、运动量少、排便环境改变、长期卧床及肠道病变等有关。

8. 皮肤完整性受损或有皮肤完整性受损的危险　与黄疸所致皮肤瘙痒有关。

（二）护理计划及护理评价

1. 急性疼痛　与腹腔内脏器炎症、溃疡、缺血、梗阻、肿瘤等病变有关。

（1）护理目标：患者能掌握一些减轻疼痛的方法或技术，主诉腹痛减轻或消失，由此引起的焦虑明显缓解。

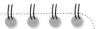

（2）护理措施

1）急性剧烈腹痛患者应卧床休息，以减少疲劳感和体力消耗；协助患者采取合适体位，以减轻疼痛。对烦躁不安者，应采取防护措施，以防坠床等意外发生。

2）观察和记录患者腹痛的部位、性质、程度、持续时间及其他伴随症状等，动态了解病情的进展情况。如出现疼痛加重、性质改变，且经一般处理疼痛不能减轻时，应警惕脏器穿孔、弥漫性腹膜炎等并发症的发生。

3）指导患者采取有节奏的呼吸、默默数数、听音乐等方法分散注意力，降低焦虑、紧张情绪，提高其疼痛阈值和对疼痛的控制感。

4）遵医嘱准确给予镇痛药，注意观察药物的不良反应。用药原则：①应根据病情、疼痛性质和程度选择性给药；②癌性疼痛应遵循按需给药原则，有效地控制疼痛；③未明确诊断的剧烈腹痛者，不应随意使用镇痛药，以免掩盖症状。

5）加强巡视，及时了解和满足患者的需要，做好生活护理。

6）护士应对患者进行细致、全面的心理评估，有针对性地进行心理疏导，以减轻紧张、恐惧心理，稳定情绪，增强其对疼痛的耐受性。

（3）护理评价：患者采取了一些减轻疼痛的方法或技术，主诉腹痛减轻或消失，焦虑较前缓解。

2. 腹泻　与消化道炎症、溃疡、肿瘤、结核等病变有关。

（1）护理目标：患者排便次数减少，粪便性状恢复正常。

（2）护理措施

1）急性腹泻、全身症状明显的患者应卧床休息，为其创造安静、舒适的环境，避免紧张不安和恐惧。注意腹部保暖，可用热水袋热敷，以减缓肠道运动，减少排便次数，并有利于腹痛缓解。

2）饮食以清淡、少渣、无刺激性为宜，如面条、稀饭，不吃粗纤维过多的食物，如芹菜、豆芽，不吃产气多的食物，如红糖、牛奶、汽水。避免摄入乳制品、脂肪、富含纤维素的食物（全麸制品、新鲜水果和蔬菜），逐渐增加半固体或固体食物（酸乳酪、米饭、香蕉等）。少食多餐，保持足够的饮水量，鼓励摄入富含钾、钠的液体（口服补液盐），注意防止饮用过热或过冷的液体。

3）观察并记录排便的次数，粪便性状、颜色、量、气味及伴随症状，如腹胀、腹痛，监测生命体征、皮肤及黏膜湿润程度，注意有无脱水、酸中毒、电解质失衡等表现。

4）遵医嘱予以抗感染、止泻及补液支持治疗，纠正水、电解质代谢紊乱及酸碱平衡失调，注意观察药物的作用与不良反应。补液时注意调节速度，因老年人容易因腹泻发生脱水，也易因输液速度过快引起循环衰竭，故尤其应及时补液并注意输液速度。指导并协助患者正确留取粪便标本，及时送检。

5）协助患者便后温水坐浴或肛门热敷，保持肛门清洁、干燥，涂抹无菌凡士林或抗生素软膏以保护肛周皮肤，促进损伤处愈合。

（3）护理评价：患者排便次数减少，粪便性状恢复正常。

3. 便秘　与饮食中纤维素量过少和（或）饮水量不足、运动量少、排便环境改变、长期卧床及肠道病变等有关。

（1）护理目标：患者排便情况改善，每1～2日排便1次，无排便费力；能说出便秘的预防措施，粪便软且成形。

（2）护理措施

1）观察并记录粪便形态、排便困难的程度及伴随症状（如不安、下腹饱胀感），了解患者的排便习惯和拖延排便的原因。

2）增加食物中纤维素的含量，向患者介绍富含纤维素的食物包括粗粮，如玉米面、荞麦面、豆类，以及芹菜、白菜、萝卜、洋葱、香蕉、苹果等。此外，增加植物油的摄入可起到润滑肠道的作用。

3）鼓励每日至少摄入 2000 ml 液体（除非禁忌）以软化粪便。建议早餐前 30 min 饮用一杯温水，以刺激排便。

4）详细解释排便的生理机制，指导患者养成定时排便的习惯，排便时间最好安排在餐后，即使排不出，也需定时如厕，以便逐渐恢复正常排便，但需避免如厕时间过长和过分用力。指导患者维持半蹲位排便，以更好地利用腹肌、肛门括约肌的力量和重力作用。

5）放松心情，并安排舒适、无干扰的排便环境。每日适度运动。指导患者沿肠蠕动方向，围绕脐周顺时针进行按摩，每日可做数次。

6）遵医嘱使用粪便软化剂或轻泻药等，并注意用药后的效果，必要时行人工取便。

（3）护理评价：患者每 1～2 日排黄色软便 1 次，无排便费力，已养成定时排便习惯。

4. 有皮肤完整性受损的危险　与黄疸所致皮肤瘙痒有关。

（1）护理目标：患者皮肤完整，未出现破损现象，能说出皮肤瘙痒的原因及预防皮肤破损的方法。

（2）护理措施

1）检查皮肤是否有破损、发红的区域，以及是否出现皮肤瘙痒和黄疸。

2）鼓励并协助患者每 2 小时翻身 1 次，每 1～2 h 协助更换姿势，如局部皮肤及黏膜发红，可增加翻身次数，并按摩，以促进舒适和预防皮肤破损发生。

3）保持床单位清洁、平整、干燥、舒适，经常更换柔软、干燥、吸湿性和透气性良好的内衣，以减少或避免对皮肤局部的刺激。

4）解释导致皮肤瘙痒的原因及预防皮肤破损的方法。协助用温水擦洗皮肤，减轻胆红素对皮肤的刺激，剪短并磨平指（趾）甲，必要时嘱患者戴手套或将手包起来以防抓伤皮肤。

5）遵医嘱使用止痒剂，严密观察患者有无皮肤抓伤、擦伤等现象，一旦发生皮肤损伤，及时处理，以防继发感染。

（3）护理评价：患者能说出皮肤瘙痒的原因，采取预防皮肤破损的方法，皮肤完整，无损伤，无感染。

随堂测 4-1

小 结

消化系统疾病常见症状及体征主要包括腹痛、恶心、呕吐、腹泻、便秘、黄疸、呕血和黑便等，应掌握其概念、临床特点、护理评估及护理措施要点。内镜检查是消化系统疾病最重要的检查手段，不仅能够直视黏膜病变，而且可取活检组织及进行相应的治疗。消化系统疾病患者的护理评估应涵盖病史、身体评估、辅助检查等方面。

（吴晨曦）

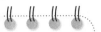

第二节　胃食管反流病

导学目标

通过本节内容的学习，学生应能够：

◆ **基本目标**

1. 识记胃食管反流病的概念。
2. 解释胃食管反流病的病因和发病机制。
3. 复述胃食管反流病的临床表现、实验室检查及治疗要点。
4. 实施对胃食管反流病患者的护理与健康教育。

◆ **发展目标**

根据患者的具体原因为其制订个性化的去除或避免诱因指导。

◆ **思政目标**

认识到情绪对躯体健康的影响，具有良好的心态及情绪处理能力，关注患者的心理健康和生活质量，增强职业责任感。

胃食管反流病（gastroesophageal reflux disease，GERD）指胃、十二指肠内容物反流入食管引起胃灼热感等症状，根据是否引起食管黏膜糜烂、溃疡，分为反流性食管炎（reflux esophagitis，RE）和非糜烂性反流病（nonerosive reflux disease，NERD）。胃食管反流病还可引起咽喉、气管等食管邻近组织的损害。胃食管反流病患病率在不同国家或地区差异较大，西方国家发病率较高，亚太地区发病率与西方国家相比较低，但有上升趋势。其危险因素有年龄、疾病、吸烟、饮酒、服用非甾体抗炎药（NSAID）、社会因素等。

【病因和发病机制】

食管下括约肌是食管和胃连接处抗反流的高压带，能防止胃内容物反流入食管。胃食管反流病是由多种因素造成的以食管下括约肌功能障碍为主的胃食管动力障碍性疾病。直接损伤因素包括胃酸、胃蛋白酶及胆汁（非结合胆盐和胰酶）等反流物。

1. 抗反流屏障结构与功能异常　食管裂孔疝、贲门失弛缓症手术后、腹内压增高（如妊娠、肥胖、腹水、呕吐、负重劳动）及长期胃内压增高（如胃扩张、胃排空延迟），均可使食管下括约肌结构受损；上述部分原因、某些激素（如缩胆囊素、胰高血糖素、血管活性肠肽）、食物（如高脂肪、巧克力）、药物（如钙通道阻断药、地西泮）等均可引起食管下括约肌功能障碍或一过性松弛延长。上述原因造成食管下括约肌结构与功能障碍导致食管黏膜受到反流物损伤时，即发生 GERD。

2. 食管清除作用降低　一般而言，即使发生胃食管反流，大部分反流物也能通过 1～2 次食管蠕动性收缩被排入胃内，剩余的则由唾液缓慢中和。因此，各种原因造成的食管蠕动和唾液产生异常也可引起 GERD，如干燥综合征、食管裂孔疝。

3. 食管黏膜屏障功能降低　食管的上皮屏障由上皮表面黏液、不移动水层、表面 HCO_3^-

及复层鳞状上皮等构成，后上皮屏障由黏膜下丰富的血液供应构成，两者共同抵抗反流物对食管的损伤。因此，任何导致食管黏膜屏障功能障碍的因素，如长期吸烟、饮酒等刺激性物质或药物将会影响食管黏膜抵御反流物损害的功能。

【临床表现】

胃食管反流病的临床表现多样，轻重不一，异质性很高，主要表现有：

（一）食管症状

1. 典型症状　胃灼热和反流是本病最常见、最典型的症状。胃灼热为胸骨后或剑突下烧灼感，常由胸骨下段向上延伸。反流是指胃、十二指肠内容物在无恶心和不用力的情况下涌入咽部或口腔的感觉，含酸味时称为反酸。胃灼热和反流常在餐后 1 h 出现，卧位、弯腰或负压增高时可加重，部分患者可在夜间入睡时发生。

2. 非典型症状　主要有胸痛、吞咽困难。胸痛由反流物刺激食管引起，发生在胸骨后，严重时为剧烈刺痛，可放射到后背、胸部、肩部、颈部、耳后，伴或不伴胃灼热和反流。本病引起的胸痛是非心源性胸痛的常见病因之一，需注意与心绞痛等心脏病进行鉴别。吞咽困难或胸骨后异物感在进食固体或液体食物时均可发生，见于部分患者，多由食管痉挛或功能紊乱所致，症状呈间歇性，少数由食管狭窄引起。严重食管炎及食管溃疡等疾病患者可伴有吞咽疼痛。

（二）食管外症状

食管外症状由反流物刺激或损伤食管以外的组织或器官引起，如咽喉炎、慢性咳嗽和哮喘，少部分患者可以此为首发或主要表现。严重者可发生吸入性肺炎，甚至出现肺间质纤维化。部分患者主诉咽部不适，有异物感或堵塞感，但无吞咽困难，称为癔球症，目前也认为与GERD 有关。

知识链接

常被忽视的癔球症

癔球症是指持续或间断发作的咽喉部非疼痛性团块感或异物感，感觉发生于两餐之间，无吞咽困难或吞咽痛，具有难治性、易复发和多种症状重叠等特点。本病因常伴发焦虑、抑郁和睡眠障碍，被功能性胃肠病罗马Ⅳ标准列为功能性食管疾病的 A4 范畴，国际疾病分类（ICD-10）编码为 F45.8（其他躯体形式障碍），属于典型的心身疾病，但临床诊疗时容易被忽略。中医将癔球症称为梅核气，并已从病名、病因、病机、治则、疗法等方面形成了完整的梅核气诊疗体系。

（三）并发症

1. 上消化道出血　由食管黏膜糜烂及溃疡所致，表现为呕血和（或）黑便，伴有不同程度的缺铁性贫血。

2. 食管狭窄　食管炎反复发作致使纤维组织增生，最终导致瘢痕狭窄。

3. 巴雷特（Barrett）食管　正常食管黏膜在胃镜下呈均匀粉红色，当其被化生的柱状上皮替代后呈橘红色，称为巴雷特食管，多发生于胃食管连接处的齿状线近端，可为环形、舌形或岛状。亚太地区患病率为 0.06% ~ 0.62%，有恶变为腺癌的倾向。

【辅助检查】

1. 胃镜　胃镜是诊断反流性食管炎最准确的方法，并能判断反流性食管炎的严重程度及

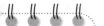

是否存在并发症，结合活检可与其他原因所致的食管炎及是否癌变相鉴别。胃镜下无反流性食管炎不能排除患 GERD 的可能性。

2. 24 h 食管 pH 监测　24 h 食管 pH 监测是诊断胃食管反流病的重要方法，应用便携式 pH 记录仪监测患者 24 h 食管 pH，可明确食管是否存在过度酸、碱反流。常用指标有：24 h 内 pH<4 的总百分时间、pH<4 的次数，持续 5 min 以上的反流次数以及最长反流时间等。

3. 食管 X 线钡餐　食管 X 线钡餐对诊断 GERD 敏感性不高，适用于不愿接受或不能耐受胃镜检查者，有助于排除食管癌等其他食管疾病。

4. 食管测压　食管测压可测定食管下括约肌压力，显示频繁的一过性食管下括约肌松弛和评价食管体部功能。食管下括约肌压力<6 mmHg 易导致反流。食管测压用于抗反流手术术前评估。

【诊断要点】

对于有典型反流和胃灼热症状的患者，可拟诊为 GERD，用质子泵抑制药（proton pump inhibitors，PPI）试验性治疗（如奥美拉唑每次 20 mg，每日 2 次，连用 7～14 d），如症状明显缓解，初步诊断为 GERD。

反流性食管炎和非糜烂性反流病诊断方法有所不同。

反流性食管炎诊断：①有反流和（或）胃灼热症状；②胃镜下发现反流性食管炎。

非糜烂性反流病诊断：①有反流和（或）胃灼热症状；②胃镜检查阴性；③24 h 食管 pH 监测表明食管存在过度酸、碱反流；④PPI 治疗有效。

【治疗要点】

本病治疗目的在于控制症状、治愈食管炎、减少复发和防治并发症。

（一）去除诱因

避免腹内压增高的因素，避免食用降低食管下括约肌压力的食物，慎用降低食管下括约肌压力的药物及引起胃排空延迟的药物。

（二）药物治疗

1. 抑酸药　抑酸药是目前治疗本病的主要用药。

（1）质子泵抑制药（PPI）：是治疗胃食管反流病的首选药物，通常疗程为 4～8 周，可迅速缓解大部分患者的症状，常用奥美拉唑、兰索拉唑、泮托拉唑等。对于重度食管炎以及合并食管裂孔疝的 GERD 患者，可适当延长疗程或增加药物剂量。

（2）H_2 受体拮抗药（histamine-2 receptor antagonist，H_2RA）：能减少胃酸分泌，但不能有效地抑制进食刺激引起的胃酸分泌，效果较 PPI 弱，适用于轻、中症患者，疗程为 8～12 周。

2. 促胃肠动力药　促胃肠动力药可增加食管下括约肌压力、改善食管蠕动功能、促进胃排空，从而减少胃十二指肠内容物反流及在食管暴露的时间，只适用于轻症患者，或作为与抑酸药合用的辅助治疗。临床常用多潘立酮、伊托必利、莫沙必利等。

3. 抗酸药　抗酸药仅供症状轻、间歇发作的患者作为临时缓解症状用，临床常用氢氧化铝、铝碳酸镁等。

（三）维持治疗

维持治疗目的在于减少症状复发，防止食管炎复发引起的并发症，分为按需治疗和长期治疗。非糜烂性反流病和轻度反流性食管炎可采用按需治疗，即症状发作时服药，症状消失时停药；停药后症状很快复发且持续及重度反流性食管炎、食管狭窄、巴雷特食管者，需要长期治疗。PPI 和 H_2RA 均可用于维持治疗，PPI 效果更优。

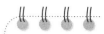

（四）抗反流手术治疗

腹腔镜胃底折叠术是目前最常用的抗反流手术，目的是阻止胃、十二指肠内容物反流入食管。手术疗效与 PPI 治疗相当，但术后可能出现并发症，对需要长期使用大量 PPI 维持治疗者，根据患者的意愿考虑抗反流手术；确诊由反流引起严重呼吸道疾病者及 PPI 疗效欠佳者，宜考虑抗反流手术。

（五）并发症治疗

1. 食管狭窄 极少数严重瘢痕狭窄者需行手术治疗，绝大部分狭窄可在内镜下行食管扩张术，术后予以 PPI 长期维持治疗，可防止狭窄复发；部分年轻患者也可考虑行抗反流手术。

2. 巴雷特食管 包括使用 PPI 及长程维持治疗和定期随访。其中，定期随访是目前预防巴雷特食管癌变的唯一方法。

3. 上消化道出血 详见本章第十二节上消化道出血。

【主要护理措施】

1. 休息与活动 保持环境安静、舒适，减少对患者的刺激和心理压力，嘱患者取舒适体位，保持情绪稳定，避免焦虑。

2. 病情观察 注意观察患者胃灼热和反流情况，疼痛的部位、性质、程度、持续时间及伴随症状；有无胸痛或吞咽困难；是否有咽喉炎、慢性咳嗽和哮喘等表现；注意呕血和（或）黑便的发生，及时处理异常情况。

3. 去除和避免诱发因素 ①谨慎应用降低食管下括约肌压力及引起胃排空延迟的药物，如激素、抗胆碱药物、茶碱、地西泮、硝酸甘油、钙通道阻断药。②避免饭后剧烈运动或睡前 2 h 进食；白天进餐后不宜立即卧床，睡眠时将床头抬高 15°~20°，以改善平卧位食管的排空功能。③应避免进食降低食管下括约肌压力的食物，如脂肪、巧克力、咖啡、浓茶，宜以高蛋白、低脂肪、无刺激、低渣饮食为主，少量多餐。戒烟，禁酒。对于消瘦或食欲下降的患者，不应过分强调饮食控制。④避免或纠正引起腹内压增高的因素，如肥胖、便秘、紧束腰带。

4. 疼痛护理 注意观察患者疼痛的部位、性质、程度、持续时间及伴随症状。指导患者缓解疼痛、转移注意力的技巧，如深呼吸、听音乐、看小说。

5. 用药护理 遵医嘱使用促胃肠动力药、抑酸药。抑酸药的具体用药方法和护理见本章第四节消化性溃疡。

【健康教育】

1. 疾病知识指导 向患者及家属介绍胃食管反流病的有关知识，帮助患者改变不良生活方式或习惯。指导其了解并避免导致本病的各种因素，如避免摄入刺激性食物，如茶、咖啡、大蒜、辣椒；戒烟，戒酒，适当控制体重；减少摄入高脂肪食物，避免由于腹部脂肪过多引起的腹内压增高；平时避免重体力劳动和高强度体育锻炼；避免暴饮暴食，避免进食过多、过快、过饱；避免睡前进食和餐后立即平卧或运动等。鼓励患者咀嚼口香糖，增加唾液分泌，中和反流物。

2. 用药指导与病情监测 嘱患者遵医嘱正确用药，不可随意停药，向患者讲解药物的主要不良反应。应用抑酸药的患者，治愈后逐渐减少剂量直至停药，或者改用其他缓和的抑制胃酸药再逐渐停药。平时可自备铝碳酸镁咀嚼片（达喜）、硫糖铝等碱性药物，出现不适症状时可服用。当出现胸骨后灼热感、胸痛、吞咽不适等症状加重时，应及时就诊。避免服用对胃黏膜有刺激性的药物，如阿司匹林、抗胆碱能药物、非甾体抗炎药。遵医嘱定时复诊。

随堂测 4-2

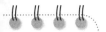

> ## 小 结
>
> 　　胃食管反流病（GERD）是以食管下括约肌功能障碍为主的胃食管动力障碍性疾病，临床典型症状为胃灼热和反流。治疗主要是通过抑酸药抑制胃酸及胃蛋白酶对黏膜的直接损伤。护理重点是帮助患者去除和避免疾病的诱发因素、指导缓解疼痛方法及向患者开展健康教育，使其配合长期服药及自我疾病管理、监测。
>
> （吴晨曦）

第三节　胃　炎

导学目标

通过本节内容的学习，学生应能够：

◆ **基本目标**

1. 说出急性胃炎和慢性胃炎的概念。
2. 比较急性胃炎和慢性胃炎的病因、临床表现、有关检查和治疗要点。
3. 对急性胃炎和慢性胃炎患者制定相应的护理措施。
4. 针对急性胃炎和慢性胃炎患者进行健康教育。

◆ **发展目标**

根据胃炎的病因，正确指导胃炎患者的饮食，避免出现营养不良等问题。运用慢性胃炎的病理生理知识，解释胃炎癌变的可能性。

◆ **思政目标**

通过幽门螺杆菌发现的启示，具有为医学事业献身、敢于创新、不断探索、刻苦钻研的精神。

　　胃炎（gastritis）是胃黏膜对胃内各种刺激因素的炎症反应，显微镜下表现为组织学炎症。胃炎是消化系统的常见病。根据临床发病缓急、病程长短及临床表现，将胃炎分为急性胃炎、慢性胃炎和少见的特殊类型胃炎，特殊类型胃炎种类很多，如感染性胃炎、腐蚀性胃炎。急性胃炎和慢性胃炎临床最常见，本节给予重点讨论。

一、急性胃炎

　　急性胃炎（acute gastritis）指多种病因引起的急性胃黏膜非特异性炎症。在胃镜下可见胃黏膜充血、水肿、出血、糜烂和浅表溃疡等一过性急性病变。病理学为胃黏膜有大量中性粒细胞浸润。急性糜烂出血性胃炎（acute erosive-hemorrhagic gastritis）是临床上最常见的急性胃炎，常伴有胃黏膜出血，可伴有一过性浅表溃疡形成。

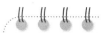

【病因和发病机制】

1. 应激　严重创伤、大面积烧伤、大手术、颅内病变、败血症、精神紧张、多器官功能衰竭等，可导致胃黏膜循环障碍、缺血、缺氧，黏液分泌减少，局部前列腺素合成不足，屏障功能损坏；也可增加胃酸分泌，大量氢离子反弥散进入黏膜，从而引起急性胃黏膜损害，表现为出血和糜烂。因烧伤所致者称为柯林溃疡（Curling ulcer）；因中枢神经系统病变所致者称库欣溃疡（Cushing ulcer）。

2. 药物　常引起胃黏膜炎症的药物是非甾体抗炎药（NSAID），如阿司匹林、吲哚美辛，某些抗肿瘤药、铁剂或氯化钾口服液等。这些药物直接刺激并损伤胃黏膜上皮层，其中NSAID 可抑制环氧化酶的活性，干扰前列腺素合成，削弱对胃黏膜的保护作用。

3. 乙醇　乙醇具有亲脂性和溶脂能力，高浓度乙醇可直接破坏胃黏膜屏障。

4. 其他　物理因素和生物因素作用，如十二指肠胃反流及胃黏膜血液循环障碍、大剂量放射线照射可导致胃黏膜急性炎症。另外，细菌和病毒感染，如沙门菌、幽门螺杆菌（Hp）、大肠埃希菌和肠道病毒感染，也会导致急性胃炎的发生。

【临床表现】

本病急性起病，症状轻重不一。轻症患者可无症状，仅在胃镜检查时被发现。有症状者表现为上腹部不适、隐痛、食欲减退、恶心、呕吐等。上消化道出血是该病突出的临床表现，突发的呕血和（或）黑便为首发症状。在上消化道出血病例中，由急性糜烂出血性胃炎引起者占10%～30%，仅次于消化性溃疡。大量出血可引起晕厥或休克，体格检查上腹部可有不同程度的压痛。

【辅助检查】

1. 粪便检查　粪便隐血试验阳性。

2. 胃镜检查　由于胃黏膜修复速度很快，胃黏膜病变可在短期内消失，应尽早行胃镜检查确诊，一般在大出血后 24～48 h 内进行，镜下可见胃黏膜多发性糜烂、出血灶和浅表溃疡，表面附有黏液和炎性渗出物。一般应激所致的胃黏膜病变以胃体、胃底为主，而 NSAID 或乙醇所致者以胃窦为主。

【诊断要点】

近期服用 NSAID 等药物，严重疾病状态或大量饮酒者，有上述临床症状，应考虑本病，确诊有赖于胃镜检查。

【治疗要点】

去除病因，积极治疗原发疾病和创伤，纠正其引起的病理生理紊乱。对症处理常用 H_2 受体拮抗药或质子泵抑制药抑制胃酸分泌，详见本章第四节消化性溃疡。还可给予胃黏膜保护药如硫糖铝和米索前列醇保护胃黏膜。如发生上消化道大量出血，治疗详见本章第十二节上消化道出血。

【主要护理措施】

1. 休息与活动　保持病区环境安静、舒适，保证患者充分的休息和睡眠。疾病缓解期或轻症患者可适当活动，但应注意生活规律，做到劳逸结合；急性发作期或伴有上消化道出血时应卧床休息。

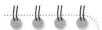

2. **饮食护理**　进食应定时、有规律，不可暴饮暴食，避免辛辣、刺激性食物。一般进少渣、温凉半流质饮食。如有少量出血，可进食牛奶、蛋清、米汤等流食中和胃酸，以保护胃黏膜，利于黏膜的修复。急性大量出血者应禁食。

3. **用药护理**　指导长期服用阿司匹林、吲哚美辛等对胃黏膜有刺激性的药物者，必要时给予抑制胃酸分泌的药物和胃黏膜保护药。用药方法和护理详见本章第四节消化性溃疡。

4. **病情观察**　应密切观察患者的生命体征及相关症状、体征的变化情况。有上消化道出血者更要注意观察出血量和性状、尿量等。上消化道大量出血的护理参见本章第十二节上消化道出血。

5. **评估患者对本病的认识程度**　鼓励患者对本病的治疗、护理计划进行提问，了解患者发病的病因、治疗及对护理的认识，帮助患者寻找并及时去除发病因素，控制病情发展。

【健康教育及预后】

1. **疾病知识指导**　向患者及家属介绍急性胃炎的相关知识、预防方法和自我护理措施。根据患者的病因及具体情况进行指导，如避免服用对胃黏膜有刺激性的药物，如必须服用，可同时服用抑制胃酸分泌的药物；进食要有规律，避免进食过冷、过热、辛辣等刺激性食物及浓茶、咖啡等饮料；生活要有规律，保持轻松、愉悦的心情。嗜酒者应戒酒，防止酒精损伤胃黏膜；注意饮食卫生。

2. **预后**　告知患者及家属本病应及时治疗及预防复发，防止由急性胃炎发展为慢性胃炎。多数胃黏膜糜烂和出血可自行愈合及止血。少数患者发展为溃疡，并发症增加，但药物治疗效果良好。

二、慢性胃炎

慢性胃炎（chronic gastritis）是各种病因引起的胃黏膜非糜烂性炎症改变，如黏膜色泽不均、颗粒状增殖及黏膜皱褶异常。组织学以显著炎症细胞浸润、上皮增生异常、胃腺萎缩及瘢痕形成为特点。幽门螺杆菌（Hp）感染是最常见的病因。目前胃镜及活检组织病理学检查是诊断和鉴别诊断慢性胃炎的主要手段。

大多数慢性胃炎患者无任何症状，因此本病在人群中的确切患病率不完全清楚。由幽门螺杆菌引起的慢性胃炎呈世界范围分布，其感染率在发展中国家高于发达国家，我国属于幽门螺杆菌高感染率国家，估计人群中幽门螺杆菌的感染率达 40%～70%。幽门螺杆菌感染几乎无例外地引起胃黏膜炎症，且感染后机体一般难以将其清除而变成慢性感染。

> **知识链接**
>
> #### 幽门螺杆菌的发现
>
> 幽门螺杆菌是人类古老而亲密的伙伴之一，然而科学家却花了一个多世纪才认清它们。1982 年 4 月 Robin Warren 与 Barry Marshall 合作在微氧的条件下培养出幽门螺杆菌。为了获得这种细菌致病的证据，Barry Marshall 与另外一名医师自愿进行服食细菌的人体试验，并都发生了胃炎。Robin Warren 在 Barry Marshall 的配合下，最终于 1982 年确认了幽门螺杆菌的存在及其在胃炎、消化性溃疡等疾病中扮演的角色。这一发现革命性地改变了世人对胃炎等疾病的认识，大幅提高了胃炎、消化性溃疡患者彻底治愈的机会，开辟了人类胃肠道疾病研究的新纪元。两位科学家刻苦钻研、精益求精、为医学事业献身的伟大精神值得所有人学习，他们因此共同获得 2005 年诺贝尔生理学或医学奖。

【病因和发病机制】

1. 幽门螺杆菌感染　幽门螺杆菌感染是慢性胃炎最主要的病因，其机制包括：①幽门螺杆菌具有鞭毛结构，在胃内黏液层中自由活动，并依靠其黏附素与胃黏膜上皮细胞紧密接触，直接侵袭胃黏膜。②幽门螺杆菌所分泌的尿素酶能分解尿素产生 NH_3 中和胃酸，既形成了有利于幽门螺杆菌定居和繁殖的中性环境，又损伤了上皮细胞膜。③幽门螺杆菌能产生细胞毒素，使上皮细胞空泡变性，造成黏膜损害和炎症。④幽门螺杆菌的菌体细胞壁还可以作为抗原诱导自身免疫反应，后者损伤上皮细胞。上述多种机制使炎症反应迁延加重。

2. 十二指肠胃反流　各种原因引起的十二指肠胃动力异常，十二指肠液反流，胆汁和胰液会削弱胃黏膜屏障功能，可导致胃黏膜慢性炎症。

3. 药物和毒物　服用 NSAID 或 COX-2 选择性抑制剂是反应性胃病的常见病因。许多毒素可能损伤胃黏膜，其中乙醇最为常见，乙醇和 NSAID 两者联合作用将对胃黏膜产生更强的损伤。

4. 自身免疫　自身免疫性胃炎以富含壁细胞胃体腺萎缩为主。壁细胞损伤后作为自身抗原刺激机体的免疫系统产生相应的壁细胞抗体和内因子抗体，破坏壁细胞，使胃酸分泌减少乃至缺失，内因子减少可导致维生素 B_{12} 吸收不良，出现巨幼细胞贫血，称为恶性贫血。本病在北欧发病率较高。

5. 其他　老年人胃黏膜可出现退行性病变，加之幽门螺杆菌感染率较高，胃黏膜再生、修复能力降低，炎症慢性化，上皮增殖异常及胃腺体萎缩。

【组织学病理】

不同病因所致胃黏膜损伤和修复过程中产生的慢性胃炎组织学病理变化主要有：

1. 炎症　以淋巴细胞、浆细胞为主的慢性炎症细胞浸润，浸润的深度为轻、中、重度，在黏膜浅层，即黏膜层的上 1/3，称为浅表性胃炎（superficial gastritis）。

2. 萎缩（atrophy）　病变扩展至腺体深部，腺体破坏，数量减少，固有层纤维化，黏膜变薄。腺体萎缩以胃角为中心，波及胃窦及胃体的多灶萎缩发展为胃癌的风险增加。

3. 化生（metaplasia）　长期慢性炎症使胃黏膜表层上皮和腺体被杯状细胞和幽门腺细胞所取代。其分布范围越广，发生胃癌的危险性越高。胃腺化生分为肠上皮化生和假幽门腺化生两种。

4. 异型增生（dysplasia）　又称不典型增生，是细胞在再生过程中过度增生和分化缺失。根据异常增生程度分为轻、中、重三度，轻度者常可逆转为正常表现。在慢性炎症向胃癌的进程中，萎缩、肠上皮化生及异型增生被视为胃癌前状态。

【临床表现】

慢性胃炎病程迁延，进展缓慢，缺乏特异性症状。70% ~ 80% 的患者无明显症状。有症状者主要表现为中上腹痛或不适、饱胀、烧灼痛、食欲缺乏、嗳气、反酸、恶心等，症状多与进食或食物种类有关。少数患者可有少量上消化道出血。自身免疫性胃炎患者可出现厌食、贫血、体重减轻。体征多不明显，可有上腹轻压痛。

【辅助检查】

1. 胃镜及胃黏膜活组织检查　胃镜及胃黏膜活组织检查是最可靠的诊断方法。通过胃镜可在直视下观察黏膜破损情况。慢性非萎缩性胃炎可见黏膜呈红斑、皱襞肿胀、粗糙不平；慢性萎缩性胃炎可见黏膜呈颗粒状、黏膜血管显露、色泽灰暗、皱襞细小。两种胃炎均可见糜

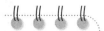
烂、胆汁反流。在充分活组织检查基础上以病理组织学诊断明确病变类型，并可检测幽门螺杆菌。

2. 幽门螺杆菌检测　可通过侵入性（包括快速尿素酶测定、组织学检查等）和非侵入性（如 ^{13}C 或 ^{14}C 尿素呼气试验）方法检测幽门螺杆菌。

知识链接

尿素呼气试验检测幽门螺杆菌感染的原理

　　胃内罕有其他细菌在黏膜定植，因此，胃内存在尿素酶是 Hp 存在的证据。为了检测 Hp，予受检者口服 ^{14}C 尿素，如果胃内存在 Hp，其产生的尿素酶迅速催化 ^{14}C 尿素生成 NH_4^+ 和 HCO_3^-，后者吸收入血液经肺以 $^{14}CO_2$ 形式呼出，收集呼气标本并测量 $^{14}CO_2$，便可判断 Hp 感染的存在。

---

3. 血清学检查　自身免疫性胃炎时，抗壁细胞抗体和抗内因子抗体可呈阳性，血清促胃液素水平显著升高，空腹血清促胃液素水平正常或偏低。

4. 胃液分析　自身免疫性胃炎时，胃酸缺乏；多灶萎缩性胃炎时，胃酸分泌正常或偏低。

【诊断要点】

慢性胃炎的确诊有赖于胃镜及胃黏膜活组织检查。幽门螺杆菌检测、血清抗壁细胞抗体、抗内因子抗体及维生素 B_{12} 水平测定等有助于病因诊断。

【治疗要点】

无症状慢性非萎缩性胃炎，无须药物治疗。

1. 幽门螺杆菌相关胃炎　单独应用抗生素均不能有效根除 Hp，这些抗生素在酸性环境下不能正常发挥其抗菌作用，需要联合 PPI 抑制胃酸后，才能使其发挥作用（表 4-1）。目前临床倡导含有胶体铋剂的四联方案：1 种 PPI ＋ 2 种抗生素和 1 种胶体铋剂，疗程 10 ~ 14 d。由于各种抗生素的耐药性不同、抗生素的疗程选择应视当地耐药情况而定。

表 4-1　具有杀灭和抑制 Hp 作用的药物

抗生素	克拉霉素、阿莫西林、甲硝唑、替硝唑、喹诺酮类抗生素、呋喃唑酮、四环素
PPI	埃索美拉唑、奥美拉唑、兰索拉唑、泮托拉唑、雷贝拉唑
铋剂	三钾二枸橼酸铋、果胶铋、次碳酸铋

2. 对症处理　根据病因给予对症处理。如因非甾体抗炎药引起，应停药并给予抗酸药；如因胆汁反流引起，可用氢氧化铝凝胶吸附，或予以硫糖铝及胃动力药以中和胆盐，防止反流，有胃动力学改变，可服用多潘立酮、西沙必利等。

3. 自身免疫性胃炎的治疗　目前尚无特异治疗方法，有恶性贫血者可肌内注射维生素 B_{12}。

4. 胃黏膜异型增生的治疗　在根除 Hp 的前提下，适当补充复合维生素和含硒食物及某些中药等。对于药物不能逆转的中、重度异常增生，可在内镜下行黏膜剥离术，并视病情定期随访。对于药物不能逆转的灶性重度不典型增生伴有局部淋巴结肿大，应考虑手术治疗。

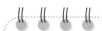

【主要护理措施】

1. 休息与活动　急性发作或症状明显时应卧床休息。注意劳逸结合，避免过度劳累，保持心情愉快。病情缓解时，进行适当的锻炼，以增强机体抵抗力。

2. 饮食护理

（1）饮食治疗的原则：向患者说明摄取足够营养素的重要性，鼓励患者少食多餐，以高热量、高蛋白、富含维生素、易消化的饮食为原则。避免摄入过咸、过甜、过辣的刺激性食物。

（2）制订饮食计划：与患者共同制订饮食计划，指导患者及家属改进烹饪技巧，增加食物的色、香、味，刺激患者食欲。胃酸低者食物应完全煮熟后食用，以利于消化和吸收，并可给予刺激胃酸分泌的食物，如肉汤、鸡汤；高胃酸者应避免进食酸性、多脂肪食物。

（3）营养状况评估：观察并记录患者每日进餐次数、量、种类，以了解其摄入的营养素能否满足机体需要。定期测量体重，监测有关营养指标的变化情况，如血红蛋白浓度、血清清蛋白。

3. 疼痛护理　患者上腹部疼痛时，可给予局部热敷，解除胃痉挛，指导患者按摩合谷、足三里等穴位，缓解疼痛。也可采用一些放松和转移注意力的方法，如深呼吸、听音乐，减轻焦虑，缓解疼痛。

4. 用药护理　遵医嘱清除 Hp 感染治疗时，注意观察药物的疗效及不良反应。

（1）胶体铋剂：胶体次枸橼酸铋（CBS）为常用制剂，因其在酸性环境中起作用，应在餐前半小时服用。服用 CBS 的过程中牙齿、舌会变黑，可采用吸管吸入。部分患者服药后出现便秘和粪便变黑，停药后可自行消失。少数患者有恶心、一过性血清转氨酶升高等。极少出现急性肾衰竭，肾功能不良者忌用。

（2）抗菌药物：服用阿莫西林之前，应询问患者有无青霉素过敏史，并注意在使用过程中有无迟发性过敏反应，如皮疹。甲硝唑可引起恶心、呕吐等胃肠道反应，应在餐后半小时服用，并可遵医嘱用甲氧氯普胺、维生素 B_{12} 等拮抗。

5. 病情观察　注意观察患者的生命体征及有关症状、体征的变化情况（参考急性胃炎相关内容），并注意对患者进行营养状态评估。

6. 心理护理　因腹痛等症状加重或反复发作，患者会表现出紧张、焦虑等心理，有些患者因担心发展为胃癌而恐惧不安。护理人员应根据患者的心理状态，给予关心、安慰，耐心细致地讲授有关慢性胃炎的知识，指导患者规律生活和正确饮食，消除患者的紧张心理，使患者正确认识疾病，积极配合治疗。

【健康教育】

1. 疾病知识指导　向患者及家属介绍本病的有关病因，指导患者避免诱发因素。教育患者保持良好的心理状态，平时生活要有规律，合理安排时间，注意劳逸结合，积极配合治疗。

2. 饮食指导　食物应多样化，避免偏食，注意补充多种营养物质；不吃霉变食物；少吃熏制、腌制等富含硝酸盐和亚硝酸盐的食物，多吃新鲜食物；避免过于粗糙、浓烈、辛辣食物及大量长期饮酒、吸烟。

3. 用药指导　根据患者的病因、具体情况进行指导，如避免使用对胃黏膜有刺激性的药物，必须使用时应同时服用抑制胃酸分泌的药物或胃黏膜保护药；介绍药物的不良反应，如有异常，及时复诊，定期门诊复查。

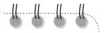

4. 定期随访　慢性胃炎长期持续存在，多数患者无症状，一般预后良好，但伴有萎缩、肠上皮化生和不典型增生者应定期随访胃镜检查和病理组织学检查。15%~20% 由 Hp 引起的慢性胃炎患者会发生消化性溃疡。

小　结

按照病理生理和临床表现，胃炎可分为急性、慢性和特殊类型胃炎。急性胃炎是由多种原因（如理化、应激及生物等因素）引起的急性胃黏膜炎症，胃黏膜以充血、水肿、糜烂和出血为主要临床表现，可有呕血和黑便。常急性发病，表现为上腹痛、不适、恶心、呕吐等，胃镜检查具有确诊价值。急性胃炎的治疗应去除病因，积极治疗原发病和创伤，纠正其病理生理紊乱。急性胃炎患者进食应定时、有规律，不可暴饮暴食，避免进食辛辣、刺激性食物。

慢性胃炎是各种病因引起的胃黏膜慢性炎症，Hp 感染是慢性胃炎的主要病因。自身免疫性胃炎内因子减少可导致维生素 B_{12} 吸收不良，出现巨幼细胞贫血。临床治疗应去除病因，同时给予抑制胃酸分泌药、胃黏膜保护药和抗菌药等药物。对胃炎患者的护理，应着重认识病因，缓解腹痛，并强调合理饮食的重要性。

（孙亚丽）

第四节　消化性溃疡

导学目标

通过本节内容的学习，学生应能够：

◆ **基本目标**

1. 复述消化性溃疡的概念。
2. 正确表述消化性溃疡的病因和发病机制。
3. 正确阐述消化性溃疡的临床表现、实验室检查和治疗要点。
4. 运用护理程序对消化性溃疡患者实施整体护理。

◆ **发展目标**

1. 运用消化性溃疡的病理生理知识，解释消化性溃疡发生出血、穿孔、幽门梗阻等并发症。
2. 根据消化性溃疡的病因，正确指导消化性溃疡患者的饮食，避免出现营养不良等护理问题。

◆ **思政目标**

尊重患者、保护隐私，融入慎独职业精神和爱伤的专业情感。

案例 4-1

　　某患者，女性，45 岁。因反复上腹部胀痛 3 个月入院。患者自述 3 个月前无明显诱因出现上腹部持续性胀痛，常于餐后 1 h 出现上腹部胀痛，内镜检查提示"胃溃疡"，幽门螺杆菌检测阳性，予以口服西咪替丁等药物治疗。患者自述 3 d 前因淋雨受凉出现发热、头晕不适等症状，自行在药店购买阿司匹林治疗。患者今日凌晨突感腹痛不适，口服奥美拉唑后效果不佳，晨起后排黑色稀便 2 次，腹痛加重，遂急诊就诊。体格检查：面色苍白、大汗淋漓、呼吸浅快、中上腹压痛明显。患者既往吸烟 20 余年，每日 1 包，从事投资证券业，工作压力大。

　　请回答：

　　1. 消化性溃疡的主要症状有哪些？

　　2. 请评估该患者发生此情况的原因。

　　3. 针对该患者，如何进行饮食指导？

　　消化性溃疡（peptic ulcer，PU）指消化道黏膜被自身消化而形成的溃疡，可发生在食管、胃和十二指肠等部位，由于溃疡的形成与胃酸和胃蛋白酶的消化作用有关，故称为消化性溃疡。消化性溃疡可发生于任何年龄段。胃溃疡（gastric ulcer，GU）和十二指肠溃疡（duodenal ulcer，DU）最为常见，溃疡的黏膜层缺损超过黏膜肌层，不同于糜烂。

　　本病是全球性常见病，任何年龄均可发病。全世界约有 10% 人一生患过此病。临床上 DU 多于 GU，DU 与 GU 发生之比约为 3∶1。GU 多见于中老年人，DU 多见于青壮年，前者的发病高峰一般比后者晚 10 年。男性患病高于女性。秋冬和冬春是本病的好发季节。

【病因和发病机制】

　　消化性溃疡的病因和发病机制是多因素损伤与防御修复不足两个方面。

　　1. 胃酸与胃蛋白酶　正常人胃黏膜约有 10 亿个壁细胞，每小时泌酸约 22 mmol。DU 患者壁细胞总数平均为 19 亿，每小时泌酸约 42 mmol，比正常人高 1 倍左右。但是，个体之间壁细胞数量存在很大差异，DU 患者和正常人之间的壁细胞数量也存在一定的重叠。

　　胃蛋白酶是消化性溃疡发病的另一个重要因素，其活性依赖于胃液的 pH。当 pH 为 2～3 时，胃蛋白酶原易被激活；pH＞4 时，胃蛋白酶失活。因此，抑制胃酸可同时抑制胃蛋白酶的活性。

　　消化性溃疡发生的机制是致病因素引起胃酸、胃蛋白酶对胃黏膜的侵袭作用与黏膜屏障的防御能力之间失去平衡。侵袭作用增强或（和）防御能力减弱均可导致消化性溃疡的产生。GU 和 DU 同属于消化性溃疡，但 GU 在发病机制上以黏膜屏障防御功能降低为主要机制，DU 则以高胃酸分泌起主导作用。

　　2. 幽门螺杆菌　幽门螺杆菌是消化性溃疡的重要致病因素。DU 患者的 Hp 感染率可高达 90% 以上，但有的 DU 患者 Hp 阳性率约为 50%，GU 患者 Hp 阳性率为 60%～90%。

　　Hp 阳性率高的人群，PU 的患病率也较高。根除 Hp 有助于消化性溃疡的愈合及显著降低溃疡复发率。

　　3. 药物　长期服用非甾体抗炎药、糖皮质激素、氯吡格雷、西罗莫司等药物的患者易于发生消化性溃疡。其中 NSAID 是导致消化性溃疡的最常见药物，包括布洛芬、吲哚美辛、阿司匹林等，有 5%～30% 的患者可发生内镜下溃疡。

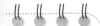

4. 黏膜防御与修复异常　胃黏膜的防御和修复功能对维持黏膜的完整性、促进溃疡愈合非常重要。胃黏膜活检是常见的临床操作，造成的医源性局灶溃疡不经药物治疗，可迅速修复自愈，反映了胃黏膜强大的自我防御与修复能力。

5. 遗传易感性　部分消化性溃疡患者有明显的家族史，存在遗传易感性。

6. 其他　大量饮酒、长期吸烟、应激等是消化性溃疡的常见诱因。胃石症患者因胃石的长期机械摩擦刺激而产生 GU；放疗可引起胃或十二指肠溃疡等。

【病理】

消化性溃疡大多为单发，也可为多个，呈圆形或椭圆形。DU 多发生于球部，前壁较常见；GU 多在胃角和胃窦、胃体的小弯侧；DU 直径多小于 15 mm，GU 直径一般小于 20 mm。溃疡浅者累及黏膜肌层，深者则可贯穿肌层，甚至浆膜层，穿破浆膜层时可导致穿孔，血管破溃引起出血。溃疡边缘常有增厚，基底光滑、清洁，表面覆有灰白色或灰黄色纤维渗出物。

【临床表现】

本病的临床表现不一，约 10% 患者以出血、穿孔等并发症作为首发症状。多数消化性溃疡患者临床上以慢性病程、周期性发作、节律性上腹痛为特点。消化性溃疡发病常呈季节性，秋冬和冬春是本病的好发季节，可与精神、情绪或过度劳累有关。疼痛呈节律性，与进食有关。

1. 症状

（1）腹痛：上腹部疼痛是本病的主要症状，可为钝痛、灼痛、胀痛甚至剧痛，或呈饥饿样不适感。疼痛部位多位于上腹中部、偏右或偏左。多数患者疼痛有典型的节律，DU 表现为空腹痛，即餐后 2～4 h 或（及）午夜痛，进食或服用抗酸药后可缓解；GU 的疼痛多在餐后 1 h 内出现，1～2 h 后逐渐缓解，至下一餐进食后再次出现疼痛，午夜痛也可发生，但较 DU 少见。部分患者无上述典型疼痛，而仅表现为无规律性的上腹部隐痛不适，也可因并发症而发生疼痛性质及节律的改变（表 4-2）。

（2）其他：消化性溃疡除上腹部疼痛外，尚可有反酸、嗳气、恶心、呕吐、食欲减退等消化不良症状，也可有失眠、多汗、脉缓等自主神经功能失调的表现。

表 4-2　DU 和 GU 比较

名称	好发年龄	发病部位	疼痛时间	疼痛规律
十二指肠溃疡（DU）	青壮年	球部	餐后 2～4 h、午夜痛	疼痛 - 进餐 - 缓解
胃溃疡（GU）	老年人	胃小弯、胃窦	餐后 1 h 内	进餐 - 疼痛 - 缓解

2. 体征　溃疡活动期可有上腹部固定而局限的轻压痛，DU 压痛点常偏右。缓解期则无明显体征。

3. 特殊类型的消化性溃疡

（1）无症状性溃疡：15%～35% 的消化性溃疡患者无任何症状，尤以老年人多见，多因其他疾病行胃镜或 X 线钡餐检查时偶然被发现，或当发生出血或穿孔等并发症时、甚至于尸体解剖时才被发现。

（2）老年人消化性溃疡：溃疡常较大，临床表现多不典型，常无任何症状或症状不明显，疼痛多无规律，食欲差、恶心、呕吐、消瘦、贫血等症状较突出，需与胃癌相鉴别。

（3）复合性溃疡：指胃与十二指肠同时存在溃疡，多数 DU 发生先于 GU。其临床症状并无特异性，但幽门梗阻的发生率较单独 GU 或 DU 高。

（4）幽门管溃疡：较少见，常伴胃酸分泌过多。其主要表现为餐后立即出现较为剧烈而无节律性的中上腹疼痛，对抗酸药反应差，易出现幽门梗阻、穿孔、出血等并发症。

（5）球后溃疡：指发生于十二指肠球部以下的溃疡，多位于十二指肠乳头的近端。其夜间痛和背部放射性疼痛较为多见，并发大量出血者也多见，药物治疗效果差。

4. 并发症

（1）出血：是本病最常见的并发症，DU 比 GU 易发生。约 50% 的上消化道出血由消化性溃疡所致。轻者表现为黑便，重者出现呕血，还可出现周围循环衰竭，甚至低血容量性休克，应积极抢救。

（2）穿孔：溃疡病灶向深部发展穿透浆膜层则并发穿孔。溃疡穿孔在临床上可分为急性、亚急性和慢性 3 种类型，以急性穿孔最为常见。急性穿孔溃疡常位于十二指肠前壁或胃前壁，穿孔后胃内容物渗入腹膜腔而引起急性弥漫性腹膜炎。急性穿孔引起突发的剧烈腹痛，多自上腹开始迅速蔓延至全腹，腹肌强直，有明显压痛和反跳痛，肝浊音界消失，肠鸣音减弱或消失，部分患者出现休克。慢性穿孔是溃疡深达浆膜层时已与邻近器官、组织粘连，穿孔时胃肠内容物不流入腹膜腔，又称为穿透性溃疡。慢性穿孔表现为腹痛规律发生改变，变为顽固而持续，如穿透至胰腺，疼痛常放射至背部，血、尿淀粉酶可升高。亚急性穿孔为穿透空腔脏器而形成瘘管，如 DU 可以穿破胆总管，形成胆瘘，GU 可穿破入十二指肠或横结肠，形成肠瘘，可通过内镜、钡剂或 CT 等检查发现。

（3）幽门梗阻：主要由 DU 或幽门管溃疡引起，急性梗阻多因炎症水肿和幽门部痉挛所致，梗阻为暂时性，随炎症好转而缓解；慢性梗阻主要由于溃疡愈合后瘢痕收缩而呈持久性。幽门梗阻使胃排空延迟，患者可感上腹饱胀不适，疼痛于餐后加重，且有反复大量呕吐，呕吐物为酸腐味的宿食，大量呕吐后疼痛可暂缓解，严重频繁呕吐可致失水和低氯低钾性碱中毒，常继发营养不良。上腹部空腹振水音、胃蠕动波以及空腹抽出胃液量＞200 ml 是幽门梗阻的特征性表现。

（4）癌变：少数 GU 可发生癌变，DU 则极少见。对有长期 GU 病史，年龄在 45 岁以上，经严格内科治疗 4 ~ 6 周症状无好转，粪便隐血试验持续阳性者，应怀疑癌变，需进一步检查和定期随访。

【辅助检查】

1. 胃镜及胃黏膜活组织检查　胃镜及胃黏膜活组织检查是消化性溃疡诊断的首选方法，可确定有无病变、病变部位及分期，鉴定是否存在癌变及其良、恶性，评价治疗效果，对合并出血者，给予止血治疗。

2. X 线钡餐检查　X 线钡餐检查适用于胃镜检查有禁忌或不愿意接受胃镜检查者。溃疡的 X 线征象为龛影，对溃疡的诊断有确诊价值。

3. Hp 检测　Hp 检测是消化性溃疡的常规检查项目，无论溃疡处于活动期还是瘢痕期，均应检测 Hp。可通过侵入性（如快速尿素酶测定、组织学检查和幽门螺杆菌培养）和非侵入性（如 ^{13}C 或 ^{14}C 尿素呼气试验、粪便幽门螺杆菌抗原检测等）方法检测出幽门螺杆菌。由于 ^{13}C 或 ^{14}C 尿素呼气试验检测幽门螺杆菌感染的敏感性及特异性均较高，常作为根除治疗后复查的首选方法。

整合小提示

结合临床实际分析消化性溃疡患者 Hp 检测中侵入性操作和非侵入性操作的适应证。

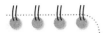

4. 粪便隐血试验 粪便隐血试验阳性，提示溃疡活动期，若 GU 患者粪便隐血试验持续阳性，应怀疑有癌变。

【诊断要点】

有慢性病程、周期性发作的节律性上腹部疼痛者，且上腹痛可为进食或抗酸药所缓解的临床表现，可做出初步诊断。确诊有赖于胃镜检查。X 线钡餐发现龛影也有确诊价值。

【治疗要点】

治疗目标：消除病因、缓解症状、促进溃疡愈合、防止复发和防治并发症。

1. 抑制胃酸治疗 目前临床上常用的抑制胃酸分泌的药物有 H$_2$ 受体拮抗药（histamine-2 receptor antagonist，H$_2$RA）和质子泵抑制药（proton pump inhibitor，PPI）两大类。

（1）H$_2$ 受体拮抗药：主要通过选择性竞争 H$_2$ 受体，使壁细胞分泌胃酸减少。常用药物有西咪替丁 800 mg/d、雷尼替丁 300 mg/d、法莫替丁 300 mg/d，1 日量可分 2 次口服或睡前顿服，服药后基础胃酸分泌量减少，特别是夜间胃酸分泌量明显减少。

（2）质子泵抑制药：作用于壁细胞分泌胃酸终末步骤中的关键酶（即 H$^+$-K$^+$-ATP 酶），使之失去活性，从而有效地减少胃酸分泌，其抑酸作用较 H$_2$RA 更强、更持久，常用药物有奥美拉唑 20 mg、兰索拉唑 30 mg、泮托拉唑 40 mg，每日 1 次，口服。PPI 与抗生素协同作用较 H$_2$RA 更好，可作为根除幽门螺杆菌治疗方案中的基础药物。

2. 根除幽门螺杆菌 治疗凡有 Hp 感染的消化性溃疡，无论初发或复发、活动或静止、有无合并症，均应予以根除 Hp 治疗，具体治疗方案详见本章第三节胃炎。对有并发症和经常复发的消化性溃疡患者，应追踪抗 Hp 的疗效，一般应在治疗后至少 4 周复检 Hp。根除 Hp 可显著降低溃疡的复发率。由于耐药菌株的出现、抗菌药物不良反应、患者依从性差等因素，部分患者胃内的 Hp 难以根除，应因人而异制定多种根除 Hp 的方案。

3. 保护胃黏膜 药物硫糖铝和枸橼酸铋钾（CBS）不作为治疗消化性溃疡的一线治疗药物。但枸橼酸铋钾因兼有较强的抑制幽门螺杆菌作用，可在根除幽门螺杆菌联合治疗时使用，此外，前列腺素类药物米索前列醇具有增加胃及十二指肠黏膜的黏液 / 碳酸氢盐分泌、增加黏膜血流量和一定的抑制胃酸分泌作用，主要用于 NSAID 相关性溃疡的预防，但其可引起子宫收缩，孕妇忌服。

4. 手术治疗 对于大量出血经内科治疗无效、急性穿孔、瘢痕性幽门梗阻、胃溃疡疑有癌变及正规治疗 4 ~ 6 周无效的顽固性溃疡，可选择手术治疗。

【护理】

（一）护理评估

1. 病史

（1）患病及治疗经过：询问发病的有关诱因和病因，是否与天气变化、饮食不当或情绪激动等有关；有无暴饮暴食、喜食酸辣等刺激性食物的习惯；是否嗜烟、酒；有无经常服用 NSAID 药物史；家族中有无溃疡病患者等。询问患者的病程经过，如首次疼痛发作的时间，疼痛与进食的关系，是餐后痛还是空腹痛，疼痛有无规律，疼痛部位及性质如何，应用何种方法能缓解疼痛，曾做过哪些治疗。

（2）目前病情与一般情况：询问此次发病与既往有无不同，是否伴有恶心、呕吐、嗳气、反酸等其他消化道症状，有无呕血、黑便、频繁呕吐等症状。日常休息与活动如何等。

2. 心理 - 精神 - 社会状况

本病病程长，有周期性发作和节律性疼痛的特点，如不重视预防和正规治疗，病情可反复发作并产生并发症，从而影响患者的工作和生活，使患者产生焦虑情绪。评估患者家庭经济状况和社会支持情况，患者所能得到的社区保健资源和服务。

3. 身体评估

（1）全身状况：有无表情痛苦、消瘦、贫血貌，生命体征是否正常。

（2）腹部体征：上腹部有无固定压痛点，有无胃蠕动波，全腹有无压痛、反跳痛，有无腹肌紧张，有无肠鸣音减弱或消失等。

4. 辅助检查

（1）血常规：有无红细胞计数减少、血红蛋白浓度降低。

（2）粪便隐血试验：是否阳性。

（3）Hp 检测：是否阳性。

（4）胃液分析：基础胃酸分泌量（BAO）和最大胃酸分泌量（MAO）是增高、减少还是正常。

（5）X 线钡餐造影：有无典型的溃疡龛影。

（6）胃镜及黏膜活检：了解溃疡的部位、大小及性质，有无活动性出血。

（二）主要护理诊断／问题

1. 疼痛：腹痛　与胃酸刺激溃疡面引起的化学性炎症反应有关。

2. 营养失调：低于机体需要量　与疼痛、恶心、呕吐导致摄入量减少，消化及吸收障碍有关。

（三）护理目标

1. 患者主诉疼痛减轻或消失，能描述引起疼痛的因素。

2. 患者能够应用缓解疼痛的方法和技巧，使疼痛减轻或消失。

3. 患者建立合理的饮食习惯和结构，保持机体需要量。

（四）护理措施

1. 疼痛：腹痛　与胃酸刺激溃疡面引起的化学性炎症反应有关。

（1）协助患者认识和去除病因：向患者解释疼痛的原因和发病机制，指导其减少或消除加重和诱发疼痛的因素。①对服用 NSAID 的患者，若病情允许，应停药；若必须用药，可遵医嘱使用对胃黏膜损伤小的 NSAID，如塞来昔布或罗非昔布。也可遵医嘱同时服用抑制胃酸分泌的药物和胃黏膜保护药。②避免暴饮暴食和进食刺激性食物，以免加重对胃黏膜的损伤。③对嗜烟、酒者，与其共同制订切实可行的戒烟、戒酒计划，并督促其执行。

（2）指导缓解疼痛：观察患者腹痛的规律、性质、程度、部位及特点，有针对性地指导缓解疼痛的方法。如 DU 表现为空腹痛或午夜痛，指导患者在疼痛前或疼痛时进食碱性食物（如苏打饼干），或服用抑酸药。也可采用局部热敷或针灸等止痛方法。

（3）休息与活动：病情较重、溃疡活动期患者应卧床休息以缓解疼痛，注意减轻精神压力。病情较轻者则应鼓励其适当活动，以分散注意力。

（4）用药护理：遵医嘱正确给予药物治疗，并注意观察药物的疗效及不良反应。

1）质子泵抑制药：奥美拉唑可引起头晕，特别是用药初期，应嘱患者用药期间避免开车或做其他必须高度集中注意力的工作，此外，奥美拉唑有延缓地西泮及苯妥英钠代谢和排泄的作用，联合应用时需慎重。兰索拉唑的主要不良反应包括皮疹、瘙痒、头痛、口苦、肝功能异常等，轻度不良反应不影响继续用药，不良反应较为严重时应及时停药。泮托拉唑的不良反应较少，偶可引起头痛和腹泻。

2）H_2 受体拮抗药：应在餐中或餐后立即服用，也可在睡前顿服。若需同时服用碱性抗酸药，两药应间隔 1 h 以上。若静脉给药，应注意控制给药速度，避免引起低血压和心律失常。西咪替丁可导致男性乳腺发育、阳痿、性功能障碍，损害肾，少数患者还可有一过性肝损害和粒细胞缺乏，也出现头痛、头晕、疲倦、腹泻及皮疹等反应，故用药期间应注意观察不良反应及监测肾功能，如发现不良情况，要及时报告医师并协助医师进行处理。另外，哺乳期要停止用药。

3）弱碱性抗酸药：抗酸药可与乳制品形成络合物，应避免与其同时服用；也不宜与酸性食物及饮料一同服用，以免降低药效。氢氧化铝凝胶应在饭后 1 h 和睡前服用。服用氢氧化铝可导致患者出现磷缺乏，有食欲差、软弱无力等症状，甚至可导致骨质疏松。长期大量服用氢氧化铝还可引起严重便秘、代谢性碱中毒与钠潴留，甚至造成肾损害。服用镁制剂则易引起腹泻。

4）硫糖铝片宜在进餐前 1 h 服用，可有便秘、口干、皮疹、眩晕、嗜睡等不良反应，糖尿病患者慎用。

2. 营养失调：低于机体需要量　与疼痛、恶心、呕吐导致摄入量减少，消化及吸收障碍有关。

（1）进餐方式：指导患者有规律地定时进食，以维持正常消化活动的节律。在溃疡活动期以少食多餐为宜，每日进餐 4 ~ 5 次，避免餐间零食和睡前进食，使胃酸分泌有规律。一旦症状得到控制，应尽快恢复正常的饮食规律。

（2）食物选择：选择营养丰富、易消化的食物。症状较重的患者以面食为主，因面食柔软、易消化，且其含碱，能有效地中和胃酸，不习惯于面食则以软米饭或米粥替代。由于蛋白质类食物具有中和胃酸的作用，可适量摄取脱脂牛奶，宜安排在两餐之间饮用，但牛奶中的钙质吸收，有刺激胃酸分泌的作用，故不宜多饮。应避免食用机械性和化学性刺激性强的食物，如生、冷、硬、粗纤维多的蔬菜、水果或浓肉汤、咖啡、浓茶和辣椒等。

（3）营养监测：监督患者采取合理的饮食方式和结构，定期测量体重，监测血清清蛋白和血红蛋白等营养指标。

（五）护理评价

1. 患者能说出腹痛的原因，病情稳定，戒除烟酒，饮食规律。

2. 患者能够正确服用药物，疼痛减轻或消失。

3. 患者建立合理的饮食结构和习惯，营养指标在正常范围内。

【健康教育及预后】

1. 疾病知识指导　向患者及家属讲解引起和加重消化性溃疡的相关因素。指导患者适当休息，减轻精神压力，选择合适的锻炼方式，提高机体抵抗力。指导患者建立合理的饮食习惯和结构，戒烟、戒酒，少饮浓咖啡等。

2. 用药指导和病情监测　尽量停服或慎用对胃黏膜有刺激性的药物，如果必须服用有刺激性的药物，也可遵医嘱同时加用抑酸药和保护胃黏膜的药物。溃疡愈合后，大多数患者可停药，但部分反复溃疡复发者应遵医嘱维持治疗，不可随意停药。嘱患者定期复诊，当上腹疼痛节律变化并加剧时，或出现呕血、黑便等情况，应立即就医。

3. 预后　有效使用药物治疗后溃疡愈合率可达到 95%，青壮年患者消化性溃疡死亡率接近于零，死亡主要见于老年患者，因大出血、急性穿孔等严重并发症所致，病死率<1%。

随堂测 4-3

小　结

消化性溃疡指胃肠道黏膜被自身消化而形成的溃疡，好发部位为胃角或胃窦、胃小弯和十二指肠球部。消化性溃疡的主要症状是节律性上腹部疼痛，呈慢性过程，有周期性发作等特点。其特点与季节交替、情绪以及进餐有关。胃溃疡常表现为进餐痛，十二指肠溃疡常表现为空腹痛、夜间痛。消化性溃疡主要有出血、穿孔、幽门梗阻和癌变等并发症。临床上治疗消化性溃疡主要应用抑酸药（H$_2$ 受体拮抗药和质子泵抑制药）、胃黏膜保护药（铋剂、氢氧化铝凝胶、硫糖铝等）及抗菌药物。护理过程中要掌握如何帮助患者去除病因和避免诱发因素、学会缓解患者疼痛的方法。指导消化性溃疡患者建立合理的饮食习惯。

（孙亚丽）

第五节　胃　癌

导学目标

通过本节内容的学习，学生应能够：

◆ **基本目标**

1. 说出胃癌的概念、相关病因。

2. 归纳胃癌的临床表现、转移方式、治疗要点和主要护理措施。

3. 总结胃癌健康教育知识点，能为各类人群实施健康教育。

4. 运用移情理念为不同临床分期胃癌患者进行心理护理。

◆ **发展目标**

不断探索和应用胃癌护理新技术，包括手术治疗、药物治疗、营养支持和心理护理等方面新进展。

◆ **思政目标**

具有尊重生命、关爱同情胃癌患者及家属、科学严谨、慎独的职业精神。

胃癌（gastric cancer）是起源于胃黏膜上皮细胞的恶性肿瘤，绝大部分是腺癌。2014 年 WHO 癌症报告显示 60% 的胃癌病例分布在发展中国家，日本、中国等东亚国家为胃癌高发国家。胃癌是我国常见的恶性肿瘤之一，近年来发病率有所下降，但死亡率下降并不明显，男性和女性胃癌发病率仍居全球恶性肿瘤的第 2 位和第 5 位；病死率分别居第 3 位和第 2 位；55 ~ 70 岁为高发年龄段；发病率北方高于南方，农村高于城市；其中西北地区发病率最高，其次为华北及华东，中南、西南地区最低；全国平均年死亡率约为 16/10 万。

【病因和发病机制】

胃癌的病因尚未明确，但已认识到多种因素共同参与胃癌的发生与发展。各种致病因素导致胃黏膜上皮细胞增殖和凋亡之间的正常动态平衡被打破，基因发生突变，癌基因活化，抑癌基因被抑制，可由慢性炎症 - 萎缩性胃炎 - 萎缩性胃炎伴肠化生 - 异型增生而逐渐向胃癌演变。

（一）感染因素

Hp 感染是胃癌发病的重要因素。流行病学资料显示，胃癌高发地区人群 Hp 感染率高，Hp 抗体阳性人群发生胃癌的危险性高于阴性人群。其致癌机制可能为：①Hp 感染后产氨，

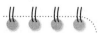

中和胃酸而利于细菌生长；②Hp 感染可导致胃黏膜慢性炎症，在环境致病因素的综合作用下引起 DNA 损伤，诱发基因突变；③Hp 的代谢产物直接损伤胃黏膜，促进上皮细胞变异。此外，EB 病毒和其他感染因素也可能参与胃癌的发生。

（二）环境和饮食因素

1. 环境因素　环境因素在胃癌的发生中具有重要作用。流行病学资料显示，从胃癌高发国家（日本）向低发国家（美国）的移民，第一代胃癌发病率下降约 25%，第二代下降约 50%，第三代则与当地居民接近。此外，火山岩地带，泥炭土壤、水土含硝酸盐过多、微量元素比例失调或化学污染等可直接或间接经饮食途径参与胃癌的发生。

2. 饮食因素　流行病学资料显示，多食新鲜蔬菜和水果可降低胃癌的发生率。经常食用霉变食物、咸菜、腌制和烟熏食物、过多摄入食盐等均可增加胃癌发生的风险。其中，霉变食物中含有黄曲霉毒素，腌制和烟熏食物中含有高浓度的硝酸盐，硝酸盐在胃内被细菌还原为亚硝酸盐，再与胺结合生成致癌物亚硝胺。慢性胃炎、胃部分切除者、老年人泌酸腺体萎缩等原因均可导致胃酸分泌减少而有利于胃内细菌繁殖，可促进亚硝酸盐类致癌物质的产生，长期作用于胃黏膜而增加致癌的危险。

（三）遗传因素

胃癌与遗传基因密切相关。10% 的胃癌患者有明显家族史，其家族发病率高于正常人群 2 ~ 3 倍，其中浸润型胃癌发病率更高，提示该型胃癌与遗传因素的关系更为密切。

（四）癌前变化

胃癌的癌前变化包括癌前疾病（即癌前状态）和癌前病变。前者指与胃癌相关的胃良性疾病，有发生胃癌的危险性，如慢性萎缩性胃炎、胃息肉、胃溃疡和残胃炎等；后者指较易转变为癌组织的病理学变化，主要是异型增生。

【病理】

胃癌的好发部位依次为胃窦（58%）、贲门（20%）、胃体（15%）、全胃或大部分胃（7%）。根据癌肿侵犯胃壁的程度，胃癌可分为早期胃癌和进展期胃癌。早期胃癌指病变局限且深度不超过黏膜下层，不论有无局部淋巴结转移，可表现为小的息肉样隆起或凹陷，也可呈平坦样，但黏膜粗糙，触之易出血，斑片状充血糜烂。根据形态，胃癌可分为隆起型（Ⅰ型）、表浅型（Ⅱ型）和凹陷型（Ⅲ型）。进展期胃癌指深度超过黏膜下层，其中侵入肌层者为中期胃癌，侵及浆膜或突破浆膜者为晚期胃癌。按 Borrmann 分型法，胃癌分为息肉型（Ⅰ型）、溃疡局限型（Ⅱ型）、溃疡浸润型（Ⅲ型）和弥漫浸润型（Ⅳ型）。若全胃受累，致胃腔缩窄、胃壁僵硬如革囊状时，称为皮革胃，恶性度极高，易早期发生转移。

组织学上，胃癌以腺癌为主，可分为乳头状腺癌、管状腺癌、低分化腺癌、黏液腺癌和印戒细胞癌。按胃癌的生长方式，分为膨胀型和浸润型。膨胀型癌细胞以团块形式生长，预后较好；浸润型癌细胞以分散形式向纵深扩散，预后较差。根据癌细胞分化程度，可分为高分化、中分化和低分化三大类。

胃癌有 4 种扩散方式。①淋巴转移：是胃癌的主要转移途径，进展期胃癌的淋巴结转移率高达 70%；先转移至局部淋巴结，再到远处淋巴结；转移至左锁骨上淋巴结时，称为菲尔绍（Virchow）淋巴结。②直接蔓延：侵袭至相邻器官，如胃底贲门癌常侵犯食管、肝及大网膜；胃体癌易侵犯大网膜、肝和胰腺。③血行转移：晚期患者可有 60% 以上发生血行转移。最常转移至肝，其次是肺、腹膜、肾上腺，也可转移至肾、脑、骨髓等。④种植转移：癌细胞侵及浆膜层后脱落入腹腔，种植于腹膜和脏器浆膜上，如女性种植于卵巢，称为克鲁肯贝格瘤（Krukenberg tumor）；也可在直肠周围形成结节状板样肿块；当腹膜被癌细胞广泛转移时，可出现癌性腹水。

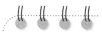

【临床表现】

（一）症状

1. 早期胃癌 80% 早期胃癌无症状，部分患者可有消化不良症状。

2. 进展期胃癌 最常见的症状是体重减轻（60%）和腹痛（50%）。上腹痛是进展期胃癌最早出现的症状，开始表现为上腹部饱胀不适，餐后加重，之后出现疼痛。疼痛时轻时重，与饮食关系不大，偶呈节律性溃疡样痛，且不会因进食或服用抑酸药而缓解或消失，晚期疼痛加重并呈持续性。另有贫血、食欲减退、厌食、乏力。如有转移，则出现相应转移癌的症状，如转移至贲门累及食管下端时，可出现吞咽困难；转移至肝时，可出现右上腹疼痛、黄疸和（或）发热；转移至肺，可出现咳嗽、咯血、呃逆等症状；累及胸膜时，可出现胸痛，并可因胸腔积液而引起呼吸困难等。

（二）体征

早期胃癌无明显体征。进展期胃癌可在上腹部偏右触及质地坚硬的可移动结节状肿块，有压痛。癌肿转移时可出现相应脏器受累体征。

转移性体征：如转移至肝，可致肝大、黄疸，肝可扪及质硬结节；腹膜转移时，可出现腹水，叩诊有移动性浊音；远处淋巴结转移时，可扪及质硬、固定的菲尔绍淋巴结；门静脉或脾静脉受侵犯时，可有脾大；转移至直肠时，可在直肠前凹触及板样肿块。

伴癌综合征：包括反复发作性血栓静脉炎黑棘皮病（皮肤皱褶处有色素沉着，尤其在两腋）、皮肌炎等，有相应的体征，有时可在胃癌被察觉前出现。

（三）并发症

胃癌可并发出血、幽门或贲门梗阻以及穿孔等。

【辅助检查】

1. 血液检查 常有不同程度的贫血（因长期失血所致）、红细胞沉降率增快、血清清蛋白降低等。

2. 粪便隐血试验 呈持续阳性，有辅助诊断意义。

3. 胃镜检查 胃镜直视可观察病变部位、性质，并取病灶黏膜活组织检查，是目前最可靠的诊断手段。超声内镜检查（将超声探头引入内镜检查）可帮助判断肿瘤在胃壁内的浸润深度以及向壁外浸润和淋巴结有无转移，有助于区分早期胃癌和进展期胃癌，进而指导胃癌的术前临床分期及手术方式的选择。

4. X线钡餐检查 当无条件进行胃镜检查或存在禁忌证时，可采用此方法，虽不及胃镜直观，且不能取活检，但仍可发现胃内的溃疡及隆起型病灶，从而辅助诊断。此外，钡餐检查对胃上部癌是否侵犯食管也有一定的诊断价值。气钡双重造影患者痛苦小、易被患者接受，是目前常用的方法之一。

5. CT检查 在评价胃癌局部淋巴结转移、侵袭至相邻器官和远处转移方面具有较高的价值，是判断胃癌术前临床分期的首选方法。

6. 肿瘤标志物 可用于判断肿瘤预后和治疗效果，如 CEA、CA19-9 和 CA125 在部分胃癌患者中可见升高。

7. 细胞学检查 内镜细胞学检查、腹水细胞学检查、穿刺细胞学检查（锁骨上淋巴结穿刺）对临床诊断和临床分期具有重要意义。

【诊断要点】

胃癌的确诊主要依赖于胃镜和活组织检查。胃癌的早期诊断是根治的前提。凡 40 岁以上

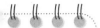
患者，既往身体健康，短期内出现上腹不适、疼痛、食欲缺乏、消瘦等征象时，应及时进行有关检查。对下列胃癌高危患者，应定期进行胃镜检查随访：①慢性萎缩性胃炎伴肠化生或异型增生；②慢性溃疡经正规治疗 2 个月无效；③胃切除术后 10 年以上等。

胃癌的分类及分期见《胃癌国际治疗指南第五版》。

【治疗要点】

治疗原则：采用综合治疗的原则，即根据患者的机体状况，肿瘤的病理类型、侵犯范围和发展趋向，有计划、合理地应用现有治疗手段，以期最大限度地根治、控制肿瘤和提高治愈率，改善患者的生命质量。治疗方法如下：

1. 内镜下治疗　早期胃癌特别是黏膜内癌，根据适应证可行内镜下黏膜切除术（是在息肉电切术和黏膜注射术的基础上发展起来的一种新的治疗方法）或黏膜下剥离术（是在内镜黏膜下注射的基础上利用几种特殊的高频电刀将病变所在部位的黏膜剥离，从而完整地切除病变，达到根治消化道肿瘤的目的）。应对切除的组织进行病理学检查，如切缘发现癌变或表浅型癌肿侵袭到黏膜下层，需追加手术治疗。

2. 手术治疗　早期胃癌可行胃部分切除术。进展期胃癌如无远处转移，尽可能根治性切除；伴有远处转移者或伴有梗阻等并发症者，可行姑息性手术，以缓解症状，改善生命质量。外科手术切除加区域淋巴结清扫是目前治疗进展期胃癌的主要方法。

3. 化学治疗　应用抗肿瘤药物辅助手术治疗。早期胃癌且不伴有任何转移灶者，术后一般不需要化疗。术前化疗可使肿瘤缩小，增加手术根治及治愈机会。术后化疗主要包括静脉化疗、腹腔内化疗、持续性腹腔温热灌注和淋巴靶向化疗等。姑息性手术后、不能手术或术后复发等晚期患者也可采用化疗，以延缓肿瘤进展速度，改善症状。常用药物有氟尿嘧啶（5-Fu）、替加氟（TF-207）、丝裂霉素（MMC）、多柔比星（ADM）、亚硝脲类（CCNU，MeCCNU）、顺铂（DDP）等。主张 2~3 种药物联合化疗，以增强疗效和减少药物毒性反应及副作用。

4. 其他治疗　包括放疗、免疫治疗、中医中药治疗和营养支持治疗等。

【主要护理措施】

胃癌的护理一定要根据患者的机体、心理状况，临床分期、肿瘤的病理类型、治疗的方法进行护理。

1. 术前及术后护理　早期胃癌行内镜治疗，按黏膜切除术和内镜下黏膜剥离术护理。

2. 休息与活动　保持环境安静、整洁和舒适，以利于睡眠和休息。早期胃癌患者经过治疗后可从事一些轻度体力工作和锻炼，应注意劳逸结合。中、晚期胃癌患者需卧床休息，以减少体力消耗。对于出现消瘦或恶病质的患者，应协助或加强生活护理。

3. 饮食护理　让患者了解充足的营养支持对机体恢复的重要性，对能进食者鼓励其进食易消化、营养丰富的饮食，禁食霉变、腌制、熏制食品。提供清洁的进食环境，注意增加食物的色、香、味，以促进食欲。如有吞咽困难、合并幽门梗阻，需禁食，进行胃肠减压。化疗患者呕吐严重者，给予静脉营养支持。

4. 心理护理

（1）主要的心理反应：早期胃癌患者会紧张、恐惧。中、晚期胃癌患者及家属明确疾病诊断后，会出现无法坦然面对疾病事实的表现；患者会出现否认、悲伤、退缩、愤怒等心理，甚至拒绝接受治疗；家属会出现焦虑、无助等表现，有时会出现挑剔医务人员的活动与表现。

（2）采取措施：根据胃癌的分期，患者的性格、人生观和心理承受能力做好解释工作；能行胃镜或手术治疗的尽早接受治疗，告诉患者预后，让患者看到希望，从而帮助患者树立战胜胃癌的信心、积极配合治疗；耐心倾听患者诉说，理解和同情患者的情绪，体现人文关怀，建

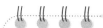

立良好的护患关系，帮助患者以积极的心态应对。对晚期患者，应做好安宁疗护，使患者能没有遗憾、没有痛苦地度过人生的最后时光。

5. 疼痛护理

（1）评估疼痛的特点：注意评估疼痛的性质、部位，是否伴有严重的恶心、呕吐、吞咽困难、呕血和黑便等症状。如出现剧烈腹痛和腹膜刺激征，应考虑发生穿孔的可能性，及时协助医师进行有关检查和治疗。

（2）止痛治疗的护理：可采用转移注意力或松弛疗法，如听音乐，以减轻患者对疼痛的敏感性，增强其对疼痛的耐受力。当疼痛剧烈时，遵医嘱给予镇痛药，给药时注意遵循 WHO 推荐的癌症三阶梯止痛疗法，即选用镇痛药必须从弱到强，先以非麻醉为主，当其不能控制疼痛时，依次加用弱麻醉性及强麻醉性镇痛药，并配以辅助用药，采取复合用药的方式达到镇痛效果。给药后注意观察患者的反应及有无副作用，评估止痛效果。

（3）患者自控镇痛护理：用于胃癌疼痛严重者，是一种患者能够自行操作的止痛技术，由注射泵、自控装置、管道及无反流的单向活瓣组成。患者利用电子仪控制注射泵，根据自己疼痛的程度，调整注射的剂量和频率。一旦出现疼痛，就开启注射泵，将药物注入。可在连续输注中间歇性增加药量，从而控制患者突发疼痛症状，克服用药不及时，减少患者对镇痛药的总量和对专业人员的依赖性，增加患者自我照顾和对疼痛的自主控制能力。因此，应向患者说明自控镇痛的目的、方法及有关操作事项。

6. 化疗的护理　遵医嘱进行化学药物治疗，以抑制、杀伤癌细胞，使疼痛减轻、病情缓解。具体用药护理参见本书第六章第四节白血病护理相关内容。

7. 放疗的护理　见本书第二章肺癌放疗的护理。

8. 病情观察　观察患者生命体征的变化、精神状况，观察腹痛、腹胀、呕血、黑便的情况，观察化疗、放疗前后症状及体征改善情况。定期测量体重，监测血清清蛋白和血红蛋白浓度等营养指标。

9. 并发症的预防和护理　晚期胃癌患者抵抗力下降，身体各部分易发生感染，应加强护理与观察，保持口腔、皮肤清洁。对长期卧床的患者，要定期翻身、按摩，指导并协助患者进行肢体活动，以预防压疮及血栓性静脉炎的发生。一旦出现感染迹象，立即报告医师并协助处理。

【健康教育及预后】

1. 疾病预防指导

（1）健康人群开展饮食、环境卫生宣教，多食富含维生素 C 的新鲜蔬菜、水果，少食腌制及熏制食物、油煎及高盐食物。食物贮存要科学，不食霉变食物。

（2）胃癌高危人群，如中度或重度胃黏膜萎缩、中度或重度肠化生、不典型增生或有胃癌家族史者，应遵医嘱给予根治幽门螺杆菌治疗。高危人群还应定期检查和随访，以便早诊断和早治疗。对下列人群，应定期进行胃镜检查：①中年或中年以上既往身体健康，短期内出现上腹不适、疼痛、消化不良、消瘦、呕血或黑便等征象者；②有溃疡病史，但症状和疼痛规律明显改变者；③有原因不明的消化道慢性失血或短期内体重明显减轻者。对以下高危人群应定期胃镜随访：①有胃癌家族史者；②有胃癌癌前病变者；③良性溃疡经正规治疗 2 个月无效者；④胃切除术后 10 年以上者。

2. 疾病知识指导　生活规律，保持睡眠充足，根据病情和体力适量活动，增强机体抵抗力。注意个人卫生，特别是对体质衰弱者，应做好口腔护理，保持皮肤和黏膜清洁、干燥，防治继发性感染。患者应保持乐观心态和良好的心理状态，以积极的心态面对疾病。嘱患者定期复诊，以监测病情变化和及时调整治疗方案，适时随诊。教会患者及家属早期识别并发症，一

随堂测 4-4

旦发生，应及时就诊。

3. 用药指导　指导患者合理使用镇痛药，并发挥自身积极的应对能力，如通过非药物方法提高其对疼痛的耐受力和控制感，以提高控制疼痛的效果。

4. 预后　胃癌的预后与诊断时的分期有关。由于大部分胃癌在确诊时已处于中、晚期，5 年生存率仅为 7%~34%。早期胃癌预后佳，黏膜内癌 5 年生存率达 100%，侵及黏膜下者 5 年生存率为 82%~95%。进展期胃癌根治术后 5 年生存率取决于胃壁受侵程度、淋巴结受累范围和有无远处转移。

小　结

胃癌是起源于胃黏膜上皮细胞的恶性肿瘤。胃癌的发生是感染因素、环境因素、饮食因素、遗传因素以及癌前变化等多种因素综合作用的结果。胃癌起病隐匿，早期常无特异症状和体征，进展期胃癌可有上腹痛、食欲减退、恶心、呕吐、上腹部肿块等临床表现，其中腹痛是最早出现的症状。早期诊断是根治胃癌的前提，胃癌的确诊依赖于胃镜加活组织检查。手术治疗是胃癌的主要治疗手段，疼痛是晚期胃癌患者的主要症状，护理人员应做好各期胃癌的护理和晚期胃癌疼痛的护理。

（孟共林）

第六节　炎性肠病

导学目标

通过本节内容的学习，学生应能够：

◆ **基本目标**

1. 说出溃疡性结肠炎的临床表现、克罗恩病的概念。

2. 理解溃疡性结肠炎、克罗恩病的相关检查和治疗要点。

3. 应用护理程序对溃疡性结肠炎患者进行整体护理和健康教育。

4. 归纳溃疡性结肠炎和克罗恩病的临床表现以及鉴别诊断方法。

5. 对克罗恩病患者提出常用护理诊断，并制定相应的护理措施。

◆ **发展目标**

能够基于不同症状应用护理程序对炎性肠病患者进行整体护理。

◆ **思政目标**

保护患者隐私，尊重与关爱患有炎性肠病的患者。

炎性肠病（inflammatory bowel disease，IBD）是一组病因尚未明确的慢性非特异性肠道炎症性疾病，包括溃疡性结肠炎（ulcerative colitis，UC）和克罗恩病（Crohn disease，CD）。

【病因和发病机制】

1. 环境因素 近几十年，全球 IBD 的发病率持续增高，这一现象首先出现在经济社会高度发达的北美洲及欧洲。以往该病在我国少见，近 10 余年明显增多，已成为消化系统常见病。这一疾病谱的变化提示环境因素发挥了重要作用。

2. 遗传因素 研究报道，IBD 的发病具有遗传倾向。IBD 患者一级亲属发病率显著高于普通人群，而其配偶发病率不增加，CD 发病率单卵双胎显著高于二卵双胎。虽然在白种人中发现某些基因（如 *NOD2/CARD15*）突变与 IBD 发病相关，但目前尚未发现与我国 IBD 发病相关的基因，反映了不同种族、人群遗传背景不同。

3. 肠道微生态 IBD 患者的肠道微生态与正常人不同，用转基因或敲除基因方法造成免疫缺陷的 IBD 动物模型必须在肠道微生物存在的前提下才发生炎症反应，抗生素治疗对某些 IBD 患者有效，说明肠道微生物在 IBD 的发生、发展中起重要作用。

4. 免疫失衡 各种因素引起 Th1、Th2 及 Th17 炎症通路激活，炎症因子分泌增多，炎症因子 / 抗炎因子失衡，导致肠道黏膜持续炎症，屏障功能损伤。

IBD 的发病机制可概括为：环境因素作用于遗传易感者，在肠道微生物的参与下启动了难以停止的、发作与缓解交替的肠道天然免疫及获得性免疫反应，导致肠黏膜屏障损伤、溃疡经久不愈、炎性增生等病理改变。

一、溃疡性结肠炎

溃疡性结肠炎（UC）可发生在任何年龄，多见于 20 ~ 40 岁，也可见于儿童或老年人。男、女发病率无明显差别。我国 UC 近年患病率明显增加，并呈逐年上升趋势。目前临床治疗手段有限，且随病程的延长癌变概率增加，因此 UC 被 WHO 列为现代难治病之一。

【病理】

病变主要限于大肠黏膜与黏膜下层，很少深入肌层，呈连续性弥漫性分布，且多自直肠开始，逆行向近段发展，可累及全结肠，甚至末段回肠。活动期结肠黏膜糜烂、溃疡，发生隐窝炎、隐窝脓肿等。慢性期，隐窝结构紊乱，腺体萎缩、变形、数目减少，大量新生肉芽组织增生，常出现炎性息肉。少数重症患者病变累及结肠壁全层，发生中毒性巨结肠，肠腔膨大，肠壁重度充血、变薄，可致急性肠穿孔。病程＞20 年的患者发生结肠癌的风险较正常人增高 10 ~ 15 倍。

【临床表现】

反复发作的腹泻、黏液脓血便及腹痛是 UC 的主要症状。起病多为亚急性，少数急性起病。病程呈慢性发展，多表现为发作与缓解交替，少数症状持续并逐渐加重。病情轻重与病变范围、临床分型及病期等有关。

（一）症状

1. 消化系统表现

（1）腹泻和黏液脓血便：是本病活动期最重要的临床表现。粪便性质个体差异极大，可为软便、稀糊状、水样、黏液便。排便次数和便血程度可反映病情的严重程度，轻者每日排便 2 ~ 4 次，脓血和便血轻或无，重者腹泻每日可达 10 次以上，多有脓血，甚至大量便血。

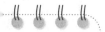

（2）腹痛：多为轻至中度腹痛，为左下腹痛或下腹隐痛，也可累及全腹。有疼痛 - 便意 - 便后缓解的规律，常有里急后重，为直肠炎症刺激所致。轻者可无腹痛或仅有腹部不适，重者如并发中毒性巨结肠或炎症波及腹膜，可有持续、剧烈的腹痛。

（3）其他症状：可有腹胀、食欲差、恶心及呕吐等。

2. 全身表现

（1）发热：一般出现在中、重度患者的活动期，呈低热至中热，高热多提示有并发症或为急性暴发型。

（2）营养不良：重症患者可出现衰弱、消瘦、贫血、低蛋白血症、水与电解质代谢紊乱等表现。

3. 肠外表现　包括外周关节炎、结节性红斑、坏疽性脓皮病、巩膜外层炎、前葡萄膜炎及口腔复发性溃疡等。

（二）体征

患者呈慢性病容，精神状态差，重者呈消瘦贫血貌。轻、中度患者仅有左下腹轻压痛，有时可触及痉挛的降结肠和乙状结肠。重症者常有明显的腹部压痛和鼓肠。若有反跳痛、腹肌紧张、肠鸣音减弱等体征，应注意中毒性巨结肠和肠穿孔等并发症。

（三）临床分型

本病按病程、疾病严重程度、疾病分期及病变范围进行综合分型。

1. 根据病程分型　①初发型：无既往史的首次发作；②慢性复发型：最多见，发作期与缓解期交替；③慢性持续型：病变范围广，症状持续半年以上；④急性暴发型：少见，病情严重，全身毒血症症状明显，易发生大出血和其他并发症。后三型可相互转化。

2. 根据临床严重程度分型　疾病分为活动期与缓解期。活动期按严重程度分为轻、中、重度。轻度指排便<4 次 / 日，便血轻或无，脉搏正常，无发热及贫血，红细胞沉降率<20 mm/h。重度指腹泻≥6 次 / 日，有明显血便，体温>37.8℃、脉搏>90 次 / 分，血红蛋白浓度<10.5 g/dl，红细胞沉降率>30 mm/h。介于轻度与重度之间为中度。

3. 根据病变范围分型　分为直肠炎、左半结肠炎（病变范围在结肠脾曲以远端）及广泛结肠炎（病变累及结肠脾曲以近端或全结肠）。

（四）并发症

本病可并发中毒性巨结肠、直肠及结肠癌变、大出血、急性肠穿孔、肠梗阻等。

【辅助检查】

1. 血液检查　白细胞计数增高，红细胞沉降率加快和 C 反应蛋白增高是活动期的标志。重型患者可有血清清蛋白下降、凝血酶原时间延长和电解质代谢紊乱。

2. 粪便检查　粪便肉眼观察为血性、脓性和黏液性，显微镜检查可见红细胞和脓细胞，急性发作期可见巨噬细胞。应注意通过粪便病原学检查排除感染性结肠炎（至少连续检查3 次）。

3. 结肠镜检查　结肠镜检查是本病诊断与鉴别诊断的重要手段之一。检查时，应尽可能观察全结肠及末段回肠，确定病变范围，必要时取活检。UC 病变呈连续性、弥漫性分布，从直肠开始逆行向近端扩展，内镜下所见黏膜改变有：①黏膜血管纹理模糊、紊乱或消失、充血、水肿、易脆、出血及脓性分泌物附着；②病变明显处见弥漫性糜烂和多发性浅溃疡；③慢性病变常见黏膜粗糙，呈细颗粒状、炎性息肉及桥状黏膜，在反复溃疡愈合、瘢痕形成过程中，结肠变形、缩短，结肠袋变浅、变钝或消失。

4. X 线钡剂灌肠　X 线钡剂灌肠不作为首选检查手段，可作为结肠镜检查有禁忌证或不能完成全结肠检查时的补充。主要征象有：①黏膜粗乱或呈颗粒样改变；②多发性浅溃疡或龛

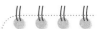

影；③肠管缩短，结肠袋消失，肠壁变硬，可呈铅管状。重型或暴发型一般不宜做此检查，以免加重病情或诱发中毒性巨结肠。

【诊断要点】

持续或反复发作的腹泻和黏液脓血便、腹痛、里急后重、不同程度的全身症状，在排除细菌性痢疾、阿米巴痢疾、克罗恩病、肠结核等病的基础上，具有结肠镜检查所见改变至少 1 项及黏膜活检组织学所见，即可诊断本病。

【治疗要点】

控制急性发作，缓解病情，减少复发，防治并发症。

（一）控制炎症反应

1. 氨基水杨酸制剂　包括 5- 氨基水杨酸（5-ASA）制剂和柳氮磺吡啶（SASP），用于轻、中度 UC 的诱导缓解及维持治疗。5-ASA 是轻、中度活动性 UC 患者维持缓解的基础用药，可以栓剂、灌肠剂或口服制剂的形式给药。SASP 作为最早应用于临床治疗的 5-ASA，其耐受性较差。美沙拉嗪是 5-ASA 的特殊制剂，耐受性较好，被广泛运用于临床。

2. 糖皮质激素　糖皮质激素用于对 5-ASA 疗效不佳的中度及重度患者的首选治疗。口服泼尼松 $0.75 \sim 1$ mg/（kg·d），重度患者也可根据具体情况先给予静脉滴注，如氢化可的松 $200 \sim 300$ mg/d 和甲泼尼龙 $40 \sim 60$ mg/d。症状好转后再改为甲泼尼龙口服。糖皮质激素只用于活动期的诱导缓解，症状控制后应予以逐渐减量至停药，不宜长期使用。减量期间加用免疫抑制药或 5-ASA 维持治疗。

3. 免疫抑制药　免疫抑制药用于 5-ASA 维持治疗疗效不佳、症状反复发作及激素依赖者的维持治疗。由于起效慢，不单独作为活动期诱导治疗。常用制剂有硫唑嘌呤或巯嘌呤，常见不良反应是胃肠道症状及骨髓抑制。

（二）对症治疗

及时纠正水、电解质代谢紊乱；贫血者可输血，低蛋白血症者应补充白蛋白。病情严重者应禁食，给予完全胃肠外营养治疗。

腹痛、腹泻的对症治疗，要慎重使用抗胆碱能药物或止泻药，如地芬诺酯（苯乙哌啶）或洛哌丁胺，因有诱发中毒性巨结肠的危险，在重症患者中应禁用。

抗生素治疗对一般病例并无指征。但对重症有继发感染者，应积极抗菌治疗，静脉给予广谱抗生素治疗。

（三）手术治疗

手术治疗适合并发大出血、肠穿孔及中毒性巨结肠经内科积极治疗无效者。大约 30% 的 UC 患者一生中至少需要手术一次。

▌▌知识链接

粪菌移植

越来越多的证据表明，肠道菌群变化在 IBD 发生、发展中具有重要作用。有研究发现，IBD 患者肠道内菌群丰富度与正常人比有所降低，减少了约 25%，主要表现为硬壁菌门和拟杆菌门数量减少，变形杆菌门和放线菌门数量增加。粪菌移植（fecal microbiota transplantation，FMT）是一种通过重建肠道菌群来治疗疾病的方法，即将经过处理的健康人的粪便液灌到患者肠道内。主要作用机制可能是利用粪便中有益菌种的

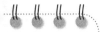

生态占位，定植抗力，生物夺氧，免疫调节，降低肠腔 pH 和细菌代谢产物的营养等。重建正常的肠道微生态结构。FMT 被越来越多地用于治疗 IBD，尤其是 UC，并取得了一定的效果。

【主要护理措施】

1. 饮食护理　①食物选择：质软、易消化、少纤维素、营养丰富的食物，以减轻肠黏膜的刺激，并给予足够的热量，维持机体代谢需要。②急性发作期和暴发型患者应进食无渣流质或半流质饮食，在营养不足的情况下可适当添加要素饮食，病情严重者应禁食并行胃肠外营养。③忌烟、酒，避免食用生冷、多纤维及其他刺激性食物。定期监测患者的体重、血红蛋白浓度、血清电解质和血清清蛋白的变化。

2. 腹泻护理　严密观察患者腹泻的次数，粪便性状、有无脓血和黏液，是否伴里急后重等。由于急性发作期或重症患者腹泻次数较多，可导致患者脱水，要观察患者有无尿量减少、皮肤弹性下降、血压低等脱水表现。指导患者及家属在床旁放置便器，做好肛周皮肤护理并保持清洁、干燥，必要时给予抗生素软膏涂抹以保护局部皮肤的完整性。注意维护患者隐私，排泄时使用屏风遮挡，当患者不慎弄脏衣物时，要及时更换。

3. 疼痛护理　严密观察患者腹痛的性质、部位及生命体征的变化，如腹痛突然加剧、范围扩大，应注意是否发生大出血、肠梗阻、中毒性巨结肠、肠穿孔等并发症，及时报告医师并协助抢救。遵医嘱使用镇痛药、变换体位、局部热敷、转移注意力等方法也有助于减轻疼痛。

4. 用药护理　遵医嘱用药，向患者及家属解释药物的用法、用量、作用、不良反应等。①告知患者柳氮磺吡啶常见的不良反应有恶心、呕吐、皮疹、粒细胞减少、自身免疫性溶血、再生障碍性贫血等，餐后服药可减轻消化道反应，服药期间应定期复查血象。②应用糖皮质激素者，注意服药时间，不可随意停药，防止反跳，部分患者表现为激素依赖，多因减量或停药而复发。③应用硫唑嘌呤等药物时患者可出现骨髓抑制的现象，需监测白细胞计数。④采用保留灌肠的患者，应指导左侧卧位，适当抬高臀部，延长药物在肠道内的停留时间。

5. 心理护理　本病病因不明，迁延不愈，伴随终身，尤其是患者排便次数增加、甚至失禁对工作和生活造成影响等，会使患者产生焦虑、抑郁的情绪。建议对有抑郁发病风险的患者进行常规筛查，及早进行心理干预。疾病虽然不可治愈，但在积极治疗下可以与正常人无异，要鼓励患者树立信心。

【健康教育】

1. 用药指导　按医嘱服药及定期随访，不要擅自更换药物或停药。教会患者识别药物的不良反应，如出现异常情况，如疲乏、头痛、发热、手足发麻、排尿不畅等症状，要及时就诊，以免延误病情。反复病情活动者，应有终身服药的心理准备。

2. 饮食指导　过多摄入红肉、牛奶、人造黄油、巧克力、蔗糖等可能会增加患病或复发风险，补充水果、蔬菜、深海鱼油、益生菌、维生素等对本病的防治会产生一定的积极作用。在目前治疗手段有限的条件下，科学的饮食管理对改善临床结局具有重要意义，如排除饮食法、轮替饮食法、营养支持。

3. 运动指导　疾病发作期应卧床休息，减少肠蠕动，缓解腹痛、腹泻等症状。病情进入缓解期，有规律的体育锻炼可以促进身心健康，可进行快步走、骑自行车、游泳等有氧运动。

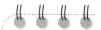

二、克罗恩病

克罗恩病是一种慢性炎性肉芽肿性疾病,多见于末段回肠和邻近结肠,但从口腔至肛门各段消化道均可受累,呈节段性分布。以腹痛、腹泻、体重下降为主要临床表现,常有发热、疲乏等全身表现,肛周脓肿或瘘管等局部表现,以及关节、皮肤、眼、口腔黏膜等肠外损害。

发病高峰为 18 ~ 35 岁,男、女患病率相近。

> **知识链接**
>
> ### 克罗恩病的前世今生
>
> 克罗恩病是以美国胃肠病学家 Burrill Bernard Crohn(1884—1983)的名字命名的。1761 年,第一个被报道的肉芽肿性回肠炎的相关病例是一名男性患者,他最后死于末端回肠穿孔;1904 年,第一次有人用"终末性回肠炎"描述这个病,尽管这个时候人们还是把它当成肠结核的一种;1913 年,在英国医学协会会议上,苏格兰医师 Dalziel 报告了 9 例肠黏膜弥漫性增厚的病例;1923 年,有文章描述了一例表现为非干酪样肠肉芽肿、远端回肠增厚以及肠外瘘的病例;1932 年,在美国医学协会会议上,Crohn 和另外两人的一篇关于区域性回肠炎是一种新的疾病的文章得到广泛关注。现今,克罗恩病已经被证实是一种异常免疫介导的、可累及消化道各段的慢性炎性肉芽肿疾病。

克罗恩病病变同时累及回肠末段与邻近右侧结肠者多见,其次为只涉及小肠,主要在回肠,少数见于空肠。病变呈节段性或跳跃式分布,早期黏膜呈鹅口疮样溃疡,随后溃疡增大,形成纵行溃疡和裂隙溃疡,呈鹅卵石样外观。当病变累及肠壁全层时,肠壁增厚、变硬,肠腔狭窄,可发生肠梗阻。溃疡穿孔可致局部脓肿,或穿透至其他肠段、器官、腹壁,形成内瘘和外瘘,慢性穿孔可引起粘连。

【临床表现】

克罗恩病起病大多隐匿、缓慢,从发病早期症状出现至确诊有时需数月甚至数年。病程呈慢性、长短不等的活动期与缓解期交替进行,迁延不愈。少数患者急性起病,可表现为急腹症,部分患者可被误诊为急性阑尾炎。腹痛、腹泻和体重下降是本病的主要临床表现。

（一）症状

1. 消化系统表现

（1）腹痛:为最常见的症状,多位于右下腹或脐周,为痉挛性阵痛伴肠鸣音亢进,常于进食后加重,排便或肛门排气后缓解,与肠内容物经过炎症狭窄的肠段而引起局部肠痉挛有关。若腹痛持续,且出现明显压痛,提示腹腔内脓肿形成。

（2）腹泻:为常见症状,主要由病变肠段炎症渗出、蠕动增强及继发性吸收不良引起。腹泻早期为间歇性,后期可转为持续性。粪便多为糊状,一般无脓血或黏液。病变累及下段结肠或直肠者,可有黏液血便和里急后重。

2. 全身表现

（1）发热:与肠道炎症活动及继发感染有关。多呈间歇性低热或中热,少数呈弛张热,多提示毒血症。部分患者以发热为主要症状,甚至较长时间不明原因发热之后才出现消化道症状。

（2）营养障碍：由慢性腹泻、食欲减退及慢性消耗等因素所致。主要表现为体重下降，可有贫血、低蛋白血症和维生素缺乏等表现。

3. 肠外表现　与UC的肠外表现相似，但发生率较高，以口腔黏膜溃疡、结节性红斑、外周关节炎及眼病多见。

（二）体征

患者可呈慢性病容，精神状态差，重者呈消瘦贫血貌。轻者仅有右下腹部或脐周轻压痛，重症者常有全腹明显压痛。部分病例可触及腹块，以右下腹和脐周多见，系肠粘连、肠壁和肠系膜增厚以及肠系膜淋巴结肿大引起。瘘管形成是特征性体征，因透壁性炎性病变穿透肠壁全层至肠外组织或器官而成。部分患者可见肛门直肠周围瘘管、脓肿形成及肛裂等肛门周围病变，有时这些病变可为本病的首发或突出的体征。

（三）并发症

肠梗阻最常见，其次是腹腔脓肿，偶可并发急性穿孔或大量便血。炎症迁延不愈者癌变风险增加。

【辅助检查】

1. 实验室检查　同溃疡性结肠炎。

2. 影像学检查　影像学检查较传统胃肠钡剂造影、CT或磁共振肠道显像可更清晰地显示小肠病变，主要可见内、外窦道形成，肠腔狭窄，肠壁增厚、强化，形成"木梳征"和肠周脂肪液化等征象。胃肠钡剂造影及钡剂灌肠可见肠黏膜皱襞粗乱、纵行溃疡或裂沟、鹅卵石征、假息肉、多发性狭窄或肠壁僵硬、瘘管形成等征象，由于肠壁增厚，可见填充钡剂的肠袢分离，提示病变呈节段性分布特性。腹部超声、CT、MRI可显示肠壁增厚、腹腔或盆腔脓肿、包块等。

3. 结肠镜检查　结肠镜检查应作为CD的常规首选检查，镜检应达末端回肠。镜下一般表现为节段性、非对称性的各种黏膜炎症，其中具有特征性的表现为非连续性病变、纵行溃疡和卵石样外观。

【诊断要点】

本病慢性起病，反复发作性右下腹或脐周痛，腹泻，体重下降，特别是伴有肠梗阻、腹部压痛、腹块、肠瘘、肛周病变、发热等表现者，结合X线、结肠镜检查及活组织检查的特征性改变，即可诊断本病，但需排除各种肠道感染性或非感染性炎症疾病及肠道肿瘤。当病变单纯累及结肠时，注意与溃疡性结肠炎相鉴别。

【治疗要点】

本病治疗的目的在于控制病情，缓解症状，减少复发，防治并发症。治疗的关键环节是黏膜愈合。

1. 氨基水杨酸制剂　柳氮磺吡啶对控制轻、中度患者的病情有一定的疗效，但仅适用于病变局限在回肠末段或结肠者。如症状不能控制、疾病进展，应及时改用其他治疗方法。

2. 糖皮质激素　糖皮质激素对疾病控制有较好的疗效，注意用药初始量要足，疗程要充分，适用于各型中至重度患者以及对5-ASA无效的轻度患者。

3. 免疫抑制药　硫唑嘌呤或巯嘌呤可适用于对糖皮质激素治疗效果不佳或对激素依赖的维持治疗。使用期间应定期监测血白细胞计数。疗程通常不少于4年。

4. 生物制剂　抗TNF-α单克隆抗体如英利昔单抗（infliximab）及阿达木单抗（adalimumab）对传统治疗无效的活动性CD有效，可用于CD的诱导缓解与维持治疗。

5. 全肠内营养　全肠内营养用于常规药物治疗效果欠佳或不能耐受者，特别是青少年患者。肠内营养制剂通常分为整蛋白型、短肽型和氨基酸型三大类，其作用除纠正营养不良和降低营养风险外，更重要的是能够诱导和维持 CD 缓解。

6. 对症治疗　纠正水、电解质代谢紊乱；贫血者可输血，低蛋白血症患者输注人血清白蛋白。重症患者酌用要素饮食或全胃肠外营养，除营养支持外，还有助于诱导缓解。腹痛、腹泻必要时可酌情使用抗胆碱能药物或止泻药，合并感染者经静脉途径给予广谱抗生素。

7. 手术治疗　手术主要针对并发症，如完全性肠梗阻、瘘管与脓肿形成、急性穿孔或不能控制的大量出血。

【主要护理措施】

1. 疼痛护理　严密观察患者腹痛的性质、部位以及伴随症状。如出现腹绞痛、腹部压痛及肠鸣音亢进或消失，应考虑是否并发肠梗阻，及时通知医师进行处理。

2. 用药护理　相当一部分患者表现为激素依赖，多因减量或停药而复发，所以需要较长时间用药，应注意观察药物的不良反应。

3. 其他护理措施　详见溃疡性结肠炎。

【健康教育】

本病健康指导详见溃疡性结肠炎。

随堂测 4-5

小　结

溃疡性结肠炎是一种病因不明的直肠和结肠慢性非特异性炎性疾病，病变主要局限于大肠黏膜与黏膜下层。临床表现主要为持续或反复发作的腹泻、黏液脓血便、腹痛，常有腹胀，里急后重为前驱或首发症状。临床常用柳氮磺吡啶、糖皮质激素、免疫抑制药等进行治疗，注意坚持用药，不可随意换药或停药。

克罗恩病是一种病因不明的慢性炎性肉芽肿性疾病，病变可累及从口腔至肛门的全消化道，但以回肠部多见。临床表现常为反复发作的右下腹或脐周腹痛、腹泻、腹部肿块、瘘管形成，常并发肠梗阻。病理学检查是确诊的唯一手段。治疗的关键环节是黏膜愈合。护理过程中要注重对患者腹泻、腹痛的护理，在疾病发作期和缓解期分别对患者进行不同的饮食和运动指导。本病虽不可治愈，但却可以良好控制，部分患者可能会产生焦虑、抑郁等不良情绪，要为患者提供心理支持。

（柳家贤）

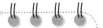

第七节 肝硬化

导学目标

通过本节内容的学习，学生应能够：

◆ **基本目标**

1. 说明肝硬化的概念。
2. 解释肝硬化的病因、危险因素、典型症状、体征、实验室检查和并发症。
3. 理解肝硬化的发病机制。
4. 应用护理程序对肝硬化患者实施整体护理。

◆ **发展目标**

综合运用护理程序对肝硬化患者实施护理。

◆ **思政目标**

在护理工作中，尊重、爱护患者，融入慎独职业精神和爱伤的专业情感。

案例 4-2

某患者，男性，45 岁，因乏力、腹胀 9 年，加重 1 个月入院。患者乏力、腹胀 9 年，1 个月前无明显诱因出现乏力、腹胀、食欲差，进行性加重，伴尿少，排便 2 天一次，未见明显黑便，为进一步诊治入院。既往有乙肝史，未治疗。平素吸烟每日 20 支，少量饮酒。身体评估：T 37.2℃，HR 92 次 / 分，BP 130/90 mmHg，神志清楚，精神差，皮肤湿润，巩膜轻度黄染，浅表淋巴结未触及异常肿大，腹膨隆、触软、压痛（-），未触及明显包块；肝未触及，脾肋下 4 cm；移动性浊音（＋），双下肢轻度凹陷性水肿。神经系统检查无异常。实验室检查：白细胞计数 $3.46×10^9$/L，血红蛋白浓度 81 g/L，血小板计数 $67×10^9$/L，便常规：OB（－），肝功能：ALT44 U/L，AST32 U/L，血清清蛋白 2.6 g/dl。B 超显示：肝小，脾大。入院诊断为肝硬化失代偿期。

请回答：

1. 患者临床表现和实验室检查有什么特点？
2. 患者目前主要的护理诊断有哪些？
3. 对于该患者，主要的护理措施是什么？

肝硬化（hepatic cirrhosis）是由一种或多种病因引起的，以肝组织弥漫性纤维化、假小叶和再生结节形成为特征的慢性进行性肝病。疾病代偿期无明显症状，失代偿期以肝功能损害和门静脉高压为主要表现，晚期常出现消化道出血、感染、肝性脑病等严重并发症。本病是常见病，以青壮年男性多见，35～50岁为发病高峰年龄。

【病因和发病机制】

（一）病因

肝硬化可由10余种病因引起，在我国仍以病毒性肝炎为主；在欧美国家，乙醇和丙型病毒性肝炎为主要病因。

1. 病毒性肝炎　多数由慢性肝炎引起，少数由急性或亚急性肝炎发展为肝硬化。最常见的病因是乙型病毒性肝炎，其次是丙型病毒性肝炎，甲型病毒性肝炎和戊型病毒性肝炎一般不演变为肝硬化。从病毒性肝炎发展为肝硬化短至数月，长达数十年。

2. 乙醇　长期大量饮酒，乙醇及其代谢产物可损伤肝细胞，引起肝脂肪沉积，进而发展为酒精性肝炎、肝纤维化，最终导致酒精性肝硬化。营养不良、乙型肝炎病毒（HBV）或丙型肝炎病毒（HCV）感染、应用损伤肝的药物可增加酒精性肝硬化发生的危险。饮酒的女性较男性更容易发生酒精性肝病。

3. 胆汁淤积　各种原因引起的肝内、外胆道阻塞，持续胆汁淤积，可使肝细胞发生变性、坏死，引起原发性或继发性胆汁性肝硬化。

4. 循环障碍　肝静脉和（或）下腔静脉阻塞、慢性心力衰竭、缩窄性心包炎（心源性）等，可致肝长期淤血、肝细胞变性及纤维化，最终发展为淤血性肝硬化。

5. 药物或化学毒物　长期服用甲基多巴、双醋酚丁、异烟肼等损伤肝的药物，或长期接触四氯化碳、磷、砷等化学毒物，可引起中毒性肝炎，最终演变为肝硬化。

6. 遗传和代谢性疾病　遗传和代谢性疾病可使某些代谢产物沉积于肝，引起肝细胞变性、坏死和结缔组织增生，如肝豆状核变性、血色病、α1-抗胰蛋白酶缺乏症。其他如半乳糖血症。

7. 寄生虫感染　血吸虫感染在我国南方地区依然存在，虫卵在肝内主要沉积在门静脉分支附近，纤维化使门静脉灌注障碍，导致的肝硬化常以门静脉高压为突出表现。华支睾吸虫寄生于肝内、外胆管内，引起胆道梗阻及炎症，可逐渐发展为肝硬化。

8. 原因不明　部分患者发病原因不能确定，称为隐源性肝硬化。

（二）发病机制

各种肝硬化的病理变化和发展演变过程基本一致：肝细胞坏死、再生、肝纤维化、肝内血管增殖和循环紊乱。在各种病因的作用下，肝细胞发生变性、坏死，再生的肝细胞不再沿原支架排列，形成不规则的结节。肝受损时，肝星状细胞被激活，转化成纤维细胞，合成过多的胶原并沉积于细胞外基质，成为肝纤维化的基础。过多的胶原沉积于窦周隙［迪塞（Disse）间隙］，使肝窦内皮细胞下基膜形成、内皮细胞上窗孔变小、数量减少，甚至消失，形成弥漫性屏障，称为肝窦毛细血管化。肝窦毛细血管化可致肝窦内物质向肝细胞转运障碍、肝窦变窄、血流受阻，进而干扰肝细胞功能和门静脉的血流动力学，使发病的启动因子持续存在。纤维结缔组织增生，使纤维束从汇管区和肝包膜向肝小叶中央静脉延伸、扩展，这些纤维间隔包绕再生结节或将残存肝小叶重新分割，改建成假小叶，形成肝硬化典型的病理变化。此外，肝纤维化发展的同时，由于血管增殖，使肝内门静脉、肝静脉和肝动脉三系血管之间失去正常关系，出现交通吻合支，这不仅是门静脉高压形成的基础，也是加重肝细胞营养障碍、促进肝硬化发展的重要机制。

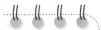

【临床表现】

本病通常起病隐匿，进展缓慢。临床上将肝硬化分为肝功能代偿期和失代偿期。

（一）代偿期

多数患者无症状或症状较轻，可有腹部不适、疲乏无力、食欲减退、消化不良和腹泻等症状，多呈间歇性，常于劳累、精神紧张或伴发其他疾病时出现，休息或治疗后可缓解。营养状态尚可，肝是否增大取决于不同类型肝硬化，脾轻至中度增大。肝功能正常或轻度异常。

（二）失代偿期

症状较明显，主要为肝功能减退和门静脉高压两类表现，常伴其他系统症状。

1. 肝功能减退

（1）消化及吸收不良：食欲明显减退，甚至厌食，腹胀、恶心、呕吐，餐后加重，进食油腻食物易引起腹泻，以上症状与门静脉高压所致胃肠道淤血、水肿、消化及吸收障碍等有关。

（2）营养不良：肝病面容，一般状况较差，低热、消瘦、乏力、营养障碍。

（3）黄疸：半数以上患者有轻度黄疸，表现为皮肤、巩膜黄染，尿色深，肝衰竭时黄疸持续性加重。

（4）出血倾向和贫血：常有鼻出血、牙龈出血，皮肤瘀点和瘀斑、胃肠出血等，这与肝合成凝血因子减少、脾功能亢进和毛细血管壁脆性增加有关。贫血与营养不良、肠道吸收障碍、消化道出血、脾功能亢进等因素有关。

（5）内分泌失调

1）性激素代谢：雌激素增多，雄激素减少。肝功能减退时对雌激素的灭活减少，使雌激素水平升高，进而反馈性抑制垂体促性腺激素释放，引起雄激素分泌减少。男性患者常出现性欲减退、睾丸萎缩、乳房发育等；女性患者出现月经失调、闭经、不孕等症状。此外，肝掌和蜘蛛痣的出现也与雌激素增多有关。

2）肾上腺皮质功能：与肝功能减退继发的肾上腺皮质功能减退，促黑素细胞激素增加有关。患者呈现肝病面容。

3）抗利尿激素：肝功能减退还可导致醛固酮和抗利尿激素继发性增多，使体内水、钠潴留，对腹水的形成起到重要的促进作用。

4）甲状腺激素：肝硬化患者血清总 T_3、游离 T_3 降低，游离 T_4 正常或偏高，严重者 T_4 也降低，这些改变与肝病严重程度之间具有相关性。

2. 门静脉高压　正常门静脉压力为 5 ~ 10 mmHg。门静脉压力持续>10 mmHg 称为门静脉高压，主要表现为腹水、侧支循环的建立和开放、脾大及脾功能亢进等。门静脉高压是继病因之后推动肝功能减退的重要病理基础，也是导致患者死亡的主要原因。

（1）腹水：是肝硬化失代偿期最突出的临床表现，是肝功能减退和门静脉高压的共同结果。患者常有腹胀，饭后明显；大量腹水使腹壁皮肤绷紧发亮，腹部隆起、膈抬高，可导致脐疝发生，由于呼吸运动的受限，患者可出现呼吸困难、心悸。叩诊可呈移动性浊音阳性。腹水的形成与下列因素有关。①门静脉高压：腹腔内脏血管床静水压增高，组织液回吸收减少而漏入腹腔，是腹水形成的决定性因素。②低蛋白血症：肝功能减退使白蛋白合成减少，蛋白质摄入和吸收障碍致低蛋白血症，血浆胶体渗透压降低，毛细血管内液体漏入腹腔或组织间隙。③有效循环血量不足：肾血流量降低，肾素 - 血管紧张素系统激活，导致体内水、钠潴留。④肝淋巴液生成增多：肝静脉回流受阻，肝淋巴液生成增多，超过胸导管回吸收能力，肝淋巴液自肝包膜表面漏入腹腔。⑤肝对醛固酮和抗利尿激素灭活减少：继发性醛固酮和抗利尿激素增多，进一步加重体内水、钠潴留。

（2）侧支循环的建立和开放（图 4-1）：门静脉高压促进肝内、外血管增殖。肝内分流使纤维隔中的门静脉与肝静脉之间形成交通支。肝外分流形成的常见侧支循环有以下几种。①食管 - 胃底静脉曲张：由门静脉系统的胃冠状静脉和腔静脉系的食管静脉、奇静脉之间吻合形成，其破裂出血是肝硬化门静脉高压最常见的并发症，因曲张静脉管壁薄、弹性差、难以止血，死亡率高。②腹壁静脉曲张：出生后闭合的脐静脉与脐旁静脉在门静脉高压时重新开放，其血流经腹壁静脉分别进入上、下腔静脉，导致腹壁静脉曲张。③痔静脉扩张：门静脉系统的直肠上静脉与下腔静脉的直肠中、下静脉沟通扩张形成痔核，破裂时引起便血。除上述侧支循环外，腹膜后门静脉与下腔静脉、门静脉的属支脾静脉、胃静脉等可与左肾静脉沟通，形成脾肾分流。上述侧支循环不仅可因食管 - 胃底静脉曲张出血引起致命性事件，还可因大量异常分流影响肝细胞对各种物质的摄取、代谢及库普弗细胞的吞噬降解等功能，引起一系列病理生理改变，如肝性脑病、肝肾综合征、自发性腹膜炎及药物半衰期延长，此外，由于分流导致血流缓慢，也是门静脉血栓形成的原因之一。

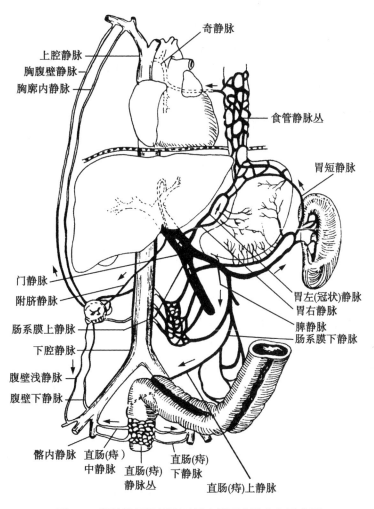

图 4-1　门静脉回流受阻时侧支循环血流方向示意图

（3）脾功能亢进及脾大：是肝硬化门静脉高压较早出现的体征。门静脉高压引起脾静脉回流阻力增大及门静脉压逆传到脾，使脾被动淤血、肿大，脾组织和脾内纤维组织增生。此外，肠道抗原物质经侧支循环进入体循环，被脾摄取，刺激脾单核巨噬细胞增生，引起脾功能亢进和脾大。脾功能亢进可导致患者外周血呈现不同程度的白细胞、红细胞和血小板计数减少，易并发感染和出血。

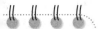

（三）并发症

1. 上消化道出血　门静脉高压可导致食管 - 胃底静脉曲张破裂出血，临床表现为大量呕血或柏油便，严重者致出血性休克或诱发肝性脑病。此外，消化性溃疡或门静脉高压性胃肠病也可致上消化道出血。

2. 胆石症　患病率约为 30%，胆囊及肝外胆管结石较常见。

3. 感染　由于肝硬化患者抵抗力降低，易并发感染，感染部位因患者基础疾病状况而异，常见自发性腹膜炎、胆道感染、肺部、肠道及尿路感染等。

4. 肝性脑病　为晚期肝硬化最严重的并发症，也是患者常见的死亡原因。

5. 门静脉血栓或海绵样变　因门静脉血流淤滞，门静脉主干、肠系膜上静脉、肠系膜下静脉或脾静脉血栓形成。该并发症较常见，脾切除后，门静脉、脾静脉栓塞率可达 25%。

6. 肝肾综合征　患者肾无实质性病变，由于体循环血流量减少，多种扩血管物质不能被肝灭活，引起体循环血管床扩张。大量腹水引起肾血流量减少，出现肾衰竭。表现为少尿或无尿、氮质血症。

7. 肝肺综合征　在肝硬化基础上排除原发性心肺疾病，出现呼吸困难及低氧血症，如发绀和杵状指，与肺内毛细血管扩张、动脉氧合功能障碍有关。

8. 原发性肝癌　肝硬化患者若在短期内出现肝大，且肝表面发现肿块，持续性肝区疼痛或腹水呈血性，需考虑并发原发性肝癌的可能，应进一步检查。

9. 电解质代谢紊乱和酸碱失衡　本病患者由于长期钠摄入不足、使用利尿药或大量放腹水和继发醛固酮增多，导致电解质代谢紊乱，低钾、低氯血症与代谢性碱中毒，容易诱发肝性脑病。

【辅助检查】

1. 血常规检查　代偿期多正常，失代偿期可有不同程度的贫血，脾功能亢进时白细胞和血小板计数减少。

2. 尿液检查　代偿期尿常规无明显异常；失代偿期尿中可有管型、蛋白和红细胞；黄疸时尿胆红素阳性。

3. 肝功能检查　代偿期正常或轻度异常，失代偿期多有异常。患者可出现转氨酶升高、清蛋白降低、球蛋白增高、清蛋白 / 球蛋白比值降低或倒置、凝血酶原时间延长，重症患者还可出现血胆红素增高、胆固醇酯降低等异常。

4. 免疫功能检查　血清 IgG 增高最为显著，半数以上患者 T 淋巴细胞低于正常，部分患者体内出现自身抗体，如抗核抗体。病毒性肝炎肝硬化患者，乙型、丙型、丁型肝炎病毒标志物可呈阳性反应。

5. 腹水检查　腹水多为漏出液，若合并原发性腹膜炎，腹水可为渗出液。

6. 影像学检查　X 线钡餐检查可观察食管 - 胃底静脉有无曲张及曲张的程度；超声检查可显示肝、脾的大小及外形，有无门静脉高压等。

7. 内镜检查　可观察食管 - 胃底静脉有无曲张及曲张的程度和范围，并发消化道出血的患者，通过内镜检查不仅可以明确病因，还可以同时进行止血治疗。腹腔镜可观察肝、脾情况。

8. 肝活组织检查　肝穿刺活组织检查可作为代偿期肝硬化诊断的金标准，有助于肝硬化的病理类型、炎症和纤维化程度的判断。

整合小提示

结合病理生理知识解释为什么慢性肝硬化患者清蛋白 / 球蛋白比值降低或倒置。

【诊断要点】

本病的诊断内容包括确定有无肝硬化、寻找肝硬化的原因、肝功能评估及并发症诊断。诊断肝硬化通常依据肝功能减退和门静脉高压两大同时存在的证据群，影像学所见的肝硬化的征象有助于诊断。当肝功能减退和门静脉高压证据不充分、肝硬化的影像学征象不明确时，肝活检若查见假小叶形成，也可建立诊断。

【治疗要点】

代偿期患者治疗目的是延缓肝功能失代偿，预防肝细胞癌。失代偿期患者主要以改善肝功能、治疗并发症、延缓或减少对肝移植需求为目标。

（一）保护和改善肝功能

1. 去除或减轻病因　采取抗肝炎病毒治疗及针对其他病因的治疗。

2. 慎用药物　慎用损伤肝的药物。

3. 维持肠内营养　应进食易消化的食物，以糖类为主，蛋白质摄入量以患者可耐受为宜，辅以多种维生素。有肝性脑病先兆时，减少蛋白质的摄入。

4. 保护肝细胞　通过微创手术解除胆道梗阻，可避免胆汁淤积对肝功能的进一步损伤。也可口服熊去氧胆酸，减少胆汁对肝细胞膜的破坏。

（二）门静脉高压症状及其并发症治疗

1. 腹水

（1）限制钠、水摄入：盐限制在<2 g/d，入水量限制在<1000 ml/d 左右。

（2）利尿：联合使用保钾和排钾利尿药，目前主张螺内酯和呋塞米联合应用，剂量比例以100 mg∶40 mg 为宜。利尿速度不宜过快，避免诱发肝性脑病、肝肾综合征。

（3）经颈静脉肝内门腔分流术（transjugular intrahepatic portasystemic shunt，TIPS）在肝内门静脉属支与肝静脉间置入特殊覆膜的金属支架，建立分流通道，能有效地降低门静脉压力，减少或消除腹水和食管 - 胃底静脉曲张出血。

（4）放腹水并输注白蛋白：当大量腹水引起腹胀、呼吸困难、行走困难时，为减轻症状，可做穿刺放腹水。对于顽固性腹水，可同时静脉输注白蛋白，以提高疗效。

（5）自发性细菌性腹膜炎：选用对肝毒性小、主要针对革兰氏阴性杆菌并兼顾革兰氏阳性球菌的抗生素，如头孢哌酮或喹诺酮类，由于自发性腹膜炎容易复发，用药时间不得少于2周。自发性腹膜炎多系肠源性感染，除抗生素治疗外，应注意保持排便通畅、维护肠道菌群，此外，应控制腹水，减少细菌繁殖。

2. 食管 - 胃底静脉曲张破裂出血的治疗和预防

（1）一般急救措施：积极补充血容量。

（2）止血措施

1）药物治疗：尽早给予内脏血管收缩药物，如生长抑素、奥曲肽，降低门静脉压力。

2）内镜治疗：当出血量为中等以下时，应紧急采用内镜结扎治疗，此方法不能降低门静脉压力，适用于单纯食管静脉曲张不伴胃底静脉曲张者。

3）TIPS：急性大出血的概率达 95%，对于大出血和估计内镜治疗成功率低的患者，应在72 h 内行 TIPS。

4）气囊压迫止血：药物治疗无效且不具备内镜和 TIPS 条件的大出血时使用，先注气入胃囊压迫止血，若未能止血，再注气入食管囊，持续压迫不宜超过 24 h，不宜长期使用。

（3）一级预防：主要针对已有食管 - 胃底静脉曲张但尚未出血的患者。①病因治疗；②非选择性β受体阻断药，如普萘洛尔、卡地洛尔，通过收缩内脏血管，降低内脏高动力循环；

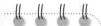

③经内镜结扎治疗，用于中度食管静脉曲张。

（4）二级预防：针对有食管 - 胃底静脉曲张出血史的患者，预防其再出血。首次出血后再出血率可达 60%，死亡率为 33%。因此，应重视食管 - 胃底静脉曲张出血的二级预防，开始的时间应早至出血后的第 6 天。

1）急性出血期间已行 TIPS，止血后可不给予预防静脉出血的药物，但应每 3～6 个月采用多普勒超声了解分流是否通畅。

2）急性出血期间未行 TIPS，预防再出血的方法有：①以 TIPS 为代表的部分门体分流术；②包括内镜下食管静脉曲张套扎术（EVL）及断流术；③以部分脾动脉栓塞为代表的限流术；④使用与一级预防相同的药物。

（三）其他并发症治疗

上消化道出血、肝性脑病的治疗详见相关章节。

1. 胆石症　以内科保守治疗为主。

2. 感染　一旦确诊，立即经验性抗感染治疗。自发性腹膜炎、胆道及肠道感染可选用广谱、足量、肝肾毒性小的抗菌药物，首选第三代头孢菌素。

3. 门静脉血栓　对新发生的血栓，应早期行静脉肝素抗凝治疗，口服抗凝血药至少维持半年。

4. 肝肾综合征　肝移植是肝肾综合征治疗的有效方法。在等待肝移植的过程中，多采用静脉补充清蛋白、使用血管加压素、TIPS、血液透析及人工肝等措施。

5. 肝肺综合征　目前无有效内科治疗，可考虑肝移植。

6. 脾功能亢进　以部分脾动脉栓塞和 TIPS 治疗为主。

（四）肝移植手术

肝移植是终末期肝硬化治疗最佳选择，可提高患者的存活率。

【护理】

（一）护理评估

1. 病史　评估患者有无食欲降低、肝区不适、双下肢水肿、上消化道出血、意识障碍等表现；既往有无肝炎、长期饮酒、循环障碍、血吸虫病等与本病有关的病因病史；此次发病是否与过度劳累、饮食不调有关；发病后进行了哪些相关检查，是否采取保肝、利尿、止血、饮食指导等措施及效果。此外，还应了解患者目前的饮食、营养、休息、活动耐力及二便情况，为制定护理措施提供依据。

2. 心理社会因素　评估患者的心理状态，注意有无焦虑、抑郁等不良心理反应；患者及家属对本病的认知及应对能力；患者的家庭及社会对患者的支持程度。

3. 身体评估　评估患者的生命体征和全身状态，注意有无肝病面容、营养不良、意识障碍等；注意观察皮肤和黏膜有无黄疸、水肿、肝掌、蜘蛛痣、腹壁静脉曲张等；评估腹部有无腹部膨隆、肝大、脾大、移动性浊音等。

4. 辅助检查　了解血常规、肝功能、肾功能检查结果，注意有无贫血、脾功能亢进表现；有无清蛋白减少，血清转氨酶、胆红素、血氨、肌酐、尿素升高等肝功能和肾功能异常；影像学检查注意有无肝大、脾大及门静脉高压；内镜检查注意有无食管 - 胃底静脉曲张、消化性溃疡等。

（二）主要护理诊断

1. 营养失调：低于机体需要量　与肝功能减退，消化、吸收障碍有关。

2. 体液过多　与门静脉高压和低蛋白血症引起的水、钠潴留等有关。

3. 有感染的危险　与肝硬化导致机体抵抗力低下有关。

4. 潜在并发症：上消化道出血、肝性脑病、肝肾综合征等。

5. 焦虑　与担心疾病预后、经济负担过重有关。

6. 有皮肤完整性受损的危险　与皮肤瘙痒、水肿及长期卧床有关。

（三）护理计划及评价

体液过多　与门静脉高压和低蛋白血症引起的水、钠潴留有关。

1. 护理目标　患者水肿、腹水减轻，舒适感增强。

2. 护理措施

（1）休息与体位：轻度腹水者可取平卧位，以增加肝、肾的血流量；大量腹水者取半坐卧位，使膈下降，以减轻呼吸困难。避免腹压突然增加，如剧烈咳嗽、用力排便。下肢水肿者可抬高下肢，阴囊水肿者可用托带托起阴囊。

（2）饮食护理：合理饮食是改善肝功能、延缓病情进展的基本措施。宜给予高热量、高蛋白质、维生素丰富、易消化饮食，严禁饮酒，适当摄入脂肪，并根据病情随时调整饮食结构。肝硬化时如供能不足，机体将消耗蛋白质供能，加重肝代谢负担，因此高热量饮食非常重要。同时，蛋白质是肝细胞修复和维持血浆胶体渗透压的重要物质基础，应保证其摄入量。蛋白质可选择豆制品、鸡蛋、牛奶、鱼、瘦肉等。血氨升高者应限制或禁食蛋白质，并以含较多支链氨基酸的植物蛋白质为主。腹水患者应限制水、钠摄入，进水量应少于 1000 ml/d，低钠血症者进水量应少于 500 ml/d，食盐摄入量限制在 1.2 ~ 2 g/d（钠 500 ~ 800 mg/d），可在食物中添加食醋、柠檬汁等调味品以增加食欲。食管 - 胃底静脉曲张者，应进食流质或半流质饮食，进餐时细嚼慢咽，切勿混入鱼刺、甲壳、硬屑、糠皮等坚硬和粗糙的食物。

（3）避免腹压突然增加：剧烈咳嗽、用力排便可使腹腔压力增加，不利于局部血液循环，应积极治疗咳嗽及便秘。

（4）皮肤护理：保持皮肤清洁、干燥，衣着应柔软、宽大，经常更换体位，以防发生压疮。

（5）腹腔穿刺放腹水的护理：术前向患者解释治疗的目的、操作过程及配合方法，测体重、腹围、生命体征，排空膀胱，以免误伤；术中及术后监测生命体征，了解患者有无不适；术后用无菌敷料覆盖穿刺部位，缚紧腹带，以防腹内压骤降；记录抽出腹水的量、性状和颜色，将标本及时送检。

（6）用药护理：单独使用排钾利尿药应注意补钾，利尿速度不宜过快，以每日体重减轻不超过 0.5 kg 为宜，以免诱发肝性脑病、肝肾综合征等。

（7）病情观察：监测生命体征，记录 24 h 出入量，观察有无呕血、黑便、意识障碍等，如有病情变化，及时报告医师，并协助处理。

（8）心理护理：向患者及家属介绍本病相关的知识，说明稳定的情绪、良好的心态对疾病预后的积极影响。引导患者积极、乐观地面对疾病，配合治疗和护理；对有明显焦虑、抑郁的患者，应加强巡视并积极干预，以免发生意外。

3. 护理评价　患者水肿、腹水明显减轻，舒适度增加。

知识链接

肝硬化门静脉高压的无创检查方法

肝硬度测定与肝静脉压力梯度（hepatic venous pressure gradient，HVPG）具有一定的相关性，可用于肝硬化门静脉高压的辅助诊断。HVPG>10 mmHg 被认为有临床意义的门静脉高压（clinically-significant portal hypertension，CSPH）。CSPH 可以通过无创检测方法进行评估。瞬时弹性成像（transient elastography，TE）是无创诊断肝纤维化及早期肝硬化最简便的方法。对于多数病因导致的肝硬化患者，当肝硬度测定（liver stiffness measurement，LSM）>25 kPa 或 LSM 20 ~ 25 kPa 伴血小板<150×10⁹/L，应考虑CSPH；当 LSM<15 kPa，血小板>150×10⁹/L，基本可排除 CSPH。病因不同的肝纤维化、肝硬化，其 LSM 的临界值也不同。多层螺旋增强 CT 也是一种无创检查方法，由于无需应用镇静剂、患者耐受性好、同时可检出肝癌等病变而广泛应用。

【健康教育】

1. 疾病知识指导　向患者介绍疾病发生的原因、病程发展及治疗等知识，帮助患者树立长期配合治疗的信心。按医嘱用药，避免盲目用药，指导患者保持良好的心态。

2. 休息与活动　嘱患者不宜进行重体力活动和高强度体育锻炼，代偿期患者可从事较轻的工作，失代偿期患者宜卧床休息。保持情绪稳定，减轻心理压力。

3. 合理饮食　给予高热量、高蛋白质、维生素丰富、易消化饮食，根据病情及时调整，避免饮食不当加重体内水、钠潴留，诱发上消化道出血、肝性脑病等。

4. 预防感染　适当活动，增强抵抗力。保持个人和居室卫生，尽量减少到公共场所活动。

5. 随访及病情监测　遵医嘱定期复诊，如病情变化，及时就诊。

随堂测 4-6

小　结

　　肝硬化是以肝组织弥漫性纤维化、假小叶和再生结节形成为特征的慢性进行性肝病，由一种或多种病因长期或反复作用形成弥漫性肝损害。在我国，病毒性肝炎是主要病因，肝硬化代偿期患者多无症状或症状较轻，常有腹部不适、食欲减退、消化不良等表现，肝、脾轻度肿大；失代偿期患者主要表现为消化及吸收障碍、营养不良、出血、贫血、内分泌失调等肝功能减退的表现，以及腹水、侧支循环建立和开放、脾大等门静脉高压的表现。肝硬化晚期患者常出现上消化道出血、肝性脑病、继发感染、脾功能亢进、腹水、癌变等并发症。其中，食管 - 胃底静脉曲张破裂是上消化道出血最常见的原因。肝硬化治疗的目的是去除或减轻病因、保护或改善肝功能、治疗腹水、预防及治疗各种并发症。对肝硬化患者的护理重点是饮食护理、腹水护理以及并发症监测等。

（柳家贤）

第八节　原发性肝癌

导学目标

通过本节内容的学习，学生应能够：

◆ **基本目标**

1. 复述肝癌的概念、病因。

2. 总结肝癌的临床表现、并发症和治疗要点。

3. 叙述肝癌的相关检查及其意义。

4. 实施对肝癌患者的护理措施、健康指导。

◆ **发展目标**

综合运用肝癌临床表现和癌症三阶梯止痛法减轻晚期肝癌患者疼痛。

◆ **思政目标**

尊重、同情癌症患者及家属的情感和心理反应；尊重患者及家属的选择、保护隐私、提供人文关怀、安宁疗护。

原发性肝癌（primary carcinoma of liver）简称肝癌，是指原发于肝细胞或肝内胆管上皮细胞的恶性肿瘤。根据 GLOBOCAN 2020 的数据，2020 年全球肝癌新发病例 90.6 万，居恶性肿瘤第 6 位，死亡率居第 3 位。原发性肝癌在我国尤其高发，近 5 年我国原发性肝癌年发病数约 42.3 万例，约占全球的 42.5%，发病率在我国恶性肿瘤中居第 4 位，死亡率居第 2 位。本病多见于中年男性，男女之比在高发区为（2 ~ 3）：1。

【病因和发病机制】

原发性肝癌的病因、发病机制尚未明确，可能与下列因素有关：

1. **慢性病毒性肝炎**　HBV、HCV 感染者发生肝癌的风险分别为非感染者的 15 ~ 20 倍、5 ~ 20 倍。我国约 86% 的肝癌患者 HBV 阳性，因此 HBV 感染是中国肝癌患者的主要病因。西方国家则以 HCV 感染常见。其发病过程多数是病毒感染→慢性肝炎→肝硬化→肝癌，部分患者可从慢性肝炎直接发展为肝癌。

2. **肝纤维化 / 肝硬化**　病毒性肝炎后肝硬化、酒精性肝硬化、非酒精性脂肪肝后肝纤维化、胆汁淤积性肝硬化等任何病因所致肝硬化都是肝癌发生的重要危险因素。不同病因肝硬化导致肝癌的累积发病率不同，其中 HCV 感染最高，其 5 年累积发病率可达 30%。

3. **致癌物暴露**　黄曲霉和寄生曲霉产生的次代谢产物黄曲霉毒素 B_1 有强致癌作用。粮食受黄曲霉毒素污染严重的地区，人群肝癌发病率高。长期进食黄曲霉毒素污染的食物及饮用藻类污染的水等与肝癌的发生密切相关。亚硝胺类、偶氮芥类、苯酚、有机氯农药等为可疑致癌物质。

4. **其他肝癌的高危因素**　酒精摄入、非酒精性脂肪性肝病、代谢相关性脂肪性肝病，尤其是合并肥胖、糖尿病、高血压等，其肝癌发生风险增加。血吸虫及华支睾吸虫感染、吸烟、遗传因素等也与肝癌的发生有关。

多种病因或危险因素叠加（如慢性 HBV 或 HCV 感染合并酒精性肝病、非酒精性脂肪性肝病，合并 2 型糖尿病或代谢综合征等）可显著增加肝癌的发生风险。

上述病因导致肝损伤，肝细胞在修复过程中可发生生物学特征变化、基因突变、增殖与凋亡失衡，各种致癌因素也可促进癌基因的表达和抑癌基因受抑，最终导致肝癌的发生。此外，慢性炎症及纤维化过程中血管增殖活跃，也为肝癌的发生、发展创造了条件。

【病理分型】

1. 按大体形态分型　可分为三型。①块状型：最多见，呈单个、多个或融合成块，直径＞5 cm，此型肿瘤中心易发生坏死、液化及出血。②结节型：呈大小、数目不等的癌结节，与周围组织的分界不如块状型清楚，直径＜5 cm，常伴有肝硬化。单个癌结节直径＜3 cm，或相邻两个癌结节直径之和＜3 cm 称为小肝癌。③弥漫型：少见，呈米粒至黄豆大小的癌结节，散在分布于全肝，难以与肝硬化区别，患者常因肝衰竭而死亡。

2. 按组织学分型　分为肝细胞癌（hepatocellular carcinoma，HCC）、肝内胆管细胞癌（intrahepatic cholangiocarcinoma，ICC）和混合型肝癌 3 种类型。其中，肝细胞癌最多见，占原发性肝癌的 90%，癌细胞来自肝细胞，癌组织的肝动脉供血超过 90%。肝内胆管细胞癌较少见，癌细胞由胆管上皮细胞发展而来。混合型肝癌最少见。

3. 转移途径　包括血行转移、淋巴转移、种植转移。肝内血行转移发生最早、最常见。肝癌在肝内易侵犯门静脉及分支形成癌栓，脱落后在肝内形成多发转移灶，少数癌栓阻塞导致门静脉高压及顽固性腹水。肝外血行转移常转移至肺，其他部位有脑、肾、肾上腺、骨骼等；淋巴转移常转移至肝门淋巴结，也可达胰、脾、锁骨上淋巴结等；种植转移少见，脱落的癌细胞可种植在腹膜、横膈、盆腔等，引起血性腹水、胸腔积液等。女性可有卵巢转移。

【临床表现】

本病早期缺乏典型的表现，一旦出现症状和体征，多属中、晚期，主要表现如下。

（一）症状

1. 肝区疼痛　肝区疼痛是肝癌最常见的症状，半数以上患者有肝区疼痛，多呈右上腹持续性胀痛或钝痛，与肿瘤生长、肝包膜受牵拉有关。肿瘤生长缓慢者，无痛或有轻度钝痛；肝表面癌结节破裂，可引起突然剧烈腹痛，从肝区迅速蔓延至全腹，出现急腹症的表现，如出血量大，可致休克。

2. 消化道症状及全身性表现　可出现食欲减退、腹胀、恶心、呕吐或腹泻等消化道症状及消瘦、乏力等全身症状。早期多不明显，随病情进展而逐渐加重，晚期出现进行性消瘦、贫血、恶病质等。部分患者可出现不明原因的持续性低热或不规则发热，个别可有高热。有肺、骨、脑等转移者，可出现相应的症状。

3. 伴癌综合征　伴癌综合征指由于癌肿本身或其对机体影响所引起的内分泌或代谢异常的一组症候群。表现为自发性低血糖和红细胞增多症，也可表现为少见的高钙血症、高脂血症等。

（二）体征

1. 肝大或肿块　肝进行性增大，质地坚硬，表面凹凸不平，呈结节状，边缘不规则，可有压痛。

2. 黄疸　黄疸常出现在肝癌晚期，多为阻塞性黄疸，少数为肝细胞性黄疸。前者常因肿瘤或肝门肿大的淋巴结压迫胆管所致；后者多因癌组织广泛浸润、肝硬化、肝炎引起。

3. 腹水　腹水呈草黄色或血性，一般为漏出液。血性腹水多因癌肿侵犯肝包膜或向腹腔内破溃引起，少数由腹膜转移癌所致。

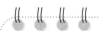

此外，合并肝硬化的患者常有肝掌、蜘蛛痣、脾大、腹壁静脉曲张等表现。

（三）并发症

1. 肝性脑病 肝性脑病是肝癌终末期最严重的并发症，是 1/3 患者死亡的原因。

2. 上消化道出血 上消化道出血约占肝癌死亡病因的 15%。多数因门静脉高压引起食管-胃底静脉曲张破裂出血所致，晚期患者可因门静脉高压性胃病合并凝血功能障碍而引发广泛出血。

3. 癌结节破裂出血 约 10% 的肝癌患者发生癌结节破裂出血。癌结节破裂仅限于肝包膜下，可有局部疼痛，若出血量大，可形成压痛性肿块；若破裂出血进入腹腔，则引起急腹症表现。

4. 继发感染 患者因长期消耗、放疗、化疗等导致抵抗力低下，易继发肺炎、自发性腹膜炎、败血症、肠道感染等。

【辅助检查】

1. 肝癌标志物检测 甲胎蛋白（AFP）是肝细胞癌诊断的特异性标志物，是诊断肝癌和疗效监测常用且重要的指标。血清 AFP≥400 ng/ml，排除妊娠、慢性或活动性肝病、生殖腺胚胎源性肿瘤以及消化道肿瘤后，高度提示肝癌。约 30% 的肝癌患者 AFP 水平正常。检测甲胎蛋白异质体、岩藻苷酶（AFu）、异常凝血酶原（DCP）和微小核糖核酸等有助于 AFP 阴性肝癌患者的诊断和鉴别诊断。

2. 影像学检查 超声检查是目前筛查肝癌的首选方法。超声造影（ultrasonic contrast）是利用超声造影剂使后散射回声增强，能明显提高超声诊断的分辨率、敏感性和特异性。动态增强 CT 和多模态 MRI 扫描是肝超声和血清 AFP 筛查异常者明确诊断的首选影像学检查方法。动脉期病灶明显强化、门静脉期和（或）平衡期肝内病灶强化低于肝实质，即"快进快出"是肝癌的典型特征。对 CT/MRI 不能确诊的病例，选择性肝动脉数字减影血管造影（DSA）检查是肝癌诊断的重要补充手段。正电子发射计算机体层显像仪（PET-CT）、单电子发射计算机断层显像（SPECT）有助于对肝癌进行分期及疗效评价。

3. 肝穿刺活组织检查 在超声或 CT 引导下进行肝穿刺活组织学检查是确诊肝癌的可靠方法，但属于创伤性检查，且有出血或针道种植转移的风险。只有当非侵入性检查不能确诊时，才考虑应用。

【诊断要点】

满足下列三项中的任一项即可确诊：①具有 2 项典型的肝癌影像学表现（超声造影、动态增强 CT、MRI 或选择性肝动脉造影），病灶直径>2 cm；②具有 1 项典型的肝癌影像学表现，病灶直径>2 cm，AFP≥400 ng/ml；③肝活组织检查阳性。

【治疗要点】

肝癌对化疗和放疗不敏感，常用的治疗方法有肝切除术、肝移植、局部消融治疗、肝动脉栓塞化疗、放射治疗及全身治疗等。其中，治疗性切除术是目前治疗肝癌较有效的方法之一。

（一）外科治疗

外科治疗是肝癌患者获得长期生存最重要的手段，主要包括肝切除术和肝移植。

1. 肝切除术 有手术指征的患者应及早进行手术切除，肝切除术的原则是完整切除肿瘤并保留足够体积且有功能的肝组织，因此术前应对患者的全身状况和肝储备功能进行全面评估。

2. 肝移植 肝移植是肝癌根治性治疗手段之一，尤其适用于肝功能失代偿、不适合手术切除及局部消融的早期肝癌患者。

（二）局部治疗

1. 局部消融治疗 局部消融治疗是借助超声或 CT 等医学影像技术的引导对肿瘤靶向

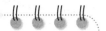
定位，局部采用物理或化学的方法直接杀灭肿瘤组织的一类治疗手段，主要包括射频消融（radiofrequency ablation，RFA）、微波消融（microwave ablation，MWA）、经皮无水乙醇注射治疗（percutaneous ethanol injection，PEI）、冷冻治疗等。局部消融治疗适用于单个肿瘤、最大径≤5 cm；或2~3个肿瘤、最大径≤3 cm 的肝癌患者，如无血管、胆管和邻近器官侵犯以及远处转移，肝功能分级 Child-Pugh A 级或 B 级者，可获得根治性效果。

2. 经肝动脉介入治疗　包括肝动脉栓塞（transcatheter arterial embolization，TAE）、肝动脉栓塞化疗（transarterial chemoembolization，TACE）和肝动脉灌注化疗（hepatic arterial infusion chemotherapy，HAIC）等。TACE 是将化疗药物与栓塞剂混合物或药物洗脱微球经肿瘤供血动脉注入。此方法具有靶向好、创伤小、可重复、患者易接受的特点，是目前非手术治疗中常用的方法之一。

3. 放射治疗　放射治疗包括外放射治疗和内放射治疗。前者可以对肝癌施行立体定向放疗，从体外对肿瘤进行照射；后者是将放射性核素经机体管道或通过针道植入肿瘤内进行治疗，包括 ^{90}Y 微球疗法，^{131}I 单克隆抗体、放射性碘化油等。放射性粒子能够产生射线，持续杀伤肿瘤细胞。

整合小提示

结合解剖、病理生理学知识思考肝动脉栓塞化疗对癌组织和正常肝组织的影响。

（三）系统治疗

晚期肝癌患者的姑息一线治疗方案可选择分子靶向药物索拉非尼（sorafenib）、仑伐替尼（lenvatinib）或含奥沙利铂的系统化疗。免疫药物如纳武利尤单抗（nivolumab）、免疫调节药（如干扰素 a、胸腺肽 al）、细胞免疫治疗（如嵌合抗原受体 T 细胞疗法即 CAR-T）、细胞因子诱导的杀伤细胞疗法即 CIK，均有一定的抗肿瘤作用。中医辨证治疗、现代中药制剂（如槐耳颗粒）能改善患者的症状，提高机体的抵抗力，减轻放疗及化疗的不良反应。

此外，在抗肿瘤治疗的同时，应积极控制基础肝病，包括抗病毒治疗、保肝利胆治疗、对症支持治疗等。HBV 感染患者在手术、局部治疗或肝移植后，均需坚持口服抗病毒药物。肝移植患者需终身使用免疫抑制药。

【主要护理措施】

1. 休息与活动　创造舒适、安静的环境，保证患者充分睡眠和休息，增强其免疫功能。大量腹水、黄疸时应卧床休息，以减少机体消耗；病情稳定后适度运动。

2. 饮食护理　给予高蛋白、富含维生素、易消化饮食，少量多餐，有营养不良的患者给予肠内、肠外营养支持治疗。稳定期肝癌患者建议能量摄入为 30~35 kcal/（kg·d），蛋白质摄入 1.2~1.5 g/（kg·d），以满足代谢需求。射频消融治疗或 TACE 治疗后患者夜间加餐或给予富含支链氨基酸的营养制剂，有利于肝功能恢复。严重肝性脑病患者，可酌情减少或短暂限制蛋白质摄入，并尽早逐渐增加蛋白质摄入，可将每日蛋白质摄入总量分散到多次进餐（4~6次），以改善耐受性。腹水患者应限制水、钠摄入。

3. 疼痛护理　注意观察患者疼痛的部位、性质及规律。认真倾听患者对疼痛的感受，指导患者采用非药物方法减轻或缓解疼痛，如通过听音乐、看书报、与病友聊天分散注意力，做深呼吸、冥想等进行放松；适当按摩，咳嗽时用手轻按肝区以减轻疼痛。遵医嘱使用镇痛药，注意观察药物的疗效和不良反应。药物止痛应遵循 WHO 提倡的癌症三阶梯止痛法。采用患者自控镇痛时，指导患者使用镇痛泵，根据病情控制镇痛药的用量和用药间隔时间。

4. 肝动脉栓塞化疗的护理

（1）术前护理：①心理指导：向患者介绍肝动脉栓塞化疗的目的、方法，消除患者紧张、恐惧心理，使其配合治疗；②完善心电图、肝功能、肾功能等各项检查；③过敏试验：碘和普鲁卡因过敏试验；④患者准备：术前 4 ~ 6 h 禁食，术前半小时遵医嘱给予镇静药。

（2）术后护理：①监测生命体征，可采用心电监护，必要时给予氧气吸入。②体位及穿刺局部护理：股动脉入路者，嘱患者取平卧位，拔除导管和导管鞘后，压迫止血 15 min，再使用沙袋加压压迫 6 h，穿刺侧下肢制动 6 ~ 12 h。桡动脉入路者，加压压迫穿刺点，术后每 30 min 至 2 h 调整绷带松紧度或气囊压迫程度，24 h 后拆除绷带。若采用缝合器、血管封堵器止血，制动时间可缩短至 2 h。注意穿刺点有无出血现象，观察穿刺侧肢端皮肤的颜色、温度及足背动脉／桡动脉搏动，如出现异常，通知医师及时处理。③饮食护理：术后 2 h 可进食清淡、易消化的流质饮食，少食多餐。2 d 后可进食优质蛋白质、富含维生素、高糖类、低脂饮食。④栓塞后综合征的护理：栓塞后综合征指术后由于肝动脉供血突然减少引起的肝区疼痛、发热、恶心、呕吐、腹胀及厌食等症状。肝区疼痛为肝肿瘤细胞缺血、缺氧、坏死，局部组织炎性水肿，肝包膜张力增加所致，一般术后 48 h 缓解，必要时给予镇痛药。如剧烈疼痛持续 3 ~ 4 d，应考虑其他脏器误伤并坏死，应配合医师做相应处理；由于机体对坏死组织的吸收，术后 4 ~ 8 h 可出现低至中度发热，给予物理降温或遵医嘱使用解热药；术后 1 d 多出现恶心、呕吐等消化道反应，是化疗药物不良反应所致，应给予止吐等对症处理，并注意水、电解质平衡状况。术后 1 周，因肝缺血影响肝糖原的储存和蛋白质的合成，应遵医嘱补充葡萄糖、白蛋白及其他液体，保持体液平衡。

5. 病情观察 密切观察生命体征及患者病情的变化，嘱患者避免剧烈咳嗽、用力排便等使腹内压骤升的动作，避免进食粗糙、干硬食物，以免导致癌肿破裂出血或食管 - 胃底静脉曲张破裂出血。若患者突发腹痛，伴腹膜刺激征，应怀疑肝癌破裂出血，应及时通知医师，并配合治疗；观察有无肝性脑病先兆。

6. 心理护理 根据患者的具体情况决定是否采取保护性医疗和心理护理的方法。细心照顾患者，为患者创造表达内心感受的环境和机会，认真倾听患者及家属的诉求，指导家属参与患者的生活护理，并给予其支持。对于晚期肝癌患者，鼓励患者及家属共同面对疾病，安宁疗护，让患者舒适、有尊严地度过生命的最后历程。

【健康教育】

1. 疾病预防指导 注意饮食和饮水卫生，预防粮食霉变，不吃霉变食物，改进饮用水质量。接种乙肝疫苗，加强血液制品的筛查和管理，戒酒，预防各种脂肪性肝病、肝炎和肝硬化。对肝癌高发区人群定期进行 AFP 检测或超声检查，做到早发现、早治疗。

2. 疾病知识指导 指导患者生活规律，合理饮食，适当活动，避免受外力冲击或压迫，以免肿瘤破裂；保持情绪稳定，有条件者可参加社会性抗癌活动；遵医嘱用药，忌用有肝损害的药物；定期复查，一般 2 年之内每 3 ~ 6 个月检测血清 AFP、病毒载量、肝功能、肾功能、腹部及盆腔 CT 或 MRI，以后每 6 ~ 12 个月检测一次。

随堂测 4-7

小 结

原发性肝癌指原发于肝细胞或肝内胆管上皮细胞的恶性肿瘤。其发生可能与病毒性肝炎、肝硬化、黄曲霉毒素暴露、脂肪性肝病等有关。早期缺乏典型表现，晚期主要为肝区疼痛、肝

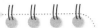

大、黄疸、腹水、乏力、恶病质等表现。治疗方法包括手术切除、经肝动脉介入、局部消融术、肝移植等。手术切除是目前最有效的方法。护理措施重点是做好疼痛、肝动脉栓塞化疗的护理。健康教育主要是预防各种病毒性肝炎、脂肪性肝病和肝硬化，指导患者建立良好的生活方式和定期复查。

（王笑蕾）

第九节 肝性脑病

导学目标

通过本节内容的学习，学生应能够：

◆ **基本目标**

1. 说出肝性脑病的概念。

2. 总结肝性脑病的临床表现、治疗要点。

3. 解释肝性脑病的发病机制、辅助检查。

4. 应用护理程序对肝性脑病患者进行健康教育。

◆ **发展目标**

能够应用护理程序对肝性脑病患者进行整体护理。

◆ **思政目标**

珍视生命，尊重与关爱肝性脑病患者，对待科学研究有不断追求、探索的精神。

肝性脑病（hepatic encephalopathy，HE）又称肝昏迷（hepatic coma），是由严重肝病或门体分流引起的、以代谢紊乱为基础的中枢神经系统功能失调综合征，轻者表现为轻微智力损害，严重者以意识障碍、行为失常和昏迷为主要临床表现。

【病因和发病机制】

（一）病因

各型肝硬化，特别是肝炎后肝硬化是引起肝性脑病最常见的原因，重症肝炎、暴发性肝衰竭、原发性肝癌、严重胆道感染及妊娠期急性脂肪肝等肝病也可导致肝性脑病。

（二）诱因

肝性脑病特别是门体分流性脑病常有明显的诱因。

1. 上消化道出血 消化道出血使血液中大量蛋白质（每 100 ml 血液约含 20 g 蛋白质）进入肠道，经肠道内细菌分解产生大量的氨吸收入血。加之血容量减少，影响肝、肾功能，尿素肠肝循环增加；出血后组织缺氧，分解代谢增加，皆可使血氨升高，透过血脑屏障，诱发肝性脑病。

2. 高蛋白质饮食 当患者摄入的蛋白质超过其蛋白质的代谢负荷能力时，"过多"的蛋白质可加重已经衰竭的肝负担。同时，血氨的增高和蛋白质代谢不全促使功能不全的肝趋于衰竭，诱发肝性脑病。

3. 大量排钾利尿和放腹水　大量排钾利尿、放腹水可引起低钾性碱中毒，促使 NH_3 透过血脑屏障进入脑细胞，产生氨中毒。加之血容量减少及肾功能减退，以及放腹水时腹内压下降使门静脉淤血，加重了肝缺血。此外，大量排钾利尿、放腹水，还可造成大量电解质和蛋白质丢失，从而诱发肝性脑病。

4. 感染　感染的最主要原因是肝功能不全及相关的免疫功能缺陷，包括网状内皮系统严重受损、补体缺陷、中性粒细胞缺陷、T 淋巴细胞及 B 淋巴细胞缺陷、免疫球蛋白缺陷、巨噬细胞吞噬功能缺陷等。而感染增加组织分解代谢，从而增加产氨，缺氧和高热增加氨的毒性；感染和内毒素导致血清 TNF-α 水平增加，后者增加中枢神经系统内皮细胞中氨的弥散作用，增加脑中氨浓度。

5. 药物　利尿药可导致电解质平衡失调，尤其是低钾，可加速肝性脑病的发生。催眠药、镇静药、麻醉药可直接抑制大脑和呼吸中枢，造成缺氧，加重肝损害。含氮药物可引起血氨增高。加重肝损害的药物也是诱发肝性脑病的常见原因，如抗结核药。

6. 其他　低血糖、便秘、尿毒症、外科手术、腹泻、分娩等可增加肝、脑、肾代谢负担或抑制大脑功能，从而促使肝性脑病的发生。

科研小提示

如何根据肝性脑病发生的危险因素构建风险预测模型并进行验证？

（三）发病机制

肝性脑病的发病机制迄今尚未明确。一般认为，本病产生的病理生理基础是在肝衰竭和存在门体静脉分流时，来自肠道的、正常情况下能被肝有效代谢的毒性产物，未被肝解毒和清除便进入体循环，透过血脑屏障而至脑部，导致大脑功能紊乱。目前主要学说有如下几种。

1. 氨中毒　氨代谢紊乱引起的氨中毒是肝性脑病特别是门体分流性脑病的重要发病机制。

（1）氨的形成和代谢：血氨主要来自肠道、肾和骨骼肌生成的氨，但是胃肠道是氨生成的主要部位。机体清除氨的主要途径为：①合成尿素，绝大部分来自肠道的氨在肝中经鸟氨酸代谢环转变为尿素经肾排出；②在肝、脑、肾等组织消耗氨合成谷氨酸和谷氨酰胺；③血氨过高时，可从肺部呼出少量氨。

（2）肝性脑病时血氨增高的原因：血氨增高主要是由于氨的生成过多和（或）代谢清除减少所致。肝衰竭时，对氨的代谢能力明显减退，门体分流存在时，肠道的氨未经肝解毒而直接进入体循环，使血氨升高。

（3）氨对中枢神经系统的毒性作用：高含量的血氨能通过血脑屏障进入脑组织，产生对中枢神经系统的毒性。主要影响为：①干扰脑细胞三羧酸循环，使大脑的能量供应不足。②增加脑对中性氨基酸（如酪氨酸、苯丙氨酸、色氨酸）的摄取，这些物质对脑功能具有抑制作用。③脑内氨浓度升高，星形胶质细胞合成谷氨酰胺增加。谷氨酰胺是一种很强的细胞内渗透剂，其增加可导致星形胶质细胞与神经元细胞肿胀，这是肝性脑病脑水肿发生的重要原因。④氨还可以直接干扰神经的电活动。

2. 神经递质的变化

（1）γ- 氨基丁酸 / 苯二氮䓬（GABA/BZ）神经递质：大脑神经元表面 GABA 受体与 B 受体及巴比妥受体紧密相连，组成 GABA/BZ 复合体，共同调节氯离子通道，复合体中任何一个受体被激活，均可促使氯离子内流而使神经传导被抑制。

（2）假性神经递质：神经冲动的传导是通过递质来完成的。肝衰竭时，假性神经递质被脑

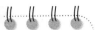

细胞摄取而取代正常递质时，神经传导发生障碍，兴奋冲动不能正常地传至大脑皮质而产生异常抑制，出现意识障碍或昏迷。

（3）色氨酸：正常情况下，色氨酸与清蛋白结合不易进入血脑屏障，肝病时清蛋白合成降低，加之血浆中其他物质对清蛋白的竞争性结合，造成游离的色氨酸增多。游离的色氨酸可通过血脑屏障，在大脑中代谢生成 5- 羟色胺（S-HT）及 5- 羟吲哚乙酸（5-HIIT），两者都是抑制性神经递质，参与肝性脑病的发生，与早期睡眠方式及日夜节律改变有关。

（4）锰离子：由肝分泌入胆道的锰具有神经性，正常时经肠道排出，肝病时锰不能经胆道排出，经血液循环进入脑部，导致肝性脑病。

知识链接

轻微型肝性脑病

轻微型肝性脑病（minimal hepatic encephalopathy，MHE）因缺乏精神改变临床证据的神经生理改变，无明显肝性脑病的症状及体征，又被称为亚临床肝性脑病。MHE 的发病机制存在着一定的复杂性，因其机制研究尚未成熟，迄今也未完全阐明。由于 MHE 是肝性脑病的一种轻微型，属于其发展的早期阶段，因此在机制研究方面被认为与肝性脑病类似，只存在程度上的差别。目前研究认为，MHE 发病源于机体出现严重代谢功能紊乱和毒物聚集，是两者共同作用的结果。血脑屏障的通透性降低，毒性物质则直接到达大脑，最终引起大脑细胞功能紊乱，形成 MHE。

【临床表现】

肝性脑病的临床表现因原有肝病的性质、肝细胞损害严重程度及诱因不同而很不一致。急性肝衰竭所致的肝性脑病可无明显诱因，患者在起病数日内即进入昏迷，直至死亡。慢性肝性脑病多是门体分流性脑病，常见于肝硬化患者和门腔分流手术后患者，以慢性反复发作性木僵与昏迷为突出表现，常有诱因，如大量进食蛋白质食物、上消化道出血、感染。肝硬化终末期肝性脑病起病缓慢，反复发作，逐渐转入昏迷，甚至死亡。一般根据意识障碍程度、神经系统体征和脑电图改变，可将肝性脑病的临床过程分为五期（表 4-3）。

0 期（潜伏期）：又称轻微肝性脑病，患者仅在进行心理或智力测试时表现出轻微异常，无性格、行为异常，无神经系统病理征，脑电图正常。

1 期（前驱期）：焦虑、欣快、激动、淡漠、睡眠倒错、健忘等轻度精神异常和性格改变，可有扑翼样震颤，即嘱患者两臂平伸，肘关节固定，手掌向背侧伸展，手指分开时，可见到手向外侧偏斜，掌指关节、腕关节，甚至肘与肩关节急促而不规则地扑击样抖动。此期临床表现不明显，脑电图多数正常，易被忽视。

2 期（昏迷前期）：嗜睡、行为异常（如衣冠不整或随地大小便）、言语不清、书写障碍及定向力障碍。有腱反射亢进、肌张力增高、踝阵挛及巴宾斯基征阳性等神经体征。此期扑翼样震颤存在，脑电图有特异性异常。

3 期（昏睡期）：昏睡，但可以唤醒，醒时尚能应答，但常有神志不清和幻觉。各种神经体征持续存在或加重，肌张力增高，四肢被动运动常有抵抗力，锥体束征阳性。扑翼样震颤仍可引出，脑电图有异常波形。

4 期（昏迷期）：昏迷，不能唤醒。浅昏迷时，对疼痛等强刺激尚有反应，腱反射和肌张力亢进；深昏迷时，各种腱反射消失，肌张力降低。由于患者不能合作，扑翼样震颤无法引出，脑电图明显异常。

以上各期无明显的界限，各期间可有重叠。轻微肝性脑病患者的反应常降低，不宜驾车及从事高空作业。肝功能损害严重的肝性脑病患者有明显黄疸、出血倾向和肝臭，且易并发各种感染、肝肾综合征和脑水肿等。

表 4-3　肝性脑病临床分期

分期		临床表现及检测
0 期	潜伏期	无行为、性格异常和神经系统病理征，脑电图正常
1 期	前驱期	轻度性格改变和精神异常，脑电图多数正常
2 期	昏迷前期	嗜睡、行为异常及定向力障碍等。有腱反射亢进、肌张力增高等神经体征，有扑翼样震颤，脑电图有特征性异常
3 期	昏睡期	昏睡，但可唤醒，醒时尚能应答，锥体束征常阳性，脑电图有异常波形
4 期	昏迷期	昏迷，不能唤醒，脑电图明显异常

【辅助检查】

1. 血氨　正常人空腹静脉血氨为 6 ~ 35 μmol/L，动脉血氨含量为静脉血的 0.5 ~ 2 倍。慢性肝性脑病特别是门体分流性脑病患者多有血氨增高，急性肝性脑病患者的血氨可以正常。

2. 电生理检查

（1）脑电图：正常脑电图呈 α 波，每秒 8 ~ 13 次。肝性脑病患者的脑电图表现为节律变慢，2 ~ 3 期患者出现普遍性每秒 4 ~ 7 次 δ 波或三相波；昏迷时表现为高波幅的 δ 波，每秒少于 4 次。脑电图异常提示较为明显的脑功能改变，对肝性脑病预后的判断有一定价值。

（2）诱发电位：与脑电图记录的大脑自发性电活动不同，是大脑皮质或皮质下层接收到由各种感觉器官受刺激的信息后产生的电位，用于诊断轻微肝性脑病。

（3）临界视觉闪烁频率：视网膜胶质细胞病变可以作为肝性脑病时大脑星形胶质细胞病变的标志。测定临界视觉闪烁频率可以用于诊断轻微肝性脑病。

3. 心理智能测验　心理智能测验主要用于轻微肝性脑病的筛查。一般将木块图试验、数字连接试验及数字符号试验联合应用。

4. 影像学检查　行头部 CT 或 MRI 检查。急性肝性脑病患者可发现脑水肿，慢性肝性脑病患者则可发现不同程度的脑萎缩。可排除脑血管意外和颅内肿瘤等疾病。

【诊断要点】

肝性脑病的主要诊断依据为：①有严重肝病和（或）广泛门体静脉侧支循环形成的基础和肝性脑病的诱因；②出现精神紊乱、昏睡或昏迷，可引出扑翼样震颤；③反映肝功能的血生化指标明显异常和（或）血氨增高；④脑电图异常；⑤诱发电位、临界视觉闪烁频率和心理智能测验异常；⑥头部 CT 或 MRI 检查排除脑血管意外和颅内肿瘤等疾病。肝性脑病应注意与可引起昏迷的其他疾病，如糖尿病、低血糖、尿毒症、脑血管意外、镇静药过量等相鉴别。

【治疗要点】

本病目前尚无特效疗法，应采取综合治疗措施。治疗要点包括：去除肝性脑病发作的诱因，保护肝功能免受进一步损伤，治疗氨中毒及调节神经递质。

1. 及早识别及去除肝性脑病发作的诱因

（1）避免发生上消化道大量出血。

（2）纠正电解质代谢紊乱和酸碱失衡。

（3）预防和控制感染。

（4）避免快速和大量排钾利尿和放腹水。

（5）控制使用麻醉、止痛、催眠、镇静等药物。

2. 改善肠内微生态，减少肠内氮源性毒物的生成与吸收

（1）止血和清除肠道积血：清除肠道积血可用乳果糖口服导泻；生理盐水或弱酸液（如稀醋酸溶液）清洁灌肠。

（2）防治便秘：①灌肠或导泻：可用生理盐水或弱酸性溶液（如稀醋酸溶液）灌肠，或口服或鼻饲 25% 硫酸镁 30～60 ml 导泻。对急性门体分流性脑病昏迷者，用乳果糖 500 ml 加水 500 ml 灌肠作为首选治疗方法。②抑制肠道细菌生长：使用抑制肠道产尿素酶的细菌的口服抗生素，减少氨的生成。③乳果糖或乳梨醇：乳果糖口服后在小肠不会被分解，可以降低肠道 pH，抑制肠道细菌生长，使肠道细菌产氨减少，并可以减少氨的吸收，促进血液中的氨从肠道排出。④益生菌制剂：起到维护肠道正常菌群、抑制有害菌群、减少毒素吸收的作用。

（3）口服抗生素：可抑制肠道产尿素酶的细菌，减少氨的生成。

3. 促进体内氨的代谢　目前有效的最常用的降氨药物为 L- 鸟氨酸 -L- 门冬氨酸，其能促进体内的尿素循环（鸟氨酸循环）而降低血氨，每日静脉输注 20 g 可降低血氨，改善症状。

4. 调节神经递质　①GABA/BZ 复合受体拮抗药：氟马西尼是 BZ 受体拮抗药，通过抑制 GABA/BZ 受体发挥作用，对 3 期、4 期患者具有催醒作用。剂量为 0.5～1 mg 静脉注射或 1 mg/h 持续静脉滴注。②减少或拮抗假性神经递质：支链氨基酸制剂可以竞争性抑制芳香族氨基酸进入大脑，减少假性神经递质的形成，但疗效尚有争议，对于不能耐受蛋白质的营养不良者，有助于改善其氮平衡。

5. 营养支持治疗　尽可能保证热量供应，避免低血糖；补充各种维生素；酌情输注血浆或白蛋白。急性患者起病数日内禁食蛋白质（1～2 期肝性脑病蛋白质可限制在 20 g/d 以内），神志清楚后，从蛋白质 20 g/d 开始逐渐增加至 1 g/（kg·d）。门体分流对蛋白质不能耐受者应避免大量蛋白质饮食，但仍应保持少量蛋白质的持续补充。

6. 人工肝　临床上有多种人工肝支持治疗方式，如血浆置换、血液透析、血液灌流、分子吸附再循环系统（molecular absorbent recycling system，MARS）以及生物人工肝等。生物人工肝的研究近年有一定的进展，可望在体外代替肝的部分生物功能。

7. 肝移植　肝移植是治疗各种终末期肝病的一种有效手段，适用于严重和顽固性的肝性脑病有肝移植指征者。

【主要护理措施】

1. 病情观察　密切注意肝性脑病的早期征象，如患者有无冷漠或欣快，理解力和近期记忆力减退，行为异常（哭泣、叫喊、当众便溺），以及扑翼样震颤。观察患者思维及认知的改变。监测并记录患者生命体征及瞳孔的变化情况。

2. 去除和避免诱发因素　应协助医师迅速去除本次发病的诱发因素，并注意避免其他诱发因素：①清除胃肠道内积血，减少氨的吸收。可用生理盐水或弱酸性溶液灌肠，忌用肥皂水。②避免快速利尿和大量放腹水，以防止有效循环血量减少、大量蛋白质丢失及低钾血症，从而加重病情。可在放腹水的同时补充血浆白蛋白。③避免应用催眠镇静药、麻醉药等。当患者狂躁不安或有抽搐时，禁用吗啡、水合氯醛、哌替啶及速效巴比妥类，必要时遵医嘱减量使用地西泮、东莨菪碱，并减少给药次数。④防止及控制感染。⑤保持排便通畅，防止便秘。

3. 心理护理　患者因病情重、病程长、久治不愈、医疗费用较高等原因，常出现烦躁、焦虑、悲观等情绪，甚至不配合治疗。因此要针对患者的不同心理问题，给予耐心解释和劝导，鼓励其增强战胜疾病的信心。

4. 用药护理　①长期服用新霉素的患者少数可出现听力或肾损害，故服用新霉素不宜超过 1 个月，用药期间应监测听力和肾功能。②乳果糖因在肠内产气较多，应从小剂量开始。③应用谷氨酸钾和谷氨酸钠时，谷氨酸钾、谷氨酸钠的比例应根据血清钾、钠浓度和病情而定。患者尿少时少用钾剂，明显腹水和水肿时慎用钠剂。谷氨酸盐为碱性，使用前可先注射 3～5 g 维生素 C，碱血症患者不宜使用。④在大量输注葡萄糖的过程中，必须警惕低钾血症、心力衰竭。⑤加强患者的集束化护理，有计划、有目的、有针对性地采取护理措施，改善患者的预后。

5. 饮食护理　饮食原则为控制蛋白质摄入，给予高热量、富含维生素、易消化饮食。①给予高热量饮食：每日热量供应 1200～1600 kcal，以保证机体能量供给，减少组织蛋白质分解，保持正氮平衡。②蛋白质摄入：急性起病数日内应禁食蛋白质，给予葡萄糖保证能量供应，昏迷者可鼻饲饮食，神志清楚后蛋白质从 20 g/d 逐渐增加到 1～1.5 g/（kg·d），植物蛋白优于动物蛋白，因其含较多支链氨基酸，利于氨的清除。③其他：不宜用维生素 B_6，因其可使多巴在外周神经处转为多巴胺，减少多巴进入脑组织，影响中枢神经系统的正常传导。对于并发腹水或食管胃底静脉曲张的患者，应给予相应的饮食护理。

6. 昏迷患者的护理　①患者取仰卧位，头略偏向一侧，以防舌后坠阻塞呼吸道。②保持呼吸道通畅，深昏迷患者应做气管切开以排痰，保证氧气供给。③做好基础护理，保持床褥干燥、平整，定时协助患者翻身，按摩受压部位，防止压疮。对眼睑闭合不全、角膜外露的患者，可用生理盐水纱布覆盖眼部。④尿潴留患者给予留置导尿，并详细记录尿量、颜色、气味。⑤给患者做肢体的被动运动，防止静脉血栓形成及肌肉萎缩。

【健康教育及预后】

1. 疾病知识指导　向患者及家属介绍肝病和肝性脑病的有关知识，指导其认识肝性脑病的各种诱发因素，要求患者自觉避免诱发因素，如戒烟、酒，避免各种感染，保持排便通畅。

2. 用药指导　指导患者严格按医嘱规定的剂量、用法服药，了解药物的主要不良反应，避免使用有损肝的药物。定期随访。

3. 照顾者指导　指导患者家属给予患者精神支持和生活照顾，帮助患者树立战胜疾病的信心。使患者家属了解肝性脑病的早期征象，指导家属学会观察患者的思维、性格、行为及睡眠等方面的改变，以便及时发现病情变化，及早治疗。

4. 预后　肝性脑病的预后主要取决于肝衰竭的程度。轻微肝性脑病患者经积极治疗多能好转。急性肝衰竭所导致的肝性脑病诱因常不明显，发病后很快昏迷，甚至死亡。肝功能较好、分流术后及诱因明确且易消除的患者预后较好。有腹水、黄疸、出血倾向的患者多数肝功能差，预后也差。暴发性肝衰竭所致的肝性脑病预后最差。

随堂测 4-8

小　结

肝性脑病是指由严重肝病引起的、以代谢紊乱为基础的中枢神经系统功能失调综合征。主要病因是肝硬化。常见的诱因包括上消化道出血、高蛋白质饮食等。临床表现分为 5 期，可表现为意识障碍、扑翼样震颤等。治疗要点为去除诱因、减少肠道氨的生成和吸收、营养支持。护理要点为确保患者安全、合理饮食，密切观察病情，进行心理护理。

（柳家贤）

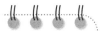

第十节　急性胰腺炎

导学目标

通过本节内容的学习，学生应能够：

◆ **基本目标**

1. 说出急性胰腺炎的概念。
2. 归纳急性胰腺炎的病因、治疗要点。
3. 描述急性胰腺炎的临床表现。
4. 解释急性胰腺炎的发病机制、实验室检查的意义。
5. 应用护理程序对急性胰腺炎患者实施整体护理和健康教育。

◆ **发展目标**

综合运用急性胰腺炎的病因和发病机制知识，指导患者合理饮食，预防胰腺炎再次发生。

◆ **思政目标**

通过观察重症胰腺炎的病情变化，养成敏锐的观察力，培养评判性思维能力。

案例 4-3

某患者，男性，50 岁，因"上腹部剧痛，伴恶心、呕吐 2 d"入院。患者 6 个月前确诊胆囊结石，2 d 前大量饮酒、进食高脂肪食物后突发腹痛。身体评估：T 38.8℃，P 110 次 / 分，R 26 次 / 分，BP 85/50 mmHg。神志清楚，精神差，左侧屈曲卧位，腹膨隆，伴上腹部明显压痛，并有肌紧张和反跳痛，肠鸣音消失，移动性浊音阳性，墨菲征阳性。实验室检查：WBC 18.9×10^9/L，中性粒细胞比例为 78%，血淀粉酶 2347 U/L，尿淀粉酶 3660 U/L。B 超示：胆囊大小 7 cm×3 cm×2 cm，壁厚 0.4 cm，内有多发强光团，胰腺形态异常，明显肿大，尤其以胰头、胰体明显。入院诊断：急性重型胰腺炎，胆囊结石。

请回答：

1. 患者此次发病的病因有哪些？
2. 如何减轻患者的疼痛？
3. 应从哪些方面进行病情观察以早期发现器官衰竭的迹象？

急性胰腺炎（acute pancreatitis，AP）是多种病因导致胰酶在胰腺内被激活，引起胰腺组织自身消化所致的胰腺水肿、出血甚至坏死的炎症性疾病。临床上以急性上腹痛、恶心、呕吐及血淀粉酶或脂肪酶增高为特点。多数患者病情轻，预后好；少数患者可伴发器官功能障碍等多种并发症，病死率高。

【病因和发病机制】

（一）病因

1. 胆道疾病　胆道疾病是我国急性胰腺炎的主要病因。胆石症、胆道感染、胆道蛔虫病等均可引起急性胰腺炎，其中以胆石症最常见。胰管与胆总管汇合成共同通道开口于十二指肠壶腹部，若结石、蛔虫嵌顿在壶腹部，胆管炎或胆石移行损伤奥迪括约肌等，均可使胰管流出道不畅，胰管内压力增高。

2. 高甘油三酯血症　高甘油三酯血症已超过酒精成为我国急性胰腺炎的第二大病因。原发性脂蛋白代谢异常（如Ⅰ型、Ⅳ型血脂异常）、继发性脂蛋白异常（如糖尿病、药源性脂蛋白代谢紊乱）均可引起高甘油三酯血症性急性胰腺炎。高甘油三酯血症可能因乳糜微粒堵塞胰腺毛细血管造成胰腺微循环障碍和钙超载或胰酶分解甘油三酯致毒性脂肪酸损伤细胞而引发或加重急性胰腺炎。

3. 酗酒和暴饮暴食　长期酗酒使胰液内蛋白质含量增高，易发生沉淀而形成蛋白栓，致胰液排泄障碍。乙醇可促进胰液和胰酶分泌，在胰腺内代谢时产生大量活性氧，利于炎症反应激活。过度饮酒或饮食可因短时间内大量食糜进入十二指肠，引起十二指肠乳头水肿和奥迪括约肌痉挛，致胰液引流受阻，胰管内压力升高，引发腺泡细胞损伤。剧烈呕吐时，十二指肠内压力骤增，可致十二指肠液反流入胰管，从而引起急性胰腺炎。

4. 胰管阻塞　胰管结石、狭窄、炎症、蛔虫、肿瘤等均可引起胰管阻塞，使胰液排泄障碍，胰管内压力增高，进而使胰管小分支和胰腺腺泡破裂，胰酶激活并渗入间质，引起急性胰腺炎。

5. 手术与创伤　内镜逆行胰胆管造影术（ERCP）插管所致十二指肠乳头水肿、造影剂注射过多或注射压力过高等均可引发本病，是最常见的医源性病因。腹部钝挫伤及腹腔手术等可直接或间接导致胰腺组织损伤和血液循环障碍，从而引起胰腺炎。

6. 其他　十二指肠乳头邻近部位的病变，如穿透性球后溃疡、十二指肠乳头憩室、高钙血症、感染性疾病（如流行性腮腺炎、传染性单核细胞增多症）、药物（如硫唑嘌呤、噻嗪类利尿药、肾上腺皮质激素）均与急性胰腺炎的发病有关。

（二）发病机制

急性胰腺炎的发病机制复杂，尚未明确。各种病因最终导致胰酶酶原在腺泡细胞内提前激活，而活化的胰酶消化、损伤自身腺泡细胞，引起炎症反应和微循环障碍，同时胰腺导管内通透性增加，活性胰酶渗入胰腺组织，又加重胰腺炎症。炎症过程中产生的炎症介质（如肿瘤坏死因子、白介素-1、前列腺素、活性氧）均可增加血管通透性，导致大量炎性渗出；胰腺微循环障碍使胰腺出血、坏死。参与炎症过程的各种因素相互作用，引起炎症的级联反应，当超过机体的抗炎能力时，炎症逐级扩大，并向全身扩展，造成多器官炎性损伤和功能障碍。

整合小提示

结合生理知识解释通常情况下胰腺分泌的消化酶为什么不会消化胰腺自身？

【病理】

本病可分为急性水肿型和急性出血坏死型两类。急性水肿型较多见，大体上胰腺肿大，被膜紧张，镜下间质充血、水肿和炎症细胞浸润，可有局限性脂肪坏死。急性出血坏死型较少

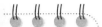

见，大体上表现为胰腺呈暗红色或暗紫色，分叶结构消失。坏死灶呈灰黑色，严重者胰腺可呈棕黑色并伴新鲜出血；胰腺及周围组织（如大网膜）可见散在黄白色斑点（脂肪酸钙）或脂肪坏死灶。镜下可见脂肪坏死和腺泡破坏，细胞结构不清，间质小血管壁也有坏死。坏死组织外周有少量炎症细胞浸润。

【临床表现】

急性胰腺炎的临床表现与其病因、病理类型和治疗是否及时等因素有关。多数患者为水肿型胰腺炎，有一定的自限性，预后较好；急性出血坏死型胰腺炎病情危重，进展速度快，死亡率高。临床上，在没有病理依据的情况下，常难以将水肿型与出血坏死型胰腺炎截然分开。因此，往往根据临床表现有无器官衰竭、并发症等情况，将急性胰腺炎分为轻症、中度重症和重症三种。若患者不伴有器官功能障碍及局部或全身并发症，为轻症急性胰腺炎（mild acute pancreatitis，MAP），常在 1 ~ 2 周内恢复，病死率低。若伴有一过性（≤48 h）器官功能障碍和（或）局部并发症，则为中度重症急性胰腺炎（moderately severe acute pancreatitis，MSAP），早期病死率低，如坏死组织合并感染，则病死率增高。若患者伴有持续性（>48 h）器官功能障碍，则为重症急性胰腺炎（severe acute pancreatitis，SAP），病死率高。胰腺炎可并发一个或多个器官功能障碍，以呼吸功能、肾功能损害常见。

（一）症状

1. 腹痛　腹痛为本病的首发症状和主要表现。①发作：腹痛突然发作，可在 30 min 内达到高峰，常与大量饮酒或暴饮暴食有关。②部位：多位于左上腹，甚至全腹，部分患者疼痛向腰背部呈束带状放射。③性质：呈钝痛、钻痛、绞痛或刀割样痛。④程度：剧烈而持久，常难以耐受，可有阵发性加剧，进食后疼痛加重，一般胃肠解痉药无效，弯腰抱膝或前倾位可减轻疼痛。⑤发生机制：与炎性渗出和胰液对胰腺包膜、腹膜及腹膜后组织的刺激，病变累及肠道引起肠胀气、肠麻痹，以及原有的胆囊炎、胆石症等因素有关。⑥持续时间：轻症患者腹痛 3 ~ 5 d 可缓解，重症患者疼痛持续时间较长。

2. 恶心、呕吐与腹胀　多数患者早期即可出现频繁的恶心、呕吐，呕吐物为胃内容物，重者可含有胆汁或咖啡渣样液体，呕吐后腹痛不减轻。呕吐多伴有腹胀，如伴发麻痹性肠梗阻，腹胀更明显。

3. 发热　患者可有中度以上发热，一般持续 3 ~ 5 d，部分轻症患者可不发热。发热系胰腺炎症或坏死产物进入血液循环，作用于体温调节中枢引起。若发热持续 1 周以上并伴有白细胞升高，应考虑胆道感染、胰腺脓肿等继发感染。

4. 低血压或休克　重症患者多见。表现为烦躁不安、脉搏加快、血压下降、皮肤湿冷、面色苍白等，常在起病后数小时发生。低血压或休克提示胰腺有大片坏死，病情严重，其发生机制与有效循环血量不足、胰腺坏死释放心肌抑制因子、并发感染、消化道出血等因素有关。

5. 水、电解质代谢紊乱及酸碱失衡　多有程度不等的脱水，呕吐频繁者可有代谢性碱中毒。重症患者常有明显的脱水和代谢性酸中毒，伴低钾、低镁、低钙血症，部分患者可有血糖升高。血钙降低系由大量脂肪组织坏死，分解出的脂肪酸与钙结合成脂肪酸钙以及刺激甲状腺分泌降钙素所致。血钙<1.75 mmol/L，且持续数日，多提示预后不良。

（二）体征

1. 轻症急性胰腺炎　腹部体征较轻，呈不剧烈的上腹部深压痛，无腹肌紧张与反跳痛，可有腹胀和肠鸣音减弱。

2. 重症急性胰腺炎　患者表情痛苦，脉搏增快，呼吸急促，血压降低，呈局限性腹膜炎或全腹腹膜炎表现，出现左上腹或全腹腹肌紧张、压痛和反跳痛。伴麻痹性肠梗阻者听诊肠鸣音减弱或消失。可有移动性浊音，腹水多呈血性。少数患者由于胰酶及坏死组织液沿腹膜后间隙渗入腹壁下，使腹部两侧皮肤呈灰紫色，称 Grey-Turner 征，脐周皮肤呈青紫色，称为卡伦（Cullen）征。胰腺脓肿和（或）囊肿形成时，上腹部可触及肿块。如胰头水肿压迫胆总管，可出现黄疸。低血钙时，可有手足抽搐。

（三）并发症

1. 局部并发症　局部并发症主要与胰腺和胰周液体积聚、组织坏死有关，包括早期（发病时间≤4 周）的急性胰周液体积聚、急性坏死物积聚，以及后期（发病时间＞4 周）的胰腺假性囊肿、包裹性坏死。上述每种并发症又可分为无菌性和感染性两种类型。

2. 全身并发症　全身并发症包括脓毒症、急性呼吸窘迫综合征、急性肾衰竭、心力衰竭、消化道出血、胰性脑病、高血糖、多器官功能衰竭、腹腔高压及腹腔间室综合征等，常危及生命，死亡率高。

【辅助检查】

1. 淀粉酶　淀粉酶是诊断急性胰腺炎的重要标志物。血清淀粉酶于发病后 2～12 h 开始升高，48 h 开始下降，持续 3～5 d。淀粉酶升高的程度与胰腺炎病情的严重程度无关。尿淀粉酶一般在发病后 12～24 h 开始升高，下降较慢，持续 1～2 周。

2. 血清脂肪酶　血清脂肪酶起病后 24～72 h 开始升高，持续 7～10 d，其升高的程度与胰腺炎病情的严重程度无关，敏感性和特异性略优于淀粉酶。

3. 血常规和血生化检查　多数患者白细胞计数增多，可出现中性粒细胞核左移。C 反应蛋白是评估疾病严重性的重要指标，＞150 mg/L 提示病情严重。空腹血糖＞11.2 mmol/L 和（或）血钙＜2 mmol/L，提示胰腺坏死严重。

4. 影像学检查　腹部 B 超检查是急性胰腺炎的常规初筛方法，一般在入院 24 h 内进行，有助于探测胰腺、胆囊和胆管情况。腹部 CT 检查对急性胰腺炎的诊断和鉴别诊断、病情严重程度的评估、有无胸腔积液及腹水等具有重要价值。MRI 检查适用于碘造影剂过敏、肾功能不全、年轻或妊娠患者。磁共振胰胆管成像（MRCP）或超声内镜检查术（EUS）有助于发现隐匿性胆道系统结石。

【诊断要点】

一般具备下列 3 条中的任意 2 条可以确诊：①急性、持续中上腹疼痛；②血淀粉酶或脂肪酶大于正常值上限的 3 倍；③急性胰腺炎典型的影像学改变。

【治疗要点】

急性胰腺炎特别是重症急性胰腺炎应采用多学科综合治疗（MDT）模式。研究表明，急性胰腺炎即使是重症急性胰腺炎，也应尽可能采用内科及微创治疗，因手术创伤可加重全身炎症反应，增加死亡率。治疗原则为减轻腹痛、控制炎症、寻找并去除病因。

（一）内科治疗

1. 液体治疗　起病后 12～24 h 是液体复苏的黄金时期，既能改善组织灌注、纠正组织缺氧，又可维持血容量及水、电解质平衡，应在诊断后立即进行。液体治疗首选乳酸林格液、生理盐水等晶体液。液体复苏遵循个体化、精准化、限制性原则。无脱水的患者给予适当的输液。早期休克或伴有脱水的胰腺炎患者，可行短时间快速液体复苏，但也要预防液体超载。重症胰腺炎因胰周组织液渗出严重，可导致蛋白质丢失，注意补充白蛋白。

2. 镇痛　疼痛剧烈的患者应在入院 24 h 内接受镇痛治疗。阿片类镇痛药（包括吗啡）和非阿片类镇痛药均可选择。有研究显示，对于非气管插管患者，盐酸氢吗啡酮的镇痛效果优于吗啡和芬太尼。

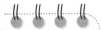

　　3. 营养支持　早期肠内营养有助于保护肠黏膜屏障，防止肠道内细菌移位引起胰腺坏死合并感染。因此，在胃肠功能可耐受的情况下，应尽快经口进食（通常在 24 h 内），而非禁食。若不能耐受，应在入院后 72 h 内尽早开始肠内营养，以防止肠衰竭和感染性并发症。尽量避免全胃肠外营养。肠内营养可通过鼻胃管给予。当患者存在胃排空延迟或幽门梗阻时，可通过鼻空肠管给予。重症胰腺炎需根据腹内压和肠功能决定患者的营养支持方法。如腹内压较低，可通过鼻空肠管或鼻胃管开始肠内营养，若患者腹内压＞20 mmHg、出血、腹腔间室综合征或肠功能衰竭，应给予肠外营养。

　　4. 抗菌药物　一般无须常规预防性使用抗生素预防感染。因胰腺感染细菌多来自肠道，可采用导泻、尽早恢复肠内营养等预防感染。当怀疑或确诊感染时，可经验性使用对肠道移位细菌敏感且对胰腺有较好渗透性的广谱抗生素，如第三代头孢菌素、哌拉西林／他唑巴坦、喹诺酮类和碳青霉烯类等药物，并尽快根据细菌培养和药物敏感试验结果调整抗菌药物。

　　5. 减少胰液分泌，抑制胰酶活性

　　（1）禁食：起病后短期禁食，理论上可降低胰液分泌，减少胰酶对胰腺的自身消化。但急性胰腺炎时，腺泡细胞广泛损伤，通过禁食抑制胰液分泌的效果有限。

　　（2）生长抑素及其类似物（奥曲肽）：不仅可抑制胰液分泌，还有助于控制胰腺及全身炎症反应。质子泵抑制药可通过抑制胃酸分泌而间接抑制胰腺分泌，还可预防应激性溃疡。蛋白酶抑制剂（乌司他丁、加贝酯）能够抑制胰酶活性，还可稳定溶酶体膜，改善胰腺微循环，减少并发症。尽管上述药物现阶段尚缺乏高质量的临床证据，目前仍主张早期、足量应用。生长抑素剂量为 250 ~ 500 μg/h，奥曲肽为 25 ~ 50 μg/h，持续静脉滴注，疗程 3 ~ 7 d。

　　6. 重症监护　器官衰竭超过 48 h 的患者需要转入 ICU。短暂性器官衰竭的患者无须转入，但需要密切监测病情变化。

　　7. 高甘油三酯血症性急性胰腺炎　除常规治疗外，应尽快降低血清甘油三酯水平至5.65 mmol/L 以下，方法包括口服降血脂药、小剂量低分子量肝素联合胰岛素、血脂吸附和（或）血浆置换等。

　　（二）急诊内镜逆行胰胆管造影术（ERCP）或十二指肠乳头括约肌切开术（EST）

　　对伴有急性胆管炎或胆道梗阻的急性胰腺炎患者，应在入院 24 h 内行急诊 ERCP 或 EST，可去除胆石梗阻，实现胆道紧急减压、引流。

　　（三）外科治疗

　　腹腔间室综合征、急性持续性出血血管介入治疗不成功、肠缺血或急性坏死性胆囊炎、肠瘘导致胰周积液等可择期手术治疗，并尽量选择微创手术。对于伴有胆囊结石的轻症胆源性胰腺炎患者，应在当次住院期间行腹腔镜胆囊切除术。伴有胰周积液的重症急性胆源性胰腺炎，应推迟 6 周后再行手术。

　　（四）中医中药治疗

　　单味中药如大黄、芒硝，复方制剂如清胰汤、大承气汤等有助于促进患者胃肠道功能恢复，减轻腹痛、腹胀症状，可选择使用。

【护理】

（一）护理评估

1. 病史 评估患者有无胆道疾病、高脂血症、高钙血症、胰胆手术等病史；发病前是否服用噻嗪类利尿药、糖皮质激素等药物，有无大量饮酒、暴饮暴食史。有无胰腺疾病家族史。

2. 心理社会评估 评估患者目前的心理状态，有无紧张、焦虑、恐惧等心理反应；患者及家属对疾病相关知识的了解程度；家庭和社会对患者的支持情况。

3. 身体评估 评估患者疼痛的部位、性质、持续时间、伴随的症状；腹部有无压痛、反跳痛、肌紧张，有无 Grey-Turner 征或卡伦征，肠鸣音是否正常等；目前生命体征、一般情况和营养状态等；有无全身及局部并发症发生的征象。

4. 辅助检查评估 重点评估患者淀粉酶、脂肪酶的水平和变化情况，白细胞、C 反应蛋白、血糖、血钙等血生化指标的变化情况，B 超、CT 等影像学检查结果。通过以上内容动态评估患者的病情变化，为对患者进行整体护理提供依据。

（二）常见护理诊断 / 问题

1. 急性疼痛：腹痛 与胰腺及周围组织炎症、水肿或出血、坏死有关。

2. 潜在并发症：低血容量性休克、急性呼吸窘迫综合征等。

3. 营养失调：低于机体需要量 与呕吐、禁食和大量消耗有关。

4. 体温过高 与胰腺组织坏死、继发感染等有关。

（三）护理目标

（1）患者疼痛缓解或消失。

（2）患者未发生低血容量性休克等并发症或并发症得到及时处理。

（3）患者营养状况改善，体重得以维持。

（4）及时发现并控制感染。

（四）护理措施

1. 急性疼痛：腹痛 与胰腺及周围组织炎症、水肿或出血、坏死有关。

（1）休息与体位：绝对卧床休息，促进组织修复；协助患者采取屈膝半卧位、弯腰前倾卧位等体位以减轻疼痛；因剧痛辗转不安者，要防止坠床，保证安全。

（2）药物止痛：遵医嘱给予解痉药及镇痛药，如山莨菪碱（654-2）、哌替啶，并观察止痛效果及药物的不良反应（如抑制胃肠蠕动、眩晕、出汗、口干及心动过速）。

（3）心理护理：向患者及家属解释引起疼痛的原因，安慰患者，帮助其减少或去除腹痛加剧的因素，指导并协助患者采取松弛疗法、分散注意力等非药物止痛方法，使其保持情绪稳定，积极配合治疗和护理。

2. 潜在并发症：低血容量性休克、急性呼吸窘迫综合征。

（1）病情观察：严密监测生命体征的变化，尤其注意有无皮肤及黏膜苍白、神志改变、脉搏细速、血压下降、尿量减少等低血容量的表现。观察患者皮肤及黏膜的色泽与弹性，判断有无失水及程度。准确记录 24 h 出入量，必要时监测中心静脉压及每小时尿量。观察血、尿淀粉酶的动态变化。当患者心率≥100 次 / 分、收缩压≤90 mmHg、脉压≤20 mmHg 时，多提示血容量不足和休克；呼吸频率≥30 次 / 分，需警惕 ARDS 的发生。

（2）静脉补液：迅速建立静脉通道，遵医嘱输入液体及电解质，维持循环稳定，改善微循环。注意根据患者的脱水程度、年龄和心肺功能调节输液速度。

3. 营养失调：低于机体需要量 与呕吐、禁食和大量消耗有关。

（1）饮食指导：遵医嘱指导患者饮食。如患者能耐受经口进食，给予低脂软食，避免刺激性强、产气多及高脂肪的食物。

（2）肠内营养的护理：鼻空肠管或鼻胃管需用胶布固定好，做好标识，防止脱管。注意营养液输注速度、输注量，温度以37～40℃为宜。保持管道通畅，定时用生理盐水或温水冲洗管道，管饲前后需冲洗管道，持续输注时每4h冲洗管道1次。观察患者有无恶心、呕吐、腹痛、腹胀等胃肠道症状。防止感染、误吸等并发症的发生。

4. 体温过高　与胰腺组织坏死、继发感染等有关。

密切观察患者体温变化，若高热伴持续疼痛，应考虑可能并发感染，遵医嘱使用敏感抗生素。给予患者物理降温，必要时药物降温。

（五）护理评价

（1）患者疼痛缓解或消失。

（2）患者未发生低血容量性休克，或发生后得到及时处理。

（3）患者营养状况得到改善，体重维持在正常水平。

（4）患者未发生感染，或感染后得到及时处理。

【健康教育及预后】

1. 疾病预防知识　向患者及家属宣教本病的病因，指导患者合理饮食，平日进食低脂、高蛋白质、易消化食物，戒酒，避免暴饮暴食。有胆道疾病者，应积极治疗，剧烈疼痛发作时应立即急诊就诊。高脂血症患者通过低脂饮食和减重后若血脂控制仍不佳，需口服调血脂药。

2. 定期复查　遵医嘱定期复查，如出现胰腺脓肿、假性囊肿等并发症，应及时处理。

3. 预后　轻症急性胰腺炎预后良好，多在1周内恢复，不留后遗症。重症急性胰腺炎病情重而凶险，预后差，病死率高，幸存者可遗留不同程度的胰腺功能不全，部分患者远期可发生慢性胰腺炎和糖尿病。

随堂测 4-9

小　结

急性胰腺炎是多种病因导致胰酶在胰腺内被激活，引起胰腺组织自身消化、水肿、出血甚至坏死的炎症性疾病。常见病因包括胆道疾病、高甘油三酯血症、酗酒和暴饮暴食等。主要表现为急性上腹痛，部分患者向背部放射，同时伴有恶心、呕吐、发热，甚至低血压、休克。重症患者可有肠鸣音减弱或消失、腹膜炎等体征。淀粉酶和脂肪酶是诊断的重要标志物。治疗原则为减轻腹痛、控制炎症、寻找并去除病因。主要治疗措施包括液体治疗、镇痛、营养支持、病情监测、减少胰腺分泌、抗感染、内镜和外科治疗等。护理重点为病情观察、疼痛护理、饮食指导、预防并协助处理并发症。

（王笑蕾）

第十一节 肠结核和结核性腹膜炎

导学目标

通过本节内容的学习，学生应能够：

◆ **基本目标**

1. 说出肠结核和结核性腹膜炎的病因。

2. 区别肠结核和结核性腹膜炎的临床表现、辅助检查和治疗要点。

3. 实施对肠结核和结核性腹膜炎患者的护理、健康教育。

◆ **发展目标**

深入了解结核分枝杆菌及其可能导致的机体病变。

◆ **思政目标**

认识到传染病预防和健康管理的重要性，树立护卫公共卫生健康的职业信念。

一、肠结核

肠结核（intestinal tuberculosis）是结核分枝杆菌侵犯肠道引起的慢性特异性感染，临床以腹痛、腹部肿块、排便习惯改变及全身中毒症状为主要表现。该病是临床上较为常见的肺外结核病，绝大多数继发于肺结核；少数无肠外结核病灶者也可发病，称为原发性肠结核。近年来，由于免疫抑制药的广泛使用、人类免疫缺陷病毒感染率的增高等原因，本病发病率有所提高。本病一般见于中青年人，女性稍多于男性，男女发病比例约为 1.85∶1。

【**病因和发病机制**】

90% 以上的肠结核由人型结核分枝杆菌引起，感染途径多为经口感染，即开放性肺结核或喉结核患者因吞咽含结核分枝杆菌的痰液而致病，或经常与开放性肺结核患者共餐而忽视餐具消毒等被感染。此外，少数患者可因饮用未经消毒的带菌牛奶和乳制品而发生牛型结核分枝杆菌肠结核；还有部分患者也可由血行播散型肺结核引起；或由腹（盆）腔内结核病灶直接蔓延侵犯肠壁引起。

肠结核的发病是人体与结核分枝杆菌相互作用的结果，当结核分枝杆菌数量多、毒力大，而机体免疫功能低下或肠功能紊乱造成局部抵抗力减弱时，则引起发病。结核分枝杆菌为抗酸菌，进入肠道后主要在回盲部引起病变。这与含结核分枝杆菌的肠内容物在回盲部停留时间长而增加感染的机会，以及回盲部有丰富的淋巴组织，而结核分枝杆菌易侵犯淋巴组织有关。

【**病理**】

本病主要累及回盲部，也可累及结肠和直肠。根据人体对不同数量和毒力结核分枝杆菌的免疫力和过敏反应程度，肠结核的病理性质有不同的特点。

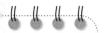

1. 溃疡型肠结核 溃疡型肠结核多见于细菌数量多、毒力大、人体过敏反应强时。肠壁集合淋巴组织和孤立淋巴滤泡最先受累,表现为充血、水肿,进一步发展为干酪样坏死,并形成边缘不规则、深浅不一的溃疡。可累及周围腹膜或邻近肠系膜淋巴结,引起局限性结核性腹膜炎或淋巴结结核。

2. 增生型肠结核 增生型肠结核多见于机体免疫状态较好时,感染较轻。病变多局限在回盲部,黏膜下及浆膜层有大量结核肉芽肿和纤维组织增生,使肠壁局限性增厚、僵硬,也可见瘤样肿块突入肠腔,以上病变均可使肠腔变窄,引起梗阻。

3. 混合型肠结核 混合型肠结核兼有以上两种病变。

【临床表现】

肠结核大多起病缓慢,病程较长。早期症状不明显。典型表现如下:

(一)症状

1. 腹痛 腹痛多位于右下腹或脐周,性质呈隐痛或钝痛,间歇发作,餐后加重,常伴有腹胀、肠鸣音亢进等,排便或肛门排气后可有不同程度的缓解。这与进餐引起胃肠反射或肠内容物通过病变肠段引起局部肠痉挛或加重肠梗阻有关。当并发肠梗阻时,可出现腹部绞痛,并伴腹胀、肠鸣音亢进、肠形与蠕动波。

2. 排便习惯改变 排便习惯改变是本病肠功能紊乱的一种表现。溃疡型肠结核主要表现为腹泻,每日排便 2～4 次,粪便呈糊状或稀水状,一般不含黏液、脓血,不伴里急后重;若病变严重而广泛,腹泻次数可达每日 10 余次,粪便可有少量黏液、脓液。此外,可间有便秘,粪便呈羊粪状,隔数日再有腹泻。这种腹泻与便秘交替是由于肠结核引起胃肠功能紊乱所致。增生型肠结核多以便秘为主要表现。

3. 全身症状 溃疡型肠结核常有不规则低热、盗汗、消瘦、乏力、贫血等结核毒血症症状,如同时有活动性肠外结核,也可呈弛张热或稽留热。增生型肠结核患者一般全身状况较好,无明显结核毒血症症状。

4. 肠外结核表现 溃疡型肠结核可同时存在肺结核、结核性腹膜炎的相关表现,特别是肺结核的临床表现,增生型肠结核一般无肠外结核。

(二)体征

1. 腹部肿块 腹部肿块是增生型肠结核的主要体征,肿块常位于右下腹,质地为中等硬度,固定,伴有轻、中度压痛。若溃疡型肠结核并发局限性腹膜炎、局部病变肠管与周围组织粘连、或同时有肠系膜淋巴结结核时,也可出现腹部肿块。

2. 全身状况 患者可呈慢性病容、消瘦、苍白。

(三)并发症

本病并发症见于晚期患者,以肠梗阻、结核性腹膜炎多见,腹腔脓肿、肠出血少见。慢性穿孔可有瘘管形成,偶见急性肠穿孔。

【辅助检查】

1. 实验室检查 溃疡型肠结核患者可有不同程度的贫血,白细胞计数正常或偏高。红细胞沉降率多明显增快,可作为估计结核病活动程度的指标之一。结核菌素试验呈强阳性有助于诊断。溃疡型肠结核患者的粪便多为糊样,一般无肉眼黏液和脓血,镜下可见少量脓细胞与红细胞。

2. X 线钡剂灌肠检查 X 线钡剂灌肠检查对肠结核具有重要的诊断价值。溃疡型肠结核,钡剂在病变肠段呈激惹征象,排空快,充盈不佳,在病变的上、下肠段则钡剂充盈良好,称为 X 线钡影跳跃征象。增生型肠结核可见充盈缺损、肠壁僵硬、肠腔狭窄及近端扩张、回肠和盲肠的正常角度消失等。

3. 纤维结肠镜检查 纤维结肠镜检查为本病诊断的可靠依据，可直接观察全结肠、盲肠及回盲部的病变，确定病变范围及性质，并做活组织病理检查，如果活检找到干酪样坏死性肉芽肿或结核分枝杆菌，则可以确诊。

【诊断要点】

如有下列各点，应考虑本病：①青壮年患者有肠外结核，特别是肺结核。②临床表现有腹痛、腹泻、右下腹压痛、腹部肿块、原因不明的肠梗阻，伴有发热、盗汗等结核毒血症症状。③X线钡餐检查、结肠镜检查及活检有肠结核征象。④结核菌素试验强阳性。对疑似病例，试行抗结核治疗2～6周，症状改善者临床可以诊断。⑤如病理活检发现干酪样肉芽肿，具有确诊意义，找到抗酸杆菌有助于诊断。

【治疗要点】

肠结核治疗目的是消除症状、改善全身情况、促进病灶愈合及防治并发症。由于肠结核早期病变可逆，故强调早期治疗。如果至后期，即使给予合理、规范的抗结核药治疗，尚难以完全避免并发症的发生。

1. 一般治疗 休息与充足的营养可增强患者的抵抗力，是治疗的基础。

2. 抗结核化学药物治疗 抗结核化学药物治疗是治疗的关键，抗结核化学药物的选择、用法、疗程详见第二章第七节肺结核。

3. 对症治疗 腹痛可用颠茄、阿托品等抗胆碱能药物；严重腹泻或摄入不足者应注意纠正水、电解质代谢紊乱和酸碱失衡；不完全性肠梗阻者应行胃肠减压，以缓解梗阻近端肠道的膨胀与潴留症状，解除梗阻。

4. 手术治疗 当并发完全性肠梗阻、急性肠穿孔，或部分性肠梗阻、慢性肠穿孔瘘管形成经内科治疗无效，或肠道大出血经积极抢救不能有效止血时，均需手术治疗。诊断困难者有时也需剖腹探查。

【主要护理诊断／问题】

1. 疼痛：腹痛 与肠壁受到结核分枝杆菌侵袭或并发肠梗阻有关。
2. 腹泻 与溃疡型肠结核所致肠功能紊乱有关。
3. 营养失调：低于机体需要量 与结核分枝杆菌毒性作用、消化吸收功能障碍有关。

【主要护理措施】

1. 休息 合理的休息与营养应作为治疗结核病的基础。当活动性肠结核伴有急性渗出、溃疡形成时，应强调卧床休息，减少热量消耗，改善营养，增强机体的抗病能力。活动性肠结核待患者病情稳定后，强调早期进行腹部按摩、理疗以促进肠管蠕动，避免肠管粘连，预防肠梗阻的发生。

2. 饮食护理 护理人员应向患者及家属说明营养的重要性，由于肠结核是一种慢性消耗性疾病，故应多摄入高热量、高蛋白质、富含维生素、易消化的食物。腹泻患者应少食易发酵的食物，如豆制品及牛奶。宜食新鲜蔬菜、水果。近年来研究证明，吸烟会使抗结核药的血浓度降低，对治疗肺结核不利，饮酒能增加抗结核药对肝的毒性作用，导致药物性肝炎，故患者应戒烟、禁酒。

3. 病情观察 观察患者体温及有无贫血、腹痛的变化，警惕有无肠梗阻。每周测量患者的体重、血清清蛋白，以了解营养状况。

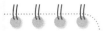

4. 心理护理　向患者讲解有关结核病的知识，注意患者心理状况的评估，说明坚持治疗是可治愈的，鼓励患者积极配合治疗。

5. 药物护理　向患者及家属讲解抗结核药的作用和不良反应，强调早期、联合、适量、规律、全程用药的重要性，督促患者按医嘱服药，密切观察药物的不良反应。对应用糖皮质激素治疗的患者，需定期检查血压、血糖及粪便隐血。

6. 消毒隔离　患者用过的餐具与用品应定期消毒处理，对开放性肺结核患者，应采取隔离措施。

【健康教育】

1. 加强患者及家属的肠结核治疗知识教育　患者应保证充足的休息与营养，生活规律，劳逸结合，保持良好的心态。向患者及家属说明坚持规则与全程治疗结核病的重要性，告诉家属督促患者一定要按时、按剂量服用药物，不可自行间断用药或停药。帮助患者及家属制订一个切实可行的用药计划，将每日服药纳入日常生活中，以避免漏服。同时指导患者学会自我监测抗结核药的作用和不良反应，如有异常，及时复诊。定时门诊复查血常规、肝功能等，不适随诊。

2. 疾病预防　肠结核的良好预后取决于早期诊断与及时、正规治疗。肠结核的预防重点应在肠外结核，特别是肺结核的早期诊断与积极治疗，使痰菌尽快转阴。要加强有关结核病的卫生宣传教育，对于开放性肺结核患者，应教育不要吞服痰液。教育群众应注意饮食卫生，如牛奶应消毒后饮用，提倡使用公筷分餐。儿童应按时接种卡介苗，接种后可增加免疫力，卡介苗不能降低肺结核的发病率，但可以减轻发病后结核分枝杆菌所造成的损害，提高自愈的可能，同时卡介苗也能显著减少肺外结核的发病率。

二、结核性腹膜炎

结核性腹膜炎（tuberculous peritonitis）是由结核分枝杆菌引起的慢性、弥漫性腹膜感染，临床表现因病理类型及机体反应性的不同而异，主要有发热、腹痛、腹胀、腹水等。本病可见于任何年龄，以中、青年多见，女性多于男性，发病比例约为2∶1。

【病因和发病机制】

本病是由结核分枝杆菌感染腹膜引起，主要继发于体内其他部位结核病。大多数结核性腹膜炎由腹腔脏器如肠系膜淋巴结结核、肠结核、输卵管结核等活动性结核病灶直接蔓延侵及腹膜引起。少数病例可由淋巴、血行播散引起，原发病灶多为粟粒性肺结核，活动性关节、骨、睾丸结核等。

【病理】

本病有渗出型、粘连型和干酪型3种基本病理类型，可混合存在，以前两型多见。①渗出型：腹膜充血、水肿，表面有纤维蛋白渗出物。腹水中等量以下，呈草黄色或淡血性。②粘连型：大量纤维组织增生和蛋白沉积，使腹膜、肠系膜明显增厚；肠袢相互粘连，易发生肠梗阻。③干酪型：是本病的重型，并发症常见，多由前两型演变而来。以干酪样坏死病变为主，易形成结核性脓肿，病灶可向肠管、腹腔或阴道穿破，形成窦道或瘘管。

【临床表现】

本病的临床表现因原发病灶、感染途径、机体反应及病理类型不同而异。多数起病缓慢，少数起病急骤，以急性腹痛、高热为主要表现。极少数患者起病隐匿，无明显症状。

（一）症状

1. 全身结核毒血症症状　主要表现为发热和盗汗，以低热或中热多见，约 1/3 患者有弛张热，少数可呈稽留热。高热伴有明显的毒血症，多见于渗出型、干酪型或伴粟粒性肺结核、干酪样肺炎等严重结核病者。后期有消瘦、水肿、贫血、舌炎、口角炎、维生素 A 缺乏症等营养不良表现。

2. 腹痛　腹痛早期不明显。疼痛多位于脐周、下腹部或全腹，呈持续性隐痛或钝痛，与腹膜炎症及伴有活动性肠结核、肠系膜淋巴结结核或盆腔结核有关。若出现阵发性腹痛，应考虑并发不完全性肠梗阻。偶有表现为急腹症者，可由肠系膜淋巴结结核、腹腔内有结核干酪坏死病灶破溃或肠结核急性穿孔引起。

3. 腹泻　腹泻常见，排便次数因病变严重程度和范围不同而异，一般每日 3~4 次，粪便多呈糊状，一般不含脓血，不伴里急后重。腹泻主要由腹膜炎引起肠功能紊乱所致，还与溃疡型肠结核导致吸收不良、不完全性肠梗阻，以及干酪样坏死病变引起的肠管内瘘等有关。有时表现为腹泻与便秘交替。

4. 腹胀　多数患者表现为不同程度的腹胀，多由结核性毒血症或腹膜炎伴有肠功能紊乱引起，也可与腹水或肠梗阻有关。

（二）体征

1. 腹部压痛　多数患者有局部或全腹部轻度压痛；少数压痛严重，且有反跳痛，常见于干酪型结核性腹膜炎。

2. 腹壁揉面感　腹壁揉面感是腹膜遭受轻度刺激或因慢性炎症而增厚、腹壁紧张度增加、腹壁与腹内脏器粘连所致，腹壁触之似揉面团一样，故又称揉面感，是结核性腹膜炎的常见体征。

3. 腹部肿块　粘连型或干酪型结核性腹膜炎可在脐周触及腹部肿块。肿块多由增厚的大网膜、肿大的肠系膜淋巴结、粘连成团的肠管或干酪坏死脓性物积聚构成，大小不一，边缘不整，表面不平，有时呈结节感，活动度小，可伴压痛。

4. 腹水　少量至中等量腹水多见，腹水量超过 1000 ml 时可出现移动性浊音。

（三）并发症

本病的并发症以肠梗阻多见，常发生在粘连型；肠瘘一般多见于干酪型，往往同时有腹腔脓肿形成，也可发生急性肠穿孔。

【辅助检查】

1. 血液检查　部分患者可有轻至中度贫血，多为正细胞正色素性贫血。白细胞计数多正常，腹腔结核病灶急性扩散或干酪型结核性腹膜炎患者白细胞计数可增高。红细胞沉降率增快可作为活动性病变的指标。

2. 结核菌素试验及 γ 干扰素释放试验　试验呈阳性对诊断本病有意义，但一些重症患者可呈阴性。

3. 腹水检查　腹水检查多作为常规检查，目的是排除癌性腹水。腹水多为草黄色渗出液，静置后可自然凝固，少数为淡血色或混浊。比重一般超过 1.018，蛋白质含量在 30 g/L 以上，白细胞计数超过 $500×10^6$/L，以淋巴细胞或单核细胞为主。当患者有低蛋白血症或合并肝硬化时，腹水蛋白含量减少，性质可接近漏出液。如果腹水葡萄糖<3.4 mmol/L、pH<7.35，提示细菌感染；若腹水腺苷脱氨酶活性增高，可能是结核性腹膜炎。腹水普通细菌培养结果应为阴性，结核分枝杆菌培养阳性率低，大量腹水浓缩后培养或进行动物接种则阳性率明显增高。腹水中腺苷脱氨酶（ADA）活性常增高，但需排除恶性肿瘤。

4. 影像学检查　腹部 X 线检查可见散在肠系膜淋巴结钙化影；胃肠 X 线钡餐检查可发现肠

粘连、肠结核、肠瘘等征象；腹部超声、CT、MRI 检查可见增厚的腹膜、腹水、腹腔内肿块及瘘管。

5. 腹腔镜检查　腹腔镜检查适用于腹水较多、诊断困难者。镜下可窥见腹膜、网膜、内脏表面表现，病理活检有确诊价值。腹膜有广泛粘连者属于禁忌证。

【诊断要点】

本病的主要诊断依据是：①中青年患者，有结核病病史，伴有其他器官结核病证据；②不明原因发热达 2 周以上，伴有腹痛、腹胀、腹水、腹壁揉面感或腹部包块；③腹腔穿刺有渗出性腹水，普通菌培养结果阴性；④结核菌素试验呈强阳性；⑤胃肠 X 线钡餐检查发现肠粘连等征象。

典型病例可做出临床诊断。给予抗结核治疗 2 ~ 4 周有效，可确诊。不典型病例可行腹腔镜检查并作活检。

【治疗要点】

本病的治疗关键是早期给予规则、全程抗结核化学药物治疗，以达到早日康复、避免复发和防止并发症的目的。

1. 一般治疗　合理的休息与营养应作为治疗结核病的基础。发热期间应卧床休息，加强营养，增强抗病能力。

2. 抗结核化学药物治疗　肺结核治疗的原则适用于结核性腹膜炎的治疗。抗结核化学药物的选择、用法、疗程详见第二章第七节肺结核。结核性腹膜炎的治疗通常采用至少两种以上药物联合方案。在治疗前最好能对所分离的结核分枝杆菌进行药物敏感试验，可进一步提高疗效。

3. 腹腔穿刺　大量腹水者，遵医嘱配合医师做腹腔穿刺放腹水，以减轻症状。

4. 手术治疗　手术治疗适用于严重并发症，如肠梗阻、肠穿孔、肠瘘，经内科治疗无效者；诊断困难需剖腹探查者。

【主要护理措施】

1. 休息　嘱患者尽量卧床休息，减少活动，以降低代谢率，并向患者及家属说明卧床休息的重要性。患者若有发热、盗汗，护理人员应予以勤换内衣、内裤、床单、被罩，使患者皮肤清洁及舒适感增加。

2. 饮食护理　给予高蛋白、高热量、富含维生素、易消化饮食，如新鲜蔬菜、水果、鲜奶及蛋黄，以保证患者的营养。腹泻明显的患者应少食乳制品以及富含脂肪和粗纤维的食物，以免加快肠蠕动。营养不良、消瘦的患者适当使用脂肪乳剂和氨基酸静脉内高营养治疗以增加机体能量，注意纠正水和电解质失衡。

3. 密切观察病情　定时测量体温，注意腹痛、腹胀变化情况。突发急性腹痛应考虑腹腔内结核病灶破溃或穿孔的可能，应及时报告医师。

4. 慢性腹痛及腹水的护理　腹痛可用热敷、艾灸足三里或遵医嘱肌内注射阿托品以缓解腹痛。如采用腹腔穿刺，则操作前应向患者解释其意义及过程，以取得患者的配合。对腹水型患者，如有大量腹水，可适当放腹水以减轻症状，在放腹水后，于腹腔内注入链霉素、醋酸可的松等药物，每周 1 次，可以加速腹水吸收并减少粘连。

5. 心理护理　本病抗结核治疗效果缓慢，病程较长，患者往往因发热、腹痛等症状反复出现而产生焦虑。护理人员应鼓励患者倾诉内心想法，并认真说明疾病治疗和护理知识及疾病预后等，使患者保持平静心态，积极配合治疗。

6. 用药护理 嘱患者遵医嘱按时服药，并向患者及家属讲解抗结核药的作用和副作用。护理人员应定期检查患者的听力及了解肝、肾功能，如发现问题，及时向医师报告。若伴有腹腔内混合其他细菌感染时，遵医嘱准确给予抗生素并观察其效果及不良反应。对应用糖皮质激素治疗的患者，需交代饭后服用，观察用药后有无胃肠道症状；需定期检查血压、血糖及粪便隐血。

【健康教育】

1. 出院指导 宣传结核病传播的相关知识。嘱患者适当锻炼身体，增强机体抵抗力。向患者及家属说明抗结核药治疗的知识，遵医嘱按时服药，不可自行停药，保证足够的剂量和疗程。定期复查。学会自我监测抗结核药的作用和不良反应，如有异常，及时复诊。保证休息与营养，尤其在结核病活动期，避免潮湿的居住条件，以阳光充足、空气新鲜的环境为宜。根据患者原发结核灶的不同，对患者及家属进行有关消毒、隔离、生活安排等方面的知识教育。

2. 疾病预防 早期诊断与积极治疗肺结核、肠结核、肠系膜淋巴结结核、输卵管结核等疾病，是预防本病的重要措施。

随堂测 4-10

小 结

肠结核和结核性腹膜炎均由结核分枝杆菌感染所致。前者是由于结核分枝杆菌侵犯肠道引起的慢性特异性感染，后者则是由结核分枝杆菌侵犯腹膜引起的慢性弥漫性腹膜感染。指导患者保证充足的休息与营养，生活规律，劳逸结合，保持良好的心态，以增强机体抵抗力。指导患者坚持抗结核治疗，保证足够的药物剂量和疗程。

（吴晨曦）

第十二节 上消化道出血

导学目标

通过本节内容的学习，学生应能够：

◆ **基本目标**

1. 说出上消化道出血的定义和临床表现。

2. 总结上消化道出血的病因、诊断和治疗要点。

3. 运用护理程序为上消化道出血患者制订护理计划。

◆ **发展目标**

综合运用上消化道出血的临床表现和护理评估知识，敏锐观察病情，及时发现患者再出血，具有配合医生处理大出血的应变能力。

◆ **思政目标**

具有科学严谨的工作态度和团队协作精神。

案例 4-4

某患者，男性，36 岁。因"突发急性呕血 1000 ml"急诊入院。身体评估：T 35.8℃，P 120 次 / 分，R 26 次 / 分，BP 80/50 mmHg。神志清楚，精神萎靡，面色苍白，皮肤湿冷。以"上消化道大量出血"收入院。患者曾于 2 年前在外院确诊为肝硬化。

请回答：

1. 护士如何配合医师抢救患者？
2. 对患者进行病情观察包含哪些方面？

上消化道出血（upper gastrointestinal hemorrhage）是指十二指肠悬韧带以上的消化道，包括食管、胃、十二指肠、胰腺、胆道以及胃空肠吻合术后的空肠病变等引起的出血。如果失血量在数小时内超过 1000 ml 或占循环血量的 20%，称为上消化道大量出血。患者主要表现为呕血和（或）黑便，常伴有急性周围循环衰竭，甚至引起低血容量性休克而危及生命，是临床常见的急症。急性大量出血的死亡率约为 10%，老年人、伴有严重疾病的患者死亡率可达25% ~ 30%。尽早识别出血征象，密切观察病情变化，及时、有效地治疗和护理，是抢救患者生命的重要环节。

【病因】

上消化道出血的病因很多，常见病因有消化性溃疡、食管 - 胃底静脉曲张破裂、急性糜烂出血性胃炎和上消化道肿瘤。根据病因，可将其分为急性非静脉曲张性出血和静脉曲张性出血两类。其中急性非静脉曲张性出血占上消化道出血的 80% ~ 90%。

（一）上消化道疾病

1. 食管疾病　食管贲门黏膜撕裂症，反流性食管炎，食管憩室炎，食管癌，异物、放射线、强酸、强碱等物理及化学因素造成的食管损伤等。

2. 胃及十二指肠疾病　消化性溃疡最常见，其他如胃癌、急性和慢性胃炎、胃黏膜脱垂、急性胃扩张、十二指肠炎等。

（二）门静脉高压引起食管 - 胃底静脉曲张破裂或门静脉高压性胃病

肝硬化最常见，其他如门静脉炎、门静脉血栓形成、邻近肿块压迫所致的门静脉阻塞等。

（三）上消化道邻近器官或组织疾病

1. 胆道疾病　胆管或胆囊结石、胆囊或胆管癌、胆道蛔虫病等。

2. 胰腺疾病　胰腺癌、胰腺脓肿破裂等。

3. 其他　纵隔肿瘤和主动脉瘤破入食管、胃或十二指肠等。

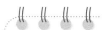

（四）全身性疾病

1. 血液病及血管性疾病　白血病、血小板减少性紫癜、过敏性紫癜、DIC 及血友病、遗传性出血性毛细血管扩张症等。

2. 应激性胃黏膜损伤　严重感染、休克、创伤、脑血管意外、重症心力衰竭等应激状态下产生的急性糜烂出血性胃炎、应激性溃疡等，统称为应激性胃黏膜损伤，可引起上消化道出血，甚至大出血。

3. 其他　尿毒症、流行性出血热、系统性红斑狼疮等。

（五）医源性因素

如服用非甾体抗炎药（NSAID）、抗血小板药（如阿司匹林），内镜下黏膜切除术或剥离术等。

【临床表现】

上消化道出血的表现主要取决于出血量、出血速度、出血部位及性质，还与患者的年龄及全身状态有关。

1. 呕血与黑便或便血　呕血与黑便或便血是上消化道出血的特征性表现。出血部位在幽门以上者，常有呕血伴黑便，但出血量小、出血速度慢者可仅有黑便；幽门以下出血者，多仅有黑便，若出血量大且速度快，血液反流入胃也可有呕血。呕血多呈咖啡渣样，是血液与胃酸作用形成正铁血红素所致；出血量大，血液与胃酸未充分混合，呕血可呈鲜红色或含凝血块。黑便黏稠发亮，呈柏油样，又称柏油便，是血红蛋白经肠内硫化物作用形成硫化铁所致。若出血量大，血液在肠内推进速度较快，粪便可呈暗红色或鲜红色。血便的患者可无呕血，但呕血多伴有血便。

2. 失血性周围循环衰竭　失血性周围循环衰竭的严重程度与出血量及出血速度有关。休克早期可有脉搏增快、脉压变小，血压可因机体的代偿功能正常或一过性偏高。当出现休克状态时，患者可表现为面色苍白、口唇发绀、呼吸急促、皮肤湿冷、体表静脉塌陷、烦躁不安或意识不清、脉搏细速、血压明显下降、尿量减少或无尿。

3. 氮质血症　上消化道大量出血后，肠道血液中的蛋白质消化产物被大量吸收，引起血尿素氮暂时升高，称为肠源性氮质血症。血尿素氮一般在大量出血后数小时开始上升，24～48 h 达高峰，3～4 d 后降至正常。若血尿素氮升高超过 3～4 d，血容量已纠正，且出血前肾功能正常，提示上消化道有继续出血或再次出血。

氮质血症也可以是肾前性或肾性的。大量出血导致循环血量减少，使肾血流量和肾小球滤过率减少而致氮质潴留，为肾前性因素。严重而持久的休克可造成急性肾损伤（肾小管坏死），或失血加重原有肾病而发生肾衰竭，是血尿素氮升高的肾性原因。

4. 发热　上消化道大量出血后，多数患者在 24 h 内出现低热，体温一般不超过 38.5℃，多在 3～5 d 后降为正常。发热机制可能与周围循环衰竭导致的体温调节中枢功能障碍有关。

5. 贫血及血象变化　急性失血早期血象常无变化。出血 3～4 h 后，由于组织液渗入血管，血液稀释，出现贫血，24～72 h 最明显。急性失血为正细胞正色素性贫血，慢性失血为小细胞低色素性贫血。因骨髓的代偿功能，出血后 24 h 内网织红细胞可增高，出血停止后逐渐恢复正常，若出血不止，则持续升高。白细胞计数可暂时升高，止血后 2～3 d 即恢复正常。出血伴脾功能亢进者，白细胞计数可不增高。

【辅助检查】

1. 实验室检查　血常规、网织红细胞、肝功能、肾功能、粪便隐血试验等检查，有助于评估出血量、监测病情、判断治疗效果和病因诊断。

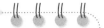

2. 内镜检查　胃镜检查为上消化道出血病因诊断的首选方法。对于急性非静脉曲张性上消化道出血，目前指南建议若无禁忌，在出血后 24 h 内进行内镜检查。疑似静脉曲张出血，应在出血后 12 h 内行内镜检查。内镜不仅可以明确病因，还可进行止血治疗。

3. 其他　内镜禁忌或检查阴性者，可根据病情选择腹部增强 CT、CT 血管成像、血管造影、X 线钡剂造影、胶囊内镜、小肠镜、放射性核素扫描等以明确病因。胶囊内镜对排除小肠病变引起的出血有特殊的价值。

【诊断要点】

（一）上消化道出血的确立

根据患者呕血、黑便、周围循环衰竭的临床表现以及血象变化，在排除其他部位出血的基础上，可确诊上消化道出血。

（二）判断病情危险程度

根据患者意识、气道、呼吸和循环等判断急性上消化道出血病情的危险程度，以进行分层救治。若患者存在活动性出血、循环衰竭、呼吸衰竭、意识障碍、误吸或 Blatchford 评分（Glasgow Blatchford Score，GBS）＞1 中任意一项，应考虑为危险性急性上消化道出血。

> **知识链接**
>
> ### （Blatchford 评分）GBS
>
> GBS 可以用于评估上消化道出血患者的病情严重程度，预测患者是否需要接受输血、内镜检查或手术治疗等干预措施，并可预测患者的死亡风险。其评分依据包括患者的收缩压、血尿素氮、血红蛋白浓度、脉搏、黑便、晕厥、肝病、心力衰竭等指标，取值范围为 0～23 分。评分较高，表示进一步出血或死亡的风险较高，评分≥6 分为中、高危，＜6 分为低危。GBS≤1 提示极低风险出血，仅有 1.2% 的患者需要输血或进行急诊干预。

（三）上消化道出血的病因诊断

消化性溃疡常有慢性、周期性发作、节律性上腹痛史；应激性溃疡患者多有明确的应激源，如创伤、颅脑手术、休克、严重感染；药物性溃疡常有服用 NSAID、抗血小板药、抗凝血药史。胃癌患者多有食欲缺乏、腹胀、上腹部持续疼痛、乏力、消瘦等。有黄疸、右上腹绞痛症状，应考虑胆道出血。食管 - 胃底静脉曲张破裂出血患者常有病毒性肝炎、慢性酒精中毒等慢性肝病病史，且有门静脉高压的临床表现。

【治疗要点】

上消化道大量出血患者病情重、变化快，应进行紧急处置，抗休克、补充血容量是治疗的首要措施。

（一）一般抢救措施

持续监测心电图、血压、血氧饱和度。有意识障碍或休克的患者，可留置导尿管记录尿量。高危急性上消化道出血患者需绝对卧床休息。协助患者取侧卧位或头偏向一侧，保持呼吸道通畅，避免呕血时误吸引起窒息，必要时给予氧疗或机械通气支持。

（二）液体复苏

1. 补充血容量　尽快建立静脉通道，严重出血者应开放至少两条静脉通道，必要时行中心静脉置管。查血型、配血，迅速补充血容量。输液宜先快后慢，可用平衡液或葡萄糖盐水甚至胶体溶液进行扩容。输液量可根据中心静脉压进行调节，尤其是原有心脏病或老年患者。如收缩压<90 mmHg、心率>110 次 / 分、血红蛋白浓度<70 g/L、血细胞比容（Hct）<25% 或出现低血容量性休克，可考虑输血。肝硬化患者应输新鲜血，以免血氨升高诱发肝性脑病。

2. 血管活性药物 积极补液后如仍存在持续性低血压，可适当应用多巴胺、去甲肾上腺素等血管活性药物，以改善重要脏器的血液灌注。

（三）止血

1. 食管 - 胃底静脉曲张破裂出血

（1）药物治疗：尽早使用降低门静脉高压的药物。

1）生长抑素及其类似物（奥曲肽）：生长抑素及奥曲肽能明显减少门静脉血流量而降低门静脉压，对全身血流动力学影响小，短期使用无严重不良反应，是目前治疗食管 - 胃底静脉曲张的常用药物。生长抑素用法：首剂 250 μg 静脉注射后，继以 250 μg/h 持续静脉滴注。奥曲肽用法：首剂 50 μg 静脉注射后，继以 50 μg/h 持续静脉滴注。

2）血管加压素及其类似物（特利加压素注射液）：血管加压素和利特加压素注射液可通过收缩内脏血管降低门静脉及侧支循环压力。但血管加压素可引起腹痛、血压升高、心律失常、心绞痛甚至心肌梗死，临床应用较少。可与血管扩张药硝酸甘油合用，既可以协同降低门静脉压力，又可以减轻血管加压素的不良反应。特利加压素注射液是合成的血管加压素类似物，对全身血流动力学影响较小。用法：首剂 2 mg 静脉注射，继以 2 mg/4 h 静脉注射一次。

（2）内镜治疗：可采取硬化剂注射或皮圈套扎术，组织黏合剂注射术，止血效果与药物治疗相近，可有效地预防早期再出血。内镜治疗可有局部溃疡、出血、穿孔、瘢痕狭窄及异位栓塞等并发症，应注意预防和处理。

（3）介入治疗：如经颈静脉肝内门体静脉分流术（transjugular intrahepatic portosystemic shunt，TIPS）、球囊阻塞逆行曲张静脉闭塞术、经皮经肝曲张静脉栓塞术。TIPS 能迅速降低门静脉压力，有效止血率超过 90%。新近的国际共识认为，对大出血和估计内镜治疗成功率低的患者，应在 72 h 内进行 TIPS。

（4）气囊管压迫止血：对药物治疗无效的上消化道大量出血患者暂时使用，为进一步进行内镜止血等治疗争取时间。经鼻腔插入三（四）腔双囊管，先注气于胃囊（囊内压 50 ~ 70 mmHg），然后向外牵拉，用于压迫胃底曲张静脉；若未能止血，再注气于食管囊（囊内压 35 ~ 45 mmHg），用于压迫食管曲张静脉。气囊压迫止血效果肯定，但患者痛苦大、并发症多、再出血率高，因此，仅作为临时过渡措施，放置时间不宜超过 3 d。

（5）手术治疗：经上述治疗无效且有适应证者，可考虑行手术治疗。

2. 非曲张静脉出血 非曲张静脉出血指除食管 - 胃底静脉曲张破裂出血外的其他原因引起的上消化道大出血，最常见的病因是消化性溃疡。主要止血措施如下。

（1）抑制胃酸分泌：血小板聚集及血浆凝血功能诱导的止血作用需在 pH>6 时才能发挥作用，并且新形成的凝血块在 pH<5 的胃液中会迅速消化。因此，抑制胃酸分泌，提高胃内 pH 具有止血作用，同时又可治疗消化性溃疡、应激性溃疡等。常用质子泵抑制药（PPI）和 H_2 受体阻断药（H_2RA），前者抑酸效果显著优于后者，因此大出血时一般静脉给予 PPI。

（2）内镜治疗：约 80% 的消化性溃疡出血患者能自行止血，若有活动性出血或暴露血管的溃疡，应进行内镜止血，其方法包括喷洒或注射止血药物、使用止血夹、高频电灼、使用激光及微波等。

（3）介入治疗：内镜治疗不成功者，可选择肠系膜动脉造影进行血管栓塞治疗。上消化道各供血动脉间的侧支循环丰富，通过超选病变血管介入治疗可减少组织坏死的危险。

（4）手术治疗：当药物、内镜及介入治疗仍不能止血、持续出血危及患者生命时，应选择手术治疗。

【护理】

（一）护理评估

1. 病史　评估患者有无消化性溃疡、肝硬化、急性胃黏膜病变等病史；有无过度劳累、精神紧张、进食粗硬食物等情况；呕血及黑便的量、次数、颜色及性质；有无进行内镜检查及结果；有无使用止血药物或其他治疗及效果。

2. 身体评估　评估患者的意识状态及生命体征，有无面色苍白、血压下降；记录尿量。

3. 心理社会评估　评估患者目前的心理状态，有无紧张、焦虑、恐惧等心理反应；患者及家属对疾病相关知识的了解程度；了解患者的社会支持状况及医保等情况。

4. 辅助检查评估　了解患者血常规、肝功能、肾功能及纤维内镜、X线钡餐造影、胶囊内镜等检查结果。

（二）常见护理诊断／问题

1. 体液不足　与上消化道出血有关。

2. 有受伤的危险　与呕血反流入气管、气囊压迫过久有关。

3. 活动无耐力　与失血性周围循环衰竭、贫血有关。

4. 恐惧　与消化道出血对健康的威胁有关。

（三）护理目标

（1）患者出血减少或停止，生命体征维持在正常范围。

（2）患者呼吸道保持通畅，无误吸、窒息、食管及胃黏膜损伤。

（3）患者体力、耐力逐渐增加，能耐受日常活动。

（4）患者恐惧减轻，情绪平稳。

（四）护理措施

1. 体液不足　与上消化道出血有关。

（1）休息与体位：大出血时患者绝对卧床休息，协助其取舒适体位或中凹体位，保证脑部供血。呕血时，头偏向一侧，防止误吸导致窒息，床边配备吸引器，及时清除气道内的血液及呕吐物，保持呼吸道通畅，遵医嘱给予吸氧。

（2）补充血容量：迅速建立静脉通道，严重出血者至少开放两条静脉通道，及时、准确补液、输血、应用止血药物等。补液应先快后慢，必要时测量中心静脉压，以调整输液的量和速度，以免输液及输血过多、过快引起急性肺水肿。肝病患者宜输新鲜血，以免诱发肝性脑病。

（3）病情观察

1）监测生命体征及周围循环状况：监测患者的意识状态、生命体征、肢体温度、皮肤和甲床色泽及温度和湿度、周围静脉特别是颈静脉充盈情况、尿量等，准确记录24小时出入量。老年及危重患者常需心电、血氧饱和度和呼吸监护。如患者出现血压下降、心率增快、烦躁不安、面色苍白、皮肤湿冷等，提示微循环灌注不足，及时通知医师并配合抢救。

2）估计出血量：观察呕血及黑便的量、颜色和次数，估计出血的量和速度。粪便隐血试验阳性提示出血量在 5 ml 以上，黑便提示出血量在 50 ~ 100 ml 或以上；呕血提示胃内积血量在 250 ~ 300 ml。出血量在 400 ml 以下时，由于组织液和脾对血容量的补充，一般不引起全身症状；出血量在 400 ~ 500 ml 或以上，可出现头晕、心悸、乏力等全身症状；出血量超过 1000 ml，可出现急性周围循环衰竭的表现，甚至引起低血容量性休克。

呕血与黑便分别混有胃内容物及粪便，且出血停止后仍有部分血液存留在胃肠道，故据此判断出血量不够准确。常需根据临床综合指标判断失血量，比较有价值的是根据血容量减少导致周围循环的改变来判断失血量。如果患者由平卧位改为半卧位时出现心率加快>10 次 / 分、血压下降幅度>15 ~ 20 mmHg，提示血容量明显不足。如收缩压<90 mmHg，心率>120 次 / 分，伴有面色苍白、四肢湿冷、烦躁不安、神志不清，表明患者严重大量出血，进入休克状态。

3）判断有无活动性出血：活动性出血或继续出血可表现为：①反复呕血，或呕吐物由咖啡渣样转为鲜红色；②黑便次数增多，色泽转为暗红色甚至鲜红色，伴肠鸣音亢进；③周围循环衰竭的表现经充分补液未见好转，或好转后又恶化，血压波动，中心静脉压不稳定；④血红蛋白浓度、红细胞计数持续下降；⑤补液充足、尿量正常时，血尿素氮继续增高或再次增高；⑥胃管引流液有较多的新鲜血。

（4）饮食护理：急性大出血的患者应禁食，少量出血者，应给予温凉流质饮食，出血停止24 ~ 48 h 后，给予半流质饮食，逐渐过渡到正常饮食。饮食应营养丰富、易消化、少量多餐。食管 - 胃底静脉曲张破裂出血者，止血后 24 ~ 48 h 逐渐进流食，少量多餐，逐步递增，嘱患者细嚼慢咽，避免进食粗糙、干硬、刺激性食物。

科研小提示

　　传统观点认为肝硬化消化道出血患者常规不适合肠内营养，鼻胃管可能导致静脉曲张破裂出血，请查阅文献给出支持或反对的证据。

　　2. 有受伤的危险　与呕血反流入气管、气囊压迫过久有关。

（1）备好止血药物、血管活性药、吸引器、三腔双囊管等，患者病情变化时及时配合医生积极抢救。

（2）保持呼吸道通畅，呕血时协助患者头偏向一侧，及时清除口腔内的分泌物，嘱患者尽量将血液吐出，不要咽下。

（3）气囊压迫止血的护理：插管前向患者介绍治疗作用、操作过程及配合方法。检查三（四）腔双囊管，确保管道通畅、气囊无漏气，然后抽尽囊内气体备用。用液状石蜡润滑管道，协助医师经鼻腔或口腔进行插管。插管过程中关心、安慰患者，指导其配合深呼吸和吞咽动作，尽量减少患者的不适感。置管期间护理：①观察止血效果，每 2 h 抽吸胃内容物一次，记录引流液的性状、颜色及量；②定时用生理盐水冲洗胃腔，清除积血，减少肝性脑病的发生；③清洁口腔和鼻腔，每日 2 次向鼻腔滴入少量液状石蜡保持湿润，减少黏膜损伤；④防创伤：每 4 h 测量气囊压力一次，胃囊内的压力维持在 50 ~ 70 mmHg，食管囊内的压力维持在 35 ~ 45 mmHg，避免压力过大损伤黏膜，压力过小起不到止血作用；气囊压迫 12 ~ 24 h 放松牵引，放气 15 ~ 30 min，如出血未止，再注气加压，以免压迫过久导致食管、胃黏膜缺血坏死；⑤防窒息：当胃囊充气不足或破裂时，食管囊向上移动阻塞喉部，可引起呼吸困难甚至窒息，一旦发生，应立即抽出囊内气体，拔出管道；⑥防误吸：及时抽吸食管内的液体，指导患者将口腔分泌物吐出，不要咽下，以免引起吸入性肺炎。出血停止后，放出囊内气体，继续观察 24 h，若无活动性出血，可拔管。拔管前口服液状石蜡 20 ~ 30 ml，以缓慢、轻巧的动作拔管。气囊压迫一般以 3 ~ 4 d 为限。

　　3. 活动无耐力　与失血性周围循环衰竭、贫血有关。

（1）大出血者应绝对卧床休息，提供安静、舒适的环境，保证充足的休息和睡眠。协助患者取舒适体位，注意保暖，必要时使用床栏加以保护。

（2）生活护理：限制活动期间，协助患者完成个人日常基本生活，如清洁、进食、排泄。呕吐后协助患者及时漱口。

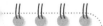

（3）安全护理：轻症患者可上厕所大小便，需有人陪同，以防患者在排便时或便后起立时晕厥。指导患者坐起、站起时动作缓慢；当出现头晕、心悸、冷汗时，立即卧床休息并告知护士；必要时改为在床上排泄。

（4）病情稳定后，适当在室内活动，逐渐增加活动量。与患者制订活动计划，逐渐提高活动耐力。

4. 恐惧　与消化道出血对健康的威胁有关。

大量出血时，患者往往紧张、恐惧。护士应关心、安慰患者，向其解释发病的原因，各种检查、治疗、护理的目的，稳定患者的情绪。及时清除血迹和污物，减少对患者的不良刺激。抢救过程中应沉着、冷静，有条不紊地配合医师，避免在床边讨论病情。

（五）护理评价

（1）患者出血减少，生命体征恢复到正常范围。

（2）患者呼吸道通畅，未发生误吸或窒息，置管期间未发生食管及胃黏膜损伤。

（3）患者体力、耐力逐渐增加，能耐受日常活动。

（4）患者恐惧减轻，情绪平稳。

【健康教育】

向患者及家属讲解疾病的病因、诱因、预防等知识，减少再出血危险。教会患者及家属早期识别出血征象，采取应急措施，如出现呕血或黑便，立即卧床休息，呕吐时取侧卧位以免误吸，并及时就诊。嘱患者合理饮食，戒烟、戒酒，劳逸结合，保持心情放松，避免长期精神紧张，不滥用药物，定期门诊复查。

小　结

随堂测 4-11

十二指肠悬韧带以上部位的消化道出血，若失血量超过 1000 ml 或达循环血量的 20% 称为上消化道大量出血。其常见病因有消化性溃疡、食管 - 胃底静脉曲张破裂、急性胃黏膜病变和上消化道肿瘤。特征性表现是呕血和黑便，其他可有周围循环衰竭、贫血、发热、氮质血症等。胃镜检查是确诊病因的首选方法。抗休克、补充血容量是治疗的首要措施。食管 - 胃底静脉曲张破裂出血可应用生长抑素类和利特加压素注射液以及内镜、经颈静脉肝内门体静脉分流术、三腔双囊管压迫等方法治疗；非食管 - 胃底静脉曲张破裂出血可通过抑酸、内镜、介入、手术等方法治疗。护理要点是密切观察病情变化，并尽快建立静脉通道，给予补液、止血等治疗；如有气囊压迫止血，要防止窒息、黏膜损伤等。

（王笑蕾）

第十三节　消化系统疾病常用诊疗技术及护理

导学目标

通过本节内容的学习，学生应能够：

◆ **基本目标**

1. 解释腹腔穿刺术、肝穿刺活体组织检查术、纤维胃／十二指肠镜检查术、纤维结肠镜检查术等操作的目的。

2. 说明上述操作的适应证、禁忌证和并发症。

3. 配合医师进行操作，并应用恰当的沟通技巧体现人文关怀，树立法律意识。

◆ **发展目标**

综合运用专科知识和技能为接受上述操作的患者提供高质量专科护理。

◆ **思政目标**

通过学习受到魔术师吞剑表演的启示，从而研制胃镜的案例，鼓励学生充分发挥想象力，具有创新精神。

一、腹腔穿刺

腹腔穿刺（abdominocentesis）是采用腹腔穿刺针经皮肤刺入腹腔，以明确腹水的性质、降低腹腔压力、向腹腔内注射药物或腹水回输等诊断或治疗方法。

【适应证】

（1）腹水患者，抽取积液进行检查，以协助疾病诊断和鉴别诊断。

（2）大量腹水患者，抽出腹水以减轻腹胀、呼吸困难等症状或进行回输。

（3）需腹腔给药患者，腹腔穿刺后注射药物以协助治疗。

【禁忌证】

（1）肝硬化腹水有肝性脑病先兆的患者。

（2）粘连性结核性腹膜炎、卵巢肿瘤、包虫病等患者。

（3）孕妇及出血倾向、肠管严重扩张、腹腔感染的患者，必须谨慎进行腹腔穿刺。

【并发症】

1. 腹腔脏器损伤　包括肠管损伤、膀胱损伤等，可并发急性腹膜炎。

2. 继发感染　包括穿刺部位和腹腔感染。

3. 肝性脑病　肝硬化患者大量放腹水可诱发肝性脑病。

4. 血压下降甚至休克　多因快速、大量放腹水使腹压骤然降低、内脏血管扩张所致。

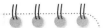
【穿刺部位】

常用穿刺点：①左下腹部脐与髂前上棘连线的中、外1/3交点处，因此处不易损伤腹壁动脉，该点为首选第一穿刺点（图4-2）。②脐与耻骨联合连线的中点上方1 cm稍偏右或偏左1~1.5 cm处，因此处无重要器官，穿刺点也易于愈合。③必要时B超定位。

【护士配合操作流程】

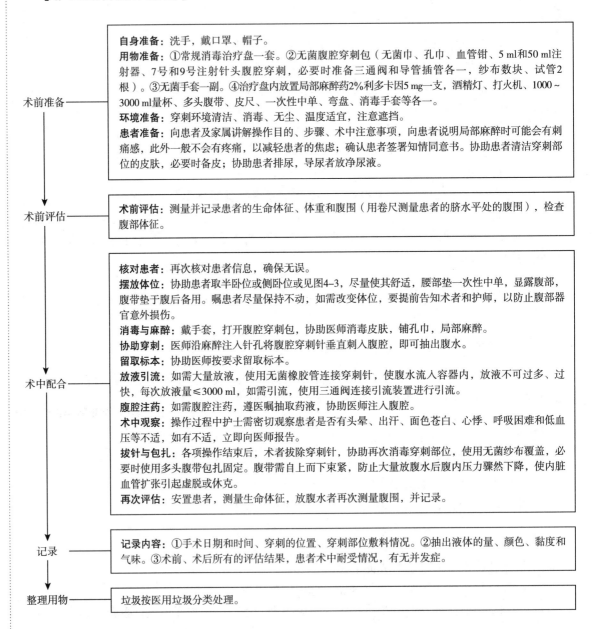

术前准备

自身准备： 洗手，戴口罩、帽子。
用物准备： ①常规消毒治疗盘一套。②无菌腹腔穿刺包（无菌巾、孔巾、血管钳、5 ml和50 ml注射器、7号和9号注射针头腹腔穿刺，必要时准备三通阀与导管插管各一，纱布数块、试管2根）。③无菌手套一副。④治疗盘内放置局部麻醉药2%利多卡因5 mg一支，酒精灯、打火机、1000~3000 ml量杯、多头腹带、皮尺、一次性中单、弯盘、消毒手套等各一。
环境准备： 穿刺环境清洁、消毒、无尘、温度适宜，注意遮挡。
患者准备： 向患者及家属讲解操作目的、步骤、术中注意事项，向患者说明局部麻醉时可能会有刺痛感，此外一般不会有疼痛，以减轻患者的焦虑；确认患者签署知情同意书。协助患者清洁穿刺部位的皮肤，必要时备皮；协助患者排尿，导尿者放净尿液。

术前评估

术前评估： 测量并记录患者的生命体征、体重和腹围（用卷尺测量患者的脐水平处的腹围），检查腹部体征。

术中配合

核对患者： 再次核对患者信息，确保无误。
摆放体位： 协助患者取半卧位或侧卧位或见图4-3，尽量使其舒适，腰部垫一次性中单，显露腹部，腹带垫于腹后备用。嘱患者尽量保持不动，如需改变体位，要提前告知术者和护师，以防止腹部器官意外损伤。
消毒与麻醉： 戴手套，打开腹腔穿刺包，协助医师消毒皮肤，铺孔巾，局部麻醉。
协助穿刺： 医师沿麻醉注入针孔将腹腔穿刺针垂直刺入腹腔，即可抽出腹水。
留取标本： 协助医师按要求留取标本。
放液引流： 如需大量放液，使用无菌橡胶管连接穿刺针，使腹水流入容器内，放液不可过多、过快，每次放液量≤3000 ml，如需引流，使用三通阀连接引流装置进行引流。
腹腔注药： 如需腹腔注药，遵医嘱抽取药液，协助医师注入腹腔。
术中观察： 操作过程中护士需密切观察患者是否有头晕、出汗、面色苍白、心悸、呼吸困难和低血压等不适，如有不适，立即向医师报告。
拔针与包扎： 各项操作结束后，术者拔除穿刺针，协助再次消毒穿刺部位，使用无菌纱布覆盖，必要时使用多头腹带包扎固定。腹带需自上而下束紧，防止大量放腹水后腹内压力骤然下降，使内脏血管扩张引起虚脱或休克。
再次评估： 安置患者，测量生命体征，放腹水者再次测量腹围，并记录。

记录

记录内容： ①手术日期和时间、穿刺的位置、穿刺部位敷料情况。②抽出液体的量、颜色、黏度和气味。③术前、术后所有的评估结果，患者术中耐受情况，有无并发症。

整理用物

垃圾按医用垃圾分类处理。

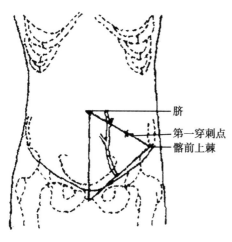

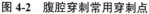

图 4-2 腹腔穿刺常用穿刺点

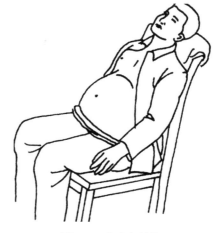

图 4-3 腹腔穿刺体位

【操作后护理】

1. 休息与体位 嘱患者平卧（或卧向穿刺部位的对侧）休息 8～12 h；腹腔注药者协助患者床上适当翻转活动。

2. 穿刺点护理 如穿刺处有腹水外溢，可用蝶形胶布粘贴，及时更换被浸湿的敷料和腹带，防止穿刺点感染。

3. 观察 密切观察患者的体温、脉搏、呼吸、血压、性格及神志的变化，有无腹痛、腹胀、恶心、呕吐等症状，以便及时发现有无并发症和肝性脑病征兆。

二、肝活组织检查

肝活组织检查（liver biopsy）简称肝活检，是通过穿刺采集肝组织标本进行组织学检查或制成涂片进行细胞学检查，以明确肝病的诊断或了解肝病演变过程，观察治疗效果及判断预后。

【适应证】

（1）原因不明的肝大、肝功能异常、黄疸。

（2）肝脓肿引流，肝局部用药。

【禁忌证】

（1）全身多器官功能衰竭的患者。

（2）重度黄疸、肝功能严重障碍、大量腹水的患者。

（3）肝血管瘤、肝棘球蚴病、肝周围化脓性感染的患者。

（4）严重贫血和有出血倾向的患者。

【并发症】

（1）穿刺处疼痛：最常见，一般是在术后当日出现，临床上通常会使用镇痛药对症处理。

（2）比较严重的并发症：肝穿刺术后出现大出血，如果损伤肝的局部血管，肝硬化失代偿期或肝衰竭有可能出现大出血。

（3）误穿胆管或胆囊后，会出现胆漏，引起相应的化学性腹膜炎。

（4）糖尿病患者或抵抗力低下者有发生感染的可能。

【穿刺部位】

右侧腋中线第 9、10 肋间隙或右侧腋前线第 8、9 肋间隙，肝脾肿者依据超声定位。必要时在影像学引导下穿刺。

【护士配合操作流程】

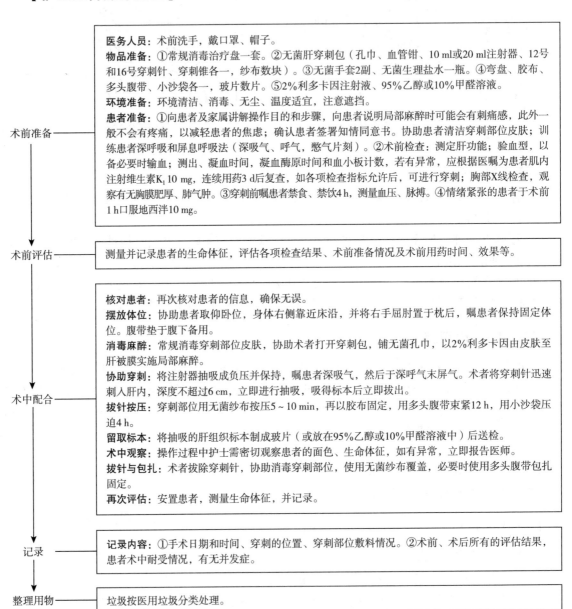

术前准备 ——
医务人员：术前洗手，戴口罩、帽子。
物品准备：①常规消毒治疗盘一套。②无菌肝穿刺包（孔巾、血管钳、10 ml或20 ml注射器、12号和16号穿刺针、穿刺锥各一，纱布数块）。③无菌手套2副、无菌生理盐水一瓶。④弯盘、胶布、多头腹带、小沙袋各一，玻片数片。⑤2%利多卡因注射液、95%乙醇或10%甲醛溶液。
环境准备：环境清洁、消毒、无尘、温度适宜，注意遮挡。
患者准备：①向患者及家属讲解操作目的和步骤，向患者说明局部麻醉时可能会有刺痛感，此外一般不会有疼痛，以减轻患者的焦虑；确认患者签署知情同意书。协助患者清洁穿刺部位皮肤；训练患者深呼吸和屏息呼吸法（深吸气、呼气，憋气片刻）。②术前检查：测定肝功能；验血型，以备必要时输血；测出、凝血时间，凝血酶原时间和血小板计数，若有异常，应根据医嘱为患者肌内注射维生素K_1 10 mg，连续用药3 d后复查，如各项检查指标允许后，可进行穿刺；胸部X线检查，观察有无胸膜肥厚、肺气肿。③穿刺前嘱患者禁食、禁饮4 h，测量血压、脉搏。④情绪紧张的患者于术前1 h口服地西泮10 mg。

术前评估 ——
测量并记录患者的生命体征，评估各项检查结果、术前准备情况及术前用药时间、效果等。

术中配合 ——
核对患者：再次核对患者的信息，确保无误。
摆放体位：协助患者取仰卧位，身体右侧靠近床沿，并将右手屈肘置于枕后，嘱患者保持固定体位。腹带垫于腹下备用。
消毒麻醉：常规消毒穿刺部位皮肤，协助术者打开穿刺包，铺无菌孔巾，以2%利多卡因由皮肤至肝被膜实施局部麻醉。
协助穿刺：将注射器抽吸成负压并保持，嘱患者深吸气，然后于深呼气末屏气。术者将穿刺针迅速刺入肝内，深度不超过6 cm，立即进行抽吸，吸得标本后立即拔出。
拔针按压：穿刺部位用无菌纱布按压5~10 min，再以胶布固定，用多头腹带束紧12 h，用小沙袋压迫4 h。
留取标本：将抽吸的肝组织标本制成玻片（或放在95%乙醇或10%甲醛溶液中）后送检。
术中观察：操作过程中护士需密切观察患者的面色、生命体征，如有异常，立即报告医师。
拔针与包扎：术者拔除穿刺针，协助消毒穿刺部位，使用无菌纱布覆盖，必要时使用多头腹带包扎固定。
再次评估：安置患者，测量生命体征，并记录。

记录 ——
记录内容：①手术日期和时间、穿刺的位置、穿刺部位敷料情况。②术前、术后所有的评估结果，患者术中耐受情况，有无并发症。

整理用物 ——
垃圾按医用垃圾分类处理。

【操作后护理】

1. **生活护理** 患者应绝对卧床休息 12~24 h，给予患者生活照顾，保证充足的睡眠。

2. **病情监测** 密切观察血压、脉搏、呼吸的变化，开始 4 h 内每 15~30 min 测一次。如有脉搏细速、血压下降、烦躁不安、面色苍白、出冷汗等内出血征象，或有腹痛及腹膜刺激征，应立即通知医师并协助医师紧急处理。

3. **穿刺点护理** 注意有无伤口渗血、红肿、疼痛。如穿刺部位疼痛明显，遵医嘱使用镇痛药，若为感染、气胸、胸膜休克或胆汁性腹膜炎，应及时通知医师，配合医师及时处理。

三、内镜检查术

内镜检查术（endoscopy）是经体表插入器械，窥视有关脏器的变化。电子内镜、超声内镜及胶囊内镜在诊断中的应用是 20 世纪消化病学的重大进展，消化内镜已成为消化系统疾病诊断和治疗极为重要的手段。根据不同部位的需要分为胃镜、十二指肠镜、小肠镜、结肠镜、腹腔镜、胆道镜和胰管镜。

内镜可直接观察消化道内腔的各种病变，如溃疡、出血、炎症、肿瘤。急诊胃镜检查可明确急性上消化道出血的原因及部位，且可行镜下止血治疗。胃镜、结肠镜结合黏膜染色、细胞病理学检查能对早期胃癌及早期肠癌做出诊断。对早期胃癌特别是黏膜内癌，可行内镜下黏膜切除术或黏膜下剥离术。将十二指肠镜插至十二指肠降部，通过内镜活检孔道插入造影管至十二指肠乳头开口部，注入造影剂，行 X 线胰胆管造影，称为内镜逆行胰胆管造影术（endoscopic retrograde cholangiopancreatography，ERCP），已成为诊断胰腺、胆道疾病的重要手段。小肠镜可观察十二指肠悬韧带以下 100 cm 以内肠道的黏膜病变并协助诊断。随着设备和技术的进展，内镜介入治疗已广泛应用于临床。如消化道出血时的止血治疗、息肉切除、乳头括约肌切开，胆石症的碎石取石，食管静脉曲张时结扎曲张静脉或向静脉内注入硬化剂以防止静脉曲张破裂出血。本节重点介绍胃 / 十二指肠镜及纤维结肠镜的检查及护理。

▌▌知识链接 ▶

内镜的发展史

早在 1868 年，受到魔术师吞剑表演的启示，一名德国学者成功研制了世界上第一台胃镜，使医师能直接观察到胃内的情况。随后，纤维镜技术得到迅速发展，不断延伸到无痛胃镜、染色内镜、超声内镜、放大内镜、宽带成像及胶囊内镜等。

近 20 年，迅猛发展起来的经内镜介入治疗技术，使微创治疗的概念得以极大提升，也改变了部分传统的外科手术。心灵手巧的消化内镜医师能经由内镜对患者进行各种消化道病变的微创治疗，使患者无须进行传统的外科手术，经自然的消化道途径便能达到治疗目的，从而真正实现创伤最小，恢复最快。

（一）胃 / 十二指肠镜检查

纤维胃 / 十二指肠镜检查是将带有光源的内镜经口、咽、食管插入胃及十二指肠检查，可直接观察食管、胃、十二指肠炎症、溃疡或肿瘤等病变的大小、部位及范围，并可取组织进行组织学或细胞学的病理检查。

【适应证】

（1）有明显消化道症状，但原因不明。

（2）上消化道出血须查明原因。

（3）疑有上消化道肿瘤，但 X 线钡餐检查不能确诊。

（4）需随访观察病变的患者，如萎缩性胃炎、溃疡病、胃手术后及药物治疗前后对比观察等。

（5）需作内镜治疗，如食管狭窄的扩张治疗、急性上消化道出血的止血、摘取异物、摘除息肉、食管静脉曲张的硬化剂注射与结扎。

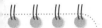

【禁忌证】

（1）严重心肺疾病，如心力衰竭、心律失常、呼吸衰竭及支气管哮喘发作时。

（2）各种原因所致休克、昏迷、癫痫发作等危重状态。

（3）急性食管、胃、十二指肠穿孔，腐蚀性食管炎的急性期。

（4）精神失常、神志不清不能配合检查。

（5）严重咽喉部疾病、主动脉瘤和严重的颈胸段脊柱畸形。

【并发症】

（1）机械性损伤、穿孔、出血等。胃镜是一种侵入性操作，当镜头通过咽喉、食管、胃、十二指肠时，容易与组织黏膜产生摩擦，导致机械性损伤，严重者可出现出血，甚至可穿孔，导致急性腹膜炎等。对有肝硬化食管 - 胃底静脉曲张的患者，当镜头碰到曲张血管时，容易诱发血管破裂，导致上消化道大量出血。

（2）无痛胃镜可出现麻醉意外，如呼吸抑制、呼吸道梗阻、麻醉复苏延迟、肺部感染。

【护士配合操作流程】

术前准备	**医务人员：**术前洗手，戴口罩、帽子。 **物品准备：**①无菌手套、无菌注射器和针头、乙醇棉球、纱布。②胃镜检查仪一套。③喉头麻醉喷雾器、弯盘、牙垫、润滑剂、一次性治疗巾、活体组织检查用物（甲醛固定液标本瓶、载玻片、活检钳）。④2%利多卡因、地西泮、阿托品、肾上腺素等药物。 **环境准备：**环境清洁、消毒、无尘、温度适宜。 **患者准备：**①向患者解释与胃镜检查有关的知识、配合的方法（如插管时做吞咽动作）和可能出现的问题等，以消除恐惧心理，使其能主动配合检查。②告知患者术前禁烟、禁食8 h；如为幽门梗阻，术前应抽尽胃内容物，必要时行洗胃后进行检查。③取出活动性义齿，以防术中误吸或误咽。④对于情绪紧张的患者，术前30 min遵医嘱给予地西泮5～10 mg肌内注射或静脉注射。为减少胃蠕动和胃液分泌，术前半小时给予阿托品0.5 mg或山莨菪碱10 mg肌内注射。
术前评估	测量并记录患者的生命体征、神志、精神状况；询问有无麻醉药物过敏史；患者有无高血压、青光眼、前列腺肥大、心律失常，是否安装有心脏起搏器，如有以上情况，应配合医师给予必要的处理；评估术前准备情况、术前用药的时间、效果及有无副作用。
术中配合	**核对：**再次核对患者信息，确保无误。 **麻醉：**检查前5～10 min用2%利多卡因对准患者的咽喉部喷雾2～3次，实施麻醉。嘱患者喷药后不要马上咽唾液，也不要马上吐出唾液，以免影响麻醉效果。 **摆放体位：**松开患者的领口、腰带；协助患者取左侧卧位，双腿屈曲，头垫低枕，使颈部松弛；胸前铺治疗巾，口边放置弯盘；嘱患者咬紧牙垫。 **协助插管：**协助润滑胃镜弯曲部，操作者将纤维内镜从患者口腔缓缓插入，保持患者头部位置不动，当插入15 cm，即到达咽喉部时，嘱患者做吞咽动作。 **协助镜检：**①当确定镜端已通过贲门入胃，应配合向胃内注气，使胃壁充分舒展。②当镜头通过幽门进入十二指肠降段和反转镜身观察胃角和胃底部，患者可出现明显的不适，如恶心、呕吐，此时护士应向患者解释，告知其深呼吸、放松肌肉。③当镜面被血迹、黏液、食物遮盖时，应配合注水冲洗。④当观察有病变时，配合摄影、取活组织送检。⑤进行电子内镜检查过程中应密切观察患者的面容、脉搏、呼吸，如出现异常，应立即停止检查，并配合医师给予相应的处理。 **协助退镜：**检查完毕退出胃镜时应尽量抽气，防止术后发生腹胀；协助操作者拔管，退镜时用纱布将镜身附着的黏液、血迹擦净。 **观察：**护士应密切观察患者的生命体征，注意患者的反应和面部表情，做好解释工作。
记录	记录术前、术后所有的评估结果，患者术中耐受情况、有无并发症。
整理用物	整理用物，垃圾按医用垃圾分类处理。

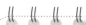

【操作后护理】

1. 饮食护理 告知患者术后咽喉部麻醉作用未消失前不可吞咽唾液，以防发生呛咳，禁食、禁饮 2 h；麻醉作用消失后可先饮水，如无呛咳发生，可进食，当日应给予流质或半流质饮食；取活体组织检查的患者，4 h 后可进食冷流质饮食，以减少对胃黏膜创面的摩擦。

2. 咽喉部不适的护理 检查后少数患者可有咽痛、咽喉部异物感，或伴有少许出血，多为检查中胃镜擦伤咽部黏膜所致，1～2 d 症状会自动消失。如症状较重，含服润喉片及用消炎液漱口，出血者口服云南白药，可促使症状消失，不适减轻。嘱患者不要用力咳嗽，以免损伤喉部黏膜。

3. 腹痛、腹胀的护理 腹痛、腹胀的出现是因术中向胃内注入气体进入小肠所致，可指导患者进行腹部按摩，以促进排气，减轻腹痛和腹胀；如果出现剧烈腹痛，伴有呕血和黑粪，应立即通知医师并配合处理。

4. 并发症的观察及护理 如患者出现：①黑粪、心率增快，提示上消化道出血，必要时配合胃镜下止血。②腹部疼痛、压痛及肌紧张等急性腹膜炎征象，提示胃穿孔，应及时手术治疗。③恶心、头晕、头痛、手指麻木，严重时出现呼吸急促、血压下降，提示麻醉意外，应及时协助医师进行处理。

5. 内镜消毒 对内镜及有关器械按《软式内镜清洗消毒技术规范》进行彻底清洁、消毒，避免交叉感染，并妥善保管。

（二）纤维结肠镜检查术

纤维结肠镜（fibrocolonoscope）由细长可弯曲的导光玻璃纤维管构成，由肛门送入直肠，沿肠道逆行，经乙状结肠、降结肠、脾曲、横结肠、肝曲、升结肠，至回盲末端，故纤维结肠镜检查可观察回盲部至乙状结肠段的病变，对结肠病变的诊断有较大的价值，特别是结合钡剂灌肠 X 线检查，更可提高诊断率。还可行切除息肉、钳取异物等治疗。

【适应证】

（1）原因不明的慢性腹泻、下腹部疼痛、便血，疑有结肠、直肠、末端回肠病变。

（2）钡剂灌肠有可疑病变须明确诊断。

（3）炎性肠病的诊断及随访。

（4）大肠肿瘤普查；结肠癌术前诊断、术后随访。

（5）须作止血和结肠息肉摘除治疗；息肉摘除术后观察与随访。

【禁忌证】

（1）严重心肺功能不全、休克和身体极度衰弱。

（2）急性弥漫性腹膜炎、腹腔脏器穿孔、腹内广泛粘连及大量腹水。

（3）直肠、肛门严重狭窄。

（4）急性重度结肠炎，如急性重度溃疡性结肠炎及憩室炎、急性细菌性痢疾。

（5）女性月经期及妊娠期。

（6）精神病患者及精神过度紧张不能合作。

【并发症】

结肠镜诊疗术并发症较少见，但可能是严重致命的出血和穿孔。一组超过 25 000 例诊断性结肠镜研究并发症（主要是出血、穿孔）发生率为 0.35%。结肠镜下息肉摘除并发症（出血）发生率为 2.3%。

【护士配合操作流程】

术前准备

> **医务人员：** 术前洗手，戴口罩、帽子、消毒手套。
>
> **物品准备：** ①纤维结肠镜一套，活检钳，纤维结肠镜检查包（弯盘，三瓣扩肛器一套，长棉签，纱布等）。②20%甘露醇500 ml和5%葡萄糖生理盐水1000 ml混合液或含氯化钠的清肠液3000～4000 ml或含磷酸盐缓冲液的清肠液。③地西泮10 mg，阿托品0.5 mg或山莨菪碱10 mg，2%利多卡因棉球。④检查裤、标本瓶、屏风等。
>
> **环境准备：** 环境清洁、消毒、无尘、温度适宜，注意遮挡。
>
> **患者准备：**
>
> （1）解释目的、方法和注意事项，取得患者的合作。
>
> （2）肠道准备：于检查前2～3 d进食少渣饮食，检查前1 d进流质饮食，检查当日空腹。根据患者的情况，采用灌肠法或导泻法清洁肠道，患者排泄物为水样时可行纤维结肠镜检查。①灌肠法：检查前晚服蓖麻油25～30 ml，同时饮水1000 ml，于检查前1 h用温开水1000 ml高位清洁灌肠2～3次，至粪便无渣为止。②导泻法：可采用的方法有：检查前晚番泻叶10 g用500～1000 ml沸水冲泡饮用；检查前3～4 h口服50%硫酸镁50～60 ml，同时饮水1500～2000 ml；检查前2～3 h口服20%甘露醇250 ml，饮水1000～1500 ml；检查前晚和当日晨各口服聚乙二醇平衡盐溶液2000 ml。
>
> （3）术前按医嘱给予地西泮。检查前30 min给予阿托品0.5 mg或山莨菪碱10 mg肌内注射。协助患者更换检查裤。

术前评估

> 测量并记录患者生命体征和精神状况，询问患者肠道准备情况、术前用药时间及反应。

术中配合

> **核对：** 再次核对患者信息，确保无误。
>
> **摆放体位：** 帮助患者取左侧卧位，双腿屈曲，告知患者尽量在检查中保持身体不动。
>
> **协助麻醉：** 用2%利多卡因棉球塞入肛门麻醉。
>
> **协助指检：** 术者先做直肠指检，了解有无狭窄、肿瘤、肛裂、痔等。
>
> **协助进镜：** ①将结肠镜前端涂润滑油（一般用硅油，不可用液状石蜡），嘱患者张口呼吸，放松肛门括约肌，边插边观察，如检查中发现黏膜异常，取黏膜活检。②插镜过程中需要注气，患者会感到腹胀不适，引导患者做缓慢深呼吸。③如果在进镜时发现较小的病变，应及时摄像、取活组织，防止退镜时肠管折叠遗漏病变。
>
> **协助镜检：** 根据内镜观察到的情况进行摄像、取活组织做细胞学检查。
>
> **协助退镜：** ①退镜时应采用"退退进进"的方法，注意观察肝曲、脾曲、乙状结肠和降结肠移行部后侧的盲区，防止遗漏病灶。②尽量抽气，以减轻术后腹胀。
>
> **观察：** 检查过程中应密切注意患者的面色、脉搏及有无腹痛，必要时测血压，同时观察地西泮的药物反应（由于地西泮会使患者对疼痛的反应性降低，发生肠穿孔时症状不明显，应特别注意观察），若出现面色、呼吸、脉搏改变，应立即报告医师停止插镜，必要时建立静脉通道配合抢救。

记录

> 记录术前、术后所有的评估结果，患者术中耐受情况，有无并发症。

整理用物

> 整理用物，垃圾按医用垃圾分类处理。

【操作后护理】

1. 观察　检查结束后，嘱患者休息，观察15～30 min，如无异常情况，可离开。

2. 生活护理　检查结束后，做好肛门的清洁护理；嘱患者卧床休息，3 d内勿做剧烈运动；进食少渣饮食3 d，以防肠穿孔；行息肉摘除、止血者，按医嘱给予抗生素治疗，半流质饮食。

3. 并发症观察与护理　注意观察患者的生命体征，腹胀、腹痛及排便情况，腹痛明显或排血便者应留院继续观察，必要时可连续做3次粪便隐血试验，了解有无活动性出血；腹胀明显者，可行内镜下排气；如发现剧烈腹痛、腹胀、面色苍白、心率增快、血压下降、排便次数增多，粪便呈黑色或红色，提示并发肠出血、肠穿孔，应立即通知医师并配合处理。

4. 内镜消毒 对内镜及有关器械按《软式内镜清洗消毒技术规范》进行彻底清洁、消毒，避免交叉感染，并妥善保管。

（孟共林）

思考题

一、简答题

1. 简述腹痛患者的用药护理原则。
2. 请简述如何避免诱发胃食管反流病。
3. 请简述胃食管反流病的食管症状。
4. 引起消化性溃疡的相关因素有哪些？
5. 试述消化性溃疡患者护理观察要点及健康教育内容。
6. 为对胃癌早诊断、早治疗，对哪些人群应定期进行胃镜检查？
7. 溃疡性结肠炎和克罗恩病的主要临床表现是什么？
8. 分别简述溃疡性结肠炎和克罗恩病的内镜检查特征。
9. 简述肝硬化腹水的护理措施。
10. 原发性肝癌的高危人群有哪些？
11. 简述肝性脑病的主要护理措施。
12. 请简述肠结核的感染途径。
13. 请简述如何区别肠结核与结核性腹膜炎。
14. 原发性肝癌的高危人群有哪些？
15. 判断上消化道大量出血患者是否继续出血的方法是什么？

二、病例分析题

1. 某患者，男性，40岁，某单位司机，经常在外就餐。入院前 3 d 无诱因出现发热，体温 39.0℃，伴寒战，食欲下降，左下腹痛，腹泻，排便每日 10 次左右，开始为溏泄便，逐渐发展为黏液脓血便。自服小檗碱（黄连素），效果不佳。实验室检查：血常规 WBC 15.5×10^9/L，N 92%。粪便常规：WBC 20/HP，RBC 3～4/HP。

请回答：

（1）该患者最主要的护理诊断是什么？

（2）针对该患者，应采取哪些护理措施？

2. 某患者，男性，42岁。中上腹部疼痛 2 年余，伴有反酸、恶心症状，患者多在夜间疼痛，疼痛向背部放射，进餐后能缓解，曾先后 2 次出现黑便。

请回答：

（1）根据患者的临床表现，考虑该患者可能患有何种疾病？

（2）要想确诊，应采取哪种检查方法？

（3）针对该患者提出护理诊断。

（4）针对该患者，应采取哪些护理措施？

3. 某患者，男性，45岁，因"反复阵发性腹痛21年，再发伴加重 5 d"入院。入院时患者有多个小肠内瘘，不全肠梗阻，身形消瘦，重度营养缺乏，主诉腹痛，解糊状大便，每日

4～5次，既往有肠穿孔，行回肠末端修补术。实验室检查：白细胞计数 $2.2 \times 10^9/L$，血红蛋白浓度 6.2 g/L，血清清蛋白 21.3 g/L，粪便隐血试验阳性。结肠镜检查可见溃疡，黏膜鹅卵石样改变。诊断为克罗恩病。

请回答：

（1）该患者的病情有什么特点？

（2）该患者目前主要的护理诊断和护理措施是什么？

（3）患者21年前就已发病，多年来四处求医，但疗效不佳，饱受病痛折磨，因此在入院后配合度不高，态度冷漠，甚至多次在语言上反驳医护人员。你作为他的责任护士，该如何去做？

4. 某患者，男性，55岁。因乏力，腹胀半年，加重1周入院。患者半年前出现乏力，腹胀，未系统诊治。自入院前1周开始症状加重，伴腹痛及发热，体温最高达 38.5℃，遂于门诊就诊。发病以来，食欲差，尿色深。尿量少，大便正常，体重无明显减轻。10年前体检时发现 HBsAg 阳性。无长期服药史，无特殊嗜好。

体格检查：T 38℃，P 96次/分，R 20次/分，BP 120/60 mmHg。神志清楚，慢性病容，巩膜轻度黄染，颈部可见2个蜘蛛痣。双肺呼吸音清，叩诊心界不大，P 96次/分，心律齐，各瓣膜听诊区未闻及杂音。腹部膨隆，有压痛及反跳痛，肝无肿大，脾肋下 3 cm 可及，移动性浊音（+），肠鸣音4次/分，双下肢水肿。

辅助检查：血常规 WBC $5.5 \times 10^9/L$、N 85%，L 15%，Hb 79 g/L，PLT $53 \times 10^9/L$。肝功能：ALT 62 U/L，AST 85 U/L，A/G = 0.8。腹水检查：外观黄色，略混浊，比重 1.016，WBC $660 \times 10^6/L$，中性粒细胞72%，腹水细菌培养有大肠埃希菌生长。

请回答：

（1）该患者的初步诊断及诊断依据是什么？

（2）该患者还需要做哪些实验室检查？

（3）该患者的治疗原则是什么？

（4）该患者主要的护理诊断及护理措施是什么？

5. 某患者，男性，62岁，因意识障碍 3 d 入院。患者3年前诊断为"酒精性肝硬化"，3 d 前无明显诱因出现睡眠倒错，白天嗜睡，夜间失眠，且逐渐出现定向力障碍，患者长期便秘，近1周未排便。近期未服用任何药物。入院体格检查：T 36.5℃，R 18次/分，P 95次/分，BP 100/60 mmHg。GCS 评分：12分（睁眼4分，语言3分，反应5分）。双侧瞳孔等大、等圆、对光反射正常。皮温正常，巩膜轻度黄染，肝病面容，可见肝掌、蜘蛛痣。心脏、肺体格检查未见异常。腹部平软，全腹无明显压痛、反跳痛和肌紧张，肝肋下未及，脾肋下 3 cm，质地较硬。移动性浊音（-），肠鸣音较弱，1～2次/分。双下肢不肿。双侧病理征（-）。实验室检查，血常规：RBC $2.47 \times 10^{12}/L$，Hb 97 g/L，PLT $40 \times 10^9/L$，NEU% 71.4%。肝功能：TBIL 107 μmol/L，ALB 29 g/L，AST 217 U/L，ALT 187 U/L，GGT 368 U/L，腹部彩超：肝大，肝实质回声增强、增粗，欠均质改变，门静脉增宽，脾大，胆囊壁水肿，腹腔少量积液。

请回答：

（1）该患者的初步诊断是什么？

（2）患者目前最主要的护理问题及护理措施是什么？

6. 某患者，男性，50岁，因"上腹部剧痛，伴恶心、呕吐 2 d"入院。患者6个月前确诊胆囊结石，2 d 前大量饮酒、进食高脂肪食物后突发腹痛。身体评估：T 38.8℃，P 110次/分，R 26次/分，BP 85/50 mmHg。神志清楚，精神差，右侧屈曲卧位，腹膨隆，伴上腹部明显压痛，并有肌紧张和反跳痛，肠鸣音消失，移动性浊音阳性，墨菲征阳性。实验室检查：WBC $18.9 \times 10^9/L$，中性粒细胞比例为78%，血淀粉酶 2347 U/L，尿淀粉酶 3660 U/L。B 超示：胆囊大小为 7 cm×3 cm×2 cm，壁厚 0.4 cm，内有多发强光团，胰腺形态异常，明显肿大，尤其以胰头、胰体明显。入院诊断：急性重型胰腺炎，胆囊结石。

请回答：

（1）列出该患者诊断为急性胰腺炎的主要依据。

（2）对该患者进行病情观察时，重点应观察哪些方面？

7. 某患者，男性，36 岁。因"突发急性呕血 1000 ml"急诊入院。身体评估：T 35.8℃，P 120 次 / 分，R 26 次 / 分，BP 80/50 mmHg。神志清楚，精神萎靡，面色苍白，皮肤湿冷。以"上消化道大量出血"收入院。患者曾于 2 年前在外院确诊为肝硬化。

请回答：

（1）对该患者的治疗措施有哪些？

（2）对患者进行病情观察，重点应观察哪些方面？

第五章　泌尿系统疾病患者的护理

泌尿系统（urinary system）由肾、输尿管、膀胱、尿道及相关的血管和神经等组成。其中，肾是人体的重要生命器官，其主要功能是生成和排泄尿液，并排出人体多余的水和代谢废物；调节水、电解质和酸碱平衡，维持机体内环境稳定；调节血压，促进红细胞生成和骨骼生长等。泌尿系统其余器官均为排尿的通道。泌尿系统疾病是我国的常见疾病，本章主要讨论内科范畴的常见肾病。目前，中国慢性肾病的患病率为 10% ~ 13%，已成为继肿瘤、心脑血管病、糖尿病之后的影响人类生命健康的重要疾病。全世界有超过 5 亿人患有不同程度的慢性肾病，而治疗终末期肾病需要昂贵的医疗费用，已成为全球性的公共卫生问题。

第一节　概　述

导学目标

通过本节内容的学习，学生应能够：

◆ **基本目标**

1. 识记肾的解剖和生理功能。

2. 理解泌尿系统常见症状的病因、临床表现及评估要点。

3. 理解泌尿系统实验室检查结果的意义。

4. 运用所学知识对肾性水肿、高血压、蛋白尿、血尿患者提出针对性的护理诊断并制定相应的护理措施。

◆ **发展目标**

1. 运用泌尿系统实验室检查，识别对应疾病症状特点。

2. 基于泌尿系统特征症状分析可能存在的疾病及进展趋势。

◆ **思政目标**

具有对肾内科患者的专业责任心，同时注重人文关怀，使患者在治疗中感受到医护人员的温暖和关心，注重提高慢性病患者的生活质量，进行全面护理。

【肾的结构】

（一）肾的位置和形态

人体有两个肾，左、右各一，形似蚕豆，位于腹膜后间隙内脊柱两侧，约为第 12 胸椎至第 3 腰椎的位置。因受肝的挤压，右肾低于左肾 1 ~ 2 cm。中国成人肾长、宽和厚度分别为 10.5 ~ 11.5 cm、5 ~ 7 cm 和 2 ~ 3 cm。肾外缘隆起，内缘中间凹陷，凹陷中央称为肾门，是肾血管、输尿管、淋巴管和神经出入肾的部位。

　　肾实质分为肾皮质和肾髓质。肾皮质位于肾实质的浅层，厚度为 1 ~ 1.5 cm，呈红褐色，由肾小体和肾小管构成。肾髓质位于肾实质深层，颜色淡红，约占肾实质厚度的 2/3，由 15 ~ 20 个肾锥体（主要由集合管构成）组成，肾锥体光滑致密，有颜色较深、呈放射状的条纹。2 ~ 3 个肾锥体尖端合并成肾乳头，其顶端有若干小孔，称为乳头孔，终尿经乳头孔流入肾小盏内。每 2 ~ 3 个肾小盏汇合成 1 个肾大盏，再由 2 ~ 3 个肾大盏汇成肾盂。肾盂向下弯行，逐渐变细，与输尿管相移行（图 5-1）。

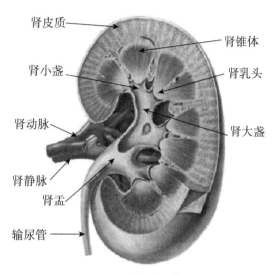

图 5-1　肾冠状面图

（二）肾的组织结构

　　组成肾结构和功能的基本单位是肾单位（nephron），每个肾约有 100 万个肾单位。肾单位包括肾小体和与之相连的肾小管，肾小体由肾小球和周围包绕的肾小囊组成（图 5-2，图 5-3）。

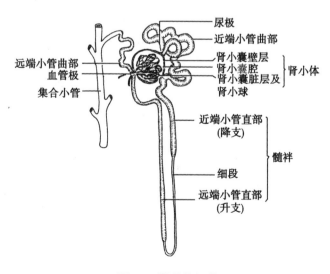

图 5-2　肾单位组成

　　1. 肾小球　肾小球是入球小动脉和出球小动脉之间的毛细血管丛，是肾单位的重要组成部

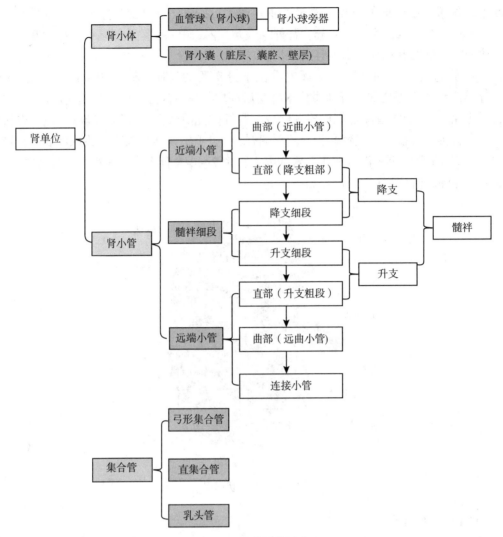

图 5-3　肾单位的组成

分。肾小球包括入球小动脉、毛细血管丛、出球小动脉和系膜组织。系膜组织由系膜细胞和基质组成，具有支持、吞噬、收缩、合成和分泌的作用。肾小球滤过膜也称为滤过屏障，包括 3 层结构，由内至外依次为：①毛细血管内皮细胞；②肾小球基底膜；③脏层上皮细胞，又称足细胞。肾小球滤过膜具有屏障作用：①内皮细胞是肾小球滤过屏障的首层，带有负电荷，可以阻止带负电荷的蛋白质（如白蛋白）通过；②肾小球基底膜是半透膜，足细胞足突间的裂孔膜蛋白构成了肾小球滤过屏障的分子筛，这对于维持肾小球滤过屏障的完整性、避免蛋白尿的产生至关重要。

2. 肾小囊　肾小囊是肾小管盲端扩大并内陷所构成的双层球状囊，包裹于肾小球外侧。内层也称为脏层，即肾小球足细胞，是肾小球滤过膜的组成部分之一；外层也称为壁层，由肾小囊基底膜和壁层上皮细胞组成；两层间为囊腔，与近曲小管相通。

3. 肾小球旁器　肾小球旁器是位于肾小球血管极的特殊结构，由致密斑、球旁细胞、极周细胞和球外系膜细胞组成，具有分泌肾素、调节肾小球滤过率的功能。

4. 肾小管　肾小管包括近端小管、髓袢细段、远端小管（远端小管直部又称为髓袢升支粗段）及连接小管。平均长度为 30 ~ 38 mm。肾小管在其管腔侧和基底膜侧分布着转运蛋白，是水和溶质定向转运的结构和物质基础。

5. 集合管　几个肾单位的连接小管共同汇入一个集合管。根据其所在位置，集合管可分为三段：皮质集合管、外髓质区集合管和内髓质区集合管。集合管是肾调节水和电解质平衡的

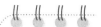

最后部位，对 Na^+、Cl^-、K^+ 和酸碱调节起重要作用。同时，集合管通过抗利尿激素参与调节尿浓缩功能，是肾产生并分泌 NH_4^+ 的主要部位。

6. 肾间质　肾间质是指位于血管外小管间的肾组织，由间质细胞、间质胶原蛋白、微纤维以及半流动状态的细胞外基质组成。皮质肾间质可分为肾小管之间的间质和动脉周围结缔组织两个部分。肾皮质的主要间质细胞包括成纤维细胞和树突细胞，成纤维细胞可产生促红细胞生成素。髓质肾间质有三种细胞，包括载脂间质细胞，这类细胞可产生糖胺多糖、前列腺素以及其他降压物质，其中，前列腺素的合成由 COX-2 所催化，具有吞噬功能。后两种髓质肾间质细胞分别为树突细胞和血管周细胞。

（三）肾的血液供应

正常成人安静状态下，肾血流量约为 1200 ml/min，占心排血量的 20%～25%，是机体供血量最大的器官。其中，肾皮质血流量占肾血流量的 85%～90%；肾髓质血流量占肾血流量的 10%～15%。通常所说的肾血流量主要指肾皮质的血流量，其变化直接影响肾功能。

肾动脉由腹主动脉分出后，经叶间动脉、弓形动脉、小叶间动脉和入球小动脉，进入肾小球，组成肾小球毛细血管网，它决定了肾小球的滤过功能。肾小球毛细血管网再汇集成出球小动脉，分支后形成肾小管周围毛细血管网，包绕于不同区域的肾小管，影响其重吸收功能。

【肾的功能】

肾是机体重要的排泄器官，主要生理功能有排泄代谢产物，调节水、电解质和酸碱平衡，维持机体内环境的稳定及内分泌功能。

（一）肾小球的滤过功能

滤过功能是肾最重要的生理功能，也是临床最常用的肾功能评估参数。

1. 肾小球滤过率（glomerular filtration rate，GFR）　单位时间内（分钟）经肾小球滤过的血浆液体量称为肾小球滤过率，其大小与年龄、性别、体重有关。成人静息状态下，男性约为 120 ml/（min·1.73 m²），女性约低 10%。30 岁后每 10 年下降 10 ml/（min·1.73 m²）左右。GFR 主要取决于肾小球血流量、有效滤过压、滤过膜面积和毛细血管通透性等因素。

2. 有效滤过压　有效滤过压是肾小球毛细血管的滤过动力。肾小球有效滤过压 =（肾小球毛细血管静水压 + 囊内液胶体渗透压）–（血浆胶体渗透压 + 肾小囊内压）。当动脉血压维持在 70～180 mmHg 时，肾的血流量将保持相对稳定，GFR 基本保持不变。当动脉血压升高或降低时，肾小球毛细血管压会发生相应的变化，肾小球滤过率也随之变化。当动脉血压下降到 40～50 mmHg 或以下时，GFR 可降至零，而导致无尿。

囊内压相对比较稳定，约为 10 mmHg。当任何原因引起输尿管阻塞时，小管液或终尿不能排出，可引起逆行性压力升高，最终导致囊内压升高，使有效滤过压和肾小球滤过率升高。血浆胶体渗透压在正常情况下不会大幅波动，但当生理或病理因素导致血浆蛋白降低时，血浆胶体渗透压降低，从而导致有效滤过压和肾小球滤过率增加。

（二）肾小管的重吸收和分泌功能

肾小球每日滤过生成 180 L 原尿，原尿中 99% 的水、全部的葡萄糖和氨基酸、大部分的电解质及 HCO_3^- 等被肾小管和集合管重吸收回血液，形成终尿约 1.5 L。

1. 近端小管　近端小管是重吸收的主要场所。被滤过的葡萄糖、氨基酸全部被重吸收；Na^+ 通过 Na^+-K^+-ATP 酶主动重吸收；主要阴离子 HCO_3^- 和 Cl^- 随 Na^+ 一起转运。近曲小管除具有重吸收功能外，还参与有机酸的排泄。尿酸可从肾小球滤过，但多数在肾小管重吸收，继而再分泌入肾小管腔中。除有机酸和尿酸外，药物（特别是一些抗生素和造影剂）也以此方式排出。

2. 髓袢　髓袢在髓质渗透压梯度形成中起重要作用。水在髓袢降支细段可以自由穿透，

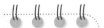

而 Na^+ 和 Cl^- 却不能自由穿透,形成高渗区。管腔内的水分在经过内髓高渗区时可以被迅速重吸收。而降支细段一旦转为升支细段,则水不能自由穿透,而 Na^+ 和 Cl^- 却能自由穿透,从而维持髓质区的高渗,故髓袢细段对尿液的浓缩功能至关重要。

3. 远端小管和集合管 远曲小管(特别是连接小管)是调节尿液最终成分的主要场所,这些小管上皮细胞可重吸收 Na^+,排出 K^+,以及分泌 H^+ 和 NH_4^+,此处对 Na^+、Cl^- 和水的重吸收根据机体水和电解质平衡状况进行调节。Na^+ 的重吸收主要受醛固酮调节,水的重吸收则受抗利尿激素的调节。

（三）肾对机体酸碱平衡的调节

肾功能的正常是保持酸碱平衡的关键。一方面,肾将非挥发性的酸性物质以 H^+ 和 NH_4^+ 的形式通过尿液排出体外;另一方面,通过重吸收及新生 HCO_3^- 至血液,补充体内缓冲酸性物质的消耗。正常情况下,肾排酸的同时受体液容量、其他电解质浓度、血气情况及神经 - 体液等因子的影响,共同决定肾对机体酸碱平衡的调节效果。

1. 近端小管 正常情况下,从肾小球滤过的 HCO_3^- 几乎全被肾小管和集合管重吸收,近端小管上皮细胞主要通过电中性 Na^+-H^+ 交换,使 H^+ 进入小管液与 HCO_3^- 结合形成 H_2CO_3,然后通过 CO_2 的形式实现 HCO_3^- 的重吸收。同时,尽管小管通过谷氨酰胺代谢,生成 NH_4^+ 进入小管液,并获得新生的 HCO_3^-。

2. 髓袢 未被近端小管重吸收的占滤过总量 15% ~ 20% 的 HCO_3^- 在髓袢升支粗段被重吸收。

3. 远端小管和集合管 肾小球滤过的 HCO_3^- 约 5% 在远端小管和集合管被重吸收,远端小管管腔膜面存在两种 H^+ 主动转运:① ATP 依赖的 H^+ 泵(H^+-ATP 酶);② H^+-K^+-ATP 酶。两者均可逆 H^+ 浓度差而将细胞内的 H^+ 主动转运到小管液中。

（四）肾的内分泌功能

肾具有重要的内分泌功能,能够参与合成分泌肾素、促红细胞生成素、1,25- 二羟维生素 D_3、前列腺素和激肽类物质,肾产生促红细胞生成素受肾皮质和外髓局部组织氧含量的调节。

1. 肾素 肾素由肾小球旁器分泌,参与血压和肾血流量的调节。肾的灌注压下降、限制盐的摄入、体位改变、寒冷刺激等因素使交感神经兴奋时均会刺激肾素的分泌。肾素可使肝产生的血管紧张素原转变为血管紧张素 Ⅰ,再经肺、肾的转换酶作用生成血管紧张素 Ⅱ 及血管紧张素 Ⅲ。血管紧张素 Ⅱ 和血管紧张素 Ⅲ 直接引起小动脉平滑肌收缩,使血压上升,同时血管紧张素 Ⅱ 和血管紧张素 Ⅲ 还可刺激醛固酮分泌,促进钠潴留,增加血容量,使血压升高。

2. 促红细胞生成素（EPO） 从肾分泌,经血液循环作用于骨髓的红系祖细胞,主要作用是促进骨髓造血细胞和原红细胞的分化和成熟,促进网织红细胞释放入血,加速血红蛋白合成。肾性贫血与肾实质破坏 EPO 形成和减少有关。

3. 1α- 羟化酶 肾是产生 1α- 羟化酶的重要场所,25- 羟维生素 D 在 1α- 羟化酶的作用下,形成 1,25- 二羟维生素 D_3,是生物活性最强的维生素 D,1,25- 二羟维生素 D_3 能通过调节胃肠道钙磷吸收、尿排泄、骨转运、甲状旁腺激素分泌等维持血钙磷平衡,保持骨骼正常矿物化。

4. 激肽释放酶 肾皮质内所含的激肽释放酶可促使激肽原生成激肽,后者可扩张小动脉,增加肾血流量,促进水、钠的排泄,从而降低血压。肾激肽释放酶的产生和分泌受细胞外液量、体内钠量和肾血流量等诸多因素的影响。

5. 前列腺素 肾的前列腺素大部分由肾髓质的间质细胞分泌,主要有 PGE_2、PGA_2 和少许 $PGF_{2\alpha}$。前两者能扩张肾血管,增加肾血流量和水、钠排出,使血压降低。$PGF_{2\alpha}$ 则有收缩血管的作用。作用与激肽释放酶类似。

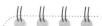

【泌尿系统疾病的护理评估】

（一）病史及心理社会因素

1. 主诉及现病史　详细询问患者的发病时间、起病的缓急、有无诱因；最主要症状及持续时间；肾病相关症状特点、病情的发展与演变、伴随症状、发病后的诊治经过及结果；发病以来的精神状态、食欲、活动、体重、排便及睡眠情况等。

2. 既往史　泌尿系统疾病易复发，且易导致慢性迁延，故应询问既往史、发病及进展情况，是否有糖尿病、高血压、急性肾炎病史、系统性红斑狼疮、过敏性紫癜等免疫性疾病史。

3. 个人史、家族史、过敏史

（1）个人史：询问出生地和居住地环境、生活和工作环境情况；了解患者日常生活是否规律，工作是否紧张，有无过度劳累；询问有无毒物、重金属及化学物质接触史；有无肝炎、HIV 等传染病感染及接触史；有无吸烟及饮酒史；经常服用的药物是否对肾有损害。

（2）家族史：某些肾病如常染色体显性遗传性多囊肾病、奥尔波特（Alport）综合征、薄基底膜肾病、遗传性肾病综合征等与遗传因素有关，故应询问家族史。

（3）过敏史：询问患者有无对食物、药物等过敏。

4. 心理社会因素

（1）心理状况：泌尿系统疾病多易复发，且迁延不愈，预后较差，尤其是慢性肾脏病，病程长，需要长期治疗，对患者的日常生活、学习、工作均会造成影响，易产生焦虑、抑郁等心理障碍。严重的水肿、贫血、电解质代谢紊乱等可使患者生活能力降低，产生无望、自卑等情绪。因此，护士应了解患者患病后的心理、情绪反应，以及对疾病发展过程、防治、预后的认知程度。

（2）社会支持系统：肾病长期迁延，治疗时间长，治疗费用较高，会造成家庭成员的精神、经济负担，使家庭对患者的关心、支持程度逐渐减低，患者感到缺乏理解与帮助。因此，护士应了解患者的家庭成员组成、家庭经济状况、家属对患者疾病的认知及关心、支持程度等（包括经济、身体、心理等方面的帮助）。

（二）身体评估

1. 全身状态评估　应注意生命体征、意识状态、营养状态、面容及表情、皮肤、体位等。体温增高常因并发感染；脉搏频率和节律的变化常因肾功能不全、电解质代谢紊乱导致心律失常；呼吸深而快提示肾功能不全导致代谢性酸中毒的可能。评估意识状态，如有嗜睡甚至昏迷等出现，提示病情严重。营养状况，有无贫血、贫血程度。皮肤及黏膜有无苍白、瘙痒抓痕、色素沉着等。

（1）水肿：是肾病的重要体征，评估水肿出现的时间、部位、程度、有无凹陷，水肿是否与体位有关。有无胸腔积液、腹水的症状，如胸闷、憋气、腹胀，是否影响呼吸和睡眠。

（2）高血压：评估血压升高的程度、进展情况及伴随症状，抗高血压药的使用及疗效，有无烦躁不安、恶心、呕吐等高血压危象和高血压脑病的先兆症状。

（3）尿量：评估患者每日尿量及排尿次数，正常成人尿量为 1000～2000 ml/d。尿量<400 ml/d 称为少尿，<100 ml/d 称为无尿，>2500 ml/d 称为多尿，>4000 ml/d 称为尿崩。夜尿增多是指夜间睡眠时尿量>750 ml 或大于白天尿量，与夜尿次数增多是两个不同的概念。

（4）尿液性状：评估尿液的性状、颜色，如血尿、泡沫尿、脓尿。新鲜尿离心沉渣镜检红细胞计数≥3/HP 定义为血尿。尿色外观无血色，称为镜下血尿。尿液呈洗肉水样、血样、酱油色或有血凝块等，称为肉眼血尿。

（5）评估有无腰痛及尿频、尿急、尿痛等膀胱刺激征。

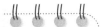

2. 头、颈部评估 评估眼睑、颜面有无水肿，有无面色苍白、舌色淡、舌缘有齿痕等肾病面容。慢性肾炎可出现视神经盘及周围视网膜水肿，火焰状出血，棉絮状渗出物等。

3. 胸部及腹部评估 正常情况下，从体表不会触及肾、膀胱等泌尿系统器官。慢性肾病患者常伴有心力衰竭或因呼吸道感染使疾病呈急性发作，护理人员进行胸部听诊，有无干啰音、湿啰音、心律失常等阳性体征。当肾出现炎症性疾病，如肾盂肾炎、肾脓肿和肾结核常出现肋脊点和肋腰点压痛。评估有无胸腔积液、腹水，即叩诊为浊音或实音。

4. 肢体评估 如有较严重的水肿，要评估肢体水肿情况，包括水肿范围、程度、有无凹陷。当合并低蛋白血症时，还要观察下肢皮肤颜色及温度，血管搏动有无减弱甚至消失，警惕下肢血栓情况。

（三）辅助检查

1. 尿液检查

（1）尿常规检查：包括尿液外观、理化检查、尿沉渣检查、尿生化检查。尿常规检查是早期发现和诊断肾病的重要线索，通常以清晨第一次清洁中段尿标本最理想。尿标本采集完成后宜立即送检，夏季不应超过 1 h，冬季不应超过 2 h。若不能立即送检，应加防腐剂并冷藏保存。收集标本的容器应清洁、干燥，女性患者应避开月经期及妇科检查后，防止阴道分泌物或经血混入。

（2）尿相差显微镜检查：用于根据尿红细胞形态判别其来源。如尿中红细胞形态以变形红细胞为主，可判断为肾小球源性血尿。同时，若可观察到红细胞管型，可判定为肾小球源性血尿。

（3）尿蛋白检测：①尿蛋白定量：24 h 尿蛋白定量是检测尿蛋白的金标准。如尿蛋白持续 >150 mg/d 可诊断为蛋白尿，尿蛋白 >3.5 g/d 为大量蛋白尿；②随机尿白蛋白/肌酐比值：尿蛋白 <30 mg/g 为正常，尿蛋白 $30\sim300$ mg/g 为微量白蛋白尿，尿蛋白 >300 mg/g 为临床蛋白尿；③尿白蛋白检测：当糖尿病等疾病导致肾损伤时，尿白蛋白排泄率升高远早于尿总蛋白排泄率升高。

（4）其他尿液成分检测：尿钠检测有利于了解患者钠盐摄入情况；尿酸化功能检测和尿钾检测有助于肾小管酸中毒和低钾血症的诊断。

2. 肾功能检查

（1）肌酐（creatinine，Cr）测定：血清或血浆肌酐，检测快速、简便，但敏感性较低，不能反映早期肾损害。血肌酐（SCr）增高可见于各种原因引起的肾小球滤过功能减退，如急、慢性肾衰竭。此外，血肌酐还受年龄、性别、肌肉量、蛋白质摄入及某些药物的影响。

（2）血尿素氮（blood urea nitrogen，BUN）测定：血尿素氮是蛋白质代谢的终末产物。血尿素氮增高常见于慢性肾衰竭、血容量不足导致的少尿、导致大量蛋白质分解或摄入过多的疾病（如大面积烧伤、严重创伤、上消化道出血、甲亢）等，同时血尿素氮也作为肾衰竭透析充分性指标。

（3）内生肌酐清除率（endogenous creatinine clearance rate，CCr）测定：内生肌酐清除率是指肾在单位时间内将若干毫升血液中的内生肌酐全部清除的能力。CCr 的测定是目前较简便、可靠的反映肾小球滤过功能的一种方法，是反映早期肾小球功能下降的指标。

（4）菊粉清除率和同位素测定：菊粉清除率是肾小球滤过率测定的金标准，但是操作繁琐，无法在临床常规应用，主要用于实验室研究。目前临床上可用同位素方法测定肾小球滤过率，准确性接近菊粉清除率。

（5）估算的肾小球滤过率（estimated glomerular filtration rate，eGFR）：用于估算 GFR 的公式有多个，包括 MDRD 公式、Cockcroft-Gault 公式和 CKD-EPI 公式等。

3. 肾影像学检查 包括 X 线、超声、静脉尿路造影、肾血管造影、膀胱镜、肾 CT、MRI、放射性核素等检查。肾影像学检查对于判断肾大小、结构，是否合并肾结石、肾囊肿、肾肿瘤和梗阻等具有重要意义。

4. 肾活检病理检查　肾活检病理检查主要用于判断不明原因的蛋白尿、肾小球性血尿、不明原因的肾衰竭等情况，作为对肾疾病的诊断、判断预后和指导治疗的重要手段。常见的并发症有血尿、肾周血肿、感染、肾绞痛等。

（1）术前护理：①术前向患者解释检查的目的和意义，消除其恐惧心理；②训练患者俯卧位呼气末屏气（屏气时间大于 15 s），并练习卧床排尿；③了解患者血压，术前血压应控制在不超过 140/90 mmHg；④女性患者需了解月经周期，避开月经期；⑤检查血常规、出血与凝血功能及肾功能，以了解有无贫血、出血倾向及肾功能水平。

（2）术后护理：①穿刺点加压 3～5 min，必要时使用腹带加压包扎；②平车送患者回病房，并水平移至病床上，由俯卧位轻柔翻转为仰卧位；③术后 6 h 取仰卧位，腰部严格制动，四肢可缓慢小幅度活动，严禁翻身和扭转腰部；卧床 24 h；④术后 6 h 内密切监测血压、脉搏，观察有无腰痛、腹痛等；⑤连续留取术后 3 次尿液标本，密切观察尿液颜色、性状及尿中红细胞计数变化情况。若病情允许，嘱患者多饮水，以免血块阻塞尿路；⑥避免或及时处理便秘、腹泻和剧烈咳嗽；⑦术后 3～4 周内禁止剧烈运动或从事重体力劳动。

【泌尿系统疾病常见症状、体征的护理】

（一）水肿

水肿（edema）是组织间隙过多的液体积聚。当超过体重的 4%～5% 时，可表现为显性水肿。水肿是肾病常见的临床表现之一。

1. 病因　肾性水肿主要由多种因素引起肾排泄钠、水减少，引起钠、水潴留，细胞外液增多所致，钠、水潴留是肾源性水肿的基本机制，常见于肾小球肾炎、肾病综合征等。主要因素有：①肾小球滤过功能降低；②肾小管对钠、水重吸收增加；③血浆胶体渗透压降低（因蛋白尿所致）。

2. 临床表现　肾性水肿呈对称性，多为凹陷性，常发生于组织疏松部位。水肿特点是疾病早期晨间起床时有眼睑与颜面水肿，以后很快发展为全身水肿。常伴有蛋白尿、尿常规改变、高血压及肾功能损害的表现。肾源性水肿需与心源性水肿相鉴别，鉴别要点列于表 5-1。

表 5-1　肾源性水肿与心源性水肿的鉴别要点

鉴别要点	肾源性水肿	心源性水肿
开始部位	从眼睑、颜面开始而延及全身	从足部开始，向上延及全身
发展速度	迅速	缓慢
水肿性质	软，移动性大	比较坚实，移动性较小
伴随改变	高血压、尿常规改变、肾功能异常	心脏增大、心脏杂音、肝大、静脉压升高

3. 护理

[护理评估]

（1）病史：重点询问患者水肿发生的部位，尤其是初始部位、持续时间；有无诱发因素；水肿的特点、程度、进展及治疗情况；是否伴有胸闷、憋气、腹胀等症状；尿液的性状、量、颜色；是否有尿量减少及体重变化；每日饮水量及食物含水量、钠盐摄入量、输液量及透析量等。

（2）身体评估：评估患者的精神状况、生命体征情况；有无肾病面容；检查水肿的程度及部位、与饮水及尿量的关系；全身皮肤、黏膜有无弹性和破溃；注意有无肺部啰音、胸腔积

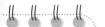

液；有无腹部膨隆和移动性浊音；食欲及营养状态；活动体位有无受限等。

（3）辅助检查：尿液检查尿常规及尿蛋白情况；血液检查肝功能、肾功能、血脂及电解质情况；尿浓缩稀释试验有无异常；超声及放射学检查有无胸腔积液、心包积液及腹水；了解有无做过肾组织活检等。

［常见护理诊断／问题］

（1）体液过多：与体内水及钠潴留、低蛋白血症有关。

（2）有皮肤完整性受损的危险：与水肿、长期卧床有关。

［护理目标］

（1）患者能叙述水肿形成的原因及诱因，水肿明显减轻或消退。

（2）患者皮肤无损伤或未发生感染。

［护理措施］

（1）体液过多：与体内水及钠潴留、低蛋白血症有关。

1）休息：严重水肿患者需卧床休息，平卧可增加肾血流量，减少水、钠潴留。轻度水肿应根据病情适当活动。

2）饮食护理：限制水、钠和蛋白质摄入。①水盐摄入：轻度水肿尿量＞1000 ml/d，不用过分限水，钠盐限制在 3 g/d 以内，应包括含钠食物及饮料，如香肠、咸肉、罐头食品；严重水肿伴少尿每日摄水量应限制在 1000 ml 以内，给予无盐饮食，即每日主副食中含钠量＜700 mg，低盐或无盐饮食烹饪时可用糖、醋、蒜等调味品，以增进食欲。②蛋白质摄入：应根据患者肾功能情况进行调整，肾脏替代治疗患者可适当增加，优质蛋白质摄入量应超过每日蛋白质摄入总量的 50%。

3）病情观察：①询问患者有无乏力、胸闷、憋气、腹胀等不适，进食情况有无改变；②观察水肿部位及程度的变化，有胸腔积液者注意呼吸频率，体位要舒适，有腹水者要测量腹围；③准确记录出入量，出量包括尿量、排便量、呕吐物量，进行透析治疗者记录超滤液量，入量包括食物含水量、饮水量及输液量等；④每日测量体重，根据体重变化有效地观察水肿消长情况。

4）用药护理：遵医嘱使用利尿药，观察药物的疗效及不良反应。长期使用利尿药时，应监测血电解质和酸碱平衡情况，观察有无低钾血症、低钠血症、低氯性碱中毒等。利尿过快、过猛可导致有效血容量不足，出现恶心、直立性低血压、口干、心悸等症状。

5）健康指导：①向患者及家属讲解造成水肿的原因，避免使病情加重的因素，如上呼吸道感染或其他部位感染、过度劳累、情绪变化、摄水及盐过多；②教会患者根据病情合理安排每日食物的含盐量和饮水量，避免进食腌制食品、罐头食品、啤酒、汽水、味精、面包、豆腐干等含钠丰富的食物；③指导患者使用醋和柠檬等增进食欲；④教会患者正确测量每日出入液量、体重等；⑤向患者详细介绍有关药物的名称、用法、剂量、作用和不良反应，并告诉患者不可擅自加量、减量和停药，尤其是糖皮质激素和免疫抑制药等。

（2）有皮肤完整性受损的危险：与水肿、长期卧床有关。

1）体位：经常变换体位，每 2 h 翻身一次，可采用翻身枕或软枕辅助；下肢抬高，沿肢体长轴垫软枕，使足跟保持悬浮状态；半卧位时，抬高床尾，以减轻剪切力。

2）饮食护理：水肿患者多伴有低蛋白血症，要鼓励患者进食高热量、优质蛋白质饮食，以保证营养摄入，维持正氮平衡。

3）皮肤护理：水肿患者皮肤菲薄，易发生破损，应注意穿着柔软、宽松的棉质衣物，勤换洗，袜口要宽松；做好全身皮肤的清洁，清洗时勿用刺激性清洁剂和热水擦洗，避免损伤；床铺保持清洁、干燥、无渣屑，注意检查患者身体下方无管路、线路，避免压伤；皮肤瘙痒者，要剪短指甲，禁用手抓挠；做好失禁护理，保持皮肤干燥；必要时，可使用保护性敷料进行局部皮肤保护。

4）皮肤观察：勤观察皮肤有无压红，是否压之褪色；有无红肿、破损和化脓等情况发生。

［护理评价］

（1）患者知道水肿的原因和诱因，并会避免诱因，水肿明显减轻或消退。

（2）患者皮肤无损伤或未发生感染。

（二）肾性高血压

由肾病引起的高血压称为肾性高血压。

1. 病因　根据其发生机制，可以分为肾血管性和肾实质性高血压两大类：①肾动脉狭窄时可引起灌注压下降，激活肾素 - 血管紧张素 - 醛固酮系统，产生肾血管性高血压；②水、钠潴留是肾实质性高血压最主要的发病机制。

2. 临床表现　高血压可为肾病患者的首发症状，常伴有头晕、头痛、失眠、记忆力下降、贫血、水肿等症状。持续存在的高血压是导致肾功能损害的重要因素，故应积极控制。

3. 护理

［护理评估］

（1）病史：重点询问患者高血压确诊时间、血压水平及伴随症状；是否接受降压治疗、询问抗高血压药的剂量、种类、疗效及不良反应；有无糖尿病、心脑血管及其他血管疾病、睡眠呼吸暂停综合征等病史；有无高血压家族史；有无吸烟及饮酒史；了解患者饮食、睡眠、体力活动、情绪变化及压力情况；有无服用可使血压升高的药物。

（2）身体评估：测量血压、体重指数、腰围及臀围；评估患者精神状况及生命体征情况，尤其是血压波动情况；询问患者有无劳累、失眠、压力过大等诱发因素；有无心悸、乏力、头痛、头晕、胸痛、胸闷、尿量减少等表现；听诊颈动脉、胸主动脉、腹主动脉和股动脉有无杂音；评估睡眠质量及心理情绪状态。

（3）辅助检查：进行尿常规及肾功能、血脂、肾素 - 血管紧张素 - 醛固酮水平检查，有无异常；做心电图、肾动脉超声造影及血管超声，了解心脏、肾、颈动脉、下肢血管情况；必要时进行眼底检查。

［常见护理诊断 / 问题］

（1）疼痛（头痛）：与血压升高有关。

（2）有受伤的危险：与头晕、视物模糊或直立性低血压有关。

（3）潜在并发症：高血压急症。

［护理目标］

（1）患者头痛减轻或消失。

（2）住院期间无受伤情况出现。

（3）患者能避免高血压急症的诱发因素，一旦发生高血压，能够得到及时救治。

［护理措施］

（1）疼痛（头痛）：与血压升高有关。

1）疼痛护理：评估患者头痛的性质、程度；解释头痛的原因主要与高血压有关，血压恢复正常且平稳后头痛症状可减轻或消失。为患者提供安静、温暖、舒适的环境，尽量减少探视，以减少引起或加重头痛的因素；指导患者使用放松技术，如心理训练、音乐治疗、缓慢呼吸。

2）饮食护理：限盐，高盐摄入时，慢性肾脏病患者更容易发生血压显著升高，而饮食限盐可以起到降压作用。限盐使肾素 - 血管紧张素 - 醛固酮系统抑制剂（RASI）的降压及降尿蛋白的效果最大程度的发挥。目前推荐的摄盐量为每日不超过 6 g。

3）运动：规律的体力活动可以改善心血管的适用性，有助于体重下降，改进胰岛素的敏

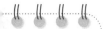

感性，并且降低血压。建议患者头痛缓解后，可采用与心血管健康要求相符并可耐受的运动方式，每周至少 5 次，每次 30 min。运动计划的制订需个体化，并且要长期坚持。

4）用药护理：遵医嘱应用抗高血压药治疗，密切监测血压变化，以判断疗效，并注意观察药物的不良反应。RASI 是慢性肾脏病患者首选的抗高血压药，通过降低肾小球内压、高灌注和高滤过，起到减少蛋白尿和延缓肾功能恶化的肾保护作用。服用时要注意抗高血压药的副作用。血管紧张素转化酶抑制药可引起刺激性干咳和血管性水肿；利尿药可引起低血钾、高钙血症及血糖、血尿酸、脂代谢紊乱等；β 受体阻断药可导致心动过缓、乏力、四肢发冷；钙通道阻断药可引起心率增快、面部潮红、头痛及下肢水肿等。

（2）有受伤的危险：与头晕、视物模糊或直立性低血压有关。

1）避免受伤：定时测量患者的血压并做好记录。当患者有头晕、视物模糊、耳鸣等症状时，应嘱患者卧床休息，如厕或外出时有人陪伴。伴恶心、呕吐的患者，应将痰杯放在患者伸手可及处，呼叫器也应放在患者手边，防止取物时跌倒。避免迅速改变体位，活动场所应设有相关安全设施，必要时加用床栏。

2）直立性低血压的预防及处理：直立性低血压是血压过低的一种特殊情况，是指在体位变化时，如从卧位、坐位或蹲位突然站立（直立位）时，发生血压突然、过度下降（收缩压/舒张压下降>20/10 mmHg 以上，或下降大于原来血压的 30% 以上），同时伴有头晕或晕厥等脑供血不足的症状。①首先向患者讲解直立性低血压的表现，即出现直立性低血压时可有乏力、头晕、心悸、出汗、恶心、呕吐等不适症状；特别是在联合用药、服首剂药物或加量时，应特别注意。②一旦发生直立性低血压，应平卧，且下肢取抬高位，以促进下肢血液回流。③指导患者预防直立性低血压的方法：避免长时间站立，尤其在服药后最初几小时；改变姿势，特别是从卧位、坐位起立时，动作宜缓慢；选择在平静休息时服药，且服药后应休息一段时间再进行活动；避免用过热的水洗澡或洗蒸汽浴；不宜大量饮酒。

（3）潜在并发症：高血压急症。

1）避免诱因：向患者讲明高血压急症的诱因，应避免情绪激动、劳累、寒冷刺激和随意增减药量。

2）病情监测：定期监测血压，一旦发现血压急剧升高、剧烈头痛、呕吐、大汗、视物模糊、面色及神志改变、肢体运动障碍等症状，立即通知医师。

3）急症护理：患者应绝对卧床休息，避免一切不良刺激和不必要的活动，协助生活护理，给予持续低浓度吸氧。对昏迷或抽搐患者，应加强护理，保持呼吸道通畅，防止咬伤、窒息或坠床。安抚患者情绪，必要时应用镇静药。进行心电、血压、呼吸监护。迅速建立静脉通道，遵医嘱尽早应用抗高血压药控制性降压。应用硝普钠和硝酸甘油时，应注意避光，并持续监测血压，严格遵医嘱控制滴速；密切观察药物的不良反应。

［其他护理诊断/问题］

（1）超重、肥胖：与摄入过多、缺少运动有关。

（2）焦虑：与血压控制不满意、已发生并发症有关。

（3）知识缺乏：缺乏疾病预防、保健知识和高血压用药知识。

［健康教育］

（1）疾病知识指导：让患者了解控制血压及终身治疗的必要性。向患者解释改变生活方式的重要性，使之理解其治疗意义，自觉地付诸实践，并长期坚持。

（2）生活方式指导：告知患者改变不良生活习惯不仅可以预防或延迟高血压的发生，还可以降低血压，提高抗高血压药的疗效，从而降低心血管疾病风险。

（3）用药指导：强调长期药物治疗的重要性，降压治疗的目的是使血压达到目标水平，因此应嘱患者长期服药，遵医嘱按时、按量服药；告知有关抗高血压药的名称、剂量、用法、作用及不良反应，并提供书面材料；不能擅自、突然停药，经治疗血压得到满意控制后，可遵医嘱逐渐减少剂量。如果突然停药，可导致血压突然升高，特别是冠心病患者突然停用 β 受体阻断药可诱发心绞痛、心肌梗死等。

（4）家庭血压监测指导：家庭血压监测可获取日常生活状态下患者的血压信息，可帮助排除白大衣高血压，检出隐蔽性高血压，在增强患者诊治的主动参与性、改善患者治疗依从性等方面具有优点。应教会患者及家属正确的家庭血压监测方法，推荐使用合格的上臂式自动血压计自测血压，血压未达标者，建议每日早、晚各测血压 1 次，每次测量 2~3 遍，连续 7 d，以后 6 d 血压平均值作为医师治疗的参考。血压达标者，建议每周测量 1 次。指导患者掌握测量技术，规范操作，如实记录血压测量结果，随访时提供给医护人员作为治疗参考。

（5）心理指导：应采取各种措施，帮助患者缓解精神压力以及纠正和治疗病态心理，必要时建议患者寻求专业的心理辅导或治疗。

（6）定期随访：经治疗后血压达标者，可每 3 个月随访一次；血压未达标者，建议每 2~4 周随访一次；如出现血压异常波动或有症状，随时就诊。

[护理评价]

（1）患者头痛减轻或消失。

（2）患者能够掌握直立性低血压的临床表现、预防和护理措施，未受伤。

（3）患者自觉避免高血压急症的诱发因素，未发生高血压急症，或高血压急症发生后得到了及时、有效的处理。

（三）蛋白尿

蛋白尿常表现为尿泡沫增多。若尿蛋白定量持续＞150 mg/d 或尿蛋白 / 肌酐＞200 mg/g，或尿蛋白定性试验持续阳性，称为蛋白尿。若尿蛋白定量＞3.5 g/d，称为大量蛋白尿。

1. 病因　蛋白尿常见于肾小球疾病、肾小管疾病、全身性疾病或其他系统疾病，如系统性红斑狼疮、过敏性紫癜、多发性骨髓瘤。根据形成机制不同可分为：①肾小球性蛋白尿：由肾小球滤过膜受损、通透性增高，肾小球滤出的蛋白质增多，超过了肾小管的重吸收功能所致，多见于各种肾小球疾病。当病变轻时，尿中的蛋白质以中、小分子的蛋白质（如白蛋白）为主，称为选择性蛋白尿；当肾小球病变严重时，尿中除出现中、小分子蛋白质外，IgG 等大分子的蛋白质也被排泄出来，称为非选择性蛋白尿。②肾小管性蛋白尿：当肾小球的滤过功能正常，但肾小管重吸收功能下降时出现。此时，一些被肾小球正常滤过的小分子蛋白质没能被肾小管重吸收，从而被排出而出现蛋白尿。③溢出性蛋白尿：肾小球和肾小管功能正常，血液循环中存在大量可以从肾小球自由滤过的小分子蛋白质，超过了肾小管重吸收极限而出现的蛋白尿，常见于多发性骨髓瘤时的轻链尿、横纹肌溶解时的肌红蛋白尿、血管内溶血的血红蛋白尿等。④组织性蛋白尿：常见于肾盂肾炎、尿路肿瘤时，是向尿液中分泌蛋白质而产生的蛋白尿。一般尿蛋白＜0.5 g/d，很少＞1 g/d。⑤生理性蛋白尿：是因体位（如直立位或脊柱前凸姿势）、剧烈运动、发热或寒冷等因素引起的一过性蛋白尿，一般尿蛋白定量＜1 g/d，诱因去除后蛋白尿随之消失。

2. 临床表现　少量蛋白尿常在体检时被发现，中等或大量蛋白尿表现为泡沫尿，即尿液表面有细小且不易消失的泡沫。患者常忽视这一表现，多在他人提醒后才注意到。蛋白尿可伴有水肿、高血压、贫血、血尿等。

3. 护理

[护理评估]

（1）病史：重点询问患者的排尿情况，尤其是尿液性状的改变、泡沫的形成及消退时间；是否有引起蛋白尿的诱因，如活动、劳累、感染、外伤；用药情况及不良反应。

（2）身体评估：主要评估皮肤及黏膜有无弹性、水肿、发绀；有无发热等感染表现；评估患者出入量及营养状态等。

（3）辅助检查：尿液检查中24 h尿蛋白定量是检测尿蛋白的金标准，尿白蛋白/肌酐比值（ACR）也为优选，尤其是在慢性肾病的诊断中。肾、输尿管、膀胱超声，肾动脉和静脉超声可用于病因筛查。

[常见护理诊断/问题]

（1）体液过多：与体内水及钠潴留、低蛋白血症有关。

（2）营养失调：低于机体需要量：与食欲缺乏、尿蛋白排出过多有关。

（3）有感染的危险：与机体抵抗力下降、腹膜或血液透析有关。

[护理目标]

（1）患者及家属能积极配合营养支持疗法，患者营养状况良好。

（2）患者及家属能陈述与感染有关的危险因素和预防知识，无感染发生。

[护理措施]

（1）营养失调：低于机体需要量：与食欲缺乏、尿蛋白排出过多有关。

1）环境：提供良好的就餐环境，去除病室中的异味或患者床单位上的血迹、排泄物、分泌物等。进餐时不要催促患者，减慢进食速度，进食中间可以适当休息。

2）体位与活动：进餐时协助患者取适宜体位。进餐后不要立即平卧，应保持坐位或半坐位15~30 min。病情允许的情况下，鼓励适当活动，以增加营养物质的代谢和作用，从而增进食欲。

3）饮食护理：与营养师一起确定患者的热量需要，注意蛋白质摄入。根据患者肾功能情况调整，肾替代治疗患者可适当增加优质蛋白质摄入量，应超过每日蛋白质摄入总量的50%。同时了解患者以往的进食习惯，包括喜好的食物、口味、进食时间等，尽量选择适合患者口味的食物。对不能进食的患者，给予鼻饲或静脉营养，监测并记录患者的进食量、体重及化验结果等，必要时鼓励患者少食多餐。

4）对症处理：对于疼痛患者，可遵医嘱在进食前半小时给予止痛处理。对因恶心而厌食的患者，应为其准备偏凉的饮食，或遵医嘱进食前给予镇痛药。

5）用药护理：遵医嘱使用α-酮酸，补充氨基酸，替代蛋白质摄入，以减轻肾负担。

（2）有感染的危险：与机体抵抗力下降、腹膜或血液透析有关。

1）环境：减少微生物入侵。勤洗手，严格执行无菌操作技术。避免不必要的损伤性诊断或治疗。定期开窗通风或紫外线消毒，减少探视，减少空气中的微生物，必要时给予保护性隔离。加强静脉通道及各种引流管的护理。

2）饮食护理：保证热量摄入，供给足够的营养、水分和维生素。

3）活动：根据病情指导患者做适当的活动，保持正确体位。运动时注意保暖，避免感冒。

4）监测感染征象：观察有无体温升高。慢性肾衰竭患者基础代谢率较低，当体温>37.5℃时，提示存在感染。注意有无寒战、疲乏无力、食欲下降、咳嗽、咳脓性痰、肺部湿啰音、膀胱刺激征、白细胞计数增高等。准确留取各种标本，如痰液、尿液、血液等送检。

5）用药护理：遵医嘱合理使用对肾无毒性或毒性低的抗生素，并观察药物的疗效和不良反应。

6）健康教育：向患者讲解导致感染发生的危险因素，指导患者掌握预防感染的措施。

[护理评价]

（1）患者营养状况良好。

（2）患者无感染发生。

小 结

泌尿系统由肾、输尿管、膀胱、尿道及相关的血管和神经组成。其主要功能是生成和排泄尿液，并排出人体多余的水和代谢废物；调节水、电解质和酸碱平衡、维持机体内环境；调节血压、促进红细胞生成和骨骼生长等。肾单位是肾结构和功能的基本单位。肾小球滤过膜具有机械屏障和电荷屏障的作用。泌尿系统疾病常见症状是水肿、高血压、蛋白尿、血尿等，肾性水肿和心源性水肿在发病机制和临床表现上不同。重点掌握肾性水肿患者饮食、药物和病情观察的要点。

（高　峻）

第二节　肾小球疾病

导学目标

通过本节内容的学习，学生应能够：

◆ **基本目标**

1. 复述肾小球疾病的概念。

2. 识记原发性肾小球疾病的分类。

3. 解释肾小球肾炎的临床表现。

4. 说出急性肾小球肾炎的概念。

5. 归纳急性肾小球肾炎的病因和发病机制、临床表现、相关检查和治疗要点。

6. 实施对急性肾小球肾炎患者的护理和健康教育。

7. 复述慢性肾小球肾炎的概念。

8. 归纳慢性肾小球肾炎的病因和发病机制、临床表现、治疗要点。

9. 总结慢性肾小球肾炎患者的主要护理措施并对其进行健康教育。

◆ **发展目标**

1. 根据肾小球疾病的病理分型、复述常见肾小球疾病的病理特点。

2. 复述免疫机制在肾小球疾病发生、发展中的作用。

3. 理解急性肾小球肾炎的防治策略。

4. 综合应用慢性肾小球肾炎的发病机制、临床表现、诊治要点等知识，为患者制订个体化的护理计划，延缓肾病进展。

◆ **思政目标**

1. 关注最新的肾内科学术进展，培养创新思维，积极参与学术研究，推动学科发展。

2. 关注社会卫生问题，积极参与公共健康事业，推动社会卫生水平的提升。

3. 在与患者及家属的接触中，养成尊重患者、保护隐私、耐心帮助的态度，融入慎独职业精神和爱伤的专业情感。

肾小球疾病是一组有相似的临床表现（如血尿、蛋白尿、高血压），但病因、发病机制、病理改变、病程和预后不尽相同的疾病，病变主要累及双侧肾小球，可分为原发性、继发性、遗传性三大类。原发性肾小球疾病是指病因不明者；继发性肾小球疾病是指继发于全身性疾病（如系统性红斑狼疮、糖尿病）中的肾小球损害；遗传性肾小球疾病为遗传变异所致的肾小球疾病（如奥尔波特综合征、薄基底膜肾病）。本节主要介绍的原发性肾小球疾病是目前我国引起终末期肾病的主要病因之一。

【原发性肾小球疾病的分型】

（一）原发性肾小球疾病的临床分型

根据我国 1992 年原发性肾小球疾病分型标准，分为：

1. 急性肾小球肾炎（acute glomerulonephritis，AGN）

2. 急进性肾小球肾炎（rapidly progressive glomerulonephritis，RPGN）

3. 慢性肾小球肾炎（chronic glomerulonephritis，CGN）

4. 无症状性血尿和（或）蛋白尿（asymptomatic hematuria and/or proteinuria）

5. 肾病综合征（nephrotic syndrome，NS）

（二）原发性肾小球疾病的病理分型

根据 WHO 1995 年制定的肾小球疾病病理学分类标准，分为：

1. 轻微病变性肾小球肾炎（minor glomerular abnormalities） 包括微小病变型肾病（minimal change nephrosis，MCD）。

2. 局灶性节段性肾小球病变（focal segmental lesions） 包括局灶性肾小球肾炎（focal glomerulonephritis）和局灶性节段性肾小球硬化症（focal segmental glomerulosclerosis，FSGS）。

3. 弥漫性肾小球肾炎（diffuse glomerulonephritis）

（1）膜性肾病（membranous nephropathy，MN）。

（2）增生性肾炎（proliferative glomerulonephritis）：包括：①系膜增生性肾小球肾炎（mesangial proliferative glomerulonephritis）；②毛细血管内增生性肾小球肾炎（endocapillary proliferative glomerulonephritis）；③系膜毛细血管性肾小球肾炎（mesangiocapillary glomerulonephritis），包括膜增生性肾小球肾炎（membranous proliferative glomerulonephritis，MPGN）Ⅰ型和Ⅲ型；④致密物沉积性肾小球肾炎（dense deposit glomerulonephritis），又称膜增生性肾小球肾炎Ⅱ型；⑤新月体性肾小球肾炎（crescentic glomerulonephritis）。

（3）硬化性肾小球肾炎（sclerosing glomerulonephritis）。

4. 未分类的肾小球肾炎（unclassified glomerulonephritis） 肾小球疾病的临床和病理类型之间存在一定的联系，一种临床类型可以存在不同的病理类型，一种病理类型在临床上又可以呈现多种不同的临床表现。

【病因和发病机制】

肾小球疾病目前病因未明确。目前认为，多数肾小球疾病为免疫介导性炎症疾病。免疫机制是肾小球疾病的始发机制，其中也有炎症介质参与。在慢性进展过程中也有非免疫、非炎症因素参与。此外，遗传因素在肾小球疾病的易感性、疾病的严重性和治疗反应方面起重要作用。

（一）免疫反应

免疫反应包括体液免疫和细胞免疫。体液免疫如循环免疫复合物（circulating immune complex，CIC）、原位免疫复合物（in situ immune complex）以及自身抗体在肾小球疾病发病机制中的作用已得到公认。细胞免疫在某些类型肾小球疾病中的作用也得到重视。

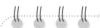

1. 体液免疫

（1）循环免疫复合物的沉积：某些外源性抗原（如致肾炎株链球菌的某些成分）或内源性抗原（如天然 DNA）能刺激机体产生相应的抗体，并在血液循环中形成免疫复合物，沉积于肾小球，激活炎症介质，引起炎症。一般认为，肾小球系膜区和（或）内皮下的免疫复合物常源自循环免疫复合物。

（2）原位免疫复合物的形成：血液循环中的游离抗体与肾小球固有抗原（如肾小球基膜抗原、足细胞抗原）或种植于肾小球的外源性抗原结合，在局部形成免疫复合物而导致炎症。一般认为，肾小球基膜上皮细胞一侧的免疫复合物常源自原位免疫复合物。

（3）自身抗体：自身抗体（如抗中性粒细胞胞质抗体）可以通过与中性粒细胞、血管内皮细胞以及补体活化的相互作用造成肾小球的免疫炎症反应，导致典型的寡免疫复合物沉积性肾小球肾炎。

2. 细胞免疫　细胞免疫在肾小球肾炎发病机制中的作用已为许多学者所重视。肾炎动物模型及部分人类肾小球肾炎均提供了细胞免疫的证据。急进性肾小球肾炎早期肾小球内常可发现较多的单核巨噬细胞浸润；在微小病变型肾病，肾小球内没有体液免疫参与的证据，而主要表现为 T 细胞功能异常，且体外培养发现本病患者淋巴细胞可释放血管通透性因子，导致肾小球足细胞足突融合。但细胞免疫是否直接导致肾小球肾炎还缺乏足够的证据。

（二）炎症反应

始发的免疫反应需引起炎症反应才能导致肾小球损伤及其临床症状。炎症介导系统可分为炎症细胞和炎症介质两大类。①炎症细胞：主要包括单核巨噬细胞、中性粒细胞、血小板等；②炎症介质：经典的如补体、血管活性胺。近年来，细胞因子、细胞黏附分子、活性氧等炎症介质逐渐被认识，并证实在肾炎发病机制中起重要作用。炎症细胞可以产生炎症介质，炎症介质又可以趋化、激活炎症细胞，同时各种炎症介质之间也会发生相互作用。

（三）非免疫因素

免疫介导性炎症在肾小球疾病中起主要或起始作用，但慢性进程中也存在着非免疫机制参与，如高血压、蛋白尿，有时成为病变持续和恶化的因素。长期高血压会导致肾小球内高压，加重肾病。大量蛋白尿可作为独立致病因素使肾病加重，高脂血症是加重肾小球损伤的重要因素之一。

【临床表现】

1. 蛋白尿　正常的肾小球滤过膜允许分子量 2 万~4 万 Da 的蛋白质顺利通过，因此，肾小球滤过的原尿中主要为小分子蛋白质（如溶菌酶、β_2- 微球蛋白、轻链蛋白），大分子白蛋白及免疫球蛋白含量较少。经肾小球滤过的原尿 95% 以上的蛋白质被近曲小管重吸收，故正常人尿常规蛋白定性试验不能测出。如果肾小球滤过膜屏障损伤，可引起蛋白尿。光镜下肾小球结构正常的微小病变型肾病患者大量蛋白尿主要为电荷屏障损伤所致。当分子屏障被破坏时，尿中还可出现除白蛋白以外更大分子的血浆蛋白，如免疫球蛋白、补体 C3，提示肾小球滤过膜损伤较重。

2. 血尿　肾小球疾病（特别是肾小球肾炎）其血尿常为无痛性、全程性血尿，可呈镜下或肉眼血尿，持续性或间发性。如血尿伴较大量蛋白尿和（或）管型尿（特别是红细胞管型），多提示为肾小球源性血尿。可通过以下两项检查帮助区分血尿来源：①新鲜尿沉渣相差显微镜检查：变形红细胞尿为肾小球源性，均一形态正常红细胞尿为非肾小球源性。但是当肾小球病变严重时（如新月体形成），也可出现均一形态正常的红细胞尿；②尿红细胞容积分布曲线：肾小球源性血尿常呈非对称曲线，其峰值红细胞容积小于静脉峰值红细胞容积；非肾小球源性血尿常呈对称性曲线，其峰值红细胞容积大于静脉峰值红细胞容积。

3. 水肿 肾小球疾病时水肿可分为两大类：①肾病性水肿主要由于长期、大量蛋白尿造成血浆蛋白过低，血浆胶体渗透压降低，液体从血管内渗入组织间隙，产生水肿；同时，由于有效血容量减少，刺激肾素 - 血管紧张素 - 醛固酮系统激活、抗利尿激素分泌增加，肾小管重吸收水、钠增多，进一步加重水肿。②肾炎性水肿主要是由于肾小球滤过率下降，而肾小管重吸收功能基本正常造成"球 - 管失衡"和肾小球滤过分数（肾小球滤过率 / 肾血浆流量）下降，导致水、钠潴留。肾炎性水肿时，血容量常增加，伴肾素 - 血管紧张素 - 醛固酮系统活性抑制、抗利尿激素分泌减少，因高血压、毛细血管通透性增加等因素而使水肿持续和加重。肾病性水肿组织间隙蛋白质含量低，水肿多从下肢部位开始；而肾炎性水肿组织间隙蛋白质含量高，水肿多从眼睑、颜面部开始。

4. 高血压 肾小球疾病常伴高血压，慢性肾衰竭患者 90% 出现高血压。持续存在的高血压会加速肾功能恶化。肾小球疾病高血压发生机制如下。①水、钠潴留：血容量增加引起容量依赖性高血压；②肾素分泌增多：肾实质缺血刺激肾素 - 血管紧张素分泌增加，小动脉收缩，外周阻力增加，引起肾素依赖性高血压；③肾内降压物质分泌减少：肾实质损害时，肾内前列腺素系统、激肽释放酶 - 激肽系统等降压物质生成减少，引起肾性高血压。此外，心房利尿钠肽、交感神经系统和其他内分泌激素等也直接或间接地参与肾性高血压的发生。

5. 肾功能异常 部分急性肾小球肾炎可有一过性的氮质血症或急性肾损伤，急进性肾小球肾炎患者常出现肾功能急剧恶化；慢性肾小球肾炎随着病程进展，患者常出现不同程度的肾功能损害，部分患者最终进展至终末期肾病。

随堂测 5-2

一、急性肾小球肾炎

急性肾小球肾炎（acute glomerulonephritis，AGN）简称急性肾炎，是一组起病急，以血尿、蛋白尿、水肿和高血压，可伴有一过性肾功能不全为主要临床表现的肾小球疾病。临床大多数为急性链球菌感染后肾小球肾炎，其他细菌、病毒和寄生虫感染后也可引起。本节主要介绍链球菌感染后的急性肾小球肾炎。本病多见于儿童，高发于 2～6 岁，男女发病比例 2：1。本病为自限性疾病，大多数患者预后良好。

【病因、发病机制、病理】

（一）病因

本病大多数由 β- 溶血性链球菌 A 族中致肾炎菌株感染所致，常表现为上呼吸道感染（如扁桃体炎、咽炎）或于皮肤脓疱疮等链球菌感染后出现。其他细菌、病毒感染也可引起急性肾炎。

（二）发病机制

急性链球菌感染后肾小球肾炎（poststreptococcal glomerulonephritis，PSGN）是最典型的感染诱发的肾小球肾炎。目前认为链球菌致病抗原是胞质成分（内链素）或分泌蛋白（如胞壁 M 蛋白或胞质中的分泌蛋白）。链球菌的致病抗原诱发免疫反应后，刺激机体产生抗体，形成循环免疫复合物沉积于肾小球致病，或种植于肾小球的抗原与循环中特异抗体相结合形成原位免疫复合物而致病。肾小球内的免疫复合物可激活补体、中性粒细胞、单核细胞及其他炎症介质等，导致发生肾弥漫性病变。

（三）病理

光镜检查主要表现为弥漫性肾小球病变，以肾小球内皮细胞及系膜细胞增生伴细胞浸润为主。免疫荧光检查可发现肾小球内免疫球蛋白和补体沉积。而电镜特点为上皮下有驼峰样电子致密物沉积。

【临床表现】

1. 潜伏期 在链球菌感染后 1~3 周开始出现临床症状，呼吸道感染者潜伏期较皮肤感染者短，最长潜伏期为 3 周。本病临床表现轻重不一，轻者仅表现为镜下血尿及血清补体异常，重者可有少尿型急性肾损伤表现。

2. 水肿 70%~90% 的患者出现水肿，常为起病的首发症状。轻者多表现为晨起眼睑水肿，颜面肿胀；少数严重者出现全身水肿，如胸腔积液、腹水及双下肢水肿，指压时凹陷不明显。

3. 血尿 血尿常为首发症状，几乎所有患者都有血尿症状。约 40% 为肉眼血尿，数日至 1~2 周消失。严重者伴有尿道不适或尿频，但无典型的尿路刺激症状。

4. 高血压 约 80% 的患者出现高血压，老年人更多见。多为中等程度的高血压，与水肿程度一致。其发生主要由于水、钠潴留，血容量增加，故大多数患者于利尿消肿后血压可降至正常。

5. 肾功能损害 尿量减少见于大部分患者起病初期，尿量通常 <500 ml/d。可因少尿出现一过性氮质血症，血肌酐和尿素氮轻度升高，严重者出现急性肾损伤。经利尿，氮质血症可以恢复，仅极少数患者由少尿发展为无尿。

6. 其他表现 可有原发感染灶的表现及全身症状，如头痛、食欲减退、恶心、呕吐、疲乏无力、精神不振。部分患者有发热，体温一般在 38℃ 左右。

【辅助检查】

1. 尿液检查 几乎所有患者均有镜下血尿，尿沉渣中可见白细胞及管型（红细胞管型、白细胞管型、颗粒管型）等。尿蛋白多为 +~++，少数患者可有大量蛋白尿。

2. 抗链球菌溶血素 O 抗体测定 阳性率为 50%~80%，常于链球菌感染后 2~3 周出现，3~5 周滴度达高峰，而后逐渐下降。明显升高表明近期有链球菌感染，其滴度的高低与链球菌感染的严重性直接相关，但早期接受抗生素治疗者不易检出。

3. 血清补体测定 发病早期血清总补体及补体 C3 均明显下降，6~8 周内逐渐恢复至正常。部分患者起病早期循环免疫复合物试验阳性。

4. 肾功能检查 肾小球滤过率呈不同程度下降，血尿素氮、肌酐可短期或持续升高。

5. 肾活组织病理检查 肾活组织病理检查是确诊急性肾炎的最主要手段，病理类型为毛细血管内增生性肾小球肾炎。

【诊断要点】

链球菌感染后 1~3 周发生血尿、蛋白尿、水肿和高血压，甚至少尿及肾功能不全，伴血清 C3 一过性下降等表现。肌酐持续升高或 2 个月病情尚未见好转，应及时做肾活组织病理检查，以明确诊断。

【治疗要点】

本病是自限性疾病，以支持及对症治疗为主，积极预防并发症，保护肾功能，必要时予以短期透析治疗。

1. 支持治疗 急性期应卧床休息，心身休息可使新陈代谢率降低，代谢废物产生减少，从而减轻肾负担。待肉眼血尿消失、水肿消退、血压及血肌酐恢复正常后，可逐步增加活动量。限制水、钠摄入，根据病情予以特殊饮食治疗。

2. 对症治疗 水肿严重者可应用利尿药，噻嗪类利尿药，如氢氯噻嗪，必要时可用呋塞米或依他尼酸。也可用留钾利尿药，如氨苯蝶啶。如果休息、低盐和利尿后高血压控制仍不满意，可加用抗高血压药，如肾素 - 血管紧张素系统阻断药、血管紧张素转换酶抑制药（ACEI）、钙通道阻断药。高血压危象或高血压脑病者可用静脉抗高血压药。

3. 治疗感染灶　本病主要为链球菌感染后造成的免疫反应所致，急性肾炎发作时感染灶多数已经得到控制，故通常不需要使用抗菌药物。除非感染灶持续存在，则需选择无肾毒性的抗生素。对于反复发作的慢性扁桃体炎，待病情稳定后，可考虑做扁桃体摘除术，术前、术后2周应用青霉素。

4. 透析治疗　对于少数发生急性肾衰竭而有透析指征者，应及时给予透析治疗，以帮助患者度过急性期。由于本病具有自愈倾向，肾功能多可逐渐恢复，一般不需要长期维持透析。

【主要护理措施】

（一）休息

起病 1～2 周内应卧床休息，以改善肾血流量，减少并发症的发生，直至肉眼血尿消失、尿液检查基本正常、水肿消退及血压恢复正常，即可下床在室内活动或到户外散步。2～3 个月后当红细胞沉降率正常时，可恢复轻度体力工作或上学，但应避免劳累及体育活动。1 年后方可恢复正常活动。

（二）饮食护理

急性期应严格限制水、钠的摄入量，以减轻水肿、高血压及心脏负担，一般每日盐的摄入量应低于 3 g。病情好转、水肿消退、血压下降后，可由低盐饮食逐渐转为正常饮食。根据肾功能调整蛋白质的摄入量，肾功能不全时应适当减少蛋白质的摄入。

（三）皮肤护理

水肿较重的患者应注意衣服柔软、宽松；长期卧床者，应经常更换体位，避免皮肤长时间受压；年老体弱者，可协助其翻身或用软枕支撑受压部位。水肿患者皮肤菲薄，易发生破损而感染，故应协助患者做好皮肤清洁，清洁时动作要轻柔，避免损伤皮肤。此外，为水肿患者肌内注射时，应将水肿皮肤推向一侧后进针，拔针后用无菌干棉球按压穿刺部位，以防进针处渗液而发生感染。

（四）病情观察

（1）记录 24 h 出入量，监测尿量和尿色的变化。

（2）监测生命体征，尤其是血压变化。如血压逐渐恢复正常，表明病情好转；若出现剧烈头痛、血压突然增高、呕吐等，应及时向医师报告，警惕发生高血压脑病。

（3）定期测量患者的体重，观察水肿的消长情况。

（4）监测实验室检查指标，包括尿常规、血肌酐、尿素氮、血浆蛋白等。

（5）观察皮肤有无红肿、破损和化脓等发生。

（五）用药护理

1. 遵医嘱使用利尿药　观察药物的疗效及不良反应。长期使用利尿药，应监测血清电解质和酸碱平衡情况，观察有无低钾血症、低钠血症等。低钾血症表现为肌无力、腹胀、恶心、呕吐、心律失常等。低钠血症表现为无力、恶心、肌痛性痉挛、意识淡漠和嗜睡等。利尿过快、过猛还可导致有效血容量不足，出现恶心、直立性晕厥、口干、心悸等症状。如出现以上症状，应及时向医师报告。

2. 合理使用抗生素　有上呼吸道或皮肤感染者，选用无肾毒性的抗生素治疗，如青霉素、头孢菌素，一般不主张长期预防性使用抗生素。反复发作的慢性扁桃体炎患者，待病情稳定后，可行扁桃体摘除术。

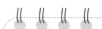

【健康教育及预后】

1. 预防疾病指导　教育患者及家属了解各种感染都可能导致急性肾炎，因此，锻炼身体、保证营养、心情愉快、注意个人卫生是增强体质和预防各种感染的主要措施，并可降低演变为慢性肾炎的概率。向患者及家属说明一旦患感冒、咽炎、扁桃体炎和皮肤感染，应立即就医。若身体存在慢性感染灶，如慢性扁桃体炎，必要时可手术治疗。

2. 疾病知识指导　向患者及家属介绍急性肾小球肾炎的病因与预后，使其了解本病为自限性疾病，预后良好，避免出现不良情绪。患者患病期间应加强休息，痊愈后可适当参加体育活动，以增强体质，但在 1～2 年内应避免重体力劳动和劳累。

3. 预后　急性肾小球肾炎一般经过休息和治疗预后良好。92% 儿童和 60% 成人可获得临床完全康复，老年患者、持续少尿、高血压、大量蛋白尿和肾功能不全者预后较差。

随堂测 5-3

二、慢性肾小球肾炎

> **案例 5-1**
>
> 　　某患者，男性，40 岁，公司职员。10 年前体检发现尿蛋白 +，尿潜血 ++，当时血压正常，无水肿。此后每年常规体检进行尿常规检查，尿蛋白维持在 +～++，尿潜血 +～++。2 年前，患者发现血压升高，口服福辛普利 10 mg qd 降压，血压控制在 120～140/70～90 mmHg。10 d 前劳累、受凉后，患者出现咽痛、干咳、发热，3 d 后自愈。近 2 d 患者自觉出现眼睑、面部水肿，尿中泡沫增多，为进一步治疗收入院。入院体格检查：BP 140/100 mmHg，双侧眼睑水肿，心脏、肺、腹未见异常，双下肢足踝部轻度凹陷性水肿；实验室检查：尿蛋白 +++，尿红细胞 20～30/HP，24 h 尿蛋白定量 1.8 g，血常规：Hb 135 g/L，血生化：BUN 6 mmol/L，Cr 110 μmol/L。入院诊断为慢性肾炎急性发作。
>
> 　　请回答：
>
> 　　1. 该患者此次发病的主要诱因是什么？
>
> 　　2. 该患者血压和尿蛋白控制的目标是什么？
>
> 　　3. 入院评估应关注该患者哪些方面的资料收集？

　　慢性肾小球肾炎（chronic glomerulonephritis，CGN）简称慢性肾炎，指起病方式各有不同，病情迁延，病变进展缓慢，可有不同程度的肾功能损害，部分患者最终将发展成终末期肾衰竭的一组肾小球疾病。主要临床表现为蛋白尿、血尿、水肿和高血压，因疾病的病理类型不同，主要临床表现也各不相同。

【病因和发病机制】

（一）病因

　　大多数慢性肾炎由不同发病病因的原发性肾小球疾病发展而来。仅少数急性肾炎可迁延而致慢性肾炎（直接迁延或若干年后再现）。大多数慢性肾炎起病即属慢性过程。

（二）发病机制

　　本病发病的起始因素多为免疫介导炎症，导致病程慢性化的机制除免疫因素外，非免疫非炎症因素也占有重要地位。非免疫非炎症因素包括：①病程中的高血压导致肾小球内高压；

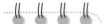

②肾功能不全时健存的肾小球血流动力学代偿性改变，长期导致健存肾小球高滤过率，均可促进肾小球硬化；③长期、大量蛋白尿和高脂血症导致肾小球慢性损伤，加速肾小球硬化。

【临床表现】

慢性肾炎可发生于任何年龄，但以中、青年为主，男性多见。多数缓慢、隐匿起病，临床表现多样。早期患者可无特殊症状，也可有乏力、疲倦、腰痛等非特异性表现。慢性肾炎的常见表现如下。

1. 蛋白尿　一般为轻度到中度蛋白尿，为慢性肾炎的主要表现。患者尿液中泡沫明显增多，且不易消失。

2. 血尿　多为镜下血尿，也可有肉眼血尿。

3. 水肿　水肿可有可无，一般不严重，表现为晨起眼睑和颜面部水肿，下午和晚上可出现下肢水肿。

4. 高血压　表现为轻度或持续的中度高血压，临床上与普通高血压的表现类似，如头痛、头晕。部分患者可出现视物模糊、视神经乳头水肿，甚至出现高血压脑病。血压控制不良是肾功能恶化的因素之一，患者的预后也较差。

5. 肾功能进行性损害　早期患者的肾功能可正常或轻度受损，这种情况可以持续数年甚至数十年。但随着病情发展，肾功能进行性恶化，最终进入慢性肾衰竭阶段。感染、劳累、血压控制不良或使用肾毒性药物等因素均可使肾功能在短期内急剧恶化，去除诱因后肾功能可在一定程度上恢复，但也可能由此进入不可逆的慢性肾衰竭。

【辅助检查】

1. 尿液检查　尿蛋白定性多为 + ~ +++，尿蛋白定量多在 1 ~ 3 g/d。尿沉渣可见红细胞管型，镜下可见多形性红细胞。

2. 血液检查　随着肾功能恶化，可出现血尿素氮、肌酐上升，内生肌酐清除率下降。晚期可出现血浆白蛋白降低，血脂升高。

3. 超声检查　晚期可出现双肾对称性缩小，皮质回声增强及皮质变薄等改变。

4. 肾穿刺活检　肾穿刺活检用于确定病理类型。慢性肾炎的病理类型以系膜增生性肾炎、系膜毛细血管性肾炎、膜性肾病及局灶性节段性肾小球硬化症等最多见。上述各种病理类型最终均进展为硬化性肾小球肾炎。不同病理类型的进展速度不同，其中系膜毛细血管性肾炎进展速度较快，膜性肾病进展速度慢。

【诊断要点】

凡尿液检查异常（蛋白尿、血尿）、伴或不伴有水肿和高血压病史达 3 个月以上者，无论有无肾功能损害，均应考虑此病。在排除继发性肾小球肾炎和遗传性肾小球肾炎后，临床上可诊断为慢性肾炎。

【治疗要点】

本病治疗的主要目的是防止或延缓肾功能进行性减退，改善或缓解临床症状以及防治心脑血管并发症，而不以消除尿蛋白和尿红细胞为目标。

1. 积极控制高血压　高血压是促使肾功能恶化的重要因素，因此应积极控制高血压。目标是将血压控制在 130/80 mmHg 以下。选择能降低血压、延缓肾功能恶化且具有肾保护作用的抗高血压药。

（1）利尿药：慢性肾炎常伴有因水、钠潴留引起的容量依赖性高血压，故高血压患者应限盐（<6 g/d）。可选用噻嗪类利尿药，如氢氯噻嗪 12.5～25 mg/d，无效时可改用袢利尿药。一般不宜过多或长期使用。

（2）血管紧张素转换酶抑制药（ACEI）或血管紧张素受体拮抗药（ARB）：如无禁忌，应尽量首选有肾脏保护作用的 ACEI 类或 ARB 类抗高血压药。

（3）其他：β 受体阻断药、钙通道阻断药、α 受体阻断药及血管扩张药等也可选用。

2. 减少尿蛋白　蛋白尿是加速肾小球硬化的重要因素之一，因此应努力减少尿蛋白。尿蛋白的控制目标是争取减少到 1 g/d 以下。常用药物为 ACEI 和 ARB，这两类药物减少尿蛋白、保护肾功能的主要作用机制为：①血流动力学的调节作用，即降低肾小球内高压、高灌注和高滤过状态；②非血流动力学作用，即抑制细胞因子、减少细胞外基质的蓄积。由于 ACEI 和 ARB 具有减少尿蛋白和延缓肾功能恶化的肾保护作用，因此目前临床作为慢性肾炎患者控制高血压的首选药物。一些患者服用 ACEI 可能会出现持续性干咳。肾功能不全者当血肌酐＞264 μmol/L（3 mg/dl）时，要在严密监测下谨慎使用，并防治高钾血症。

3. 限制饮食中蛋白质和磷的摄入　肾功能不全的患者应限制蛋白质及磷的摄入。

4. 糖皮质激素和细胞毒药物　一般不主张积极使用。患者肾功能正常或仅轻度受损、病理类型较轻（如轻度系膜增生性肾炎）、尿蛋白较多，如无禁忌，可以试用，无效者逐步撤去。

【主要护理措施】

1. 病情观察　①了解发病方式、起病缓急、首发症状、病程长短，有无反复发作病史，既往是否就诊，曾做过哪些检查，诊断是否明确，曾用过哪些治疗方法。此次发病是否有明确诱因，平时血压控制情况，药物使用情况。了解目前食欲状况及食物的品种和数量，观察每日尿量，是否有夜尿增多。②检查患者的一般营养状况，有无贫血貌，观察水肿的部位和程度、血压控制情况。③观察尿常规中蛋白尿或血尿、24 h 尿蛋白定量、血肾功能变化情况，了解肾组织活检结果。

整合小提示

慢性肾炎进展阶段为什么会出现夜尿增多？

2. 休息与活动　疾病活动期应注意休息，卧床休息可增加肾血流量，促进炎症修复，减少蛋白尿及水肿。疾病稳定期可适度活动，但不建议剧烈活动，避免劳累。

3. 饮食护理　对于 CKD 1～2 期患者，蛋白质摄入推荐量为 0.8～1.0 g/（kg·d），避免＞1.3 g/（kg·d）的高蛋白质饮食，降低肾病进展风险。对肾功能不全者，应给予优质低蛋白质饮食，一般建议 0.6 g/（kg·d），同时可联合补充酮酸制剂；保证充足的热量摄入，一般为30～35 kcal/（kg·d），可适当提高糖类的摄入量以保证热量供给；限制饮食中钠摄入（<2.3 g/d）以降低血压，水肿时还应限制液体摄入；适当增加饮食中蔬菜、水果的摄入量，以减少净产酸量；个体化调整饮食中钾的摄入量，限制磷的摄入，以保证血钾和血磷在正常范围。

4. 症状护理　慢性肾炎患者一般无特异的临床症状。水肿的护理参见本章第一节。

5. 用药护理　指导患者遵医嘱长期用药，血压需控制在 130/80 mmHg 以内，尿蛋白需控制在 1 g/d 以内。

6. 心理护理　由于慢性肾炎病程长，患者会面临工作、经济、家庭、病情恶化等问题，常会有焦虑情绪，因此需鼓励患者说出担心的问题，护士认真倾听，并给予心理支持，并对疾病的长期治疗与保养给予详细说明。

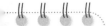

【健康教育】

1. 活动与休息指导　疾病稳定期如患者无明显水肿或高血压可坚持上班，但不能从事重体力劳动，避免劳累。

2. 饮食指导　指导患者调整合理的饮食结构。肾功能正常时不必严格限制蛋白质摄入，肾功能不全者要限制蛋白质摄入在 0.6 g/（kg·d），以优质蛋白质为主。随着疾病进展，根据实验室检查结果合理调整饮食，比如高尿酸者需要低嘌呤饮食，高钾者要低钾饮食，高磷者要限制磷的摄入并服用磷结合剂。

科研小提示

为什么饮食调整对于延缓肾功能进展很重要？饮食依从性和患者的预后有关吗？如何提高患者的饮食依从性？

---

3. 用药指导　指导患者遵医嘱服药控制血压和尿蛋白。很多药物对肾都有损害，不滥用药物。指导患者因其他疾病就诊时，要告知医师自己患有慢性肾炎，以便提醒医师合理用药。

4. 心理指导　慢性肾炎病程长，且多数患者最终会发展为肾衰竭，患者可能会有抑郁、悲观的情绪。指导患者保持积极心态有助于提高机体抵抗力，也有利于在日常生活中更好地调整生活方式来自我管理疾病，对于延缓疾病的进展非常重要。

5. 出院指导　向患者及家属讲解慢性肾炎知识，避免诱因的重要性，患者应进行提高呼吸道抵抗力的锻炼，如加强营养，适当用温凉水洗脸，以减少呼吸道感染机会。感染、过劳、妊娠及应用肾毒性药物等可使慢性肾炎加重，故患者应做到以下几点：①避免与上呼吸道感染者接触；②保持口腔及皮肤清洁；③注意保暖，预防感冒；④青年女性患者最好不要妊娠；⑤日常活动不可过劳；⑥避免使用肾毒性药物，如非甾体抗炎药、氨基糖苷类抗生素、含马兜铃酸的中药。

随堂测 5-4

小　结

原发性肾小球疾病的临床分型分为 5 型：急性肾小球肾炎、急进性肾小球肾炎、慢性肾小球肾炎、无症状性血尿和（或）蛋白尿、肾病综合征。原发性肾小球疾病的病理分型为：轻微病变性肾小球肾炎、局灶性节段性肾小球病变、弥漫性肾小球肾炎、未分类的肾小球肾炎。免疫机制是肾小球疾病的始发机制，其中也有炎症介质参与。在慢性进展过程中，也有非免疫、非炎症因素参与。肾小球疾病主要的临床表现有蛋白尿、水肿、高血压、血尿及肾功能不全。

急性肾小球肾炎是一组起病急，以血尿、蛋白尿、水肿和高血压，可伴有一过性肾功能不全为主要临床表现的肾小球疾病。临床大多数为急性链球菌感染后肾小球肾炎，其他细菌、病毒和寄生虫感染后也可引起。发病主要是由于感染所诱发的免疫反应。主要临床表现是在链球菌感染后 1~3 周出现临床症状，水肿、血尿常为起病的首发症状，大多数患者为一过性的轻、中度高血压，严重时可并发高血压脑病。尿量减少见于大部分患者起病初期，严重者出现急性肾损伤，但大多数患者肾功能可以恢复。治疗以支持及对症治疗为主，积极预防并发症，保护肾功能，必要时予以短期透析治疗。对急性肾炎患者的护理措施和健康教育是需要重点掌握的内容。

（高　峻）

慢性肾小球肾炎是指起病方式不同，病情迁延，最终将发展成慢性肾衰竭的一组肾小球疾病。发病的起始因素多为免疫介导炎症。中、青年男性多见。多数隐匿起病，不同程度的蛋白尿是主要表现，可伴有血尿、水肿和高血压。血压控制目标＜130/80 mmHg，尿蛋白控制目标＜1 g/d。ACEI 和 ARB 是首选抗高血压药。当出现肾功能不全时，应给予优质低蛋白质饮食，并根据肾功能情况进行调整。感染、劳累、妊娠、高血压、使用肾毒性药物等是患者肾功能恶化的主要诱因。

（苏春燕）

第三节　肾病综合征

导学目标

通过本节内容的学习，学生应能够：

◆ **基本目标**

1. 复述肾病综合征的概念。

2. 归纳肾病综合征的临床表现、并发症、诊断及治疗要点。

3. 运用护理程序进行肾病综合征患者的护理评估、制订护理计划并对患者进行健康教育。

◆ **发展目标**

1. 综合应用肾病综合征的发病机制、临床表现、诊治要点等知识，为患者制订个体化的护理计划，预防相关并发症的发生。

2. 以尊重的态度了解患者的既往史、病情进展、诊治经过、心路历程等，为患者提供预见性的护理和心理支持。

◆ **思政目标**

在与患者及家属的接触中，养成尊重患者、保护隐私、耐心帮助的态度，融入慎独职业精神和爱伤的专业情感。

肾病综合征（nephrotic syndrome，NS）是由多种肾病引起的具有以下共同临床表现的一组综合征：①大量蛋白尿（尿蛋白定量＞3.5 g/d）；②低蛋白血症（血浆白蛋白＜30 g/L）；③水肿；④高脂血症。其中①②两项为诊断的必备条件。

【病因、发病机制和病理生理】

（一）病因

肾病综合征按病因分为原发性和继发性两大类，可由多种不同类型的肾小球疾病引起。原发性肾病综合征是指原发于肾小球本身的病变，常见的病理类型有微小病变型肾病、系膜增生性肾小球肾炎、局灶性节段性肾小球硬化症、膜性肾病、系膜毛细血管性肾小球肾炎等。继发性肾病综合征继发于全身系统性疾病或先天遗传性疾病，如系统性红斑狼疮、糖尿病、过敏性紫癜、淀粉样变、多发性骨髓瘤。

（二）发病机制

原发性肾病综合征的病因和发病机制至今并未明确，较肯定的是免疫（体液及细胞免疫）因素在发病中起重要作用。例如微小病变型肾病，多为细胞免疫致肾小球所带负电荷减少，导致大量蛋白质漏出；系膜增生性肾炎由于内、外源抗原刺激机体产生抗体，在血中形成循环免疫复合物沉积于肾小球系膜区，激活补体导致肾小球损伤。因此，不同病理类型其发病机制不完全相同。

（三）病理生理

1. 大量蛋白尿　由于肾小球滤过膜的机械屏障和电荷屏障受损，导致其通透性增加，大量血浆蛋白（以白蛋白为主）漏出，当超过肾小管重吸收能力时，出现大量蛋白尿。在此基础上，凡是增加肾小球内压力及导致高灌注的因素（如高血压、高蛋白饮食、大量输注血浆蛋白）均可加重尿蛋白排出。

2. 低蛋白血症　主要由于血浆蛋白从尿中丢失，以及肾小管对重吸收的白蛋白进行分解，即出现低蛋白血症。此外，肝代偿合成血浆蛋白不足等因素也加重了低蛋白血症。除血浆蛋白减少外，血浆中某些免疫球蛋白、补体成分、抗凝及纤溶因子也可减少，凝血因子增加与肝合成增多有关。患者易产生感染、高凝、免疫功能减低等并发症。

3. 水肿　低蛋白血症导致血浆胶体渗透压下降，使水分从血管腔内进入组织间隙，是患者出现水肿的基本原因。部分患者有效循环血量不足，可激活肾素 - 血管紧张素 - 醛固酮系统，加重水、钠潴留。但在静水压正常，渗透压减低的末梢毛细血管，发生跨毛细血管性液体渗漏和水肿。

4. 高脂血症　与低蛋白血症刺激肝代偿性合成脂蛋白增加和脂蛋白分解减少有关，后者与高脂血症的发生关系更为密切。血胆固醇、甘油三酯、低密度脂蛋白等均会升高。流行病学研究也表明，肾病综合征患者易发生动脉粥样硬化。

【临床表现】

1. 水肿　水肿是常见症状，一般较重，水肿部位常随体位而移动，晨起眼睑、枕部及腰骶部水肿较显著，起床后则逐渐以下肢水肿为主，呈凹陷性，严重时遍及全身，并出现体腔积液，常见腹水及胸腔积液，心包积液偶见，水肿时伴有尿量减少。男性患者还会出现阴囊水肿。

2. 高血压　部分成年患者可有轻、中度高血压表现。成人肾病综合征患者中 20% ~ 40% 有高血压，血压多为轻、中度增高，部分可随水肿消退而血压可降为正常。

3. 营养不良　长期低蛋白血症可导致营养不良，表现为面色苍白、疲乏无力、头晕，站立时或体位由卧位变为立位时常易晕厥，与低蛋白血症致血容量不足、低血压有关。

4. 并发症

（1）感染：是常见的并发症，常见的感染部位有呼吸道、泌尿道、皮肤等。病原体可为细菌（包括结核分枝杆菌）、病毒及真菌。引起感染的原因有：低蛋白血症导致营养不良、免疫功能紊乱及使用糖皮质激素治疗等。由于使用糖皮质激素，感染的症状常不明显。感染是肾病综合征复发和疗效不佳的主要原因之一。

（2）血栓和栓塞：多数肾病综合征患者由于血液浓缩及高脂血症造成血液黏滞度增加，加之机体凝血、抗凝和纤溶系统失衡，血小板过度失活，利尿药和糖皮质激素的应用等，导致患者容易出现血栓、栓塞并发症。肾静脉血栓最为多见（发生率为 10% ~ 50%），其他易形成血栓的部位还有下肢静脉、下腔静脉、冠状动脉等。血栓、栓塞并发症是直接影响肾病综合征疗效和预后的重要原因。

科研小提示

哪些患者更容易发生血栓或栓塞？如何预测血栓或栓塞的高危人群？

（3）急性肾损伤：严重低蛋白血症造成有效循环血量不足，导致肾前性氮质血症，经扩容、利尿后可恢复。少数患者可出现肾实质损伤，老年人多见。

（4）蛋白质及脂肪代谢紊乱：长期低蛋白血症可导致营养不良，儿童生长发育迟缓。免疫球蛋白丢失造成免疫力低下。多种金属结合蛋白丢失使体内微量元素缺乏。内分泌激素结合蛋白的大量丢失又可导致内分泌紊乱（如低 T_3 综合征）。药物结合蛋白减少会造成某些药物的血浆游离浓度增加、排泄加速，影响药物疗效。高脂血症使血液黏滞度增加，促进血栓、栓塞并发症的发生，增加心血管事件的发生率。

【辅助检查】

1. 尿液检查　尿蛋白定性为 ++++，尿蛋白定量 >3.5 g/d。尿沉渣镜检可见红细胞和管型等。
2. 血液检查　血浆白蛋白 <30 g/L；血胆固醇、甘油三酯、低密度脂蛋白升高。
3. 肾功能检查　当出现肾前性氮质血症或急性肾损伤时，BUN、SCr 升高，CCr 降低。
4. 肾穿刺活检　可明确病理类型。

【诊断要点】

肾病综合征的诊断标准为：①尿蛋白 >3.5 g/d；②血浆白蛋白 <30 g/L；③水肿；④高脂血症。其中①②两条为诊断必备，同时伴有③或④其中的一项或两项，即可诊断为肾病综合征。在明确肾病综合征的基础上，排除继发性因素后，即可诊断为原发性肾病综合征。最后还应判断有无并发症。

【治疗要点】

（一）一般治疗

凡有严重水肿、体腔积液者，应卧床休息。病情稳定者可适当活动，以防止静脉血栓形成。饮食方面给予正常量优质蛋白质饮食，详见饮食护理部分。

（二）对症治疗

1. 利尿消肿　总的原则是利尿不宜过快、过猛，以免造成有效血容量不足，加重血液高凝倾向，诱发血栓、栓塞并发症。

（1）噻嗪类利尿药和留钾利尿药：常用的噻嗪类利尿药有氢氯噻嗪，每次 25 mg，每日 3 次，长期服用应防止低钾血症和低钠血症。留钾利尿药如螺内酯 20 mg，每日 3 次，长期服用需防止高钾血症，肾功能不全患者应慎用。两类药物可以合用，既可以增强利尿效果，又可以

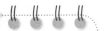
减少低钾血症的发生。疗效不佳时，可以选用袢利尿药，如呋塞米，每日 20～120 mg，分次口服或静脉注射，应防止低钠、低钾、低氯血症。

（2）提高血浆胶体渗透压：包括渗透性利尿药和血浆或白蛋白。渗透性利尿药通过一过性提高血浆胶体渗透压，使组织中水分回吸收入血，同时它们还可以提高肾小管内液的渗透压，从而减少水、钠的重吸收而利尿。常用渗透性利尿药有不含钠的右旋糖酐 40（低分子右旋糖酐）或羟乙基淀粉等。但尿量<400 ml/d 的患者应慎用，以免其高渗作用导致肾小管坏死，造成急性肾损伤。静脉输注血浆或白蛋白可提高血浆胶体渗透压从而利尿。但输入的白蛋白可引起肾小球高滤过和肾小管高代谢状态，造成肾小球和肾小管损伤，故不可输注过多、过频。

使用上述两类药物后，加用袢利尿药可增强利尿效果。

2. 减少尿蛋白　持续大量蛋白尿会导致肾小球高滤过，加重损伤。减少尿蛋白已被证实可以有效地延缓肾功能的恶化。常用药物为 ACEI 和 ARB。这两类药物具有不依赖于降低全身血压而减少尿蛋白的作用。剂量大于常规降压剂量时才能获得较好的减少尿蛋白的效果。

（三）免疫抑制治疗

1. 糖皮质激素　糖皮质激素主要对微小病变型、轻度系膜增生性肾炎及早期膜性肾病疗效较好。其主要机制是通过抑制免疫炎症反应，抑制醛固酮和抗利尿激素的分泌，影响肾小球基底膜通透性等发挥利尿、消肿、消除尿蛋白的作用。应用激素治疗应遵循的原则是：①起始量要足，足量有利于诱导疾病缓解；常用药物为泼尼松，起始用量为 1 mg/（kg·d），共服 8～12 周；②减撤药要慢，足量治疗后每 2～3 周减原用量的 10%，当减至 20 mg/d 时，病情容易反复，更应缓慢减量；③维持用药要久，最后以 10 mg/d 作为维持量，即最小有效剂量，再服用半年到 1 年。目前常用的服药方法为顿服法，即一日剂量在早晨 8 时顿服。维持阶段可采用隔日疗法，即 2 日的剂量在 1 日早晨顿服。

整合小提示

为什么糖皮质激素最好在早晨顿服？

当泼尼松疗效欠佳时，可更换为泼尼松龙或甲泼尼龙。长期应用激素患者，其副作用是易发生感染、血糖增高、骨质疏松，少数患者还可发生股骨头无菌性缺血性坏死，用药过程应定期监测，及时处理。

根据患者对糖皮质激素治疗的反应，可以分为 3 类："激素敏感型"（用药 8～12 周内症状缓解）、"激素依赖型"（激素减药到一定程度时即复发）和"激素抵抗型"（激素治疗无效）。

2. 细胞毒药物　细胞毒药物协同激素治疗可以提高缓解率。若无激素禁忌，一般不首选或单独使用。目前国内、外最常用的细胞毒药物为环磷酰胺（CTX）。常用剂量为 2 mg/（kg·d），分 1～2 次口服，或者 200 mg 隔日静脉注射。累积量达 6～8 g 后停药。主要副作用有骨髓抑制、肝损害、出血性膀胱炎、性腺抑制等。

3. 钙调神经蛋白抑制剂　环孢素 A（CsA）治疗激素和细胞毒药物无效的难治性肾病综合征，作为二线用药。副作用大，常见的有肝肾毒性、高血压、高尿酸血症、多毛及牙龈增生等。且停药易复发。他克莫司（FK506）也属于钙调神经蛋白抑制剂，肾毒性反应小于环孢素 A。

4. 吗替麦考酚酯　吗替麦考酚酯（MMF）在体内代谢为霉酚酸，可选择性抑制淋巴细胞增殖和抗体形成。有报道该药对部分难治性肾病综合征有效。

总之，使用激素和细胞毒等药物治疗肾病综合征应根据肾小球病理类型、患者的年龄、肾功能等情况综合考虑，制定个体化的治疗方案。

（四）并发症的防治

1. 感染 通常在激素治疗时无须应用抗生素预防感染。一旦发现感染，应及时选用敏感、强效且无肾毒性的抗生素积极治疗。

2. 血栓、栓塞 当血浆白蛋白浓度低于 20 g/L 时，提示血液存在高凝状态，即应开始预防性抗凝治疗，常用药物有肝素、低分子量肝素、华法林等。对已发生血栓、栓塞者，应尽早局部和全身溶栓治疗。治疗中应监测凝血酶原时间，以防出血。

3. 急性肾损伤 当并发急性肾损伤时，可采取以下措施：①使用袢利尿药，如呋塞米；②血液透析，利尿无效且已经达透析指征者应给予血液透析治疗；③治疗原发病；④口服或静脉输注碳酸氢钠以碱化尿液，从而减少管型的形成。

4. 蛋白质及脂肪代谢紊乱 调整饮食中蛋白质和脂肪的量与结构，力争把代谢紊乱的影响降至最低程度。ACEI 和 ARB 可以减少尿蛋白，有助于改善蛋白质和脂肪代谢紊乱。根据血脂水平，可以选用他汀类或贝特类调血脂药。肾病综合征缓解后高脂血症可自然缓解，则不需要再使用药物治疗。

【护理】

（一）护理评估

1. 病史 原发性肾病综合征一般发病较急，水肿可以迅速波及全身，在水肿发生前或同时有尿量减少，但也有水肿不明显者。部分患者可能有诱因，多为感染或劳累等。应评估患者有无发病的诱因、病程长短、每日的摄入量及食品种类、尿量、尿中有无泡沫、曾做过哪些检查和治疗、是否应用过免疫抑制药及其治疗效果。

2. 心理社会因素 评估患者及家属对疾病的认识，了解其有何顾虑。对多次住院患者，应了解患者对治疗是否有信心，家庭主要成员的应对能力，家属是否给予经济和心理支持。部分患者由于长期服用激素引起体形变化而自行过快减量、过早停药等，引起疾病反复。对反复发作的患者，应了解有无焦虑、悲观情绪，是否"乱投医、乱吃药"而使肾功能下降等。

3. 身体评估 主要明确水肿范围与程度，有无胸腔积液、腹水、心包积液、阴囊水肿，体重增加的程度，血压升高或降低水平，有无静脉血栓或栓塞的表现。

4. 辅助检查 了解尿常规、24 h 尿蛋白定量、血清白蛋白、血肌酐、CCr、血脂、凝血等结果，肾组织活检确定病理类型。

（二）主要护理诊断 / 问题

1. 体液过多 与肾病性水肿、低蛋白血症有关。

2. 营养失调：低于机体需要量 与大量蛋白尿、摄入量减少及肠道吸收障碍有关。

3. 有感染的危险 与低蛋白血症、激素及免疫抑制药的应用等有关。

4. 有皮肤完整性受损的危险 与水肿、营养不良、某些诊疗操作损伤等有关。

5. 潜在并发症：血栓或栓塞、急性肾损伤。

6. 自我形象紊乱 与糖皮质激素的副作用有关。

（三）护理目标

（1）患者水肿程度减轻或消失。

（2）患者营养状况逐步改善，血清清蛋白测定在正常范围。

（3）患者无感染发生，或者能及时发现并控制感染。

（4）患者皮肤保持完整，无压力性损伤发生。

（5）患者未发生血栓或栓塞、急性肾损伤，或者及时发现血栓或栓塞、急性肾损伤并处理。

（6）患者能正确面对自身形象改变，遵医嘱服用糖皮质激素。

（四）护理措施

1. 体液过多　与肾病性水肿、低蛋白血症有关。

见本章第一节肾源性水肿的护理。

2. 营养失调：低于机体需要量　与大量蛋白尿、摄入量减少及肠道吸收障碍有关。

（1）饮食指导：合理饮食能改善患者的营养状况并减轻肾负担，其中蛋白质的摄入是关键。高蛋白质饮食不但不能纠正低蛋白血症、减少尿蛋白，反而会促使肾小球硬化，加速肾功能恶化。因此，应进食正常量或稍低量的优质蛋白质饮食，补充营养，增强机体的免疫力。

（2）饮食计划：①蛋白质摄入量为 0.8 ~ 1.0 g/（kg·d）；②保证足够热量：不少于 30 ~ 35 kcal/（kg·d），多食富含不饱和脂肪酸的食物，如植物油及鱼油；③有明显水肿、高血压或少尿者，限制饮食中钠摄入（<2.3 g/d）；④增加饮食中水果、蔬菜的摄入量，以减少净产酸量。

（3）病情观察和指标监测：定期测量患者的体重，注意水肿变化情况，观察并记录生命体征（尤其是血压）的变化。记录 24 h 液体出入量。定期测量血浆白蛋白、血红蛋白等反映机体营养状态的指标。同时密切监测尿常规、肾功能、血清电解质、血脂、凝血等变化情况。

3. 有感染的危险　与低蛋白血症、激素及免疫抑制药的应用等有关。

（1）说明感染的危害性：向患者讲解在整个疾病过程中感染可加重病情，缓解期可导致复发，严重感染甚至可危及生命，使患者增强预防感染的意识。

（2）加强皮肤护理：①指导患者穿着宽大、柔软的棉织品衣裤，保持床铺平整、干燥。②避免皮肤长时间受压，协助卧位或坐位患者定时变换体位，并有适当支托，预防水肿的皮肤受摩擦或损伤。③避免医源性皮肤损伤，在做皮下及静脉注射时，要严格无菌操作，将皮下水肿液推向一侧再进针，穿刺后用无菌干棉球按压至不渗液为止。④向患者及家属解释水肿部位皮肤护理的重要性及意义。水肿部位组织细胞间隙内液体积聚过多，使组织细胞与毛细血管间的距离延长，造成代谢及营养障碍，使水肿部位皮肤变薄，易受损发生破溃。同时，皮肤修复力差，破溃处不易愈合，而且容易继发感染。

（3）使用糖皮质激素的相关护理：患者长期使用糖皮质激素治疗时应注意观察副作用。水、电解质代谢紊乱造成血糖升高、水肿；免疫抑制容易诱发或加重感染；诱发或加重消化性溃疡；骨质疏松和缺血性骨坏死等。激素在减量过程中，应注意缓慢减量，直至停药，以免出现内源性皮质激素分泌不足造成的反跳现象，导致原有疾病复发或加重。

（4）预防交叉感染：病房每日要进行空气消毒，谢绝探视或尽量减少探视人数。尽量不到公共场所，必要时戴口罩。

（5）适当锻炼：病情好转后或激素用量减少时，可以适当锻炼，如户外散步、早晨耐寒锻炼。

4. 有皮肤完整性受损的危险　与水肿、营养不良、某些诊疗操作损伤等有关。

详见皮肤护理部分。

5. 潜在并发症：血栓或栓塞、急性肾损伤

（1）注意观察有无血栓或栓塞形成的表现：如腰痛、双下肢不对称水肿、胸闷。

（2）监测尿量、肾功能、电解质的变化：有异常，及时汇报，并遵医嘱处理。

（3）遵医嘱给予抗凝血药：并注意监测凝血功能，观察有无出血表现。

6. 自我形象紊乱　与糖皮质激素的副作用有关。

肾病综合征起病急骤，进展迅速，患者常在短时间内出现严重水肿。使用激素治疗后也可能会出现形象改变。患者常有焦虑、自我形象紊乱等问题，护士需要向患者解释疾病的进程，配合治疗的重要性，以减轻患者的焦虑，使其积极配合治疗。

（五）护理评价

（1）住院期间患者水肿减轻。

（2）住院期间患者营养改善，血清清蛋白＞35 g/L。

（3）住院期间患者未发生感染。

（4）住院期间患者皮肤完整，未发生皮肤损伤。

（5）住院期间患者未发生血栓、栓塞及急性肾损伤。

（6）患者接受自己的形象改变，遵医嘱服用和调整治疗药物。

【健康教育】

1. 活动与休息指导　水肿消失后应适量活动，避免过度劳累。

2. 饮食指导　肾病综合征缓解后的饮食调整可以按照慢性肾炎的饮食计划进行。

3. 用药指导　激素的使用原则是起始足量、缓慢减药、维持要久。患者出院后还需长时间服药。嘱患者一定要遵医嘱坚持按时、按量服药，定期到医院复查，这是避免复发的重要环节。

4. 心理指导　保持心情愉快是增强抵抗力、预防感染的积极措施，指导患者积极面对疾病治疗过程中的各种问题。

5. 出院指导　出院后向患者及家属说明坚持执行饮食计划、适量活动、心情愉快、预防感染的重要性，一旦发生感染，应及时就医。疾病缓解后也要避免感染和过劳，以防复发。嘱患者定期复查，监测病情变化，遵医嘱调整药物剂量。

随堂测 5-5

小 结

肾病综合征是由多种肾病引起的具有以下共同临床表现的一组综合征：①大量蛋白尿（尿蛋白定量＞3.5 g/d）；②低蛋白血症（血浆白蛋白＜30 g/L）；③水肿；④高脂血症。其中①②两项为诊断所必需。这一概念既包含了肾病综合征的主要临床表现、重要的实验室检查，也体现了该病的诊断要点。感染、血栓和栓塞是肾病综合征的重要且常见的并发症，也是影响治疗和预后的重要因素。肾病综合征以糖皮质激素治疗为主，无效或疗效不佳时可以合用或换用细胞毒药物等。护理过程中应掌握激素的使用原则、并发症的预防、饮食和皮肤护理的要点。

（苏春燕）

第四节　IgA 肾病

导学目标

通过本节内容的学习，学生应能够：

◆ **基本目标**
1. 说出 IgA 肾病的概念。
2. 归纳 IgA 肾病的临床表现、治疗要点。
3. 解释 IgA 肾病的发病机制、辅助检查。
4. 实施对 IgA 肾病患者的护理、健康教育。

◆ **发展目标**
IgA 肾病好发于年轻人，且无症状性表现，探讨如何指导患者做好自我病情监测和管理。

◆ **思政目标**
理解该病的特殊人群（以 20～30 岁男性多见），做好患者的心理支持，积极鼓励和指导家属参与患者的疾病照料。

IgA 肾病（IgA nephropathy）是指肾小球系膜区以 IgA 或 IgA 沉积为主的肾小球疾病，是目前世界范围内最常见的原发性肾小球疾病，也是我国最常见的原发性肾小球疾病。任何年龄都可发生，但以 20～30 岁男性多见。

【病因和发病机制】

本病的病因和发病机制未明，病理变化多样，病变程度轻重不一，可涉及肾小球肾炎几乎所有的病理类型。由于 IgA 肾病免疫荧光检查以 IgA 和 C3 在系膜区的沉积为主，提示本病可能是由于循环中的免疫复合物在肾内沉积，激活补体而致肾损害，为免疫复合物性肾炎。此外，本病患者 IgA 分子本身的异常和感染等因素也参与了疾病的发生，最终导致肾小球硬化和间质纤维化。

【临床表现】

IgA 肾病起病隐匿，常表现为无症状性血尿，往往在体检时被发现。

1. 前驱症状　有些患者起病前数小时或数日内有前驱感染，常为上呼吸道感染（如咽炎、扁桃体炎），其次为消化道、肺部和泌尿道感染。

2. 血尿　主要为发作性肉眼血尿。部分患者在上呼吸道感染后（1～3 d）出现肉眼血尿，持续数小时至数日，转为镜下血尿。肉眼血尿常为无痛性，可伴蛋白尿，多见于儿童和年轻人。全身症状轻重不一，可表现为全身不适、乏力和肌肉疼痛等。60%～70% 的患者为无症状性血尿和（或）无症状性蛋白尿。少数肉眼血尿反复发作的 IgA 肾病患者合并急性肾损伤。

3. 其他表现　部分患者呈现血尿、蛋白尿、高血压、轻度水肿等急性肾炎综合征的表现。

国内 10%～20% 的患者表现为肾病综合征。20%～50% 患者有高血压,随着病程延长,部分患者可出现恶性高血压。另有少部分患者表现为急性肾衰竭。

【辅助检查】

1. 尿液检查 可见镜下血尿或肉眼血尿。以畸形红细胞为主,提示肾小球源性血尿。约 60% 的患者有不同程度的蛋白尿,少数合并肾病综合征者可呈现大量蛋白尿。

2. 血清学检查 30%～50% 的患者伴有血清 IgA 增高,但与疾病的严重程度及病程不相关。血清补体水平多数正常。

3. 肾穿刺活检 系膜增生性肾小球肾炎为主要病理类型。

【诊断要点】

年轻患者出现镜下血尿和(或)蛋白尿,尤其是与上呼吸道感染有关的血尿,临床上应考虑 IgA 肾病的可能。本病的确诊依赖于肾活检免疫病理检查,排除过敏性紫癜等继发性疾病后方可诊断为原发性 IgA 肾病。

【治疗要点】

IgA 肾病的临床表现、病理改变和预后差异较大,需根据不同的临床表现、病理类型等综合制定合理的治疗方案。

1. 血尿 单纯镜下血尿患者一般预后较好,大多数患者肾功能可长期维持在正常范围,一般无须特殊治疗,但要定期监测尿蛋白和肾功能,注意避免过度劳累、预防感染和避免使用肾毒性药物。对于感染后反复出现肉眼血尿或尿检查异常甚至加重的患者,应积极控制感染,选用无肾毒性的抗生素,如青霉素、红霉素、头孢菌素。

2. 蛋白尿 一般首选 ACEI 和 ARB 两类药物,并逐渐增加至可耐受的剂量,尽量将尿蛋白控制在<0.5 g/d,延缓肾功能恶化。经过 3～6 个月优化支持治疗(包括使用 ACEI/ARB 和控制血压)后,对尿蛋白仍持续>1 g/d 且 GFR>50 ml/(min·1.73 m^2)的患者,可给予糖皮质激素治疗。大量蛋白尿长期得不到控制者预后较差,常进展至终末期肾衰竭。

3. 肾病综合征 病理类型较轻(如轻微肾小球病变、轻度系膜增生性肾炎)的患者,可选用激素或联合应用细胞毒药物,可获得较好的疗效;如病理改变较重,疗效常较差,尤其是合并大量蛋白尿且难以控制的患者,肾损害呈持续性进展,预后较差。

4. 急性肾衰竭 IgA 肾病表现为急性肾衰竭,主要为新月体肾炎或伴毛细血管袢坏死以及红细胞管型阻塞肾小管所致。若肾活检提示为细胞性新月体肾炎,临床上常表现为肾功能急剧恶化,应及时给予大剂量激素和细胞毒药物强化治疗。若患者已达到透析指征,应给予透析治疗。

【主要护理措施】

1. 休息和活动 卧床休息可以增加肾血流量,松弛肌肉,有利于疾病康复。但长期卧床会增加血栓形成概率,故应保持适度的床上及床旁活动。待肉眼血尿消失、水肿消退、血压恢复正常后,方可逐步增加活动量。

2. 饮食护理 ①蛋白质:肾功能正常者建议蛋白质摄入量为 0.8 g/(kg·d),肾功能不全者给予优质低蛋白质饮食(详见本章第九节慢性肾衰竭)。低蛋白质饮食时,应适当增加糖类的摄入,以满足机体生理代谢所需要的热量,避免因热量供给不足加重负氮平衡。②控制盐的摄入:伴有水肿的患者,应限制钠盐摄入,予以少盐低钠饮食,每日以 2～3 g 为宜。IgA 肾病患者病情缓解后可适当放宽钠盐的摄入量。

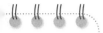

3. 病情观察　①观察患者的尿量、颜色及其性状的变化，如有明显异常，及时报告医师，每周至少化验尿常规1次；②高血压和水肿患者应定时测血压、体重，观察身体各部位水肿的消长情况，并记录24 h出入量；③观察有无贫血、电解质代谢紊乱、尿素氮升高等情况。

4. 心理护理　多数患者因担心疾病的预后而有焦虑及恐惧感，护理人员应该认真观察患者的情绪变化，介绍治疗成功的病例，指导家属关心、照料患者，给患者以情感支持，使患者保持稳定、积极的心理状态。

【健康教育】

1. 锻炼身体　增强体质是预防IgA肾病发生和复发的重要环节。病情缓解后，患者可逐渐恢复日常活动和体育锻炼，但应注意不可劳累。

2. 观察扁桃体变化　对于反复发作的慢性扁桃体炎，应告知患者及家属，待患者病情稳定后，可行扁桃体摘除术。

3. 自我病情监测　指导患者监测病情变化。观察水肿的程度、部位、皮肤情况；水肿的伴随症状，如乏力、高血压、恶心；观察尿量、尿色，定期复查尿常规，如发现异常情况，及时就医。

4. 保护肾功能　告知患者及家属保护残存肾功能的重要性，讲解避免肾损害、保护肾功能的措施，如避免感染、避免摄入大量蛋白质以及避免使用肾毒性药物。

随堂测 5-6

小 结

IgA肾病是指肾小球系膜区以IgA或IgA沉积为主的原发性肾小球疾病。起病隐匿，病因和发病机制尚未明确，好发于年轻人。临床主要表现为无症状性、肾小球源性血尿。主要治疗方式是根据临床表现、各项指标和病理改变实施个体化治疗。主要护理措施为休息和饮食护理，做好预防反复发作和自我病情监测的健康教育。

（张　静）

第五节　尿路感染

导学目标

通过本节内容的学习，学生应能够：

◆ **基本目标**

1. 说出尿路感染的概念、分类、感染途径和易感因素。

2. 归纳尿路感染的临床表现、辅助检查和治疗要点。

3. 实施对尿路感染患者的护理，并对其进行健康教育。

◆ **发展目标**

综合运用尿路感染的发病机制、临床表现、诊断和治疗要点，分析复杂病情并进行恰当护理、健康教育和随访管理，预防尿路感染的复发。

◆ **思政目标**

提升健康素养、自我护理意识。

尿路感染（urinary tract infection，UTI）是指病原体在尿路中生长、繁殖而引起的感染性疾病。根据感染发生的部位，可分为上尿路感染和下尿路感染。上尿路感染主要为肾盂肾炎（pyelonephritis），是由细菌（极少数为真菌、病毒、原虫等）直接引起的肾盂、肾盏和肾实质的感染性炎症。下尿路感染为膀胱、尿道的感染，以膀胱炎多见。上尿路感染常伴有下尿路感染。下尿路感染可单独存在。本病可分为急性和慢性两大类，好发于女性，其中尤以已婚育龄妇女、女幼婴和老年妇女患病率高。

【病因和发病机制】

（一）病因

致病菌以大肠埃希菌最多见，占 60%～80%，其次为副大肠埃希菌、变形杆菌、肺炎克雷伯菌、粪链球菌、肠球菌及葡萄球菌。少数为铜绿假单胞菌，偶有真菌、原虫和病毒等。

（二）感染途径

1. 上行感染　上行感染是最常见的感染途径，正常情况下，尿道口及其周围有细菌寄生，但一般不引起感染，当机体抵抗力下降或尿道黏膜有轻微损伤时（如尿液过度浓缩、月经期、性生活后），或者细菌毒力大，黏附于尿道黏膜和上行的能力强时，容易侵袭膀胱和肾，造成感染。上行至肾的病原体首先侵犯肾盂黏膜，然后经肾盏、乳头部、肾小管上行，侵犯肾实质，引起炎症反应。

2. 血行感染　细菌从病灶处侵入血流，先到达泌尿系统引起感染。此种感染途径少见，不足 2%，多发于患慢性疾病或接受免疫抑制药治疗的患者。常见病原菌有金黄色葡萄球菌、沙门菌、铜绿假单胞菌和念珠菌。

3. 淋巴道感染　下腹部和盆腔器官的淋巴道与肾周围的淋巴管有多数交通支，特别是升结肠与右肾之间的淋巴管相通，当盆腔器官炎症、阑尾炎和结肠炎时，致病菌可能通过淋巴道进入肾。

4. 直接感染　外伤或邻近器官发生感染时，致病菌可能直接侵入泌尿系统而引起感染。

（三）发病机制

尿路感染的发病机制主要与细菌致病能力、机体抵抗力、炎症反应和免疫反应等密切相关。

1. 细菌致病力　致病菌株首先侵犯尿道上皮细胞，并继续增殖并入侵肾间质。目前导致尿路感染的细菌主要为大肠埃希菌，其他常见的致病菌包括铜绿假单胞菌、变形杆菌和肺炎克雷伯菌。这些细菌不仅耐药性强，也是导致尿路感染反复迁延的重要原因之一。

2. 机体抵抗力　人体的泌尿系统（尤其是尿路黏膜）具有一系列抵抗微生物感染的能力，黏膜屏障破坏、黏膜免疫功能紊乱是导致尿路感染反复发病的重要原因。尿路上皮表面的黏多糖葡胺聚糖层、黏膜上皮分泌的抗菌多肽防御素、尿中的 IgG、分泌型 IgA 和某些低分子寡糖类物质，均可抵抗细菌侵犯尿路上皮。

3. 炎症反应　浸润肾间质的炎症细胞及被微生物活化的尿路上皮细胞，均可能通过释放

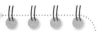

细胞因子造成肾组织损伤。释放的白介素 -6（IL-6）能直接参与炎症反应；而白介素 -8（IL-8）是一种趋化因子，它能招募多形核白细胞及免疫活性细胞到达炎症位点，加重炎症。

4. 免疫反应　肾盂肾炎常有免疫反应参与。

（1）获得性体液免疫机制：人类肾盂肾炎的肾组织中可检出抗致病菌抗体，如抗大肠埃希菌 O 抗原、K 抗原的抗体。在炎症细胞浸润部位可见 IgG、IgA、IgM 沉积。抗体反应可对细菌的血源性和上行性感染有防御作用。

（2）自身免疫机制：肾组织与某些大肠埃希菌具有共同抗原性，大肠埃希菌进入血流后，机体产生抗大肠埃希菌的抗体，这种抗体也抗肾组织抗原，从而引起肾损害。

（四）易患因素

1. 女性　由于女性尿道较男性短而宽，尿道口易污染。女性在月经期、妊娠期、绝经期因内分泌激素改变及性生活易致细菌感染等。

2. 尿路梗阻或泌尿系统畸形　导致尿流不畅，有利于细菌生长、繁殖，其尿路感染率比无梗阻者高 12 倍。

3. 全身抵抗力下降　如糖尿病、重症肝病、晚期肿瘤、长期使用免疫抑制药。

4. 医源性感染　常见于导尿、留置导尿、膀胱镜检查和逆行肾盂造影。器械检查会把细菌带入后尿道和膀胱，并提供可供定植的惰性表面和生物薄膜，且会造成尿路损伤。

5. 炎症　尿道口周围或盆腔有炎症等。

6. 其他不利因素　如各种慢性肾脏病引起肾实质瘢痕，使部分肾单位尿流不通畅及肾血流量不足，均易并发尿路感染，尤其是肾盂肾炎。

知识链接

导尿管相关尿路感染

导尿管相关尿路感染（catheter-associated urinary tract infection，CAUTI）是指患者留置导尿后或拔除导尿管 48 h 内发生的泌尿系统感染。导尿管在临床应用较普遍，随之带来 CAUTI 的高发生率。CAUTI 延长患者的平均住院天数，增加住院费用，加重社会和家庭的经济负担，严重者可并发肾乳头坏死、肾周脓肿、肾结石、尿路梗阻及败血症。

其易感因素包括：①患者层面，如年龄、身体状况、既往感染病史以及个人卫生因素，女性患者是首要危险因素；②医疗操作层面，包括置管前、中、后的操作不当和导尿管的不恰当使用；③系统层面，包括医院、器械、环境因素，医院因素包括缺乏规范使用导尿管的制度及抗生素的不合理使用，器械因素包括置入导尿管本身的非无菌及非密闭特征，环境因素包括非无菌的置管环境及留置导尿患者同一病房内人员聚集等。

引自：蔡虻，高凤莉.导管相关感染防控最佳护理实践专家共识［M］.北京：人民卫生出版社，2018.

【临床表现】

（一）无症状性菌尿

多偶然发现尿培养阳性，也可由症状性尿路感染演变而来。多数伴有脓尿。女性、老年、长期留置导尿、透析患者高发。

（二）膀胱炎

膀胱炎占尿路感染的 60% 以上，主要表现为尿频、尿急、尿痛等膀胱刺激征，白细胞尿，

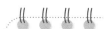

偶有血尿。一般无全身感染症状，血白细胞计数正常。膀胱炎好发于性交后，或妇科手术、月经后及老年妇女外阴瘙痒者。约 30% 膀胱炎为自限性，可在 7～10 d 内自愈。

（三）急性肾盂肾炎

1. 全身表现　起病急骤，常有寒战、发热（体温多在 38℃以上）、全身不适、头痛、乏力、食欲缺乏，有时恶心、呕吐，10%～30% 患者出现菌血症。

2. 泌尿系统症状　表现为尿频、尿急、尿痛等膀胱刺激征，腰痛和（或）下腹部不适。身体评估可发现上、中输尿管点及肋脊角有压痛，肾区叩击痛阳性，少部分患者有轻度水肿。

3. 尿液改变　脓尿较为常见，而白细胞管型相对少见。

（四）慢性肾盂肾炎

临床表现不典型，常复杂多样，患者既往多有急性肾盂肾炎病史，常反复发作或迁延不愈，病程较长，重症者和急性发作者的临床表现与急性肾盂肾炎相似。

1. 泌尿系统表现　不明显，常见的表现为间隙性无症状菌尿，和（或）间歇性尿急、尿频等下尿路症状，腰腹不适和（或）间歇性低热。

2. 慢性间质性肾炎表现　部分患者因高血压、尿浓缩功能损害而出现多尿和夜尿；因肾小管功能损害而出现低钠、低钾或高钾血症及肾小管性酸中毒等。

（五）并发症

本病常见的并发症有以下几种。

1. 肾乳头坏死　肾乳头坏死是肾盂肾炎的严重并发症之一，常发生于严重的肾盂肾炎伴糖尿病或尿路梗阻，以及妊娠期肾盂肾炎患者。可并发革兰氏阴性杆菌败血症，或导致急性肾衰竭。

2. 肾皮质、髓质脓肿和周围脓肿　肾皮质、髓质脓肿和周围脓肿常由严重的肾盂肾炎直接扩散而来，表现为持续寒战、发热、原有症状加重伴明显单侧腰痛，向健侧弯腰时疼痛加剧。CT 检查有助于诊断、鉴别程度和感染来源。

3. 感染性结石　变形杆菌等分解尿素的细菌所致的肾盂肾炎常可引起结石，占结石病因的 15.4%，称为感染性肾石。感染加上尿路梗阻，易导致肾实质较快破坏，肾功能损害。此时可发生罕见的黄色肉芽肿性肾盂肾炎，患者的肾会被肉芽组织大量破坏。

4. 革兰氏阴性杆菌败血症　革兰氏阴性杆菌败血症多发生于急性尿路感染，特别是使用膀胱镜检查或使用导尿管后。革兰氏阴性杆菌败血症来势凶猛，表现为突然寒战、高热，常引起休克，死亡率高达 50%。

【辅助检查】

（一）尿常规

肉眼观察尿色可清或混浊，可有腐败气味。尿蛋白含量多为阴性或微量。尿沉渣镜检可见白细胞及红细胞增多、微量蛋白尿，其中以白细胞尿最常见。白细胞尿即脓尿，指离心后尿沉渣镜检白细胞＞5/HP。慢性肾盂肾炎患者常需多次检查新鲜晨尿才能发现异常。部分患者有肉眼血尿。

（二）血常规

急性肾盂肾炎或慢性肾盂肾炎急性发作时，血常规检查白细胞、中性粒细胞常增多。C 反应蛋白和降钙素原可升高，红细胞沉降率可加快。

（三）尿细菌学检查

1. 清洁中段尿培养　清洁中段尿培养是一种尿细菌定量培养的方法，也是确定有无尿路感染的重要指标。尿细菌量 ≥ 10^5 CFU/ml 可诊断为真性菌尿；10^4～10^5/ml 为可疑；＜10^4/ml 为感染可能性小，＜10^3/ml 则常为污染。反复发作者应做特殊病原菌检查或高渗性细菌培养。

2. 清洁尿涂片镜检找菌　涂片染色或不染色，方法简便，在条件有限的基层医疗单位可

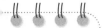

采用，阳性率可达 80% ~ 90%。可找到细菌，也可确定杆菌或球菌。检菌阳性常提示有活动性尿路感染。

（四）肾功能

慢性期可出现肾功能损害，如 CCr 降低，BUN 和 SCr 升高。肾浓缩功能减退。

（五）其他检查

1. 泌尿系超声　推荐作为首选影像学检查，可了解肾的大小、形态、结构等。若双肾大小不等，肾盂、肾盏变形，提示慢性肾盂肾炎。

2. X 线检查

（1）腹部平片：观察肾的大小、形态、位置，有无结石等。

（2）静脉肾盂造影：用于观察有无梗阻、结石、输尿管狭窄等易感因素。若双侧肾大小不等，或肾盂、肾盏有变形和狭窄，或显影延迟，提示慢性肾盂肾炎。泌尿系感染的急性期不宜做此项检查。

3. 核素肾静态显像　可了解肾的功能、有无梗阻，发现肾内病灶及瘢痕。肾瘢痕的特异性表现是肾皮质收缩和楔形缺损。

【诊断要点】

有发热等全身症状，尿频、尿急、尿痛、腰痛、肾区叩击痛等泌尿系统症状及体征，尿常规检查有白细胞，尿培养为真性菌尿即可诊断。

【治疗要点】

（一）急性膀胱炎

1. 单剂抗菌疗法　单剂抗菌疗法适用于首次发生的下尿路感染。磺胺甲噁唑 2.0 g，甲氧苄啶 0.4 g，碳酸氢钠 1.0 g，一次顿服（简称 STS 单剂），大多数患者尿菌可转阴。单剂抗菌疗法的优点是方法简便，患者易于接受，对绝大部分尿路感染有效，医疗费用低，副作用少。

2. 短程抗菌疗法　对于有多次尿路感染发作者，应给予短程疗法。采用 STS 单剂组合、阿莫西林或诺氟沙星 3 d 疗法；呋喃妥因 0.1 g，每日 2 次，7 d 疗法；匹美西林 0.4 g，每日 2 次，3 ~ 7 d 疗法，治愈率高，副作用少，对于减少再发有帮助。女性急性非复杂性膀胱炎首选短程疗法。

（二）急性肾盂肾炎

治疗目的：①控制和预防败血症；②清除进入泌尿道的致病菌；③防止复发。

1. 一般治疗　卧床休息，多饮水，勤排尿，维持尿量在 2500 ml/d 以上。

2. 抗菌药物治疗　治疗主要分为两个阶段：①静脉给药，迅速控制败血症；②继而口服给药清除病原体，维持治疗效果和防止复发。

药物选择的基本原则是：①药物敏感，血药浓度足够高；②症状较轻，无恶心、呕吐的患者可口服复方磺胺甲噁唑片和氟喹诺酮；③患者退热 24 h 后可口服复方磺胺甲噁唑片或氟喹诺酮来完成 14 d 的疗程，可有效地清除感染的病原体和胃肠道中的残余病原体。

中等严重程度肾盂肾炎：常用药物为复方磺胺甲噁唑片、新一代喹诺酮类、阿莫西林等。疗程一般为 14 d，口服即可。若效果欠佳，则可按照药敏试验结果选用抗生素，治疗 4 ~ 6 周。

重症急性肾盂肾炎：寒战、高热、血白细胞计数显著增高、核左移等严重感染中毒症状多是复杂性肾盂肾炎，致病菌常为耐药的革兰氏阴性杆菌。宜采用静脉或肌内注射。美国感染病学会推荐使用喹诺酮类，氨基糖苷类单用或联用氨苄西林，广谱头孢菌素或青霉素单用或联用氨基糖苷类，或碳青霉烯类抗生素。产超广谱 β- 内酰胺酶菌株引起的肾盂肾炎，碳青霉烯类抗生素是首选药物。退热 3 d 后，改为口服有效抗菌药，完成 2 周的疗程。

（三）慢性肾盂肾炎

1. 一般治疗　注意个人卫生，增强体质。多饮水，勤排尿。

2. 去除病因　寻找易患因素，解除尿路梗阻，矫正尿路畸形。

3. 药物治疗　慢性肾盂肾炎急性发作时，依据急性肾盂肾炎治疗，或根据药敏试验结果选用药物，宜选用最有效且毒性小的药物。常用药物有喹诺酮类、磺胺类、β-内酰胺类、大环内酯类、呋喃妥因等。多采用两类药物联合用药，疗程至少为 2～3 周，或轮换用药分 2～3 组，每组用 1 个疗程，中间停药 1 周，再开始下一组药物治疗。

【主要护理措施】

1. 饮食及休息　进食清淡并富有营养的食物，补充多种维生素，多饮水，一般每日饮水量要超过 2000 ml，尿量维持在 2000～2500 ml，以冲洗尿路中的细菌和炎症物质，减少炎症物质对膀胱和尿道的刺激，并且可降低肾内的高渗环境，使其不利于细菌的繁殖。急性肾盂肾炎、慢性肾盂肾炎急性发作第 1 周可以卧床休息，但不需要绝对卧床。慢性肾盂肾炎非发作期一般不宜从事重体力活动。

2. 高热护理　发热是机体对细菌感染的反应，有利于机体杀灭细菌。39℃以下，如无特殊情况，可以等到抗菌药起效后，体温自行下降，但要做好患者及家属的思想工作。体温过高（＞39℃）时，可影响心脏、脑等重要器官的功能，宜进行物理降温，如酒精擦浴、冰袋降温、温水擦浴，必要时给予药物降温。

3. 肾区疼痛的护理　肾区疼痛为肾炎症所致，如肾周炎症时疼痛更明显。减轻疼痛的方法为卧床休息，采用屈曲位，尽量不要站立或坐起，因为肾下移受到牵拉会加重疼痛。炎症控制后疼痛消失。

4. 膀胱刺激征的护理　多饮水是减轻膀胱刺激征重要的措施之一。分散患者的注意力，如听音乐、看报刊、与人谈话，要避免紧张情绪，可以明显减少排尿次数。严重时可遵医嘱服用尿道镇痛药，如非那吡啶，每日 3 次，服用 2～3 d。

5. 尿细菌学检查的护理　向患者解释检查的意义和方法。留取清洁中段尿培养标本时应注意：①留取标本时应严格无菌操作，用肥皂水充分清洁外阴及尿道口，女性尿液勿混进白带；②抗菌治疗后会影响结果的准确性；③留取清晨第一次尿的中段尿，在 1 h 内送检做细菌培养，或冷藏保存；④应保证尿液在膀胱内留存 6～8 h，以保证细菌有足够的繁殖时间；⑤脓尿可呈间歇性，需多次重复检验。

6. 用药护理　观察药物的疗效及不良反应。

7. 心理护理　急性肾盂肾炎发病急，患者常因对疾病认识不足和尿频、尿急、尿痛等不适而出现焦虑与紧张情绪。慢性肾盂肾炎早期，患者及家属常不能引起重视。护理人员应该针对不同患者了解其焦虑与紧张的原因，进行心理疏导及讲解疾病知识。

【健康教育及预后】

1. 避免诱因，减少发作

（1）尿路感染的诱因主要有劳累、感冒、会阴部不清洁及性生活等。教育患者避免尿路感染反复发作，注意个人卫生，每日清洗会阴部，不穿紧身裤。

（2）发现尿路感染后，要及时诊治。

（3）多饮水、少憋尿是简便而有效的预防措施。

（4）如果尿路感染与性生活有关，可在事后排尿，并口服抗菌药物。

2. 预后　急性尿路感染预后较好，部分患者会反复发作，但不一定转为慢性。慢性肾盂肾炎真性菌尿者不易治疗，慢性肾盂肾炎长期发作会导致慢性肾衰竭。

随堂测 5-7

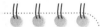

> **小 结**

　　尿路感染是主要由细菌直接引起的泌尿系感染性疾病。致病菌以大肠埃希菌最为多见。最常见的感染途径是上行感染。易感因素包括性别、尿路梗阻、全身抵抗力下降、医源性感染、尿道口周围或盆腔有炎症及其他各种慢性病等不利因素。急性尿路感染起病急，高热、尿路刺激征和腰痛明显。慢性肾盂肾炎临床表现多不典型。常见的并发症有肾乳头坏死，肾皮质、皮髓质脓肿和周围脓肿，感染性结石，革兰氏阴性杆菌败血症。治疗以抗感染为主，在获得药敏试验结果后选用敏感且肾毒性小的药物。慢性感染要注意用药的疗程。鼓励患者多饮水，做好尿细菌学检查的护理、抗感染治疗的观察及健康教育。

（许　莹）

第六节　急性肾损伤

　　导学目标

　　通过本节内容的学习，学生应能够：

　　◆ **基本目标**

　　1. 说出急性肾损伤的概念和护理措施。

　　2. 归纳急性肾损伤的病因及发病机制、临床表现、辅助检查和治疗要点。

　　3. 护理急性肾损伤的患者并进行健康教育。

　　◆ **发展目标**

　　综合急性肾损伤的发病机制、临床表现、诊断和治疗要点，分析复杂病情并进行恰当的护理和健康教育。

　　◆ **思政目标**

　　敬畏生命，在患者病情快速进展阶段以高度责任心、专业技能改善患者的预后。

　　急性肾损伤（acute kidney injury，AKI）以往称为急性肾衰竭（acute renal failure，ARF），是指肾小球滤过率在短期内迅速下降而引起的以氮质废物蓄积及水、电解质代谢紊乱和酸碱失衡为主要特征的临床综合征。与 ARF 相比，AKI 的提出更强调对这一综合征早期诊断、早期治疗的重要性。AKI 定义为满足以下 3 项标准中的 1 项或多项：48 h 内血肌酐升高 ≥0.3 mg/dl（≥26.5 μmol/L），或者血肌酐升高至基线值的 1.5 倍及以上，并且这种升高已知或推测发生在之前 7 d 内，或者尿量 <0.5 ml/（kg·h），持续 6 h。

【病因及发病机制】

（一）病因

　　AKI 的病因多样，根据病因发生的解剖部位不同，可分为肾前性、肾性和肾后性三大类。

肾前性 AKI 最常见，占 40%～55%；其次为肾实质性，占 28%～50%；肾后性 AKI 较少见，占 5%～10%。

肾前性 AKI 的常见病因包括血容量减少（如各种原因引起的液体丢失和出血）、心排血量减少、周围血管扩张、肾血管收缩、肾动脉机械性阻塞等。肾前性 AKI 如未发生肾实质组织破坏，改善肾血流灌注可迅速恢复肾功能。

肾性 AKI 又称为肾实质性 AKI，有肾实质损伤，包括肾小管、肾间质、肾血管和肾小球性疾病导致的损伤。其中以急性肾小管坏死（acute tubular necrosis，ATN）最常见，其病因是肾缺血或肾毒性物质（包括外源性毒素和内源性毒素，如生物毒素、化学毒素、抗生素、造影剂、血红蛋白、肌红蛋白）损伤肾小管上皮细胞。本节主要介绍急性肾小管坏死。

肾后性 AKI 源于急性尿路梗阻，从肾盂到尿道任一水平尿路上均可发生梗阻。

（二）急性肾小管坏死的发病机制

急性肾小管坏死根据病因可分为缺血性急性肾小管坏死和肾毒性急性肾小管坏死，虽始动因素不同，但致病与修复机制类似。

1. 缺血性急性肾小管坏死　包括肾前期、起始期、进展期、持续期、恢复期 5 个阶段。由于肾低灌注，肾血流动力学改变，肾小管周围微血管网内皮损伤，进而肾小管发生损伤、坏死，肾局部发生免疫炎症反应，在清除坏死组织的同时导致炎症损伤放大。

2. 肾毒性急性肾小管坏死　始动因素是各类毒性物质直接导致肾小管上皮细胞损伤，由于细胞脱落形成管型，导致肾小管腔阻塞、肾小球滤液回漏、肾间质水肿，GFR 下降。肾小管上皮细胞损伤后启动局部免疫炎症反应，而肾间质水肿、坏死组织的释放、炎症反应可影响微循环内皮细胞功能，进一步加重肾小管的损伤。

3. 肾修复的关键环节　无论何种原因引起的急性肾小管坏死，肾修复的关键环节均包括肾小管上皮的再生修复、免疫炎症反应的自我调控、微循环的功能恢复、纤维性修复。

▌知识链接

COVID-19 合并 AKI 的流行病学

SARS-CoV-2 所引发的疾病被 WHO 命名为 COVID-19。人群对该病毒普遍易感，呈聚集性发病。

冠状病毒感染后引起的 AKI 并不少见，主要表现为肾小管损伤。有研究者在 536 例严重急性呼吸综合征（SARS）病例中发现，AKI 患者占 6.7%（36/536），病死率高达 91.7%（33/36）。在中东呼吸综合征（MERS）病例中发现，合并 AKI 患者的病死率为 67%。另外，在一项 99 例 COVID-19 患者的研究中，7 例（7.1%）出现了不同程度的肾损伤，伴有 SCr 和（或）BUN 升高；另一项报道中，138 例患者中有 5 例发生了 AKI（3.7%），2 例接受了肾脏替代治疗。Guan 等报道的 1099 例 COVID-19 患者中，AKI 发生率为 0.5%，在 173 例重症患者中 5 例出现了 AKI（2.9%）。Cheng 等的研究资料显示，单中心连续住院的 710 例确诊 COVID-19 患者中，AKI 发生率为 3.2%。上述数据存在一定差异，可能与样本量以及患者偏倚有关，但总体上 COVID-19 患者 AKI 发生率似乎要低于 SARS 和 MERS。AKI 的确切发生率仍有待今后更大样本量资料证实。

节选自 2020《新型冠状病毒感染合并急性肾损伤诊治专家共识》

【临床表现】

急性肾小管坏死的临床表现可分为少尿型和非少尿型。典型少尿型急性肾小管坏死可分为

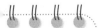

三期：少尿（无尿）期、多尿期和恢复期。近年来，由于复杂化、肾毒性急性肾小管坏死逐渐增多，少尿型急性肾小管坏死已逐渐减少。

（一）尿量变化

1. 少尿型急性肾小管坏死　患者通常在致病因素作用后数小时或数日尿量明显减少达少尿（＜400 ml/d）甚至无尿（＜100 ml/d）。少尿期一般维持1～2周。少尿期后尿量增加，典型患者可以出现多尿期，尿量达4000～6000 ml，多尿期一般持续1～3周，尿量逐渐恢复正常。

2. 非少尿型急性肾小管坏死　患者尿量可正常、轻度减少，甚至增多。非少尿型急性肾小管坏死通常临床表现轻，并发症发生率相对低。但是如果未及时复查肾功能，容易延误诊断。

（二）水、电解质代谢紊乱和酸碱失衡

1. 代谢性酸中毒　主要由于GFR下降，使酸性代谢产物排出减少，同时又因AKI合并高分解代谢状态，使酸性产物明显增多。表现为恶心、呕吐、疲乏、嗜睡和深长呼吸等。

2. 高钾血症　除肾排钾减少外，酸中毒、组织分解过快也是主要原因。严重创伤、烧伤等所致横纹肌溶解引起的AKI每日血钾可上升1.0～2.0 mmol/L。

3. 低钠血症　主要是由于水潴留引起的稀释性低钠血症。

4. 其他　还可有低钙、高磷及低氯血症等，但远不如慢性肾衰竭时明显。

（三）并发症

1. 感染　感染是AKI患者的主要死亡原因之一。其发生与进食量少、营养不良及免疫力低下等因素有关。在AKI同时或在疾病发展过程中还可合并多脏器衰竭，死亡率可高达70%以上。

2. 多器官受累表现　随着肾功能减退，临床上可出现一系列器官受累表现。

（1）消化系统：是最早出现的症状，如食欲减退、恶心、呕吐、腹泻及腹胀，严重者可发生消化道出血。

（2）呼吸系统：除感染外，主要是因容量负荷过多导致的急性肺水肿，表现为呼吸困难、咳嗽、憋气等。

（3）循环系统：多因尿少和未控制饮水，导致体液过多，出现高血压、心力衰竭和肺水肿表现；此外，毒素滞留、电解质代谢紊乱、贫血及酸中毒也可引起各种心律失常及心肌病变。

（4）神经系统：可出现意识障碍、谵妄、躁动、抽搐及昏迷等尿毒症脑病症状。

（5）血液系统：有轻度贫血和出血倾向。

3. 营养和代谢异常　急性肾小管坏死患者由于常处于高分解状态加速蛋白消耗，而进食差，导致营养物质摄入减少，进而发生营养不良。

【辅助检查】

1. 血液检查　可有轻、中度贫血，白细胞计数增多；血肌酐、尿素氮进行性上升；血清钾浓度升高，常大于5.5 mmol/L，血钠、血钙可降低，血磷增高；血气分析提示代谢性酸中毒。如果每日血尿素氮升高＞30 mg/dl（10.1 mmol/L）和（或）血肌酐升高＞2 mg/dl（176.8 μmol/L）和（或）血钾升高＞1.0 mmol/L和（或）血HCO_3^-下降＞2.0 mmol/L，称为高分解型急性肾小管坏死，往往病情更重，进展速度更快，病死率高。

2. 尿液检查　尿蛋白多为 ± ～ +，常以小分子蛋白质为主。尿沉渣检查可见肾小管上皮细胞、上皮细胞管型和颗粒管型，也可见少量红细胞、白细胞等；尿比重降低且较固定，一般在1.015以下，主要由于肾小管重吸收功能损害、尿液不能浓缩所致；尿渗透压低于350 mOsm/（kg·H_2O），尿与血渗透压浓度之比低于1.1；尿钠含量增高，多在20～60 mmol/L，肾衰竭指数（尿钠浓度与尿肌酐 / 血肌酐比值之比）和钠排泄分数（尿钠 / 血钠之比与尿肌酐 / 血肌酐之比的比值 ×100%）常大于 1。注意尿液检查必须在输液及使用利尿药、高渗药物前进行，否则会影响检查结果。

3. 影像学检查　尿路超声显像对排除尿路梗阻很有帮助。必要时 CT 等检查显示是否存在与压力相关的扩张，如有足够的理由怀疑由梗阻所致，可做逆行或下行肾盂造影。CT 血管成像、MRI 或放射性核素检查对检查血管有无阻塞有帮助，但明确诊断仍需行肾血管造影。

4. 肾活检　肾活检是重要的诊断手段。在排除了肾前性及肾后性原因后，没有明确致病原因（肾缺血或肾毒素）的肾性急性肾损伤都有肾活检指征。

【诊断要点】

AKI 诊断标准为：肾功能在 48 h 内突然减退，血肌酐绝对值升高≥0.3 mg/dl（26.5 μmol/L），或 7 d 内血肌酐增至≥1.5 倍基础值，或尿量<0.5 ml/（kg·h），持续时间>6 h。

【治疗要点】

早期诊断、及时干预能最大限度地减轻肾损伤，促进肾功能恢复。AKI 治疗主要包括尽早识别并纠正可逆病因、维持内环境稳定、营养支持、防治并发症及肾脏替代治疗等方面。

1. 纠正可逆病因　对于各种严重外伤、心力衰竭、急性失血等都应进行相关治疗，包括输血、扩容，积极处理血容量不足、休克和感染等情况，停用影响肾灌注的药物或肾毒性药物。

2. 维持体液平衡　每日补液量应为显性失液量加上非显性失液量减去内生水量，遵循量出为入的原则，控制液体入量。

3. 饮食和营养　补充营养，以维持机体的营养状况和正常代谢，有助于损伤细胞的修复和再生，提高存活率。AKI 患者所需能量为 20～30 kcal/（kg·d），主要由糖类和脂肪供应；蛋白质摄入量应限制为 0.8～1.0 g/（kg·d），对于有高分解代谢或营养不良及接受透析的患者，蛋白质摄入量可放宽。尽量减少钠、钾、氯的摄入量。

4. 治疗高钾血症　当血钾超过 6.5 mmol/L，心电图表现为 QRS 波群增宽等明显的变化时，应予以紧急处理。①钙剂：10% 葡萄糖酸钙溶液 10～20 ml 稀释后缓慢静脉注射（5 min）；② 5% 碳酸氢钠溶液 200～250 ml 静脉滴注，纠正酸中毒，并促进 K^+ 向细胞内移动；③ 50% 葡萄糖溶液 50～100 ml 加胰岛素 6～12 U 缓慢静脉注射，可促进糖原合成，使 K^+ 向细胞内移动；④口服钠型离子交换树脂（如聚磺苯乙烯）15～30 g，每日 3 次。如以上措施无效，或为高分解代谢型急性肾小管坏死的高钾血症患者，血液净化是最有效的治疗方法。

5. 纠正代谢性酸中毒　应及时治疗代谢性酸中毒，如血清 HCO_3^- 浓度低于 15 mmol/L，或动脉血 pH<7.2，可选用 5% 碳酸氢钠溶液 100～250 ml 静脉滴注并监测血气。对于严重酸中毒患者，应立即给予透析治疗。

6. 抗感染　感染是常见的并发症，也是患者死亡的主要原因之一。应尽早使用抗生素，但不提倡预防性使用抗生素。根据细菌培养和药物敏感试验选用对肾无毒性或毒性低的药物，并按 GFR 调整药物剂量。

7. 肾脏替代治疗　严重高钾血症（>6.5 mmol/L）、代谢性酸中毒（pH<7.15）、容量负荷过重对利尿药治疗无效、心包炎和严重脑病等都是透析治疗的指征。对非高分解型、无少尿的患者，可进行内科综合治疗。对于重症患者，倾向于早期透析，其目的在于：①对容量负荷过重者可清除体内过多的水分；②清除尿毒症毒素；③纠正高钾血症和代谢性酸中毒，以稳定机体的内环境；④有助于液体、热量、蛋白质及其他营养物质的补充。

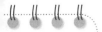

AKI 的透析治疗可选择腹膜透析（peritoneal dialysis，PD）、间歇性血液透析（intermittence hemodialysis，IHD）或连续性肾脏替代治疗（continuous renal replacement therapy，CRRT）。

【主要护理措施】

1. 一般护理

（1）休息与活动：少尿期患者要绝对卧床休息，以减轻肾的负担，抬高水肿的下肢。对意识障碍者，应加床栏保护。当尿量增多、病情好转时，可逐渐增加活动量，但要注意利尿后患者会有肌肉无力的现象，避免独自下床活动。

（2）饮食护理：给予可进食的患者高生物价的优质蛋白质，摄入量应限制为 0.8~1.0 g/（kg·d），并补充适量的必需氨基酸。如尿素氮低于 8.0 mmol/L，可给正常量蛋白质，同时补充糖类和脂类食物，供给足够的热量，保持机体氮平衡。对于有恶心、呕吐的患者，可遵医嘱给予镇吐药，待身体舒适时再给予适量食物，并做好口腔护理，增进食欲。同时要注意监测反映机体营养状况的指标，如血清清蛋白。

（3）维持水平衡：AKI 时，应坚持量出为入的原则，严格记录 24 h 出入量。每日补液量应为显性失液量加上非显性失液量减去内生水量。显性失液量包括尿量、粪便、呕吐物、出汗、引流液及透析超滤量等，非显性失液量指从皮肤蒸发丢失的水分（300~400 ml）和从呼气中丢失的水分（400~500 ml），但应注意体温、气温及湿度等的影响。内生水量是指体内组织代谢、食物氧化和补液中葡萄糖氧化所生成的水总和。在实际应用中，补液量计算一般以 500 ml 作为基础补液量，再加上前一日的出液量。

2. 病情观察　AKI 诊断后，应对患者进行临床监护，包括监测患者的生命体征、神志、体重、尿量、尿常规、肾功能、电解质及血气分析的变化。护理人员应注意观察患者有无高血钾、低血钠及代谢性酸中毒的发生；有无严重头痛、恶心、呕吐及意识障碍等高血压脑病的表现；有无呼吸困难、胸闷及肺部湿啰音等急性左心衰竭的征象；有无水中毒、稀释性低钠血症的症状，如头痛、嗜睡、意识障碍、共济失调、昏迷及抽搐。

3. 预防感染　感染是 AKI 患者少尿期的主要死因，因此护理工作中应重视预防感染发生。具体措施包括：①尽量将患者安置在单人房间，做好病室的清洁和消毒，避免与感染患者接触；②各项检查、治疗应严格执行无菌操作，避免不必要的侵入性检查；③加强生活护理，尤其是口腔及会阴部护理，卧床患者应定时翻身，指导患者有效咳嗽；④接受血液透析的患者，其乙型肝炎和丙型肝炎的发生率明显高于正常人群，故应接种乙肝疫苗，并尽量减少输注血液制品。

4. 用药护理　使用利尿药治疗时应注意观察有无水及电解质代谢紊乱、乏力及腹胀等副作用；使用血管扩张药时应注意监测血压的变化；纠正高血钾及酸中毒时，要注意随时监测电解质；使用肝素、双嘧达莫要注意有无出血倾向；输血禁用库存血；抗感染治疗时避免使用肾毒性抗生素。

5. 心理护理　AKI 是危重病之一，患者可有濒死感、恐惧感，护士应协助患者表达对疾病的感受，了解患者对疾病的态度。在护理过程中，护士应向患者及家属详细解释疾病发展过程，减低其焦虑情绪。此外，当患者出现精神症状时，应向患者家属解释这是疾病导致的病理生理及心理改变，以解除家属的疑虑，并避免造成家属与患者间的隔阂。护士还应随时评估患者的悲伤情况，并给予情绪及心理支持。

【健康指导】

1. 疾病预防指导　教育患者增强自我保健意识，慎用氨基糖苷类抗生素等具有肾毒性的药物。尽量避免使用大量造影剂的 X 线检查，尤其是老年人及肾血流灌注不良的患者。预防

感染，避免各种应激因素的影响。

2. 出院指导　出院前，护士应明确患者及家属的需求，给患者相关指导，包括用药、饮食、活动的方法。定期门诊复查，监测肾功能，如出现症状，立即就医。

小　结

急性肾损伤是肾小球滤过率在短期内迅速下降而引起的以氮质废物蓄积及水、电解质代谢紊乱和酸碱失衡为主要特征的临床综合征，可分为肾前性、肾性和肾后性三大类。急性肾小管坏死的临床表现可分为少尿型和非少尿型。典型少尿型急性肾小管坏死可分为三期：少尿（无尿）期、多尿期和恢复期。治疗以维持营养平衡，纠正水、电解质代谢紊乱和酸碱失衡，预防感染为主要目标，严重时可行肾脏替代治疗。护理过程中应注意严密观察患者的病情变化，合理控制饮食，预防并发症的发生。

（许　莹）

第七节　慢性肾衰竭

导学目标

通过本节内容的学习，学生应能够：

◆ **基本目标**

1. 说明慢性肾衰竭和慢性肾脏病的概念，解释肾功能的分期。

2. 回忆慢性肾衰竭的病因、危险因素、典型症状、体征和并发症。

3. 比较慢性肾衰竭的几种发病机制。

4. 应用护理程序对慢性肾衰竭患者实施整体护理。

◆ **发展目标**

综合运用慢性肾衰竭的发病机制、临床表现、诊断和治疗要点，解决如何避免、治疗和护理慢性肾衰竭患者的营养不良问题。

◆ **思政目标**

在与患者及家属的接触中，养成尊重患者、保护隐私、耐心帮助的态度，融入慎独职业精神和爱伤的专业情感。

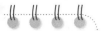

案例 5-2

某患者，女性，46 岁。扁桃体反复发炎 12 年。5 年前体检发现尿蛋白 +++，镜下血尿 5/HP。诊断为"慢性肾小球肾炎"，遵医嘱治疗好转后出院。但是之后反复入院治疗。近半年来，患者常自觉全身乏力、食欲减退、咽喉肿痛、尿量减少、脚肿，遂来院就诊。身体评估：T 37.6℃，P 88 次 / 分，R 18 次 / 分，BP 162/112 mmHg。神志清楚，贫血貌，颜面部轻度水肿，胸腹部检查（－），双下肢中度凹陷性水肿，神经系统检查无异常。实验室检查：白细胞计数 7.2×10⁹/L，中性粒细胞比例 68%，淋巴细胞比例 32%，血红蛋白浓度 98 g/L，尿蛋白 ++，颗粒管型 3/HP，尿肌酐 250 μmol/L，血尿素氮 18 mmol/L，肾小球滤过率 30 ml/min。入院诊断为慢性肾衰竭。

请回答：

1. 目前患者肾功能处于临床分期的哪一期？
2. 入院评估时，应重点关注患者疾病史、心理和社会等方面哪些资料的收集？
3. 针对此例合并高血压的慢性肾衰竭患者，如何指导患者出院后自我监测血压？

慢性肾衰竭（chronic renal failure，CRF）是各种慢性肾脏病进展至后期的共同结局，主要表现为肾功能进行性减退，代谢产物潴留引起全身各系统症状，水、电解质代谢紊乱，酸碱平衡失调的一组临床综合征。流行病学调查数据显示，美国成人慢性肾脏病患病率已高达 15.1%，终末期肾脏病患病率为 1738/ 百万人口。我国目前慢性肾脏病发病率为 9.4% ~ 12.1%，患病率为 10.8%，患病人数近 1.2 亿。慢性肾衰竭发病率约为 100/ 百万人口，患病人数约有 100 多万，男、女发病率分别占 55%、45%，高发年龄为 45 ~ 50 岁。

慢性肾脏病（chronic kidney disease，CKD）指各种原因引起的肾结构或功能异常≥3 个月，包括出现肾损伤标志（蛋白尿、尿沉渣异常、肾小管相关病变、组织学检查异常及影像学检查异常）或有肾移植病史，伴或不伴 GFR 下降，或不明原因的 GFR 下降（<60 ml/min）≥3 个月。目前，美国国家肾病基金会制定的"肾脏病预后质量倡议（K/DOQI）"，根据 GFR 将 CKD 分为 1 ~ 5 期，其分期及防治目标列于表 5-2。该分期的意义在于明确了肾功能减退的各个阶段及其相应的防治措施，既有利于早期发现慢性肾脏病，也有助于晚期肾衰竭的及时诊治。CKD 涵盖了疾病的整个过程，部分 CKD 在疾病进展过程中 GFR 可逐渐下降，进展至 CRF。本章重点介绍的慢性肾衰竭相当于 CKD 4 ~ 5 期。

表 5-2　慢性肾脏病分期及防治目标

分期	特征	GFR [ml/ (min · 1.73 m²)]	防治目标及措施
1	GFR 正常或升高	≥90	CKD 病因诊治，缓解症状；保护肾功能，延缓 CKD 进展
2	GFR 轻度降低	60 ~ 89	评估、延缓 CKD 进展；降低 CVD（心血管疾病）风险
3a	GFR 轻到中度降低	45 ~ 59	延缓 CKD 进展
3b	GFR 中到重度降低	30 ~ 44	评估治疗并发症
4	GFR 重度降低	15 ~ 29	综合治疗；肾脏替代治疗准备
5	终末期肾脏病	<15 或透析	适时肾脏替代治疗

世界肾脏日（World Kidney Day）

近年来，全球慢性肾病危害性显著增加。根据 WHO 2020 年 12 月发布的《2019 年全球卫生估计报告》，肾病已成为全球十大死因之一。预测至 2040 年，全球慢性肾脏病所致寿命损失年数将上升至第 5 位（2016 年第 16 位）。

守护患者的健康生活是全球肾病医患的共同目标，为了提高人们对慢性肾脏病的早期检测和预防、延缓慢性肾脏病的重要认识，国际肾脏病学会和国际肾脏基金联盟联合提议，从 2006 年起将每年 3 月的第二个星期四定为世界肾脏日。

2021 年 3 月 11 日是第 16 个世界肾脏日，为了将肾病管理的重心转移到以患者为中心的健康计划和行动上来，世界肾脏日 2021 年提出了"与肾病共存，过美好生活（Living Well with Kidney Disease）"的主题。愿政策制定者、肾病科专家、相关医护人员、患者及其照护者共同携手，综合管理，最终实现"肾脏健康人人可享，处处可及"的目标！

【病因和发病机制】

（一）病因

慢性肾衰竭常见病因有原发性和继发性肾小球肾炎、糖尿病肾病、高血压肾小动脉硬化、肾小管间质性疾病、肾血管疾病及遗传性肾病等。糖尿病肾病、高血压肾小动脉硬化等病因常见于发达国家，发展中国家（包括中国）最常见的病因仍是原发性肾小球肾炎，但近年来糖尿病肾病导致的慢性肾衰竭明显增加，有可能成为导致我国慢性肾衰竭的首要病因。

（二）慢性肾衰竭进展的危险因素

1. 渐进性发展的危险因素　主要有高血糖、高血压、蛋白尿（包括微量白蛋白尿）、低蛋白血症、吸烟等。慢性肾衰竭通常进展缓慢，积极控制渐进性发展的危险因素，有助于延缓病情进展。

2. 急性加重的危险因素　主要包括：①原有肾病复发或加重；②肾毒性药物，特别是非甾体抗炎药、氨基糖苷类抗生素、造影剂的不当使用；③有效血容量不足或肾局部血供急剧减少造成的残余肾单位的低灌注、低滤过状态；④未加控制的严重高血压；⑤泌尿道梗阻、严重感染等。上述导致肾功能损伤的急性加重因素，如果处理及时、恰当，可在一定程度上逆转病情，否则肾功能会急剧恶化，病情呈不可逆进展。

（三）发病机制

慢性肾衰竭疾病进展的机制尚未明确，可能与以下因素有关。

1. 肾单位高灌注、高滤过　肾实质疾病导致相当数量的肾单位破坏，残余肾单位肾小球代偿、超负荷工作，高灌注和高滤过刺激肾小球系膜细胞增殖和基质增加；损伤内皮细胞和促进血小板聚集；引起炎症细胞浸润、系膜细胞凋亡增加等，是导致肾小球硬化不断发展、残余肾单位功能进一步下降的重要原因。

2. 肾单位高代谢　残余肾单位肾小管处于高代谢状态，高代谢引起肾小管氧消耗量增加和氧自由基增多，造成肾小管 - 间质损伤，是导致肾小管萎缩、间质纤维化和肾单位进行性损害的重要原因。

3. 细胞因子和生长因子促纤维化作用　慢性肾衰竭肾组织内某些细胞因子和生长因子（如转化生长因子 -β、白介素 -1、血管紧张素 Ⅱ 和内皮素 -1）均参与了肾小管和肾间质的损伤

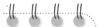

过程，并促进细胞外基质产生。某些降解的细胞外基质的蛋白酶在肾小球硬化和肾间质纤维化过程中起着重要作用。

4. 肾组织上皮细胞表型转化的作用　在某些生长因子或炎症因子的诱导下，肾小管上皮细胞、肾小球上皮细胞（如包曼囊上皮细胞或足细胞）、肾间质成纤维细胞等均可转分化为肌成纤维细胞，在肾间质纤维化、局灶性节段性或球性肾小球硬化过程中起重要作用。

5. 其他　在多种慢性肾脏病动物模型中，均发现肾固有细胞凋亡增多与肾小球硬化、小管萎缩、间质纤维化有密切关系，提示细胞凋亡可能在慢性肾衰竭进展中起某种作用。此外，醛固酮增多也参与肾小球硬化和间质纤维化的过程。

6. 尿毒症症状的发生机制　肾排泄和代谢功能下降，导致水、电解质代谢紊乱和酸碱平衡失调。尿毒症毒素的毒性作用，尿毒症的毒素是由于残余肾单位不能充分排出体内代谢废物或不能降解某些激素、肽类等而在体内蓄积并引起各种症状和体征的物质，这些物质按照分子量大小分为三类：①小分子物质（分子量<500 Da），以尿素氮最多，其他还有胍类、胺类、酚类等，这类物质的蓄积可引起临床症状；②中分子物质（分子量 500~5000 Da），甲状旁腺激素是最常见的中分子物质，可引起肾性骨营养不良、软组织钙化等；其他，如多肽类、蛋白质类等在体内蓄积，与慢性肾衰竭远期并发症密切相关；③大分子物质（分子量>5000 Da），包括核糖核酸酶、β_2- 微球蛋白等也具有某些毒性。此外，肾的内分泌功能障碍，如促红细胞生成素分泌减少可引起肾性贫血、骨化三醇产生不足，可致肾性骨病。

【临床表现】

慢性肾衰竭早期，除可发现肾功能减退外，一般仅有原发病的症状。直到病情发展到残余肾单位无法代偿时，才出现全身各系统中毒的症状和水、电解质代谢紊乱及酸碱失衡的表现。

（一）水、电解质代谢紊乱和酸碱平衡失调

1. 水、钠代谢紊乱　肾衰竭后，对水、钠的排泄能力下降，导致水、钠潴留，常伴有稀释性低钠血症。患者易出现水肿、血压升高、心力衰竭等。同时，因对水、钠的调节能力下降，少数患者由于长期低钠饮食、呕吐或腹泻等，可出现低钠血症、低血容量状态。

2. 钾代谢紊乱　当 GFR 降至 20~25 ml/min 或更低时，肾排钾能力下降，易出现高钾血症。常见的引起高钾血症的原因有：①钾摄入过多，包括摄入含钾的药物、食物和输注库存血；②应用抑制肾排泄钾的药物，如 ACEI/ARB、留钾利尿药；③代谢性酸中毒时，高钾血症可导致严重的心律失常，甚至心搏骤停。严重高钾血症（血清钾>6.5 mmol/L）必须及时抢救。钾摄入不足、胃肠道丢失过多、应用排钾利尿药等，也可出现低钾血症。

3. 钙磷镁代谢紊乱　慢性肾衰竭早期，血钙、血磷仍可以维持在正常范围，随着病情进展和肾小球滤过率下降，肾排泄磷的能力下降，尿磷排出减少，血磷浓度升高。高血磷会与血钙结合成磷酸钙沉积于组织，导致血钙下降；同时，高血磷会抑制肾生成骨化三醇，抑制胃肠道对钙的吸收，进一步使血钙浓度降低。此外，血钙的降低也与摄入不足、缺乏活性维生素 D_3 有关。当 GFR<20 ml/min 时，肾排镁减少，常出现轻度高镁血症。患者可无任何症状，但不宜使用含镁的药物，如含镁的抗酸药、泻药。此外，低镁血症也偶可出现，与镁摄入不足或过多应用利尿药有关。低钙血症、高磷血症、活性维生素 D_3 缺乏等可引起继发性甲状旁腺功能亢进症和肾性骨营养不良。

4. 代谢性酸中毒　当 GFR 降低且>25 ml/min，由于肾小管分泌 H^+ 障碍或肾小管对 HCO_3^- 的重吸收能力下降，可引起阴离子间隙正常的高氯血症性代谢性酸中毒，即肾小管酸中毒。当 GFR 降低<25 ml/min，体内的酸性代谢产物，如磷酸、硫酸等因肾的排泄障碍而潴留于体内，可发生高氯血症性（或正氯血症性）高阴离子间隙性代谢性酸中毒，即尿毒症性酸中毒。

（二）蛋白质、糖类、脂类和维生素代谢紊乱

1. 蛋白质代谢紊乱　一般表现为蛋白质代谢产物蓄积（氮质血症），也可有白蛋白、必需氨基酸水平下降等。

2. 糖代谢异常　主要表现为糖耐量减低和低血糖症，前者多见。糖耐量减低主要与胰高血糖素水平升高、胰岛素受体障碍等因素有关，可表现为空腹血糖或餐后血糖升高，但一般较少出现自觉症状。

3. 脂代谢紊乱　主要表现为高脂血症，多数表现为轻到中度高甘油三酯血症，少数患者表现为轻度高胆固醇血症，或两者兼有。有些患者血浆极低密度脂蛋白、低密度脂蛋白升高，高密度脂蛋白降低。

4. 维生素代谢紊乱　在慢性肾衰竭中很常见，如血清维生素 A 水平增高、维生素 B_6 及叶酸缺乏，常与饮食摄入不足、某些酶活性下降有关。

（三）各系统临床表现

1. 心血管系统　心血管疾病是肾衰竭患者的常见并发症和最主要死因。

（1）高血压和左心室肥大：大部分患者存在不同程度的高血压，个别可为恶性高血压。其产生多与水、钠潴留，肾素 - 血管紧张素增高和（或）某些舒张血管的因子产生不足有关。高血压可引起动脉硬化、左心室肥大、心力衰竭，加重对肾的损害。

（2）心力衰竭：是慢性肾衰竭患者的常见死亡原因，至尿毒症期其患病率可达 65%～70%。产生原因多与水、钠潴留，高血压及尿毒症心肌病变有关。临床常出现急性左心衰竭症状，即呼吸困难、不能平卧、肺水肿等，但一般无明显发绀。

（3）尿毒症性心肌病：与代谢废物的潴留、贫血等因素有关，部分患者可伴有冠心病。心肌损伤、缺氧、电解质代谢紊乱、尿毒症毒素蓄积等会引起各种心律失常。

（4）心包病变：包括心包积液和心包炎。心包积液在慢性肾衰竭患者中常见，与尿毒症毒素蓄积、低蛋白血症、心力衰竭等有关。轻者可无症状，重者可有心音低钝、遥远，少数情况下会出现心脏压塞。心包炎可分为尿毒症性和透析相关性。前者已较少见；后者多见于透析不充分、肝素使用过量者，心包积液多为血性。

（5）血管钙化和动脉粥样硬化：高磷血症、钙分布异常等可引起血管钙化。慢性肾衰竭患者动脉粥样硬化进展迅速，血液透析患者的病变程度较非透析患者重。除冠状动脉外，脑动脉和全身周围动脉也可发生动脉粥样硬化和钙化。

2. 呼吸系统　常表现为气短、气促，严重酸中毒可致呼吸深长（库斯莫尔呼吸）。可有肺水肿、胸腔积液。由于尿毒症诱发的肺泡毛细血管渗透性增加、肺充血，可引起"尿毒症肺水肿"，胸部 X 线检查出现"蝴蝶翼"征，一般透析可迅速纠正。

3. 血液系统

（1）贫血：多数患者有轻度至中度正色素正细胞性贫血。最主要的原因是肾组织产生促红细胞生成素（EPO）减少，故称为肾性贫血；此外，贫血与铁摄入不足、营养不良、胃肠道慢性失血、红细胞寿命缩短、炎症、代谢产物抑制骨髓造血等因素有关。

（2）出血倾向和血栓形成倾向：晚期患者多见，出血倾向多与血小板功能降低有关，常表现为皮下或黏膜出血点、瘀斑，重者可发生胃肠道出血、脑出血等。血栓形成倾向指透析患者动静脉瘘容易阻塞，可能与抗凝血酶Ⅲ活性下降、纤维溶解不足有关。

4. 消化系统　消化系统症状常是 CKD 最早的表现，主要有食欲缺乏、恶心、呕吐、口腔有尿味。消化道出血在尿毒症患者中也较为常见，多由于胃黏膜糜烂或消化性溃疡所致，出血量较少，粪便隐血试验阳性。

5. 神经系统和皮肤

（1）神经系统：早期常有疲乏、失眠、注意力不集中等精神症状，后期可出现性格改变、

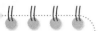

抑郁、记忆力下降、判断力降低。慢性肾衰竭常伴有周围神经病变，以感觉神经障碍最为显著，表现为肢体麻木，有时为烧灼感或疼痛感、深反射迟钝或消失、肌萎缩、肌无力等，其中最常见的是肢端袜套样分布的感觉丧失。

（2）皮肤表现：常见皮肤干燥、瘙痒，患者的皮肤常可见到抓痕。皮肤瘙痒可能与甲状旁腺功能亢进导致钙盐异位沉积于皮肤和末梢神经有关，也与尿素经汗液排出，沉积于皮肤，造成对皮肤的刺激有关。肾衰竭患者多面色较深而萎黄，轻度水肿，呈"尿毒症"面容，与贫血、尿素霜的沉积有关。

6. 骨骼病变　慢性肾衰竭患者由于钙、磷代谢以及内分泌功能紊乱，出现骨矿化和代谢异常，称为肾性骨营养不良，包括高转化性骨病、低转化性骨病和混合性骨病，以高转化性骨病最多见。表现为骨痛、行走不便和自发性骨折。早期诊断依靠骨活检。

7. 内分泌功能紊乱　主要表现有：①肾自身内分泌功能紊乱，如 $1,25-(OH)_2D_3$ 不足、EPO 缺乏；②糖耐量异常和胰岛素抵抗，与骨骼肌及外周器官摄取糖的能力下降、酸中毒、肾降解小分子物质能力下降有关；③下丘脑-垂体内分泌功能紊乱，催乳素、促黑色素激素、促黄体生成激素、促卵泡激素、促肾上腺皮质激素等水平增高，女性出现闭经、不孕等，男性出现性欲缺乏或阳痿，小儿性成熟延迟等；④外周内分泌腺功能紊乱，大多数患者有继发性甲状旁腺功能亢进症，部分患者（约 1/4）有轻度甲状腺素水平降低，表现为基础代谢率下降。

【辅助检查】

1. 血常规检查　血红蛋白浓度一般低于 80 g/L，白细胞和血小板计数可正常或偏低。血小板的黏附和聚集功能下降。

2. 尿常规检查　尿蛋白定性为 + ~ +++，晚期肾功能完全衰竭时可为阴性。尿沉渣镜检见到蜡样管型对慢性肾衰竭的诊断有意义。尿沉渣中还可以见到红细胞和白细胞，若数量较多，则提示病情活动或存在感染。尿比重降低，严重者尿比重固定于 1.010。

3. 血生化检查　血尿酸升高，血清总蛋白和白蛋白降低。血钙降低，血磷升高。可存在电解质代谢紊乱和酸碱失衡表现。

4. 肾功能检查　肾功能降低，内生肌酐清除率下降，血肌酐和尿素氮升高。

5. 其他实验室检查　可有凝血功能障碍，出血时间延长。

6. 影像学检查　B 超示双肾萎缩，肾皮质变薄。肾图示双肾功能明显受损。

【诊断要点】

本病的诊断主要依据慢性肾脏病的病史、肾功能检查及相关临床表现，有条件者可行肾活检明确导致慢性肾衰竭的基础疾病，积极寻找原发病和促使肾功能恶化的可逆因素，如感染、高血压、使用肾毒性药物，延缓慢性肾衰竭的进展。

【治疗要点】

（一）保护肾功能，延缓慢性肾衰竭的进展

早诊断、早期采用有效的治疗措施、消除导致肾功能恶化的诱因，是慢性肾衰竭防治中保护肾功能和延缓病情发展的关键。

1. 积极控制高血压　高血压是肾功能恶化的因素，24 h 持续、有效地控制高血压，对保护靶器官具有重要作用。目前认为 CKD 患者血压控制目标为低于 130/80 mmHg，CKD 5 期或维持透析的患者，血压应控制在 140/90 mmHg 以下。首选药物为 ACEI 和 ARB。这两类药物在控制高血压的同时，还可以有效地缓解肾小球内高压，这对于减轻蛋白尿、延缓肾功能的恶化有一定的效果。此外，这两种药物还能减少心血管事件的发生率。

2. 严格控制血糖 控制血糖有助于延缓慢性肾脏病的进展。对于糖尿病患者，空腹血糖宜控制在 5.0 ~ 7.2 mmol/L，糖化血红蛋白应低于 7%。

3. 控制蛋白尿 慢性肾衰竭患者尿蛋白应尽可能控制在 0.5 g/24 h 以下，可以延缓病程进展和提高生存率。

此外，纠正贫血、应用他汀类药物、戒烟等对肾功能也有一定的保护作用。

（二）营养治疗

1. 饮食疗法 饮食控制可以缓解慢性肾衰竭的症状，延缓残余肾单位的破坏速度。给予低蛋白饮食时，应考虑个体化，并注意监测营养指标，避免发生营养不良。

2. 必需氨基酸疗法 肾功能不全患者由于长期给予低蛋白饮食，易发生蛋白质营养不良，此时必须给予必需氨基酸或必需氨基酸及其 α- 酮酸的混合制剂，以保证患者维持较好的营养状态。α- 酮酸在体内与氨结合成相应的必需氨基酸，必需氨基酸在合成蛋白质的过程中可以利用一部分尿素，因而必需氨基酸疗法有利于减低体内血尿素氮水平，改善尿毒症的症状。目前常用的药物有复方 α- 酮酸。

（三）对症治疗

1. 纠正酸中毒和水、电解质代谢紊乱 轻者口服碳酸氢钠片剂，中度到重度患者可以加大口服剂量，必要时（$HCO_3^- < 13.5$ mmol/L）静脉输注 5% 碳酸氢钠或进行透析治疗。纠正酸中毒的同时应注意补钙，防止低钙引起手足抽搐。对于明显水肿、高血压的患者，可以适当给予袢利尿药，如呋塞米每次 20 ~ 200 mg，每日 2 ~ 3 次。肾衰竭晚期患者应尽量避免使用留钾利尿药，以免造成高钾血症或药物蓄积。肾衰竭晚期患者由于肾的排钾能力下降，容易出现高钾血症，应积极预防。CKD 3 期以上的患者应适当限制钾的摄入，当 GFR < 10 ml/min 或血清钾水平 > 5.5 mmol/L 时，则应更严格限制钾摄入。已经存在高钾血症的患者，救治时应遵循以下原则：①积极纠正酸中毒；②给予袢利尿药；③给予葡萄糖 - 胰岛素溶液输注；④当血钾 > 6.5 mmol/L 时给予血液透析治疗。

2. 高血压的治疗 患者除可选用 ACEI 类外，还可以选用钙通道阻断药、β 受体阻断药和利尿药。

3. 贫血的治疗 重组人促红素（rHUEPO）是治疗肾性贫血的特效药。在血红蛋白浓度低于 100 g/L 时开始使用，当血红蛋白浓度上升到 110 ~ 120 g/L 时即为达标，不建议提高到 130 g/L 以上。一般开始剂量为 80 ~ 120 U/kg，以皮下注射为宜，之后根据患者血红蛋白水平进行调整。口服药物罗沙司他胶囊是低氧诱导因子脯氨酰羟化酶抑制剂（HIF-PHI）类治疗贫血的药物，为肾性贫血患者提供了新的治疗手段。同时应补充造血原料，如铁剂和叶酸。一般不建议慢性肾衰竭患者输注红细胞，除非存在急性出血、急性冠脉综合征等需要快速纠正贫血的情况。

4. 低钙血症、高磷血症和肾性骨营养不良的治疗 骨化三醇对提高血钙、治疗骨软化症疗效甚佳，甲状旁腺次全切除对纤维性骨炎、转移性钙化有效。高磷血症患者应限制磷的摄入，当 GFR < 30 ml/min 时，可应用磷结合剂，如碳酸钙、醋酸钙，以及新型的不含钙的磷结合剂，如司维拉姆、碳酸镧。

5. 防治感染 感染是导致慢性肾衰竭患者死亡的第二主要病因。应注意预防各种病原体感染。抗生素的选择和应用原则与一般感染相同，但剂量需要根据 GFR 水平调整。在疗效相近的情况下，应选用肾毒性最小的药物。

6. 高脂血症的治疗 透析前患者的治疗与一般高脂血症相同。维持透析治疗的患者，血脂标准应放宽，血胆固醇控制在 6.5 ~ 7.8 mmol/L（250 ~ 300 mg/dl），血甘油三酯控制在 1.7 ~ 2.3 mmol/L（150 ~ 200 mg/dl）为宜。

7. 皮肤瘙痒 可外用炉甘石洗剂或乳化油剂涂擦，口服抗组胺药，控制高磷血症和强化

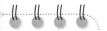

透析等。

（四）肾脏替代治疗

对于 CKD 4 期以上或预计 6 个月内需要接受透析治疗的患者，建议进行肾脏替代治疗准备。肾脏替代治疗时机目前尚不确定。通常对于非糖尿病肾病患者，当 GFR<10 ml/min 并有明显尿毒症症状和体征时，则应进行肾脏替代治疗。对糖尿病肾病患者，可适当提前至 GFR<15 ml/min 时安排肾脏替代治疗。常用方法包括血液透析、腹膜透析和肾移植。血液透析和腹膜透析疗效相近，各有优、缺点，临床上可互为补充。肾移植是目前最佳的肾脏替代治疗方法，成功的肾移植可恢复正常的肾功能（包括内分泌和代谢功能），但需长期使用免疫抑制药，以防出现排斥反应。

【护理】

（一）护理评估

1. 病史　绝大多数患者有多年的慢性肾脏病史，少部分患者可以无任何肾病表现，直至终末期肾衰竭才被发现。护理人员必须全面而细致地进行资料收集，了解病因、病程及此次发病的诱因、高血压、水肿及尿量、曾使用的治疗方法；有无恶心、呕吐、腹泻，目前最主要的症状。

2. 心理社会评估　患者和家属对尿毒症的预后、透析治疗等存在不确定感，表现为焦虑、恐惧，甚至绝望，疾病负担重。护士应充分了解患者及家属的心理状况、家庭经济情况以及家属对疾病的认识及对患者的关怀、支持状况。

3. 身体评估　应评估患者的意识状态、贫血貌及慢性病容、有无血压升高，眼睑、全身性水肿，呼出气体有无尿味，四肢及胸腹、背部的皮肤是否干燥和有无抓痕。有无呼吸困难，呼吸深度和频率，心率及节律是否规整，有无心包摩擦音，皮肤及黏膜是否有出血点及瘀斑等。

4. 辅助检查　了解血红蛋白、血小板及白细胞值，血尿素氮、肌酐及肌酐清除率水平，B超检查双肾大小等。

（二）常见护理诊断 / 问题

1. 体液过多　与肾小球滤过率降低、水及钠潴留有关。
2. 营养失调：低于机体需要量　与氮质血症所致的厌食、恶心、呕吐及腹泻有关。
3. 有感染的危险　与营养不良、贫血、机体免疫力低下、透析等有关。
4. 有皮肤完整性受损的危险　与皮肤水肿、瘙痒、凝血机制异常、机体抵抗力下降有关。

（三）护理目标

（1）患者水肿程度减轻或消失。
（2）患者知道营养失调的原因，能保持足够营养物质摄入，身体营养状况有所改善。
（3）患者能及时发现并控制感染。
（4）患者皮肤清洁、完整。

（四）护理措施

1. 体液过多　与肾小球滤过率降低、水及钠潴留有关。

（1）休息：严重水肿的患者应卧床休息，以增加肾血流量和尿量，缓解水、钠潴留。下肢明显水肿者，卧床休息时可抬高下肢，以增加静脉回流，减轻水肿。水肿减轻后，患者可起床活动，但应避免劳累。

（2）饮食护理：见本节"营养失调：低于机体需要量"的护理措施。

（3）病情观察：记录 24 h 出入量，密切监测尿量变化；定期测量患者体重；观察身体各部位水肿的消长情况；观察有无胸腔积液、腹水和心包积液；监测患者的生命体征，尤其是血压；观察有无急性左心衰竭和高血压脑病的表现；密切监测实验室检查结果，包括尿常规、肾小球滤过率、血尿素氮、血肌酐、血浆蛋白及血清电解质等。

（4）用药护理：遵医嘱使用利尿药，观察药物的疗效及不良反应。长期使用利尿药时，应监测血清电解质和酸碱平衡情况，观察有无低钾血症、低钠血症、低氯性碱中毒。利尿过快、过猛可导致有效血容量不足，出现恶心、直立性低血压、口干、心悸等症状。此外，呋塞米等强效利尿药具有耳毒性，可引起耳鸣、眩晕以及听力丧失，应避免与链霉素等具有相同不良反应的氨基糖苷类抗生素同时使用。

2. 营养失调：低于机体需要量　与氮质血症所致的厌食、恶心、呕吐及腹泻有关。

（1）评估患者的营养状况：定期评估患者的体重变化、血尿素氮、血肌酐、血清清蛋白和血红蛋白浓度等，以了解其营养状况。向患者说明目前食欲缺乏、恶心等症状是因肾衰竭引起，长期进食过少会导致营养不良，营养状况差易造成患者抵抗力下降而出现感染，甚至加速肾功能的恶化。嘱患者与医护密切配合，积极治疗，争取延缓肾功能的恶化。

整合小提示

相位角可用于透析患者的快速营养评估，并可动态监测营养状态。

（2）与患者共同制订饮食计划：①优质低蛋白质饮食：非糖尿病、处于 CKD 1～2 期的患者推荐蛋白质的摄入量为 0.8 g/（kg·d），从 CKD 3 期开始应控制蛋白质摄入，推荐摄入量为 0.6 g/（kg·d）。糖尿病患者应从出现显性蛋白尿时即开始控制蛋白质的摄入。透析患者摄入蛋白质为 1.0～1.2 g/（kg·d）。其中，约 50% 为高生物效价的优质蛋白质，如瘦肉、蛋、牛奶、鱼。在低蛋白质饮食的同时，应注意补充必需氨基酸和（或）α-酮酸，推荐量为 0.1～0.2 g/（kg·d）。②保证足够热量：一般热量的供应为 30～35 kcal/（kg·d），其中 30%～40% 由脂肪供给，且以不饱和脂肪酸的摄入为主，余下部分由糖类供给。主食以蛋白质含量较低的淀粉类食物为主，如藕粉、南瓜、芋头、马铃薯。③控制水盐的摄入：水肿、高血压和少尿者钠盐的摄入量应<3 g/d，液体的摄入量一般为前一日的出量 + 每日的基础补液量（约 500 ml）；如患者尿量>1000 ml/d 且无水肿，则无须严格限水。④控制磷和钾的摄入：一般建议磷的摄入应<600～800 mg/d，一般蛋白质的磷含量较高，故控制蛋白质的摄入也可控制磷的摄入。对于严重高磷血症者，应同时给予磷结合剂。一般 CKD 1～4 期患者，每日尿量在 1000 ml 以上，血钾可以维持平衡，因此不用限钾；CKD 5 期患者应避免进食含钾高的食物，如橘子、香蕉、蘑菇、榨菜、马铃薯，避免使用升高血钾的药物，如青霉素钾、螺内酯。

（3）改善患者食欲：慢性肾衰竭患者一般食欲较差，限制盐的摄入会在一定程度上使患者的食欲更差，因此可以通过改善饮食的口味（如酸、甜）和烹调方法来增进患者的食欲。

3. 有感染的危险　与营养不良、贫血、机体免疫力低下、透析等有关。

（1）监测感染征象：监测患者有无体温升高。慢性肾衰竭患者基础代谢率较低，当体温>37.5℃时即提示存在感染。注意有无寒战、疲乏无力、食欲下降、咳嗽、咳脓性痰、肺部湿啰音、膀胱刺激征、白细胞计数增高等。准确留取各种标本，如痰液、尿液、血液送检。

（2）预防感染：采取切实可行的措施预防感染的发生。具体措施如下：①安置患者于单人房间，病室定期通风，并进行空气消毒。②各项检查、治疗严格无菌操作，避免不必要的侵入性治疗与检查，特别应注意有无留置静脉导管和留置导尿等部位的感染。③加强生活护理，尤其是口腔及会阴部皮肤的卫生。卧床患者应定期翻身，指导有效咳痰。④患者应尽量避免去人群聚集的公共场所。⑤接受血液透析的患者，其乙型肝炎和丙型肝炎的发生率明显高于正常人，可进行乙肝疫苗接种，并尽量减少输注血液制品。

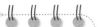

4. 有皮肤完整性受损的危险　与皮肤水肿、瘙痒、凝血机制异常、机体抵抗力下降有关。

（1）评估皮肤情况：评估皮肤的颜色、弹性、温度、湿度，以及有无水肿、瘙痒，检查受压部位有无红肿、水疱、感染、脱屑等。

（2）皮肤的一般护理：避免皮肤过于干燥，应以中性肥皂和沐浴液进行皮肤清洁，洗后涂上润肤剂，避免皮肤瘙痒。指导患者修剪指甲，以防皮肤瘙痒时抓破皮肤，造成感染。必要时，按医嘱给予抗组胺药和止痒药，如炉甘石洗剂。

（3）水肿的护理：水肿较重的患者应注意衣着柔软、宽松。长期卧床者，应嘱其经常变换体位，防止发生压疮；年老体弱者，可协助其翻身或用软垫支撑受压部位。水肿患者皮肤菲薄，易发生破损，故需协助患者做好全身皮肤的清洁，清洗时勿过分用力，避免损伤。

（五）护理评价

（1）患者未出现水肿或者水肿减轻。

（2）患者知道营养不良的原因和后果，主动按照食谱进食，营养状况改善。

（3）患者在治疗期间无感染发生，或感染及时得到控制。

（4）患者未发生皮肤完整性受损。

【健康教育及预后】

1. 坚持治疗基础疾病，纠正和避免恶化诱因　告诉患者及家属有些基础疾病在治疗后病情有可逆性，肾功能可获得不同程度的改善，患者应遵医嘱积极治疗肾衰竭基础疾病；避免肾衰竭恶化诱因，如预防感染，已感染者应控制感染，常见感染部位是肺部及泌尿系、肠道；治疗心力衰竭；不使用肾毒性药物；不可过于劳累等，以延缓肾功能减退。

2. 坚持用药和饮食治疗　向患者详细介绍有关药物的名称、用法、剂量、作用和不良反应，并告诉患者不可擅自加量、减量和停药，尤其是糖皮质激素和环磷酰胺等免疫抑制药。教会患者根据病情合理安排每日食物的含盐量和饮水量；指导患者避免进食腌制食品、罐头食品、啤酒、汽水、味精、面包、豆腐干等含钠丰富的食物，并指导其使用醋和柠檬等增进食欲。

3. 慢性肾衰竭的预后　本病病程可长达数年，预后较差，患者最终死于尿毒症。接受透析或肾移植治疗后，可明显延长患者的生存时间，提高患者的生命质量，部分患者可以恢复工作。

随堂测 5-9

小　结

慢性肾衰竭是各种慢性肾脏病的最终结局，主要表现为全身各系统症状，水、电解质紊乱和酸碱平衡失调的一组临床综合征。肾功能进行性减退的危险因素有高血压、高血糖、蛋白尿、肾血液供应不足、使用肾毒性药物等。慢性肾衰竭累及消化系统、血液系统、循环系统、骨骼肌肉系统等，造成水、电解质失衡。早诊断、早干预是保护肾功能和延缓病程进展的关键。治疗要点是控制血压、血糖、蛋白尿、基础疾病，纠正水、电解质代谢紊乱和酸碱平衡失调，营养治疗和预防感染等。护理应关注患者的营养评估和饮食计划、皮肤瘙痒，进行健康教育等。

（张　静）

第八节 血液净化疗法

导学目标

通过本节内容的学习，学生应能够：

◆ **基本目标**

1. 说出血液净化疗法、血液透析、腹膜透析的概念。

2. 说出血液透析、腹膜透析的原理。

3. 对血液透析、腹膜透析患者进行护理，观察常见并发症并做出相应的处理。

◆ **发展目标**

综合急、慢性肾衰竭患者的诊治要点，结合血液透析和腹膜透析的原理、护理措施，了解患者长程规范护理和管理的重要性。

◆ **思政目标**

列举专科护士在透析患者管理中发挥的作用，进行护理职业发展的规划。

血液净化（blood purification）是指以人工的方式（物理、化学或免疫等方法），清除体内过多水分以及留存于血液中的有害物质（包括内源性和外源性），从而解除一些临床病症的致病原因、终止或减缓某些病理生理过程，以维持机体水、电解质和酸碱平衡的一系列治疗方法。血液透析与腹膜透析是血液净化技术中最常用和有效的方法。其他常见的血液净化方法还有单纯超滤、续贯超滤透析、血液滤过、血液滤过透析、血液灌流、血浆置换及免疫吸附等。临床上应根据患者不同的病情和各种技术的特点选用相应的方法。本节主要讲述血液透析和腹膜透析。

一、血液透析

血液透析（hemodialysis，HD）简称血透，是利用半透膜原理，通过物质交换，清除体内毒素和过多的水分，同时补充需要的物质，纠正电解质代谢紊乱和酸碱失衡的一种治疗方法。血液透析部分替代了正常肾的排泄功能，是目前最常用、最重要的血液净化方法，主要用于急、慢性肾衰竭患者的治疗，也适用于抢救可透析性毒物的中毒。

【原理】

血液透析的水清除原理主要为超滤，溶质清除原理主要包括弥散、对流、吸附。

1. 超滤 当半透膜的两侧存在静水压和（或）渗透压产生的压力梯度时，水分子会随着压力梯度方向发生跨膜移动，这个过程就是超滤。血液透析治疗中透析膜的血液一侧和透析液一侧产生静水压，使患者体内过多的水分清除到透析膜外。

2. 弥散 弥散指由于半透膜两侧的溶质浓度不同，溶质通过半透膜的小孔从浓度高的一侧向浓度低的一侧扩散，最终半透膜两侧溶质浓度相等，从而达到物质交换、清除溶质的目的。半透膜是人工合成的膜，血液中所含的尿素氮、肌酐、K^+、H^+、磷酸盐等小分子物质均可自由通过，因此血液透析能快速纠正肾衰竭时产生的高尿素氮、高肌酐、高血钾、低血钙、

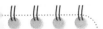

高血磷、酸中毒等代谢紊乱。弥散是清除小分子水溶性溶质的主要方式。

3. 对流　对流指溶液跨过半透膜发生超滤时，溶液中的溶质随水分同时发生跨膜转运的过程，与透析膜孔径及溶质分子大小有关。对流不仅可以清除小分子尿毒症毒素，还是中分子毒素的主要清除方式。

4. 吸附　某些透析膜具有吸附蛋白质及肽的能力，可以通过吸附作用清除少量蛋白质或肽类结合毒素。

【主要设备】

1. 血液透析机　血液透析机主要包括三大部分。①体外循环控制系统：主要由血泵（控制血流量）、压力监测器（监测血流压力）、空气探测器（监测静脉回路中有无空气）和肝素泵（防止体外循环血液凝固）等构成；②透析液供给系统：可在线配制透析液，温度常设置为35.5 ~ 36.5℃；③超滤控制系统：控制透析过程中水超滤的速度和总量，见图5-4。

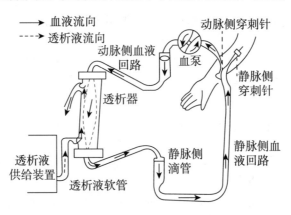

图 5-4　血液透析工作原理示意图

2. 透析器　透析器是物质交换的场所，是透析治疗的核心部分，最重要的组成部分是透析膜。最常用的为中空纤维型透析器，纤维丝为空芯合成丝，壁为人工合成半透膜，内供血液流过，外为透析液。纤维丝的面积、孔径大小及血流量和透析液流量等均会影响透析的疗效。

3. 透析用水处理系统　透析用水采用反渗水，即不含有微生物及其产物、化学物质、不溶性颗粒和纤维等有害物质的水，用于稀释浓缩透析液。透析液是清除机体有害毒素、补充钙离子等的重要介质。血液透析中使用的透析液一般是由透析机将浓缩透析液和透析用水在线混合生成的。目前普遍使用的透析液为碳酸氢盐透析液，主要成分包括 Na^+、K^+、Ca^{2+}、Mg^{2+}、Cl^- 等，pH 为 7.1 ~ 7.3。

【适应证】

1. 急性肾损伤　主张早期频繁透析，其指征为：①血尿素氮>28.6 mmol/L、血肌酐>709 μmol/L；②严重高钾血症：血清钾>6.5 mmol/L；③高血容量：血压升高超过基础血压30 mmHg、体重进行性增长超过 2 ~ 3 kg，有急性左心衰竭、肺水肿的先兆；④代谢性酸中毒：pH<7.15；⑤少尿超过 4 d 或无尿超过 2 d。

2. 终末期肾病　终末期肾病患者，如慢性肾衰竭尿毒症期，需要长期接受透析治疗，以替代肾的部分排泄功能。当患者 GFR<30 ml/（min·1.73 m²）时，应向肾科医师转诊，接受透析随访和教育；当患者 GFR<15 ml/（min·1.73 m²）时，应密切监测并评估透析开始时机。如果患者同时出现重度高血钾、严重代谢性酸中毒、急性左心衰竭等，应立即进行透析治疗。

3. 急性药物或毒物中毒　某些药物、毒物的分子量小于透析器膜截留分子量、水溶性高、血浆蛋白结合率低，游离浓度高的都可以通过血液透析清除。透析与服药或服毒时间越近，疗效越好，服药或毒物超过 36 h 后透析效果差。可经血液透析清除的药物主要有：镇静催眠药，如巴比妥类、地西泮、水合氯醛、氯丙嗪；解热镇痛药，如阿司匹林、对乙酰氨基酚；三环类抗抑郁药，如阿米替林；心血管用药，如洋地黄类、硝普钠。

【禁忌证】

血液透析无绝对禁忌证，相对禁忌证有低血压、休克、严重出血、心力衰竭及心律失常等。

【血管通路】

血管通路是指将患者的血液从体内引出进入管道及透析器，再回到体内的通路。国际上普遍采用的血管通路为动静脉内瘘、中心静脉导管。①动静脉内瘘：包括自体动静脉内瘘和移植物内瘘。常用自体动静脉内瘘选择桡动脉或肱动脉与头静脉或贵要静脉吻合，使前臂浅静脉"动脉化"，血液流速可达 400 ml/min，且便于穿刺。移植物内瘘是用一段移植物将患者动静脉连通，并植入皮下，透析时穿刺移植物，目前多用高分子材料制作的人造血管。②中心静脉导管：可作为临时或长期的血管通路，临时导管不带涤纶套，无须建立隧道，适用于紧急透析的患者，留置时间较短。长期导管带涤纶套和隧道，适用于动静脉内瘘不能有效建立或动静脉内瘘成熟期内过渡的患者。

【血液透析抗凝】

血液透析时，血液在体外管道内循环，需用抗凝血药，避免血液凝固。常用的抗凝血药有普通肝素、低分子量肝素、枸橼酸等。高出血风险患者可采用无肝素透析或局部抗凝。

【血液透析患者的护理】

1. 饮食护理 血液透析患者的营养问题极为重要，营养状况直接影响患者的长期存活及生命质量的改善。蛋白质等营养素的摄入详见慢性肾衰竭部分。护士应指导患者透析期间的饮食及饮水，特别要限制摄水量，两次透析间期患者的体重增长不宜超过干体重的5%。

2. 透析前护理

（1）心理准备：为缓解初次透析患者对血液透析的恐惧心理，护士应充分做好患者的思想工作，介绍有关知识，提高患者对血液透析的认识，消除恐惧心理，使其与医护人员密切配合，保证透析的充分性，积极面对透析生活，提高患者的生命质量。

（2）生理准备：了解患者的营养状况，如血红蛋白、血浆白蛋白；了解患者的心脏、肺功能情况，肝、肾功能情况，以及出、凝血情况等。

（3）血管通路的护理：①中心静脉导管的护理：保持各种导管清洁、无菌，观察导管有无滑脱，插管部位有无出血、感染等；②动静脉内瘘的护理：护士应熟悉内瘘的穿刺和保护方法，勿在瘘管所在肢体上输液、测血压，嘱咐患者不要使瘘管所在肢体负重等。

（4）透析药品的准备：包括透析用药（生理盐水、肝素、5%碳酸氢钠）、急救用药、高渗葡萄糖注射液、10%葡萄糖酸钙溶液、地塞米松及透析液等。

（5）熟练掌握透析机的操作常规及各种穿刺技术，严格无菌观念，戴帽子、口罩，操作时戴手套等。待血液透析机的开机各项指标（透析液温度、电导度、流量及监护指标）稳定后开始透析。

3. 透析过程中的护理

（1）病情观察：透析开始后，护士应注意下列问题。①穿刺血管时，动作应熟练、轻巧，减轻患者的疼痛；②各种管道连接要紧密，避免空气进入；③透析开始时血流速度要从慢逐渐增快，最终血流量达到 200 ml/min 以上，观察血流量、血路压力，透析液的流量、温度、浓度、压力等各项指标，准确记录透析时间、脱水量、肝素用量等；④定时观察患者的血压、脉搏、呼吸、体温变化；⑤密切观察和处理各种透析监护系统的报警、机器故障；⑥密切观察有无并发症发生。

（2）常见并发症的预防和处理：由于血液透析过程中并发症发生迅速，且危及患者的生命，需要及时抢救。护士一方面应先积极处理，另一方面应向医师汇报。常见的并发症有如下几种。

1）低血压：是最常见的急性并发症，在血液透析并发症发生率中占10%～30%。可伴有恶心、呕吐、胸闷、面色苍白、出汗甚至一过性意识丧失，可能与超滤脱水过多、过快以及血容量不足、心源性休克或过敏性反应有关。纠正低血压的措施是首先恢复血管内容量，患者取头低足高位，减少或停超滤，予以0.9%生理盐水输入。预防措施包括严格把握脱水量，纠正贫血和低蛋白血症、治疗心力衰竭和心律失常、调整透析方案等。

2）肌肉痉挛：常发生于透析治疗后期，累及5%～20%患者，最常发生于下肢，常由水清除过快、过多或低渗透性诱发。紧急处理措施是增加血浆渗透浓度，如静脉输注高张盐水15～20 ml，25%甘露醇50～100 ml，或50%葡萄糖溶液25～50 ml。预防措施包括减少透析间期过多的体重增长、降低超滤率和超滤速度。

3）出血：与肝素的应用、肾衰竭导致血小板功能不良等有关，表现为牙龈出血、鼻出血、消化道出血，严重者可出现颅内出血。当发现出血征象时，应减少肝素用量、静脉注射鱼精蛋白中和肝素（按1:1用量）、改用无抗凝血药透析等。

4）热原反应：由内毒素进入体内所致，多在透析开始后1 h左右发生，表现为畏寒、寒战，继而发热。预防：严格执行透析管道、透析器的消毒和清洗程序，避免透析液污染。处理：发生后，可肌内注射异丙嗪25 mg，静脉注射地塞米松2～5 mg，并注意保暖。

5）失衡综合征：是一种中枢神经系统异常，可能由脑水肿引起。尿素水平过高在患者开始透析时易发生，表现为头痛、恶心、呕吐、血压升高、抽搐，严重者可有昏迷。对于初次透析患者，缩短首次透析时间可有效地预防本并发症的发生。确认已经发生失衡综合征时，轻者可给予吸氧、静脉注射高渗溶液等对症治疗；严重者应停止透析，同时注射甘露醇脱水，并给予生命支持治疗。本并发症若纠正及时，一般可在24 h内好转。随着有效预防措施的开展，成人重度失衡综合征已少见。

6）其他常见的并发症还有过敏反应、心律失常、头痛、溶血、失血及透析器凝血等。

4. 透析后护理

（1）透析结束时要检查透析时间是否符合规定，是否达到脱水要求，留取血标本进行生化检查，了解透析疗效，测血压、脉搏等。

（2）缓慢回血，穿刺透析后局部压迫止血，特别是动脉穿刺，压迫止血时间要长，压迫点要正确。

（3）测量体重，教会患者掌握常见并发症的应急措施，安排好下次透析时间。

二、腹膜透析

腹膜透析（peritoneal dialysis，PD）简称腹透，是利用腹膜作为半透膜，通过向腹腔内灌注透析液，使血液中的废物和毒素扩散到透析液中而排出体外的透析方法。腹膜透析是一种患者可以居家治疗的透析方式，安全、有效，而且操作简单。患者通过护士的培训可自行在家中操作，或由照顾者操作，具有保护残肾功能、生命质量高的优点。

【原理】

由于人体的腹膜含有丰富的毛细血管，利用腹膜作为半透膜，借助毛细血管内血浆和腹腔内的透析液中溶质浓度和渗透梯度不同，通过弥散和对流/超滤原理，使机体中的代谢废物和潴留过多的水分随透析液排出体外，同时由新鲜透析液补充必要的物质，达到清除体内毒素、脱水、纠正酸中毒和电解质代谢紊乱的治疗目的。其超滤脱水是通过增加腹膜透析液的渗透压来实现的。

【设备及材料】

1. 腹膜透析导管　腹膜透析导管为无毒的硅胶疏水材料。每根透析导管包括 2 个涤纶套、1 条不透 X 线的钡条，以利于检查导管的定位。目前常用的腹膜透析管有 Tenckhoff 腹膜透析导管、鹅颈管等。其中，Tenckhoff 腹膜透析导管是最常用、使用最广泛的腹膜透析管，分为直型和卷曲型两种，带有双涤纶套。

2. 腹膜透析的体外连接装置　目前我国均采用 Y 型接口的双联（双袋）系统，包括透析液袋、空袋、管路和配套的连接短管、碘伏帽。特点为操作简单、安全无菌。

3. 腹膜透析液　目前使用的一般为袋装的商品透析液，常用葡萄糖为渗透剂，乳酸盐为缓冲剂，还包括 Na^+、Ca^{2+}、Mg^{2+} 及 Cl^-。

【腹膜透析置管术】

目前最常采用的是手术法，在手术室进行。切口部位一般选择腹旁正中切口、耻骨联合上方 10～12 cm，再向外侧 2～3 cm。将腹膜透析管插到腹腔最低处，男性为直肠膀胱陷凹，女性为直肠子宫陷凹。腹膜透析管通过两个涤纶套固定，内涤纶套固定于腹直肌前鞘与后鞘之间，外涤纶套固定于皮下，距表皮出口 2～3 cm。最后用腹膜透析液或生理盐水试验液体出入是否通畅。

【适应证和禁忌证】

适应证为各种原因导致的急、慢性肾衰竭。禁忌证主要是不可修复的腹膜缺损或渗漏。

【腹膜透析方式】

1. 间歇性腹膜透析（intermittent peritoneal dialysis，IPD）　每日非 24 h 存腹透析液，有一定的干腹时间。常见方案为白天 IPD，可每次灌入腹腔的透析液保留 3～4 h，总治疗时间为 12～16 h，共透析 8～12 L。然后将液体放出，夜间干腹，休息。也可夜间 IPD，白天放空，自由活动。

2. 持续不卧床腹膜透析（continuous ambulatory peritoneal dialysis，CAPD）　为 24 h 持续治疗。常见方案为每次灌入腹腔的透析液量为 2000 ml，每次保留 4～6 h，交换 3～4 次，夜间保留 8～12 h，24 h 共交换 4～5 次，每日透析总量为 8～10 L。CAPD 的最大优点是透析过程持续不断进行，透析总时间长，因此对尿毒症毒素的清除比较充分，常为无残肾功能患者的首选方法。

3. 自动化腹膜透析（automatic peritoneal dialysis，APD）　使用腹膜透析机进行透析操作。主要形式是连续性循环式腹膜透析，晚间通过机器完成 2～4 次交换，白天断开机器，保留一袋长存腹，共 24 h 治疗。APD 的特点是减低腹膜透析操作污染、处方调整灵活、生命质量更高。APD 在发达国家应用广泛，在我国使用率呈上升趋势。

4. 其他方式　潮式腹膜透析、夜间间歇性腹膜透析等，均需要借助腹膜透析机来完成。

【腹膜透析患者的护理】

1. 饮食护理　由于腹膜透析时丢失大量蛋白质及营养成分，通过饮食补充极为重要。推荐蛋白质摄入量为 1.0～1.2 g/（kg·d），能量为 30～35 kcal/（kg·d），脂肪占供能的 25%～35%，

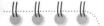

糖类供能占 50%。钠的摄入量为 80～100 mmol/d，并补充锌、铁、多种维生素等，水的摄入量应根据容量状态及每日的出量而定。实施时，根据患者的临床状况制定个体化方案。

知识链接

透析患者的营养治疗推荐意见

	血液透析	腹膜透析
蛋白质	1. 蛋白质摄入量 1.0～1.2 g/（kg·d）（理想体重）（2D）。 2. 50% 以上为高生物价蛋白质（2D）。 3. 低蛋白质饮食的血液透析患者补充复方 α-酮酸制剂 0.12 g/（kg·d）可以改善患者的营养状态（2C）。	1. 推荐无残余肾功能患者蛋白质摄入量 1.0～1.2 g/（kg·d），有残余肾功能患者 0.8～1.0 g/（kg·d）；摄入的蛋白质 50% 以上为高生物价蛋白（2D）。 2. 全面评估患者营养状况后，个体化补充复方 α-酮酸制剂 0.12 g/（kg·d）（2B）。
热量	1. 饮食能量需求与健康人类似（2C）。 2. 热量摄入为 35 kcal/（kg·d）（理想体重）（2D），60 岁以上患者、活动量较小、营养状况良好者（血清白蛋白>40 g/L，SGA 评分 A 级）可减少至 30～35 kcal/（kg·d）（理想体重）（2D）。 3. 根据患者的年龄、性别、体力活动水平、身体成分、目标体重、合并疾病和炎症水平等，制订个体化热量平衡计划（2D）。	1. 维持性腹膜透析患者热量摄入为 35 kcal/（kg·d）（理想体重）（2D）。 2. 60 岁以上患者、活动量较小、营养状况良好者（血清白蛋白>40 g/L，SGA 评分 A 级）可减少至 30～35 kcal/（kg·d）（理想体重）（2D）。 3. 计算能量摄入时，应减去腹膜透析时透析液中所含葡萄糖被人体吸收的热量（2D）。
液体和无机盐	1. 透析间期体重增加<干体重的 5.0%（2C）。 2. 控制钠盐摄入（食盐< 5 g/d）（2C）。 3. 控制高钾饮食（2C），保持血清钾在正常范围内（2D）。	推荐容量情况稳定的腹膜透析患者每日液体摄入量 =500 ml+ 前一日尿量 + 前一日腹膜透析净脱水量（2D）。
钙及磷	1. 根据血钙水平及同时使用的活性维生素 D、拟钙剂等调整元素钙的摄入（2D）。 2. 磷摄入量 800～1000 mg/d（2C）。 3. 在不限制蛋白质摄入的前提下限制磷摄入，选择低磷 / 蛋白比值的食物，减少含磷食品添加剂（1B）。 4. 控制蛋白质摄入 0.8 g/（kg·d），联合复方 α-酮酸可以改善血液透析患者的高磷血症（2C）。	
维生素和微量元素	1. 对于长期饮食摄入不足的血液透析患者，可补充多种维生素，包括所有水溶性维生素和必需微量元素，以预防或治疗微量营养素缺乏症（2D）。 2. 不推荐合并高同型半胱氨酸的血液透析患者常规补充叶酸（1A）。 3. 补充维生素 C 60 mg/d（2D），不推荐过度补充维生素 C，以免导致高草酸盐血症（2C）。 4. 合并 25（OH）D 不足或缺乏的血液透析患者补充普通维生素 D（2C）。	
外源性营养素	1. 若单纯饮食指导不能达到日常膳食推荐摄入量，建议在临床营养师或医师的指导下给予口服营养补充剂，有助于改善血液透析患者的血清清蛋白、前清蛋白水平（2A）。 2. 若经口补充受限或仍无法提供足够能量，建议给予管饲喂食或肠外营养（2D）。 3. 腹膜透析患者肠内营养或肠外营养治疗原则参照血液透析患者。	

《中国慢性肾脏病营养治疗临床实践指南（2021 年版）》

2. 腹膜透析置管术后的护理 腹膜透析置管后，1周内伤口和导管外出口无特殊情况可不换药，1周后隔日换药；保持良好的导管固定，不能牵拉腹膜透析管，以免损伤外出口。保持管口周围皮肤清洁、干燥，敷料随湿随换。腹膜透析患者不宜盆浴，淋浴时妥善保护导管出口处。

3. 腹膜透析的操作

（1）环境：病室陈设应简单、清洁、空气新鲜。每日用消毒液擦拭用具及地面各1次，病室内紫外线灯空气消毒，每日2次，每次60 min，减少无关人员出入和逗留。

（2）透析液：手工操作的患者，透析液在输入腹腔前置于恒温箱或干加热至37℃。操作前应仔细检查腹膜透析液的颜色、透明度、有效期等，如发现混浊、沉淀、渗漏、过期等现象，应严禁使用。

（3）腹腔换液操作的步骤包括患者端和透析装置端的对接、引流、冲管、灌入和分离。每次换液过程大概需要半小时。

（4）准确填写透析记录，记录透析液的出入量、时间，每24 h总结一次超滤量。

（5）每日监测血压、脉搏、呼吸1～3次，记录全身一般情况的变化。

（6）鼓励患者变换体位，术后1～2周即可下床活动，以增加肠蠕动，增进食欲和抵抗力。

4. 培训 患者开始居家透析之前，需经过护士的系统培训，包括透析操作、外出口护理、自我监测和记录、并发症的观察和报告等。护士的培训可帮助患者形成良好的自我管理能力，预防并发症的发生。

5. 常见并发症及其处理

（1）引流不畅或腹膜透析管堵塞：为常见并发症。常见原因有：腹膜透析管移位、打折，腹腔内纤维蛋白堵管、膀胱充盈压迫腹膜透析管，肠麻痹、肠胀气，血块、大网膜包裹腹膜透析管等。护理：①腹膜透析液快进快出试验，根据引流的速度判断导管功能；②排空膀胱；③应用加强肠蠕动的方法，可服导泻剂或灌肠，增加活动量；④肝素钠6000 U或尿激酶5万U加入10 ml 0.9%氯化钠注射液经腹膜透析管内快速注射，并保留封管，1～2 h后引流；⑤若经上述处理仍不能改善，可行立位腹部X线检查，判断透析管的位置，移位的导管经通便、活动等方法无效的，需要进行导管复位术。

（2）腹膜炎：是腹膜透析常见的严重并发症，可能由于接触污染、导管相关感染、肠道病变、妇科疾病、全身菌血症等引起。其中腹膜透析操作时的污染是腹膜炎最主要的原因。临床表现为透析液混浊、超滤量减少、腹痛、发热、腹部压痛及反跳痛、腹膜透析引流液检查示白细胞计数增多、细菌培养阳性等。当出现腹膜炎时，可采取下列措施：①详细询问患者可能的污染史及伴发感染，分析原因，尽快去除导致腹膜炎的病因；②全身应用抗生素，常通过透析液加药或静脉用药；③病情监测，防止腹膜炎导致心力衰竭、肠梗阻等更严重的并发症。预防腹膜炎的措施：严格无菌操作，避免导管出口处感染，保持排便通畅，食用清洁、新鲜的食物，加强对患者及家属的无菌操作培训。鼓励患者多活动，增强免疫力。

（3）腹痛：原因有透析液酸碱度、温度不当，透析管位置不当，高渗透析液，灌入或排出透析液过快、压力过大，腹膜炎。腹膜透析液适当加温、变换患者体位、降低腹膜透析液渗透压、减慢透析液出入速度以及治疗腹膜炎等均是处理腹痛的有效措施。

6. 随访管理 对居家腹膜透析患者要进行长期、规范的随访管理，才能保证居家透析治疗质量。

随堂测 5-10

小 结

血液透析是利用半透膜来清除血液中的毒性物质和去除体内过多的水分。其主要原理包括超滤、弥散、对流、吸附。其适应证是急、慢性肾衰竭和急性药物中毒。血液透析常见的并发症有低血压、肌肉痉挛、出血、热源反应等。失衡综合征在接受首次透析治疗的患者中常见。血液透析前的准备工作包括患者的生理、心理以及营养方面的准备，透析机操作，药品准备。透析中应注意观察患者的生命体征、各项透析指标，并记录透析时间、脱水量等。

腹膜透析是利用腹膜作为半透膜，使血液中的废物和毒素扩散到透析液中而排出体外的透析方法。其主要原理是弥散和对流。目前临床常见的腹膜透析方式是CAPD模式。置管术后要关注外出口和伤口护理。要注意腹膜透析操作无菌，并加强患者居家透析治疗的培训。透析液输入腹腔前置于恒温箱或干加热至37℃，准确填写透析记录。腹膜透析常见的并发症有引流不畅、腹膜炎、腹痛等。腹膜炎是最主要的并发症。

（许 莹）

思考题

一、简答题

1. 简述肾炎性水肿和肾病性水肿的区别。
2. 慢性肾小球肾炎的饮食护理原则和病情观察要点是什么？
3. 肾病综合征的饮食原则及不可以给予高蛋白质饮食的原因是什么？
4. 简述对尿路感染患者行尿细菌学检查的护理要点。
5. 简述慢性肾衰竭患者预防感染的主要措施。

二、案例分析题

某患者，男性，18岁，半个月前感冒，未经特殊诊治，自行好转。3 d前患者先后出现眼睑水肿及面部水肿，尿量减少（约800 ml/d），排泡沫尿，颜色加深，呈红茶色。患者自发病以来体重增加10 kg，食欲正常，精神状态良好。体格检查：心脏、肺（-），腹软，移动性浊音（-），肝、脾未触及，双下肢重度凹陷性水肿。实验室检查：血常规示Hb172 g/L，尿常规示尿蛋白+++，24 h尿蛋白定量9 g/d，血浆白蛋白20 g/L，甘油三酯1.98 mmol/L，胆固醇11.66 mmol/L，尿素氮6.4 mmol/L，血肌酐93 μmol/L，入院诊断为肾病综合征，行肾组织穿刺活检，病理检查结果为系膜增生性肾小球肾炎，给予泼尼松治疗。

请回答：

1. 肾病综合征的诊断要点是什么？
2. 使用泼尼松治疗的原则和护理要点是什么？

血液系统疾病患者的护理

随堂测 6-1

血液学（hematology）是以血液和造血组织为主要研究对象的医学科学的一个独立分支学科。血液系统主要由造血组织和血液组成。血液系统疾病是指原发或主要累及血液、造血器官和组织的疾病，简称血液病。血液病的种类较多，主要包括各类红细胞疾病、白细胞疾病以及出血性疾病。其共同特点多表现为外周血中的有形成分（红细胞、白细胞及血小板）和血浆成分的病理性改变，机体免疫功能低下以及出、凝血机制的功能紊乱，还可出现骨髓、肝、脾、淋巴结等造血组织和器官的结构及其功能异常。随着基础医学研究的不断发展和应用，血液病在发病机制的阐明、诊断的确立、治疗方案的选择与制定、药物疗效的观察与评价、病情监测与预后判断等方面均得到了进一步的更新，而且血液病在治疗手段上也有很大的发展，从而促使血液病的预防、治疗手段及其效果均有了明显的改善。在配合新技术、新疗法的实施过程中，血液病的专科护理也得到了相应的发展。因此，做好血液系统疾病的护理和康复对提高患者的生命质量至关重要。

第一节　概　述

导学目标

通过本节内容的学习，学生应能够：

◆ **基本目标**

1. 说出血液系统的组成及临床常用实验室检查数值、骨髓穿刺的护理。

2. 回忆血液系统常见症状的定义、原因、临床表现及评估的要点。

3. 运用所学知识对血液病贫血、发热、出血倾向患者提出针对性的护理诊断并按护理程序进行护理。

◆ **发展目标**

基于不同症状对血液病贫血、发热、出血倾向患者按护理程序进行护理。

◆ **思政目标**

在护理工作中，注重心理护理，具有同理心，尊重患者隐私，具备慎独的职业修养。

【血液系统组成及疾病分类】

（一）血液系统的组成

血液系统由血液及造血器官及组织构成。

1. 造血器官　主要由骨髓、胸腺、肝、脾、淋巴结等构成。在胚胎早期，肝、脾是主要的造血器官，胚胎后期骨髓为重要的造血器官，出生后骨髓为人体主要的造血器官。5~7岁以前全身骨髓都为红骨髓，参与造血，20岁左右红骨髓仅限于颅骨、胸骨、肋骨、脊椎骨、骨盆的扁骨及股骨、肱骨的干骺端。肝、脾造血功能在出生后基本停止，在造血功能应激情况下，肝、脾能够重新恢复造血，称为髓外造血。如骨髓纤维化时，肝、脾又恢复造血能力。

各种血细胞和免疫细胞来源于骨髓内生成的造血干细胞，此类细胞具有自我复制及分化功能，可以分化为原粒细胞、原单核细胞、原红细胞、巨核细胞及浆细胞、各种淋巴细胞等。骨髓由丰富的血窦及造血组织构成，造血组织包括网状组织、造血细胞。网状组织、巨噬细胞、微血管等构成造血微环境，其中的骨髓造血微环境是由基质细胞、细胞因子、细胞外基质及血窦组成的。基质细胞包括网状细胞、内皮细胞、成纤维细胞及巨噬细胞等，这些细胞产生细胞因子，可调节造血干细胞的增殖、分化，并为其提供营养和黏附场所；细胞外基质含有胶原、蛋白多糖及糖蛋白，其作用依次是形成骨髓的支架、协助细胞选择性结合细胞因子及促进细胞黏附。血窦外充满大量未成熟的造血细胞，一旦血细胞成熟，穿透血窦壁进入血液循环。

2. 血液构成　血液由血浆及血细胞组成。血细胞是血液的重要组成部分，包括红细胞、白细胞及血小板。

（1）红细胞：成熟时，红细胞外形呈双凹扁圆形，中央较薄，周缘较厚，细胞内无细胞核和细胞器，细胞质中充满血红蛋白。其功能是结合与输送 O_2 和 CO_2，成熟红细胞与 O_2 结合为氧合血红蛋白，且携带 O_2 到各组织、细胞中，又能与 CO_2 结合成还原血红蛋白，将 CO_2 带到肺泡内释放。

（2）白细胞：种类多，功能较复杂。中性粒细胞、单核细胞具有吞噬作用，而中性粒细胞吞噬、杀灭细菌的能力更强，对机体起着重要的防御作用。单核细胞是巨噬细胞的前身，在血流中穿透血管壁进入组织，经增殖分化为巨噬细胞。骨髓造血干细胞分化生成淋巴细胞，其中经胸腺作用后称为 T 淋巴细胞，参与细胞免疫，占血液中淋巴细胞总数的 75%，在骨髓内发育成熟后进入血液循环；未经胸腺作用称为 B 淋巴细胞，参与体液免疫。

（3）血小板：对机体止血和凝血过程起重要作用。若血小板减少、血小板功能障碍或各种凝血因子缺乏，均可导致出血。

（二）血液病的分类

血液病常表现为血细胞数量和质量的改变，以及出、凝血机制的障碍，故将血液病大致分为下列几类。

1. 红细胞疾病

（1）数量改变：常见各类贫血，如缺铁性贫血、巨幼细胞贫血。

（2）质量改变：遗传性球形细胞增多症等。

2. 白细胞疾病

（1）数量改变：粒细胞缺乏症，白细胞计数增多常见于感染、炎症等病理状态。

（2）质量改变：白血病、淋巴瘤、多发性骨髓瘤。

3. 造血干细胞疾病　如再生障碍性贫血、骨髓增生异常综合征。

4. 出血性疾病

（1）血小板数量或质量异常的疾病：原发性血小板减少性紫癜、血小板无力症。

（2）凝血功能障碍

1）凝血因子缺乏：血友病。

2）复合因素引起：DIC。

3）循环血液中抗凝物质过多。

（3）血管壁异常：过敏性紫癜。

5. 其他　血栓性疾病与血流、血液成分、血液高凝状态、血管壁等多种因素有关。

【血液系统疾病的护理评估】

（一）病史

1. 入院原因

（1）贫血：多表现为头晕、心悸、乏力，需了解贫血的程度及原因、血红蛋白浓度，有无大出血史或慢性失血表现（月经过多、痔等）。血液病范畴中的贫血多见于缺铁性贫血、再生障碍性贫血、出血性疾病出血过多及白血病。应评估贫血患者可耐受的活动量，如生活自理（穿衣、洗脸、刷牙、进餐、如厕等）、室内外活动范围及持续时间等，制定合适的活动方案。

（2）出血：表现为皮肤、鼻腔、牙龈出血不止或内脏出血，如咯血、便血、阴道出血，或自幼关节腔出血。了解血小板计数、出凝血时间，寻找出血原因，对出血患者，应重点评估出血部位，内脏出血者应注意出血量及出血是否停止，对突然出现剧烈头痛、恶心、呕吐者，应警惕可能是发生颅内出血的先兆。

（3）感染：常表现为发热、咽痛、咳嗽、咳痰，感染部位多为肺部、牙周、肛周、尿路等。需进行血常规检查，必要时作血培养，寻找感染的病因。

2. 日常生活及自理程度　评估自患病以来饮食、饮水、睡眠、二便、活动与休息、日常生活自理能力是否受到影响，这些资料将为提供相应的护理做准备。

3. 家族史、过敏史及服药情况　某些血液病与遗传因素有关，如球蛋白生成障碍性贫血（地中海贫血）、遗传性球形红细胞增多症、血友病。询问家属中有无患血液病者，对遗传性血液病的确诊有帮助。患者对药物、食物有无过敏史，可能对过敏性紫癜病因诊断有帮助。曾长期服用的药物或入院前使用的药物如阿司匹林或短期口服氯霉素可能与再生障碍性贫血、白血病病因有关。

4. 发病相关因素　既往有无溃疡病引起的黑便，或经常痔出血、月经过多等，这些情况可能与缺铁性贫血的发生有关；对职业与放射性物质、苯及其衍生物等接触者，注意有引起血液病的危险。

（二）心理社会因素

评估患者患病对其心态的影响，从观察患者对病情变化的面部表情、对治疗的态度及语言表述可以获得这方面的资料。

（三）身体评估

护士对急危重症患者应首先观察其意识状态，监测生命体征，若病情允许，可以进行详细体检，如口唇、睑结膜、甲床是否苍白，浅表淋巴结是否肿大，皮肤、鼻腔、口腔有无出血，心脏大小，心率、心律，两肺有无湿啰音，肝、脾大小，胸骨有无压痛。急性再生障碍性贫血或急性白血病患者若出现体温升高，两肺有湿啰音，应想到可能合并肺部感染；浅表淋巴结肿大、肝大、脾大伴胸骨压痛，应想到可能是急性白血病。

（四）辅助检查

1. 血常规检查　血常规检查是临床血液病诊断和病情观察最基本的实验室检查方法，主要包括血细胞计数、血红蛋白浓度测定、网织红细胞计数以及血涂片进行血细胞的形态学检查。外周血细胞的质和量改变常可反映骨髓造血的病理变化。

（1）红细胞计数和血红蛋白浓度测定：主要用于评估患者有无贫血及其严重程度。

1）血红蛋白（Hb）：正常值成年男性≥120 g/L，女性≥110 g/L；红细胞计数成年男性

（4.0～5.5）×10^{12}/L，女性（3.5～5.0）×10^{12}/L；血细胞比容成年男性45%，女性37%～40%。

2）贫血严重度划分：轻度贫血Hb＞90 g/L，中度贫血Hb 60～90 g/L，重度贫血Hb 30～59 g/L，极重度贫血Hb＜30 g/L。

3）网织红细胞计数：间接反映骨髓红系增生情况，正常值为0.5%～1.5%。

（2）白细胞计数及分类：主要用于患者有无感染及其原因的判断，也有助于某些血液病的初步诊断。正常白细胞计数为（4～10）×10^9/L。白细胞计数＞10×10^9/L，最常见于急性感染、白血病等。正常白细胞分类中不应见到幼稚细胞，若存在大量幼稚细胞，白血病可能性大。老年人及身体衰弱者感染时，白细胞计数有时不升高，一定注意观察白细胞分类。正常白细胞分类中不应出现或偶尔可见少许幼稚细胞，若出现大量幼稚细胞，则应警惕白血病或类白血病，应作进一步检查以明确诊断。

（3）网织红细胞计数：正常成人网织红细胞在外周血中占0.2%～1.5%，绝对值为（77±23）×10^9/L。网织红细胞增多，表示骨髓红细胞增生旺盛，可见于溶血性贫血、急性失血性贫血或贫血的有效治疗后；网织红细胞减少，表示骨髓造血功能低下，常见于再生障碍性贫血。

（4）血小板计数：是出血性疾病首选的筛查项目。正常值为（100～300）×10^9/L，血小板计数＜100×10^9/L称为血小板减少，通常在＜50×10^9/L时患者即有出血症状，见于再生障碍性贫血、急性白血病、特发性血小板减少性紫癜等；血小板计数＞400×10^9/L为血小板增多，可见于原发性血小板增多症、慢性髓细胞性白血病早期等。

（5）止血、凝血功能检查

1）血小板计数：正常值为（100～300）×10^9/L，低于100×10^9/L为血小板减少。

2）凝血时间测定：正常值试管法4～12 min，凝血时间延长可见于各型血友病及凝血功能障碍性疾病。

3）出血时间测定：Duke法正常值为1～4 min，超过4 min为出血时间延长，多见于血小板减少性疾病。

4）束臂试验：操作方法为将血压计袖带置于上臂并束紧，使血压维持在收缩压与舒张压之间，持续8 min后，放松袖带，5 min后记录前臂屈侧直径为5 cm圆周内的出血点数目。结果判断：新出血点超过10个为束臂试验阳性，表示毛细血管脆性增加，常见于过敏性紫癜、特发性血小板减少性紫癜。

2. 骨髓细胞学检查　骨髓细胞学检查主要用于了解骨髓造血细胞生成的质与量的变化，对多数血液病的临床诊断和鉴别诊断起着决定性作用。

（1）骨髓涂片（骨髓象）：按骨髓中有核细胞数量，骨髓的增生程度分为增生极度活跃、明显活跃、活跃、减低和明显减低5个等级。骨髓中各系列细胞及其各发育阶段细胞的比例有助于判断各系列细胞的增生程度，粒红比例（G / E）为最常用的评价指标。

骨髓检查可提示贫血时造血功能高低及造血组织是否出现肿瘤性改变等。

1）检查方法：骨髓穿刺。

2）术前护理：操作前向患者及家属说明骨髓穿刺的目的及如何配合。

3）术中护理：配合医师消毒皮肤及局部麻醉。

4）术后护理：观察局部有无出血和感染。

5）观察结果：正常骨髓象骨髓增生活跃，粒系:红系为（2～4）:1，两系均可见少量原始细胞，以中、晚幼阶段居多，各阶段正常百分比为：淋巴细胞占有核细胞的20%，巨核细胞在1.5 cm×3 cm骨髓血涂片中常可见7～35个，以产生血小板型巨核细胞为主。

（2）血细胞化学染色：通过对血细胞的各种生化成分、代谢产物进行测定，了解血细胞的类型，对某些血液病的诊断和疗效评价具有重大意义。如过氧化物酶染色、苏丹黑B染色和中性粒细胞碱性磷酸酶染色，均可用于白血病与类白血病反应的鉴别诊断，其中过氧化物酶染色对粒细胞白血病与淋巴细胞白血病的鉴别诊断最具价值。铁染色则主要用于缺铁性贫血的诊断及指导铁剂治疗。

3. 免疫学、细胞遗传学及分子生物学检查 免疫学、细胞遗传学及分子生物学检查主要用于恶性血液病的临床诊断与分型等，包含相关单克隆抗体、染色体检查及基因诊断等。

4. 其他血液病相关实验室检查 主要包括止、凝血功能检查，以了解机体凝血、纤溶及抗凝系统功能状况；溶血试验及血红蛋白电泳检测，以利于各种溶血性贫血的诊断；血清铁蛋白及血清铁检测，以了解体内贮存铁和铁代谢情况；病理活检及组织学检查等。

5. 影像学检查 主要包括 B 超、CT、MRI、PET、放射性核素等。通过针对肝、脾、淋巴系统和骨骼系统的各种显像扫描，有利于不同血液病的临床诊断、鉴别诊断和病情判断。

【血液病常见症状、体征的护理】

（一）贫血

1. 概念 贫血是指外周血单位体积中血红蛋白浓度、红细胞计数和（或）血细胞比容低于正常最低值，以血红蛋白浓度较为重要。我国血红蛋白浓度测定值成年男性低于 120 g/L、成年女性低于 110 g/L，可诊断为贫血。

2. 常见原因 贫血的原因以血液病为多见。

（1）红细胞生成减少：常见缺铁性贫血、再生障碍性贫血等。

（2）红细胞破坏过多：见于各种溶血性贫血。

（3）失血：急、慢性失血引起的贫血。除血液病外，还常见溃疡病、肝硬化、痔、月经过多等引起出血造成的贫血，以及慢性肾衰竭、慢性肝病、寄生虫病等引起的贫血。

3. 临床表现 贫血是临床常见的一种症状，由于血液携氧能力减低，可造成全身组织缺氧。轻度贫血多无症状，中度及重度贫血可见甲床、口唇及睑结膜苍白，甚至面色苍白。神经系统对缺氧最敏感，常出现头晕、耳鸣、头痛、记忆力减退、全身乏力。呼吸、循环系统表现为活动后心悸、气短，冠心病患者贫血可诱发心绞痛，严重贫血可发生贫血性心脏病。贫血若逐渐发生，病史已有 5 ~ 6 个月，虽贫血很重，但症状可不太重，患者生活仍可自理。若起病急，仅 2 ~ 3 d 发生，患者常自觉极度乏力，生活自理困难。

贫血伴随的症状对寻找贫血的病因常有帮助，如贫血伴皮肤、黏膜广泛出血，常由于血小板减少或凝血机制异常造成，应想到出血性疾病、急性白血病、急性再生障碍性贫血等所引起的贫血。

4. 护理

［护理评估］

（1）病史

1）现病史：询问与本病相关的病因、诱因或促成因素，如年龄特征；有无饮食结构不合理导致的各种造血原料摄入不足；有无特殊药物使用史或理化物质接触史；有无吸收不良或丢失过多（特别是铁、叶酸与维生素 B_{12} 等）的原因等。主要症状与体征包括贫血的一般表现及其伴随症状与体征，如头晕、头痛、面色苍白、心悸、气促、呼吸困难，有无神经精神症状、出血与感染的表现、尿量与尿液颜色的改变等。有关检查结果（尤其是血象及骨髓象检查）、治疗用药及其疗效等，以帮助对贫血的发生时间、进展速度、严重程度与原因的判断。

2）既往史、家族史和个人史：了解患者的既往史、家族史和个人史，有助于贫血原因的判断。

3）目前状况：了解患病后患者的体重、食欲、睡眠、排便习惯等的变化，以及营养支持、生活自理能力与活动耐力状况等。

（2）心理与社会支持：了解患者及家属的心理反应、对贫血的认识与理解程度以及治疗与护理上的配合等。

（3）身体评估：重点评估与贫血严重程度相关的体征，如皮肤及黏膜的苍白程度，心率与心律的变化，有无杂音及心力衰竭的表现等；还应注意有无各类型贫血的特殊体征和原发病的体征，如缺铁性贫血的反甲，巨幼细胞贫血的末梢神经炎，溶血性贫血的黄疸，再生障碍性贫血的出血与感染，恶性血液病的肝、脾、淋巴结肿大等。

（4）辅助检查

1）外周血象：红细胞和血红蛋白下降的程度，是否伴有白细胞、网织红细胞、血小板计数改变，有无幼稚细胞及其比例。

2）尿液分析：有无蛋白尿以及尿胆原和尿胆素升高。

3）粪便检查：有无粪便隐血试验阳性；有无寄生虫卵。

4）肝肾功能：有无肝功能异常，有无血清胆红素、血肌酐水平升高等。

5）骨髓检查：骨髓增生状况及相关细胞学或化学检查结果。

6）其他检查：胃肠钡餐、钡剂灌肠、纤维胃镜和肠镜检查是否提示胃肠道慢性疾病和肿瘤；妇科 B 超检查有无子宫肌瘤等。对于重症患者，必要时还需进行心电图及超声心动图等相关检查。

［常见护理诊断/问题］

活动无耐力　与贫血引起全身组织缺氧有关。

［护理目标］

（1）患者自理能力及日常活动能力增强，自觉乏力减轻。

（2）患者重视并坚持贫血的治疗。

［护理措施］

1. 评估患者目前的活动耐力　患者完全卧床或在床上活动；能否在床边活动或室内外自由走动，活动中有无心悸、气短及极度乏力发生。

2. 病情观察　观察生命体征，了解患者的主诉、活动后感受，观察口唇、甲床苍白程度，听心率及肺部有无啰音，观察血红蛋白浓度及网织红细胞计数。

3. 协助制订活动计划　安排患者合适的活动量，保证休息和睡眠，以减少体内氧消耗。让患者参与制订活动计划，根据贫血程度及目前活动耐力决定患者目前的活动量。一般重度以上贫血（Hb < 60 g/L），需要以卧床休息为主，给予生活照顾，短时间床上及床边活动；中、轻度贫血患者应休息与活动交替进行，中度贫血休息时间可偏多，并拟定活动范围及时间、休息及睡眠计划。如活动中出现心悸、气短及极度乏力感，应即刻停止活动。

4. 饮食护理　给予高蛋白质、富含维生素、高热量、易消化饮食，对铁或叶酸缺乏者，补充含铁多、叶酸多的食物极为重要，血红蛋白的合成需要蛋白质，给予充足的糖类、脂肪补足热量，以保障蛋白质有效利用。

5. 药物护理　常用治疗贫血的药物有铁剂、叶酸、维生素 B_{12}、雄激素、糖皮质激素及免疫抑制药等，护士应该了解常用抗贫血药的治疗作用机制、使用方法、剂量、副作用等，并会观察药物的副作用。

6. 吸氧、输血　对严重贫血者，应给予吸氧及输血，特别是急性失血者，输全血对恢复血容量及补充血液中各种成分很重要；对慢性贫血需反复输血者，可输注浓缩红细胞。输血时应严格规范操作，注意观察输血反应。

7. 出院指导　出院时主动向患者家属说明患者贫血的疾病诊断、疾病基础知识、治疗常识、坚持治疗的重要性、药物副作用及恢复期注意事项。

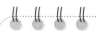

［护理评价］

（1）患者活动能力增强，乏力减轻。

（2）患者了解所患的疾病，并坚持治疗。

（二）发热

1. 概念　发热是某些血液病常伴有的症状，如白血病、淋巴瘤、粒细胞缺乏症。血液病的发热大多为感染所致，当人体受病原体感染后，粒细胞释放致热原作用于体温调节中枢而引起。临床测量体温常采用3种方法。正常人口腔温度不超过37.2℃，直肠温度不超过37.6℃，腋窝温度不超过37℃，若超过以上界线即为发热。

2. 常见原因　发热多见于急性白血病、淋巴瘤、严重贫血、粒细胞缺乏症、多发性骨髓瘤等血液病。发热的原因常为正常成熟白细胞数量减少，特别是中性粒细胞减少，使机体防御能力降低，免疫反应、抗体形成均低下，血液病中的恶性疾病化疗期间上述防御功能进一步遭到破坏，故患者常易出现感染性发热。引起感染的常见病原体为细菌、病毒、真菌等。

3. 临床表现　感染多为咽峡炎、扁桃体炎、肺炎、皮肤感染、泌尿道感染，以肺部感染更多见，严重者可发生败血症。急性白血病易发生肛周感染或脓肿。轻度或早期感染发热多为低热或不规则热，严重感染如败血症可为弛张热。少数老年人或机体免疫功能极差者，即使严重感染，也可能无明显发热反应。在血液病中，发热伴寒战多见于菌血症、败血症，伴肝、脾、淋巴结肿大，常见于急性白血病、淋巴瘤。护理人员在护理发热患者时应观察体温的变化规律，了解发热的原因。

4. 护理

［护理评估］

（1）病史：了解患者发热出现的急缓、热度及其热型特点。有无感染的诱因，如过度疲劳、受凉、与感染性疾病患者的接触史（如感冒）、皮肤及黏膜损伤、排便困难及引发的肛裂、各种治疗与护理针管的放置与停留（如导尿管、留置针或PICC）等；有无常见感染灶相关的临床表现，如咽部不适或咽痛、牙痛、咳嗽（痰）及痰液的性质、胸痛、呼吸困难、膀胱刺激征、腹痛、腹泻、肛周疼痛、局部皮肤红肿与疼痛、女性患者外阴瘙痒及异常分泌物。

（2）身体评估：观察患者的生命体征，尤其是体温；皮肤有无红、肿、破损或溃烂，局部有无脓性分泌物；口腔黏膜有无溃疡，牙龈有无出血、溢脓；咽和扁桃体有无充血、肿大及其脓性分泌物；肺部有无啰音；腹部及输尿管走行区压痛点有无压痛，肾区有无叩击痛；肛周皮肤有无红、肿、触痛，局部有无波动感；女性患者应注意观察外阴情况等。

（3）辅助检查：血常规、尿常规及胸部X线检查有无异常；血培养加药物敏感试验的结果；不同感染部位分泌物、渗出物或排泄物的细菌涂片或培养加药敏试验结果等。

［常见护理诊断/问题］

体温过高　与免疫功能下降导致感染有关。

［护理目标］

（1）患者知道发热的原因并学会配合物理降温。

（2）发热期间患者心身不适减轻或消失。

（3）患者体温下降或体温降至正常。

［护理措施］

（1）保持情绪稳定及舒适体位：避免病室、周围环境的噪声及语言刺激；以平卧位或侧卧位为主，需经常变换体位，半坐卧位或坐位时可用枕头、衣物等作为支撑物，以维持舒适姿势；保持病室清洁，室内要定期通风，用消毒液拖地，用紫外线定时消毒，限制探视人员，以防交叉感染。

（2）降温护理：体温38.5℃以上应降温。①物理降温：在头颈、腋下及腹股沟等大血管处

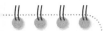

放置冰袋，或酒精擦浴；②药物降温：经物理降温无效者，按医嘱给予药物降温，尤其对年老体弱者，药物降温要慎重。

（3）寒战、大量出汗的护理：患者寒战时，可用热水袋或增加盖被使全身保暖，可饮用热水；大量出汗后要更换内衣，避免受凉。

（4）病情观察：观察体温变化规律，且观察呼吸、脉搏、血压、意识状态的变化，以及患者进食、进水、尿量情况，记录出入量，及时配合医师做好各项检查，如血培养、痰培养，标本应及时送检，了解相关实验室检查结果。

（5）饮食：进食高蛋白质、高热量、富含维生素且易消化的食物，少量多餐，多饮水，必要时遵医嘱静脉补液，发热时每日入液量以 3000 ml 左右为宜。

（6）药物护理：急性白血病引起的发热多为感染所致，故遵医嘱给予抗生素，注意药物的副作用，一旦出现不良反应，应及时向医师报告。

（7）指导自我护理：向患者及家属说明发热的原因，介绍物理降温方法及发热时对饮食、饮水的要求，学会今后如何预防感染。

［护理评价］

（1）患者体温已下降至 37.5℃，心身不适明显减轻。

（2）患者能说出发热的原因，会配合物理降温。

（三）出血倾向

1. 概念　出血倾向是指由于止血和凝血功能障碍引起的自发性出血或轻微创伤后出血不易停止的一种症状。此症状应针对病因给予相应的处理方可止血。

2. 常见原因　出血倾向是血液病常见的表现，其发生原因可分为以下 3 种。

（1）血小板数量减少或功能异常：如特发性血小板减少性紫癜、再生障碍性贫血、先天性血小板无力症。

（2）血管壁异常：如过敏性紫癜、老年性紫癜。

（3）凝血因子减少或缺乏：常见于各型血友病、维生素 K 缺乏症等。

3. 临床表现　出血常见部位为皮肤及黏膜（口腔、鼻腔、牙龈等）、关节腔、内脏（咯血、呕血、便血、血尿及阴道出血）。如皮肤、黏膜、内脏广泛性急性出血，多见于 DIC、急性白血病及急性再生障碍性贫血，局限于皮肤及黏膜的缓慢出血多见于慢性再生障碍性贫血、特发性血小板减少性紫癜。皮下出血位于四肢，应注意两侧出血部位是否对称。对鼻出血，要了解每次出血量及出血次数。内脏出血须了解出血量。皮肤及黏膜出血多根据出血面积判断，分为出血点（直径不超过 2 mm）、紫癜（直径 3～5 mm）、瘀斑（直径 5 mm 以上）。若为呕血、黑便或其他脏器出血，且病情严重，则应立刻测血压、脉率，若收缩压低于 90 mmHg（12 kPa），出血量多为 500～1000 ml；若出血量＞1000 ml，此时为大量出血，呈出血性休克，需要紧急抢救，应立即开放静脉通道大量补液或输血；若出血量＜500 ml，则为轻度出血，血压、脉率基本正常。血小板计数在（2～3）×10^4/L 以下，患者一旦出现头痛、恶心、呕吐，应想到脑出血的可能。

了解出血的临床表现及家族史、过敏史，对确定出血的原因有帮助。例如患者对药物、食物有过敏史，又发现四肢对称性大小不等的出血点、瘀点或瘀斑，且出血点、出血斑又稍高于皮肤，应考虑可能是过敏性紫癜。家族有血友病史且表现为反复关节腔或深部组织出血，则可能为血友病。

4. 护理

［护理评估］

（1）病史：注意询问患者出血的主要表现形式，发生的急缓、主要部位与范围；有无明确的原因或诱因；有无内脏出血及其严重程度；女性患者的月经情况，有无月经过多或淋漓不

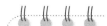

尽；有无诱发颅内出血的危险因素（情绪激动、睡眠欠佳、高热、便秘及高血压等）及颅内出血的早期表现（如突发头痛）；出血的主要伴随症状与体征；个人或家族中有无相关病史或类似病史；出血后患者的心理反应等。

（2）身体评估：重点评估有无与出血相关的体征及特点，包括有无皮肤及黏膜瘀点、紫癜或瘀斑，其数目、大小及分布情况；有无鼻腔黏膜与牙龈出血；有无伤口渗血；关节有无肿胀、压痛、畸形及其功能障碍等，对于同时或突发主诉有头痛的患者，要注意检查瞳孔的形状、大小、对光反射是否存在，有无脑膜刺激征及其生命体征与意识状态的变化。

（3）辅助检查：有无血小板计数减少、凝血时间延长、束臂试验阳性、凝血因子缺乏等异常变化。

[常见护理诊断/问题]

有受伤的危险：出血　与血小板减少、凝血因子缺乏、血管壁异常有关。

[护理目标]

（1）患者皮肤、黏膜未发生出血。

（2）患者血小板计数、凝血因子、毛细血管脆性接近止血水平或正常。

[护理措施]

（1）休息：嘱患者少活动，多休息，以防出血，静心养病，积极配合治疗。

（2）饮食：给予高热量、高蛋白质、富含维生素、少渣饮食，避免口腔黏膜擦伤。进餐前后可用冷的苏打漱口液含漱。

（3）病情观察：测量血压、心率，观察皮肤及黏膜有无出血及其出血部位、范围、辅助检查结果（如血小板计数，出、凝血时间）等。

（4）皮肤护理：不可搔抓或挤压皮肤，定期洗澡，避免受外伤。

（5）鼻腔护理：若鼻腔有血痂，不可用手挖鼻痂，以防出血因素未纠正而造成再出血。

（6）口腔护理：不要用牙刷、牙签清理牙齿，可用棉签蘸漱口液擦洗牙齿。保持口腔卫生，严格遵守护嘱要求定时用氯己定（洗必泰）或苏打漱口液漱口，要求饭前、饭后及睡前各一次。用液状石蜡涂抹口唇，每日2~3次，以防干裂。

（7）输血及血液制品：依据出血危险因素的不同，遵医嘱输入浓缩血小板或新鲜全血或血浆，输注前要认真核对血型、姓名，输入后注意观察输血反应、过敏反应。

（8）出院指导：向患者及家属说明以上处理的重要性，并教会他们具体护理方法及讲解出血原因、危害、预防出血的措施，指导患者学会自我护理。

[护理评价]

（1）皮肤、黏膜未发生出血。

（2）血小板计数、凝血因子已接近止血水平。

小 结

血液系统由血液及造血器官构成。造血器官主要由骨髓、胸腺、肝、脾、淋巴结等构成。血液由血浆及血细胞组成。血细胞是血液重要的组成部分，包括红细胞、白细胞及血小板。红细胞的功能是结合与输送O_2和CO_2。白细胞种类多，功能较复杂。中性粒细胞、单核细胞具有吞噬作用，而中性粒细胞吞噬、杀灭细菌的功能更强，对机体起着重要的防御作用。血小板对机体止血和凝血过程起重要作用。贫血是指外周血单位体积中血红蛋白浓度、红细胞计数和（或）血细胞比容低于正常最低值，以血红蛋白浓度较重要。我国血红蛋白浓度测定值成年男性低于 120 g/L、成年女性低于 110 g/L，可诊断为贫血。常见原因以血液病为多见，可分为红细胞生成减少、红细胞破坏过多、失血。出血倾向是指由于止血和凝血功能障碍引起的自发性出血或轻微创伤后出血不易停止的一种症状。出血倾向是血液病常见的表现，其发生原因可分为三种：血小板数量减少或功能异常、血管壁异常、凝血因子减少或缺乏。记住血液病常见症状和体征的护理措施、临床常用实验室检查的正常值。

（冯耀清）

第二节 贫 血

导学目标

通过本节内容的学习，学生应能够：

◆ **基本目标**

1. 说出贫血（缺铁性贫血、巨幼细胞贫血、再生障碍性贫血、溶血性贫血）的概念。
2. 归纳缺铁性贫血的病因、分类、临床表现、诊断要点、治疗要点。
3. 归纳巨幼细胞贫血、再生障碍性贫血的病因、临床表现、诊断要点、治疗要点。
4. 归纳溶血性贫血的病因、临床表现、治疗要点。
5. 解释贫血（缺铁性贫血、巨幼细胞贫血、再生障碍性贫血）的发病机制、实验室及其他检查。
6. 实施对贫血（缺铁性贫血、巨幼细胞贫血、再生障碍性贫血、溶血性贫血）患者的饮食护理、用药护理。

◆ **发展目标**

综合运用缺铁性贫血的病因、发病机制、临床表现、诊断和治疗要点，对患者实施整体护理。

◆ **思政目标**

在护理工作中，通过护理评估、健康教育等活动，与患者建立良好的护患关系，培养良好的沟通能力，养成耐心帮助患者的态度，做好心理护理。

贫血（anemia）是指人体外周血红细胞容量减少，低于正常范围下限，不能运输足够的氧至组织而产生的综合征。临床上常以血红蛋白（Hb）浓度来代替，我国血液病学家认为在海平面地区，中国成人血红蛋白浓度测定男性低于 120 g/L、女性（非妊娠）低于 110 g/L，妊娠期妇女低于 100 g/L 即为贫血。应注意，婴儿、儿童及妊娠期妇女的血红蛋白浓度较成人低，久居高原地区居民的血红蛋白正常值较海平面居民高。同时，血容量的变化特别是血浆容量的变化可影响血红蛋白浓度，血液稀释、浓缩时易致误诊，在判断有无贫血时应予以注意。

知识链接

中国贫血日

贫血是最常见的一种营养缺乏病，也是当前人们关注的公共卫生问题之一。据WHO资料显示，目前全世界贫血人数超过20亿，占世界人口的37%；而我国6岁及以上居民贫血率为9.7%，其中6～11岁儿童和孕妇贫血率分别为5.0%和17.2%。其中轻度贫血患者中只有不到两成得到治疗，极重度贫血患者仅1/2得到临床治疗。

2018年，国家卫生健康委员会医药卫生科技发展研究中心发起了多学科协作贫血管理项目，并联合多学科专家，倡导将每年的8月18日设立为中国贫血日，借此提升全社会对于贫血疾病的重视，提高贫血相关疾病的防治筛查、规范诊疗意识，规范临床合理用血，缓解医疗资源紧张的状况，为推进落实健康中国战略助力。

【贫血分类】

贫血通常是依据发病机制或（和）病因及红细胞形态进行分类。临床上常以病因和发病机制分类为基础、细胞形态学分类为参考。

（一）**按病因和发病机制分类**

1. **红细胞生成减少性贫血**　红细胞生成主要取决于造血细胞、造血调节、造血原料三大因素，任一因素发生异常都可能导致红细胞生成减少，进而发生贫血。

（1）造血干/祖细胞异常所致贫血：任何原因导致造血干/祖细胞受损、功能缺陷或质的异常均可导致贫血。如再生障碍性贫血、纯红细胞再生障碍性贫血、先天性红细胞生成异常性贫血、骨髓增生异常综合征及白血病等造血系统恶性克隆性疾病。

（2）造血调节异常所致贫血：造血调节包括细胞调节和因子调节。骨髓基质细胞受损、淋巴细胞功能亢进、造血调节因子水平异常以及造血细胞凋亡亢进可导致贫血。

（3）造血原料不足或利用障碍所致贫血：造血原料是指造血细胞增殖、分化、代谢所必需的物质，如蛋白质、脂类、微量元素、维生素。任何一种发生异常，都可能导致红细胞生成减少。如叶酸、维生素 B_{12} 缺乏或利用障碍引起的巨幼细胞贫血，缺铁和铁利用障碍引起的缺铁性贫血。

2. **红细胞破坏过多性贫血**　即溶血性贫血。主要是由于红细胞内在缺陷导致红细胞寿命缩短，如遗传性球形红细胞增多症、葡萄糖-6-磷酸脱氢酶缺乏症、血红蛋白病、珠蛋白生成障碍性贫血（地中海贫血）；也可由于免疫、化学、物理及生物等外在因素导致红细胞大量破坏，如免疫性溶血性贫血（自身免疫性、血型不合输血等）、人工瓣膜术后（特别是金属瓣）、脾功能亢进。

3. **失血性贫血**　根据失血速度分急性和慢性；根据失血量分为轻、中、重度；根据失血的病因分为出凝血性疾病（如原发性免疫性血小板减少症、血友病和严重肝病）和非出凝血性疾病（如外伤、肿瘤、结核病、支气管扩张、消化性溃疡、痔及泌尿生殖系统疾病）。

（二）**按细胞形态学分类**

根据平均红细胞体积（mean corpuscular volume，MCV）、平均红细胞血红蛋白浓度（mean corpuscular hemoglobin concentration，MCHC）将贫血分为三类（表6-1）。

表 6-1 贫血细胞形态学分类

类型	MCV（fl）	MCHC（%）	临床类型
小细胞低色素性贫血	80	<32	缺铁性贫血、铁粒幼细胞贫血、珠蛋白生成障碍性贫血
正常细胞性贫血	80～100	32～35	再生障碍性贫血、急性失血性贫血、溶血性贫血
大细胞性贫血	>100	32～35	巨幼细胞贫血

注：MCV. 平均红细胞体积；MCHC. 平均红细胞血红蛋白浓度。

【临床表现】

血红蛋白含量减少，血液携氧能力减低，引起全身各组织、器官缺氧与功能障碍是导致贫血一系列临床表现的病理生理基础。贫血的临床表现与 5 个因素有关：贫血的病因，贫血导致血液携氧能力下降的程度，贫血时血容量下降的程度，发生贫血的速度，血液系统、循环系统、呼吸系统等对贫血的代偿和耐受能力。贫血的主要临床表现如下：

1. 一般表现　皮肤、黏膜苍白是贫血最突出的体征，形成原因主要与有效血容量重新分配，使皮肤、黏膜供血减少有关，另外，与单位容积血液内血红蛋白含量减少也有关。苍白程度与肤色、皮肤厚度、皮下毛细血管的舒缩状态、皮下水肿等因素有关。检查部位以甲床、手掌、睑结膜、口唇较为可靠。疲乏无力是肌肉组织缺氧的表现，也是贫血最早、最常见的症状，但常易被患者忽视。

2. 神经系统　中枢神经系统对缺氧最敏感，贫血常导致头晕、头痛、耳鸣、视物模糊、注意力不集中、嗜睡等。晕厥、意识模糊可出现在严重贫血患者，特别是老年患者。

3. 呼吸、循环系统　轻度贫血对心肺功能影响不明显，中度以上贫血者在活动后或平静状态常出现心悸、气短、呼吸加快和加深，这是由于机体处于低血氧、高二氧化碳状态，刺激呼吸中枢所致。严重贫血休息状态可发生呼吸困难，长期严重贫血可发展为贫血性心脏病，最后导致心力衰竭。心肌受损者心电图可出现 ST 段降低，T 波平坦或倒置。贫血纠正后上述症状可恢复正常。

4. 消化系统　贫血使胃肠道缺血、缺氧，消化液分泌减少及胃肠蠕动功能紊乱，多表现为食欲缺乏、恶心、腹胀、便秘等常见症状。

5. 泌尿生殖系统　严重贫血者可出现低比重尿、轻度蛋白尿和尿浓缩功能减退、夜尿增多，性欲减退多见，女性常伴有月经不调或继发闭经等，以上表现与肾、生殖系统缺氧有关。

6. 内分泌系统　长期贫血会影响甲状腺、性腺、肾上腺、胰腺的功能，会改变 EPO 和胃肠激素的分泌。

7. 免疫系统　贫血会引起免疫系统的改变，如红细胞减少会降低红细胞在抵御病原微生物感染过程中的调理素作用，红细胞膜上 C3 的减少会影响机体的非特异性免疫功能。

8. 血液系统　主要表现在骨髓以及外周血血细胞量、形态、生化成分上，某些情况下还可合并血浆或血清成分异常。

上述症状表现的轻重与贫血程度有关，临床上将贫血分为轻度（男 Hb<120 g/L，女 Hb<110 g/L）、中度（Hb<90 g/L）、重度（Hb<60 g/L）、极重度（Hb<30 g/L）四级。

【诊断要点】

详细询问现病史、既往史、家族史、营养史、月经生育史及危险因素暴露史等，结合体格检查及辅助检查，可确定有无贫血及贫血的程度、类型及病因。

【治疗要点】

1. 对因治疗 寻找病因、去除病因是治疗贫血的重要环节。例如缺铁性贫血若为月经过多所致，患者必须去进行妇科检查，治疗月经过多的原因，否则贫血可再次发生。

2. 对症治疗 减轻重度血细胞减少对人的致命影响，为对因治疗发挥作用赢得时间。重度贫血患者、老年人或合并心肺功能不全的贫血患者，应输红细胞以纠正贫血，改善体内缺氧状态；急性大量失血患者应及时输血或红细胞及血浆，迅速恢复血容量并纠正贫血；对合并出血者，应根据出血机制的不同采取不同的止血治疗策略；合并感染者，应酌情给予抗感染治疗；先天性溶血性贫血多次输血并发血色病者应给予祛铁治疗。

一、缺铁性贫血

缺铁性贫血（iron deficiency anemia，IDA）是指当机体对铁的需求与供给失衡导致体内贮存铁耗尽（iron depletion，ID），继之红细胞内铁缺乏（iron deficient erythropoiesis，IDE），血红蛋白合成减少而引起的一种小细胞低色素性贫血。缺铁性贫血是铁缺乏症（包括贮存铁耗尽、红细胞内铁缺乏和缺铁性贫血）的最终阶段。

【流行病学】

缺铁性贫血广泛存在于世界各地，是最常见的贫血。据 WHO 调查报告，全世界有 10%~30% 的人有不同程度的缺铁，发展中国家的发病率普遍高于发达国家，但均以婴幼儿、妇女更多见，特别是育龄期和妊娠期妇女发病率更高。

【铁的代谢】

（一）铁的分布

人体内铁分为功能状态铁及贮存铁，前者如血红蛋白铁、肌红蛋白铁及转铁蛋白铁，后者（男性 1000 mg、女性 300~400 mg）包括铁蛋白和含铁血黄素等。

（二）铁的来源和吸收

正常人体每日制造红细胞所需铁为 20~25 mg，主要来自衰老破坏的红细胞。正常成人维持体内铁平衡需每日从食物中摄入 1~1.5 mg 的铁，妊娠期及哺乳期妇女需铁量增多，每日 2~4 mg。动物食品铁吸收率可达 20%；植物食品铁吸收率低，为 1%~7%。铁吸收部位主要在十二指肠及空肠上段。铁的吸收分为两步：①胃酸将铁游离化，由维生素 C 等还原物质将高铁转变成无机亚铁，亚铁易被肠黏膜吸收；②亚铁离子被小肠吸收后，大部分铁通过肠黏膜进入血流，小部分与肠黏膜上皮细胞内去铁蛋白结合形成铁蛋白。铁的吸收率受体内贮存铁的含量、骨髓造血状态、胃肠功能等影响，例如当铁贮备量很充足时，铁吸收减少；相反，铁吸收增多。

（三）铁的转运

经肠黏膜进入血流的亚铁经铜蓝蛋白氧化成三价铁，与转铁蛋白结合后转运到组织或通过幼红细胞膜转铁蛋白受体胞饮入细胞内，再与转铁蛋白分离并还原成二价铁，参与形成血红蛋白。最新的研究发现，肝分泌的铁调素（hepcidin）是食物铁自肠道吸收和铁从巨噬细胞释放的主要负调控因子。铁调素的表达受机体铁状况、各种致炎因子、细菌、内毒素脂多糖和细胞因子等各种因素调节。

（四）铁的贮存及排泄

多余的铁以铁蛋白和含铁血黄素的形式贮存于肝、脾、骨髓等器官的单核巨噬细胞系统，待铁需要增加时动用。人体每日排铁不超过 1 mg，主要通过肠黏膜脱落细胞随粪便排出，少量通过尿液、汗液排出，育龄妇女还通过月经、妊娠、哺乳排出。

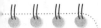

【病因和发病机制】

（一）病因

1. 需铁量增加而摄入不足　需铁量增加而摄入不足多见于婴幼儿、青少年、妊娠期和哺乳期妇女。婴幼儿、青少年处于生长发育期，需铁量增加，婴儿若仅以牛乳为主要食物，不及时补充蛋黄、肝、瘦肉等食物，可导致缺铁。青少年偏食易致缺铁。女性月经过多、妊娠或哺乳，需铁量增加，若不补充高铁食物，易引起缺铁性贫血。

2. 铁吸收障碍　铁吸收障碍常见于胃大部切除术或胃空肠吻合术后，由于胃酸分泌不足及食物快速进入空肠，肠蠕动加快，严重影响铁的吸收，这种患者多在手术后数年体内贮存铁被用完后才发生缺铁性贫血。此外，多种原因造成的胃肠道功能紊乱，如长期不明原因腹泻、慢性肠炎、克罗恩病，均可因铁吸收障碍而发生缺铁性贫血。

3. 慢性失血　长期慢性失血是缺铁性贫血的主要病因，溃疡病出血、痔出血、月经过多、钩虫病等可引起缺铁性贫血。由于反复多次小量失血，常使体内贮存铁耗竭。

（二）发病机制

1. 缺铁对铁代谢的影响　当体内贮存铁减少到不足以补偿功能状态铁时，铁代谢指标发生异常，铁蛋白、含铁血黄素、血清铁和转铁蛋白饱和度减低，总铁结合力和未结合铁的转铁蛋白升高，组织缺铁，红细胞内缺铁。

2. 缺铁对造血系统的影响　血红蛋白合成障碍，血红蛋白生成减少，使红细胞胞质减少、体积变小，发生小细胞低色素性贫血。严重时粒细胞、血小板的生成也受影响。

3. 缺铁对组织代谢的影响　组织缺铁，细胞中含铁酶和铁依赖酶的活性降低，可影响患者的精神、行为、体力、免疫功能及患儿的生长发育和智力。缺铁还可引起黏膜组织病变和外胚叶组织营养障碍。

【临床表现】

1. 缺铁原发病表现　如消化性溃疡、肿瘤或痔导致的黑便、血便或腹部不适，肠道寄生虫感染导致的腹痛或粪便性状改变，妇女月经过多，肿瘤性疾病的消瘦，血管内溶血的血红蛋白尿等。

2. 贫血表现　常见症状为乏力、易倦、头晕、头痛、视物模糊、耳鸣、心悸、气短及食欲缺乏等；有苍白、心率增快等。

3. 组织缺铁表现　精神行为异常，如烦躁、易怒、注意力不集中、异食癖；体力、耐力下降；易感染；儿童生长发育迟缓、智力低下；口腔炎、舌炎、舌乳头萎缩、口角皲裂、吞咽困难；毛发干枯、脱落；皮肤干燥、皱缩；指（趾）甲缺乏光泽、脆薄易裂，重者指（趾）甲变平，甚至凹陷呈勺状（匙状甲）。

【辅助检查】

1. 血象　血象呈小细胞低色素性贫血。平均红细胞体积（MCV）低于 80 fl，平均红细胞血红蛋白含量（MCH）小于 27 pg，平均红细胞血红蛋白浓度（MCHC）小于 32%。血涂片中可见红细胞体积较小且大小不一、中央淡染区扩大。网织红细胞计数多正常或轻度增高。白细胞和血小板计数可正常或减低，也有部分患者血小板计数升高。

2. 骨髓象　骨髓增生活跃或明显活跃，以中、晚幼红细胞为主。其体积小、核染色质致密、细胞质少、边缘不整齐，有血红蛋白形成不良的表现，即所谓的"核老浆幼"现象。

3. 铁代谢　血清铁低于 8.95 μmol/L；总铁结合力增高，大于 64.44 μmol/L；转铁蛋白饱和度降低，小于 15%。血清铁蛋白低于 12 μg/L。骨髓涂片用亚铁氰化钾（普鲁士蓝反应）染色后，在骨髓小粒中无深蓝色的含铁血黄素颗粒；在幼红细胞内铁小粒减少或消失，铁粒幼细胞少于 15%。骨髓铁染色反映单核吞噬细胞系统中的贮存铁，因此可作为诊断缺铁的金标准。

4. 红细胞内卟啉代谢 游离原卟啉（FEP）>0.9 μmol/L（全血），锌原卟啉（ZPP）>0.96 μmol/L（全血），FEP/Hb>4.5 μg/g Hb。

5. 血清转铁蛋白受体测定 血清可溶性转铁蛋白受体（sTfR）是重度贮存铁耗尽的评价指标，仅在铁储备耗尽时血清 sTfR 水平增高，一般 sTfR 浓度>26.5 nmol/L（2.25 μg/ml）可诊断为缺铁。

【诊断要点】

根据导致缺铁性贫血的病因，结合临床表现、实验室检查结果，血象呈小细胞低色素性贫血，血清铁及铁蛋白降低、骨髓铁染色铁粒幼细胞极少或消失、细胞外铁缺失，可诊断为缺铁性贫血。应进一步查明缺铁原因，明确病因后，才可能根治。

【治疗要点】

治疗缺铁性贫血的原则是去除病因，补足贮存铁。

1. 去除病因 积极治疗原发病，尽可能去除导致缺铁的病因。如婴幼儿、青少年和妊娠期妇女营养不足引起的缺铁性贫血，应改善饮食；如为消化性溃疡引起的缺铁性贫血，应给予抑酸治疗；月经过多引起的缺铁性贫血应请妇科会诊查找原因，并积极治疗；寄生虫感染者应驱虫治疗等。

2. 补充铁剂 治疗性铁剂有无机铁和有机铁两类。无机铁以硫酸亚铁为代表，有机铁包括琥珀酸亚铁、右旋糖酐铁、葡萄糖酸亚铁、山梨醇铁、富马酸亚铁及多糖铁复合物等。无机铁的不良反应较有机铁明显。首选口服铁剂。常用口服铁剂：如硫酸亚铁成人剂量每次 0.3 g，每日 3 次；硫酸亚铁缓释剂（福乃得），每次 1 片，每日 1 次；琥珀酸亚铁（速力菲）每次 0.2 g，每日 3 次。新型口服铁剂，如多糖铁复合物（力蜚能），其胃肠道反应少，且易于吸收，目前临床上应用日趋普遍。口服铁剂应在饭后服用，以减少对胃肠道的刺激。应注意，进食谷类、乳类和茶等会抑制铁剂的吸收，鱼、肉类、维生素 C 可增强铁剂的吸收。故口服铁剂的同时可服用维生素 C 100 mg，每日 3 次，胃酸缺乏者可同时服稀盐酸溶液，均可促进铁吸收。服铁剂后 1 周左右网织红细胞上升达高峰，血红蛋白浓度于 2 周后上升，一般 2 个月恢复正常。铁剂治疗在血红蛋白恢复正常后至少持续 4～6 个月，待铁蛋白正常后停药。若口服铁剂胃肠道反应严重而不能耐受，或有胃肠道疾病，服用铁剂时可使病情加重，或消化道对铁剂吸收不良，或病情要求迅速纠正贫血等情况，可用铁剂肌内注射。右旋糖酐铁（iron dextran）为最常用的注射铁剂。注射铁剂前，应计算补充铁剂的总量，以免过量致铁中毒。计算公式为：所需补充铁总量（mg）=（需达到的血红蛋白浓度－患者血红蛋白浓度）× 体重（kg）×0.33。

【主要护理措施】

1. 休息和活动 保证充分的休息和睡眠，以减少体内氧耗量。根据贫血程度及发生速度协助患者安排能耐受的活动量：贫血严重或贫血发生速度快者，应以卧床休息为主，轻、中度贫血或贫血发生速度缓慢者，可活动与休息交替。根据患者体力情况帮助制订每日活动计划，让患者参与制订，指导患者在活动中自测脉搏，当脉搏≥100 次 / 分，或出现明显心悸、气促时，应停止活动。贫血改善后，应逐渐增加活动量。

2. 饮食护理

（1）纠正不良的饮食习惯：不可偏食或挑食，否则易导致铁摄入不足。

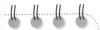

（2）进食高蛋白质、富含维生素、含铁丰富食物：如肝、瘦肉、豆类、紫菜、木耳、海带等。食用鱼、肉类及维生素 C 食品，有利于铁的吸收。注意餐后即刻饮浓茶会影响铁的吸收，由于茶叶中含鞣酸，与铁结合形成不易吸收的物质，饮茶在餐后 2 h 较合适。此外，补充铁剂的同时，需要给予蛋白质，若蛋白质缺乏，也会影响血红蛋白的合成。

3. 病情观察　有无头晕、头痛、食欲缺乏，听心率，测呼吸频率，观察皮肤、黏膜及活动耐力变化。了解网织红细胞、血红蛋白、血清铁及铁蛋白水平。

4. 药物护理

（1）口服铁剂的护理：①让患者了解口服铁剂易引起胃肠道反应，故应餐后或餐中服用，从小剂量开始，若仍有不适，可及时告诉医护人员，以便调整药量或更换制剂；②口服液体铁剂时，患者要使用吸管，避免染黑牙齿；③服铁剂同时忌饮茶、咖啡及牛奶，可服用维生素 C、乳酸或稀盐酸等；④服铁剂期间粪便会变成黑色，这是由于铁剂在肠道细菌的作用下变成硫化铁所致，应向患者说明，以消除顾虑；⑤强调要按剂量、按疗程服药，直至血红蛋白正常后，患者仍需继续服用铁剂 4 ~ 6 个月，目的是补足贮存铁。定期复查，以保证有效的治疗。

（2）注射铁剂的护理：注射用铁剂的不良反应有注射局部疼痛、淋巴结肿痛、硬结形成、皮肤发黑和过敏反应。过敏反应常表现为面红、头痛、荨麻疹，重者可发生过敏性休克。首次给药需用 0.5 ml 作为试验剂量进行深部肌内注射，最好备有肾上腺素注射液 1 支。1 h 后若无过敏反应，可给足量治疗。为了避免药液溢出引起皮肤染色，避免在皮肤暴露部位注射，抽取药液后应更换注射针头，采用 Z 形注射法或留空气注射法。

5. 心理护理　针对不同的病因给予耐心解释，告诉患者缺铁性贫血是完全可以治愈的，使其消除思想顾虑，积极配合治疗与护理。

知识链接

青春期和成年女性补铁指南

在青春期和成年女性贫血率达 40% 及以上的高流行区，为预防贫血和铁缺乏，2016 年 WHO 指南强烈推荐的每日铁补充方案为：青春期和成年育龄（未妊娠）女性每日服用元素铁 30 ~ 60 mg（相当于硫酸亚铁 150 ~ 300 mg），1 年内连续服用 3 个月。

【健康教育及预后】

1. 预防措施　在易患人群中开展预防缺铁性贫血的健康宣传教育。对于婴幼儿，强调改进喂养方法，应及时添加辅食，如蛋黄、青菜、瘦肉和肝等含铁丰富的食品。妊娠期、哺乳期妇女除食用含铁丰富的食物外，还可每日服少量硫酸亚铁 0.2 g。WHO 提出在妊娠期妇女和婴幼儿食品中加入少量铁剂，在瑞典首先实行，效果极佳，目前认为可以推广应用。

2. 对患者的指导　出院后坚持上述饮食，遵医嘱继续服用铁剂，定期门诊复查；向患者说明贫血的病因及积极根治病因的重要意义，以提高自我保健意识。

3. 预后　本病的预后取决于原发病根治情况，若能根治，则贫血可彻底治愈。

随堂测 6-2

二、巨幼细胞贫血

巨幼细胞贫血（megaloblastic anemia，MA）是由叶酸和（或）维生素 B_{12} 缺乏或某些影响核苷酸代谢的药物引起细胞核脱氧核糖核酸（DNA）合成障碍的一类贫血。特点为大细胞性贫血，骨髓中红系、粒系和巨核细胞均发生细胞巨变，外周血平均红细胞体积大于正常。

本病在经济不发达地区或进食新鲜蔬菜、肉类较少的人群中多见。在我国，叶酸缺乏所致多见于陕西、山西、河南等地。而在欧美国家，维生素 B_{12} 缺乏或有内因子抗体所致的恶性贫血者多见。

【病因和发病机制】

（一）维生素 B_{12}、叶酸代谢及缺乏的原因

维生素 B_{12} 又名氰钴胺，属于水溶性 B 族维生素，是机体细胞合成及能量代谢中不可缺少的重要物质。体内维生素 B_{12} 全部由食物供给。正常人每日需维生素 B_{12} 1 μg，主要来源于动物肝、肾、肉、鱼、蛋类及乳制品等食品，蔬菜中维生素 B_{12} 含量极少。食物中的维生素 B_{12} 与胃体壁细胞分泌的内因子结合，主要在回肠吸收，维生素 B_{12} 被吸收后，随血液循环输送至肝、骨髓及增殖中的细胞，大部分贮存在肝细胞内，人体内维生素 B_{12} 贮存量为 2 ~ 5 mg，可供机体利用 3 ~ 6 年。由于食物缺乏维生素 B_{12} 引起本病的极少见。维生素 B_{12} 缺乏原因多为内因子缺乏，使食物中维生素 B_{12} 不能被吸收导致维生素 B_{12} 缺乏，如恶性贫血，此病在我国较少见。

叶酸也是水溶性 B 族维生素，易被光照及煮沸分解破坏。人体不能合成叶酸，所需叶酸全部从食物中获得，需要量为 200 μg/d，但较长时间的烹煮或腌制可使其损失率高达 50% ~ 90%。动物肝、肾、绿色新鲜蔬菜和水果等含叶酸较高。叶酸主要的吸收部位为十二指肠及空肠上段，吸收后转变为二氢叶酸（FH2）和四氢叶酸（FH4），后者再转化为具有生理活性的 N^5-甲基四氢叶酸（N^5-FH4），经门静脉入肝，其中一部分 N^5-FH4 经胆汁排泄到小肠重新吸收，即叶酸的肠肝循环。血浆中的 N^5-FH4 与白蛋白结合后转运到组织细胞，与细胞叶酸受体结合进入细胞。人体内叶酸贮存量为 5 ~ 20 mg，50% 在肝。叶酸主要经尿和粪便排出体外，每日排出 2 ~ 5 μg。成人叶酸储备量仅可供机体使用 1 ~ 4 个月，故饮食中缺乏叶酸易导致本病。

1. 叶酸缺乏的原因

（1）摄入量不足：主要原因是食物加工不当，如烹调时间过长或温度过高，破坏大量叶酸；其次是偏食，食物中缺少富含叶酸的蔬菜、肉蛋类食物。

（2）需要量增加：婴幼儿、妊娠期和哺乳期妇女需要量增加而未及时补充；甲亢、慢性感染、肿瘤等消耗性疾病患者，叶酸的需要量也增加。

（3）吸收不良：腹泻、小肠炎症、肿瘤和手术及某些药物（抗癫痫药、柳氮磺吡啶）、乙醇等影响叶酸的吸收。

（4）利用障碍：使用抗核苷酸合成药物，如甲氨蝶呤、苯妥英钠、异烟肼、氨苯蝶啶、氨基蝶呤和乙胺嘧啶，均可干扰叶酸的利用；如甲基 FH4 转移酶等一些先天性酶缺陷，可影响叶酸的利用。

（5）叶酸排出量增加：血液透析、酗酒可增加叶酸排出。

2. 维生素 B_{12} 缺乏的原因

（1）摄入量不足：完全素食者因摄入减少导致维生素 B_{12} 缺乏，一般经过 10 ~ 15 年，素食者才会发展为维生素 B_{12} 缺乏。

（2）吸收障碍：是维生素 B_{12} 缺乏最常见的原因。可见于：①内因子缺乏，如恶性贫血、胃切除、胃黏膜萎缩；②胃酸和胃蛋白酶缺乏；③胰蛋白酶缺乏；④肠道疾病，可见于小肠部分切除术、绦虫病等；⑤药物（对氨水杨酸、新霉素、二甲双胍等）影响。

（3）利用障碍：先天性转钴蛋白 II 缺乏引起维生素 B_{12} 输送障碍。麻醉药氧化亚氮可将钴胺氧化而抑制甲硫氨酸合成酶。

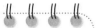

（二）发病机制

四氢叶酸及维生素B_{12}是合成DNA过程中的重要辅酶，当叶酸和（或）维生素B_{12}缺乏达到一定程度时，骨髓幼红细胞内DNA合成障碍，而胞质内RNA合成不受影响，结果形成幼红细胞体积大、核发育幼稚的一类贫血，粒系和巨核细胞也可发生类似的改变。巨幼变的细胞分化成熟异常，在骨髓中过早死亡，导致全血细胞减少。DNA合成障碍也累及黏膜上皮组织，影响口腔和胃肠道功能。此外，维生素B_{12}缺乏还可导致相关依赖酶的催化反应发生障碍，导致神经髓鞘合成受阻和神经细胞甲基化反应受损，从而引起神经精神症状。

药物干扰核苷酸合成也可引起巨幼细胞贫血。

整合小提示

为什么内因子抗体阳性的患者可能出现恶性贫血？

【临床表现】

1. **血液系统** 起病大多缓慢，维生素B_{12}缺乏者更明显。常表现为头晕、疲乏、无力、皮肤及黏膜苍白，活动后心悸、气短，少数患者可有轻度黄疸。

2. **消化系统** 由于胃肠道黏膜萎缩，多有食欲缺乏、恶心、腹胀、腹泻或便秘等症状。部分患者有口角炎、舌炎而出现局部溃烂、疼痛。舌乳头萎缩，舌面光滑，舌质绛红如牛肉舌。

3. **神经系统和精神症状** 对称性远端肢体麻木、无力、共济失调或步态不稳，部分腱反射消失，锥体束征阳性，深感觉障碍如振动感和运动感消失。叶酸缺乏者有易怒、妄想的精神症状，维生素B_{12}缺乏者有抑郁、失眠、记忆力下降、谵妄、幻觉、妄想，甚至精神错乱、人格变态。

【辅助检查】

1. **血象** 血象呈大细胞性贫血，平均红细胞体积（MCV）、平均红细胞血红蛋白含量（MCH）均增高，平均红细胞血红蛋白浓度（MCHC）正常。网织红细胞计数可正常。重者全血细胞减少，即伴白细胞、血小板减少。血涂片中可见大圆形红细胞等；中性粒细胞核分叶过多，也可见巨杆状核粒细胞。

2. **骨髓象** 骨髓增生活跃或明显活跃，骨髓铁染色常增多。造血细胞出现巨幼变：红系增生显著，可见各阶段巨幼红细胞，特点为细胞体积大，核发育落后于细胞质，呈"核幼浆老"；粒系可见巨中、晚幼粒细胞，巨杆状核粒细胞，成熟粒细胞分叶过多。

3. **血清维生素B_{12}、叶酸及红细胞叶酸含量测定** 对本病的诊断有重要价值。血清维生素B_{12}浓度低于74 pmol/L（100 ng/ml），血清叶酸浓度低于6.8 nmol/L（3 ng/ml），红细胞叶酸浓度低于227 nmol/L（100 ng/ml），均有诊断意义。

4. **其他** ①胃酸降低，恶性贫血时游离盐酸消失；②维生素B_{12}缺乏时伴尿高半胱氨酸24 h排泄量增加；③血清间接胆红素可稍增高。

【诊断要点】

根据营养史或特殊用药史、贫血表现、消化道及神经系统症状和体征，结合血象和骨髓象可做出初步诊断。有条件者可测定血清维生素B_{12}和叶酸水平，以更准确地做出诊断。

【治疗要点】

（一）去除病因

针对不同的病因给予治疗，如纠正偏食习惯，改进烹煮方法，积极补充富含叶酸或维生素 B_{12} 的食物，以及治疗原发病（如胃肠道疾病）。

（二）补充叶酸和（或）维生素 B_{12}

1. 补充叶酸　适用于叶酸缺乏者，每次 5～10 mg，口服，每日 3 次。一般治疗 1～2 个月血象、骨髓象均可恢复正常，若病因已去除，即可停药。胃肠道不能吸收者可肌内注射亚叶酸钙（四氢叶酸钙）5～10 mg，每日 1 次。伴维生素 B_{12} 缺乏的贫血患者，口服叶酸也有效，但是神经系统症状不会减轻，甚至加重，故必须联合给予维生素 B_{12}，否则可加重神经系统损伤。

2. 补充维生素 B_{12}　适用于维生素 B_{12} 缺乏者，每次维生素 B_{12} 500 μg，肌内注射，每周 2 次，无维生素 B_{12} 吸收障碍者，可口服维生素 B_{12} 片剂 500 μg，每日 1 次，直至血象恢复正常；如有神经系统症状，治疗维持半年至 1 年。恶性贫血患者血象正常后，维生素 B_{12} 改为每个月 100 μg，肌内注射，终身治疗。

【主要护理措施】

1. 休息与活动　重症贫血或合并有神经系统症状者需要卧床休息，间断床上或床边活动。

2. 饮食护理　叶酸缺乏者多食绿色新鲜蔬菜、水果、谷类和动物肉类等；烹煮不宜过度，以防叶酸被破坏。维生素 B_{12} 缺乏者多吃动物肝、肾、瘦肉、禽蛋以及海产品，纠正偏食、挑食、素食等习惯，避免酗酒。

3. 症状护理　舌炎、口腔溃疡者，进温凉软食，注意口腔清洁，饭前及饭后用生理盐水（或氯己定、复方硼砂漱口液）漱口。四肢麻木、无力时，要注意肢体保暖，下床活动时护理人员要陪伴患者，避免受伤，并协助做好生活护理。

4. 药物护理　肌内注射维生素 B_{12} 者，偶见过敏反应，表现为皮疹、药物热，罕见过敏性休克。故注射维生素 B_{12} 后应注意观察患者的反应，当发生过敏反应时，应及时向医师报告，便于及时处理。此外，应注意用药后患者血象的变化。一般情况下，有效治疗后 1～2 d，患者食欲开始好转，2～4 d 后网织红细胞增加，1 周左右达高峰并开始出现血红蛋白上升，2 周内白细胞和血小板可恢复正常。4～6 周后血红蛋白恢复正常。半年到 1 年后，患者的神经症状得到改善。

【健康教育及预后】

1. 对高危人群进行卫生宣教　婴幼儿喂养应及时添加辅食，青少年、妊娠期及哺乳期妇女要保证每日食用新鲜绿色蔬菜、水果，必要时可服用叶酸。对长期素食、偏食者，应向其讲解叶酸、维生素 B_{12} 均全部从食物中供给，每日饮食中必须含有叶酸、维生素 B_{12} 食品，故建立良好的饮食习惯，喜吃新鲜绿菜、动物肝、肾和瘦肉是极重要的。对高发地区人群要做上述卫生宣教，指出烹煮食物不可过度。

2. 患者指导　贫血纠正后嘱患者坚持合理饮食，并治疗原发病。

3. 预后　本病一般预后良好，但恶性贫血或全胃切除术者需要维持终身治疗。

随堂测 6-3

三、再生障碍性贫血

再生障碍性贫血（aplastic anemia，AA）简称再障，是一种可能由不同病因和发病机制引起的骨髓造血功能衰竭症。主要表现为骨髓造血功能低下、全血细胞减少及所致的贫血、出血、感染综合征。我国再生障碍性贫血的发病率每年 0.74/10 万人口，可见于各年龄段，青年

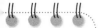

人和老年人发病率较高，男、女发病率无明显差别。

【分类】

再生障碍性贫血的分类方法很多。按病情、血象、骨髓象及预后，再生障碍性贫血通常分为重型再生障碍性贫血（SAA）和非重型再生障碍性贫血（NSAA）。按病因，再生障碍性贫血可分为先天性（遗传性）和后天性（获得性）。获得性再生障碍性贫血根据是否有明确诱因分为继发性和原发性，原发性即无明确诱因者。

【病因和发病机制】

（一）病因

半数以上病例找不到明确的病因，可能与下列因素有关：

1. 化学因素　特别是氯霉素类抗生素、磺胺类药、抗癌药及苯等最常见（表6-2）。抗肿瘤药与苯对骨髓的抑制与剂量相关。而抗生素、磺胺类药及杀虫剂引起的再生障碍性贫血与其剂量关系不大，与个人敏感性有关。

2. 病毒感染　各型肝炎病毒均能损伤骨髓造血，与其抑制造血细胞的分化、增殖有关。EB病毒、流感病毒、微小病毒B19、风疹病毒等也可引起再生障碍性贫血。

3. 物理因素　电离辐射主要是X射线、γ射线、放射性核素等，可干扰DNA复制，抑制细胞有丝分裂，使造血干细胞数量减少，骨髓微环境受到损害。

表6-2　引起再生障碍性贫血的常见药物和化学物质

抗微生物药	氯霉素、合霉素、磺胺类药、四环素、链霉素、异烟肼等
解热镇痛药	保泰松、吲哚、阿司匹林、安乃近等
抗惊厥药	苯妥英钠、三甲双酮等
抗甲状腺药	甲巯咪唑、卡比马唑、甲硫氧嘧啶等
抗肿瘤药	氮芥、白消安、环磷酰胺等
其他	氯丙嗪、米帕林、氯喹、甲苯磺丁脲、乙酰唑胺
化学物质	苯及其衍生物、滴滴涕（DDT）、有机磷农药、染发剂等

（二）发病机制

再生障碍性贫血可能是在一定遗传背景下，由以下3种发病机制引起的一组获得性异质性综合征。

1. 造血干/祖细胞缺陷（"种子"学说）　包括干细胞质和量的异常，再生障碍性贫血患者骨髓 $CD34^+$ 细胞较正常人明显减少，减少程度与病情相关。其 $CD34^+$ 细胞中具有自我更新及长期培养启动能力的"类原始细胞"明显减少。有研究表明，再生障碍性贫血造血干/祖细胞集落形成能力显著降低，体外对造血生长因子反应差，免疫抑制治疗后恢复造血不完整。部分再生障碍性贫血患者有单克隆造血证据，且可向阵发性睡眠性血红蛋白尿症（paroxysmal nocturnal hemoglobinuria，PNH）、骨髓增生异常综合征甚至白血病转化。

2. 造血微环境受损（"土壤"学说）　骨髓微环境由基质细胞、细胞因子及细胞外基质构成。再生障碍性贫血患者骨髓活检除发现造血细胞减少外，还有骨髓脂肪化、静脉窦壁水肿、出血、毛细血管坏死。部分再生障碍性贫血患者骨髓基质细胞体外培养生长差，且基质细胞分泌造血调控因子的能力与正常人不同。骨髓基质细胞受损的再生障碍性贫血做造血干细胞移植不易成功。

3. 免疫异常（"虫子"学说）　再生障碍性贫血患者骨髓或血的淋巴细胞比例增高，T细胞亚群失衡，T细胞分泌的造血负调控因子明显增多，髓系细胞凋亡亢进，多数患者使用免疫抑制药治疗有效。

近年来，多数专家认为再生障碍性贫血的主要发病机制是免疫异常，造血微环境与造血干／祖细胞量的改变是异常免疫损伤的结果。

【临床表现】

再生障碍性贫血的临床表现与全血细胞减少有关，主要表现为进行性贫血、出血、反复感染，而肝、脾、淋巴结多无肿大。根据起病的缓急、病情严重程度将再生障碍性贫血分为以下两型。

（一）重型再生障碍性贫血（SAA）

重型再生障碍性贫血起病急、进展速度快；病情重。少数可由非重型再生障碍性贫血发展而来。

1. 贫血　多呈进行性加重，苍白、乏力、头晕、心悸和气短等症状明显。

2. 感染　多数患者有发热，体温在39℃以上，以呼吸道感染最常见，病原菌以革兰氏阴性杆菌、金黄色葡萄球菌及真菌为主，感染多不易控制，常合并败血症。

3. 出血　患者均有不同程度的皮肤、黏膜及内脏出血。皮肤出血表现为广泛出血点或大片瘀斑；黏膜出血常见口腔血疱，可有鼻出血、牙龈出血、眼结膜出血等；内脏出血以消化道及女性月经过多多见，可有咯血、呕血、便血、阴道出血。多数病例有眼底出血，眼底可见小出血点、出血斑，也可表现为颅内出血，颅内出血多为患者死亡的重要原因之一。

（二）非重型再生障碍性贫血（NSAA）

此型较多见，起病和进展速度较缓慢，病情较重型轻。

1. 贫血　多为主要表现。

2. 感染　高热比重型再生障碍性贫血少见，感染较易控制，以上呼吸道感染常见，其次为牙龈炎、支气管炎、扁桃体炎，而肺炎、败血症等重症感染少见。常见病原菌为革兰氏阴性杆菌和各类球菌。

3. 出血　以皮肤、黏膜出血为主，内脏出血较少见，多表现为皮肤出血点、牙龈出血，女性患者有阴道出血，出血较易控制。久治无效者可发生颅内出血。

【辅助检查】

1. 血象　全血细胞减少，重型再生障碍性贫血较明显，网织红细胞百分数多<0.005且绝对值小于15×10^9/L，白细胞计数多<2×10^9/L，中性粒细胞<0.5×10^9/L，淋巴细胞比例明显增高，血小板计数<20×10^9/L。非重型再生障碍性贫血全血细胞减少达不到重型的程度。贫血为正常细胞正常色素型。

2. 骨髓象　骨髓象是确诊再生障碍性贫血的主要依据。①重型再生障碍性贫血骨髓象显示增生低下或极度低下，粒、红、巨核细胞明显减少，淋巴细胞及非造血细胞比例明显增加。②非重型再生障碍性贫血多部位骨髓增生减低，粒、红系及巨核细胞减少，淋巴细胞及网状细胞、浆细胞比例增多，可见较多脂肪滴，骨髓活检显示造血组织均匀减少。

【诊断要点】

通过询问病史，了解患者有无病毒感染史、特殊药物服用史、放射线或化学物品接触史等，以明确有无相关病因与诱因，并依据以下临床特征做出判断：

（1）进行性的贫血、出血和感染，无肝、脾、淋巴结肿大。

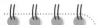

（2）全血细胞减少，网织红细胞百分数<0.01，淋巴细胞比例增高。

（3）骨髓多部位增生减低（<正常50%）或重度减低（<正常25%），三系细胞减少，淋巴细胞及非造血细胞比例增高。骨髓小粒空虚，骨髓活检可见造血组织均匀减少。

（4）一般抗贫血治疗无效。

（5）除外引起全血细胞减少的其他疾病，如PNH、范科尼贫血、伊文思综合征、免疫相关性全血细胞减少。

【治疗要点】

（一）保护措施

1. 预防感染　注意饮食及环境卫生，重型再生障碍性贫血需要保护性隔离。

2. 避免出血　防止外伤及剧烈运动，避免诱发或加重出血。

3. 避免或去除病因　包括放射性物质、苯、可导致骨髓损伤或抑制的药物等。

4. 预防性抗真菌治疗　酌情预防性给予抗真菌治疗。

（二）支持治疗

1. 纠正贫血　严重贫血，Hb<60 g/L及对贫血耐受性差者，有缺氧症状时可输血，但不宜输血过多。

2. 控制出血　用止血药，如酚磺乙胺（止血敏）。合并血浆纤溶酶活性增高者可用抗纤溶药，如氨基己酸（泌尿生殖系统出血患者禁用）。女性子宫出血可肌内注射丙酸睾酮。对血小板减少引起的严重出血，可输注浓缩血小板。凝血因子不足（如肝炎）时，应予纠正。

3. 控制感染　当发生感染时，检查感染部位并做细菌培养及药敏试验，同时给予广谱抗生素，待细菌培养和药敏试验有结果后再换用敏感的窄谱抗生素。必要时输白细胞悬液。真菌感染可用两性霉素B等。

4. 护肝治疗　再生障碍性贫血常合并肝功能损害，应酌情选用护肝药物。

5. 祛铁治疗　长期输血的再生障碍性贫血患者，铁过载（血清铁蛋白>1000 μg/L），可酌情予以祛铁治疗。

（三）促造血治疗

1. 雄激素　雄激素适用于各型再生障碍性贫血，是非重型再生障碍性贫血患者的首选药物。作用机制是刺激肾产生促红细胞生成素，对骨髓有直接刺激红细胞生成作用。常用药物有：①司坦唑醇（康力龙）2 mg，每日3次；②安特尔（安雄）40～80 mg，每日3次；③达那唑0.2 g，每日3次；④丙酸睾酮100 mg/d，肌内注射。根据药物的疗效和不良反应（男性化、肝功能损害等）调整剂量及疗程。

2. 造血生长因子　造血生长因子适用于全部再生障碍性贫血，特别是重型再生障碍性贫血患者，一般在免疫抑制治疗后使用，如粒-单系集落刺激因子或粒细胞集落刺激因子、重组人促红素（rHUEPO），维持3个月以上。此外，血小板受体激动药艾曲波帕可用于治疗对免疫抑制治疗初始反应差的患者，重组人血小板生成素（rhTPO）可提高患者的血液学缓解率及促进骨髓恢复造血。

（四）重型再生障碍性贫血（SAA）和重型再生障碍性贫血-Ⅱ型的治疗

1. 造血干细胞移植　40岁以下、无感染及其他并发症、有供髓者，可首先考虑HLA（人白细胞抗原）配型相合的同种异基因造血干细胞移植，可使50%～80%的患者长期存活。

2. 免疫抑制治疗　主要包括抗淋巴/胸腺细胞球蛋白（ALG/ATG）和环孢素A（CsA）。其中ALG/ATG联合CsA的治疗方案已成为目前再生障碍性贫血治疗的标准疗法之一。还可使用CD3单克隆抗体、吗替麦考酚酯（麦考酚吗乙酯）、甲泼尼龙及环磷酰胺等。

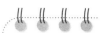

【主要护理措施】

1. 休息与活动 依据病情的轻重适当休息，重症患者应卧床休息，病情危重时绝对卧床休息，轻者可进行适当的室内外活动，避免劳累，保证充足的睡眠和休息。

2. 饮食护理 应进食高热量、高蛋白、富含维生素、易消化的饮食，忌食辛辣及刺激性食物，食欲下降者可少食多餐。

3. 病情观察 严密监测体温，发热多提示有感染，仔细寻找感染灶；观察患者面色、呼吸、心率及心律的变化，以判断贫血的严重程度；观察皮肤及黏膜有无新增出血点或内脏出血；遵医嘱做好血、尿、便、痰等细菌培养及药敏试验的标本采集工作。定期观察血象，了解网织红细胞、血红蛋白有无上升。

4. 对症护理 防治出血和感染，做好贫血护理（详见第六章第一节）。

5. 药物护理 遵医嘱用药，观察药物的疗效和不良反应。

（1）抗淋巴/胸腺细胞球蛋白：治疗过程中可出现超敏反应（寒战、发热、多形性皮疹、高血压或低血压）、血清病（如猩红热样皮疹、发热、关节痛、肌肉痛）、出血加重以及继发感染等。用药前应作皮肤过敏试验；用药期间应遵医嘱联合应用小剂量糖皮质激素防治过敏反应。

（2）环孢素A：用药期间，需配合医师监测患者的血药浓度、骨髓象、血象、T细胞免疫学改变及药物不良反应（包括肝功能、肾功能、牙龈增生及消化道反应）等，以利于指导用药剂量及疗程的调整。

（3）雄激素类药物：主要不良反应为痤疮、毛须增多、声音变粗，女性患者停经，伴男性化表现。停药后以上反应可逐渐消失。丙酸睾酮为油性制剂，不易被吸收，需深部肌内注射，注意检查有无硬结，以便及时处理，防治感染。

6. 心理护理 重型再生障碍性贫血的治疗疗效差，患者易产生悲观、消极情绪；非重型再生障碍性贫血病程长，患者易失去耐心。要关心、安慰患者，鼓励患者倾诉，向患者讲解疾病知识，增强患者战胜疾病的勇气和信心，以便更好地配合治疗。

【健康教育及预后】

1. 加强预防工作 避免接触有毒、有害的化学物质及放射性物质。因职业因素长期接触毒物时，要做好职业防护，定期体检。室内装修应使用绿色环保的装修材料，加强通风，监测室内甲醛水平，不宜立即入住或使用。锻炼身体，增强体质，预防病毒感染。

2. 药物使用健康教育 指导患者及社区人群不可随便用药，滥用药物常是引起再生障碍性贫血的重要原因，如氯霉素、磺胺类药、保泰松、阿司匹林、安乃近，需要时应在医师指导下使用。

3. 对患者的指导 患者出院后要坚持治疗，学会自我护理，如预防出血、感染，定期门诊复查。

4. 预后 急性再生障碍性贫血患者预后极差，常在1年内死亡。近10年来，随着治疗方法的不断改进，其预后明显改善，但仍有约1/3患者死于严重感染或脑出血。慢性再生障碍性贫血预后相对较好，部分患者经中西医结合治疗可存活数年，仅有少数患者可以治愈。

随堂测 6-4

四、溶血性贫血

溶血性贫血（hemolytic anemia，HA）是指红细胞遭到破坏、寿命缩短，超过骨髓造血代偿能力时引起的贫血。临床表现为贫血、黄疸、脾大、网织红细胞增高和骨髓幼红细胞增

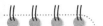
生。当溶血发生而骨髓造血功能足以代偿红细胞的破坏时，可不发生贫血，称为溶血状态（hemolytic state）。溶血性贫血占全部贫血的 5% 左右，可发生于各个年龄阶段。

【临床分类】

溶血性贫血有多种临床分类方法，按发病和病情，可分为急性溶血和慢性溶血；按溶血的部位，可分为血管内溶血和血管外溶血；按病因，可分为红细胞自身异常和红细胞外部因素所致的溶血，此分类体系在临床上较常用。

【病因和发病机制】

（一）病因

引起溶血性贫血的主要病因列于表 6-3。

表 6-3　溶血性贫血的病因

红细胞自身异常所致溶血性贫血	
1. 红细胞膜异常	
（1）遗传性红细胞膜缺陷	如遗传性球形红细胞增多症、遗传性椭圆形红细胞增多症
（2）获得性细胞膜异常	如阵发性睡眠性血红蛋白尿
2. 遗传性红细胞酶异常	如葡萄糖 -6- 磷酸脱氢酶（G6PD）缺乏症、丙酮酸激酶缺乏症
3. 遗传性珠蛋白生成障碍	如海洋性贫血、不稳定血红蛋白病
4. 血红素异常	
（1）先天性红细胞卟啉代谢异常	如红细胞生成性血卟啉病
（2）铅中毒	可影响血红素合成
红细胞外部异常所致溶血性贫血	
1. 免疫性溶血性贫血	
（1）自身免疫性溶血性贫血	
（2）同种免疫性溶血性贫血	温或冷抗体型溶血性贫血、原发性或继发性溶血性贫血等
	新生儿溶血性贫血、血型不合输血等
2. 血管性溶血性贫血	
（1）微血管病性溶血性贫血	如血栓性血小板减少性紫癜、DIC、败血症
（2）瓣膜病	如钙化性主动脉瓣狭窄及人工心瓣膜
（3）血管壁受到反复挤压	如行军性血红蛋白尿
3. 理化因素	如大面积烧伤、血浆中渗透压改变、亚硝酸盐中毒
4. 生物因素	如蛇毒、疟疾、黑热病

（二）发病机制

正常红细胞形态呈双凹圆盘形，具有高度可塑性，保证了红细胞通过狭小的微循环管道，如脾窦。红细胞的这种特性主要取决于细胞膜、酶和血红蛋白的正常，任何一项出现异常都会造成红细胞易遭破坏。另外，红细胞受到抗体、补体、理化等因素损伤，也可引起溶血。不同病因导致的溶血性贫血，其红细胞被破坏的场所或为血管内或为血管外，并产生相应的临床表现及实验室改变。另外，骨髓内的幼红细胞在释放于血液循环之前已在骨髓内破坏，可伴有黄疸，其本质是一种血管外溶血，称为无效性红细胞生成或原位溶血，常见于巨幼细胞贫血等。

1. 红细胞破坏增加

（1）血管内溶血：指红细胞在血液循环中被破坏，释放游离血红蛋白直接进入血浆，随即被血浆结合珠蛋白结合，该复合体被运至肝实质后，血红蛋白中的血红素被代谢降解为铁和胆绿素，胆绿素被进一步代谢降解为胆红素。如果大量血管内溶血超过了结合珠蛋白的处理能力，游离血红蛋白可从肾小球滤过，若血红蛋白量超过近曲小管的重吸收能力，则出现血红蛋白尿。常见于血型不合输血、阵发性睡眠性血红蛋白尿症、烧伤、输注低渗溶液及化学毒物等所致的急性溶血。血管内溶血起病急，常有全身症状，如腰背、全身酸痛，常伴血红蛋白血症和血红蛋白尿。

（2）血管外溶血：指红细胞在脾、肝和骨髓部位遭到破坏而引起溶血。最常见的是脾，脾有识别、破坏和清除异常及衰老红细胞的功能。红细胞破坏后释放出的血红蛋白分解为珠蛋白和血红素，后者被进一步分解为胆红素。非结合胆红素入血后经肝细胞摄取，与葡萄糖醛酸结合形成结合胆红素，随胆汁排入肠道。经肠道细菌作用还原为粪胆原并随粪便排出。少量粪胆原又被肠道重吸收入血，并通过肝细胞重新随胆汁排泄到肠道中，即粪胆原的肠肝循环。其中小部分粪胆原通过肾随尿排出，称为尿胆原。当溶血程度超过肝处理胆红素的能力时，会发生溶血性黄疸。慢性血管外溶血由于长期高胆红素血症导致肝功能损害，可出现结合胆红素升高，常见于遗传性球形红细胞增多症、血红蛋白病、自身免疫性溶血性贫血（温抗体型）等。血管外溶血多起病缓慢，临床表现较轻，脾常肿大，多无血红蛋白尿。

2. 红系代偿性增生　溶血后可引起骨髓红系代偿性增生，红细胞生成可增加 10 倍以上，此时外周血网织红细胞比例增加，可达 0.05～0.20，血涂片检查可见有核红细胞，严重溶血时可见到幼稚粒细胞。骨髓涂片检查显示骨髓增生活跃，红系比例增高，以中幼和晚幼红细胞为主，粒红比例可倒置。部分红细胞内含有核碎片，如豪 - 乔（Howell-jolly）小体和卡伯特（Cabot）环。

【临床表现】

溶血性贫血的临床表现与起病缓急、溶血程度及溶血场所有关。

1. 急性溶血　多为血管内溶血，起病急骤，出现严重的腰背及四肢酸痛，伴头痛、呕吐、寒战，随后出现高热、面色苍白、血红蛋白尿、黄疸。严重者出现周围循环衰竭和急性肾衰竭。

2. 慢性溶血　多为血管外溶血，起病缓慢，症状较轻，可有不同程度的贫血和黄疸，肝、脾多肿大。长期高胆红素血症可并发胆石症和肝功能损害。在疾病过程中，感染等诱因可使溶血加重，发生溶血危象及红细胞再生障碍性贫血危象。

【辅助检查】

（一）实验室检查

实验室检查可确定是否为溶血。

1. 血象　红细胞计数和血红蛋白浓度有不同程度的下降；网织红细胞比例明显增加，甚至可见有核红细胞。

2. 尿液检查　急性溶血患者尿液颜色加深，可呈浓茶样或酱油色。尿胆原呈强阳性而尿胆素呈阴性，这是溶血性黄疸的特殊表现。血管内溶血的隐血试验可为阳性，甚至强阳性，但镜下红细胞呈阴性。

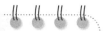

3. 血清胆红素测定　总胆红素水平增高；游离胆红素含量增高，结合胆红素／总胆红素＜20%。

4. 骨髓象　骨髓增生活跃或极度活跃，以红系增生为主，可见大量幼稚红细胞，以中幼和晚幼细胞为主，形态多正常。

（二）溶血性贫血的筛查

1. 血浆游离血红蛋白检测　血浆游离血红蛋白检测有助于血管内溶血与血管外溶血的鉴别，前者血浆游离血红蛋白含量明显增高，后者多正常。

2. 含铁血黄素尿试验　含铁血黄素尿试验阳性多见于慢性血管内溶血。若为急性血管内溶血，需经几天后含铁血黄素尿试验才阳性，并可持续一段时间。

3. 血清结合珠蛋白检测　血管内溶血时，血清结合珠蛋白与游离血红蛋白结合使血清中结合珠蛋白降低。

4. 红细胞寿命测定　用放射性核素 ^{51}Cr 标记红细胞来检测其半衰期，是诊断溶血的可靠指标。红细胞寿命正常值为 25～32 d，溶血性贫血患者常＜15 d。

（三）红细胞内在缺陷的检测

红细胞内在缺陷检测有助于贫血原因及类型的判断。

1. 红细胞脆性试验　红细胞脆性试验是检测红细胞膜缺陷的常用指标。遗传性球形红细胞增多症的红细胞脆性增加，地中海贫血的红细胞脆性降低。

2. 库姆斯试验（Coombs 试验）　测定红细胞膜上或血清中的自身抗体，阳性可考虑为自身免疫性溶血性贫血。

3. 哈姆试验（Ham 试验）　有血红蛋白尿者均应作此项检查，阳性主要见于阵发性睡眠性血红蛋白尿症（PNH）。

4. 血红蛋白电泳分析　血红蛋白电泳分析是珠蛋白生成异常的主要检测指标，常用于地中海贫血的诊断与鉴别诊断。

5. 高铁血红蛋白还原试验　高铁血红蛋白还原试验主要用于红细胞葡萄糖 -6- 磷酸脱氢酶（G6PD）缺乏症的筛查或普查。葡萄糖 -6- 磷酸脱氢酶缺乏症患者的高铁血红蛋白还原值可低于正常的 75% 以上，但有假阳性。

6. G6PD 活性测定　G6PD 活性测定是葡萄糖 -6- 磷酸脱氢酶缺乏症最为可靠的诊断指标。

【诊断要点】

根据贫血、黄疸、脾大或血红蛋白尿等溶血性贫血的临床表现，实验室检查血红蛋白下降，血胆红素增高，尿胆红素阴性，网织红细胞显著增多，骨髓幼红细胞增生活跃，可考虑为溶血性贫血，若病史中有引起溶血的原因，则更支持诊断。红细胞内在缺陷的检测，可进一步明确溶血性贫血的原因和类型。

【治疗要点】

（一）病因治疗和预防

针对发病机制进行治疗。如化学毒物或药物诱发的溶血性贫血，应立即停止并避免再次接触；血型不合的输血后溶血，应立即停止输血；因感染所致者，积极控制感染。对葡萄糖 -6- 磷酸脱氢酶缺乏症患者应避免服用氧化性药物（如伯氨喹、磺胺类药、镇痛药）、禁食蚕豆及免于感染等。

（二）对症治疗

1. 药物治疗　糖皮质激素及免疫抑制药用于治疗自身免疫性溶血性贫血，糖皮质激素还可用于治疗阵发性睡眠性血红蛋白尿症。

2. 输血 输血可改善患者的一般情况，但可能加重自身免疫性溶血性贫血和阵发性睡眠性血红蛋白尿症，要严格掌握输血适应证，必要时使用洗涤红细胞。重症珠蛋白生成障碍性贫血（地中海贫血）患者需要长期依赖输血，可使用滤去白细胞和血小板的浓集红细胞以减少输血反应，并使用铁螯合剂去铁胺以促进铁的排泄，预防血色病。

3. 脾切除 脾切除适用于血管外溶血，对遗传性球形红细胞增多症最有价值，贫血可能永久改善。对激素治疗无效或需大剂量维持的自身免疫性溶血性贫血、丙酮酸激酶缺乏症及部分地中海贫血，也可考虑使用。

（三）其他

适当补充铁、叶酸、蛋白质等造血物质。但补铁有可能加重阵发性睡眠性血红蛋白尿症患者的溶血，要慎重。

【主要护理措施】

1. 休息与活动 急性溶血及贫血症状严重的患者应卧床休息。护士协助其完成生活护理。慢性溶血者、轻度及中度贫血患者可以休息与活动交替进行，以休息为主。

2. 饮食护理 一般给予高蛋白、富含维生素、易消化的饮食，避免进食可能加重溶血的食物，鼓励患者多饮水，勤排尿，促进溶血后所产生的毒性物质排泄。

3. 病情观察 密切注意溶血性贫血患者的生命体征、贫血、黄疸、尿量、尿色的变化，询问患者主诉，了解辅助检查结果，如发现异常情况，及时报告医师。

4. 药物护理 遵医嘱正确用药，注意观察药物的疗效和不良反应。糖皮质激素的主要不良反应为高血压、高血糖、感染、低钾血症、消化性溃疡、消化道出血等，治疗期间应定期测血压、血糖、血钾，观察有无感染征象、呕血、黑便；环磷酰胺的主要不良反应有胃肠道反应、脱发、骨髓抑制、出血性膀胱炎、肝功能损害等，治疗期间应多饮水，定期查血常规和肝功能；应用环孢素者则应定期检查肝、肾功能等。

5. 输血护理

（1）避免发生血型不合输血：严格执行输血制度，血液取回后应及时输入，不宜久置或加温输入。输血前两名护理人员应认真核对配血单的姓名、床号、疾病、血型、Rh 因子、血量及血液成分，输血时严密观察患者的反应，如出现畏寒、发热、腹痛，应立即停止输血，及时报告医师并协助处理。

（2）及早发现溶血加重：免疫性溶血性贫血、阵发性睡眠性血红蛋白尿症等患者输血时，即使血型相符，也可能因输入补体或红细胞而使溶血加重，故在输血过程中应严密观察患者的反应，贫血、黄疸是否加重，可疑时，立即向医师报告。

6. 心理护理 关心、体贴患者，多与患者交流，及时了解患者的心理、情绪反应，给予精神上的鼓励和安慰。向患者介绍本病有关知识，消除紧张、恐惧心理，使患者能积极配合治疗及护理。

【健康教育】

1. 疾病预防指导 对溶血性贫血的高发地区或好发人群，应加强疾病预防知识宣传教育。我国葡萄糖 -6- 磷酸脱氢酶缺乏症（俗称蚕豆病）多见于广西、海南，云南傣族和广东客家人，高危人群应禁食蚕豆及蚕豆制品和氧化性药物（如伯氨喹、奎宁、米帕林、非那西丁、磺胺类药、呋喃类、氯霉素），因为上述因素可诱发溶血发作。阵发性睡眠性血红蛋白尿症患者忌食酸性食物和药物，如维生素 C、阿司匹林、苯巴比妥、磺胺类药，还应避免精神紧张、感染、过劳、妊娠、输血、外科手术等诱发因素。遗传性球形红细胞增多症多数为常染色体显性遗传，少数为常染色体隐性遗传；葡萄糖 -6- 磷酸脱氢酶缺乏症突变基因呈 X 连锁不完全显性

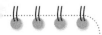

遗传，男性多于女性；β地中海贫血是常染色体显性遗传病，β珠蛋白生成障碍性贫血基因纯合子表现为重型，杂合子表现为轻型。遗传性溶血患者在婚前、婚后应去遗传门诊进行婚育咨询，以避免或减少死胎及溶血性疾病患儿的出生。

2. 疾病知识指导　介绍疾病的有关知识，如病因、主要表现、治疗、护理与预防。告知患者及家属，应有意识地减少或避免溶血加重。依据贫血轻重，每日活动量要适度，以不出现心悸、气短及过度乏力为宜，合理安排休息与活动；注意保暖，避免受凉；多饮水，勤排尿。对伴有脾功能亢进和白细胞计数减少者，应注意个人卫生，预防各类感染。指导患者对贫血、溶血和相关症状、体征以及药物不良反应进行自我监测。当自觉不适时，要观察贫血、黄疸是否加重，注意尿色是否加深或呈酱油色，若可疑病情加重，应及时就诊。

小　结

缺铁性贫血是体内贮存铁缺乏所致的一种小细胞低色素性贫血，以婴幼儿、妇女比较多见。主要病因为需铁量增加而摄入不足、铁吸收障碍、慢性失血。临床表现除贫血共有表现外，出现组织缺铁表现。确诊需特征性血象、骨髓象和铁代谢检查。骨髓增生活跃或明显活跃，以红系增生为主，粒系、巨核系无明显异常，红系中以中、晚幼红细胞为主，血红蛋白形成不良，呈"核老浆幼"现象。治疗在去除病因的基础上，以补充铁剂为主要治疗方法，并辅以良好的饮食调节。护理过程中要注意休息，掌握饮食原则、补铁的护理以及健康教育内容。

巨幼细胞贫血因叶酸和（或）维生素 B_{12} 缺乏所致，特点为大细胞性贫血，骨髓中红系、粒系和巨核细胞均发生细胞巨变，外周血红细胞平均体积大于正常。临床表现除贫血共有表现外，出现巨幼细胞贫血的特殊表现，如消化道及神经系统症状、体征。确诊需特征性血象和骨髓象、血清维生素 B_{12} 及叶酸水平测定。治疗原则为去除病因及补充叶酸和（或）维生素 B_{12}。护理过程中要掌握饮食护理及健康教育内容。

再生障碍性贫血是一种可能由不同病因和发病机制引起的骨髓造血功能衰竭症。氯霉素和苯等化学物质、物理射线及病毒感染与再生障碍性贫血的发病有关。临床分为重型再生障碍性贫血和非重型再生障碍性贫血，主要表现为骨髓造血功能低下、全血细胞减少及所致的贫血、出血、感染综合征。非重型再生障碍性贫血起病缓慢，以贫血为主，出血和感染症状较轻；重型再生障碍性贫血起病急，出血和感染症状严重。治疗主要采用免疫抑制、促造血治疗和纠正贫血、控制感染与出血的对症治疗。护理过程中要掌握贫血、感染和出血的护理以及健康教育内容。

溶血性贫血是指红细胞遭到破坏、寿命缩短，而超过了骨髓造血代偿能力所引起的贫血。主要由红细胞膜、酶、珠蛋白生成障碍、血红素异常等红细胞自身异常及免疫、血管、理化、生物因素等红细胞外部异常引起。临床表现为贫血、黄疸、脾大、网织红细胞增高、骨髓幼红细胞增生。治疗要去除病因，根据溶血性贫血的类型和病情给予药物、输血、脾切除等治疗。护理过程中要掌握输血的护理和健康教育内容。

（王庆美）

第三节 出血性疾病

导学目标

通过本节内容的学习，学生应能够：

◆ **基本目标**

1. 说出出血性疾病（原发免疫性血小板减少症、过敏性紫癜、血友病、弥散性血管内凝血）的概念。

2. 归纳原发免疫性血小板减少症的病因和发病机制、临床表现、治疗要点，急重症的处理。

3. 归纳过敏性紫癜的辅助检查和治疗要点。

4. 归纳血友病、弥散性血管内凝血的病因和发病机制、实验室检查、治疗要点。

5. 解释出血性疾病（原发免疫性血小板减少症、过敏性紫癜、血友病、弥散性血管内凝血）的发病机制、实验室及其他检查。

6. 实施对出血性疾病（原发免疫性血小板减少症、过敏性紫癜、血友病、弥散性血管内凝血）患者的饮食护理、用药护理。

◆ **发展目标**

综合运用出血性疾病的病因、发病机制、临床表现、诊断和治疗要点，对患者实施整体护理；运用所学知识对患者进行疾病相关的健康教育。

◆ **思政目标**

在护理工作中与患者建立良好的护患关系，提高沟通能力，实施高质量的心理护理，以提供全面的护理服务，促进患者的健康和康复。

案例 6-1

某患者，女性，18 岁。因"皮肤瘀斑、牙龈出血 1 个月，月经过多 6 个月"入院。患者近 1 个月不明原因出现双下肢皮肤散在瘀点、瘀斑，牙龈间断性出血，未予注意，2 d 前双上肢皮肤也出现瘀点、瘀斑。6 个月来月经过多。门诊查血象：Hb 100 g/L，WBC 9.0×10^9/L，PLT 40×10^9/L，收入院。既往无特殊服药史及理化物质接触史，无其他病史。体格检查：T 36.5℃，P 80 次 / 分，R 19 次 / 分，BP 110/70 mmHg。神志清楚，全身皮肤散在鲜红色或暗红色瘀点、瘀斑，以四肢居多，浅表淋巴结未触及；睑结膜无苍白，巩膜无黄染；牙龈有少量渗血；胸骨无压痛；双肺呼吸音清，心率 80 次 / 分，心律齐；腹软，无压痛，肝、脾未触及；四肢、关节无肿胀及畸形。实验室检查：血常规示 Hb 100 g/L，WBC 9.0×10^9/L，PLT 40×10^9/L；骨髓象示巨核细胞增多，胞体大小不一，以小型多见。

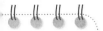

请回答：
1. 患者有可能患了哪种疾病？
2. 对该患者的诊断依据是什么？
3. 如何对患者实施护理？

出血性疾病是指因先天性或遗传性及获得性因素导致血管、血小板、凝血、抗凝及纤维蛋白溶解等止血机制的缺陷或异常而引起的以自发性或轻度损伤后过度出血为特征的疾病。引起这类疾病的主要因素有 3 种：①毛细血管壁异常；②血小板量或质异常；③凝血功能障碍。其中一种或一种以上发生障碍均可引起本病。

【正常止血、凝血和抗凝血机制】

（一）正常止血机制

首先，当血管破裂后，局部小血管即刻发生反射性收缩，这是人体对出血最早的生理性反应，继之管腔变窄，受伤的毛细血管内膜闭合，使受损部位血流减慢，血小板很快黏附于血管内皮下已暴露的胶原纤维和基膜上，聚集的血小板继之释放二磷酸腺苷（ADP），促使更多的血小板在局部黏附聚集，影响血小板黏附的因素中重要物质是血管性血友病因子（vWF），此物质是血管内皮细胞受损后表达并释放的，它可导致血小板直接黏附于损伤部位。其次，血小板糖蛋白Ⅰb作为受体，通过 vWF 的桥梁作用，黏附于受损内皮下的胶原纤维，在胶原、凝血酶等作用下，血小板膜糖蛋白Ⅱb/Ⅲa 形成复合物（即纤维蛋白原受体），血小板以其为受体，通过纤维蛋白原互相连接而聚集，且促进血小板相互之间黏聚变形，形成血小板白色血栓。血小板膜磷脂在酶的作用下释放花生四烯酸，随后转变为血栓素 A_2，能进一步促进血小板聚集、血管强烈收缩，有助于局部止血。血小板和组织损伤后，分别释放出血小板第 3 因子、组织因子，同时血浆中凝血因子Ⅻ与胶原纤维接触后，使凝血因子Ⅻ被激活成具有活性的Ⅻa，使之开始了内源性和外源性凝血系统的一系列变化。最后，在血小板白色血栓周围形成纤维蛋白网，血液中红细胞、白细胞阻留于其中构成凝血块，在血小板聚集变形时，释放出血栓收缩蛋白，在其作用下凝血块收缩并紧密粘在损伤血管壁上，堵住伤口，起到永久止血作用。

知识链接

世界血友病日（World Hemophilia Day，WHD）

血友病是一组由于基因突变导致凝血因子缺乏，而引起凝血功能异常的遗传性出血性疾病。一般 70％患者有家族史。血友病是一种罕见疾病，一个小伤口就会流血不止，换颗牙就有可能致命，轻微的损伤都会对血友病患者的身体造成很大的伤害，所以血友病患者也被称为"玻璃人"，如果不能及时治疗，可能会导致残疾，甚至失去生命。根据相关文献报道，美国、英国、瑞士、法国、芬兰和日本的血友病患病率分别为 10/10万、6.9/10 万、6.6/10 万、6.3/10 万、5.0/10 万和（2.3～2.6）/10 万。我国血友病的患病率约为 2.7/10 万。粗略估算，目前我国至少有血友病患者 36 173 例。

为了纪念世界血友病联盟发起人——加拿大籍的法兰克·舒纳波先生（Mr.Frank Schnabel）对于血友病患者的贡献，以及唤起大众对于血友病的正确认知，自 1989 年起，特别选中他的生日 4 月 17 日作为世界血友病日。每年到了这一天，世界血友病联盟都会举办活动，世界各地血友病患者共度节日。

2021 年 4 月 17 日是世界血友病日，在过去的 1 年中，世界发生了巨变，新冠感染的大流行对出血性疾病患者也产生了重大影响。为此，2021 年世界血友病日的主题是"适应后疫情时代的变化，让关爱持续"（Adapting to Change, sustaining care in a new world），中文主题为"我们在一起，就会了不起"。

（二）凝血机制

血液凝固是一系列凝血因子的酶反应。凝血过程是按照一定规律进行的，即前一个无活性的酶原转变为具有活性的酶的顺序连锁反应。在正常情况下，所有凝血因子均处于无活性状态。目前已知的凝血因子有 14 种（表 6-4）。

表 6-4　凝血因子

凝血因子	常用名称
I	纤维蛋白原（fibrinogen）
II	凝血酶原（prothrombin）
III	组织因子（tissue factor）
IV	钙离子（Ca^{2+}）
V	易变因子（labile factor）
VII	稳定因子（stable factor）
VIII	抗血友病球蛋白（antihemophilic globulin，AHG）
IX	血浆凝血活酶成分（plasma thromboplastin component，PTC）
X	Stuart 因子
XI	血浆凝血活酶前质（plasma thromboplastin antecedent，PTA）
XII	接触因子 Hageman 因子
XIII	纤维蛋白稳定因子
PK	激肽释放酶原（前激肽释放酶）
HMWK	高分子量激肽原

凝血过程如下：

1. 凝血活酶形成　有下列两条途径。

（1）内源性凝血途径：凝血因子 XII 与血管内皮下暴露的胶原组织或异物等接触后被激活，成为具有酶活性的凝血因子 XII a，最后激活凝血因子 X，在 Ca^{2+} 存在的条件下，凝血因子 X a 与凝血因子 V、血小板第 3 因子形成凝血活酶。

（2）外源性凝血途径：血管壁或组织受伤后释放出组织因子，最后激活凝血因子 X，以后与内源性凝血途径步骤相同，形成凝血活酶。近年研究发现，外源性凝血途径可能是凝血的重要始动机制。

2. 凝血酶形成　血浆中的凝血酶原在凝血活酶的作用下转变为凝血酶。

3. 纤维蛋白形成　纤维蛋白原在凝血酶的作用下形成纤维蛋白单体，又在凝血因子 XIII a 的作用下形成紧密稳定的纤维蛋白多聚体，完成了全部凝血过程（图 6-1）。

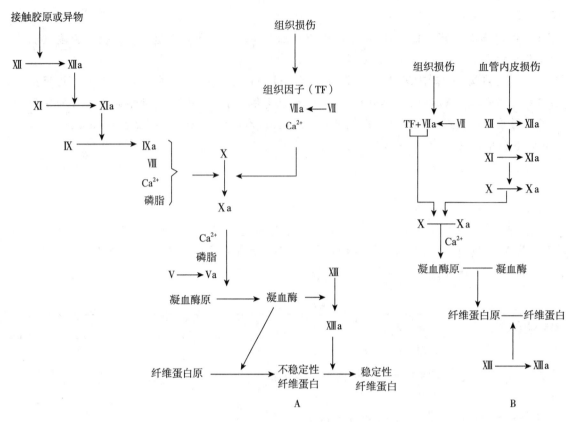

图 6-1　血液凝固示意图

A. 传统凝血反应示意图；B. 现代瀑布式凝血反应示意图

（三）抗凝血机制

在正常情况下，血液内凝血系统和抗凝血系统相互作用维持动态平衡，以保持血液在血管内呈流动状态。抗凝血系统包括抗凝血物质及纤维蛋白溶解系统，抗凝血酶Ⅲ（AT-Ⅲ）是主要抗凝血物质，由肝及血管内皮细胞生成，它能直接使凝血酶失去活性，并对凝血过程各凝血因子有灭活作用。纤维蛋白溶解系统（简称纤溶系统）对维持血液流动状态也起重要作用，纤溶酶原是在肝、脾、肾等部位生成的一种糖蛋白，可被存在于组织、血浆及尿液中的致活因子激活后形成纤溶酶。在人体内，主要的纤溶酶原激活剂是组织型纤溶酶原激活剂，其主要在内皮细胞合成。纤溶酶可溶解血块，即作用在纤维蛋白（原），使其降解为小分子多肽及一系列碎片，称为纤维蛋白（原）降解产物（fibrin degradation product，FDP）。正常人体组织和体液中含有纤溶抑制物，可防止纤溶过度而出血。临床常使用链激酶、尿激酶、重组组织型纤溶酶原激活物等激活纤溶酶原形成纤溶酶，溶解脏器血管内血栓，如急性心肌梗死的溶栓疗法。

【分类】

（一）血管壁异常

1. 遗传性　如遗传性出血性毛细血管扩张症、家族性单纯性紫癜。

2. 获得性　如感染、过敏性紫癜、维生素 C 缺乏症、老年性紫癜。

（二）血小板异常

此分类包括血小板数量及质量异常。

1. 血小板减少

（1）血小板生成减少：如再生障碍性贫血、白血病、感染。

（2）血小板破坏过多：如原发免疫性血小板减少症。

（3）血小板消耗过多：如 DIC、血栓性血小板减少性紫癜。

2. 血小板增多　如原发性出血性血小板增多症。

3. 血小板功能异常

（1）遗传性：如血小板无力症。

（2）获得性：如尿毒症、肝病。

（三）凝血异常

1. 遗传性　如血友病、遗传性凝血酶原缺乏症、遗传性纤维蛋白原缺乏。

2. 获得性　如维生素 K 缺乏症、严重肝病、DIC、尿毒症性凝血异常。

（四）循环血液中抗凝物质增多或纤溶亢进

循环血液中抗凝物质增多或纤溶亢进见于抗凝血药治疗，如肝素使用过量；抗凝血因子Ⅷ抗体形成、溶栓药物过量。

（五）复合性止血机制异常

复合性止血机制异常如血管性血友病、DIC。

【临床表现】

各种类型出血性疾病常有不同的出血特点，血小板和血管性疾病表现类似，而与凝血性疾病有所不同，详见表 6-5。

表 6-5　凝血性疾病与血小板、血管性疾病临床表现特点

临床特征	血小板、血管性疾病	凝血性疾病
性别	常见于女性	常见于男性
家族史	少见	多见
出血诱因	多自发出血	多为外伤出血
出血部位及出血表现	多见皮肤黏膜出血、瘀点、瘀斑	多见关节腔、肌肉、内脏出血
外伤后迟发出血	少见	多见
疾病过程	过程短暂，多反复发作	遗传性，常为终身性

【辅助检查】

（一）筛选试验

临床常用检查有束臂试验、出血时间、血小板计数、凝血时间、血块收缩试验、凝血酶原时间、凝血酶时间等。根据筛选试验结果，大致可将出血性疾病分为两类。

（1）出血时间延长，束臂试验阳性，血小板计数正常或减少，而其他检查正常者，结合临床可归属于血管性或血小板性疾病。

（2）凝血时间延长，或凝血酶原时间延长，其他结果正常者，多为凝血性疾病。

（二）诊断性检查

1. 血小板异常者　可做骨髓检查，了解巨核细胞及血小板生成情况，必要时检查血小板形态、血小板黏附及血小板聚集试验。

2. 凝血功能障碍者　可做凝血活酶时间纠正试验及凝血酶原时间纠正试验，可明确缺乏的凝血因子。

【诊断要点】

详细询问病史（出血史、过敏史、家族遗传史），进行体检（出血特点）及辅助检查。一

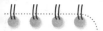

般诊断不困难。

【治疗要点】

（一）病因防治

1. 遗传性出血性疾病　一般多采取预防措施，如对于血友病患者，避免受伤，应慎用华法林、肝素等抗凝血药，避免肌内注射药物及手术治疗，必须手术时，术前补充缺乏的凝血因子，术中、术后要观察出血情况，直至切口愈合。

2. 获得性出血性疾病　如过敏性紫癜已知由某种异体蛋白或药物引起，今后必须避免接触或食用。对血管性血友病、血小板异常者，应避免使用有抑制血小板聚集作用的药物，如阿司匹林、双嘧达莫（潘生丁）、吲哚美辛（消炎痛）、保泰松，因其可加重出血。对肝病、尿毒症所致出血，应积极治疗原发病，以上措施均可减少发病。向患者讲述出血性疾病的常识及防治措施，使患者能够主动预防出血，急性出血时，会及时处理。

科研小提示

出血的评估方法多种多样，出血性疾病患者多有皮肤、黏膜出血症状，哪个指标（方法/工具）评估出血状况更快速、及时？

（二）止血措施

1. 止血药　对血管性疾病，可用维生素C、维生素P、肾上腺色腙（安络血）、糖皮质激素等。血小板减少性紫癜常用糖皮质激素，肝病可用维生素K、纤维蛋白原制剂等。

2. 补充凝血因子和血小板　如甲型血友病，可补充抗血友病球蛋白浓缩制剂，原发血小板减少性紫癜急性发作时可输注血小板悬液。

3. 局部止血　肌肉、关节腔出血明显时，可采用压迫止血，使用弹性绷带或纱布包扎，必要时作关节固定，以限制活动。使用局部止血药，如凝血酶、立芷雪（立止血）及吸收性明胶海绵。

4. 促血小板生成的药物　目前已开始用于临床的药物有血小板生成素（TPO）等。

（三）其他治疗

1. 基因疗法　基因疗法适用于先天性出血性疾病，如血友病。

2. 血浆置换　对于重症原发免疫性血小板减少症、血栓性血小板减少性紫癜等，血浆置换可去除抗体或相关致病因素。

整合小提示

结合病理生理知识解释：为什么对于血小板减少性疾病要应用糖皮质激素？

一、原发免疫性血小板减少症

原发免疫性血小板减少症（primary immune thrombocytopenia，ITP）既往称为特发性血小板减少性紫癜，是一种多种机制共同参与的、以血小板减少为特征的获得性自身免疫病，是最常见的血小板减少性疾病。该病的发生主要是由于患者对自身血小板抗原的免疫失耐受，产生体液免疫和细胞免疫介导的血小板过度破坏和血小板生成受抑，导致外周血中血小板减少。临床上以自发性皮肤、黏膜及内脏出血、血小板减少、生存时间缩短为特征。原发免疫性血小板减少症发病率为（5～10）/10 万。临床可分为急性型与慢性型。急性型多见于儿童，慢性型多见于 40 岁以下女性，男女之比约为 1∶4。60 岁以上人群的发病率为 60 岁以下人群的 2 倍。

【病因和发病机制】

原发免疫性血小板减少症的病因迄今未明，发病机制可能与下列因素有关。

1. 体液免疫和细胞免疫介导的血小板过度破坏　将原发免疫性血小板减少症患者血浆输给健康受试者，可造成后者一过性血小板减少。50%～70% 的原发免疫性血小板减少症患者血浆和血小板表面可检测到血小板膜糖蛋白特异性自身抗体。自身抗体致敏的血小板被单核巨噬细胞系统过度破坏。另外，原发免疫性血小板减少症患者的细胞毒 T 细胞可直接破坏血小板。

2. 体液免疫和细胞免疫介导的巨核细胞数量和质量异常致血小板生成不足　自身抗体还可损伤巨核细胞或抑制巨核细胞释放血小板，造成原发免疫性血小板减少症患者血小板生成不足；另外，CD8⁺ 细胞毒 T 细胞可通过抑制巨核细胞凋亡，使血小板生成障碍。血小板生成不足是原发免疫性血小板减少症发病的另一个重要机制。

【临床表现】

1. 发病过程　儿童多为急性起病，80% 以上的儿童在起病前 1～2 周有呼吸系统感染史，特别是病毒感染史。起病急，常有畏寒、发热。成人原发免疫性血小板减少症一般起病隐匿或缓慢。

2. 出血倾向　多数出血较轻且范围较局限，但易反复发生。表现为全身皮肤瘀点、紫癜及大小不等的瘀斑，常先出现于四肢，尤以下肢多见；鼻腔、牙龈及口腔黏膜出血也较常见；女性患者月经过多较常见，在部分患者可为唯一的临床症状；患者病情可因感染等而骤然加重，出现广泛且严重的皮肤、黏膜和内脏出血。颅内出血是本病致死的主要原因，多表现为突发剧烈头痛、意识障碍、抽搐，双侧瞳孔不等大、对光反射迟钝或消失等。

3. 乏力　部分患者乏力表现较明显。

4. 血栓形成倾向　原发免疫性血小板减少症不仅是一种出血性疾病，也是一种血栓前疾病。

5. 其他　长期月经过多可导致失血性贫血。

【辅助检查】

1. 血象　急性型发作期血小板计数常<20×10⁹/L，慢性型血小板计数多为（30～80）×10⁹/L。反复出血或短期内失血过多者，红细胞和血红蛋白可出现不同程度的下降。白细胞计数多正常。

2. 骨髓象　巨核细胞增加或者正常；巨核细胞发育及成熟障碍，表现为巨核细胞体积变小，细胞质内颗粒减少，幼稚巨核细胞增加；有血小板形成的巨核细胞显著减少；红系及粒系、单核系正常。

3. 其他　束臂试验阳性、出血时间延长、血块收缩不良，可有程度不等的正常细胞或小细胞低色素性贫血，而凝血机制检查正常。90% 以上的患者血小板生存时间明显缩短。血小板膜糖蛋白特异性自身抗体因特异性较高，且滴度与出血频率和出血严重程度存在明显的相关性，阳性结果虽有助于原发免疫性血小板减少症的临床诊断，但阴性结果不能完全排除。少数可发现自身免疫性溶血的证据。

【诊断要点】

诊断依据：至少 2 次检查血小板计数减少，血细胞形态无异常；脾无肿大；骨髓巨核细胞

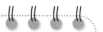
增多或正常，有成熟障碍；排除其他继发性血小板减少症。

【治疗要点】

1. 一般治疗　血小板明显减少（$<20 \times 10^9/L$），出血严重者应卧床休息，防止外伤。避免任何降低血小板数量、抑制血小板功能及任何引起或加重出血的因素。

2. 糖皮质激素　糖皮质激素为原发免疫性血小板减少症患者的首选药物，近期有效率约为80%。其作用机制是改善毛细血管通透性，减少自身抗体形成及减轻抗原抗体反应，抑制单核巨噬细胞系统破坏血小板，刺激骨髓造血及血小板向外周释放等。常用泼尼松 $1 \, mg/（kg \cdot d）$ 口服，待血小板接近正常，可逐渐减量，并以小剂量（$5 \sim 10 \, mg/d$）维持 $3 \sim 6$ 个月。也可一开始就采用小剂量疗法：泼尼松 $0.25 \, mg/（kg \cdot d）$ 口服，其频率与常规剂量相当，而不良症状明显减轻。

3. 脾切除　脾切除可减少血小板抗体产生及减轻血小板的破坏。脾切除的近期有效率为70%～90%，长期有效率为40%～50%，无效者对糖皮质激素的用量也可减少，但一般不作为首选治疗。主要适应证包括正规糖皮质激素治疗 $3 \sim 6$ 个月无效者、出血明显危及生命者、糖皮质激素维持剂量必须大于 $30 \, mg/d$ 者、不宜使用糖皮质激素者。脾切除的禁忌证包括妊娠期或因其他原因不能耐受手术者。术后并发症有栓塞、出血和感染等。

4. 免疫抑制药　免疫抑制药一般不作为首选。用于以上疗法无效或疗效差者，可与糖皮质激素合用提高疗效及减少糖皮质激素的用量。主要药物有长春新碱、环磷酰胺、硫唑嘌呤和环孢素等。其中最常用的是长春新碱，此药除具有免疫抑制作用外，还能促进血小板生成和释放。具体用法：每周 1 次，每次 $1 \, mg$，静脉注射，$4 \sim 6$ 周为 1 个疗程。环孢素主要用于难治性原发免疫性血小板减少症患者。

5. 急重症的处理　急重症的处理适用于血小板计数 $<10 \times 10^9/L$ 者；出血严重而广泛者；疑有或已发生颅内出血者；近期将实施手术或分娩者。

（1）血小板输注：紧急补充血小板，以暂时控制或预防严重出血。成人用量为每次 10～20 U（200 ml 循环血液中单采所得的血小板为 1 U），可根据病情重复使用。值得注意的是，反复多次的血小板输注易产生多种抗体，引起血小板破坏加剧，仅用于严重出血或脾切除者。

（2）静脉注射大剂量甲泼尼龙：可有效地抑制单核巨噬细胞系统的吞噬效应，减少血小板的破坏。$1 \, g/d$，$3 \sim 5 \, d$ 为 1 个疗程。

（3）静脉注射丙种球蛋白：可竞争性抑制血小板与相关抗体结合，减少单核巨噬细胞系统对血小板的吞噬与破坏，是目前原发免疫性血小板减少症紧急救治较有效的方法之一。常用剂量为 $400 \, mg/（kg \cdot d）$，$5 \, d$ 为 1 个疗程。

（4）血浆置换：可有效地清除血浆中的抗血小板抗体。方法为每日置换 3 L，连续 $3 \sim 5 \, d$。

【主要护理措施】

1. 病情监测　注意观察患者的自觉症状、情绪反应、生命体征、神志变化及血小板计数等，患者出血的发生、发展或消退情况；特别是出血的部位、范围和出血量，有无新发出血或内脏出血，一旦发现血小板计数 $<20 \times 10^9/L$、出血严重而广泛、疑有或已发生颅内出血，要及时通知医师，做好抢救配合。

2. 预防或避免人为损伤而诱发或加重出血　避免使用可能引起血小板减少或抑制其功能的药物，如阿司匹林、双嘧达莫、吲哚美辛（消炎痛）、磺胺类、氨苄西林及氯霉素。避免因外因所致的出血，如指甲抓伤皮肤、用牙签剔牙或用硬毛牙刷刷牙、局部皮肤的拍打，穿棉织宽松衣物。减少活动，当血小板计数低于 $20 \times 10^9/L$ 时，要绝对卧床休息。避免颅内压增高的各种因素，如便秘、剧烈咳嗽。便秘者可口服液状石蜡或用开塞露；剧烈咳嗽者可用镇咳药、抗生素治疗；有内脏及颅内出血时，应配合医师进行相应的护理。

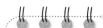

结合病理生理知识解释：为什么血小板计数低于 $20×10^9$/L 时要绝对卧床休息。

3. 用药护理　正确执行医嘱，并注意药物不良反应的观察和预防。长期使用糖皮质激素会引起身体外形的变化、胃肠道反应、出血、诱发感染等。向患者解释和指导，如餐后服药、自我监测粪便颜色、预防各种感染。静脉注射免疫抑制药、大剂量丙种球蛋白时，要注意保护局部血管并密切观察，一旦发生静脉炎，要及时处理。

【健康教育及预后】

1. 疾病知识教育　使患者及家属了解疾病的病因、主要表现及治疗方法，积极、主动地配合治疗与护理。

2. 避免诱发或加重出血　指导患者避免人为损伤而诱发或加重出血，不应服用可能引起血小板减少或抑制其功能的药物，特别是非甾体抗炎药，如阿司匹林。保持情绪稳定和排便通畅是避免颅内出血的有效措施，必要时可予以辅助性药物治疗，如镇静药、催眠药或轻泻药。

3. 治疗配合指导　服用糖皮质激素者，应告知患者必须遵医嘱按时、按剂量、按疗程用药，不可自行减量或停药，以免加重病情。为减轻药物的不良反应，应饭后服药，必要时可加用胃黏膜保护药或抑酸药。注意预防各种感染。定期复查外周血象，以了解血小板数量的变化，指导疗效判断和治疗方案的调整。

4. 自我监测病情　皮肤及黏膜出血的情况，如瘀点、瘀斑、牙龈出血、鼻出血；有无内脏出血的表现，如月经量明显增多、呕血或便血、咯血、血尿、头痛及视力改变。一旦发现皮肤、黏膜出血加重或上述内脏出血的表现，应及时就医。

5. 预后　本病急性型大多数患者数周至 4 个月可恢复正常，极少复发；慢性型（即成人原发免疫性血小板减少症）常反复发作，多迁延不愈，病程可达数年或更长时间，很少自行缓解。

对于血小板计数监测的方法，如何使其更便捷、高效，并能降低患者的就诊频率和经济负担？

二、过敏性紫癜

过敏性紫癜（allergic purpura）是一种血管变态反应性出血性疾病。因机体对某些致敏物质产生变态反应，导致毛细血管脆性及通透性增加，血液外渗。主要表现为非血小板减少性皮肤瘀点或紫癜，可伴有腹痛、便血、关节痛、血尿及血管神经性水肿和荨麻疹等过敏表现，多为自限性。本病多见于儿童及青少年，男性略多于女性，以春、秋季发病居多，预后良好。肾型患者的预后主要与肾损害程度有关，多数患者仅有轻度肾损害，能逐渐恢复，少数可转为慢性肾炎或肾病综合征，预后较差。死亡率低于 5%，主要死因为肾衰竭、肠套叠及肠梗阻。近年来，过敏性紫癜的发病率有上升趋势。

【病因和发病机制】

（一）病因

1. 感染　感染最常见，包括细菌，特别是 β- 溶血性链球菌引起的上呼吸道感染、猩红热

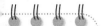

及其他局灶性感染；病毒（如麻疹病毒、水痘 - 带状疱疹病毒、风疹病毒）以及肠道寄生虫感染等。

2. 食物　因机体对某些动物性食物中的异性蛋白质过敏所致，如鱼、虾、蟹、蛋及乳类。

3. 药物　抗生素（包括青霉素、链霉素、红霉素、氯霉素以及头孢菌素类）、解热镇痛药（如水杨酸、保泰松、吲哚美辛）及奎宁类、其他药物（磺胺类药、异烟肼、噻嗪类利尿药）。

4. 其他　寒冷刺激、花粉、尘埃、昆虫咬伤及疫苗接种等。

（二）发病机制

1. 蛋白质及其他大分子致敏原作为抗原刺激人体产生抗体（主要是 IgG），后者与抗原结合形成抗原抗体复合物，沉积于血管内膜，激活补体，导致中性粒细胞游走、趋化以及一系列炎症介质释放，引起广泛的血管炎症反应，严重时可出现坏死性小动脉炎。此种炎症反应除见于皮肤、黏膜小动脉及毛细血管外，尚可累及肠道、肾及关节腔部位的小血管。肾病变多为局灶性轻型肾炎，严重者可有肾小球毛细血管灶性坏死，甚至累及全肾。

2. 小分子致敏原作为半抗原与人体内某些蛋白质结合构成抗原，刺激机体产生抗体，此抗体吸附于血管及其周围的肥大细胞。当半抗原再次进入体内时，即与肥大细胞上的抗体产生免疫反应，致肥大细胞释放一系列炎症介质，引起血管炎症反应。

【临床表现】

多数患者发病前 1～3 周有发热、咽痛、乏力及食欲缺乏等上呼吸道感染的表现，随后出现本病典型的临床表现。

1. 单纯型（紫癜型）　单纯型是最常见的临床类型，主要表现为皮肤反复的瘀点、紫癜，多局限于四肢，以下肢及臀部（尤其是下肢伸侧）最多见，面部、躯干、掌心或足底甚为少见；紫癜常分批出现，呈对称性分布，形状、大小不等，以瘀点为多，紫红色，略高出皮肤表面或融合成片，呈出血性丘疹或小型荨麻疹，严重者可融合成片形成瘀斑，数日后瘀点或紫癜的颜色由紫红色变为紫色、黄褐色、淡黄色，经 7～14 d 消退。

2. 腹型　腹型是最具潜在危险和最易误诊的临床类型。除皮肤瘀点或紫癜外，因消化道黏膜及脏腹膜毛细血管受累，引起局部水肿、出血。最常见的表现是腹痛，多位于脐周、下腹部或全腹，呈阵发性腹部绞痛，或持续性钝痛，可伴恶心、呕吐、腹泻、便血、肠鸣音活跃或亢进，发作时可因腹肌紧张及明显压痛、肠鸣音亢进而误诊为外科急腹症。腹型约见于 1/3 的患者，多发生在皮肤紫癜出现 1 周之内，偶有发生于紫癜出现之前。

3. 关节型　除皮肤紫癜外，因关节部位血管受累，常可出现关节肿胀、疼痛、压痛和功能障碍，多见于膝、踝、肘及腕关节。上述关节症状可反复发作，疼痛有时可呈游走性，经数日痊愈，不遗留关节畸形。

4. 肾型　肾型是病情最严重且预后相对较差的临床类型。因肾小球毛细血管袢炎症反应导致血尿、蛋白尿、管型尿，少数患者可出现水肿、高血压和肾功能不全。多数患者在 3～4 周内恢复，也有反复发作迁延数月者，少数发展为慢性肾炎或肾病综合征，甚至尿毒症。

5. 混合型　皮肤紫癜并具备上述 2 种以上类型的特点，称为混合型。

6. 其他　少数患者还可因病变累及眼、脑及脑膜血管，而出现视神经萎缩、虹膜炎、视网膜出血及水肿、中枢神经系统症状和体征等。

【辅助检查】

1. 血小板计数、功能及凝血相关检查　出血时间可能延长，白细胞计数正常或轻度增高，血小板计数正常。

2. 尿常规和粪便常规　肾型或混合型可有血尿、蛋白尿、管型尿，合并腹型者粪便隐血试验可为阳性。

3. 肾功能检查　肾型及合并肾型表现的混合型患者可有不同程度的肾功能损伤，如血尿素氮升高、内生肌酐清除率下降。

【诊断要点】

根据患者发病前 1～3 周有低热、咽痛、全身乏力或上呼吸道感染史；典型的四肢皮肤瘀点、紫癜，可伴有胃肠道症状、关节肿痛及血尿；血小板计数、功能及凝血相关检查正常，排除其他原因引起的血管炎或紫癜，即可做出诊断。

【治疗要点】

1. 病因防治　寻找并去除致病因素，如消除感染病灶，驱除肠道寄生虫，避免再次接触可疑的过敏药物、食物等。

2. 药物治疗

（1）抗组胺类药：异丙嗪、阿司咪唑（息斯敏）、氯苯那敏（扑尔敏）等。

（2）降低毛细血管壁的通透性：维生素 C、曲克芦丁等。

（3）糖皮质激素：具有较强的抗过敏、抑制免疫反应和降低毛细血管通透性的作用，对腹型和关节型疗效较好，对紫癜型及肾型疗效不明显。常用泼尼松 30 mg/d，顿服或分次口服，重者可用氢化可的松或地塞米松静脉注射，症状减轻后改为口服；疗程不超过 30 d，肾型患者疗程可酌情延长。

（4）免疫抑制药的应用：上述治疗效果不佳者可酌情使用免疫抑制药，如环磷酰胺或硫唑嘌呤。

（5）对症治疗：腹痛患者可应用阿托品或山莨菪碱（6-542）以缓解腹痛，上消化道出血者禁食、制酸与止血，必要时输血。

（6）其他：肾型患者特别是以肾病综合征为主要表现者，可联合应用糖皮质激素、免疫抑制药及抗凝血药。此外，中医中药也可作为慢性反复发作者或肾型患者的辅助疗法。

【主要护理措施】

1. 一般护理　根据具体病情调整休息与饮食。

（1）休息：卧床休息有利于病情的好转，过早或过多活动则可使症状加重或复发，因此，对于发作期患者，均应增加卧床休息时间，避免过早或过多活动。

（2）饮食：除注意避免摄取过敏性食物外，发作期患者可根据病情选择清淡、刺激性小、易消化的普食、软食或半流质饮食，避免粗糙、硬质食物。

2. 病情观察　密切观察患者的出血情况，了解病情有无缓解，有无新发出血、关节活动障碍等表现；对于腹痛患者，注意评估疼痛的部位、性质、严重程度及其持续时间，有无伴随症状，如恶心、呕吐、腹泻、便血，注意腹壁紧张度，有无压痛和反跳痛，局部包块和肠鸣音的变化情况。注意肾是否受累，观察尿色，定期做尿常规检查。

3. 用药护理　遵医嘱正确、规律给药，注意药物的疗效及不良反应的观察与预防。使用糖皮质激素，向患者及家属讲明可能出现的不良反应，如血压、血糖升高，应注意监测，预防感染。使用环磷酰胺时，嘱患者多饮水，注意观察尿量及尿色改变。

4. 对症护理　协助患者取舒适体位，如腹痛者宜取屈膝平卧位；关节肿痛者，要注意局部关节的制动与保暖；出血严重或禁食者，应建立静脉通道，遵医嘱静脉补液，做好配血与输血的各项护理；必要时，可遵医嘱使用解痉药或消炎镇痛药。

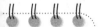

【健康教育及预后】

1. 疾病知识教育　向患者及家属介绍本病的性质、原因、临床表现及治疗的主要方法。说明本病为过敏性疾病，解释引发疾病的有关因素及避免再次接触的重要性。

2. 预防发生与复发　避免接触与发病有关的药物或食物，这是有效预防过敏性紫癜的重要措施。养成良好的个人卫生习惯，饭前便后要洗手，避免食用不洁食物，以预防寄生虫感染。注意休息、营养与运动，增强体质，预防上呼吸道感染。

3. 自我监测病情　教会患者对出血情况及其伴随症状或体征的自我监测。一旦发现新发瘀点或紫癜、明显腹痛或便血、关节肿痛、血尿、水肿、泡沫尿甚至少尿，多提示病情复发或加重，应及时就医。

4. 预后　本病预后一般良好，少数肾型患者预后较差，可发展为慢性肾炎、肾病综合征，极少数发生尿毒症。

三、血友病

血友病（hemophilia）是因遗传性凝血活酶生成障碍而引起的一组出血性疾病，包括血友病 A 和血友病 B，其中以血友病 A 最为常见，国内血友病 A 患者约占 85%，血友病 B 患者约占 12%。血友病的发病率为（5~10）/10 万。血友病 A 和血友病 B 的共同特点为幼年发病、终身性、自发性或轻微创伤后出血不止，以及凝血活酶生成障碍而出现凝血时间延长等实验室检查异常。

【病因和发病机制】

血友病 A 和血友病 B 均为性染色体（X 染色体）连锁隐性遗传（女性遗传、男性发病）。其遗传规律见图 6-2。不同类型血友病的发病基础与其所缺乏的凝血因子种类有关（血友病 A、血友病 B 分别缺乏凝血因子Ⅷ、凝血因子Ⅸ），但共同的结果是造成机体内源性凝血途径正常运转的原料缺乏，凝血活酶生成减少，凝血酶原激活受限，最终导致凝血功能障碍而使患者发生出血或出血倾向。

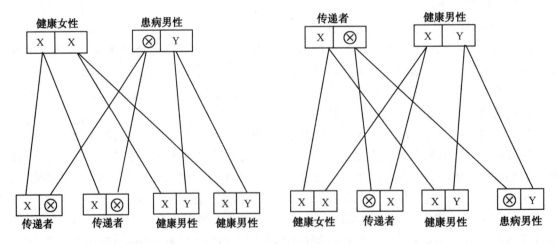

图 6-2　血友病遗传方式

【临床表现】

血友病 A 出血较重，血友病 B 出血较轻。

按血浆凝血因子Ⅷ活性将血友病 A 分为轻、中、重三型：①重型，凝血因子Ⅷ活性低于

1%；②中型，凝血因子Ⅷ活性为1%～5%；③轻型，凝血因子Ⅷ活性为6%～30%。

血友病A临床表现特点：①自幼在轻微外伤或手术后可引起持久出血，出血常迁延达数小时，如拔牙后出血不止。轻症患者多在青年或成年时才发病，出血症状出现越早，病情越重。②出血部位以四肢关节、软组织和肌肉最多见。若发生关节腔出血，急性期关节局部肿胀、疼痛，数日后积血可被吸收，反复多次关节腔积血不能完全吸收，可导致关节僵硬、变形，造成永久性关节活动受限（血友病关节）。③软组织、肌肉可出现深层组织血肿，血肿大者可伴疼痛及局部压迫症状。如颈部软组织出血可压迫呼吸道，出现呼吸困难。④重症患者可有鼻出血、胃肠道出血及血尿。本型发病只限于男性，女性传递，但不发病。

血友病B：临床表现与血友病A相同，但出血较轻。

遗传性凝血因子Ⅺ缺乏症：出血症状较轻，男、女均可发病。

【辅助检查】

1. 筛查试验　出血时间及血小板功能，红细胞、白细胞及血小板计数大致正常，凝血时间（CT）和部分凝血活酶时间（APTT）延长。但APTT不能明确血友病的类型。

2. 确诊试验　凝血活酶生成试验（TGT）及纠正试验有助于三种血友病的诊断和鉴别诊断。

3. 基因诊断　基因诊断主要用于携带者检测和产前诊断，目前用于基因分析的方法主要有DNA印迹法、限制性内切酶片段长度多态性等。产前诊断可在妊娠第10周左右进行绒毛膜活检，确定胎儿的性别及通过胎儿DNA检测致病基因，在妊娠16周左右进行羊水穿刺。

【诊断要点】

根据患者的性别特征（男性）、符合X性染色体隐性遗传家族史及其出血的特点，结合相关实验室检查，如出血时间、血小板计数正常，凝血时间和活化部分凝血活酶时间延长，以及凝血因子活性降低、凝血酶原消耗不良、简易凝血活酶生成试验等异常，可做出诊断。

【治疗要点】

1. 局部治疗　深部组织出血应避免活动，早期应采用加压冷敷或绷带压迫止血，关节出血还可抬高和固定患肢。肌肉出血常为自限性，不主张进行血肿穿刺，以免感染。局部血肿消失后可适当活动。

2. 替代疗法　目前血友病治疗仍以替代疗法为主。补充缺乏的凝血因子，以达到止血目的，是防治血友病出血最重要的措施。主要制剂有基因重组的纯化凝血因子Ⅷ、凝血因子Ⅷ浓缩制剂、新鲜冰冻血浆、冷沉淀物（凝血因子Ⅷ浓度较血浆提高5～10倍）。凝血因子浓度用单位计算，给予每千克体重1U凝血因子Ⅷ和凝血因子Ⅸ，可提高凝血因子Ⅷ水平2%、凝血因子Ⅸ水平1%。而达最低止血水平是使凝血因子Ⅷ或凝血因子Ⅸ达20%以上，出血严重或中型以上手术者，应使凝血因子Ⅷ或凝血因子Ⅸ活性水平达40%以上。凝血因子Ⅷ及凝血因子Ⅸ半衰期分别为8～12h及18～30h，凝血因子Ⅷ每12h补充一次，凝血因子Ⅸ每24h补充一次。血友病各型已开始试用基因治疗。

3. 其他治疗　去氨加压素（desmopressin，DDAVP）是一种人工合成的抗利尿激素类似物，有促进内皮细胞等释放凝血因子Ⅷ的作用，或促进vWF释放而增强凝血因子Ⅷ的稳定性，使其活性增高，可用于轻症血友病A患者。达那唑、糖皮质激素、抗纤溶药物均有一定的止血作用。已形成关节畸形者可作关节成形或置换手术。

【主要护理措施】

1. 局部出血的护理　患者发生关节腔出血、深部组织血肿时，应卧床休息，将患肢放在合适位置。处理出血局部，可用冰袋或绷带加压固定，待局部出血停止、血肿消失后可少量活动。颈部或喉部软组织出血时，护理人员应在床边护理，密切观察呼吸道是否通畅，如发现可疑阻塞，应立即通知医师。

2. 预防出血的护理　向患者讲解血友病知识及说明反复关节腔出血的危害，指导患者正确认识血友病为终身疾病，要接受现实，积极应对。掌握预防出血的措施，关键是减少损伤，方可减少出血次数，甚至不发生出血。一旦出血，替代治疗会迅速止血。预防措施：①平日活动量要适中，避免受伤。②行走、慢跑、手持重物等活动时间均不可过长，以避免持重关节（如髋、膝、踝、肘、腕关节）出血或深部组织血肿。③禁服阿司匹林、双嘧达莫等影响血小板功能的药物以及免疫抑制药等，以防出血加重。

【健康教育】

1. 疾病知识教育　向患者及家属介绍疾病的原因、遗传特点、主要表现、诊断与治疗的主要方法与预防等。说明本病为遗传性疾病，需终身治疗，并应预防出血的发生。为患者提供有关血友病社会团体的信息，鼓励患者及家属参与相关的社团及咨询活动，通过与医护人员或患友间的信息交流，相互支持，共同应对这一慢性病给患者带来的困难与烦恼。

2. 预防出血　有效的预防是避免血友病患者出血或出血病情恶化的重要手段。

3. 自我监测病情　自我监测出血症状与体征，如碰撞后出现关节腔出血的表现、外伤后伤口的渗血情况。一旦发生出血，如常规处理效果不好或出现严重出血（如关节腔出血），应及时就医。

4. 出血的应急措施　包括常见出血部位的止血方法，详见本节护理措施的有关内容。有条件者可教会患者注射凝血因子的方法，以便在紧急情况下应急处理严重出血。告诉患者若需外出或远行，应携带写明血友病的病历卡，以备发生意外时得到及时处理。

5. 预防疾病指导　重视遗传咨询、婚前检查和产前诊断，是减少血友病发病率的重要措施。有家族史者，婚前常规进行血友病的遗传咨询。婚前检查不但可以发现血友病患者，更重要的是可以发现血友病基因的女性携带者。血友病患者及女性携带者应审慎考虑婚育事宜。为了减少血友病患儿的出生，女性携带者均应进行产前诊断，一般妊娠第 16 周左右行羊水穿刺，确定胎儿性别及基因类型，以明确胎儿是否为血友病，决定是否终止妊娠。

四、弥散性血管内凝血

弥散性血管内凝血（disseminated intravascular coagulation，DIC）是多种疾病发展过程中可能出现的病理状态，由于致病因素激活凝血系统，导致全身微血栓形成，从而消耗了大量凝血因子和血小板，并继发纤溶亢进，造成全身出血、栓塞、微循环衰竭的临床综合征。

【病因和发病机制】

正常机体内凝血与抗凝系统保持着动态平衡，DIC 的发生是由于体内凝血超过抗凝能力，而导致全身微血栓形成。DIC 病因很多，各种疾病促发 DIC 的机制不尽相同，大致分为两类，但大多数情况下往往是综合因素所致的。

1. 血管内皮广泛损伤　临床最常见于严重的感染性疾病，多见于细菌、病毒感染，占 DIC 发病数的 31% ~ 43%，常见细菌为大肠埃希菌、铜绿假单胞菌、金黄色葡萄球菌等，还有病毒感染，多见于重症肝炎、流行性出血热等。此外，休克（失血性、过敏性等）、缺氧、大面积烧伤、抗原抗体复合物病等均可损伤小血管内皮细胞，使血管胶原纤维暴露，激活凝血因子Ⅻ及组织因子释放，从而激活内源性或外源性凝血途径。凝血因子Ⅻ又能引起继发性纤溶亢进，凝血酶与纤溶酶的形成是 DIC 发生过程中导致血管内微血栓、凝血因子减少及纤溶亢进的两个关键机制。

2. 组织损伤 恶性肿瘤占 DIC 发病数的 24% ~ 34%，常见于急性白血病、淋巴瘤、前列腺癌、胰腺癌、肝癌等，组织损伤还包括病理产科（胎盘早剥、羊水栓塞等）、严重创伤、广泛性手术、肝坏死和急性血管内溶血等，均由于释放大量组织因子进入血液循环，病态细胞（恶性肿瘤细胞）及受损组织使组织因子异常表达及释放，是 DIC 最重要的始动机制。

上述各种病因激活内源性、外源性凝血系统，产生大量凝血酶，使血液呈高凝状态，发生广泛的微血栓，又消耗了大量血小板及凝血因子，使血液处于消耗性低凝状态，加之纤维蛋白溶解酶除使纤维蛋白溶解外，还可水解其他凝血因子，故造成严重出血。DIC 的发展过程大体上可分为高凝血期、消耗性低凝血期、继发性纤溶亢进期三期。在三期中，重要机制是凝血酶与纤溶酶形成，各期常交叉出现，故临床上不能截然分开。

【临床表现】

由于原发病起病缓急、病情轻重及微血栓形成速度不同，使 DIC 的临床表现严重程度不一。一般临床上分为三型：①急性型，多见于败血症、产科意外等，病情凶险、变化急剧，在数小时至 1 ~ 2 d 内发病，除严重出血外，常合并低血压、休克；②亚急性型，常见于恶性肿瘤转移、白血病等，症状多在几日至几周内出现；③慢性型，较少见，多发生于慢性病，如系统性红斑狼疮，病程可达数月，出血不严重，易与原发病症状相混淆。

各型 DIC 的临床表现有以下共同特点：

1. 出血 出血发生率为 84% ~ 95%，是 DIC 较常见的早期表现之一，其特点是出血多、突然发生、广泛性自发性出血，部位可遍及全身，常见皮肤、黏膜出血，可呈多部位瘀点或瘀斑、伤口和注射部位渗血，严重者可有内脏出血，如呕血、咯血、血尿、便血，甚至颅内出血。

2. 微循环衰竭及栓塞症状 微循环衰竭是由于小血管栓塞，使回心血量减少，心排血量降低，可出现一过性或持续性低血压或休克，常表现为肢体湿冷、少尿、呼吸困难、发绀及神志改变等，休克程度与出血量常不成比例。休克可加重 DIC 的发展，且与 DIC 可形成恶性循环，顽固性休克常是 DIC 患者预后不良的征兆。微血管栓塞可使受损部位缺血、缺氧，如持续时间过长，可出现器官功能障碍，甚至出现组织坏死。内脏栓塞常见于肺、脑、肾、胃肠道等。如肺栓塞常突然发生胸痛、呼吸困难；脑栓塞表现为头痛、偏瘫、抽搐，严重者昏迷；肾栓塞常有腰痛、血尿、少尿或无尿；胃肠道黏膜缺血、坏死可引起呕血和便血。浅层栓塞表现为皮肤发绀，进一步可发生坏死、脱落，多见于眼睑、四肢及胸背等部位，黏膜损伤易发生在口腔、消化道、肛门等部位，呈灶性坏死或溃疡形成。

3. 微血管病性溶血 微血管内血栓形成使管腔变窄，当红细胞通过微血管时，与管腔内纤维蛋白条索相互作用，加之血流不断冲击，易造成红细胞机械性损伤和碎裂而发生溶血。溶血一般较轻微，可表现为进行性贫血，偶见皮肤、巩膜黄染。

【辅助检查】

1. 消耗性凝血功能障碍检查 ①血小板减少，可进行性下降；②纤维蛋白原持续下降或低于 1.5 g/L；③凝血酶原时间延长。

2. 纤溶亢进检查 ①测定纤维蛋白降解产物（FDP）增多，FDP＞20 mg/L；②血浆鱼精蛋白副凝试验（即 3P 试验）阳性。

【诊断要点】

根据临床表现有广泛出血倾向和不易用原发病解释的低血压或休克，或伴有多发性微血管栓塞症状、体征，以及实验室检查血小板及血浆纤维蛋白原进行性下降，3P 试验阳性或 FDP＞20 mg/L，一般可做出诊断。

【治疗要点】

（一）治疗原发病、去除诱因

有效治疗原发病，可控制 DIC 进展，如积极控制感染性疾病。治疗休克，纠正酸中毒及电解质代谢紊乱等诱因也极为重要。

（二）抗凝治疗

抗凝治疗是终止 DIC 病理过程、重建凝血 - 抗凝平衡的重要措施。临床常用的抗凝血药主要包括普通肝素和低分子量肝素。

1. 普通肝素　肝素为临床常用药物。肝素是通过与抗凝血酶Ⅲ（AT-Ⅲ）结合后，使 AT-Ⅲ被激活而发挥抗凝血作用，激活后的 AT-Ⅲ与凝血酶及多种激活的凝血因子结合并使其灭活，但不能溶解已形成的血栓。肝素用法：一般静脉滴注肝素钠 15 000 U/d 左右，每 6 h 用量不超过 5000 U，使凝血时间维持在 20～30 min（试管法）。一般用药 3～5 d，有效后逐渐减量至停药。近年来，肝素用量已趋向小剂量，使用时必须严密监测血液各项检查指标。

2. 低分子量肝素　与普通肝素相比，其抑制凝血因子 X a 的作用较强，出血并发症较少。常用剂量为 75～150 IU AX a（抗活化凝血因子 X 国际单位）/（kg·d），一次或分 2 次皮下注射，连用 3～5 d。

3. 抗血小板聚集药　对轻症或诊断不确定的患者，可用双嘧达莫（潘生丁）200～400 mg/d，阿司匹林 40～80 mg/d，均为分次口服。低分子右旋糖酐 500 ml/d，或复方丹参注射液静脉滴注，剂量为 20～40 ml，加入 100～200 ml 葡萄糖溶液中，每日 2～3 次，连用 3～5 d。

（三）补充凝血因子和血小板

补充凝血因子和血小板适用于消耗性低凝血期和继发纤溶亢进期，一般每日输注新鲜血 200～800 ml，全血输注已少用，也可分别输注新鲜血浆（凝血因子较全血多 1 倍）、纤维蛋白原浓缩剂或血小板悬液。

（四）抗纤溶治疗

抗纤溶治疗一般宜与抗凝血药同时应用，适用于 DIC 晚期患者，禁用于 DIC 早、中期患者。常用药物有氨基己酸、氨甲苯酸等。

（五）溶栓疗法

溶栓疗法主要用于 DIC 后期，脏器功能衰竭显著且上述治疗无效者，可试用尿激酶或组织型纤溶酶原激活剂（t-PA）。

【主要护理措施】

1. 病情观察　定时测量生命体征，观察意识状态，皮肤、黏膜出血范围，若有呕血、便血、咯血，应记录出血量，并警惕脑出血。注意观察原发病的症状及体征。

2. 保持身心安静　保持身心安静对神志清醒者尤为重要，卧床休息、心情平静，以防病情加重。向患者解释经积极配合治疗病情会逐渐好转，避免患者情绪紧张，并应做好家属的工作，使之理解及配合。

3. 症状护理　避免皮肤受压，呼吸困难者应吸氧，咯血、呕血需随时清理干净。

4. 实验室检查的护理　配合医师及时为患者抽血检查，以便了解病情，调整用药，如查血小板、纤维蛋白原、凝血时间、3P 试验。

5. 药物护理　大剂量肝素易引起自发性出血或加重出血。按医嘱使用肝素时，应观察出血减轻或加重，定期测凝血时间（CT）或活化部分凝血活酶时间（APTT），以指导用药。

随堂测 6-6

【健康教育】

1. 预防病因，及早发现　对易诱发 DIC 的疾病，如感染性疾病或病理产科，医护人员应积极治疗及护理，预防 DIC 发生，有此警觉，对早期发现 DIC 有帮助。若已发生 DIC，应及早发现、及时处理。

2. 预后　影响 DIC 预后的因素有很多，特别是急性型，死亡原因多与病因和诱因未能去除、诊断及治疗不及时、患者身体状况有密切关系。一般 DIC 治愈率为 50%～80%，好转率为 20%～30%，病死率为 20%～40%。

小　结

原发免疫性血小板减少症是多种机制共同参与的以血小板减少为特征的获得性自身免疫□。临床表现为多个部位出血，多出现在四肢，以下肢较常见，严重时出现内脏出血，甚至脑□。糖皮质激素为首发血小板减少性紫癜的首选一线药物，应用过程中开始剂量要足量，减□逐渐减量，不可随意停药。避免人为损伤（如剪短指甲、使用硬毛牙刷）而诱发或加重出□，避免应用可能引起血小板减少或抑制其功能的药物，特别是非甾体抗炎药，如阿司匹林。□免剧烈咳嗽、屏气等导致颅内压增高的因素。

过敏性紫癜是一种常见的血管变态反应性出血性疾病。过敏性紫癜分为单纯型、腹型、关□型、肾型、混合型。单纯型是最常见的临床类型；腹型为最具潜在危险和最易误诊的临床类□□关节型只会出现关节肿胀、疼痛、压痛和功能障碍，但是不会发生关节畸形；肾型是病情□□严重且预后相对较差的一种临床类型。糖皮质激素对腹型和关节型疗效较好，对紫癜型及□□效不明显。过敏性紫癜患者典型的腹痛多表现为突发脐周或下腹部阵发性绞痛，无明显□□紧张和反跳痛；肠鸣音活跃或亢进多提示肠道内渗出增加或有出血。发作期患者应卧床休□，避免外伤，饮食应清淡、少刺激、易消化；指导患者遵医嘱正确、规律用药；避免服用和□接触头孢菌素、磺胺类、吲哚美辛、花粉等与发病有关的因素，预防呼吸道和寄生虫感染。

血友病是因遗传性凝血因子缺乏而引起的一组出血性疾病，包括血友病 A、血友病 B，其中以血友病 A 最为常见。出血是血友病患者最主要的临床表现，以血友病 A 最为严重。补充凝血因子是目前防治血友病患者出血最重要的措施。护理的重点在于预防各种人为因素导致的出血，如减少活动、避免粗糙硬质食物等，出血之后的应对措施有压迫止血、注射凝血因子等。

DIC 是多种疾病发展过程中可能出现的病理状态，由于致病因素激活凝血系统，导致全身微血栓形成，从而消耗了大量凝血因子和血小板，并继发纤溶亢进，造成全身出血、栓塞、微循环衰竭的临床综合征。病因及病理机制为多种疾病发展过程中可能引起血管内皮广泛损伤或组织损伤，激活内源性及外源性凝血系统所致。出血是 DIC 较常见的早期表现之一，特点是出血多、突然发生、广泛性自发性出血，部位可遍及全身，常见皮肤、黏膜出血，微循环衰竭，栓塞症状及微血管病性溶血。治疗要点是治疗原发病、去除诱因；应用抗凝治疗是终止 DIC 病理过程、重建凝血 - 抗凝平衡的重要措施，肝素为临床常用药物。护理措施主要是病情观察，定时测量生命体征，观察意识状态、出血范围，配合医师为患者抽血检查，及时了解病情，调整用药极为重要。

（冯耀清）

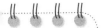
第四节　白血病

 导学目标

通过本节内容的学习，学生应能够：

◆ **基本目标**
1. 说明白血病的概念、分类。
2. 回忆白血病的病因、发病机制。
3. 比较急性和慢性髓细胞性白血病的临床表现、实验室检查、治疗要点。
4. 应用护理程序对白血病患者实施整体护理。

◆ **发展目标**
综合运用白血病化疗护理及心理学知识护理白血病化疗患者，促进患者的身心健康

◆ **思政目标**
在与患者及家属的接触中，养成尊重患者、保护隐私、耐心帮助的态度，融入慎独
职业精神和爱伤的专业情感。

案例 6-2

某患者，男性，35岁。因"腹部、双下肢皮下出血，伴头晕、乏力1个月，发热2 d"入院。患者1个月来无明显诱因反复出现皮肤淤血、瘀斑。2 d前发热，口服"感冒药"后体温不降。身体评估：T 38.9 ℃，P 86次/分，R 19次/分，BP 125/86 mmHg。神志清楚，中度贫血貌，浅表淋巴结为花生米样肿大，胸骨压痛，心脏、肺听诊未见异常，肝肋下1 cm。血液检查：RBC $1.90×10^{12}$/L，Hb 53 g/L，PLT $15×10^9$/L，L 85%，原幼淋巴细胞12%。骨髓细胞学检查：骨髓增生极度活跃，原始及幼稚淋巴细胞占45%，巨核细胞及血小板少见。初步诊断为"急性淋巴细胞白血病"。入院后遵医嘱按化疗方案给予规范化疗。

请回答：
1. 目前患者发热的主要原因是什么？
2. 入院评估时，应重点关注患者的疾病史、心理和社会等方面哪些资料的收集？
3. 患者入院后经过规范化疗获得完全缓解，可暂时出院，等待骨髓移植。此时，护士应就哪些内容对其进行健康指导？

白血病（leukemia）是一类原因未明的造血干/祖细胞恶性克隆性疾病。由于干细胞发生恶性克隆性变，使细胞出现增殖失控、分化成熟障碍和凋亡受阻，停滞在细胞发育的不同阶段。白血病细胞在骨髓及其他造血组织中弥漫性、恶性增生，抑制正常造血，并浸润、破坏体

内其他脏器、组织，导致出现各种症状和体征。

【临床常用的白血病分类方法】

1. 根据白血病细胞分化成熟程度和自然病程分类　分为急性白血病和慢性白血病。急性白血病（acute leukemia，AL）起病急，细胞分化停留在原始细胞及早期幼稚细胞等较早的阶段，病情进展迅速，自然病程仅为几个月。慢性白血病（chronic leukemia，CL）起病缓慢，白血病细胞分化停滞在较成熟幼稚细胞和成熟细胞阶段，病情进展速度慢，自然病程一般为数年。

2. 按照主要受累细胞系列分类　急性白血病分为急性髓系白血病（acute myeloid leukemia，AML）和急性淋巴细胞白血病（acute lymphoblastic leukemia，ALL）。慢性白血病分为慢性淋巴细胞白血病（chronic lymphocytic leukemia，CLL）、慢性髓细胞性白血病（chronic myelogenous leukemia，CML）及毛细胞白血病、幼淋巴细胞白血病等少见类型的白血病。

我国白血病发病率为（3~4）/10万，在恶性肿瘤所致的死亡率中，白血病居男性第6位和女性第7位；儿童及35岁以下成人恶性致死性肿瘤中，居第1位，儿童中以2~7岁的儿童发病常见。急性白血病多见（AL：CL约为5.5：1）。其中以AML最多，其次为ALL、CML。成人急性白血病中以AML多见，儿童以ALL多见。CLL在50岁以后发病率明显增多。我国白血病发病率与亚洲国家相近，低于欧美国家。

【病因和发病机制】

人类白血病的病因尚未明确，可能与如下因素有关：

1. 生物因素　主要包括病毒感染和免疫异常。目前已证明，成人T细胞白血病和淋巴瘤目前已证明可由C型逆转录RNA病毒——人类T淋巴细胞病毒Ⅰ型所致。病毒感染机体后整合并潜伏在宿主细胞内，在某些理化因素影响下被激活而诱发白血病；也可作为外源性病毒由外界横向传播感染而直接致病。此外，EB病毒、HIV与淋巴系统恶性肿瘤的关系也已经被认识。

2. 物理辐射　主要是X射线、γ射线等的电离辐射。1911年，放射工作者发生白血病的病例被首次报道。日本广岛及长崎受原子弹袭击后的幸存者中白血病发病率分别远高于未受照射人群30倍和17倍。大剂量、大面积照射可造成骨髓抑制和机体免疫力下降，DNA突变、断裂和重组，诱发白血病。

3. 化学因素　多种化学物质、药物与白血病发病有关，多年接触苯及含苯有机溶剂可诱发白血病。氯霉素、保泰松、烷化剂及细胞毒药物也有可能导致白血病。

4. 遗传因素　有21号染色体改变的唐氏综合征患者白血病发病率达50/10万，高于正常人群20倍。单卵双生子中一人发生白血病，另一人白血病的发病率为1/5，高于二卵双生者12倍。布卢姆综合征（又称侏儒面部毛细管扩张综合征）及先天性免疫球蛋白缺乏症等患者的白血病发病率也较高。

5. 其他　某些其他血液病最终可能发展为白血病，如淋巴瘤、阵发性睡眠性血红蛋白尿症、骨髓增生异常综合征、多发性骨髓瘤。

白血病的发病机制非常复杂，可能在多种致病因素的作用下，先单个细胞突变，当机体遗传易感性和机体免疫功能低下时，病毒感染、染色体畸变等使癌基因激活，部分抑癌基因失活、凋亡，进而导致癌基因过度表达，突变细胞凋亡受阻，过度繁殖，诱发白血病发病。

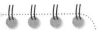

一、急性白血病

急性白血病（acute leukemia，AL）是造血干细胞的克隆性恶性疾病，发病时骨髓中大量原始及幼稚细胞异常增殖，并浸润至各器官和组织，抑制正常的造血功能，临床表现为贫血、发热、出血，以及肝、脾、淋巴结浸润等。

【临床表现】

本病起病急缓不一，起病急者常突然高热，类似"感冒"，或有明显出血。缓慢起病者，常表现为面色苍白、疲乏、低热、皮肤紫癜，偶可因月经过多或拔牙后出血不止而就医。此外，本病可有各器官、组织浸润所引起的相应症状和体征。

（一）贫血

患者的正常红细胞生成减少，病程短者可无明显贫血。半数患者就诊时有重度贫血，并随病情发展而加重。

（二）发热

半数患者以发热为早期症状，可有高热或低热。白血病本身可引起发热，但发生高热往往提示有继发感染。感染可发生在各个部位，常见咽峡炎、口腔炎、牙龈炎等，可伴有溃疡或组织坏死，肺部感染、肛周炎和肛旁脓肿也较常见，严重时可有菌血症、败血症。常见致病菌为铜绿假单胞菌、大肠埃希菌、肺炎克雷伯菌等革兰氏阴性杆菌。近年来，革兰氏阳性球菌的发病率有所上升，如金黄色葡萄球菌、肠球菌、表皮葡萄球菌。长期应用抗生素、粒细胞缺乏的患者可有念珠菌、曲霉菌、隐球菌等真菌感染。因患者伴有免疫功能缺陷，也可发生单纯疱疹病毒、带状疱疹病毒、巨细胞病毒等病毒感染。

（三）出血

患者可有不同程度的出血，以出血为早期表现的患者约占40%，出血部位可遍及全身。常见有皮肤瘀点、瘀斑、鼻出血、牙龈出血、口腔血肿、月经过多及子宫出血等。眼底出血时可有视物模糊。颅内出血最严重，患者可出现头痛、呕吐、瞳孔大小不对称，甚至导致昏迷、死亡。急性白血病死于出血者占62.24%，其中87%为颅内出血。出血的主要原因是正常血小板减少、凝血异常、血管中淤滞大量白血病细胞及感染。

（四）白血病细胞增殖引起器官和组织浸润的表现

1. 肝、脾及淋巴结肿大　白血病细胞浸润多发生在患者的肝、脾及淋巴结，一般轻至中度肿大。淋巴结肿大以急性淋巴细胞白血病患者较多见，纵隔淋巴结肿大常见于 T 细胞急性淋巴细胞白血病。

2. 骨骼和关节　常有胸骨下段局部压痛，可有四肢骨骼、关节疼痛，常以儿童多见。提示骨髓腔内白血病细胞过度增生。若骨髓发生坏死，则可有骨骼剧痛感。

3. 中枢神经系统白血病（central nervous system leukemia，CNSL）　CNSL 是白血病最常见的髓外浸润，且因多数化疗药物很难通过血脑屏障，隐藏在中枢神经系统的白血病细胞很难被有效杀灭。CNSL 可发生在白血病的各个时期，但缓解期发生者居多。轻者表现为头痛、头晕，重者出现呕吐、颈强直，甚至抽搐、昏迷，患者脑脊液压力增高，但一般无发热。以ALL 最常见，儿童尤甚，其次为 M_4、M_5 和 M_2。

4. 眼部浸润　AML 可伴粒细胞肉瘤或绿色瘤，常浸润骨膜，部位以眼眶最常见，可导致眼球突出、复视或失明。

5. 口腔和皮肤浸润　牙龈可出现增生、肿胀。皮肤受损可有蓝灰色斑丘疹，局部皮肤隆起、变硬，紫蓝色结节。

6. 睾丸浸润　多为一侧性、无痛性睾丸肿大。另一侧虽无肿大，但活检时也往往发现白血病细胞浸润。睾丸浸润多见于 ALL 化疗缓解后的幼儿和青年，是仅次于 CNSL 的白血病髓外复发的根源。

【辅助检查】

1. 血象 多数患者白细胞计数增多，超过 10×10^9/L 者称白细胞增多性白血病。部分患者白细胞计数正常或减少，低于 1×10^9/L 称为白细胞不增多性白血病。分类中可发现原始细胞及幼稚细胞，但白细胞不增多性白血病病例血涂片上很难找到原始细胞。贫血属于正常细胞性贫血，贫血轻重不同，少数患者血涂片上红细胞大小不等，可找到幼红细胞。约 50% 患者血小板计数低于 60×10^9/L，晚期血小板极度减少。

2. 骨髓象 骨髓象是诊断急性白血病的主要依据，多数患者骨髓增生明显或极度活跃，有核细胞显著增生，主要为白血病原始细胞和幼稚细胞，正常红系、粒系细胞及巨核细胞均显著减少。少数急性白血病骨髓增生低下，称为低增生性急性白血病。

3. 细胞化学染色 常见白血病（急性淋巴细胞、急性粒细胞白血病、急性单核细胞白血病）的原始细胞形态比较相似，采用组织化学染色观察形态，协助鉴别各类白血病。常用方法列于表 6-6。

表 6-6 三种急性白血病细胞类型鉴别

	急性淋巴细胞白血病	急性粒细胞白血病	急性单核细胞白血病
过氧化物酶（POX）	（－）	分化差的原始细胞（－）～（＋） 分化好的原始细胞（＋）～（＋＋＋）	（－）～（＋）
糖原染色（PAS）	（＋），成块或颗粒状	（－）或（＋），弥漫性淡红色	（－）或（＋），弥漫性淡红色或颗粒状
非特异性酯酶	（－）	（－）或（＋），氟化钠抑制不敏感	（＋），能被氟化钠抑制

4. 免疫学检查 根据白血病细胞表达的相关抗原确定其来源。如造血干 / 祖细胞表达 CD34，急性早幼粒细胞白血病细胞通常表达 CD33、CD13 和 CD117，不表达 CD34 和 HLA-DR 等。

5. 细胞遗传学和分子生物学检查 白血病常伴有特异的细胞遗传学（染色体核型）和分子生物学改变（如融合基因、基因突变）。如 99% 的急性早幼粒细胞白血病有 t（15；17）（q22；q21），此易位使 15 号染色体上的早幼粒白血病基因与 17 号染色体上的 RARA（维 A 酸受体基因）形成融合基因，是急性早幼粒细胞白血病发病及应用全反式维 A 酸治疗有效的分子基础。

6. 血液生化检查 患者血清尿酸浓度和尿液尿酸排泄量均增加，尤其在化疗期间更显著，甚至出现尿酸结晶。当出现 CNSL 时，脑脊液压力升高，白细胞计数增加，蛋白质增多，糖定量减少。脑脊液涂片中有白血病细胞。

【诊断要点】

根据贫血、出血、发热、骨痛等临床表现，以及血象、骨髓象检查可以确诊。

【治疗要点】

根据患者的临床特点，按照患者的意愿及经济能力，选择并设计完整、系统的最佳和有效的治疗方案。治疗期间，为减少患者反复穿刺的痛苦，建议留置深静脉导管。化疗可杀灭大量白血病细胞，同时也会损伤正常造血细胞，故对选择化疗的患者，应进行有效的支持治疗。适合行异基因造血干细胞移植的患者应抽血做 HLA 配型。

（一）支持治疗

病情较重的患者须卧床休息，最好是将患者安置在隔离病室或无菌层流室进行治疗。

1. 紧急处理高白细胞血症 当循环血液中白细胞计数 $>100 \times 10^9/L$ 时，患者可产生白细胞淤滞症，出现呼吸困难、低氧血症、反应迟钝、颅内出血及言语不清等。高白细胞不仅增加患者的死亡率，也增加髓外白血病的发病率和复发率。应紧急使用白细胞分离机，单采清除过高的白细胞，同时实施水化和化疗，预防高尿酸血症、电解质代谢紊乱、凝血异常等并发症。

2. 维持营养 白血病是严重消耗性疾病，特别是在化疗、放疗引起患者消化道黏膜炎及消化功能紊乱时更严重，故应重视补充营养，维持水、电解质平衡，给予患者高热量、高蛋白质、富含维生素、易消化的食物，必要时可静脉补充营养。

3. 防治感染 白血病患者在化疗、放疗后粒细胞缺乏会持续很长时间，此时宜居住于层流病房或消毒隔离病房，防止交叉感染。加强皮肤、口腔、肛门、阴道护理。发热多由感染引起，需作胸部 X 线检查、咽拭子及血培养和药敏试验明确感染病灶。先应用氨苄西林、庆大霉素或头孢菌素类等广谱抗生素治疗，药敏试验结果出来后，更换为敏感抗生素。感染严重的患者静脉注射丙种球蛋白和输注新鲜血液，也可应用粒细胞集落刺激因子、粒 - 单核细胞集落刺激因子，以升高粒细胞。

4. 成分输血 严重贫血患者可吸氧、输注浓缩红细胞或全血，以维持 Hb >80 g/L。但白细胞淤滞时，不宜马上输注红细胞，以防止血液黏滞度进一步升高。血小板计数过低引起出血时，应输血小板悬液或新鲜血。为预防严重出血，需要维持血小板计数 $\geq 10 \times 10^9/L$。为避免异体免疫反应而导致无效输注和发热反应，输注时可用白细胞滤器过滤成分血中的白细胞。

5. 预防尿酸肾病 患者体内大量白血病细胞被破坏，尤其化疗时更明显。血液及尿液中尿酸浓度增高，在肾小管聚集，可产生高尿酸血症肾病。应予患者 24 h 持续静脉补液，使每小时尿量 >150 ml/m²，并保持碱性尿。在化疗的同时给予别嘌醇，抑制尿酸合成。少数患者对别嘌醇会有严重的皮肤过敏反应，应予注意。当患者出现少尿、无尿或肾功能不全时，应按急性肾衰竭处理。

（二）化学治疗

常用的化疗药物列于表 6-7。

表 6-7 治疗急性白血病常用的化疗药物

药名	类别和药理作用	疗效		主要副作用
		急淋	急非淋	
长春新碱（VCR）	生物碱，抑制有丝分裂	+	±	周围神经炎、消化道反应
泼尼松（P）	糖皮质激素，破坏淋巴细胞	+	–	库欣综合征、易感染、高血压、糖尿病、溃疡病、高尿酸血症
巯嘌呤（6-MP）	抗嘌呤代谢，阻碍 DNA 合成	+	+	骨髓抑制、肝损害
巯鸟嘌呤（6-TG）	抗嘌呤代谢，阻碍 DNA 合成	+	+	骨髓抑制、肝损害
甲氨蝶呤（MTX）	抗叶酸代谢，干扰 DNA 合成	+	±	口腔、胃肠道黏膜溃疡，骨髓抑制，恶心，呕吐，肝损害
阿糖胞苷（Ara-C）	抗嘧啶代谢，阻碍 DNA 合成	+	+	恶心、骨髓抑制、口腔溃疡
安西他滨（CY）	抗嘧啶代谢，阻碍 DNA 合成	+	+	恶心、骨髓抑制、口腔溃疡
门冬酰胺酶（L-ASP）	酶类，影响癌细胞蛋白质合成	+	–	肝损害、过敏反应、高尿酸血症、出血、白细胞减少
柔红霉素（DAUN/DNR）	抗生素，抑制 DNA、RNA 合成	+	+	骨髓抑制、心脏毒性、消化道反应

续表

药名	类别和药理作用	疗效		主要副作用
		急淋	急非淋	
多柔比星（ADM）	抗生素，抑制 DNA、RNA 合成	+	+	骨髓抑制、心脏毒性、消化道反应
高三尖杉酯碱（H）	生物碱，抑制 DNA、RNA 合成	-	+	骨髓抑制、心脏毒性、消化道反应
环磷酰胺（CTX）	烷化剂，破坏 DNA	±	+	骨髓抑制、脱发、恶心、出血性膀胱炎、肝损害
维 A 酸（ATRA）	肿瘤细胞诱导分化剂，使白血病细胞分化为具有正常表型功能的血细胞	–	+	皮肤及黏膜干燥、消化道反应、肝损害
羟基脲（HU）	抗嘧啶、嘌呤代谢，阻碍 DNA 合成	–	+	消化道反应、骨髓抑制
依托泊苷（VP-16）	生物碱，DNA、RNA 合成	–	+	骨髓抑制、消化道反应

1. 化疗方法 急性白血病疗程包含诱导缓解和缓解后治疗（巩固强化及维持治疗）两个阶段。

（1）诱导缓解：是指从临床症状、体征消失，血象和骨髓象基本完全缓解（complete remission，CR）。即白血病的症状和血病细胞<5%，外周血中性粒细胞……外周血无白血病细胞，骨髓三系造血恢复，原始、幼稚白初诊时细胞遗传学、免疫学……×10⁹/L，血小板计数≥100×10⁹/L。理想的完全缓解为各药物作用在细胞周期的不同……学异常标志物均消失。目前多采用多药物联合化疗，因地减轻对患者重要脏器的损伤……有协同作用，且各药物副作用不累加，从而最大限度有机会杀灭各增殖周期的白血病……7～10 d（白血病细胞增殖周期大致为 5 d），药物常用联合化疗方案列于表6-8。……次缓解越早、越彻底，缓解期越长，生存期也越长，2 mg，静脉注射，泼尼松 40～……巴细胞白血病首选 VP 方案，即长春新碱，每周 1～成人急性淋巴细胞白血病获得完……分次口服，可连续用药 4～5 周，VP 方案能使 50% 的改用 VDP 或 VLP 或 4 种药物同……但易复发，完全缓解期为 3～8 个月。若疗效不佳，可方案，即柔红霉素 45 mg/（m²·d），静脉注射，第 1～3 天；阿糖胞苷 150 mg/（m²·d），静脉注射，第 1～7 天。间隔 1～2 周后开始第 2 个疗程，60 岁以下患者总完全缓解率为 63%；或使用 HOAP、HA 方案及其他方案。国内研究发现，对急性早幼粒细胞白血病（acute promyelocytic leukemia，APL）患者可采用口服维 A 酸（ATRA）治疗直至缓解，ATRA 可诱导带有融合基因的早幼粒细胞白血病细胞分化成熟。ATRA 联合其他化疗药物可降低维 A 酸综合征的发生率和死亡率，提高完全缓解率。对高白细胞的急性早幼粒细胞白血病，可将砷剂作为一线药物。

表 6-8 急性白血病常用联合化疗方案

治疗方案	药物剂量	用法	说明
急性淋巴细胞白血病			
VP	VCR 1～2 mg	第 1 天，每周 1 次，静脉注射	
	P 40～60 mg	每日分次口服	
VDP	VCR 1～2 mg	第 1 天，每周 1 次，静脉注射	完全缓解率 74%
	DNR 30～40 mg	第 1～3 天，每周 3 次，静脉注射	
	P 40～60 mg	每日分次口服	

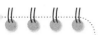

续表

治疗方案	药物剂量	用法	说明
VLP	VCR 1 ~ 2 mg	第1天，每周1次，静脉注射	完全缓解率72%
	L-ASP 5000 ~ 10 000 U	每日1次，共10 d，静脉滴注	
	P 40 ~ 60 mg	每日分次口服	
MVLD	MTX 50 ~ 100 mg	第1天1次，静脉注射	
	VCR 1 ~ 2 mg	第2天1次，静脉注射	
	L-ASP 2000 U	第2天1次，静脉滴注	
	DXM 6.75 mg	每日分次口服，共10 d	
急性髓系白血病			
DA	DAUN 或 ADM 40 mg	第1 ~ 3天，每日1次，静脉注射	1个疗程为7 d，间歇1 ~ 2周，完全缓解率为60%
	Ara-C 150 mg	第1 ~ 7天，每日1次，静脉滴注	
HOAP	H 4 ~ 6 mg	第1 ~ 7天，每日1次，静脉滴注	
	VCR 2 mg	第1天，每周1次，静脉注射	
	Ara-C 150 mg	第1 ~ 7天，每日1次，静脉滴注	
	P 40 ~ 60 mg	每日分次口服	
HA	H 3 ~ 4 mg	第1 ~ 5/7天，每日1次，静脉滴注	
	Ara-C 100 mg	第1 ~ 7天，每日1次，静脉滴注	

注：VCR，长春新碱；P，泼尼松；DAUN/DNR，柔红霉素；L-ASP，门冬酰胺酶；MTX，甲氨蝶呤；DXM，地塞米松；ADM，多柔比星；Ara-C，阿糖胞苷。

（2）缓解后治疗：诱导缓解获完全缓解后，体内的白血病细胞降至 $10^8 \sim 10^9/L$，这些残留的白血病细胞称为微小残留病灶。微小残留病灶水平可预测复发，须定期监测。缓解后治疗的主要方法为化疗和造血干细胞移植。急性淋巴细胞白血病可用原诱导缓解方案 4 ~ 6 个疗程，或轮换使用多种化疗药物，以后进入维持阶段，每个月一次维持治疗，逐步延长间歇期，总疗程约需 3 年。一般主张成人急性淋巴细胞白血病巩固强化间歇期需用巯嘌呤（mercaptopurine，6-MP）和甲氨蝶呤长期交替口服，是普遍应用的有效维持治疗方案；为克服耐药及在脑脊液达到治疗药物浓度，目前高剂量 Ara-C 和 MTX 已广泛应用。ALL 复发多发生在完全缓解后 2 年内，以骨髓复发最常见，髓外部位多见于中枢神经系统和睾丸。急性髓系白血病可用原诱导方案巩固 4 ~ 6 个疗程，或高剂量阿糖胞苷巩固强化至少 4 个疗程。化疗每 1 ~ 2 个月一次，共 1 ~ 2 年，后随访观察，如有复发，再行治疗。急性早幼粒细胞白血病获得完全缓解后，采用化疗与维 A 酸交替维持治疗 2 ~ 3 年效果较好。复发者用砷剂治疗仍有效。

2. 化疗药物毒性反应及副作用的防治

（1）局部反应：某些化疗药物，如多柔比星、柔红霉素、氮芥，多次静脉注射可导致静脉炎，故静脉注射后要用生理盐水冲洗，以减轻刺激。注射时尽量选用中心静脉，若选用外周静脉，尽量选用粗、直的大静脉。输入药物之前，确保针头位于血管内，且需轮换使用血管。若发生静脉炎，可用普鲁卡因及时局部封闭，或冷敷/热敷、休息数日至静脉炎痊愈，否则可引起静脉闭塞。发疱性化疗药外溢至皮下组织可引起局部炎症、甚至坏死，处理方法同静脉炎。

（2）骨髓抑制：抗白血病药物在杀伤白血病细胞的同时会损害正常细胞，表现为全血细胞减少。化疗过程中，必须定期做骨髓穿刺，检查血象，观察药物的疗效及骨髓抑制情况。多数药物骨髓抑制最严重一般发生在化疗后 7 ~ 14 d，之后的 5 ~ 10 d 逐渐恢复。一旦患者出现骨髓抑制，需加强出血、贫血、感染的预防和处理。

（3）消化道反应：某些化疗药物可引起恶心、呕吐、食欲缺乏等消化道反应。一般首次用药时患者反应较强烈，而后可逐渐减轻。症状多在用药后 1 ~ 3 h 出现，可持续 24 h 不等，体弱者较严重。化疗期间患者的饮食要清淡、易消化和富有营养，避免在药物治疗前、后 2 h 进餐，必要时可在治疗前 1~2 h 使用镇痛药，每 6~8 h 重复给药一次。

（4）其他：长春新碱可引起周围神经炎，患者有手足麻木感，停药后可逐渐消失。柔红霉素、高三尖杉酯碱类药物可损害心肌及心脏传导系统，用药时宜缓慢静脉滴注，注意观察患者的面色、心率，复查心电图。甲氨蝶呤可导致口腔黏膜溃疡，用漱口液交替漱口，亚叶酸钙可对抗其毒性。环磷酰胺可引起脱发及出血性膀胱炎而致血尿。巯嘌呤、甲氨蝶呤等损害肝功能，应注意观察患者有无黄疸，定期检测肝功能。

（三）中枢神经系统白血病的防治

由于化疗药物很难通过血脑屏障，因此隐藏在中枢神经系统内的白血病细胞往往是白血病复发的主要根源。中枢神经系统白血病的预防要贯穿 ALL 治疗全过程。主要包括颅脊椎照射、鞘内注射化疗药和全身高剂量应用化疗药。颅脊椎照射疗效确切，但认知损害、继发肿瘤、神经毒性等不良反应限制了其应用。现多采用早期、全身大剂量应用化疗药和鞘内注射化疗药。常在疾病缓解前或缓解后鞘内注射甲氨蝶呤，每次 10 mg，可同时加地塞米松 5~10 mg，每周 2 次，共 3 周；也可用阿糖胞苷鞘内注射。

（四）睾丸白血病治疗

睾丸白血病使用化疗药物疗效不佳，须对两侧睾丸同时进行放射治疗。

（五）造血干细胞移植

先用全身放疗、化疗和强烈的免疫抑制药，将患者体内的白血病细胞最大可能地全部杀灭，同时充分抑制患者的免疫功能，再植入正常骨髓，使患者恢复正常的造血功能。骨髓移植作为治疗白血病的方法已应用多年。目前主张移植的时间应在急性白血病第一次完全缓解时，患者年龄一般控制在 50 岁以下。骨髓移植后早期主要并发症是严重感染、出血、移植物被排斥，之后是移植物抗宿主病（graft versus-host disease，GVHD）。近年来，临床试用自体骨髓移植或自体外周血干细胞移植，可明显延长部分患者的无病生存期。正常脐血输注，重建造血，目前主要用于儿童白血病患者的治疗。

> **知识链接**
>
> #### 白血病的"砒霜疗法"
>
> 2016 年，陈竺院士凭借"砒霜疗法"获得美国血液学会颁发的"欧尼斯特博特勒"奖。该奖表彰了陈竺院士利用砒霜治疗"急性早幼粒细胞白血病"（APL）研究的显著成就。该疗法采用三氧化二砷（砒霜）联合全反式维 A 酸精准靶向治疗 APL，可使急性早幼粒细胞白血病 5 年无病生存率达到 90% 以上，成功挽救了大量 APL 患者。此项研究结合临床医学与基础生物学，从分子水平揭示了砷剂和全反式维 A 酸作用于 APL 的致病分子 PML/RARα 治疗急性白血病的机制。该成果融合东方传统医学和西方医学，推动了血液系统恶性疾病转化治疗的发展。

【护理】

（一）护理评估

1. 病史及心理社会因素

（1）病史：询问患者的起病缓急、首发表现、目前症状及轻重程度。重点了解患者有无发热、咽痛、面色苍白、胸骨疼痛、四肢及关节肿痛、皮肤及黏膜出血等。评估患者既往检查及

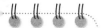

治疗，尤其是血象、骨髓象、化疗方案等。

（2）居住环境、职业及家族史：了解患者的居住环境及职业，有无长期接触化学毒物或放射物史，家族中有无类似疾病患者。

（3）心理社会因素：评估患者对疾病的了解及其心理应对状况，有无以往住院经验、获得的心理支持。家庭主要成员对疾病的认识和对患者的态度，能否正确处理突如其来的应激，家庭经济应对、有无医疗保障，亲友、单位的帮助。

2. 身体评估

（1）一般评估：评估患者的生命体征、是否发热、意识状态、营养、活动能力、睡眠及饮食情况等。

（2）皮肤、黏膜：四肢躯干皮肤有无出血，鼻腔、牙龈有无出血，睑结膜、口唇、甲床有无苍白；有无粒细胞肉瘤、皮下结节、蓝色斑丘疹；有无口腔溃疡、咽部充血、牙龈增生、肛周脓肿等。

（3）肝、脾、淋巴结：触诊肝和脾的大小、质地、有无压痛；浅表淋巴结有无肿大及压痛。

（4）其他：听诊肺部湿啰音；睾丸有无痛性肿大；胸骨、躯干骨及四肢关节有无压痛等。

3. 辅助检查　外周血象，如白细胞及血小板计数、血红蛋白是否正常，有无大量幼稚细胞；骨髓象是否增生活跃或极度增生，原始、幼稚细胞所占比例；了解生化检查、肝功能、肾功能检查的指标。

（二）常见护理诊断／问题

1. 有受伤的危险：出血　与血小板过低导致皮肤、黏膜出血有关。

2. 有感染的危险　与正常粒细胞减少、免疫力低下有关。

3. 活动无耐力　与白血病引起贫血、白血病导致代谢率增高、化疗药物副作用有关。

4. 潜在并发症：化疗药物的不良反应。

5. 恐惧　与急性白血病疗效差、死亡率高有关。

（三）护理目标

（1）患者能积极配合治疗，采取有效的预防措施，避免或减少出血。

（2）患者能认识到预防感染的重要性，降低身体内、外环境中的易感染因素，避免或减少感染。

（3）患者了解化疗药物的不良反应，配合医护人员采取有效措施积极应对。

（4）患者能正确对待疾病，及时向医护人员及亲友倾诉不良情绪，保持心境平和。

（四）护理措施

1. 有受伤的危险：出血　与血小板过低导致皮肤、黏膜出血有关。

护理措施见本章"出血倾向"的护理。

2. 有感染的危险　与正常粒细胞减少、免疫力低下有关。

（1）保护性隔离（protective isolation）：对于粒细胞缺乏的患者（粒细胞≤0.5×10⁹/L者），建议采取保护性隔离，如条件允许，可住消毒隔离病房、无菌层流病房或无菌层流帐；尽量减少探视，避免交叉感染；加强患者皮肤、口腔、肛门的卫生，女性患者注意外阴清洁；若出现感染，协助医师做好血液、尿液、粪便或伤口分泌物培养，并遵医嘱应用有效抗生素。

整合小提示

结合免疫学知识解释：为什么粒细胞≤0.5×10⁹/L者要进行保护性隔离。

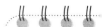

（2）其他措施：见本章"再生障碍性贫血"。

3. 活动无耐力　与白血病引起贫血、白血病导致代谢率增高、化疗药物副作用有关。

护理措施见本章"贫血"的护理。

4. 潜在并发症：化疗药物的不良反应

（1）化疗时应注意：尽量选用中心静脉导管、植入式静脉输液港等中心静脉置管，如需用外周浅表静脉，应选择粗、直的血管；输注药物前需确保针头在血管内；输注药物前及换用药物时，均需用生理盐水冲洗；先输注对血管刺激性小的药物，再输注刺激性大的发疱性药物。

（2）发疱性化疗药物外渗处理：立即停止输注药物。尽快回抽，以减少药物的皮下渗入；做好皮肤颜色、疼痛性质评估；滴入生理盐水稀释药液或使用解毒剂对抗药物毒性；应用利多卡因多点注射、局部封闭；同时用 50% 硫酸镁或"六合丹"等药物涂抹患处。植物碱类化疗药外渗 24 h 内热敷，其他药物外渗 24 h 内冷敷，外渗 48 h 内抬高患肢。

（3）静脉炎的处理：禁止再次使用炎症静脉注射，尽量避免患侧卧位，防止静脉炎血管受压；外敷多磺酸黏多糖乳膏等药物；鼓励患者多活动患侧肢体，或使用理疗仪理疗以促进患肢的血液循环。

（4）骨髓抑制：有条件的患者宜住消毒病房或层流病房、层流帐；减少探视；化疗期间遵医嘱定期复查血象，每个疗程结束后复查骨髓象。

（5）胃肠道反应：为患者提供舒适、安静、通风良好的进餐环境，避免不良刺激；在化疗使用前后 2 h 避免进食；当患者出现消化道反应时，应暂缓进食，帮助患者及时清除呕吐物；必要时遵医嘱应用镇吐药；避免患者进食高脂肪、高糖、产气和辛辣的食物；进食后若病情允许，可适当活动，避免饭后立即平卧，休息时取半卧位或坐位。

（6）口腔溃疡：遵医嘱应用含漱液漱口，每次含漱时间为 15 ~ 20 min，每日至少 3 次；三餐后及睡前使用漱口液含漱后，将促进溃疡面愈合的药物涂于溃疡处，涂药后 2 ~ 3 h 方可进食、饮水。

（7）心脏毒性：用药前及用药后监测患者的血压、心率、心律、面色；缓慢静脉滴注，滴速<40 滴 / 分；如患者出现心悸、胸闷、心动过速或心动过缓等，及时报告医师并配合处理。

（8）尿酸性肾病的预防与护理：化疗期间定期检查患者血尿酸及尿液分析、白细胞计数等。记录 24 h 出入量，观察患者有无腰痛、少尿或血尿。鼓励患者多饮水；在化疗前、后遵医嘱给予利尿药；遵医嘱口服抑制尿酸形成的别嘌醇；嘱患者尽可能于注射化疗药后每半小时排尿 1 次，持续 5 h，睡前再排尿 1 次。

（9）肝功能损害的预防与护理：注意观察患者有无黄疸，定期监测肝功能。

（10）脱发的护理：向脱发患者说明绝大多数患者在化疗结束后头发会再生，使其有心理准备，能正确面对形象改变；指导患者戴帽子或假发，降低其身体意象障碍；鼓励患者在病情允许的情况下多参与正常社交活动。

5. 鞘内注射化疗药物的护理　协助患者取头低抱膝侧卧位；协助医师定位穿刺点、消毒和麻醉；缓慢推注化疗药物；拔针后用消毒纱布覆盖、固定；嘱患者穿刺后去枕平卧 4 ~ 6 h，观察患者有无头痛、发热、呕吐等化学性脑膜炎及其他神经系统损害的症状。

6. 输血或输血浆护理　输血前严格核对姓名、床号、血型，密切观察患者输血后有无输血反应，严格执行无菌操作。

7. 恐惧　与急性白血病疗效差、死亡率高有关。

评估患者的心理反应，倾听患者的诉说，向患者介绍已缓解的病例，组织病友交流等，对患者进行心理支持；同时尽力帮助患者寻找可用的社会支持资源，建立有效的社会支持。

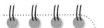

（五）护理评价

（1）患者能描述出血的危险因素，配合医护人员采取有效的措施避免或减少出血。

（2）患者能说出预防感染的重要措施，避免或减少感染。

（3）患者能说出化疗药物的不良反应，配合医护人员采取有效的应对措施。

（4）患者心境平和，能以积极的态度面对疾病。

【健康教育】

1. 疾病预防指导　避免引发白血病的危险因素。长期接触苯类等化学物质或放射性核素的工作人员须规范防护措施，严格遵守劳动保护制度，加强营养，重视休息。定期查血象及骨髓象。

2. 疾病知识指导　指导患者合理饮食，避免辛辣及刺激性食物，多饮水，多吃蔬菜、水果；保证睡眠及休息；适当进行有氧运动；避免损伤皮肤，勿洗桑拿浴；出院后要安排适宜养病的健康生活方式，保持乐观心态，定期门诊复查血象、骨髓象，如发现出血、发热及骨骼疼痛，要及时去医院就诊。

3. 用药指导　向患者说明化疗药物的不良反应，急性白血病缓解后仍需坚持缓解后治疗。

4. 预防感染及出血指导　告知患者注意个人卫生，少去人群密集的场所；自测体温；刷牙用软毛牙刷；勿手挖鼻孔；避免创伤。

5. 心理指导　向患者说明白血病治疗近年来已取得较大进展，帮助患者及家属树立信心，保持积极、乐观的心态；鼓励患者在化疗间歇做力所能及的工作，增强自信心。

二、慢性髓细胞性白血病

慢性白血病按细胞类型分为慢性髓细胞性白血病、慢性淋巴细胞白血病、慢性单核细胞白血病三型，我国以慢性髓细胞性白血病（chronic myelogenous leukemia，CML）多见，其临床特点：病程发展缓慢，外周血粒细胞明显增多，且不成熟，在90%以上患者受累细胞中可找到费城（Ph）染色体，脾明显肿大，甚至出现巨脾。各年龄组均可发病，中年人多见，且男性多于女性。

【临床表现】

慢性髓细胞性白血病自然病程可分为慢性期、加速期及急变期三期。

1. 慢性期　起病缓慢，早期常无自觉症状。出现的症状常有乏力、低热、消瘦、多汗、盗汗、体重减轻等代谢率增高的表现。脾大常为最突出的体征，可引起左上腹不适，触诊脾质地平滑、坚实、无压痛，随病情进展，脾可增大至脐水平，甚至达盆腔。如发生脾梗死或脾周围炎，可引起局部疼痛。病情缓解时脾可缩小，多数病例有胸骨中、下段压痛。半数患者肝中度增大，浅表淋巴结多无肿大。慢性期一般持续1~4年。

2. 加速期　起病1~4年后，约70%的患者进入加速期，表现为不明原因的高热、体重下降、虚弱和脾急速增大，骨及关节疼痛，贫血及出血，对原来有效的药物发生耐药。加速期时间从几个月至数年不等。

3. 急变期　加速期后几个月或1~2年进入急变期，常有严重贫血、出血、感染、发热等急性白血病症状。多数为急粒变，少数为急淋变。预后极差，患者多在数月内死亡。

【辅助检查】

1. 血象　慢性期白细胞计数多>20×10^9/L，晚期可达100×10^9/L以上，分类中各阶段中性粒细胞均增多，以中幼、晚幼和杆状核粒细胞为主，原始细胞<10%。50%患者血小板计数增多，晚期血红蛋白及血小板计数可明显下降。

2. 骨髓象　骨髓增生明显或极度活跃，中幼粒、晚幼粒细胞明显增多，粒红比例明显升高，慢性期原始粒细胞<10%，急变期可明显增高达30%~50%或更高。

3. 染色体检查及其他　95%以上患者血细胞中出现费城染色体。费城染色体是9号染色体长臂远端与22号染色体长臂易位所致，并形成融合基因，其编码蛋白为P_{210}，P_{210}可导致粒细胞转化、增殖，目前认为P_{210}在慢性髓细胞性白血病发病中起重要作用。少数患者费城染色体呈阴性，预后较差。血清及尿中尿酸浓度增高，与化疗后大量白细胞破坏有关。

【诊断要点】

贫血、脾大及费城染色体阳性对诊断有帮助，确诊主要依靠血象及骨髓象。

【治疗要点】

应注重疾病的早期治疗，避免疾病转化，力争细胞遗传学及分子生物学水平的缓解，一旦进入加速期或急变期，则预后不佳。

1. 靶向治疗　2011年第一代酪氨酸激酶抑制剂因特异性阻断ATP在*ABL*激酶上的结合位点，影响酪氨酸激酶残基磷酸化，抑制*BCR-ABL*阳性细胞增殖而获批用于CML的治疗，可使CML患者的5年生存率>95%，目前其代表药物伊马替尼已成为治疗CML的一线药物。

2. α-干扰素　剂量为300万~500万U/d，肌内或皮下注射，每周3~7次，需使用数月至2年，可使50%~70%的患者获得血液学完全缓解（血象、骨髓象恢复正常）。该药与小剂量阿糖胞苷联合应用，每个月连用10 d，可提高疗效。

3. 化学治疗

（1）羟基脲：作用迅速，持续时间短，用药后2~3 d白细胞计数下降，停药后很快上升。常用剂量为3 g/d，分2次口服，白细胞计数减少后药物剂量减半，至小剂量（0.5~1 g/d）维持。需定期查患者的血象，调整药物剂量。

（2）白消安：用药2~3周后外周血白细胞计数开始减少，停药后白细胞计数持续减少2~4周。起始剂量为4~6 mg/d，口服。以小剂量维持。主要副作用是骨髓抑制、皮肤色素沉着、阳痿或停经，还可能促使急性变，目前已较少应用。

（3）靛玉红：为从青黛中提取的主要成分，剂量为150~300 mg/d，分3次口服，主要副作用有腹泻、腹痛、便血等。

（4）其他药物：高三尖杉酯碱、阿糖胞苷、环磷酰胺等，可使病情得到一定程度的缓解。

4. 造血干细胞移植　造血干细胞移植是目前普遍认可的根治性标准治疗。异基因骨髓移植需在慢性期缓解后尽早进行，同胞间移植后患者3~5年无病存活率可达60%~80%。自身骨髓移植后复发率较高。

5. 其他治疗　白细胞淤滞症者化疗前可使用白细胞分离机，单采清除过高的白细胞；碱化尿液，保证充足的尿量，口服别嘌醇，预防尿酸性肾病；脾大明显而化疗效果不佳时，可考虑脾区放射治疗。

6. 加速期治疗　造血干细胞移植，试用伊马替尼、干扰素联合化疗药物等。

7. 急变期治疗　按急性白血病的化疗方法治疗。

【主要护理措施】

1. 休息与活动　嘱患者注意休息，尤其是贫血较重的患者，以休息为主，直至症状、体征消失才可适当活动，避免劳累。

（1）饮食护理：进食高蛋白质、富含维生素的食物，如瘦肉、鸡肉、新鲜蔬菜及水果，保证营养；每日饮水量1500 ml以上，以预防尿酸性肾病。

（2）症状护理：脾大显著的患者易出现左上腹不适，可协助其采取左侧卧位，少量多餐，以减轻腹胀，尽量避免弯腰和碰撞腹部；定期洗澡，注意个人卫生，少去人群密集场所。

2. 病情观察　每日测量脾的大小、质地，有无压痛；化疗期间定期检测白细胞计数，行尿液分析、血尿酸分析；记录24 h出入量；注意患者有无不明原因的发热、贫血、出血加重、脾迅速肿大及骨痛，如出现以上变化，提示病程可能进入加速期或急变期，及时通知医师处理。

3. 药物护理　遵医嘱给予化疗药物，定期复查血象；向患者说明化疗药物的副作用，使之能有效地预防，坚持治疗。

【健康教育及预后】

1. 慢性期缓解后患者的指导　①向患者及家属讲解疾病知识，慢性髓细胞性白血病临床过程分为三期，应学会自我护理，家庭应给予患者精神和物质支持；②帮助患者建立适宜养病的健康生活方式，规律作息，适当活动，保证充足睡眠，保持乐观情绪；③按时服药、定期门诊复查；④缓解后可适当工作或学习，但不可过度劳累，接触化学物质或放射性核素者须调换工作岗位；⑤嘱患者当出现贫血、出血加重、脾增大、发热时，及时去医院检查，以防进展至加速期、急变期。

2. 预后　本病化疗后患者中位生存期为39～47个月，5年生存率为25%～35%，极少数患者可生存10～20年。病程后期发生急变者，预后较差，多数患者在几周或几个月内死亡。费城染色体阴性者预后较差。

随堂测6-7

小　结

白血病是造血干细胞恶性克隆性疾病。与发病相关的因素有生物因素、物理辐射、化学因素及遗传因素等。急性白血病的临床表现为发热、贫血、出血，以及肝、脾、淋巴结肿大；发热往往由继发感染引起，常见感染部位为口腔、咽部、肺及肛周。中枢神经系统白血病多发生在化疗后的缓解期，轻者表现为头痛、头晕，重者还可出现呕吐、颈强直，甚至抽搐、昏迷，是白血病髓外复发的最常见根源。白血病诊断最重要的依据是骨髓检查。急性白血病的化疗过程分为诱导缓解和缓解后治疗两个阶段。目前主张急性白血病第一次完全缓解时进行骨髓移植。除做好感染、出血及贫血的护理外，还应关注化疗药物的毒性反应、副作用及防护。

慢性髓细胞性白血病是我国慢性白血病中较常见的类型。其自然病程分为慢性期、加速期和急变期。加速期的主要表现为不明原因的发热、贫血、出血加重，关节痛，脾大，对原来有效的药物耐药。90%以上慢性髓细胞性白血病患者白细胞中出现费城染色体。一线治疗药物为靶向药物伊马替尼。除做好化疗药物不良反应的护理外，应做好病情观察，及早发现加速变和急性变。

（程　梅）

第五节　淋巴瘤

导学目标

通过本节内容的学习，学生应能够：

◆ **基本目标**

1. 复述淋巴瘤的定义及可能的病因。

2. 归纳霍奇金淋巴瘤及非霍奇金淋巴瘤的临床表现、辅助检查、诊断及治疗要点。

3. 按照护理程序对淋巴瘤患者实施护理和健康教育。

◆ **发展目标**

综合运用疾病相关知识分析不同类型淋巴瘤的护理重点。

◆ **思政目标**

在与患者及家属的接触中，养成尊重患者、保护隐私、耐心帮助的态度，融入慎独职业精神和爱伤的专业情感。

淋巴瘤（lymphoma）是一组异质性很强的肿瘤性疾病，起源于发生突变的淋巴细胞，突变后的淋巴细胞具有增殖和生存优势。淋巴瘤可发生在身体的任何部位，其中以淋巴结、扁桃体、脾及骨髓最易受累。病变侵犯结外组织如胃肠道、骨骼或皮肤，则表现为相应组织和器官受损的症状，当淋巴瘤大量累及骨髓时，可形成白血病样的表现。根据组织病理学特征，将淋巴瘤分为霍奇金淋巴瘤（Hodgkin lymphoma，HL）和非霍奇金淋巴瘤（non-Hodgkin lymphoma，NHL）两大类，85% 淋巴瘤为 NHL。临床以无痛性、进行性淋巴结肿大及局部肿块为典型表现，伴发热、消瘦、盗汗等全身症状，中、晚期常有肝大、脾大，晚期有恶病质。

近 20 年，全球 NHL 的发病率逐年上升，特别是经济发达地区，而 HL 的发病率则显著下降。我国淋巴瘤的类型构成与欧美不同，欧美以治疗效果较好、生存期较长的 HL 和低度恶性 NHL 为主，而我国则以治疗效果欠佳的中、高度恶性 NHL 为主。目前，我国淋巴瘤的发病率占全部恶性肿瘤的 5% 左右，死亡率为 1.5/10 万。我国淋巴瘤总发病率男性为 1.39/10 万，女性为 0.84/10 万，发病率明显低于欧美国家及日本。GLOBOCAN2020 数据显示，我国男性 NHL 发病率和死亡率均居全部恶性肿瘤第 10 位，女性 NHL 发病率和死亡率均未进入全部恶性肿瘤的前 10 位。

【病因和发病机制】

目前对淋巴瘤的病因和发病机制尚不清楚。从好发于非洲儿童的伯基特（Burkitt）淋巴瘤组织中分离得到 EB（Epstein-Barr）病毒，该病毒可引起人类 B 淋巴细胞恶变而导致伯基特淋巴瘤。用荧光免疫法检查部分霍奇金淋巴瘤患者血清，可发现高价抗 EB 病毒抗体。对霍奇金淋巴瘤患者的淋巴结进行连续组织培养，在电镜下可见 EB 病毒颗粒。胃黏膜淋巴瘤的发病与幽门螺杆菌抗原的存在有密切关系，幽门螺杆菌可能是该类淋巴瘤的病因。近年来发现遗传性或获得性免疫缺陷患者伴发淋巴瘤较多，如干燥综合征、器官移植后长期应用免疫抑制药者发

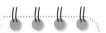

生淋巴瘤的概率比一般人高。有学者证明人类嗜 T 淋巴细胞病毒 -1（HTLV-1）是 T 细胞淋巴瘤的病因，人类嗜 T 淋巴细胞病毒 -2（HTLV-2）近来被认为与 T 细胞皮肤淋巴瘤的发病有关。

【病理分类】

淋巴瘤的病理分类复杂。随着免疫学、分子生物学及临床研究的进展，1994 年国际淋巴瘤研究组基于大量研究进展，提出了修订的欧美淋巴瘤分类（Revised European-American Lymphoma Classification，REAL），简称 REAL 分类。REAL 分类方法认为，每一种病理类型的淋巴瘤均有独特的组织形态、免疫表型、基因特征、临床表现及预后。REAL 分类囊括了整个淋巴造血系统恶性肿瘤，包括 HL、NHL 和淋巴瘤白血病，并将 NHL 分为 T/NK 细胞来源和 B 细胞来源。在 REAL 分类的基础上，2016 年 WHO 提出了造血和淋巴组织肿瘤分类方案，得到了广泛应用和认可（表 6-9）。

表 6-9　造血和淋巴组织肿瘤 WHO 分类（2016 年）

前驱淋巴瘤	成熟 B 细胞来源淋巴瘤	成熟 T 细胞和 NK 细胞淋巴瘤
母细胞性浆细胞样树突状细胞肿瘤	慢性淋巴细胞白血病 / 小淋巴细胞瘤	T 幼稚淋巴细胞白血病
谱系未定的急性白血病	单克隆性 B 淋巴细胞增多症	T 大颗粒淋巴细胞白血病
急性未分化白血病	B 细胞幼淋巴细胞白血病	慢性 NK 细胞淋巴增殖性疾病
混合表现急性白血病，有 / 无重现性遗传学异常	脾边缘带淋巴瘤	侵袭性 NK 细胞白血病
前驱淋巴性肿瘤	毛细胞白血病	儿童系统性 EBV+T 细胞淋巴瘤
B 淋巴母细胞白血病 / 淋巴瘤，非特殊类型	脾 B 细胞淋巴瘤 / 白血病，不能分类	种痘水疱病样淋巴增殖性疾病
B 淋巴细胞白血病 / 淋巴瘤重现性细胞遗传学异常	脾弥漫性红髓小 B 细胞淋巴瘤	成人 T 细胞淋巴瘤 / 白血病
T 淋巴母细胞白血病 / 淋巴瘤	毛细胞白血病变异型	结外 NK-/T 细胞淋巴瘤，鼻型
	淋巴浆细胞淋巴瘤	肠病相关 T 细胞淋巴瘤
	Waldenstrom 巨球蛋白血症	单形性向表皮肠道 T 细胞淋巴瘤
	单克隆免疫球蛋白沉积病	胃肠道惰性 T 细胞淋巴组织增生性疾病
	黏膜相关淋巴组织结外边缘区淋巴瘤（黏膜相关淋巴组织淋巴瘤）	肝脾 T 细胞淋巴瘤
	淋巴结边缘区淋巴瘤	皮下脂膜炎样 T 细胞淋巴瘤
	小儿淋巴结边缘区淋巴瘤	蕈样肉芽肿
	滤泡淋巴瘤	塞扎里（Sezary）综合征
	原位滤泡瘤	原发性皮肤 CD30+T 细胞淋巴组织增生性疾病
	十二指肠球部滤泡淋巴瘤	淋巴瘤样丘疹病
	小儿滤泡淋巴瘤	原发性皮肤间变性大细胞淋巴瘤
	伴 IRF4 重排大 B 细胞淋巴瘤	原发性皮肤 γT 细胞淋巴瘤
	原发性皮肤滤泡中心淋巴瘤	原发性皮肤侵袭亲表皮 CD8+ 细胞性 T 细胞淋巴瘤

（一）霍奇金淋巴瘤

霍奇金淋巴瘤（HL）显微镜下的特点是在炎症细胞背景下散在肿瘤细胞，即里-施（RS）细胞及其变形细胞。2001年WHO分类方案将其分为结节性淋巴细胞为主型HL和经典HL两大类。经典型HL约占HL的90%，可分为4种组织学亚型，即结节硬化型、富于淋巴细胞型、混合细胞型和淋巴细胞消减型。除结节硬化型固定外，其他各型可相互转化。几乎所有的HL细胞均来源于B细胞，仅少量来源于T细胞。其中结节性淋巴细胞为主型HL（NLPHL）95%以上为结节性，镜下以单一小淋巴细胞增生为主，其内散在大瘤细胞（呈爆米花样）。结节中CD20$^+$的肿瘤性大B细胞称为淋巴和组织细胞（L/H型里-施细胞），几乎所有病例中L/H细胞呈CD20$^+$、CD79a$^+$、bcl6$^+$、CD45$^+$、CD75$^+$，约一半病例的上皮细胞膜抗原阳性（EMA+），免疫球蛋白轻链和重链呈阳性，不表达CD15和CD30。

（二）非霍奇金淋巴瘤

非霍奇金淋巴瘤（NHL）的病理特点是淋巴结正常结构破坏和肿瘤细胞浸润。由于肿瘤细胞的生物学特性、临床特征、自然病程和进展速度等诸多因素，临床上将NHL侵袭程度分为三大类：高侵袭性、侵袭性和惰性（表6-10）。

表6-10　NHL侵袭程度分类

	T细胞/NK细胞肿瘤	B细胞肿瘤
高侵袭性	前体T淋巴母细胞性白血病	前体B淋巴母细胞性白血病
		伯基特淋巴瘤
侵袭性	外周T细胞淋巴瘤，非特殊型	滤泡性淋巴瘤（Ⅲ级）
	血管免疫母细胞性淋巴瘤	套细胞淋巴瘤
	结外NK/T细胞淋巴瘤，鼻型	弥漫大B细胞淋巴瘤
	原发系统型间变性大细胞淋巴瘤	浆细胞骨髓瘤/浆细胞瘤
	肠病型T细胞淋巴瘤	
	皮下脂膜炎样T细胞淋巴瘤	
	成人T细胞白血病（急性）	
惰性	蕈样真菌病/塞扎里综合征	慢性淋巴细胞白血病/小淋巴细胞淋巴瘤
	T细胞大颗粒淋巴细胞白血病	淋巴浆细胞样淋巴瘤
		滤泡性淋巴瘤（Ⅰ、Ⅱ级）
		结外黏膜相关淋巴瘤
		毛细胞白血病

【临床表现】

淋巴瘤原发于淋巴结或结外淋巴组织，可引起淋巴结肿大和压迫症状，侵犯器官和组织，引起各系统症状，是两类淋巴瘤表现的共同点，但各类又有不同。

（一）霍奇金淋巴瘤

1. 淋巴结肿大及全身组织和器官受累　90%的HL以浅表淋巴结肿大为首发症状，颈部淋巴结是最常见的受累部位，多表现为质韧、无痛性淋巴结肿大。其次为颌下、腋下、腹股沟等处淋巴结肿大，肿大的淋巴结可以互相粘连融合成块，质硬，无压痛。少数患者仅有深部

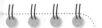

淋巴结肿大，并可压迫邻近器官引起症状，如纵隔淋巴结也是常见受累部位，可导致咳嗽、胸闷、上腔静脉压迫综合征，大部分患者以淋巴结肿大压迫引起的症状就诊；腹膜后淋巴结肿大可压迫输尿管，引起肾盂肾炎；硬膜外肿块可导致脊髓压迫症等。侵犯各器官可引起肺实质浸润、胸腔积液、骨痛、腰椎及胸椎破坏、肝大、脾大、肝痛及黄疸等。随着病情进展，可逐渐扩散到其他淋巴结区域，但较少出现淋巴结跳跃性受侵。HL 可累及脾、肝、骨等，部分患者可伴有全身症状、乏力、皮肤瘙痒等，红细胞沉降率升高、贫血、白蛋白降低、血清 LDH 升高多见于肿瘤负荷较大、肿瘤生长速度较快的患者。

2. 发热及全身症状　30% ~ 40% 的 HL 患者以原因不明的持续发热为起病症状，此时常已有腹膜后淋巴结受累，男性多见，且一般年龄稍大，发热可为周期性或持续性高热。发热后常有盗汗、疲乏、消瘦。另外，常见部分患者全身或局部皮肤瘙痒，多见于年轻女性患者。

（二）非霍奇金淋巴瘤

1. 淋巴结肿大　患者大部分以浅表淋巴结肿大为首发症状，部分患者原发于结外淋巴组织或器官。受累淋巴结质地硬、无触痛、渐进性增大。部分淋巴结在迅速增大时会出现局部压迫症状，伴有肿胀与疼痛。浅表淋巴结肿大在颈部、锁骨上、腋下部位多见。深部淋巴结肿大在纵隔、腹膜后、肠系膜部位多见。在淋巴结肿大之前或同时可出现不同的全身症状。

2. 发热　多数 NHL 患者出现发热，但发热持续时间、热度、发热周期性变化均可不同。部分患者发热持续时间可以以月计算。患者常出现多汗、夜间盗汗及体重进行性下降。盗汗与消瘦是由于机体免疫功能的衰竭和肿瘤疾病的进展，或伴有发热等消耗性因素。

3. 全身各组织和器官受累　胃肠道受累以 NHL 为多见，侵犯部位多为小肠、胃，结肠很少受累。临床表现为腹痛、腹泻和肿块，症状可类似消化性溃疡、肠结核等。尸体解剖 33.5% 有肾损害，常为双侧浸润，可表现为肾大、高血压、肾功能不全及肾病综合征。骨骼损害以胸椎及腰椎最常见，股骨、肋骨、颅骨次之。骨髓受浸润者占 1/3 ~ 2/3。皮肤受累表现为肿块、皮下结节及溃疡等。发热、消瘦、盗汗等全身症状多见于晚期，很少见全身瘙痒。

【辅助检查】

1. 血象、骨髓象　骨髓涂片如能找到里 - 施细胞是 HL 骨髓浸润的依据，霍奇金淋巴瘤常有轻度或中度贫血。非霍奇金淋巴瘤患者白细胞计数多正常，部分患者肿瘤细胞侵入骨髓，此时血象可以类似急性淋巴细胞白血病。

2. 实验室检查　疾病活动期有红细胞沉降率加快，血清 LDH 升高提示预后不良。如血清碱性磷酸酶活力或血钙增加，提示累及骨骼。B 细胞 NHL 可并发库姆斯试验阳性或阴性的溶血性贫血，少数可出现单株 IgG 或 IgM，中枢神经系统受累时脑脊液中蛋白升高。

3. 病理学检查　选取较大的淋巴结，完整地取出，避免挤压，切开后在玻片上作淋巴结印片，然后置于固定液中。淋巴结印片瑞特染色后做细胞病理形态学检查，固定的淋巴结经切片和苏木精 - 伊红（HE）染色后做组织病理学检查。深部淋巴结可以依靠 B 超或 CT 引导下穿刺活检，做细胞病理形态检查。对切片进行免疫组化染色及 FISH 检测进一步确定淋巴瘤亚型。染色体易位检查有助于 NHL 的分型诊断，如 t（14；18）是滤泡细胞淋巴瘤的标记，t（8；14）是伯基特淋巴瘤的标记等。用淋巴细胞分化抗原的单抗测定淋巴瘤细胞的免疫表型，可区分 B、T 细胞的免疫表型，NHL 大部分为 B 细胞型。

4. 其他检查　胸部 X 线、腹部超声或 CT 检查对纵隔、肺门淋巴结、腹腔内及腹膜后淋巴瘤的诊断有帮助，CT 是腹部检查的首选方法。正电子发射计算机体层显像（PET/CT）可以显示淋巴瘤的病灶及部位，目前已将 PET/CT 作为评价淋巴瘤疗效的重要指标。

【诊断要点】

进行性、无痛性淋巴结肿大者应考虑本病的可能，经淋巴结活检证实即可确诊。根据病变范围不同，可将淋巴瘤分为四期，对于治疗方案的选择及预后估计有帮助。淋巴瘤的临床分期依据疾病侵犯部位以及有无 B 症状，目前采用的是 Ann Arbor-Cotswords 分期系统（表 6-11），同时根据患者的全身症状分为 A 组（无 B 症状）和 B 组（有 B 症状）。2014 版 Lugano 分期标准对 Ann Arbor-Cotswolds 分期进行了改良（表 6-12）。某些特殊部位的淋巴瘤采用特定的分期系统，如原发胃肠道淋巴瘤采用 Lugano 分期系统（表 6-13）。此外，慢性淋巴细胞白血病（chronic lymphocytic leukemia，CLL）采用 Binet 分期或 Rai 分期，皮肤蕈样肉芽肿和塞扎里综合征采用欧洲癌症治疗研究组织（the European Organization for Reasearch and Treatment of Cancer，EORTC）的 TNMB 分期，其他原发皮肤淋巴瘤采用 EORTC 的 TNM 分期标准。

表 6-11　淋巴瘤 Ann Arbor-Cotswolds 分期

分期	侵犯范围
Ⅰ 期	单个淋巴结区域受累
Ⅰ E 期	单个淋巴结外器官或部位局部受累
Ⅱ 期	累及横膈同侧≥2 个淋巴结区域
Ⅱ E 期	局部累及单个相关淋巴结外器官或部位及其区域淋巴结，伴或不伴同侧横膈其他淋巴结区域受累
Ⅲ 期	横膈两侧均有淋巴结区域受累
Ⅲ E 期	同时伴相关淋巴结外器官或部位局部受累
Ⅲ S 期	伴脾受累
Ⅲ E+S 期	同时伴相关淋巴结外器官或部位局部受累及脾受累
Ⅳ 期	病变弥漫性或播散性侵及 1 个或多个结节外器官或组织（如肝、骨髓、肺），伴或不伴淋巴结肿大

注：E. 结外病变；S. 脾病变。

表 6-12　2014 版淋巴瘤 Lugano 分期

分期	侵犯范围
局限期	
Ⅰ 期	仅侵及单一淋巴结区域（Ⅰ期），或侵及单一结外器官，不伴有淋巴结受累（Ⅰ E 期）
Ⅱ 期	侵及横膈一侧≥2 个淋巴结区域（Ⅱ期），可伴有同侧淋巴结引流区域的局限性结外器官受累（Ⅱ E 期）
Ⅱ期伴有包块	包块最大直径≥7.5 cm
进展期	
Ⅲ 期	侵及横膈上、下淋巴结区域，或横膈以上淋巴结区域受累伴脾受累（Ⅲ S 期）
Ⅳ 期	侵及淋巴结引流区域外的结外器官

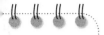

表 6-13　原发胃肠淋巴瘤 Lugano 分期

分期	侵犯范围
Ⅰ E 期	病变局限于胃肠道
Ⅰ E1 期	侵及黏膜、黏膜下层
Ⅰ E2 期	侵及固有肌层、浆膜层
Ⅱ期	病变扩散至腹腔
Ⅱ1 期	局部淋巴结受累
Ⅱ2 期	远处淋巴结受累
Ⅱ E 期	病变突破浆膜层，累及邻近器官或组织
Ⅳ期	结外器官弥漫性受累或横膈上淋巴结受累

【治疗要点】

1. 放射治疗　^{60}Co 或直线加速器照射病变部位。照射方式有斗篷式，适用于病变位于横膈以上；倒 "Y" 字式，适用于横膈以下病变，照射部位应包括从横膈下淋巴结至腹主动脉旁、盆腔及腹股沟淋巴结，同时照射脾区。剂量为 3000 ~ 4000 Rad（30 ~ 40 Gy），3 ~ 4 周为 1 个疗程，全身淋巴结照射即膈上斗篷式加膈下倒 "Y" 字式。放射治疗适用于 Ⅰ、Ⅱ期病例，HL 以 Ⅰ A、Ⅱ A 疗效好，早期常可达到根治目的。NHL 低度恶性组放疗后可无复发，存活期达 10 年。Ⅲ、Ⅳ期病例应以化疗为主，选择性局部放疗。

2. 化学治疗　目前多采用联合化疗，争取首次治疗获得完全缓解，有利于患者长期存活。HL 的 Ⅰ B、Ⅱ B 和Ⅲ~Ⅳ期患者，即使属淋巴细胞消减型，也均应以化疗为主，巨大肿块可加用局部放疗。常用方案为 MOPP 方案，药物组成为氮芥、长春新碱、丙卡巴肼、泼尼松，至少用 6 个疗程，或至完全缓解，再给予 2 个疗程，一般可获得良好的疗效。目前采用 ABVD（多柔比星、博来霉素、长春新碱、达卡巴嗪）也可获得缓解。有研究显示，ABVD 的缓解率和 5 年无病生存率均优于 MOPP 方案，故 ABVD 已成为 HL 的首选方案。目前治疗 HL 策略是化疗为主的放化疗综合治疗。NHL 按病理分类的中高度恶性组应以化疗为主，即 Ⅰ、Ⅱ 期也应化疗，必要时配合局部放疗，基本化疗方案为 CHOP（环磷酰胺、多柔比星、长春新碱、泼尼松）或 COP（环磷酰胺、长春新碱、泼尼松），恶性程度高者可分别或同时在化疗方案中加入博来霉素、甲氨蝶呤，患者的缓解率及生存期均有所提高。化疗药物副作用及其防治与急性白血病化疗药物类同。

3. 其他治疗　如属于缓解期短、难治易复发的侵袭性淋巴瘤，年龄在 55 岁以下，且重要脏器功能正常者，可考虑全淋巴结放疗及大剂量联合化疗后进行异基因或自体造血干细胞移植。脾功能亢进有切脾指征者，可行切脾术以提高血象。干扰素有生长调控及抗增殖效应，也可应用。单克隆抗体治疗可使用于 NHL 及 HL 的淋巴细胞表达 CD20 患者，凡 CD20 阳性的 B 细胞淋巴瘤，均可用 CD20 单抗（利妥昔单抗）治疗。胃淋巴瘤也可用抗幽门螺杆菌的药物治疗，部分患者淋巴瘤消失。

【主要护理措施】

1. 休息与活动　疾病早期患者可以适当活动及锻炼，但应适当休息，避免劳累；乏力明显及晚期患者应以卧床休息为主，可进行室内及床旁活动，活动时需有人陪伴；伴有严重贫血、出血、感染者应卧床休息。化疗期间鼓励患者适当活动，每日活动时间应达到 30 min，可以部分缓解化疗带来的不适症状。

2. 饮食护理　以清淡、高蛋白质、高热量、富含维生素、易消化、无刺激性饮食为主，多吃瘦肉、鸡蛋、牛奶、新鲜蔬菜及水果等食物，补充足量的水分及体内消耗，增强机体抵抗力。勿食带刺及坚硬的食物，忌食辛辣、腌制、浓厚的调味品，以及油煎、过于油腻和过甜的食品。建议患者早餐提前，晚餐延后，避开化疗药物在血液中的峰值时间，中间添加少量食物。有研究表明，血液中的化疗药物会刺激人体肠壁上的嗜铬细胞释放 5- 羟色氨，能够直接或者间接地引起恶心、呕吐。

3. 病情观察　①监测患者体温变化，如体温大于 39℃，遵医嘱调整抗生素，给予物理降温，如冰袋、温水擦浴，观察并记录降温后效果。注意患者的出汗情况，指导其补充水分或通知医师予以静脉补液，及时更换床单及衣物，保持床单位及患者的皮肤清洁、干燥；②观察患者浅表淋巴结大小、数量有无变化，有无肿瘤压迫症状；③若患者发生剧烈头痛、呕血、便血等，及时报告医师，做好急救准备；④观察患者全身营养状况、活动情况及排便情况。

4. 药物护理　遵医嘱给予化疗药物、靶向药物治疗，常用药物有环磷酰胺、美法仑、依托泊苷、利妥昔单抗等。化疗药物易引起脱发、恶心、呕吐、便秘、骨髓抑制、口腔黏膜炎、出血性膀胱炎、肝功能及肾功能损害等不良反应。如患者出现上述反应，遵医嘱对症处理，并给予相应的护理。

5. 放疗护理　放射治疗对照射体内的肿瘤细胞有控制和杀灭作用，但也会对正常组织有一定的损伤。因此，放疗期间应定期监测白细胞计数，如低于 $3 \times 10^9/L$，应报告医师是否停止放疗。若患者出现恶心、呕吐等副作用，应遵医嘱给予对症处理，且向患者说明上述症状在放疗停止后会逐渐消失。放疗后患者出现皮肤反应是主要的不良反应之一，给患者带来痛苦，降低生命质量，延长治疗时间。因此放疗后患者应穿着宽大、质软的纯棉或丝绸内衣；尽量不用热水袋、冰袋；忌用刺激性化学物品；外出时避免阳光直射。

【健康教育及预后】

1. 对治疗期、缓解期患者的指导　向患者及家属讲述有关疾病的知识及治疗方法，化疗、放疗的副作用，指出近几年由于治疗方法的改进，淋巴瘤缓解率大大提高，不少患者达到完全治愈，鼓励患者定期来院化疗或放疗，并与医护人员积极配合，克服治疗中的副作用。全部治疗结束，患者仍要保证充分的休息、睡眠，加强营养，保持心情舒畅，以提高免疫力。如有身体不适或发现肿块，应及早来医院检查。

2. 预后　淋巴瘤的治疗已取得很大进步，HL 已成为化疗可治愈的肿瘤之一。HL 的预后与组织类型及临床分期密切相关：淋巴细胞为主型预后最好，5 年生存率为 94.3%；淋巴细胞消减型预后最差，5 年生存率仅为 27.4%。HL 的临床分期中，Ⅰ、Ⅱ期 5 年生存率为 90% 以上，Ⅲ、Ⅳ期及其他组织类型预后较差。老年人及儿童预后一般比中青年要差。NHL 与病理类型密切相关，低度恶性者发现较早，经合理治疗可存活 5～10 年或以上，其他恶性程度高者预后不佳。

随堂测 6-8

小　结

　　淋巴瘤是一组异质性很强的肿瘤性疾病，起源于发生突变的淋巴细胞，突变后的淋巴细胞具有增殖和生存优势。霍奇金淋巴瘤患者以无痛性、进行性颈部及锁骨上淋巴结肿大为首发症状，其次为颌下、腋下、腹股沟等处淋巴结肿大。少数患者仅有深部淋巴结肿大，并可压迫邻近器官引起症状，如纵隔淋巴结肿大时有上腔静脉压迫综合征，腹膜后淋巴结肿大可压迫输尿管等。非霍奇金淋巴瘤常以高热或各系统症状发病，无痛性进行性颈部和锁骨上淋巴结肿大为

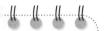

首发表现，大多发展迅速，易发生早期远处扩散；依据病情、病理可选用放射治疗及化学治疗；主要护理要点是饮食护理、病情观察、药物护理、心理护理等；健康教育的主要内容是对治疗期、缓解期患者进行指导，告知预后。

（胡　伟）

第六节　多发性骨髓瘤

导学目标

通过本节内容的学习，学生应能够：

◆ **基本目标**

1. 说出多发性骨髓瘤的概念。
2. 归纳多发性骨髓瘤的临床表现、治疗要点。
3. 解释多发性骨髓瘤的发病机制、辅助检查。
4. 实施对多发性骨髓瘤患者的护理、健康教育。

◆ **发展目标**

综合运用疾病相关知识分析新发及复发多发性骨髓瘤治疗和护理的重点措施。

◆ **思政目标**

在与患者及家属的接触中，养成尊重患者、保护隐私、耐心帮助的态度，融入慎独职业精神和爱伤的专业情感。

多发性骨髓瘤（multiple myeloma，MM）是浆细胞恶性增殖性疾病，在很多国家是血液系统第二位常见恶性肿瘤。在骨髓内有克隆性浆细胞（或称骨髓瘤细胞）异常增生，并分泌单克隆免疫球蛋白或其片段（M蛋白），引起溶骨性骨破坏，导致相关器官或组织损伤。主要症状有骨痛、骨折、贫血、血钙增高、肾功能损害及易感染等。我国骨髓瘤发病率约为2/10万，低于西方国家；本病好发于老年，目前仍无法治愈。

【病因和发病机制】

本病病因尚不明确。遗传、环境因素、化学物质、病毒感染、慢性炎症、抗原刺激等可能与骨髓瘤的发病有关。目前认为，骨髓瘤细胞起源于B细胞终末分化的浆细胞，细胞因子白介素-6（IL-6）是促进B细胞分化成浆细胞的调节因子。进展期骨髓瘤患者骨髓中IL-6异常升高，提示以IL-6为中心的细胞因子网络失调可导致骨髓瘤细胞增生。现认为IL-6是骨髓瘤细胞的生长因子，IL-6促进骨髓瘤细胞增生，抑制骨髓瘤细胞凋亡。

【临床表现】

1. 骨骼损害　约80%的患者病程中发生骨痛。骨髓瘤细胞异常激活破骨细胞，并抑制成骨细胞功能，造成骨质疏松、溶骨性病变，甚至发生病理性骨折、骨骼肿物。

2. 感染　患者正常多克隆免疫球蛋白及中性粒细胞减少，免疫力下降，导致感染发生，尤以肺炎、泌尿系感染为主，病毒感染以带状疱疹多见。易感染的原因是正常多克隆浆细胞的增生、分化、成熟受到抑制，多克隆免疫球蛋白生成减少。

3. 贫血　绝大多数（90%）患者在病程中出现程度不一的贫血。贫血发生的主要原因是红细胞生成减少，骨髓瘤细胞恶性增殖、影响造血功能，肾功能不全、反复感染、营养不良等因素也会造成或加重贫血。

4. 出血倾向　多表现为黏膜渗血和皮肤紫癜，与血小板减少、大量单克隆免疫球蛋白覆盖于凝血因子（纤维蛋白原、凝血酶原、凝血因子Ⅴ、凝血因子Ⅶ、凝血因子Ⅷ等）表面，造成凝血功能障碍有关。出血的原因有：①血小板减少，且 M 蛋白包在血小板表面，影响血小板的功能；②凝血功能障碍：M 蛋白与纤维蛋白单体结合，影响纤维蛋白多聚化，M 蛋白尚可直接影响凝血因子Ⅷ的活性；③血管壁因素：高免疫球蛋白血症和淀粉样变性，可损伤血管壁。

5. 高钙血症　可引起头痛、呕吐、意识模糊、多尿、便秘，严重者可导致心律失常、肾衰竭、昏迷甚至死亡，需紧急处理。

6. 淀粉样变性　少数患者可发生淀粉样变性，主要是由于免疫球蛋白的轻链与多糖的复合物形成淀粉样物质沉淀于组织和器官中，引起舌肥大、腮腺肿大、皮肤肿块或苔藓病、心肌肥厚及扩大、腹泻或便秘、外周神经病、肝大、脾大及肾功能损害等。

7. 肾功能损害　大量单克隆轻链经肾小球滤过后被肾小管重吸收，造成肾小管损害。患者可有蛋白尿、本周蛋白尿、镜下血尿，最终发展为肾功能不全。

8. 高黏滞综合征　患者血中单克隆免疫球蛋白异常增多，造成微循环障碍高黏滞综合征，引起头晕、视物模糊、视力障碍、肢体麻木、肾功能不全，严重时可导致意识障碍、癫痫样发作甚至昏迷。

9. 神经损害　造成周围神经病和神经根综合征，也可表现为中枢神经系统症状。

10. 髓外骨髓瘤细胞浸润　以淋巴结及肝、脾、肾等受累器官肿大多见，因髓外浸润和淀粉样变性所致。肝大、脾大一般为轻度，淋巴结肿大较为少见。其他组织，如甲状腺、肾上腺、肺部、皮肤、卵巢、睾丸、胸膜、心包、消化道及中枢神经系统也可受累。

【辅助检查】

（一）血象

贫血可为首见征象，多属正常细胞性贫血。血涂片中红细胞排列成钱串状（缗钱状叠连），白细胞总数正常或减少。红细胞沉降率显著增快。晚期有全血细胞减少，并可发现骨髓瘤细胞在血中大量出现。血小板计数多数正常，有时可减少。

（二）骨髓象

骨髓象主要为浆细胞系异常增生，并伴有质的改变。骨髓瘤细胞大小、形态不一，成堆出现。有时可见多核（2~3 个核），核内有 1~4 个核仁，并可见双核或多核浆细胞。骨髓瘤细胞免疫表型为 CD38[+]、CD56[+]、CD138、κ 轻链、λ[+] 轻链。

（三）血液生化检查

1. 单克隆免疫球蛋白血症的检查

（1）蛋白电泳：患者血清或尿液在蛋白电泳时可见一浓而密集的染色带，扫描呈现基底较窄单峰突起的 M 蛋白。

（2）免疫固定电泳：可确定 M 蛋白的种类并对骨髓瘤进行分型。①IgG 型骨髓瘤约占 52%，IgA 型约占 21%，轻链型约占 15%，个别为 IgD 型，IgE 型及 IgM 型均极罕见；②伴随单株免疫球蛋白的轻链；③约 1% 患者血清或尿中不能分离出 M 蛋白，称为不分泌型骨髓瘤。

（3）血清免疫球蛋白定量测定：显示骨髓瘤患者单克隆免疫球蛋白增多的同时，正常免疫球蛋白减少。

（4）血清游离轻链检测：结合蛋白电泳和免疫固定电泳能提高多发性骨髓瘤和其他相关浆细胞疾病检测的敏感性。

2. 血钙、血磷测定　因骨质广泛破坏，出现高钙血症。晚期肾功能减退，血磷增高。由于本病主要为溶骨性改变而无新骨形成，通常血清碱性磷酸酶正常。

3. 血清　β_2-微球蛋白及血清乳酸脱氢酶活力两者均高于正常。β_2-微球蛋白是由浆细胞分泌的，与全身骨髓瘤细胞总数有显著相关性。血清乳酸脱氢酶水平也可反映肿瘤负荷，所以可用于提示预后和预测治疗效果。

4. 白介素6（IL-6）和C反应蛋白（CRP）　骨髓瘤患者的血清IL-6和CRP成正相关。血清IL-6和血清可溶性IL-6受体（sIL-6R）水平反映疾病的严重程度。

5. 尿和肾功能检查　90%以上的患者有蛋白尿。血清尿素氮和肌酐可增高。约半数患者尿中出现本周蛋白（Bence-Jones protein）。本周蛋白的特点是：①由游离轻链κ链或λ链构成，分子量小，故血清中常不能发现，可从尿中大量排出；②当尿液逐渐加温至45～60℃时，本周蛋白开始凝固，继续加热至沸点时重新溶解，再冷却至60℃以下又出现沉淀；③尿蛋白电泳时，出现浓集区带，即本周蛋白。

（四）影像学检查

骨病变有以下3种X线表现：①早期为骨质疏松，多在脊柱、肋骨和盆骨；②典型病变为圆形、边缘清楚如凿孔样的多个大小不等的溶骨性损害，常见于颅骨、骨盆、脊柱、股骨、肱骨等处；③病理性骨折，常发生于肋骨、脊柱、胸骨。少数早期患者可无骨骼X线表现。为避免诱发急性肾衰竭，应禁止进行X线静脉肾盂造影检查。有骨痛但X线上未见异常的患者可做CT、MRI、PET检查。

（五）细胞遗传学检查

染色体的异常通常为免疫球蛋白重链区基因重排。染色体的异常包括del（13）、del（17）、t（4；14）、t（11；14）、t（14；16）及1q21扩增。

【诊断要点】

（一）诊断标准

综合参考美国综合癌症网络（National Comprehensive Cancer Nerwork，NCCN）及国际骨髓瘤工作组（International Myeloma Working Group，IMWG）的指南，诊断无症状（冒烟型）骨髓瘤和有症状（活动性）骨髓瘤的标准如下。

1. 无症状（冒烟型）骨髓瘤诊断标准　需满足第（3）条+第（1）条/第（2）条。

（1）血清单克隆M蛋白≥30 g/L，24 h尿轻链≥0.5 g。

（2）骨髓单克隆浆细胞比例10%～59%。

（3）无相关器官及组织损害（无SLiM-CRAB等终末器官损害表现）。

注：SLiMCRAB表现具体参见"有症状（活动性）多发性骨髓瘤诊断标准"部分。

2. 有症状（活动性）多发性骨髓瘤诊断标准　需满足第（1）条及第（2）条，加上第（3）条中任何1项。

（1）骨髓单克隆浆细胞比例≥10%和（或）组织活检证明有浆细胞瘤。

（2）血清和（或）尿出现单克隆M蛋白[a]。

（3）骨髓瘤引起的相关表现

1）靶器官损害表现（CRAB）[b]

- ［C］校正血清钙[c]＞2.75 mmol/L。
- ［R］肾功能损害（肌酐清除率＜40 ml/min 或血肌酐＞177 μmol/L）。
- ［A］贫血（血红蛋白低于正常下限 20 g/L 或＜100 g/L）。
- ［B］溶骨性破坏，通过影像学检查（X 线片、CT 或 PETCT）显示一处或多处溶骨性病变。

2）无靶器官损害表现，但出现以下 1 项或多项指标异常（SLiM）

- ［S］骨髓单克隆浆细胞比例≥60%[d]。
- ［Li］受累/非受累血清游离轻链比≥100[e]。
- ［M］MRI 检查出现＞1 处 5 mm 以上局灶性骨质破坏。

注：[a].无血、尿 M 蛋白量的限制，如未检测出 M 蛋白（诊断不分泌型多发性骨髓瘤），则需骨髓瘤单克隆浆细胞≥30% 或活检为浆细胞瘤；[b].其他类型的终末器官损害也偶有发生，若证实这些脏器的损害与骨髓瘤相关，可进一步支持诊断和分类；[c].校正血清钙（mmol/L）= 血清总钙（mmol/L）− 0.025 × 血清清蛋白浓度（g/L）+ 1.0（mmol/L），或校正血清钙（mg/dl）= 血清总钙（mg/dl）− 血清清蛋白浓度（g/L）+ 4.0（mg/dl）；[d].浆细胞单克隆性可通过流式细胞术、免疫组化、免疫荧光的方法鉴定其轻链 κ/λ 限制性表达，判断骨髓浆细胞比例应采用骨髓细胞涂片和骨髓活检方法而不是流式细胞术进行计数，在穿刺和活检比例不一致时，选用浆细胞比例高的数值；[e].需要受累轻链数值至少≥100 mg/L。

（二）分型

根据血清 M 成分的特点可将本病分为 IgG 型、IgA 型、IgD 型、IgM 型、IgE 型、轻链型、非分泌型以及双克隆或多克隆免疫球蛋白型 8 种类型，进一步分型可根据 M 蛋白的轻链型 κ 型和 λ 型，其中 IgG 型最常见，其次为 IgA 型。

（三）分期

确定多发性骨髓瘤诊断和免疫球蛋白分型诊断后，应按国际分期系统（International Staging System，ISS）及修订的国际分期系统（R-ISS）进行分期（表 6-14），为判断预后和指导治疗提供依据。有肾功能损害者归入 B 组，肾功能正常者归入 A 组。

表 6-14　国际分期系统（ISS）及修订的国际分期系统（R-ISS）

分期	ISS 的标准	R-ISS 的标准
Ⅰ期	β_2- 微球蛋白＜3.5 mg/L 和清蛋白≥35 g/L	ISS Ⅰ期和非细胞遗传学高危患者，同时 LDH 水平正常
Ⅱ期	不符合 Ⅰ期和Ⅲ期的所有患者	不符合 RISS Ⅰ期和Ⅲ期的所有患者
Ⅲ期	β_2- 微球蛋白≥5.5 mg/L	ISS Ⅲ期同时细胞遗传学高危患者或者 LDH 高于正常水平

分期依据中位生存时间：Ⅰ期血清 β_2- 微球蛋白＜3.5 mg/L。血清清蛋白＞35 g/L，62 个月。Ⅱ期血清 β_2- 微球蛋白介于 Ⅰ期和Ⅲ期之间，44 个月。Ⅲ期血清 β_2- 微球蛋白≥5.5 mg/L，29 个月。

【治疗要点】

（一）新诊断多发性骨髓瘤治疗

1. 治疗原则

（1）无症状骨髓瘤：暂不推荐治疗，高危冒烟型骨髓瘤可根据患者的意愿进行综合考虑或进入临床试验。

（2）孤立性浆细胞瘤的治疗：无论是骨型还是骨外型浆细胞瘤，首选对受累野进行放疗

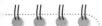

（照射剂量≥45 Gy），如有必要，则行手术治疗。疾病进展至多发性骨髓瘤者，按多发性骨髓瘤治疗。

（3）多发性骨髓瘤：如有 CRAB 或 SLiM 表现，需要启动治疗。如年龄≤65 岁，体能状况好，或虽年龄>65 岁但全身体能状态评分良好的患者，经有效的诱导治疗后应将 ASCT 作为首选。拟行 ASCT 的患者，在选择诱导治疗方案时，需避免选择对造血干细胞有毒性的药物，含来那度胺的疗程数应≤4 个疗程，尽可能避免使用烷化剂，以免随后的干细胞动员采集失败和（或）造血重建延迟。目前诱导多以蛋白酶体抑制剂联合免疫调节药及地塞米松的三药联合方案为主，三药联合优于两药联合方案，加入达雷妥尤单抗或可提高诱导治疗疗效，但目前在中国尚未批准为初诊多发性骨髓瘤患者的一线治疗。硼替佐米皮下使用相对于静脉注射可减少周围神经病变发生率。

（4）诱导后主张早期序贯 ASCT：对中、高危患者，早期序贯 ASCT 意义更为重要。ASCT 前需进行干细胞动员，动员方案可用大剂量环磷酰胺联合粒细胞集落刺激因子或 CXCR4 拮抗剂，每次 ASCT 所需 CD34$^+$ 细胞数建议≥2×10^6/kg，建议采集可行二次移植所需的细胞数供双次或挽救性第二次移植所需。预处理常用方案为美法仑 140~200 mg/m^2。对于高危的多发性骨髓瘤患者，可考虑在第一次移植后 6 个月内行第二次移植。移植后是否需巩固治疗尚存争议，建议在 ASCT 后进行再分层，对于高危患者，可以使用巩固治疗，巩固治疗一般采用先前有效的方案，2~4 个疗程，随后进入维持治疗。对于不行巩固治疗的患者，良好造血重建后需进行维持治疗。对于年轻的具有高危预后因素且有合适供者的患者，可考虑异基因造血干细胞移植。

（5）不适合接受 ASCT 的患者，如诱导方案有效，建议继续使用有效方案至最大疗效，随后进入维持治疗阶段。

（6）维持治疗可选择来那度胺、硼替佐米、伊沙佐米、沙利度胺等，对于有高危因素的患者，主张用含蛋白酶体抑制剂的方案进行维持治疗 2 年或 2 年以上。高危患者建议两药联用，不可单独使用沙利度胺。

2. 适于移植患者的诱导治疗方案

（1）硼替佐米 / 地塞米松（BD）。

（2）来那度胺 / 地塞米松（RD）。

（3）来那度胺 / 硼替佐米 / 地塞米松（RVD）。

（4）硼替佐米 / 多柔比星 / 地塞米松（PAD）。

（5）硼替佐米 / 环磷酰胺 / 地塞米松（BCD）。

（6）硼替佐米 / 沙利度胺 / 地塞米松（BTD）。

（7）沙利度胺 / 多柔比星 / 地塞米松（TAD）。

（8）沙利度胺 / 环磷酰胺 / 地塞米松（TCD）。

（9）来那度胺 / 环磷酰胺 / 地塞米松（RCD）。

3. 不适合移植患者的初始诱导方案　除以上方案外，尚可选用以下方案。

（1）美法仑 / 醋酸泼尼松 / 硼替佐米（VMP）。

（2）美法仑 / 醋酸泼尼松 / 沙利度胺（MPT）。

（3）美法仑 / 醋酸泼尼松 / 来那度胺（MPR）。

（二）复发多发性骨髓瘤的治疗

1. 治疗原则

（1）首次复发：治疗目标是获得最大程度的缓解，延长无进展生存期（progression free survival，PFS）。在患者可以耐受的情况下，选用含蛋白酶体抑制剂、免疫调节药或达雷妥尤单抗的三药或四药联合化疗。有条件者，可序贯 ASCT。治疗方案应该考虑患者复发的时间，如 6 个月以内复发，应尽量换用与复发前不同作用机制药物组成的方案。

（2）多线复发：以提高患者的生命质量为主要治疗目标，在此基础上尽可能获得最大程度缓解。

（3）侵袭 / 症状性复发与生化复发：侵袭性复发及症状性复发的患者应该启动化疗；对于仅有生化复发的患者，不需要立即开始治疗，这些患者如果出现单克隆球蛋白增速加快（如 3 个月内增加 1 倍）时，才应该开始治疗。对于无症状的生化复发患者，受累球蛋白上升速度缓慢，仅需观察，建议每 3 个月随访 1 次。

（4）复发后再诱导治疗方案选择原则：与初次诱导治疗相似；可以选择与初次诱导治疗相同的方案（可能对既往化疗方案敏感的复发患者），或换用不同作用机制的药物联合化疗。对硼替佐米、来那度胺均耐药的患者，可考虑使用含达雷妥尤单抗的联合化疗。对于伴有浆细胞瘤的复发患者，使用含细胞毒药物的多药联合方案。选择含达雷妥尤单抗治疗方案的患者，用药前应完成血型检测；与输血科充分沟通；输血科备案患者信息，如患者输血，需使用专用试剂配血。

2. 复发患者可使用的方案

（1）首先推荐进入适合的临床试验，尤其是 CART 临床试验。

（2）使用以前化疗方案再治疗（可能对既往化疗方案敏感的复发患者）。

（3）伊沙佐米 / 来那度胺 / 地塞米松（IRD）。

（4）达雷妥尤单抗 / 来那度胺 / 地塞米松（DRD）。

（5）达雷妥尤单抗 / 硼替佐米 / 地塞米松（DVD）。

（6）达雷妥尤单抗 / 伊沙佐米 / 地塞米松（DID）。

（7）地塞米松 / 环磷酰胺 / 依托泊苷 / 顺铂 ± 硼替佐米（DCEP ± B）。

（8）地塞米松 / 沙利度胺 / 顺铂 / 多柔比星 / 环磷酰胺 / 依托泊苷 ± 硼替佐米（DTPACE ± V）。

（9）条件合适者进行自体或异基因造血干细胞移植。

（三）原发耐药多发性骨髓瘤的治疗

换用未用过的新方案，如能获得 PR 及以上疗效，条件合适者应尽快行 ASCT；符合临床试验条件者，进入临床试验，尤其是 CART 临床试验。

（四）支持治疗

1. 骨病的治疗　口服或静脉使用双膦酸盐（包括氯屈膦酸、帕米膦酸二钠和唑来膦酸）。双膦酸盐适用于所有需要治疗的有症状多发性骨髓瘤患者。无症状骨髓瘤不建议使用双膦酸盐，除非进行临床试验。静脉制剂使用时应严格掌握输注速度。静脉使用双膦酸盐建议在多发性骨髓瘤诊断后前 2 年每个月 1 次、2 年之后每 3 个月 1 次持续使用。口服双膦酸盐可以长期使用。若出现了新的骨相关事件，则重新开始至少 2 年的治疗。使用前、后需监测肾功能，并根据肾功能调整药物剂量。如果在原发病治疗有效的基础上出现肾功能恶化，应停用双膦酸盐，直至肌酐清除率恢复到基线值 ±10%。唑来膦酸和帕米膦酸二钠有引起下颌骨坏死的报道，尤以唑来膦酸为多，双膦酸盐使用前应该进行口腔检查，使用中避免口腔侵袭性操作。如需进行口腔侵袭性操作，需在操作前、后停用双膦酸盐 3 个月，并加强抗感染治疗。即将发生或已有长骨病理性骨折、脊椎骨折压迫脊髓或脊柱不稳者，可行外科手术治疗。低剂量的放射治疗（10 ~ 30 Gy）可以作为姑息治疗，用于缓解药物不能控制的骨痛，也可用于预防即将发生的病理性骨折或脊髓压迫。以受累部位的局部放疗为主，以减轻放疗对干细胞采集和化疗的影响。

2. 高钙血症　双膦酸盐是治疗骨髓瘤高钙血症和骨病的理想选择，但其降低血钙的作用较慢且受肾功能的影响。严重和症状性高钙血症除积极治疗原发病外，还需要使用其他治疗措施，如水化、利尿，如患者尿量正常，则每日补液 2000 ~ 3000 ml；补液同时合理使用利尿药，以保持尿量＞1500 ml/d。其他药物治疗包括大剂量糖皮质激素、降钙素；合并肾功能不全时，也可行血液或腹膜透析替代治疗。

3. 肾功能不全　水化、碱化、利尿，以避免肾功能不全；减少尿酸形成和促进尿酸排泄；有肾衰竭者，应积极透析；避免使用非甾体抗炎药（NSAID）等肾毒性药物；避免使用静脉造影剂；长期接受双膦酸盐治疗的患者需监测肾功能。

4. 贫血　持续存在症状性贫血的患者可考虑使用促红细胞生成素治疗，但需要注意其对血压和血液高凝状态的影响。在使用促红细胞生成素的同时，酌情补充铁剂、叶酸、维生素 B$_{12}$ 等造血原料。达雷妥尤单抗与红细胞表面 CD38 结合，干扰输血相容性检测，在开始使用达雷妥尤单抗之前，应对患者进行血型鉴定和抗体筛查。

5. 感染　如反复发生感染或出现威胁生命的感染，可考虑静脉使用免疫球蛋白；若使用大剂量地塞米松方案，应考虑预防卡氏肺孢子菌肺炎和真菌感染；使用蛋白酶体抑制剂、达雷妥尤单抗的患者可使用阿昔洛韦或伐昔洛韦进行带状疱疹病毒的预防。对于乙型肝炎病毒（HBV）血清学呈阳性的患者，应预防性使用抑制病毒复制的药物，并注意监测病毒载量。特别是联合达雷妥尤单抗治疗的患者，应在治疗期间以及治疗结束后至少 6 个月内监测 HBV 再激活的实验室参数。对于在治疗期间发生 HBV 再激活的患者，应暂停达雷妥尤单抗治疗，并给予相应的治疗。

6. 凝血 / 血栓　对接受以免疫调节药为基础的方案的患者，应进行静脉血栓栓塞风险评估，并根据发生血栓的风险给予预防性抗凝或抗血栓治疗。

7. 高黏滞综合征　血浆置换可作为症状性高黏滞综合征患者的辅助治疗。

【主要护理措施】

1. 休息和活动　在疾病活动期，尤其伴骨痛、出血等症状时，应减少活动，多休息。勿用力过猛，避免发生病理性骨折。已有胸腰椎受累者应卧硬板床，卧床患者应轴线翻身。

2. 饮食　规律进食，多进食营养均衡、富含纤维及含铁丰富的食物，如鲜鱼、瘦肉、蛋类、紫菜、海带、红枣和蘑菇，适当补充 B 族维生素，如肉类、禽类、鱼类、牛奶及其制品、鸡蛋、豆类、绿叶蔬菜，并补充足量的水分。

3. 症状护理

（1）骨骼损害的护理：①评估疼痛的部位、强度、性质及疼痛发生的时间，鼓励患者采取相应的护理措施预防骨折发生。②保持患者活动区地面清洁、干燥、无障碍物、光线适宜。卫生间、走廊等设置扶手及防滑垫等辅助设施。针对跌倒高危患者，进行跌倒预防，使用防跌倒标识，活动时有专人陪护。③除非发生脊柱压缩性骨折或骨盆骨折需卧床休息外，鼓励患者适当活动，以防骨质疏松进一步加重。④对存在胸腰椎受累的患者，活动时协助其佩戴保护性支具。

（2）贫血的护理：①评估患者的贫血程度，轻度贫血 Hb≥90 g/L、中度贫血 Hb 60～90 g/L、重度贫血 Hb≤60 g/L。②轻度贫血、病情稳定的患者可在力所能及的范围内完成日常生活活动。中度贫血患者可以进行适当活动，在室内活动注意动作缓慢，尽量扶着周围固定的东西（如墙、床、扶手）行走，以活动后不感到乏力、心悸为宜，待病情好转后可逐渐增加活动量。告知患者起床时采用三步起床法，避免突然坐起或者站起，防止出现直立性低血压或脑缺氧而导致晕厥。重度贫血患者要绝对卧床休息，必要时给予陪护。③对于重度贫血患者，给予输血治疗。血红蛋白浓度为 70～90 g/L，输血时应密切观察患者有无输血反应，如有异常，及时通知医师处理。

（3）出血的护理：①评估患者出血情况，常见的出血有皮肤出血点、瘀斑、牙龈渗血、口腔黏膜血疱、鼻出血、颅内出血、呕血、便血、尿血及咯血等。②注意观察出血发生部位、程度和吸收情况，及时报告医师。③患者血小板计数≤20×10^9/L 时，告知患者绝对卧床休息。轻度出血者可适当活动。④患者血小板计数≤50×10^9/L 时，用软毛牙刷刷牙；血小板计数≤20×10^9/L 时，用漱口液漱口。口腔、牙龈出血者，指导其用棉签蘸漱口液洗牙，忌用牙签剔牙，防止牙龈损伤。⑤鼻出血患者可遵医嘱用明胶海绵或1∶1000肾上腺素棉球局部填塞；出血严重时可用凡士林油纱条行后鼻孔填塞术。

（4）感染的护理：①注意个人卫生，保持皮肤清洁、床铺平整，勤剪指甲，穿着宽松、柔软的衣物。②观察患者有无发热及伴随症状，监测体温的动态变化。对高热患者，及时给予物理降温，遵医嘱使用抗生素，严格掌握输注速度及间隔时间。③加强口腔、会阴、肛周等易感染部位的护理。④当患者出现带状疱疹时，应保持疱疹创面湿润，选择合适的敷料进行创面护理。严重创面细菌感染时可考虑应用含银敷料进行护理。

（5）高钙血症的护理：①鼓励患者科学饮水，保证水分的充分摄入。②轻度高钙血症患者一定要多饮水，每日液体摄入量为 2000～3000 ml。中度高钙血症患者在补充水分的同时需严密监测出入量，以保证足够的尿量，促使尿酸排出。③观察患者有无呕吐、乏力、意识模糊、多尿或便秘等症状，遵医嘱应用药物治疗。

（6）淀粉样变性的护理：①保持循环血量，避免血容量、体液过多，严格限制盐和液体的摄入。②对于合并心功能不全的患者，严格限制水和钠的摄入，准确记录出入量和体重。③心功能不全的患者，保持排便通畅，减少机体氧耗量。④针对心律失常患者，行 24 h 心电监护，低血压者使用弹性紧身衣。⑤巨舌患者，嘱其进食流质饮食，减少讲话频次，放慢语速，防止说话和咀嚼不慎咬舌；流涎后用温毛巾将口角擦干，并涂抹凡士林软膏；注意口腔卫生，及时清除食物残渣，每日进行 4 次口腔护理；严密观察舌体有无异常，如舌咬伤、感染，如出现异常，及时处理；保持坐位可减轻舌后坠，改善呼吸状况。⑥观察患者有无其他器官受累的症状，如皮肤紫癜、眼眶周围紫癜、胃肠道症状、肝大、脾大，遵医嘱给予对症处理。

（7）高黏滞综合征的护理：①密切观察患者有无头晕、头痛、视物模糊、视力障碍及肢体麻木等症状。②高黏滞综合征的危重患者行血浆置换治疗时，需要留置深静脉导管。因此每日观察置管处伤口有无渗血，局部有无红、肿、压痛。如有异常，立即给予更换敷料及处理。

（8）周围神经损害的护理：①协助患者生活，嘱患者不要接触水果刀等锐利的器具，防止划伤自己；不要自己去调试洗脚水，请他人帮忙，防止足部烫伤；冬天不要触摸暖气管，防止手部烫伤。剪指甲的时候不要剪得过短；②如肢体麻木和疼痛，护理人员可以协助患者活动足腕，轻揉患者的小腿和足掌；③告知患者日常饮食中适当补充 B 族维生素、维生素 C、维生素 E，可以预防和改善周围神经病。

4. 病情观察　多发性骨髓瘤患者有头晕、视物模糊、眩晕等可疑高黏滞综合征症状者，应及时报告医师，遵医嘱取血查血液黏滞度；定期查血象，注意白细胞计数，白细胞计数过低应注意有感染的可能；血红蛋白降低、有贫血表现者，要少活动。血清乳酸脱氢酶水平增高与疾病严重程度有关，应注意定期检查。

5. 药物护理　口服美法仑会出现恶心、呕吐等不适；多柔比星可有心脏毒性（如心律不齐）等副作用，应及时作心电图检查；长春新碱可致末梢神经炎等。故按医嘱用药时应注意化疗药物的副作用，及时报告医师，遵医嘱给予处理。

6. 心理护理　让患者正确面对疾病，不能逃避。介绍疾病相关知识，使患者及家属知道所患疾病治疗的长期性和连贯性，明白坚持治疗的重要性，并能够自觉配合治疗。

【健康教育】

1. 体育锻炼　患者没有发生骨折或没在骨折的急性期，建议进行适度运动。运动形式选

随堂测 6-9

择持续的低强度运动，如散步、打太极拳、节奏较舒缓的交谊舞；运动强度不宜过大，且运动时间不宜过长，以自己不感乏力为宜。

2. 自我病情监测　观察有无发热、皮肤或牙龈出血、骨痛加重等症状，如出现上述异常症状，及时就诊。

3. 出院指导　告知患者及家属出院后应遵医嘱按时服药，定期门诊复查。尽量避免去人员密集的场所，如集市、商场、会场。外出时应正确佩戴口罩，每 4 h 更换一次。

小　结

多发性骨髓瘤是浆细胞恶性增殖性疾病，病因尚不明确，好发于老年人，目前无法治愈。常见临床表现为骨痛、骨折、贫血、血钙增高、肾功能损害及易感染等。对无症状或无进展的多发性骨髓瘤患者，可以观察，每 3 个月复查 1 次；有症状的多发性骨髓瘤患者，应积极进行化学治疗。主要护理要点是休息和运动、饮食和对症护理。健康教育的主要内容是体育锻炼和出院指导。

（胡　伟）

第七节　血液系统常用诊疗技术及护理

导学目标

通过本节内容的学习，学生应能够：

◆ **基本目标**

1. 解释 PICC、静脉输液港技术、骨髓穿刺等操作的目的。

2. 说明上述操作的适应证、禁忌证和并发症。

3. 独立完成 PICC 维护、静脉输液港维护操作，配合医师完成骨髓穿刺。

4. 阐明造血干细胞移植的全过程及护理。

◆ **发展目标**

1. 综合运用专科知识和技能为血液病患者提供高质量的专科护理。

2. 传播造血干细胞移植理论，推动造血干细胞移植护理学科发展，使护理工作与医学技术的发展相适应。

◆ **思政目标**

在护理过程中，应用恰当的沟通技巧，体现人文关怀和法律意识。

一、经外周静脉穿刺的中心静脉导管

经外周静脉穿刺的中心静脉导管（peripherally inserted central venous catheter，PICC）经上肢贵要静脉、肘正中静脉、头静脉、肱静脉、颈外静脉（新生儿还可通过下肢大隐静脉、头部颞静脉、耳后静脉等）穿刺置管，导管尖端位于上腔静脉或下腔静脉。

【适应证】

（1）进行长期静脉治疗。

（2）血液肿瘤及造血干细胞移植患者，能满足化疗需要。

（3）长期胃肠外营养。

（4）中心静脉压测量。

（5）缺乏外周静脉通道。

【禁忌证】

（1）无合适穿刺的置管血管。

（2）置管部位局部感染。

（3）置管侧有血栓史、血管手术史、外伤史、放射治疗史及乳腺癌根治术后。

（4）上腔静脉压迫综合征。

【并发症】

1. 动脉损伤 血液为鲜红色，立即局部加压包扎止血。

2. 送管困难 包括静脉瘢痕、静脉瓣过多、患者紧张导致静脉痉挛，可指导患者放松，调整手臂位置，缓慢送管。

3. 导管异位 改变体位，用生理盐水快速冲管，重新定位。

4. 心律失常 多因置管过深导致心律不齐、气短，可退出导管 2~4 cm。

【穿刺部位】

常用穿刺点：①贵要静脉，在前臂尺侧，静脉粗直，静脉瓣少，为首选静脉。②肘正中静脉，此静脉短而粗，静脉瓣较多，在肘窝处连接贵要静脉和头静脉。③头静脉，在肘窝处位于肘正中静脉的桡侧，管径细，静脉瓣较多（图 6-3）。

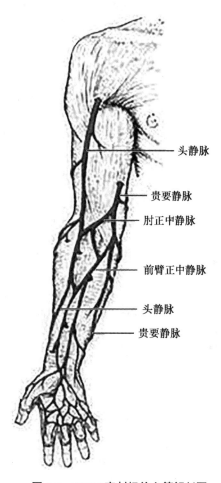

图 6-3 PICC 穿刺相关血管解剖图

右侧标注（从上到下）：头静脉、贵要静脉、肘正中静脉、前臂正中静脉、头静脉、贵要静脉

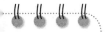

【护士操作流程】

操作前准备

自身准备： 洗手，戴口罩、帽子。
用物准备： ①PICC换药包1个。②透明敷料1个。③导管固定装置1个。④10 ml注射器2个。⑤乙醇棉片。⑥无菌纱布。⑦生理盐水100 ml。⑧肝素稀释液。⑨无菌手套1副。⑩皮尺、签字笔、小垫、免洗手消毒液各一。
环境准备： 保护患者隐私，保持环境清洁、室温适宜。
患者准备： 向患者和家属解释操作目的、步骤及注意事项；协助患者排尿。签署经外周置入中心静脉导管术知情同意书。

操作前评估

术前评估： ①查看PICC维护手册中置管日期、置管深度、臂围及日常维护记录。②检查透明敷料的完整性。③观察局部皮肤及穿刺点情况（红肿、渗血、渗液）。④测量体外导管长度。⑤PICC预充容积。

敷料更换

核对患者： 再次核对患者信息，确保无误。
测量臂围： 协助患者取平卧位，在置管侧手臂下垫小垫，使用皮尺测量肘横纹上10 cm处臂围。
去除原有透明敷料： ①去除透明敷料外胶带。②去除透明敷料：一手拇指固定穿刺点，沿四周0°平行牵拉透明敷料，固定导管，自下而上180°去除原有透明敷料。③去除导管固定装置。④戴无菌手套。
消毒准备： ①卫生手消毒。②以无菌方式打开换药包。③将新透明敷料和导管固定装置投放入换药包内。
乙醇脱脂消毒： 一手持无菌纱布提起导管，另一手持乙醇棉棒1根，避开穿刺点直径1 cm，顺时针去脂、消毒，范围为以穿刺点为中心直径≥15 cm（大于贴膜的面积）。再取2、3根乙醇棉棒以同样的方法逆时针、顺时针脱脂并消毒皮肤。待干。
2%葡萄糖酸氯己定醇消毒： 放平导管，取2%葡萄糖酸氯己定醇棉棒1根以穿刺点为中心顺时针消毒皮肤及导管，取第2、3根2%葡萄糖酸氯己定醇棉棒以同样的方法逆时针、顺时针消毒。
使用导管固定装置： 待皮肤完全干，将导管摆放呈U形安装在导管固定装置上，撕除导管固定装置背胶纸，将导管固定装置贴在皮肤上。
粘贴透明敷料： 将透明敷料无张力粘贴在穿刺点中心，完全覆盖导管固定装置，沿穿刺点塑形。胶带蝶形交叉固定贴膜下缘，再以胶带横向固定延长管，在一条胶带上标注导管类型、换药日期及操作者姓名，贴于透明敷料下缘。

冲管

消毒输液接头： ①卫生手消毒，打开无菌纱布外包装备用。②持乙醇棉片多方位用力摩擦消毒输液接头平面及周围15 s，待干，取出无菌纱布垫于输液接头下方。
脉冲式冲管： ①使用10 ml注射器抽取生理盐水。②一手固定输液接头，另一手持注射器连接输液接头。③先抽回血至延长管，采用脉冲式冲管（即冲—停—冲—停，有节律地推动注射器活塞，使生理盐水产生湍流，以冲净管壁）。④分离注射器与输液接头。

封管

将输液接头放于无菌纱布上。
正压封管： 抽取肝素稀释液（0～10 U/ml），一手持输液接头，另一手持注射器连接输液接头，缓慢持续推注肝素稀释液，封管后用拇指轻推夹子，夹闭延长管，分离注射器和输液接头。

记录

记录内容： 敷料更换日期和时间、穿刺部位敷料情况；PICC冲管、封管日期和时间。

整理用物

按医用垃圾分类处理用物，洗手。

【操作后护理】

1. 观察及护理　定期维护PICC导管，包括更换敷料、更换输液接头、冲洗PICC导管。必须每7 d对PICC导管进行一次维护。目的是预防导管感染，保持导管通畅。

（1）每日观察穿刺点有无渗血、导管外露刻度及敷料的完整性，PICC置管后24 h应更换敷料，如穿刺处有渗血、敷料卷边、松动或潮湿，应及时更换敷料。

（2）使用导管时，每日评估导管的功能，评估导管是否通畅，能否抽出回血，导管有无破损、漏液及堵塞。当导管发生堵塞时，可遵医嘱使用尿激酶溶解，切忌强行暴力推注通管，以免引起导管破裂或栓塞。

（3）仔细观察置管静脉的走行区有无红、肿、疼痛等机械性静脉炎的症状。PICC 置管后一般 2～10 d 会出现机械性静脉炎，表现为沿穿刺血管走行，出现红、肿、热、痛症状，并伴有功能障碍，可触摸到条索状的静脉。如出现上述症状，可抬高患肢，局部外敷，如意金黄散加茶水调制成水剂外涂、喜疗妥膏剂涂抹或者给予薄型泡沫敷料贴敷。

（4）仔细观察置管侧肢体有无肿胀、疼痛、皮温增高的现象。观察皮肤颜色有无变化，及时发现静脉血栓的症状，并与健侧上肢比较。尤其要注意静脉血栓的隐匿症状，如患者主观感觉置管侧肢体、腋窝、肩臂部酸胀和疼痛，应给予高度重视。

（5）若患者出现不明原因的寒战、发热，穿刺点出现红、肿并伴有脓性分泌物，要高度警惕导管感染。必要时做血培养确诊，严重者必须拔除导管。

2. 日常活动指导　保持局部清洁、干燥，避免盆浴及游泳；避免置管侧肢体提重物≥5 kg，避免过度抬臂、外展、屈臂、旋转及用力甩臂等；输液、睡眠时避免压迫置管侧肢体；脱衣服时先脱未置管侧手臂，后脱置管侧手臂；穿衣服时先穿置管侧手臂，后穿未置管侧手臂。

二、静脉输液港

输液港（PORT）是完全植入人体内的闭合输液装置，包括尖端位于上腔静脉的导管部分及埋于皮下的注射座（图 6-4）。导管自颈内静脉、锁骨下静脉或颈外静脉经穿刺鞘送入上腔静脉，途经皮下隧道通过导管锁与注射座连接。注射座通常放置于锁骨下窝、前胸壁或侧胸壁前线第 4、5 肋间隙皮下，与皮肤之间有 0.5 cm 以上的皮下脂肪层。输液或采血时采用无损伤针穿刺隔膜即可。输液港可输注任何临床应用的药物、液体、血液制品，使用时间长，并发症少。使用间歇期，无外置导管，无须换药，不影响日常生活。

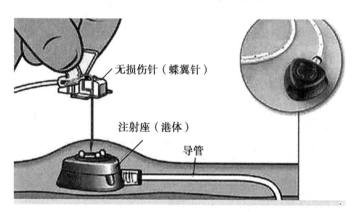

图 6-4　输液港

【适应证】

（1）进行长期静脉治疗。

（2）血液肿瘤及造血干细胞移植患者，能满足化疗需要。

（3）长期胃肠外营养。

（4）缺乏外周静脉通道。

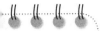

【禁忌证】

（1）穿刺局部确诊或疑似感染、菌血症或败血症。

（2）严重的肺部阻塞性疾病。

（3）严重凝血功能障碍、上腔静脉压迫综合征。

（4）预穿刺部位曾行放射治疗。

（5）患者对输液港的植入材料过敏。

【并发症】

静脉输液港技术并发症同外周穿刺中心静脉导管技术。

【穿刺部位】

常用穿刺点：输液港一般分为胸壁港（图 6-5）和手臂港（图 6-6）。胸壁港一般植入前胸壁，因右侧颈内静脉较粗，且与上腔静脉走行相对比较简单，大部分为右侧颈内静脉穿刺，即将输液港放到右侧胸壁。如左、右两侧胸壁都不适合放置输液港，也可放在手臂。

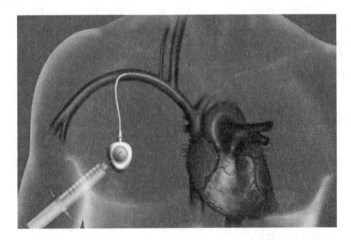

图 6-5　胸壁港

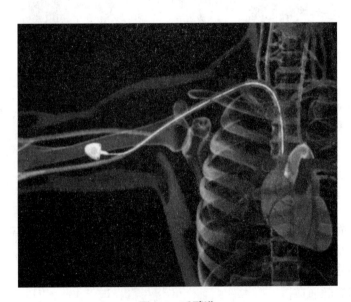

图 6-6　手臂港

【护士操作流程】

操作前准备

自身准备： 洗手，戴口罩、帽子。
用物准备： ①换药包1个。②透明敷料1个。③PORT专用针头（无损伤针）。④10 ml注射器2个。⑤输液接头。⑥无菌纱布。⑦生理盐水100 ml。⑧肝素稀释液。⑨无菌手套1副。⑩签字笔、小垫、免洗手消毒液各一。
环境准备： 保护患者隐私，保持环境清洁、室温适宜。
患者准备： 向患者及家属解释操作目的、步骤及注意事项；协助患者排尿；签署静脉输液港植入知情同意书。

操作前评估

操作前评估： 输液港局部皮肤无红、肿及渗出；轻触输液港，判断注射座无移位、翻转。

插针准备

核对患者： 再次核对患者信息，确保无误。
插针准备： ①卫生手消毒。②以无菌方式打开换药包，打开无损伤针针头、注射器及输液接头包装。③将透明敷料投放入换药包内。
连接无损伤针： 拔下输液接头旋塞，将输液港无损伤针尾端与输液接头连接，取10 ml注射器抽生理盐水，与输液接头旋紧排气。

输液港插针

皮肤消毒： 持第1根乙醇棉棒以PORT注射座为中心，顺时针消毒输液港注射座局部皮肤，范围以穿刺点为中心，直径20 cm（大于贴膜的面积）。再取第2、3根乙醇棉棒，以同样的方法逆时针、顺时针消毒皮肤。再取2%葡萄糖酸氯己定醇棉棒1根，以PORT注射座为中心顺时针消毒输液港注射座局部皮肤，取第2、3根2%葡萄糖酸氯己定醇棉棒，以同样的方法逆时针、顺时针消毒，待干。
触诊定位： 铺好洞巾，暴露穿刺处，一手触诊，找到注射座位置，拇指、示指与中指固定穿刺座呈三角形，将注射座拱起（图6-7）。
穿刺插针： 另一手持无损伤针自三指中心处垂直刺入穿刺隔（感到有落空感即可），直达储液槽基底座底部，有阻力时不可强行进针。
冲管： 抽回血，见回血后脉冲式冲管，夹闭导管。
固定： 将纱布放于无损伤针针翼下方与皮肤之间，透明敷料无张力粘贴在穿刺点中心并贴合紧密。胶带蝶形交叉固定敷料下缘与皮肤处，再以胶带横向固定延长管，在一条胶带上标注导管类型、插针日期及操作者姓名，贴于透明敷料下缘。

冲管与封管

同PICC冲管与封管技术。

无损伤针拔针

核对患者： 再次核对患者信息，确保无误。
拔针准备： ①卫生手消毒。②以无菌方式打开换药包。③将透明敷料投入换药包内。
揭除透明敷料： 同PICC去除敷料的方法。
皮肤消毒： 同插针消毒。
固定穿刺隔： 取纱布夹于左手，触诊定位穿刺隔，找到注射座位置，拇指、示指与中指固定穿刺座呈三角形，将注射座拱起。
拔针： 右手持无损伤针针翼拔针，左手用纱布按压针孔处，直至不出血。
粘贴敷料： 用透明敷料覆盖穿刺点24 h。

记录

记录内容： 静脉输液港插针、冲管与封管、拔针日期和时间。

整理用物

按医用垃圾分类处理用物，洗手。

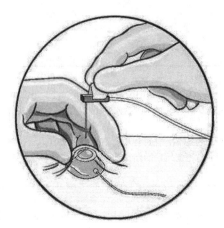

图 6-7　触诊定位

【操作后护理】

1. 观察及护理　定期维护静脉输液港，包括更换敷料、更换输液接头、冲洗导管。输液期间，每 7 d 更换一次无损伤针，治疗间歇期每 4 周冲管、封管一次。目的是预防导管感染，保持导管通畅。

（1）输液港植入后，观察患者的自觉症状、生命体征、伤口情况，遵医嘱使用抗生素。

（2）连续使用输液港的患者，每日观察局部有无红斑、水肿、渗血及敷料的完整性，穿刺敷料若出现卷边、松动或潮湿，应及时更换。

（3）必须使用无损伤针穿刺。

（4）针头必须垂直穿刺，以免针头刺到输液港侧壁；同时穿刺动作宜轻柔，如有阻力，不可强行进针，以免针尖与注射座底部推磨，形成倒钩。

（5）每日使用输液港时，评估导管是否通畅。若抽吸无回血，应停止推注生理盐水，寻找原因，必要时行胸部 X 线检查，确认输液港位置。

（6）不应在连接有植入式输液港的一侧肢体上进行血流动力学监测和静脉穿刺。

（7）禁用高压注射泵推注造影剂。

2. 日常活动指导　保持局部皮肤清洁、干燥，观察输液港周围皮肤有无发红、肿胀、灼热感、疼痛等炎性反应，若输液港皮肤出现红、肿、热、痛，则皮下有感染或渗漏；肩部、颈部及同侧上肢出现水肿、疼痛时，可能为栓塞表现，应立即回医院就诊；避免重力撞击输液港部位；患者不影响从事一般性日常工作、家务劳动以及轻松运动，但需避免用同侧手臂提过重的物品、过度活动等，如引体向上、托举哑铃、打球、游泳等活动幅度较大的体育锻炼。

三、骨髓穿刺

骨髓穿刺（bone marrow aspiration）是采集骨髓液的一种常用诊疗技术，临床上骨髓穿刺液用于血细胞形态学、造血干细胞培养、细胞遗传学分析及病原生物学检查等，以协助临床诊断各种贫血、造血系统肿瘤，以及不明原因的红细胞、白细胞、血小板数量增多或减少或形态学异常；诊断不明原因的发热，如疟疾、黑热病，需行骨髓细菌培养或涂片寻找寄生虫者，观察疾病治疗效果和判断预后。

【适应证】

（1）协助临床诊断各类血细胞数量及质量异常。

（2）造血干细胞移植时获取干细胞。

（3）评价疾病治疗效果。

（4）诊断不明原因的发热、肝大、脾大及淋巴结肿大。

【禁忌证】

（1）血友病。

（2）严重出血倾向。

（3）穿刺部位感染。

（4）晚期妊娠。

【并发症】

1. 局部出血或感染　严格执行无菌操作，术后局部压迫止血 1 ~ 2 min。

2. 穿透胸骨内侧骨板　较少见，应缓慢地左右旋转骨穿针刺入。

3. 骨穿针折断在骨内　较少见，当骨穿针进入骨质后，动作幅度宜小，如感到骨质非常坚硬，切不可强行进针。

【穿刺部位】

常用穿刺点：①髂前上棘穿刺点：髂前上棘后 1 ~ 2 cm 处，该部位骨面较平，易于固定，操作方便。②髂后上棘穿刺点：骶椎两侧、臀部上方突出处（图 6-8）。③胸骨穿刺点：胸骨柄、胸骨体相当于第 2 肋间隙处，该处骨髓含量丰富，但该处骨质较薄且后有心房及大血管，易于穿透发生危险，现已较少选用（图 6-9）。④腰椎棘突穿刺点：腰椎棘突突出处，极少选用。⑤胫骨粗隆穿刺点：适于 2 岁以内的婴幼儿，胫骨结节平面下约 1 cm（或胫骨上、中 1/3 交界处之前内侧面胫骨处）。

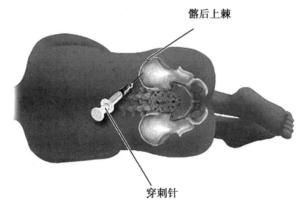

图 6-8　髂后上棘穿刺点

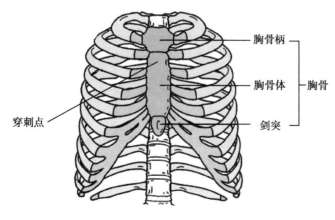

图 6-9　胸骨穿刺点

【护士配合流程】

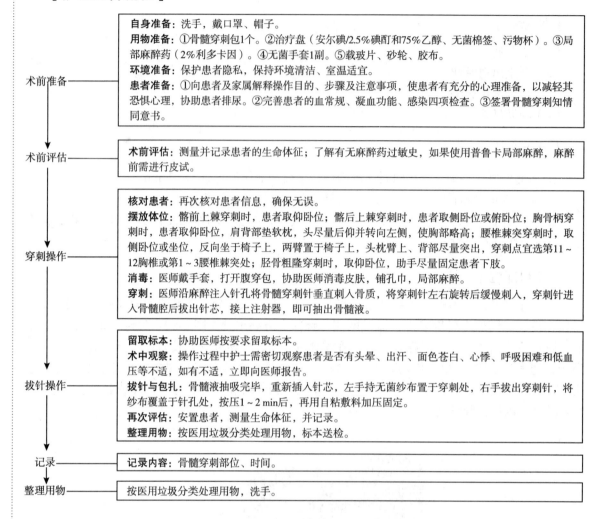

术前准备

自身准备：洗手，戴口罩、帽子。
用物准备：①骨髓穿刺包1个。②治疗盘（安尔碘/2.5%碘酊和75%乙醇、无菌棉签、污物杯）。③局部麻醉药（2%利多卡因）。④无菌手套1副。⑤载玻片、砂轮、胶布。
环境准备：保护患者隐私，保持环境清洁、室温适宜。
患者准备：①向患者及家属解释操作目的、步骤及注意事项，使患者有充分的心理准备，以减轻其恐惧心理，协助患者排尿。②完善患者的血常规、凝血功能、感染四项检查。③签署骨髓穿刺知情同意书。

术前评估

术前评估：测量并记录患者的生命体征；了解有无麻醉药过敏史，如果使用普鲁卡局部麻醉，麻醉前需进行皮试。

穿刺操作

核对患者：再次核对患者信息，确保无误。
摆放体位：髂前上棘穿刺时，患者取仰卧位；髂后上棘穿刺时，患者取侧卧位或俯卧位；胸骨柄穿刺时，患者取仰卧位，肩背部垫软枕，头尽量后仰并转向左侧，使胸部略高；腰椎棘突穿刺时，取侧卧位或坐位，反向坐于椅子上，两臂置于椅子上，头枕臂上、背部尽量突出，穿刺点宜选第11～12胸椎或第1～3腰椎棘突处；胫骨粗隆穿刺时，取仰卧位，助手尽量固定患者下肢。
消毒：医师戴手套，打开腹穿包，协助医师消毒皮肤，铺孔巾，局部麻醉。
穿刺：医师沿麻醉注入针孔将骨髓穿刺针垂直刺入骨质，将穿刺针左右旋转后缓慢刺入，穿刺针进入骨髓腔后拔出针芯，接上注射器，即可抽出骨髓液。

拔针操作

留取标本：协助医师按要求留取标本。
术中观察：操作过程中护士需密切观察患者是否有头晕、出汗、面色苍白、心悸、呼吸困难和低血压等不适，如有不适，立即向医师报告。
拔针与包扎：骨髓液抽吸完毕，重新插入针芯，左手持无菌纱布置于穿刺处，右手拔出穿刺针，将纱布覆盖于针孔处，按压1～2 min后，再用自粘敷料加压固定。
再次评估：安置患者，测量生命体征，并记录。
整理用物：按医用垃圾分类处理用物，标本送检。

记录

记录内容：骨髓穿刺部位、时间。

整理用物

按医用垃圾分类处理用物，洗手。

【操作后护理】

1. 休息与体位　告知患者卧床休息2～4 h，避免剧烈活动。

2. 穿刺点护理　拔针后局部按压穿刺点，血小板减少患者按压至不出血；如有渗血，立即更换敷料；术后48～72 h不可沐浴，防止伤口感染。

3. 观察　保持穿刺局部清洁、干燥，注意观察敷料情况，若敷料浸湿，应及时更换。

四、造血干细胞移植

造血干细胞移植（hematopoietic stem cell transplantation，HSCT）是患者经大剂量放疗、化疗或其他免疫抑制预处理后，将他人或自身的造血干细胞移植到受者体内，起到重建造血和免疫系统作用，用于治疗疾病的一种方法。

【分类】

输注足够的造血干细胞是造血干细胞移植后重建造血免疫的关键。造血干细胞具有自我更新、增殖、分化的功能，从而维持正常成熟血液细胞数量及功能的稳定。

1. 根据造血干细胞来源分类　①骨髓移植（bone marrow transplantation，BMT）：指造血干细胞采集于供者的骨髓血；②外周血干细胞移植（peripheral blood stem cell transplantation，PBSCT）：指造血干细胞源于供者的外周血，近年来，PBSCT应用病例有上升趋势，其优点为

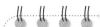

造血干细胞采集简单方便、患者易于接受、造血恢复速度快等；③脐带血移植（umbilical cord blood transplant，UCBT）：是指造血干细胞来源于脐带血，脐血作为继骨髓和外周血后的第三种造血干细胞来源，多用于无 HLA 配型相合的骨髓和外周血的供者患者移植。近年来，扩增后的脐血移植、双份脐血移植以及非清髓脐血移植等新方法的临床应用，使脐血移植的现状大为改观。脐带血来源丰富，采集和保存方法简便，为 HLA 相合的有关或无关的患者提供了大量不同的 HLA 型的脐带血。

2. 根据供受者关系分类　①自体造血干细胞移植：将自体正常或疾病缓解期的造血干细胞保存起来，在患者接受大剂量化疗后回输造血干细胞。②同基因造血干细胞移植：指同卵孪生之间的移植。③异基因造血干细胞移植：同胞 HLA 相合、亲缘 HLA 不相合或半相合、非亲缘 HLA 相合、非亲缘 HLA 不相合等。

3. 根据供受体之间人白细胞抗原（human leukocyte antigen，HLA）配型分类　分为 HLA 相合同胞移植、HLA 相合非亲缘移植、亲缘 HLA 不相合 / 半相合移植。

【适应证】

造血干细胞移植不仅可以重建造血系统，而且可以使免疫系统功能恢复，是治疗遗传性血液系统疾病、重症免疫缺陷、重症再生障碍性贫血、恶性血液系统疾病以及某些实体瘤等疾病的手段之一。

1. 异基因 HSCT 治疗恶性血液病　目前，异基因造血干细胞移植治疗恶性血液病最常见的适应证是急性白血病、骨髓增生异常综合征（MDS）和慢性白血病，约占移植病例总数的 70%。其他恶性血液病［如非霍奇金淋巴瘤、霍奇金淋巴瘤、多发性骨髓瘤］约占 15%。处于疾病早期接受移植的患者疗效好于疾病晚期移植者，因此，移植时机的选择近年来趋向于在疾病早期进行，而不再将移植作为恶性血液病终末期的挽救措施。

（1）急性髓系白血病（AML）：成人 AML 危险度分层依据 WHO 细胞遗传学标准。其多数亚型在缓解后如果单纯以化疗维持长期无病存活率低。迄今为止，AML 是成人异基因移植适应证中占据最高比例的疾病。AML-CR2 以上及难治复发的患者以化疗或自体移植维持长期存活率低于 20%，因此成为异基因移植的适应证。所以，高危（具有预后不良核型）AML-CR1 是公认的异基因移植适应证，同胞全合移植后长期存活率在 34%～42% 或以上。中危 AML-CR1 患者非移植措施长期存活率低于 30%，一旦复发，也很难达到 CR2，因此也是异基因移植的适应证。随着移植技术的进步，非血缘供者移植治疗高危 AML-CR1 的疗效近年已经达到与同胞全合移植接近的水平。

（2）急性淋巴细胞白血病（ALL）：ALL 危险度的传统定义基于诊断时或治疗前患者及疾病的特征而设定，国际各中心之间的标准存在差异。成人高危 ALL 的定义一般包括：费城染色体阳性；B 细胞 ALL 诊断时白细胞计数 $>30 \times 10^9/L$；T 细胞 ALL 诊断时白细胞计数 $>100 \times 10^9/L$；年龄 >35 岁，诱导化疗未达 CR。我国成人标危 ALL 维持化疗的长期存活率多低于 30%，而同胞全合移植后长期存活率在大多数移植中心为 50%～60% 或以上，国内有经验的移植中心以非血缘全合或亲属单倍体供者移植治疗急性白血病的疗效与同胞全合移植相近，因此，我国现阶段仍建议成人标危 ALL-CR1 即是异基因移植适应证。高危 ALL 占成人 ALL 的 30%～40%，其中的 Ph^+ALL 占成人 ALL 的 25%。高危患者中异基因 HSCT 具有肯定的治疗优势。

（3）慢性髓细胞性白血病（CML）：《慢性髓细胞性白血病治疗专家共识》2010 版建议：加速期或急变期患者如经伊马替尼回复到慢性期，有合适供者，应及早接受异基因 HSCT，有 T315I 突变或 II 代 TKI 不敏感的基因突变 CML 患者应及早接受异基因 HSCT。异基因 HSCT 治疗 CML 的适应证包括：①无经济条件长期应用伊马替尼或其他 TKI 者；②TKI 不耐受，短期疗效欠佳、无效或失效者；③T315I 突变者；④加速期或急变期患者，最好经伊马替尼回复到慢性期。

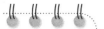
（4）骨髓增生异常综合征（MDS）：异基因 HSCT 是治愈 MDS 的唯一方法。依据国际预后评分系统（IPSS）及 WHO 评分系统（WPSS），异基因 HSCT 适应证可以归结为：① IPSS 评分为中危 -2 及高危的患者；② IPSS 评分为中危 -1 及低危患者骨髓原始细胞 <5%，但伴有高危染色体核型、严重中性粒细胞减少、血小板减少或严重输血依赖。依据修订的 IPSS 评分系统（IPSS-R），中危、高危、极高危组患者均具有尽早接受异基因 HSCT 的适应证。

（5）恶性淋巴瘤：化疗及放疗对恶性淋巴瘤有较好的疗效，但对某些难治性、复发病例或具有高危复发倾向的淋巴瘤，可行自体或异体造血干细胞移植。

（6）多发性骨髓瘤：自体移植是新诊断的多发性骨髓瘤的标准治疗方法，自体移植之后序贯异基因移植目前仅限于临床试验研究阶段。异基因 HSCT 一般用于治疗难治复发或自体造血干细胞移植后 1 年内复发的多发性骨髓瘤患者。

2. 异基因 HSCT 治疗非恶性血液病　①重型再生障碍性贫血（severe aplastic anemia，SAA）：单纯采用输血等支持治疗手段，将有超过 50% 的患者会于诊断后 6 个月内死亡，因此，重型再生障碍性贫血患者一经确诊，应争取尽早移植。②阵发性睡眠性血红蛋白尿症（PNH）：尤其是合并再生障碍性贫血特征的患者。③其他疾病：HSCT 可以治疗先天性造血系统疾病和酶缺乏所致的代谢性疾病，如范科尼贫血、镰形细胞贫血、重型地中海贫血、重型联合免疫缺陷病等。

3. 自体 HSCT 治疗恶性血液病　自体 HSCT 治疗急性白血病适用于预后良好的细胞遗传学或分子生物学标记、低危、对化疗敏感的类型。值得重视的是，为降低移植后的复发率，恶性血液病接受自体 HSCT 之前应进行有效的诱导缓解及巩固化疗，自体造血干细胞采集的骨髓或外周血采集物中 MRD 监测应为阴性，移植后必须长期随访监测 MRD，以及时发现可能的病情变化。自体 HSCT 治疗急性白血病的适应证包括：①除急性早幼粒细胞白血病（APL）外的低危 AML-CR1，并且在巩固化疗过程中 MRD 呈持续阴性者；②不具备异基因移植条件或拒绝接受异基因移植的中危 AML-CR1，并且在巩固化疗过程中 MRD 呈持续阴性者；③老年、有合并症、无同胞 HLA 全合供者的 AML-CR2，尤其是复发风险较低（如 CR1 时间长）的老年患者。

【移植过程及护理】

（一）造血干细胞移植术前护理

1. 层流洁净室准备　全环境保护（total environmental protection，TEP）指采取必要的措施，达到体内、外环境的高度净化，从而预防和减少感染的发生，包括空间环境和人体环境的净化两个方面，是预防移植后早期感染最重要的措施。TEP 的内容包括：空气层流洁净室（laminar air flow room，LAFR）的应用；患者体表的无菌化处理（患者肠道净化）；医护人员自身净化；系统的微生物监测。空气层流洁净室是造血干细胞移植过程中环境保护的主要装置，其基本结构为高效过滤器（high efficiency particulate aerosol，HEPA），可以清除 99.97% 以上的直径大于 0.3 μm 的尘粒和细菌，降低空气感染率。空气层流洁净室依据单位体积空气中某粒子的数量来区分洁净程度（表 6-15）。造血干细胞移植患者居住的层流洁净室应为 100级。一般启动层流净化设备 30～60 min，空气中颗粒物含量及微生物数量即可达到 100 级的洁净度要求。层流洁净室内地面及墙面用 500 mg/L 含氯消毒剂擦拭，每日 2 次；室内物体表面用季铵盐湿巾擦拭，每日 4 次。造血干细胞移植患者若解除隔离，从层流洁净室转出后，应严格进行终末消毒，用 500 mg/L 含氯消毒剂彻底擦拭屋顶、墙面、地面、病床、床垫及桌椅等。

表 6-15　洁净室（区）空气洁净度级别

洁净度级别	尘粒最大允许数 /m³		微生物最大允许数	沉降菌 / 皿
	≥0.5 μm 尘粒数	≥5 μm 尘粒数	浮游菌 /m³	
100 级	3500	0	5	1
10 000 级	350 000	2 000	100	3
100 000 级	3 500 000	20 000	500	10
300 000 级	10 500 000	60 000	1000	15

2. 患者准备

（1）身体准备：①清除全身感染病灶，感染未清除前不可进入层流洁净室；②完善检查，包括全身各系统检查，如心脏、肺、肝、肾功能，及口腔、鼻腔、直肠检查；复查骨髓象、血象、血型等。③皮肤准备：入院前将头发全部剃光，同时剪短指（趾）甲，便于皮肤清洁。入院当日用葡萄糖酸氯己定皮肤清洁剂消毒全身皮肤后淋浴，尤其应注意清洗皮肤褶皱处，如腋下、腹股沟、会阴。

（2）心理准备：对于造血干细胞移植患者，心理护理非常重要，它在整个移植过程中起着至关重要的作用。患者在近1个月的时间要面对一个独处、封闭的环境，不但与外界隔离，还要经历化疗药物副作用的痛苦，很容易产生各种负面情绪，如焦虑、恐惧、孤独，护理人员应告诉患者预处理期间用药的副作用，让其有心理准备，减少恐慌，取得患者的信任，还可以教会患者听音乐或是上网、看书等转移注意力，并利用对讲机让家属与患者适当对话，减轻患者的孤独感、恐惧感。稳定患者情绪，使其自觉接受治疗是保证医疗效果的关键。医护人员应针对每位患者的具体情况做好心理疏导，主动接触患者，用真诚和蔼的语言关心、体贴患者，尽量满足患者的心理需要，缓解心理冲突，原则上应尽量避免消极暗示，使患者能够身心放松，感到安全，减轻精神痛苦。使患者树立战胜疾病的信心，积极配合医护人员。

（3）预处理的护理：造血干细胞移植预处理（hematopoietic stem cell transplantation conditioning）是指患者造血干细胞植入前应用大剂量放化疗和免疫抑制药的阶段。预处理是造血干细胞移植的重要环节之一。其目的是清除受者体内的肿瘤或异常细胞，抑制或摧毁患者的免疫系统以免植入物被排斥，为骨髓干细胞植入形成必要的"空间"。根据预处理强度的不同，可分为清髓性预处理和减低剂量的预处理方案。清髓性预处理方案主要通过联合应用多种化疗药物进行超大剂量的化疗，有时配合放疗来达到预处理的目的。这种预处理方式能够最大限度地清除体内的残留病灶，以减少基础疾病的复发，但由于毒性作用较大而增加移植相关死亡率。因此，对于多数耐受性较好，特别是年轻的恶性血液病患者，主张清髓性预处理方案进行异基因造血干细胞移植。减低预处理剂量的预处理方案所应用的化疗和放疗剂量都比较小，其主要目的是抑制受者的免疫反应便于供者的细胞植入，以形成供受者嵌合体，并通过供者淋巴细胞输注逐步变为完全嵌合体，发挥移植物抗肿瘤作用，此种预处理方案的毒性作用较小，受者内脏器官功能受损较少，主要适用于疾病进展缓慢、肿瘤负荷相对较小、年龄大或重要脏器功能异常而不适合常规移植的患者。

（4）放疗期间的护理：①大多数患者放疗后会出现恶心、呕吐、腹泻等胃肠道不良反应。为了预防患者呕吐现象的发生，放疗前4 h禁食水，半小时前加入止吐药和激素类药物，以预防呕吐现象发生。在饮食方面，患者当日应进食清淡的食物。腹泻患者应注意肛周感染，便后应加强坐浴。②放疗后可能有低热，很少一部分患者会出现高热，对于体温不超过38.5℃者，一般无须特殊处理，告知患者多饮水。如体温超过38.5℃，遵医嘱进行物理降温，给予头枕冰袋、温水擦浴等，或遵医嘱补液、抗感染治疗。③患者会在全身放疗后2~4 h出现腮腺肿胀、疼痛，可给予局部冷敷，以减轻疼痛，2~3 d可恢复。

（5）化疗期间的护理：输注化疗药物过程中，应注意化疗药物的不良反应，严密监测患者病情变化及生命体征；严格执行输液计划，控制输液速度，详细记录出入量，如输液量、饮水量、尿量、便量、呕吐量；注意观察用药后相关的毒性反应、副作用，如黏膜炎、骨髓抑制、心脏、泌尿及中枢神经系统不良表现。①大剂量化疗直接损伤胃肠道黏膜，恶心、呕吐是最常见的不良反应。同时，腹泻也是预处理常见的毒性反应及副作用，典型的临床表现为出现无痛性腹泻或伴轻度腹痛，排水样便，每日数次或数十次，持续5~7 d。②心脏表现：因大量静脉输液或化疗药物使者的心脏负荷加重，患者可表现为心悸、气短，某些患者可出现急性左心衰竭。应严密监测患者心率及心律的变化及出入量情况。③泌尿系统表现：大剂量输注环磷酰胺可发生出血膀胱炎，因其代谢产物丙烯醛对膀胱黏膜有刺激作用，患者可能出现尿急、尿频、尿痛症状，严重时表现为镜下或肉眼血尿。用药期间及用药后应嘱患者多饮水，饮水量为2000~3000 ml，静脉补液应充分水化、碱化、利尿，同时给予尿路保护剂，以增加尿量，促进毒物排泄。④中枢神经系统表现：预处理引起的中枢神经系统并发症主要包括癫痫发作、颅内出血及白质脑病。由于某些化疗药损伤脑神经，可引起头晕、头痛症状。癫痫发作一般发生在白消安给药的第三天或第四天，常规使用苯妥英钠作为癫痫预防用药。

3. 供者准备

（1）供者的选择：合适的造血干细胞移植供者是进行 HSCT 的前提，随着移植技术的进步，HSCT 已经告别了供者来源困难的时代，从早期 HLA 全相合同胞发展到非血缘和单倍型供者等多种供者选择。供者的选择应在专家共识的基础上，结合患者和备选供者的具体情况，并结合移植的单位决定。

（2）身体准备：避免劳累，少到人群密集的公共场所走动，要保证身体健康，根据季节、气候增减衣服，避免着凉。保持良好的睡眠，每日睡眠时间 8~9 h，以保证机体处于良好状态。根据造血干细胞移植采集方法及其需要量的不同，可安排供者短期住院。在造血干细胞采集之前，要进行供者造血干细胞动员。动员是指将骨髓中的造血干细胞释放到外周血的过程。动员剂多用细胞生长因子，其可以使外周血中的造血干细胞浓度迅速升高，达 50~100 倍，其中最为常用的是粒细胞集落刺激因子（G-CSF）、粒细胞巨噬细胞集落刺激因子（GM-CSF），可以单药或与多种细胞因子联合，多采用皮下注射给药的方式。在目前的动员剂应用中，以 G-CSF 为最常用动员剂。用法为 10~12 μg/kg 或 5~10 μg/kg，每日给药 1 次，连续给药 4~5 d。一般在外周血单个核细胞计数（MNC）大于 1×10^9/L 时或用药的第 4、5 天开始采集造血干细胞。自体造血干细胞移植动员时多采用化疗联合细胞因子用药。

（3）心理准备：多数供者会担心因大量采集骨髓或外周造血干细胞会带来疼痛、失血或出血危险，并会对身体健康造成影响，主要心理反应有紧张、恐惧等。要向供者说明人体内的造血干细胞具有很强的再生能力，正常情况下，失血或捐献造血干细胞后，可以刺激骨髓加速造血，1~2 周内血液中的各种血细胞恢复到原来水平。并说明整个采集过程是安全的，无严重不良事件报告，以减轻患者的焦虑。

4. 造血干细胞采集

（1）骨髓采集：骨髓中含有充足的造血干细胞，采集的骨髓实际上是骨髓和血液的混合物。由于一次采集骨髓血的量较多，因此为保证患者及供者的安全，须在开始采集前的 0~14 d 分采自体外周血，总量为 600~800 ml，在手术过程中回输给供者。自体血回输可以减少供者采髓术中的绝对失血量，且避免使用库存血，避免各种血源性传染性疾病（如肝炎）的发生。

1）采集前准备：向患者介绍采集过程，减轻焦虑情绪。采集前禁食 6~8 h，遵医嘱适当输液。遵医嘱准备采集用物。

2）采集方法：骨髓采集在无菌手术室进行，多采用静脉诱导联合局部麻醉。采髓时一般选择双侧髂前上棘和髂后上棘为穿刺点，使用普通骨穿针多部位多点穿刺，每个点位上抽吸的骨髓量一般不超过 10 ml。也可以采用不同深浅层面抽吸法，但也需要注意抽吸量不宜过大，否则容易引起骨髓被血液稀释。骨髓血采集时需进行抗凝，一般以含肝素钠的无菌生理盐水与骨髓以1：3 体积混合抗凝，采集后的骨髓血经 0.2~0.3 mm 孔径的滤网或针头将脂肪或骨髓颗粒滤除。

3）采集后供者骨髓血的处理：当供受者 ABO 血型不同时，为避免发生溶血反应，要去除骨髓中的红细胞和（或）血浆；为预防 GVHD，有时需要去除移植物中的 T 淋巴细胞。

4）不良反应：骨髓采集的不良反应多以采集部位疼痛、失血引起的贫血、一过性低血压等最为常见，其次是麻醉过程中的恶心、呕吐等，但通常无严重不良反应。注意采髓的速度，及时补液、输血等均可以减少或避免不良反应。

5）采集术后护理：术后注意患者生命体征的变化，观察穿刺伤口有无渗血。术后至次日晨给予患者生活护理，更换穿刺伤口敷料。供者 3 d 内禁止洗澡，保持伤口处干燥，防止局部感染。采髓后可适量补充高蛋白质、富含维生素、易消化的食物，如瘦肉、鸡蛋、牛奶、鸡肉、牛肉、虾、豆腐、猪肝及红枣，多食用新鲜水果和蔬菜，少食生冷食品，注意多饮水。注意休息，劳逸结合，如有身体不适，随时就诊。

（2）外周血干细胞采集：是利用血细胞分离机将供者外周血分离成不同成分，通过静脉穿刺建立流出及流入双侧静脉通道或仅建立单侧通道，以达到获得动员后的外周血干细胞的方法。对于自体造血干细胞移植者，采集的外周血干细胞需低温保存，一般在干细胞中加入冷冻保护剂二甲基亚砜后置于 −196℃ 液氮罐中保存。

1）采集前准备：向患者介绍采集过程，减轻焦虑情绪。采集前 1 d 及当日应进食清淡、低蛋白质、富含维生素及钙的饮食。不食用油腻食物，以免血清中脂肪过多，避免饮酒、吸烟等。采集当日早餐应吃饱，切忌空腹，以免引起低血糖及血容量不足，影响采集。服装袖口宜宽松，双侧可上推至肘关节以上。

2）采集方法：采集前，患者需进行静脉穿刺建立流出及流入双侧静脉通道或仅建立单侧通道，以保证循环血液流速可以达到 60 ~ 100 ml/min。一般穿刺部位可选取双侧肘静脉，采用 16 ~ 18 G 流出针和至少 19 G 流入针，若肘静脉条件较差或流血少，可选用粗三腔中心静脉导管的股静脉、颈内静脉或锁骨下静脉穿刺置管，以确保循环血液流速。

3）不良反应：采集过程中常见的并发症有枸橼酸盐中毒、低钙血症，因采集中抗凝血药使用剂量较大，过多的枸橼酸可引起中毒及低钙血症，出现一过性 ACD-A 过量反应，引起血压下降、手足及口唇麻木、恶心、呕吐等症状，严重者可出现室颤或心脏停搏。采集过程中，口服 10% 葡萄糖酸钙预防口唇及四肢麻木等并发症，当供者出现四肢、口唇及颜面麻痹等枸橼酸钠反应时，根据采集情况调整枸橼酸钠与循环血量的比例，如出现手足抽搐，症状严重者暂停采集，缓慢静脉注射 10% 葡萄糖酸钙 20 ml，待症状缓解后再继续采集。采集后按压局部穿刺点 20 min。

4）采集术后护理：采集完毕，拔针处应用示指、中指、环指三指并拢压迫无菌棉球覆盖的穿刺针孔压迫止血，时间不少于 20 min，避免形成血肿。采集后卧床休息 30 min 后方可下床，尤其要适当减少置管侧肢体活动。保持穿刺局部清洁、干燥，24 h 不可接触水，1 周内不做重体力劳动或剧烈活动。可进食高蛋白质、富含维生素、含铁及钙丰富的饮食。复查血常规、肝功能，每 1 ~ 2 周一次，直至恢复正常。

（二）造血干细胞移植术中护理

1. 骨髓血输注护理

1）骨髓血输注前：骨髓血干细胞输注时，应使用一次性使用输血器完成，开通两条静脉通道，一条静脉通道使用一次性使用输血器，用于骨髓血干细胞的输注；另一条静脉通道采用一次性使用输液器，用于输注 0.9% 氯化钠注射液，输注前遵医嘱应用抗过敏药。

2）骨髓血输注中：输注骨髓血的过程中持续进行心电监护，密切监测患者的生命体征和不良反应；骨髓血开始输注速度要慢，观察 15 ~ 20 min 后如患者无反应，再调整输注速度，每袋骨髓血输至只剩余脂肪颗粒时再弃去，更换下一袋骨髓血，以防止发生脂肪栓塞；为了避免过多抗凝血药输入体内造成出血，在回输过程中遵医嘱分次将硫酸鱼精蛋白注射液从 0.9% 氯化钠注射液管路中滴入；当输注 ABO 血型不相合的骨髓血时，如患者出现剧烈头痛，应考虑是在骨髓血处理过程中加入的羟乙基淀粉产生了过敏反应，可减慢输注速度，必要时再次将骨髓血中的羟乙基淀粉进行处理。

3）骨髓血输注后：骨髓血输注完毕，用 0.9% 氯化钠注射液进行冲管，减少骨髓血的损失；严密监测患者的生命体征及病情变化。

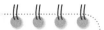

2. 外周血干细胞输注护理

1）外周血干细胞输注前：同骨髓血。自体造血干细胞回输时，需备好电热恒温水浴箱，用于干细胞的复温。

2）外周血干细胞输注中：输注过程中持续进行心电监护，密切监测患者的生命体征和不良反应；自体造血干细胞输注过程中可能会闻到类似于大蒜的味道，嘱患者张口呼吸，促进二甲基亚砜产物的排出，必要时遵医嘱给予持续低流量吸氧；若患者出现呼吸困难、胸痛、头晕等不适，同时出现血压升高、心率减慢，应考虑为二甲基亚砜的不良反应，应增加吸氧流量，适当减慢输注速度，遵医嘱给予对症处理。

3）外周血干细胞输注后：外周血干细胞输注完毕，用 0.9% 氯化钠注射液进行冲管，减少外周血的损失；严密监测患者的生命体征及病情变化。由于回输的干细胞中含有红细胞，导致患者在回输后出现血红蛋白尿，遵医嘱给予 5% 碳酸氢钠和 0.9% 氯化钠、呋塞米注射液和甘露醇，以维持足够的尿量，直至血红蛋白尿消失。

（三）造血干细胞移植术后护理

1. 感染　感染是 HSCT 常见的并发症之一，也是移植成败的关键。在造血干细胞输注后的 2 周内，患者外周血白细胞极低，易发生粒细胞缺乏症，因而是感染最危险期。感染常见有败血症、蜂窝组织炎等严重感染，并且感染的临床症状常不明显。侵入的门户常为破坏的皮肤及黏膜，静脉导管穿刺皮肤处。当发生粒细胞缺乏伴感染时，致病菌常为表皮葡萄球菌、金黄色葡萄球菌、铜绿假单胞杆菌、溶血性链球菌等。真菌感染常见病原体为念珠菌及曲霉菌，多见肺炎、食管炎等。

（1）严格执行层流室内常规灭菌规定：每日用含氯消毒剂擦拭全室墙壁及室内家具、器材及其他用品。

（2）严格手卫生：护理人员若护理伴有呼吸道感染的移植患者、伴有梭状芽孢杆菌感染的患者、伴有耐药菌感染的患者、伴有腺病毒感染的患者等时，应按隔离患者采取感染控制措施。接触患者前、后严格洗手，以防交叉感染。

（3）遵医嘱做好患者眼、鼻、口腔、肛周、会阴部皮肤的预防性护理。继续给予患者抗生素滴眼液滴双眼，每日 1 次；每晚及便后用 0.005% 聚维酮碘溶液坐浴，将臀部全部浸入溶液中，每次 15 min 左右。三餐后先用温开水漱口，清除口腔内的食物残渣，然后用预防性漱口液漱口，同时有多种漱口液时，采用交替方式漱口，时间间隔 1 h。每日给予患者用 1∶2000 氯己定溶液全身擦浴，擦拭部位包括头部、面部、颈部、躯干及四肢。嘱女性患者擦拭会阴的方向应从前到后，以防泌尿系统的污染和尿路感染。

（4）药物及中心静脉置管的护理：遵医嘱给予成分输血及抗生素，做好中心静脉置管的护理，常规使用输液终端过滤器预防中心静脉导管感染，以去除细菌及微粒，降低输液污染和附近有污染时的感染率。每日输液前、后使用 20 ml 生理盐水脉冲式冲洗导管，冲掉滞留在导管壁上的残余药液。移植患者长期输注药质黏稠的免疫抑制药（环孢素）及血液制品，使用含有肝素钠注射液 50 U/ml 生理盐水封管，达到肝素化作用，抑制血栓形成。合理使用管路，避免一腔多用或有腔不用，有计划地使用多腔导管。持续输注液体，每 24 h 更换输液管路一次。

（5）适当增加肺部活动：血小板数回升至不易出血时，可指导患者进行室内活动，扩展胸部，加强扩胸运动，促进呼吸道分泌物排出。

2. 出血　预处理后血小板极度减少是导致患者出血的主要原因，且移植后血小板的恢复速度较慢。

（1）每日监测血小板数，注意观察皮肤有无出血点、瘀斑、鼻出血、牙龈出血，尿、便、痰液颜色，若发现可疑出血，应及时报告医师。

（2）当血小板计数 $\leqslant 50 \times 10^9$/L 时，实施预防出血的护理措施。避免过度活动、各种注射后局部长时间按压 3~5 min，直至不出血。

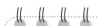

（3）当血小板≤20×10⁹/L时，遵医嘱输注辐照后的单采血小板。应向患者说明注意事项，如少活动，避免受外伤，排便时不可用力。

（4）指导患者勿用手挖鼻孔，不可用牙签剔牙，不用指甲搔抓皮肤，若发生头痛、恶心、呕吐或视物模糊，要及时卧床休息。如发现患者出现上述症状，立即通知医师。

3. 移植物抗宿主病（graft versus-host disease，GVHD）　GVHD是多系统疾病，指异基因造血干细胞移植患者在重建供者免疫的过程中，来源于供者的淋巴细胞攻击受者脏器产生的临床病理综合征。

移植物抗宿主病分为急性移植物抗宿主病（aGVHD）和慢性移植物抗宿主病（cGVHD）两种。GVHD在骨髓移植后3个月内发生，3个月以后发生者称为cGVHD。aGVHD的临床表现包括经典的斑丘疹、腹部绞痛与腹泻、血清胆红素浓度上升。cGVHD通常表现出类似扁平苔藓或硬皮病的皮肤表现、干燥、口腔及黏膜溃疡、胃肠道硬化、血清胆红素浓度上升。aGVHD是异基因造血干细胞移植后早期的一种常见并发症。aGVHD最初症状和体征发生在外周血白细胞植入前后的时间。皮肤、肝和胃肠道是aGVHD的主要靶器官，主要症状分级列于表6-16。

表 6-16　改良 aGVHD Elucksberg 分级标准

分级	皮肤	肝一胆红素（μmol/L）	胃肠道一腹泻量（ml/d）
1	皮疹面积<25%	34～50	500～1000
2	皮疹面积25%～50%	51～102	1000～1500
3	皮疹面积>50%，全身红斑	103～255	1500～2000
4	全身红斑伴水疱或表皮剥脱	>255	>2000 或严重腹痛伴肠梗阻

（1）皮肤：是aGVHD最常累及的靶器官，皮疹是aGVHD最常见的初始表现。典型aGVHD皮疹多开始于头颈部、耳后、面部、肩、手掌和足底。症状不明显或仅有轻度瘙痒或疼痛；严重者可发展至全身大疱和表皮剥脱。当有皮疹、水疱、皮肤干燥脱屑或剥脱时，要严格记录皮疹的颜色，皮疹的面积，有无水疱、渗出和水肿；要注意局部皮肤清洁，使用生理盐水清洁；若皮肤干燥、瘙痒，勿用手抓挠，防止皮肤破损造成感染；若出现皮肤水疱，用1 ml注射器在水疱基底部抽净疱内液体，保持水疱壁完整，抽吸前、后用0.5%聚维酮碘消毒皮肤水疱处；若出现皮肤剥脱，使用具有抗感染作用的敷料覆盖于患处，脱落后予以更换，并及时清理床铺上剥脱的皮屑，保持床单位清洁，避免受损皮肤受到被服摩擦的刺激。

（2）胃肠道：是aGVHD受累的第二靶器官，常可累及从食管到直肠的各个部分，主要累及远端小肠和结肠。轻者仅有恶心、呕吐、食欲缺乏，大多表现为水样分泌性腹泻和疼痛，严重者胃肠功能明显受损，导致蛋白丢失性肠病，血性腹泻，甚至肠梗阻。早期腹泻物常为绿色、黏液便或水样，严重时为血性，或混有脱落的肠黏膜上皮细胞形成管状排泄物排出体外。腹泻出现后，要记录每日排便次数、颜色、性状和量，严格记录出入量；遵医嘱留取粪便标本；给予止泻药、解痉药；腹泻后注意清洁肛周皮肤，使用聚维酮碘清洁肛周；根据病情遵医嘱给予流食或进食。

（3）肝：是aGVHD最少见的受累脏器，最早和最常见的表现是血清结合胆红素和碱性磷酸酶上升。严重情况下，出现血清胆固醇升高、凝血功能障碍及高氨血症。临床表现为肝大、尿黄、白陶土样便、水肿、瘙痒。发热、厌食、恶心是常见的非特异性症状。注意巩膜黄染及全身皮肤黄染变化情况、体重增加、肝大等肝功能障碍前驱症状，以协助了解肝损害程度；监测体重，测量腹围；遵医嘱用药，限制水、钠摄入。

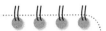

4. 出血性膀胱炎（hemorrhagic cystitis，HC） 出血性膀胱炎是指某些药物或化学物质产生对膀胱黏膜的急性或者慢性损伤，导致膀胱广泛的炎症性出血。出血性膀胱炎是造血干细胞移植术后的一种常见并发症。早期（30 d 内）经常发生在预处理后 2 周内，多由药物或其代谢产物损害膀胱黏膜导致，如预处理时使用的大剂量环磷酰胺，其代谢产物丙烯醛与膀胱黏膜上皮结合，对膀胱黏膜产生毒性作用而引起出血性膀胱炎。晚期出血性膀胱炎发生在移植 30 d 以后，多与 BK 病毒、巨细胞病毒（CMV）、腺病毒等病毒感染及 GVHD 有关。水化、碱化尿液等措施有预防和减少出血性膀胱炎发生的作用。

出血性膀胱炎的临床表现轻者仅为镜下血尿，伴或不伴尿频、尿急、尿痛等膀胱刺激征。重者出现肉眼血尿，表现为尿频、尿急、尿痛等膀胱刺激征。当血块阻塞尿道时，出现排尿困难，导致尿潴留，甚至出现肾盂积水和尿素氮升高，继发贫血等。参考 WHO 诊断分级标准，根据血尿程度，出血性膀胱炎临床分为 5 级：0 级，无血尿；I 级，镜下血尿；II 级，肉眼血尿；III 级，肉眼血尿伴血块；IV 级，血块梗阻尿道，需采取相应的处理措施解除梗阻。

（1）评估患者膀胱刺激征的症状，有无尿频、尿急和尿痛。

（2）监测尿量、尿液颜色、排尿次数、尿液性质、尿 pH，两次排尿间隔时间，严格记录出入量。

（3）遵医嘱给予碱化、水化、利尿药。

（4）遵医嘱给予三腔导尿管膀胱冲洗，观察导尿管是否扭曲或受压，保持通畅。

（5）监测是否有血、尿巨细胞病毒感染。

5. 心理护理 随着医疗技术水平的不断进步，经济的飞速发展，造血干细胞移植治疗应用已经被广大患者所接受，并逐渐成为恶性血液病根治的重要手段。造血干细胞移植治疗的过程必须在无菌层流隔离病房内进行，封闭的环境、高额的治疗费用、化疗和免疫抑制药引起的毒性反应及副作用、并发症等均会导致患者产生一系列的心理社会因素反应，这些会直接影响疾病的发展和预后。作为造血干细胞移植的专科护士，应对接受造血干细胞移植患者出现的心理反应倍加重视，评估不同阶段患者的心理反应，根据不同的心理特点实施相应的护理干预措施，及早进行危机介入，援助、引导患者解决问题，以全面提高护理质量及患者的生命质量。心理护理是整个造血干细胞移植护理过程的重要任务之一，对保证移植的顺利完成和最终成功有着十分重要的意义。

小 结

造血干细胞移植是血液系统疾病，尤其是恶性血液病有效乃至唯一的根治手段。患者经大剂量放疗、化疗或其他免疫抑制预处理后，将他人或自身的造血干细胞移植到受者体内，起到重建造血和免疫系统的作用。根据造血干细胞的来源可以分为骨髓移植、外周血干细胞移植、脐带血移植三类。主要护理要点是通过造血干细胞移植术前、术中及术后的专业化、精细化护理和管理，使患者达到移植成功。

（胡 伟）

思考题

1. 简述缺铁性贫血患者口服铁剂治疗的配合与护理措施。

2. 简述血液病患者身体评估的重点及其主要内容。

3. 简述发疱性化疗药物外渗的处理。

4. 简述注射铁剂的不良反应及护理措施。

5. 简述多发性骨髓瘤的临床表现。

6. 简述多发性骨髓瘤周围神经损害的主要措施。

7. 某患者，男性，18岁，贫血4个月，牙龈有时出血，易感冒。身体评估：皮肤有少量出血点，巩膜无黄染，胸骨无压痛，肝、脾未触及。辅助检查：Hb 75 g/L，WBC 3.2×10^9/L，PLT 50×10^9/L，血涂片未见幼稚细胞，血哈姆试验（-），骨髓增生减低，粒、红及巨核三系细胞减少。请回答：

（1）该患者可能患何种疾病？

（2）首选的治疗措施是什么？

（3）针对该患者牙龈出血的护理措施有哪些？

第七章　内分泌与代谢性疾病患者的护理

内分泌系统（endocrine system）是由人体内分泌腺，分布于全身的内分泌组织、细胞及其所分泌的激素构成的，通过与神经系统、免疫系统相互协调，维持内环境的相对稳定，共同完成人体的新陈代谢、生长、发育、生殖和衰老等生命活动。本系统疾病种类繁杂，且多为常见病、多发病，如糖尿病、甲亢、肥胖。

第一节　概　述

导学目标

通过本节内容的学习，学生应能够：

◆ **基本目标**

1. 识记常见主要内分泌腺、激素及其功能。
2. 理解内分泌系统的调节作用。
3. 理解内分泌与代谢性疾病患者出现的常见症状、体征。
4. 运用所学知识对患者做出护理诊断，并制定护理措施。

◆ **发展目标**

基于症状和体征分析可能存在的内分泌与代谢性疾病。

◆ **思政目标**

形成良好的专业素养，以患者为中心，尊重、关爱患者。

【主要内分泌腺（组织）及其生理功能】

人体主要的内分泌腺包括垂体、甲状腺、甲状旁腺、胰岛、肾上腺及性腺等，非内分泌腺有脑、心脏、肝、肾、胃肠道等器官，下丘脑中也具有内分泌功能的组织和细胞。其通过分泌不同的激素发挥不同的生理功能。人体主要内分泌腺（组织）、激素及其生理功能详见表 7-1。

表 7-1　人体主要内分泌腺（组织）、激素及其生理功能

内分泌腺（组织）	激素	生理功能
下丘脑	促甲状腺激素释放激素（TRH）	促进甲状腺激素的释放
	促性腺激素释放激素（GnRH）	刺激性腺激素的分泌

续表

内分泌腺（组织）	激素	生理功能
	促肾上腺皮质激素释放激素（CRH）	刺激肾上腺皮质激素合成与释放
	生长激素释放激素（GHRH）	刺激生长激素分泌
	生长激素抑制激素（GHIH）	抑制生长激素、促甲状腺激素、促肾上腺皮质激素、催乳素、胰岛素、胰高血糖素的分泌和释放等
	催乳素释放因子（PRF）	促进垂体释放催乳素
	催乳素抑制因子（PIF）	抑制垂体释放催乳素
	血管升压素（VP）/抗利尿激素（ADH）	提高肾远曲小管和集合管对水的通透性，促进水吸收
	催产素（OXT）	间接刺激子宫平滑肌收缩，刺激乳腺平滑肌收缩等
	促黑激素释放因子（MRF）	促进黑色素释放
	促黑激素释放抑制因子（MIF）	抑制黑色素释放
腺垂体	促甲状腺激素（TSH）	促进相应靶器官（如甲状腺、肾上腺皮质、性腺）的生长、合成与释放相应激素
	促肾上腺皮质激素（ACTH）	
	卵泡刺激素（FSH）	
	黄体生成素（LH）	
	生长激素（GH）	促进生长发育，调节新陈代谢
	催乳素（PRL）	调节乳腺活动及性腺功能等
甲状腺	甲状腺素（T_4）、三碘甲腺原氨酸（T_3）	促进生长发育，调节新陈代谢
	降钙素（CT）	降低血钙和血磷
甲状旁腺	甲状旁腺激素（PTH）	升高血钙，降低血磷
肾上腺		
肾上腺皮质	皮质醇	参与物质代谢、应激反应、水盐代谢，并具有抗炎、抗毒、抗过敏和抗休克等作用
	醛固酮（Ald）	促进肾远曲小管和集合管重吸收水、钠，排出钾
肾上腺髓质	肾上腺素	作用于α受体和β受体，兴奋心脏，升高血压，扩张支气管平滑肌；参与体内物质代谢，使血糖升高，满足能量需要
	去甲肾上腺素	作用于α受体，收缩血管，使血压升高
性腺		
睾丸	雄激素	促进男性生殖器官发育、第二性征出现并维持，促进蛋白质合成
卵巢	雌激素	促进女性生殖器官发育、第二性征出现并维持，促进骨生长，有保钠排钾作用
	孕激素	抑制排卵，抑制子宫内膜增殖，促进水、钠排出
胰岛	胰岛素	促进葡萄糖的利用及转化，降低血糖，同时促进蛋白质、脂肪合成
	胰高血糖素	促进肝糖原分解和糖异生，升高血糖

【内分泌系统的调节】

（一）神经系统与内分泌系统的相互调节

内分泌系统和神经系统在结构和功能上是密切联系的，下丘脑是联系二者的枢纽。从大脑皮质的高级中枢发出的信息到达下丘脑，可影响其神经分泌物质的合成和分泌。神经细胞分泌的多种神经递质，如去甲肾上腺素、多巴胺、乙酰胆碱、5-羟色胺，均可影响下丘脑神经分泌细胞的分泌功能。下丘脑可通过分泌激素直接调控内分泌系统，其可分泌合成释放激素和抑制激素，通过垂体门脉系统进入腺垂体，调节腺垂体合成与分泌相应的激素，对周围靶器官（如甲状腺、肾上腺、性腺）进行调控，即下丘脑通过与垂体、靶器官组成的下丘脑 - 垂体 - 靶腺轴对周围靶器官进行调控。而下丘脑、垂体、靶器官之间又存在反馈调节，如下丘脑 CRH 通过垂体门静脉而刺激腺垂体分泌 ACTH，而 ACTH 水平增加又可兴奋肾上腺皮质分泌皮质醇，使血液中皮质醇浓度升高，皮质醇反作用于下丘脑，抑制 CRH 分泌，并在腺垂体抑制 ACTH 的分泌，进而减少肾上腺分泌皮质醇，维持三者之间的动态平衡；反之，血液中皮质醇水平较低时，则 CRH、ACTH 分泌增加。激素同样也影响神经系统的功能。某些激素（如甲状腺素、糖皮质激素）分泌过多或过少时可引起神经功能障碍，或是兴奋，或是抑制，重者可产生严重精神症状，甚至昏迷。

（二）免疫系统和内分泌系统的相互调节

免疫系统可通过细胞因子对神经 - 内分泌系统的功能产生影响。如在下丘脑神经元上有白介素 -1（IL-1）受体，IL-1 通过受体作用于下丘脑的 CRH 合成神经元，促进 CRH 分泌。神经 - 内分泌系统对机体免疫也有调节作用，通过神经递质或激素与淋巴细胞膜表面受体结合介导免疫系统的调节，如糖皮质激素、性激素等可抑制免疫应答，而生长激素、甲状腺素和胰岛素能促进免疫应答。内分泌系统不但调控正常的免疫应答，而且在自身免疫所致疾病中也发挥作用，内分泌系统常见的自身免疫病有 1 型糖尿病、桥本甲状腺炎、格雷夫斯（Graves）病等。多数自身免疫病好发于育龄妇女，其中大部分疾病需要使用肾上腺皮质激素进行治疗，说明内分泌系统与自身免疫病的发病有关。

【内分泌与代谢性疾病的护理评估】

（一）病史

1. 主诉及现病史　详细了解患者患病的起始时间、持续时间、有无诱因、主要症状及特点、病情的发展与演变、伴随症状、发病后的诊治经过及结果。发病以来的精神状态、进食、营养情况、体重、体力、身体外形改变、大小便及睡眠情况等。

2. 既往史　详细询问既往史、每次发病情况、治疗情况，是否有冠心病、高血压疾病等病史。

3. 个人史、家族史、过敏史

（1）个人史：询问出生地和居住地环境、生活和工作环境情况；询问吸烟、饮酒、药物使用等情况。

（2）家族史：内分泌与代谢性疾病多有遗传因素存在，需详细评估患者家族中有无内分泌与代谢性疾病或自身免疫病患者。

（3）过敏史：询问患者对食物、药物等的过敏情况。

（二）心理社会因素

1. 心理状况　内分泌与代谢性疾病多为慢性病程，需长期治疗，患者往往会伴有焦虑、抑郁、性格改变等心理问题。甲亢会造成患者精神兴奋、情绪不稳定、易激惹等；库欣综合征、肥胖患者会因为体像紊乱造成心理负担。护士应注意了解患者患病后的心理、情绪反应，以及对疾病过程、防治、预后的认知程度。

2. 社会支持系统　疾病长期迁延不愈会给家庭成员造成精神和经济压力，应注意了解家庭成员、亲朋好友等对患者的经济、身体及心理等方面的支持情况。

（三）身体评估

1. 全身状态、皮肤、淋巴结评估　全身状态应注意生命体征、精神、意识状态、营养状

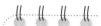

况、面容及表情、体位等。皮肤及黏膜有无干燥、脱屑、色素沉着。淋巴结有无肿大、大小、活动度等。如糖尿病酮症酸中毒患者可出现意识改变，库欣综合征患者可出现向心性肥胖、痤疮、多毛、腹部皮肤紫纹等。

2. 头颈部评估　观察头颅、面部器官有无异常，毛发有无稀疏、脱落或增多，颈部有无肿大等。如甲亢患者可出现突眼、眼球运动异常、甲状腺肿大。

3. 胸部评估　应注意观察胸廓外形、心脏搏动的位置和范围，叩诊心界是否发生变化，听诊心音有无异常，有无杂音等。如甲状腺亢进症患者可出现心率增快、心脏增大、心尖冲动位置变化等。

4. 腹部及四肢评估　注意腹部外形、皮肤颜色等。四肢评估注意有无脊柱异常、关节变形、肌力及肌张力的改变等，如骨质疏松症可导致脊柱、骨关节变形。

（四）辅助检查

1. 血液生化测定　内分泌与代谢性疾病可出现电解质代谢紊乱，如醛固酮增多症可出现低血钾，糖尿病可出现血糖及糖化血红蛋白升高，甲状旁腺功能亢进症可出现血钙增高等。

2. 激素测定　血液中激素浓度是反映内分泌腺功能的直接证据。部分激素呈脉冲式分泌，需在特定时间采血。如检查血浆皮质醇昼夜节律需采集 8：00 及 16：00 的血标本。24 h 尿液激素测定也可作为评价内分泌腺功能的指标。

3. 激素代谢产物测定　测定尿液中某些激素代谢产物也可反映内分泌腺的功能。

4. 激素的功能试验　该试验根据激素的生理调节机制设计，包括兴奋试验及抑制试验。兴奋试验可检测内分泌腺的激素储备情况，如 ACTH 兴奋试验；抑制试验可检测内分泌腺的合成及释放激素的自主性，如地塞米松抑制试验。

5. 影像学及其他检查

（1）影像学检查：X 线、CT、MRI、B 超等检查可诊断下丘脑 - 垂体、甲状腺、性腺、肾上腺、胰岛肿瘤等。

（2）放射性核素检查：通过放射性核素标记的特定物质定位肿瘤的存在，如甲状腺核素扫描。

（3）细胞学检查 / 活检：通过获得结节 / 肿瘤的组织标本，判断其良恶性，如甲状腺细针穿刺细胞学检查。

（4）静脉导管检查：将静脉导管插入内分泌腺采取血标本以测定激素的浓度，如肾上腺静脉插管采血检测醛固酮的浓度。

6. 病因检查

（1）自身抗体检查：有助于明确疾病的性质及发病机制，如促甲状腺激素受体抗体（TRAb）测定有助于诊断甲状腺毒症。胰岛素抗体（IAA）、胰岛细胞抗体（ICA）、谷氨酸脱羧酶抗体（GADA）有助于诊断 1 型糖尿病。

（2）染色体检查：用于诊断性分化异常疾病，如特纳（Turner）综合征。

（3）基因检查：用于筛查基因突变及特殊基因等所致疾病。

【内分泌与代谢性疾病常见症状、体征的护理】

（一）身体外形的改变

由于疾病因素导致体形、肤色、毛发等改变。

1. 病因　多与内分泌腺如垂体、甲状腺、肾上腺等疾病激素分泌异常有关，如因肿瘤、自身抗体、基因异常、外源性激素过量摄入导致体内激素增多。

2. 临床表现

（1）体形改变：出现肥胖或消瘦。库欣综合征患者由于皮质醇增多，皮质醇促进脂肪分解，抑制脂肪合成。四肢对皮质醇敏感，脂肪分解加剧，皮下脂肪减少，肌肉萎缩，引起四肢

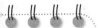

躯干纤细；皮质醇抑制葡萄糖利用，促进糖异生，使血糖升高，胰岛素分泌增加，促进脂肪合成，面部、躯干对胰岛素敏感，脂肪合成增加，从而形成四肢相对瘦小的向心性肥胖，并伴有满月脸、多血质和紫纹。其他肥胖可见于下丘脑疾病、2型糖尿病、甲减等。消瘦常见于甲亢、1型糖尿病等。

（2）皮肤改变：皮肤色素加深常见于肾上腺皮质功能减退症［又称艾迪生病（Addison disease）］、库欣病、异位 ACTH 综合征等，表现为全身皮肤呈弥漫性棕褐色，在暴露部位经日晒后极易出现，也可出现在乳晕、会阴及外生殖器，特别是在受压、受摩擦、皮肤皱褶、瘢痕及肢体的伸侧面等部位明显。黏膜色素沉着见于牙龈、舌部、颊黏膜等处，呈大小不等的蓝灰色、蓝黑色或蓝色色素沉着斑。皮肤紫纹或痤疮常见于库欣综合征。

（3）毛发改变：常与性腺激素分泌异常有关，因而常同时伴有性功能障碍表现。

3. 护理

［护理评估］

（1）病史：询问并评估患者身体外形改变的原因、发生改变的时间、心理变化、社交情况、用药及治疗情况等。

（2）身体评估：主要评估体形、皮肤颜色、毛发改变、突眼及甲状腺肿大等情况。

（3）辅助检查：评估垂体、甲状腺、甲状旁腺及肾上腺皮质功能及胰岛素水平。

［常见护理诊断/问题］

体像紊乱　与疾病所致身体外形改变有关。

［护理目标］

（1）患者能够积极配合治疗与护理。

（2）患者能够正确对待自身形象的改变，焦虑情绪减轻。

［护理措施］

（1）提供心理支持：护士应关心、爱护及尊重患者，与患者建立良好的护患关系；多与患者交谈，鼓励患者表达内心感受，以了解身体外形改变对患者的影响及其焦虑程度；为患者解释身体外形改变的原因、治疗措施及其效果，并强调坚持治疗有希望使身体外形得到改善或复原，同时改善其他症状，使患者树立战胜疾病的信心，减轻焦虑的程度。

（2）恰当修饰：帮助患者正确认识及对待疾病，正确对待自身形象的改变，并指导患者改善身体外形的一些方法，如合体的衣着、恰当的修饰，以增加其心理舒适感和自信心。

（3）鼓励家庭支持：鼓励患者亲友多探视，给予关心、爱护和尊重，并注意回避过多的关于外貌、形象方面的话题，避免伤害患者的自尊心。

（4）促进社会交往：鼓励患者多与他人交往，逐渐恢复与人交往的正常心态，恢复自信。

［护理评价］

（1）患者积极配合治疗与护理。

（2）患者正确对待自身形象的改变，焦虑减轻。

（二）性功能障碍

由内分泌与代谢性疾病所致的生殖器官发育迟缓或过早，性欲减退、丧失或亢进，女性月经减少、闭经或不孕，男性阳痿、不育。

1. 病因　由各种内分泌系统疾病所致性激素分泌不足引起，常见于肾上腺皮质功能减退症、垂体功能减退症、甲亢、库欣综合征等，前两者主要与性腺功能直接受损或垂体促性腺激素分泌不足有关，后两者与甲状腺激素水平或皮质醇水平过高，反馈抑制垂体促性腺激素分泌有关。

2. 临床表现　库欣综合征女性患者可伴有多毛、痤疮、男性化等症状，男性患者可伴有阴茎缩小，睾丸变软，胡须、阴毛、腋毛稀少；肾上腺皮质功能减退症和垂体功能减退症患者可出现毛发脱落，尤以阴毛、腋毛为甚；此外，患者同时伴有原发病的其他症状和体征。

3. 护理

[护理评估]

为患者提供安全、隐蔽及舒适的环境进行交谈及评估。

（1）病史：询问并评估患者性功能异常发生的原因、发生改变的时间、主要症状等，询问女性患者的月经史、婚育史，男性患者阴茎勃起功能情况，评估患者的心理状态，如有无焦虑、抑郁、自卑。

（2）身体评估：主要评估皮肤、毛发情况，女性患者注意询问月经及乳房发育，男性患者注意询问外生殖器的发育情况。

（3）辅助检查：性激素水平测定。

[常见护理诊断/问题]

（1）性功能障碍：与内分泌功能紊乱有关。

（2）有生长比例失调的危险：与内分泌功能紊乱有关。

[护理目标]

（1）患者及其配偶能够正确对待疾病，焦虑减轻。

（2）患者性功能障碍改善，满意度提高。

[护理措施]

（1）医护人员以严肃、尊重的态度为患者提供检查与指导，鼓励其诉说当前的性功能状况，了解性欲、性生活型态有何改变。

（2）鼓励患者及其配偶诉说由于性问题对身心所产生的影响，评估他们的心理状态。同时鼓励夫妻双方共同面对当前存在的性问题，以缓解患者的心理压力，减轻其自卑感或愧疚感。

（3）提供患者及其配偶有关性教育的材料或提供性咨询门诊信息，帮助其采取恰当的方式表达性情感，提高其性生活满意度。女性患者如有性交痛，可建议其使用润滑剂，以水剂为佳。

[护理评价]

（1）患者及其配偶正确认识及对待性功能障碍，焦虑减轻。

（2）患者性功能障碍改善，满意度提高。

（三）疲乏无力

疲乏无力是指一种无法抵御的、持续的精疲力竭感，以及体力和脑力下降。

1. 病因

（1）蛋白质分解代谢亢进：因蛋白质分解代谢亢进，形成负氮平衡，肌肉消瘦、萎缩而致乏力，如甲亢、库欣综合征、糖尿病。

（2）能量产生不足：甲减时产热减少，能量物质 ATP 不足而易出现疲乏无力；肾上腺皮质功能减退症、垂体功能减退症患者因营养物质摄取和吸收减少，也导致能量物质产生不足而疲乏无力。

（3）水、电解质代谢紊乱：肾上腺皮质功能减退症、垂体功能减退症患者因醛固酮分泌不足，以及钠摄入不足，导致负钠平衡，从而出现全身乏力。抗利尿激素分泌失调综合征患者因内源性抗利尿激素分泌异常增多导致低钠血症，也表现为软弱无力。

2. 临床表现　因不同病因而伴有不同的临床表现，如甲亢、库欣综合征、糖尿病患者常伴有肌肉萎缩、体重减轻；甲减患者伴有体重增加、怕冷、动作迟缓等；肾上腺皮质功能减退症、垂体功能减退症患者则伴有厌食、恶心、呕吐、消化不良以及失水、低钠、低血压表现；抗利尿激素分泌失调综合征患者则表现为水负荷过多时出现水潴留和低钠，若限制水摄入，则低钠血症被纠正。

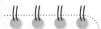

3. 护理

[护理评估]

（1）病史：询问并评估患者疲乏无力发生的原因、发生的时间、主要症状等，并注意询问患者有无厌食、恶心、呕吐等情况。

（2）身体评估：主要评估患者体形、体重、肌肉及肌力等情况。

（3）辅助检查：激素测定，生化检查如血红蛋白、血糖、血钠。

[常见护理诊断/问题]

活动无耐力　与肌肉消瘦、萎缩，能量产生不足或负钠平衡有关。

[护理目标]

（1）消瘦患者体重增加，肌肉萎缩患者得到有效康复锻炼，萎缩症状得到控制或减轻。

（2）患者日常活动得到满足，活动量逐渐增加，活动时未出现躯体损伤或不适。

[护理措施]

（1）一般护理：保持舒适、安静的休息环境，对于甲亢患者，环境温度宜保持在 18～20℃，而对于甲减患者，环境温度应为 22～24℃，以保证患者充足的休息和睡眠，减少机体消耗。患者休息时给予肢体按摩，并进行床上肢体的主动或被动运动。

（2）生活护理：协助患者进餐、如厕、洗漱等，满足其基本的生活需要，并提供活动时的保护，以免因活动无力造成损伤。

（3）饮食护理：根据病因采取相应的饮食护理措施，以保证足够的蛋白质或钠盐摄入，减轻肌肉消瘦或负钠平衡（详见各论中相应疾病的饮食护理）。

（4）运动护理：鼓励患者下床活动，避免发生失用性肌肉萎缩。为患者制订活动计划，每日的活动强度和活动时间应循序渐进，以患者不感觉疲劳为度，活动时注意有适当保护措施，以免造成摔伤、碰伤等。

（5）其他：积极配合原发病的治疗和护理，原发病的控制是彻底纠正活动无耐力的基础（详见各论中相应疾病的护理措施）。

[护理评价]

（1）消瘦患者体重增加，肌肉萎缩患者萎缩症状得到有效控制或减轻。

（2）患者日常活动均得到满足，活动量增大，活动期间无损伤或不适感。

随堂测 7-1

小　结

内分泌系统由人体内分泌腺和分布于全身的内分泌组织、细胞及其所分泌的激素构成，通过与神经系统、免疫系统相互协调，维持内环境的相对稳定，共同完成人体的新陈代谢、生长、发育、生殖和衰老等生命活动。下丘脑通过与垂体、靶器官组成的下丘脑-垂体-靶腺轴对周围靶器官进行调控，而下丘脑、垂体、靶器官之间又存在反馈调节。由于本系统各腺体或组织之间存在反馈调节，不同腺体的功能异常常可以引起一些相似的症状、体征，如常见身体外形的改变、性功能障碍、疲乏无力，但各有其相应的临床特点，需要进一步采取相应的功能检查和定位检查等来确诊。本系统常见护理问题如体像紊乱、性功能障碍、有生长比例失调的危险、活动无耐力，通过对患者的病史及心理社会资料、身体评估、实验室及其他辅助检查等的评估，找出这些护理问题发生的相关因素，制订针对相关疾病的生理、心理和社会等方面的措施，进行指导。

（蒋新军）

第二节 垂体功能减退症

导学目标

通过本节内容的学习，学生应能够：

◆ **基本目标**

1. 说出垂体功能减退症的概念和病因。
2. 归纳垂体功能减退症的临床表现、治疗要点。
3. 解释垂体功能减退症的发病机制、辅助检查。
4. 实施对垂体功能减退症患者的护理和健康教育，并配合医师抢救和护理垂体危象患者。

◆ **发展目标**

综合运用垂体功能减退症的发病机制、临床表现、诊断和治疗要点，解决如何避免、治疗和护理垂体危象。

◆ **思政目标**

在与患者及家属的接触中，养成尊重患者、保护隐私、耐心帮助的态度，融入慎独职业精神和爱伤的专业情感。

垂体功能减退症（hypopituitarism）是由各种病因导致的一种或多种腺垂体激素分泌不足所致的一组临床综合征。围生期女性因腺垂体缺血坏死所致的垂体功能减退症称为希恩综合征（Sheehan syndrome）。因病因不同，累及的激素种类和数量不同，故本病临床表现复杂多变，但补充所缺乏激素治疗后症状可迅速缓解。

【病因和发病机制】

由于垂体本身病变引起的称为原发性垂体功能减退症；由于下丘脑以上神经病变或垂体门脉系统障碍引起的称为继发性垂体功能减退症。

1. 肿瘤 垂体腺瘤为成人最常见的病因；颅咽管瘤（儿童多见）、脑膜瘤、胶质瘤、错构瘤和转移性肿瘤等压迫垂体可造成本症。

2. 产后垂体缺血性坏死 妊娠期间垂体生理性增生、肥大，血供丰富，对缺血、缺氧极为敏感。胎盘早剥、前置胎盘等导致大出血引起垂体缺血性坏死，或因感染性休克等导致 DIC 引起垂体坏死是最常见的原因。

3. 其他 先天性腺垂体发育不全，自身免疫性垂体炎，蝶鞍区手术和放疗，颅脑外伤，病毒、细菌、真菌等感染均可侵及下丘脑 - 垂体门脉系统而致病。

【临床表现】

本病的临床表现取决于垂体受累程度。一般垂体组织破坏 50% 以上才出现症状；破坏 75% 以上症状明显；破坏达 95% 以上时，临床症状比较严重，主要表现为各靶腺（性腺、甲状腺、肾上腺）功能减退。因肿瘤所致者可有垂体压迫症状，如头痛、视力减退、视野缺损，甚至失明。

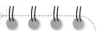

1. 性腺（卵巢、睾丸）功能减退　由促性腺激素及催乳素不足所致。女性有产后大出血、休克、昏迷病史，最早出现的症状为无乳，继之月经稀发、闭经、性欲减退、性征退化、性器官萎缩等；男性性欲减退、阳痿、睾丸松软缩小等。两性均有生育能力减退或丧失，阴毛、腋毛稀少或脱落，易发生骨质疏松。

2. 甲减　由促甲状腺激素分泌不足所致，与原发性甲减的临床表现相似，但病情较轻，无甲状腺肿大，可有不耐寒冷、皮肤干燥、心动过缓、便秘及智力迟钝等。

3. 肾上腺皮质功能减退　由促肾上腺皮质激素缺乏所致，与艾迪生病相似，表现为无力、厌食、恶心、呕吐、体重减轻、抵抗力差、易感染、直立性低血压及低血糖等，但无皮肤色素沉着，反见皮肤苍白或蜡黄。

4. 生长激素不足综合征　儿童期表现为生长停滞。成人期表现为向心性肥胖、注意力和记忆力受损等。

5. 垂体功能减退性危象（简称垂体危象）　在垂体功能减退症的基础上，各种应激（如感染、脱水、手术）、麻醉及镇静催眠药、降血糖药等可诱发垂体危象。临床表现为低血糖型、低体温型（体温<30℃）、高热型（体温>40℃）、水中毒型、低血压及循环虚脱型等，各型可混合存在。突出表现为消化系统、循环系统和神经精神症状。

【辅助检查】

（一）腺垂体激素测定

促肾上腺皮质激素（ACTH）、促甲状腺激素（TSH）、黄体生成素（LH）、促卵泡激素（FSH）、催乳素（PRL）、生长激素（GH）水平均可不同程度降低。

（二）动态试验

促甲状腺激素释放激素（TRH）、促肾上腺皮质激素释放激素（CRH）、促性腺激素释放激素（GnRH）兴奋试验均可选用。药物刺激后，相应垂体激素不升高提示垂体病变，延迟升高则病变在下丘脑。

（三）靶腺功能测定

1. 性腺功能　女性雌激素水平低，阴道涂片细胞学检查示卵巢功能不良；男性睾酮水平降低或正常，精液检查示精子发育异常或停止等。

2. 甲状腺功能　TT_4、FT_4降低，但TT_3、FT_3可正常或降低。

3. 肾上腺皮质功能　血、尿皮质醇及尿17-羟皮质类固醇水平降低。

（四）其他检查

CT、MRI检查是腺垂体-下丘脑病变的首选方法。蝶鞍的头颅X线可提示肿瘤是否存在。肝、骨髓和淋巴结等活检可用于判断原发性疾病的原因。

【诊断要点】

根据病史、症状、体征，结合实验室和影像学检查等，可做出诊断。

【治疗要点】

（一）一般治疗

进食高热量、高蛋白质、富含维生素、易消化的食物。注意生活规律，避免劳累、紧张、激动、感染等，注意保暖，纠正贫血。

（二）激素替代治疗

以靶腺激素替代治疗为主。

1. 糖皮质激素　应在甲状腺激素应用前或同时应用糖皮质激素，以免诱发肾上腺皮质功能

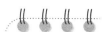

不全及危象发生。每日口服氢化可的松不超过 30 mg（上午服 20 mg，中午服 5 mg，晚上服 5 mg）或泼尼松不超过 7.5 mg（清晨 5 mg，午后 2.5 mg）。定期评估激素分泌功能，调整替代剂量。

2. **甲状腺激素**　甲状腺片剂 40 ~ 120 mg/d 或左甲状腺素 50 ~ 150 μg/d，从小剂量开始，逐渐加量。以临床反应及 FT_3、FT_4 水平监测药物剂量。

3. **性激素**　生育期妇女可进行人工调节月经周期治疗，恢复第二性征及性功能。男性可采用睾酮替代治疗。如有生育需求，可联合应用促性腺激素（HMG）和绒毛膜促性腺激素（HCG）。

4. **生长激素**　儿童生长停滞时可于骨骺愈合前应用。

5. **病因防治**　如因肿瘤所致，应采用手术、放疗或化疗；产妇应加强产前保健及围生期监护，减少产后大出血的发生。

（三）垂体危象的处理

1. **纠正低血糖**　静脉注射 50% 葡萄糖溶液 40 ~ 80 ml，继之以 5% 葡萄糖氯化钠溶液持续静脉滴注。

2. **糖皮质激素的应用**　氢化可的松 200 ~ 300 mg 加入补液中静脉滴注，或分次应用地塞米松 5 ~ 10 mg，以解除急性肾上腺功能减退危象。

3. **补充血容量**　静脉滴注 5% 葡萄糖氯化钠溶液，输入量根据失水程度而定。

4. **体温管理**　低体温者采取保温措施，并口服甲状腺激素，首选 T_3，口服或胃管内注入，每次 20 ~ 30 μg，每 6 h 一次，应密切注意心脏功能变化。高热者需物理和化学降温，慎用镇静药。

5. **抗感染及休克**　积极抗感染，纠正休克。

【主要护理措施】

1. **休息与活动**　保持病房安静，温、湿度适宜，冬天注意保暖。患者保持情绪稳定，注意休息和生活规律，避免劳累。

2. **饮食护理**　给予高热量、高蛋白质、富含维生素、易消化的饮食，少量多餐，以增强机体的抵抗力；保证充分的钠盐摄入；多吃水果、蔬菜，防止便秘。

3. **用药护理**　患者及家属理解激素替代治疗需长期甚至终身坚持服药，同时保证给药种类、剂量、时间准确，任意减量或停药可导致垂体危象发生。慎用镇静催眠药及降血糖药，以防诱发垂体危象。

4. **病情观察**　观察患者的生命体征、精神状态变化。观察患者皮肤、皮下脂肪、面色等营养状况。观察有无头痛、恶心、呕吐、视力障碍等肿瘤压迫症状。记录液体出入量，监测血糖及血电解质水平。

5. **心理护理**　耐心倾听患者的感受，并让患者理解激素替代治疗可以补充、恢复所丧失的各种功能，树立战胜疾病的信心。

6. **垂体危象的抢救配合**

（1）迅速建立静脉通道，遵医嘱补充水分，保证激素类药物及时、准确使用。

（2）保持呼吸道通畅，给予氧气吸入。

（3）对低体温型患者应保暖，对高热型患者给予降温处理。

（4）避免感染：做好口腔护理、皮肤护理，保持排尿通畅，防止尿路感染。

（5）密切观察患者的意识状态、生命体征变化，有无低血糖、低血压、低体温等情况。

【健康教育】

1. **用药指导**　向患者讲解激素替代治疗可改善全身代谢及性功能，防治骨质疏松，提高生命质量。为其制定系统用药程序，包括：①用药名称、剂量、时间、用法、注意事项；②剂量不足和过量的表现；③应激情况下应立即就医，适当增加糖皮质激素用量。

随堂测 7-2

2. 疾病知识指导 嘱患者保持生活规律，加强营养，避免劳累、受寒、感染、饥饿、过度饮水、紧张、激动等应激情况，忌用或慎用麻醉药、镇静催眠药及降血糖药等。

小 结

垂体功能减退症是指由各种病因导致的一种或多种腺垂体激素分泌不足所致的一组临床综合征，补充所缺乏激素治疗后症状可迅速缓解。病因主要分为原发性和继发性。临床表现取决于垂体受累程度，一般垂体组织破坏 50% 以上才出现症状，主要表现为各靶腺（性腺、甲状腺、肾上腺）功能减退，引起内分泌系统相应症状。治疗的首要措施是激素替代治疗，同时积极预防垂体危象，密切观察病情变化。主要护理措施为用药护理和病情观察，健康教育的主要内容是按时、定量服用激素，避免垂体危象的发生，忌用或慎用麻醉药、镇静催眠药及降血糖药等。

（胡细玲）

第三节 甲状腺疾病

导学目标

通过本节内容的学习，学生应能够：

◆ **基本目标**

1. 说出单纯性甲状腺肿、甲减的概念和病因。

2. 说出甲亢的概念和分类。

3. 归纳单纯性甲状腺肿的临床表现、辅助检查和治疗要点。

4. 归纳甲亢的临床表现、治疗要点，甲状腺危象的临床表现及治疗要点。

5. 归纳甲减的临床表现、治疗要点。

6. 解释单纯性甲状腺肿、甲亢、甲减的发病机制和辅助检查。

7. 实施对单纯性甲状腺肿、甲亢、甲减患者的护理和健康教育。

◆ **发展目标**

1. 综合运用单纯性甲状腺肿的发病机制、临床表现、诊断和治疗要点，分析可能存在的护理问题并实施护理。

2. 综合运用甲亢的发病机制、临床表现、诊断和治疗要点，分析可能存在的护理问题并实施护理。

3. 综合运用甲减的发病机制、临床表现、诊断和治疗要点，分析可能存在的护理问题并实施护理。

◆ **思政目标**

在护理工作中，尊重患者，保护患者隐私，爱护患者，耐心帮助患者，具有慎独职业精神，树立爱伤的专业情感。

一、单纯性甲状腺肿

单纯性甲状腺肿（simple goiter）又称非毒性甲状腺肿，是指甲状腺呈弥漫性肿大，不伴有结节及甲状腺功能异常。该病女性发病率是男性的 3～5 倍。单纯性甲状腺肿可分为地方性甲状腺肿和散发性甲状腺肿。如一个地区儿童中单纯性甲状腺肿的患病率超过 5%，称为地方性甲状腺肿。

【病因和发病机制】

（一）病因

1. 碘缺乏　碘是甲状腺合成甲状腺激素的重要原料之一，碘缺乏是地方性甲状腺肿的最常见原因，多见于山区和远离海洋的地区。甲状腺肿的患病率和甲状腺体积随着碘缺乏程度的加重而增加，补充碘剂后，甲状腺肿的患病率显著下降。但临床上单纯性甲状腺肿患者 TSH 可正常或轻度升高，地方性甲状腺肿可见于非缺碘地区或高碘地区，且严重碘缺乏地区也可不发生甲状腺肿，提示甲状腺对 TSH 的敏感性增强或有其他因素可导致甲状腺肿大。

2. 遗传和环境因素　散发性甲状腺肿的原因复杂，遗传因素（遗传缺陷或基因突变）和环境因素〔如食物中的碘化物、药物（如硫脲类、硫氰酸盐、高氯酸盐、锂盐等）〕和致甲状腺肿物质（如卷心菜、白菜、花椰菜、甘蓝）均可引起甲状腺肿大。此外，胰岛素抵抗、嗜烟酒与甲状腺肿大可能也有一定的关系。

（二）发病机制

各类原因导致甲状腺激素合成障碍或不足，反馈性引起垂体分泌过量的促甲状腺激素（TSH），刺激甲状腺增生、肥大，最终出现甲状腺肿。

【临床表现】

甲状腺常呈弥漫性肿大，患者一般无明显症状，甲状腺重度肿大可引起不适。

1. 症状　大部分患者无明显症状。甲状腺重度肿大者可出现压迫症状，如咳嗽、气促、吞咽困难或声音嘶哑。胸骨后甲状腺肿大可使头部、颈部和上肢静脉回流受阻，出现面部充血、颈静脉怒张等。

2. 体征　甲状腺常呈轻、中度弥漫性肿大，表面平滑，质地较软，无压痛。

3. 其他　病程较长的甲状腺肿患者后期可出现结节性肿大，并可出现功能亢进。在碘缺乏严重的地方性甲状腺肿流行区可出现地方性呆小病。

【辅助检查】

1. 甲状腺功能检查　血清总甲状腺素（TT_4）、三碘甲腺原氨酸（TT_3）及 TSH 基本正常，TT_3/TT_4 比值常增高。

2. 血清甲状腺球蛋白（Tg）测定　Tg 水平正常或增高，增高的程度与甲状腺肿的体积成正相关。

3. B 超　B 超检查是确定甲状腺肿的主要检查方法，可见均匀分布的甲状腺肿。

【诊断要点】

本病的主要诊断依据为患者有甲状腺肿而甲状腺功能基本正常。地方性甲状腺肿地区的流行病史有助于本病的诊断。甲状腺肿可分为三度：外观没有肿大，但是触及者为Ⅰ度；既能看到肿大，又能触及者，但是肿大未超过胸锁乳突肌外缘者为Ⅱ度；肿大超过胸锁乳突肌外缘者为Ⅲ度。

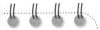

【治疗要点】

甲状腺肿本身一般无须治疗，有压迫症状者可手术治疗。碘缺乏者主要是改善碘营养状态。食盐加碘是目前国际上公认的有效防治措施，但应避免碘过量，以免引起甲亢和自身免疫性甲状腺病。100～200 μg/d 是 WHO 公认的碘摄入量的适宜和安全范围。妊娠期和哺乳期妇女碘摄入量标准为 150～250 μg/d。

整合小提示

结合所学解释：《食盐加碘消除碘缺乏危害管理条例》修订的原因。

【主要护理措施】

1. **饮食护理**　为预防缺碘导致的地方性甲状腺肿，指导患者进食含碘丰富的食物，如食用加碘盐及海带、紫菜等海产品。避免摄入大量阻碍甲状腺激素（TH）合成的食物，如卷心菜、白菜、花椰菜、甘蓝。

2. **病情观察**　观察患者甲状腺肿大的程度、甲状腺质地以及颈部增粗的进展情况，有无结节及压痛，如结节在短期内迅速增大，应警惕恶变。

3. **恰当修饰**　指导患者改善自身形象，用高领衫、围巾等适当修饰外形，增强心理舒适和美感。

4. **心理护理**　多与患者接触和交流，鼓励患者表达内心感受，为患者讲解疾病的有关知识，消除患者紧张情绪，使其树立自信心。也可安排患者与患有相同疾病并已治疗成功的病友进行交流。鼓励家属主动与患者沟通，促进患者与家人之间关系，减轻患者的负面情绪，同时鼓励患者参加社交活动。必要时可安排心理医师疏导。

【健康教育及预后】

1. **预防疾病**　嘱患者避免进食食物及水中的碘化物、某些药物（如硫脲类、硫氰酸盐）及致甲状腺肿食物（如卷心菜、花椰菜）。

2. **管理疾病**　为患者及家属讲解碘与本病发生的关系，对于地方性甲状腺肿地区的居民，应强调食用加碘盐的必要性；但碘充足和碘过量地区应使用无碘食盐，具有甲状腺疾病遗传背景或潜在甲状腺疾病的个体不宜食用碘盐。

3. **疾病预后**　该病经治疗后甲状腺肿可缩小或消失，预后较好。但若未及时治疗，也可形成结节性甲状腺肿，出现甲亢，甚至恶变。

二、甲状腺功能亢进症

案例 7-1

某患者，女性，32 岁，半年前无明显诱因出现体重下降约 10 kg，食欲亢进，活动后乏力，未予重视。随后患者逐渐出现性格急躁、易怒，双眼球较前突出。近 1 周患者无明显诱因出现心悸，持续性心动过速，遂来院求治。体格检查：身高 165 cm，体重 45 kg，P122 次/分，BP 150/80 mmHg。颈部可触及弥漫性甲状腺Ⅱ度肿大。心界向左扩大 1.5 cm，未闻及杂音。手指、眼睑及舌震颤，膝反射及跟腱反射亢进。食欲旺盛，每日排不成形大便 2～3 次。双下肢及足背凹陷性水肿。实验室检查：FT_3 24.23 pmol/L（2.76～6.45 pmol/L），

FT₄ 59.36 pmol/L（6.44 ~ 18.02 pmol/L），TSH 0.005 mIU/L（0.5 ~ 7.3 mIU/L）。心电图示：房颤，ST-T 段改变。心脏彩色超声检查提示左、右心房增大，二尖瓣反流，心律不齐。既往无自身免疫病及甲亢家族史。

请回答：

1. 该病例可能的医疗诊断及依据是什么？
2. 甲状腺肿大分级是什么？
3. 如何对该患者进行饮食护理？

甲状腺毒症（thyrotoxicosis）是指血液循环中甲状腺激素（TH）过多而引起的以神经、循环、消化等系统兴奋性增高、代谢亢进为主要临床表现的一组综合征，可分为甲状腺功能亢进类型和非甲状腺功能亢进类型。甲状腺功能亢进症（hyperthyroidism）简称甲亢，是指甲状腺本身分泌过多的 TH 所引起的甲状腺毒症。其病因包括格雷夫斯病（Graves disease，GD）、结节性毒性甲状腺肿和甲状腺自主高功能腺瘤等。甲亢的患病率为 0.8%，其中 80% 以上是由格雷夫斯病引起，女性多于男性，其男女之比为 1:（4 ~ 6），20 ~ 50 岁为高发年龄。本节主要讨论格雷夫斯病。

【病因和发病机制】

（一）病因

格雷夫斯病的病因未明，目前认为是遗传因素和环境因素共同作用的结果。格雷夫斯病是器官特异性自身免疫病，有显著的遗传倾向，同胞兄妹发病危险性为 11.6%，单卵双生子发病有较高的一致率。格雷夫斯病还是一个复杂的多基因疾病。此外，格雷夫斯病的发病同时受到环境的影响，细菌感染、性激素、应激都对本病的发生有影响。

（二）发病机制

格雷夫斯病的主要特征是患者的血清中存在针对甲状腺细胞 TSH 受体的特异性自身抗体，即促甲状腺激素受体抗体（TSH receptor antibodies，TRAb）。90% ~ 100% 未经治疗的格雷夫斯病患者 TRAb 阳性。TRAb 分为 TSH 受体刺激性抗体（TSH receptor-stimulating antibody，TSAb）和 TSH 受体刺激阻断性抗体（TSHR stimulating-blocking antibody，TSBAb）。二者均可与 TSH 受体结合，其中 TSAb 与 TSH 受体结合，可激活腺苷酸环化酶信号系统，导致甲状腺细胞增生和甲状腺激素合成、分泌增加。但 TSBAb 与 TSH 受体结合则阻断 TSH 与受体结合，产生抑制效应，甲状腺细胞萎缩，甲状腺激素产生减少。临床上格雷夫斯病患者自发性发展为甲减与 TSBAb 的产生占优势有关。

知识链接 ....

格雷夫斯病致病机制探索的中国智慧

我国科学家利用多年积累的疾病样本，结合全基因组关联分析（GWAS）技术，识别了格雷夫斯病两个新的致病基因（*RNASET2* 和 *GDCG4p14*），该成果于 2011 年发表于国际权威期刊 *Nature Genetics*，获得国际学者们的认可。这一发现可为临床治疗提供指导，并可为患者的愈后提供有效预判。

Chu X, Pan C, Zhao S, et al. A genome-wide association study identifies two new risk loci for Graves' disease [J]. Nat Genet, 2011, 43（9）: 897-901.

【临床表现】

本病的临床表现主要由血液循环中甲状腺激素过多引起，其症状和体征的严重程度与病程、激素升高的程度和患者年龄等因素有关。

（一）症状

1. 高代谢综合征　甲状腺激素分泌增多致交感神经兴奋性增高及三大营养物质代谢加速，产热和散热均明显增多，基础代谢率增加。患者常表现为怕热、多汗、多食、多饮、消瘦及乏力。

2. 中枢神经系统　兴奋症状，患者常表现为易激动、烦躁、失眠，手、舌、眼睑有细震颤。

3. 心血管系统　心悸、持续性心动过速，睡眠和休息时心率仍高于正常，收缩压增高，舒张压降低，脉压增大。且甲状腺毒症可使心脏对儿茶酚胺的敏感性增强，发挥正性肌力作用，会导致甲状腺毒性心脏病。甲状腺毒性心脏病主要表现为严重心律失常、心脏增大、心绞痛，严重者导致心力衰竭、心肌梗死。

4. 消化系统　患者多出现食欲亢进、排便次数增多或腹泻。

5. 肌肉骨骼系统　主要表现为甲状腺毒性周期性麻痹（thyrotoxic periodic paralysis，TPP），20～40岁亚洲男性好发，病变主要累及下肢，发作时有低钾血症，甲亢控制后可自愈。少数患者发生甲亢性肌病，出现近端肌群萎缩、软弱无力。有1%患者可伴发重症肌无力。

6. 生殖系统症状　女性患者可出现月经稀少。

（二）体征

多数患者有甲状腺程度不等的弥漫性肿大，质地中等（病程较长或食用含碘食物较多者可坚韧），无压痛，甲状腺可触及震颤，闻及血管杂音。患者出现心率增快、心脏扩大、心律失常、房颤及脉压增大等。少数病例可见皮肤黏液性水肿，白种人多见，皮损多为对称性，多发生在胫骨前下1/3部位，也见于足背、踝关节、肩部、手背或手术瘢痕处，早期皮肤增厚、变粗，有广泛、大小不等的棕红色、红褐色或暗紫色突起不平的斑块或结节，边界清楚，直径5～30 mm，皮损周围的表皮稍发亮，薄而紧张，病变表面及周围可有汗毛增生、变粗、毛囊角化，后期皮肤粗厚如橘皮或树皮样。

（三）眼部表现

眼部表现分为单纯性突眼和浸润性突眼。单纯性突眼主要与甲状腺毒症所致的交感神经兴奋性增高使眼外肌群和上睑肌张力增高有关。浸润性突眼即格雷夫斯眼病，病理基础是眶后组织的自身免疫炎症引起软组织水肿和淋巴细胞浸润，大量黏多糖堆积和糖胺聚糖沉积，透明质酸增多，导致突眼、眼外肌损伤和纤维化。

25%～50%的格雷夫斯病患者伴有不同程度的眼病，多见于男性。单纯性突眼多随病情控制自行恢复，预后良好，表现为眼球轻度突出，眼裂增宽，瞬目减少。浸润性突眼表现为眼球显著突出，超过眼球突度参考值上限3 mm以上（中国人群突眼度女性16 mm，男性18.6 mm），少数患者仅有单侧突眼。患者自诉有眼内异物感、胀痛、畏光、流泪、复视、斜视及视力下降。体格检查见眼睑肿胀，结膜充血、水肿，眼球活动受限，严重者眼球固定、眼睑闭合不全、结膜和角膜外露而形成角膜溃疡、全眼炎，甚至失明。格雷夫斯眼病的临床病情评估标准列于表7-2。

表 7-2　格雷夫斯眼病病情评估标准

分级	软组织受累	眼睑挛缩	突眼*	角膜暴露	复视	视神经
轻度	轻度	<2 mm	<3 mm	无	无或一过性	正常
中度	中度	≥2 mm	≥3 mm	轻度	非持续性	正常
重度	重度	≥2 mm	≥3 mm	轻度	持续性	正常
威胁视力	重度	≥2 mm	≥3 mm	严重	持续性	压迫

注：*指超过参考值的突度。

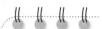

（四）特殊临床表现

1. 甲状腺危象　甲状腺危象（thyroid crisis）也称甲亢危象，是甲状腺毒症急性加重的临床综合征，发生原因可能与血液循环中甲状腺激素水平大量增多有关。该病多发生于较重甲亢未予治疗或治疗不充分的患者。主要诱因有感染、严重精神刺激、创伤、手术等。临床表现为高热或过高热、大汗、心动过速（心率≥140 次 / 分）、焦虑、烦躁不安、谵妄、恶心、呕吐及腹泻，严重的患者可有心力衰竭、休克及昏迷等。病死率在 20% 以上。

2. 淡漠型甲亢　淡漠型甲亢（apathetic hyperthyroidism）多见于老年患者，起病隐袭，无明显高代谢综合征、眼征和甲状腺肿，主要表现为神志淡漠、乏力、头晕、昏厥、明显消瘦、厌食及腹泻等，可伴有房颤、震颤和肌病等，70% 患者无甲状腺肿大。故老年人不明原因的突然消瘦、新发生房颤应考虑本病。若未及时治疗，易发生甲状腺危象。

【辅助检查】

1. 促甲状腺激素（TSH）　血清 TSH 浓度的变化是反映甲状腺功能最敏感的指标，是筛查甲亢的一线指标，也是诊断亚临床甲亢的主要指标，因后者甲状腺激素水平正常，仅有 TSH 水平改变。

2. 血清总甲状腺素（TT_4）　该指标稳定，重复性好，是诊断甲亢的主要指标之一。妊娠、雌激素、急性病毒性肝炎、先天因素等可引起 TT_4 升高；雄激素、糖皮质激素、低蛋白血症、先天因素等可引起 TT_4 降低。

3. 血清游离甲状腺素（FT_4）、游离三碘甲腺原氨酸（FT_3）　与甲状腺激素的生物效应密切相关，是诊断甲亢的主要指标。但因 FT_4、FT_3 含量甚微，稳定性不如 TT_4、TT_3。

4. 血清总三碘甲腺原氨酸（TT_3）　大多数甲亢时血清 TT_3 与 TT_4 同时升高。

5. ^{131}I 摄取率　^{131}I 摄取率是诊断甲亢的传统方法，目前已被 TSH 测定技术所取代。甲亢时 ^{131}I 摄取率增高且高峰前移。甲亢类型的甲状腺毒症 ^{131}I 摄取率增高；非甲亢类型的甲状腺毒症 ^{131}I 摄取率减低。

6. 促甲状腺激素受体抗体（TRAb）　TRAb 是鉴别甲亢病因、诊断格雷夫斯病的重要指标之一。新诊断的格雷夫斯病患者 75% ~ 96%TRAb 阳性。

7. TSH 受体刺激抗体（TSAb）　与 TRAb 相比，TSAb 不仅能与 TSH 受体结合，而且还可以产生对甲状腺细胞的刺激作用。85% ~ 100% 新诊断的格雷夫斯病患者 TSAb 阳性。

8. CT 和 MRI　眼部 CT 和 MRI 可排除其他原因所致的突眼，评估眼外肌受累情况。

9. 彩色多普勒超声　进行甲状腺血流半定量测定，可区别于甲状腺炎症破坏引起甲状腺毒症的影像。

10. 甲状腺放射性核素扫描　甲状腺放射性核素扫描主要用于甲亢的鉴别诊断。

【诊断要点】

具备以下三项即可诊断甲亢：①高代谢症状和体征；②甲状腺肿大；③血清甲状腺激素水平增高、TSH 减低。应注意，淡漠型甲亢的高代谢症状不明显，尤其是老年患者，仅表现为明显消瘦或房颤；少数患者无甲状腺肿大。如甲亢诊断成立，触诊和 B 超证实甲状腺肿大呈弥漫性，即可确诊为格雷夫斯病，眼球突出和其他浸润性眼征，胫前黏液性水肿，TRAb、TPOAb 阳性为诊断格雷夫斯病的辅助条件。此外，在做出甲亢的诊断时，应排除其他疾病所致的甲状腺毒症，常见的有亚急性甲状腺炎等，同时应注意鉴别结节性毒性甲状腺肿和甲状腺自主高功能腺瘤。

【治疗要点】

目前针对格雷夫斯病的治疗主要有抗甲状腺药（antithyroid drug，ATD）、放射性碘治疗和手术治疗。

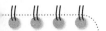

（一）抗甲状腺药

抗甲状腺药是甲亢的基础治疗药物，其治疗目的是控制甲亢症状，降低血清中甲状腺激素水平，促进免疫监护的正常化。抗甲状腺药包括硫脲类和咪唑类两类，硫脲类包括甲硫氧嘧啶和丙硫氧嘧啶（propylthiouracil，PTU）等，咪唑类包括甲巯咪唑（methimazole，MMI）和卡比马唑（甲亢平）等。常用的是PTU和MMI，MMI因副作用较小，一般作为优选。但如患者为严重病例、处于妊娠期、发生甲状腺危象或对MMI过敏，则使用PTU，主要原因为PTU还可抑制外周组织中 T_4 转为 T_3，作用较MMI发挥迅速，此外，PTU致畸的危险性小于MMI。

1. 适应证　病情为轻、中度，甲状腺轻、中度肿大，妊娠期妇女、高龄或由于其他严重疾病不能手术者，甲状腺手术前或 ^{131}I 治疗前的准备，术后复发且不适宜 ^{131}I 治疗者等。

2. 剂量与疗程　采用口服治疗，治疗可分为治疗期和维持期。①治疗期：MMI每次 $10 \sim 30$ mg，每日1次，口服，或者PTU每次 $50 \sim 150$ mg，每日 $2 \sim 3$ 次，口服。每4周复查血清甲状腺激素水平。②维持期：当血清甲状腺激素达到正常后减量。维持剂量MMI每次 $5 \sim 10$ mg，每日1次，口服；或PTU每次50 mg，每日 $2 \sim 3$ 次。维持治疗 $1 \sim 1.5$ 年，每2个月复查血清甲状腺激素。

3. 不良反应　主要为粒细胞减少，重者可导致粒细胞缺乏症。除定期检查外周血白细胞数量外，监测患者的症状（如发热、咽痛）尤为重要，因为粒细胞缺乏症可在用药数日内发生。当中性粒细胞计数低于 $1.5 \times 10^9/L$ 时应当停药，且不能换用另一种抗甲状腺药。当白细胞计数低于 $4.0 \times 10^9/L$ 但中性粒细胞计数大于 $1.5 \times 10^9/L$ 时无须停药，但应减量，加用促进白细胞增生的药。另外，还有少数患者出现皮疹、血管炎、中毒性肝病等。

（二）放射性碘（ ^{131}I ）治疗

其作用机制是 ^{131}I 被甲状腺摄取后释放出 β 射线，破坏甲状腺组织细胞，减少甲状腺激素的分泌。β 射线在组织内射程只有2 mm，不会累及邻近组织。

1. 适应证　放射性碘治疗适用于甲状腺肿大Ⅱ度以上，对抗甲状腺药过敏或治疗后复发，甲亢合并心脏病，甲亢伴白细胞减少、血小板减少或全血细胞减少，甲亢合并肝、肾等脏器功能损害，浸润性突眼，不宜手术或不愿接受手术或手术后复发。对活动期甲亢，可加用糖皮质激素。治疗前抗甲状腺药要停药1周，特别是对于选择小剂量 ^{131}I 治疗的患者，因为药物可能减少对甲状腺的破坏作用。妊娠期和哺乳期妇女禁用。

2. 并发症　①甲减是常见的并发症，需用甲状腺素替代治疗。②放射性甲状腺炎见于治疗后 $7 \sim 10$ d，严重者可给予阿司匹林或糖皮质激素治疗。③诱发甲状腺危象，主要发生在未控制的甲亢重症患者。④加重活动性浸润性突眼，可在治疗前1个月给予激素治疗， ^{131}I 治疗 $3 \sim 4$ 个月后逐渐减量。

（三）手术治疗

通常采取甲状腺次全切除术，两侧各留下 $2 \sim 3$ g甲状腺组织。

1. 适应证　甲状腺显著肿大，有压迫症状；中度、重度甲亢，药物治疗无效或停药复发或不能坚持长期服药；胸骨后甲状腺肿；细针穿刺细胞学检查怀疑恶变；抗甲状腺药治疗无效或者过敏的妊娠期患者。合并较严重的心脏、肝、肾疾病而不能耐受手术者，以及妊娠第 $1 \sim 3$ 个月和第 $7 \sim 9$ 个月。

2. 并发症　手术损伤导致永久性甲状旁腺功能减退和喉返神经损伤。

（四）其他治疗

1. 碘剂　减少碘摄入量是甲亢的基础治疗之一。过量的碘摄入会加重病情和延长病程，增加复发的可能性，所以甲亢患者应当食用无碘食盐，忌用含碘药物和含碘造影剂。仅在甲状腺手术前和甲状腺危象时使用复方碘溶液。

2. β受体阻断药　多在抗甲状腺药初治期使用，主要用于阻断甲状腺激素对心脏的兴奋作用，并抑制外周组织 T_4 向 T_3 转化，以较快地控制甲亢的临床症状。常用普萘洛尔，对有支气管疾病者，可选用 β_1 受体阻断药，如阿替洛尔。

（五）甲状腺危象的治疗

防止甲状腺危象，需注意术前准备和预防感染等诱因，预防常较治疗有效。一旦发生甲状腺危象，需紧急抢救。

1. 抗甲状腺药　首选 PTU，首次 500～1000 mg 口服或经胃管注入，以后给予 250 mg，口服，每 4 h 一次。

2. 碘剂　碘剂可抑制甲状腺激素的释放，服用 PTU 1 h 后再加用复方碘溶液，每 6 h 一次，每次 5 滴，一般使用 3～7 d。

3. β 受体阻断药　选用普萘洛尔，每日 60～80 mg，口服，每 4 h 一次。

4. 糖皮质激素　氢化可的松 300 mg 首次静脉滴注，以后每次 100 mg，每 8 h 一次，防止肾上腺皮质功能低下。

5. 其他治疗　当上述治疗效果不满意时，可选用腹膜透析、血液透析或血浆置换等措施迅速降低血浆甲状腺激素浓度。

6. 支持治疗　对高热者给予物理降温或药物降温，但应避免使用阿司匹林。还可给氧及使用各种镇静药等。

（六）浸润性突眼的治疗

1. 一般治疗　使用利尿药、高枕卧位、限制钠盐，以减轻球后水肿。注意保护眼睛，戴有色眼镜以防强光和灰尘刺激；夜间使用 1% 甲基纤维素滴眼液，白天使用人工泪液；睡眠时眼睛不能闭合者可使用盐水纱布或眼罩预防角膜损伤。吸烟可加重本病，应当戒烟。

2. 活动性浸润性突眼　使用糖皮质激素以消除局部炎症，可每日口服泼尼松 40～80 mg，分 2 次服用，持续 2～4 周。以后逐渐减量，如果减量后症状加重，要减慢减量速度，治疗需持续 3～12 个月。严重病例用甲泼尼龙 500～1000 mg 冲击治疗，隔日一次，连用 3 次，但需注意该药的肝毒性。

3. 球后放射治疗　可与糖皮质激素联合使用增加疗效，用于严重突眼或不能耐受大剂量糖皮质激素时，一般不单独使用。

4. 眶减压术　如果糖皮质激素和球后放射治疗无效，角膜感染或溃疡、压迫导致视网膜和视神经改变可能引起失明时，需行眶减压术。

5. 控制甲亢　轻度活动性突眼时治疗甲亢可选择抗甲状腺药、放射性碘治疗和手术治疗中的任何一种方法，但活动期持续超过 3 个月或选择 ^{131}I 治疗时，需同时使用糖皮质激素预防突眼加重。

（七）妊娠期甲亢的治疗

1. 抗甲状腺药治疗　首选 PTU，MMI 的致畸作用已经有明确报告。抗甲状腺药可以少量通过胎盘抑制胎儿的甲状腺功能，所以应尽可能减少抗甲状腺药剂量，每 2 周～1 个月测定一次母体血清甲状腺激素，使其维持在轻度高于非妊娠成人参考值上限的水平。哺乳期首选 MMI 治疗，因 PTU 有致急性肝炎的报告，监测方法同妊娠期。

2. 手术治疗　经 PTU 治疗未能控制的甲亢，可以选择在妊娠 4～6 个月进行手术治疗。

【主要护理措施】

1. 休息与活动　保持环境安静，避免强光刺激；保持通风良好，室温恒定、凉爽；合理安排休息与活动，轻症者可适当活动，以不引起疲劳为度；病情重、心力衰竭或合并严重感染者应严格卧床休息；对于紧张不安、失眠者，可遵医嘱给予镇静药；限制探视时间，治疗及护理时间相对集中。

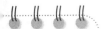

2. 生活护理　如患者出现甲状腺危象，则需协助患者完成日常生活自理，如洗漱、进餐、如厕等，对大量出汗的患者，应随时更换浸湿的衣服及床单，防止受凉。

3. 饮食护理　给予高热量、高蛋白质、富含维生素及矿物质的饮食。可增加奶类、蛋类、瘦肉类等优质蛋白以纠正体内的负氮平衡。多进食新鲜蔬菜、水果。鼓励患者多饮水，每日饮水 2000 ~ 3000 ml 以补充出汗、呼吸加快、腹泻等所丢失的水分，但合并心脏病的患者注意避免补液过多，以免引起心力衰竭。不摄入刺激性的食物或饮料，如浓茶、咖啡。减少粗纤维食物的摄入。避免进食含碘丰富的食物如海带、紫菜，慎食卷心菜、甘蓝等易导致甲状腺肿的食物，应食用无碘盐。

4. 用药护理　按医嘱使用抗甲状腺药，不可自行减量或停服；密切监测药物的副作用，及时处理。常见不良反应包括以下几种。①粒细胞减少：多发生在用药后 2 ~ 3 个月内，严重者可导致粒细胞缺乏症，因此应定期复查血象。如果外周血白细胞低于 3×10^9/L 或中性粒细胞低于 1.5×10^9/L，应停药，并遵医嘱使用促进白细胞增生的药物。②药疹：可用抗组胺药治疗，除严重皮疹外不用停药。③其他：如中毒性肝炎、肝坏死。如患者出现浸润性突眼，则应限制钠盐摄入，遵医嘱使用利尿药，以减轻组织充血、水肿。

5. 病情观察　观察生命体征和神志变化，注意有无焦虑、烦躁、心悸等甲亢加重的表现，如发现原有症状加重，出现高热（体温＞39℃）、严重乏力、烦躁、多汗、心悸、心率≥140次/分、食欲减退、恶心、呕吐等，要及时通知医师，并协助处理，必要时遵医嘱使用镇静药；另外，如有眼部表现时应定期进行眼科角膜检查，如有畏光、流泪、疼痛、视力改变等角膜炎、角膜溃疡先兆，应立即复诊。

6. 抢救护理　①绝对卧床休息：呼吸困难时取半坐卧位，立即给予吸氧；②及时准确给药：迅速建立静脉通道，遵医嘱给予 PTU、复方碘溶液、β 受体阻断药、氢化可的松等药物，注意观察药物反应和病情变化，准备好抢救用物，如镇静药、强心剂；③严密监测病情变化，观察神志变化，定时测量生命体征，准确记录 24 h 出入量；④对症护理：对高热者，给予物理或药物降温，躁动不安者应使用床栏保护，昏迷者应加强基础护理，如定时翻身、拍背，腹泻严重者注意肛周护理，保持皮肤清洁，及时擦拭汗液、更换浸湿的衣服和床单，提供鼻饲护理、口腔护理、皮肤护理等。

7. 眼部护理　采取保护措施，预防眼睛受到刺激和伤害。外出戴深色眼镜，以防光线刺激、灰尘和异物侵害；经常用滴眼液湿润眼睛，避免过度干燥，睡觉前涂抗生素眼膏；眼睑不能闭合者用无菌生理盐水纱布或眼罩覆盖双眼，防治结膜炎和角膜炎；指导患者当眼睛有异物感、刺痛或流泪时，勿用手直接揉眼睛，可用 0.5% 甲基纤维素或氢化可的松溶液滴眼，以减轻症状；睡觉或休息时抬高头部，使眶内液回流减少，减轻球后水肿。

8. 心理护理　应向患者及家属耐心解释病情，提高其对疾病的认知，了解其情绪、性格改变是暂时的，待治疗后症状会逐渐减轻甚至消失。鼓励患者表达内心感受，与患者建立互信，共同探讨控制情绪和减轻压力的方法，指导和帮助患者正确处理生活中的突发事件。为患者提供有利于改善情绪的环境，如保持居室安静和营造轻松的气氛，勿提供兴奋、刺激的消息，以避免患者情绪激动。鼓励患者参与团体活动，加强患者出院后的延续性心理护理。

【健康教育及预后】

1. 预防疾病　避免诱因，如指导患者自我调整心理，避免感染、严重精神刺激、创伤等诱发因素；指导患者注意加强自我护理，衣领宜宽松，避免压迫甲状腺，禁用手挤压甲状腺；指导有关甲亢的知识和保护眼睛的方法和技巧。

2. 管理疾病　指导患者遵医嘱服药，不可随意减量和停药，服用药物的前三个月，每周查血常规一次，每隔 1 ~ 2 个月复查甲状腺功能。每日晨起自测脉搏，监测体重。脉搏减慢、体重增加是治疗有效的标志。如出现高热、恶心、呕吐、突眼加重，应警惕甲状腺危象，及时就诊。对有生育需求的女性患者，应告知其妊娠可加重甲亢，宜治愈后再妊娠。

3. 疾病预后　本病病程较长，经积极治疗预后较好，少数患者可自行缓解。单纯抗甲状腺药治疗的患者复发率较高。部分放射性碘治疗、甲状腺手术治疗所致甲减者需使用甲状腺激素终身替代治疗。

三、甲状腺功能减退症

甲状腺功能减退症（hypothyroidism）简称甲减，是由各种原因导致的低甲状腺激素血症或甲状腺激素抵抗而引起的全身性低代谢综合征。其病理特征是黏多糖在组织和皮肤堆积，表现为黏液性水肿。美国报告的临床甲减患病率为 0.3%，我国学者报告为 1.1%。

根据病变部位，可将本症分为原发性甲减、中枢性甲减及甲状腺激素抵抗综合征。原发性甲减是甲状腺腺体本身病变引起的甲减，占全部甲减的 95% 以上，且 90% 以上是由自身免疫、甲状腺手术和 ^{131}I 治疗所导致的；中枢性甲减由下丘脑和垂体疾病引起的 TRH 或 TSH 产生和分泌减少所致，其中下丘脑疾病引起的甲减称为 "三发性甲减"；甲状腺激素抵抗综合征由甲状腺激素在外周组织发挥作用障碍引起。根据病因可分为自身免疫性甲减、药物性甲减、^{131}I 治疗后甲减、手术后甲减、特发性甲减等。根据甲状腺功能减退的程度可分为临床甲减和亚临床甲减。根据年龄可分为成年型甲减、幼年型甲减和新生儿甲减。

【病因和发病机制】

1. 自身免疫损伤　最常见的原因是自身免疫性甲状腺炎，包括桥本甲状腺炎、萎缩性甲状腺炎、产后甲状腺炎等。

2. 甲状腺破坏　甲状腺手术、^{131}I 治疗等会直接破坏甲状腺。

3. 碘过量　碘过量可引起具有潜在性甲状腺疾病者发生甲减，也可诱发和加重自身免疫性甲状腺炎。

4. 抗甲状腺药　如锂盐、咪唑类、硫脲类。

【临床表现】

本病多见于中年女性，起病隐袭，病程较长，发展缓慢，不少患者缺乏特异性症状和体征。

1. 症状　主要表现以代谢率减低和交感神经兴奋性下降为主。轻者早期可无特异症状，典型患者可出现畏寒、少汗、乏力、嗜睡、记忆力减退、关节疼痛、手足肿胀感、体重增加、便秘、女性月经紊乱或月经过多、不孕等症状。

2. 体征　典型患者可见表情呆滞、反应迟钝、声音嘶哑、听力障碍、面色苍白、颜面和（或）眼睑水肿、唇厚舌大、常有齿痕，皮肤干燥、粗糙、脱屑、皮温偏低、水肿，手掌、足掌皮肤可呈姜黄色，毛发稀疏，跟腱反射时间延长，脉率缓慢。如累及心脏，可出现心包积液和心力衰竭。少数病例可出现胫前黏液性水肿，重症患者可发生黏液性水肿昏迷。

3. 黏液性水肿昏迷　黏液性水肿昏迷见于病情严重的患者，尤其是老年人，病死率高，多发生在冬季寒冷时。诱因为甲状腺激素替代治疗中断、寒冷、感染、麻醉药或镇静药使用不当等。临床表现常先出现嗜睡，体温低至 35℃ 以下，呼吸减慢，心动过缓，血压下降，四肢肌肉松弛、反射减弱，患者可因昏迷、休克、心脏及肾衰竭而死亡。死亡率高达 70%。

【辅助检查】

1. 甲状腺功能检查　原发性甲减血清 TSH 增高，FT_4 和 TT_4 降低，其降低水平与病情程度有关，是诊断甲减的必备指标。亚临床甲减仅有 TSH 增高，FT_4 和 TT_4 正常。

2. 甲状腺自身抗体　甲状腺自身抗体是确定原发性甲减病因的重要指标和诊断自身免疫性甲状腺炎的主要指标，血液中常可检出甲状腺球蛋白抗体（TgAb）和甲状腺过氧化物酶抗体（TPOAb），以 TPOAb 更有意义。

3. 其他　常有轻、中度贫血，血清总胆固醇、心肌酶谱可升高。少数病例血清泌乳素升高，蝶鞍增大。

【诊断要点】

本病的确诊主要依据甲减的症状和体征，以及血清 TSH 及 FT_4。如血清 TSH 增高和 FT_4 减低，可诊断为原发性加减。如 TPOAb 阳性，其病因可能为自身免疫性甲状腺炎。如 FT_4、TT_4 减低，而 TSH 不增高，应考虑中枢性甲减，需做 TRH 试验进行证实。此外，详细询问病史有助于本病的诊断，如有无甲状腺手术、^{131}I 治疗、格雷夫斯病、桥本甲状腺炎和家族史等。

【治疗要点】

本病需终身替代治疗，治疗目标是甲减的症状和体征消失，以及将血清 TSH 和甲状腺激素水平恢复到正常范围内。

（一）替代治疗

首选左甲状腺素（$L\text{-}T_4$），起始剂量和达到完全替代剂量的时间取决于患者的病情、年龄、体重和心脏状态等个体差异。成年患者替代剂量按标准体重计算，1.6~1.8 μg/（kg·d）；老年患者需较低的剂量，约为 1.0 μg/（kg·d）；甲状腺癌术后患者需要约 2.2 μg/（kg·d）。该药每日 1 次，晨服，一般起始剂量为 25~50 μg/d，每 3~7 d 增加 25 μg，直至治疗达标。患缺血性心脏病的患者起始剂量宜小，调整剂量宜慢，以免诱发和加重心脏病。治疗初期，每 4~8 周需复查激素，根据结果调整药物剂量；治疗达标后每 6~12 个月复查一次。

（二）亚临床甲减的处理

当伴有高胆固醇血症或血清 TSH>10 mU/L 时，需给予 $L\text{-}T_4$ 治疗。

（三）黏液性水肿昏迷的治疗

1. 补充甲状腺激素　首选 $L\text{-}T_4$ 静脉注射 300~500 μg，以后 50~100 μg/d，直至患者清醒后改为口服，如无注射剂，可将片剂研粉后自胃管内注入。如患者在 24 h 无改善，可给予 T_3（10 μg/4 h 或 25 μg/8 h）。

2. 氢化可的松　200~400 mg/d 持续静脉滴注，患者清醒及血压稳定后减量。

3. 对症支持治疗　给氧、保温、保持呼吸道通畅，必要时建立人工气道。根据需要补液，输液量不宜过多，输液速度不宜过快，以免增加心脏负担。

4. 其他　控制感染，治疗原发病。

【主要护理措施】

1. 休息与活动　室温宜保持在 22~23℃，注意保暖，冬天外出时戴手套，穿棉鞋，避免受凉。鼓励患者适当活动，并经常进行腹部按摩，指导患者养成每日定时排便的习惯，为卧床患者创造良好的排便环境，减轻便秘。

2. 病情观察　观察患者的生命体征、神志、精神状态、全身黏液性水肿情况及体重。如患者体温<35℃，出现寒战、皮肤苍白、心律不齐、心动过缓、嗜睡等现象，应及时通知医师处理。

3. 饮食护理　指导患者进食高蛋白质、富含维生素、低钠及低脂饮食，细嚼慢咽，少量多餐。多食蔬菜、水果等粗纤维食物，促进胃肠蠕动。桥本甲状腺炎所致甲减患者应避免摄入含碘食物和药物，以免诱发严重黏液性水肿。

4. 用药护理 遵医嘱服药，不可随意增减药物；同时观察患者有无多食、消瘦、心悸、易出汗、情绪不安等药物过量的表现，一旦出现，及时给予处理；必要时遵医嘱给予导泻剂，并观察排便次数、粪便性状和量。

5. 黏液性水肿昏迷的预防和护理 避免寒冷、感染、各种应激刺激以及不当使用麻醉药和镇静药等诱发因素；密切观察患者神志、生命体征的变化及全身黏液性水肿情况；如患者出血原有症状加重、体温<35℃、呼吸浅慢、心动过缓、血压降低、嗜睡等，或出现口唇发绀、呼吸深长、喉头水肿等症状，应立即报告医师并配合抢救。抢救时需建立静脉通道，遵医嘱给予急救药物；保持呼吸道通畅，吸氧，必要时行气管插管或气管切开；注意监测生命体征和动脉血气分析的变化，记录24 h出入量；保暖，但不宜选择局部热敷，以免烫伤或加重循环不良。

【健康教育及预后】

1. 预防疾病 避免诱因，向患者及家属讲解发病的原因及注意事项，注意个人卫生，冬天注意保暖，减少出入公共场所，以防感染和创伤。慎用镇静药、镇痛药、麻醉药等。

2. 管理疾病 对于终身替代治疗的患者，向其解释遵医嘱用药的重要性；指导患者自我监测甲状腺素药物过量的症状，一旦出现多食、消瘦、脉搏增快、心律失常、发热、大汗、情绪激动等情况，应及时就医；指导患者认识导致黏液性水肿昏迷的诱因，学会自我观察，如出现原有症状加重、体温低于35℃、呼吸浅慢、嗜睡等，需立即就医。此外，每年定期检查甲状腺功能、肝功能、肾功能、血常规等。

3. 疾病预后 本症治疗效果较好，如能及时治疗，病情可得到显著改善。大多数患者需终身服药治疗，一般预后良好。少数不及时治疗或中断治疗者可因黏液性水肿昏迷或发生心脏病而死亡。

随堂测 7-3

小 结

单纯性甲状腺肿是指甲状腺呈弥漫性肿大，不伴有结节及甲状腺功能异常。其病因包括碘缺乏、遗传和环境因素。临床表现一般无明显症状，甲状腺常呈弥漫性肿大。一般无须特殊处理，食盐加碘是推荐的防治措施，出现压迫症状者可手术治疗。主要护理措施为饮食护理及病情观察，健康教育的主要内容是积极预防及管理。

甲状腺毒症是指血液循环中甲状腺激素过多而引起的以神经、循环、消化等系统兴奋性增高、代谢亢进为主要临床表现的一组综合征，以格雷夫斯病常见。格雷夫斯病发病机制未明，其发病与遗传和环境因素密切相关。临床表现主要有高代谢综合征、各系统兴奋性增高、甲状腺肿及眼部表现等。甲状腺危象是甲状腺毒症急性加重的一组临床综合征，主要诱因有感染、严重精神刺激、创伤、手术等。甲亢的主要治疗方式是抗甲状腺药、放射性碘治疗和手术治疗。护理措施应重视饮食护理、用药护理、甲状腺危象的抢救护理及眼部护理。

甲减是由各种原因导致的低甲状腺激素血症或甲状腺激素抵抗而引起的全身性低代谢综合征。其病理特征是黏多糖在组织和皮肤堆积，表现为黏液性水肿。主要临床表现以代谢率减低和交感神经兴奋性下降为主。该病需终身替代治疗，首选左甲状腺素。主要护理措施为饮食护理、用药护理、病情观察及黏液性水肿昏迷的预防和护理，健康教育的主要内容是预防和管理疾病。

（蒋新军）

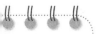
第四节　肾上腺皮质疾病

导学目标

通过本节内容的学习，学生应能够：

◆ **基本目标**

1. 说出库欣综合征的概念和病因，原发性慢性肾上腺皮质功能减退症的概念。

2. 归纳库欣综合征、原发性慢性肾上腺皮质功能减退症的临床表现、治疗要点。

3. 解释库欣综合征、原发性慢性肾上腺皮质功能减退症的发病机制、辅助检查。

4. 实施对库欣综合征、原发性慢性肾上腺皮质功能减退症患者的护理和健康教育，并配合医师抢救和护理肾上腺危象患者。

◆ **发展目标**

1. 综合运用库欣综合征的发病机制、临床表现、诊断和治疗要点，解决如何避免、治疗和护理骨折和精神异常的问题。

2. 综合运用原发性慢性肾上腺皮质功能减退症的发病机制、临床表现、诊断和治疗要点，解决如何避免、治疗和护理肾上腺危象患者。

◆ **思政目标**

在与患者及家属的接触中，养成尊重患者、保护隐私、耐心帮助的态度，融入慎独职业精神和爱伤的专业情感。

一、库欣综合征

库欣综合征（Cushing syndrome）是由各种病因造成肾上腺分泌过量糖皮质激素（主要是皮质醇）所致病症的总称。临床上最为多见的类型是垂体促肾上腺皮质激素（ACTH）分泌亢进所引起的临床类型，称为库欣病（Cushing disease）。

【病因和发病机制】

（一）依赖 ACTH 的库欣综合征

1. **库欣病**　最常见，约占本病的70%，垂体多有微腺瘤，少数为大腺瘤，也有未发现肿瘤者。

2. **异位 ACTH 综合征**　系垂体以外的肿瘤分泌大量 ACTH，刺激肾上腺皮质增生，最常见的是肺癌（约占50%），其次是胸腺癌、胰腺癌（各占约10%）和甲状腺髓样癌。

（二）不依赖 ACTH 的库欣综合征

1. **肾上腺皮质腺瘤**　占15%～20%，常为单侧，肿瘤直径3～4 cm，女性多于男性。

2. **肾上腺皮质癌**　占5%～10%，儿童占半数，进展迅速，极易发生远处转移。

3. **双侧肾上腺小结节增生**　可伴或不伴卡尼（Carney）综合征。其发病机制与蛋白激酶 A 的调节亚基 Ia 发生突变有关。

4. 双侧肾上腺大结节性增生 可能与 ACTH 以外的激素和神经受体在肾上腺皮质细胞上的异位表达有关。

（三）医源性库欣综合征

长期、大剂量使用外源性糖皮质激素，抑制自身下丘脑 - 垂体 - 肾上腺轴，致使腺体萎缩，分泌功能低下，而临床表现类似皮质醇增多症，称为类库欣综合征。

【临床表现】

皮质醇分泌过多导致代谢紊乱和多器官功能障碍是本病临床表现的主要病理生理基础。起病缓慢、病程较长。典型表现如下：

1. 向心性肥胖、满月脸 由于脂肪代谢异常，使体内脂肪重新分布，四肢脂肪向面部及躯干转移，形成典型的向心性肥胖、满月脸、水牛背、悬垂腹等，但四肢瘦小。

2. 多血质、紫纹、痤疮 皮质醇刺激骨髓造血，红细胞计数和血红蛋白含量增高，呈多血质面容；肥胖、皮肤薄、蛋白分解亢进和皮肤弹性纤维断裂，在大腿、下腹、臀等部位形成皮肤紫纹；面、颈、前胸部可见痤疮。

3. 对感染的抵抗力减弱 长期皮质醇分泌增多导致免疫功能减弱，以肺部感染多见。化脓性细菌感染不容易局限化，可发展成蜂窝织炎、菌血症、感染中毒症。此外，皮质醇增多可使发热等机体防御反应被抑制，炎症反应不明显，易漏诊造成严重后果。

4. 高血压 由于皮质醇增加儿茶酚胺对小血管的张力，加之水、钠潴留，可出现高血压。

5. 代谢障碍 皮质醇拮抗胰岛素作用，并促进肝糖原异生，引起糖耐量减低，部分患者出现糖尿病，即类固醇性糖尿病。由于糖皮质激素抑制骨基质蛋白形成、增加胶原蛋白分解、抑制维生素 D 的作用等，病程长者可出现骨质疏松，脊椎压缩畸形，身材变矮。儿童生长发育受抑制。

6. 性功能障碍 女性患者肾上腺雄激素分泌增多，导致男性化，出现痤疮、多毛、月经紊乱、不孕。男性患者性欲降低，阴茎缩小，睾丸变软。

7. 全身及神经精神改变 蛋白质分解代谢亢进，呈负氮平衡，表现为肌肉萎缩、疲乏无力，下蹲后起立困难。高皮质醇兴奋大脑皮质，引起中枢神经系统功能紊乱，患者易激动、失眠、注意力不集中，重者有躁狂，甚至出现精神病。

【辅助检查】

1. 皮质醇及其代谢产物测定 血皮质醇及 24 h 尿游离皮质醇、尿 17- 羟皮质类固醇（17-OHCS）增高。

2. 皮质醇昼夜节律消失 正常人清晨 8～9 时最高，午夜最低，本病皮质醇昼夜节律紊乱。

3. 小剂量地塞米松抑制试验 每 6 h 口服地塞米松 0.5 mg 或每 8 h 口服 0.75 mg，连服 2 d，对比给药前及给药后血、尿皮质醇及其代谢产物水平，明显受抑制者（抑制 50% 以上）为正常，不受抑制者（未达上述指标）应考虑高皮质醇血症的存在，需行进一步检查。

4. 大剂量地塞米松抑制试验 尿 17- 羟皮质类固醇或尿游离皮质类固醇可被大剂量地塞米松抑制到对照值的 50% 以下，说明病变在垂体或下丘脑，如不被抑制，则说明皮质醇或 ACTH 的分泌是自主性的，病变在肾上腺或由异源性 ACTH 分泌肿瘤所致。

5. ACTH 测定 原发于肾上腺的肿瘤，ACTH 被抑制而明显降低，库欣病时为正常高限或增高，异源性 ACTH 综合征则 ACTH 明显升高。

6. 影像学检查 肾上腺 B 超检查、蝶鞍区断层摄片、CT、MRI 等，可显示病变部位的影像学改变。

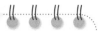

【诊断要点】

有典型症状、体征，实验室检查显示皮质醇分泌增多、失去昼夜分泌节律、不被小剂量地塞米松抑制，可确诊为本病。病因诊断尚需配合影像学检查、血浆 ACTH 测定等。

【治疗要点】

1. 库欣病　可采用：①首选经蝶窦显微外科手术切除微腺瘤；②对病情严重且不能做垂体手术者，做一侧肾上腺全切，另一侧肾上腺大部分或全切除术，术后行激素替代治疗和垂体放疗；③对病情较轻或儿童病例，可做垂体放疗以及药物辅助治疗；④对垂体大腺瘤患者，做开颅手术治疗，辅以放射治疗；⑤可选用溴隐亭、赛庚啶、丙戊酸钠等药物治疗。

2. 肾上腺肿瘤　腺瘤手术可治愈，术后采用激素替代治疗。腺癌应及早手术，不能手术者，可选用肾上腺皮质激素合成阻滞药治疗，如米托坦、美替拉酮、氨鲁米特和酮康唑。

3. 异位 ACTH 综合征　主要治疗原发肿瘤，可采用手术、放疗、化疗或联合使用肾上腺皮质激素合成阻滞药。

【主要护理措施】

1. 病情观察　观察患者原有症状的变化以及皮肤的变化（特别是注射部位皮肤有无瘀斑），有无感染的症状、体征，观察患者的情绪变化及睡眠情况，监测体重、血压、血糖、电解质浓度等。

2. 饮食护理　给予高蛋白质、高钾、高钙、低钠、低热量、低糖类饮食，鼓励患者食用柑橘、枇杷、香蕉、南瓜等含钾丰富的食物。对于并发糖尿病者，给予糖尿病饮食。避免进食刺激性食物，禁烟、酒。对有骨折风险的患者，鼓励食用牛奶、紫菜、虾皮等富含钙及维生素 D 的食物。

3. 休息与活动　合理的休息可减轻水肿，平卧时可适当抬高双下肢，有利于静脉回流。鼓励患者做一些力所能及的活动，防止肌肉萎缩，改善骨质疏松，并可消耗多余脂肪。当有骨质疏松时，限制活动范围与运动量，做好安全防护，防止摔伤和骨折。

4. 心理护理　鼓励患者表达自己的感受，耐心倾听患者的倾诉；对于其所表现出来的情绪反应，给予理解，避免刺激性的言行；安慰患者，向患者说明当激素水平控制正常后，症状、体征即可消失；嘱患者的亲友关心、体贴患者，帮助患者树立战胜疾病的信心。

5. 预防感染　保持病室环境及床单位整洁，室内温度、湿度适宜，减少感染源；严格执行无菌操作，尽量减少侵入性治疗；对患者及家属的日常生活进行保健指导，保持皮肤、口腔、会阴等清洁卫生，注意保暖，预防上呼吸道感染。

【健康教育】

1. 疾病知识指导　指导患者注意预防感染，保持皮肤清洁，防止外伤、骨折等各种可能导致病情加重或诱发并发症的因素，定期门诊复查。

2. 用药指导和病情监测　指导患者有关疾病的基本知识和治疗方法，指导患者正确用药，并学会观察药物的疗效和不良反应，了解激素替代治疗的注意事项，尤其是识别激素过量或不足的症状和体征，告诫患者不能随意停药或减量，避免诱发肾上腺危象。如发生虚弱、头晕、发热、恶心、呕吐等，应立即就医。

3. 心理指导　对患者进行心理指导，以减轻疾病带来的焦虑等不良情绪，指导患者家属提供有效的心理、情感支持。教会患者自我护理措施，适当从事力所能及的活动，以增强患者的自信心和自尊感。

二、原发性慢性肾上腺皮质功能减退症

原发性慢性肾上腺皮质功能减退症（chronic adrenocortical hypofunction）又称艾迪生病，是多种原因所致双侧肾上腺绝大部分被破坏，使肾上腺皮质激素分泌不足引起的临床病症。继发者由下丘脑 - 垂体病变引起。本病多见于中年人。

【病因和发病机制】

1. 感染 肾上腺结核为最常见的病因，近年已趋下降，皮质及髓质均可受累，呈干酪样坏死，可有钙化。肾上腺真菌感染、艾滋病后期、巨细胞病毒感染、严重败血症等均可导致肾上腺破坏，引起功能低下。

2. 自身免疫性肾上腺炎 两侧肾上腺皮质被破坏，呈纤维化；髓质一般不被破坏。大多数患者血中可检出抗肾上腺的自身抗体。约一半的患者伴其他器官特异性自身免疫病，称为自身免疫性多内分泌腺病综合征（autoimmune polyendocrine syndrome，APS），多见于女性。单一性自身免疫性肾上腺炎多见于男性。

3. 其他 恶性肿瘤肾上腺转移、淋巴瘤、白血病浸润、淀粉样变性、双侧肾上腺切除、放射治疗破坏、肾上腺皮质激素合成阻滞药物或细胞毒药物的长期应用、血管栓塞、先天性肾上腺脑白质营养不良等也可导致本病。

【临床表现】

本病起病隐袭，呈缓慢进行性发展。

1. 皮肤、黏膜色素沉着 皮肤、黏膜色素沉着为本病最具特征的临床表现，由垂体 ACTH、促黑素细胞刺激素分泌增多所致。绝大多数患者色素沉着，以暴露处、摩擦处、乳晕、瘢痕等处尤为明显，全身皮肤呈弥漫性棕黑色、棕黄色；牙龈、舌部、颊黏膜等处可见大小不等的蓝灰色、蓝黑色色素沉着斑。

2. 低血压 血压偏低及直立性低血压，伴头晕、视物模糊、直立性晕厥。肾上腺危象时血压可降至零。

3. 胃肠道症状 食欲减退、嗜咸食、胃酸过少、消化不良；出现恶心、呕吐、腹泻者提示病情加重。

4. 低钠血症 由于肾排泄水负荷的能力减弱，在大量饮水后患者可出现稀释性低钠血症。当糖皮质激素缺乏及血容量不足时，抗利尿激素释放增多，也是造成低血钠的原因。

5. 糖代谢障碍 糖异生减弱，肝糖原耗损，易发生低血糖症状。

6. 应激能力下降 患者对创伤、感染、空腹等应激能力减弱，甚至可出现肾上腺危象。

7. 神经精神症状 疲乏无力，呈进行性加重。精神萎靡、淡漠、嗜睡、记忆力减退、意识模糊，可出现精神失常。

8. 性腺功能异常 女性月经失调或闭经，阴毛、腋毛减少或脱落，但病情轻者仍可生育。男性有性功能减退、阳痿。

9. 肾上腺危象 为本病急骤加重的表现。常在感染、创伤、手术、分娩、过劳、呕吐、腹泻、失水或突然中断肾上腺皮质激素治疗等应激情况下病情突然恶化，糖皮质激素急剧缺乏，出现肾上腺危象。表现为恶心、呕吐、腹泻、严重脱水、心率快、脉搏弱、低血压及精神失常，常有高热、低血糖、低钠血症、意识障碍等，如不及时抢救，可发展为休克、昏迷甚至死亡。

【辅助检查】

1. 激素检查 基础血、尿皮质醇及尿 17- 羟皮质类固醇接近正常或降低。血浆基础

ACTH 明显增高。

2. ACTH 兴奋试验 最具诊断价值。静脉滴注 ACTH 后尿 17-羟皮质类固醇和（或）游离皮质醇均达不到正常倍数的增加。

3. 影像学检查 肾上腺 X 线、CT、MRI 等检查。

4. 血液生化检查 血钠、血氯、血糖降低，血钾、血钙增高。

5. 血常规检查 常有正细胞正色素性贫血，少数合并有恶性贫血；白细胞分类示中性粒细胞减少，淋巴细胞相对增多，嗜酸性粒细胞明显增多。

【诊断要点】

有典型症状、体征，结合皮质醇测定和 ACTH 兴奋试验可确诊。最具有价值者为 ACTH 兴奋试验，本病患者储备功能低下，而非本病患者经 ACTH 兴奋后，血、尿皮质类固醇明显上升。

【治疗要点】

（一）一般治疗

摄入足够的食盐，每日至少 8 ~ 10 g。

（二）激素替代治疗

1. 糖皮质激素 根据身高、体重、性别、年龄、劳动强度等确定合适的基础量。服药应模拟激素分泌昼夜节律，即清晨睡醒时服全日量的 2/3，下午 4 时前服余下的 1/3 剂量。首选氢化可的松，一般常用剂量为每日 20 ~ 30 mg，以后可逐渐减量。有发热等并发症时适当加量。

2. 盐皮质激素 经糖皮质激素治疗和补充食盐后仍有头晕、乏力、血压偏低者，需加用盐皮质激素，可每日给予 9α-氟氢可的松 0.05 ~ 0.1 mg，上午 8 时一次口服。有水肿、高血压、低血钾者减量。

（三）病因治疗

有活动性结核者应积极抗结核治疗。如为自身免疫病者，应明确是否有其他腺体功能减退并给予相应的治疗。

（四）肾上腺危象的治疗

活动性结核为内科急症，应积极抢救。

1. 补液 初治第 1、2 日需每日补生理盐水 2000 ~ 3000 ml，维持水、电解质及酸碱平衡。同时补充葡萄糖液，以避免发生低血糖。

2. 糖皮质激素 立即静脉注射氢化可的松 100 mg，以后每 6 h 静脉滴注 100 mg，第 2、3 日可减至每日 300 mg，分次静脉滴注。待病情好转，逐渐减至每日 100 mg，呕吐停止，能进食者改为口服。

3. 其他 积极治疗感染及其他诱因。

【主要护理措施】

1. 病情观察 ①评估意识状态、活动耐力，观察色素沉着情况，监测生命体征的变化；②定时监测血电解质及酸碱平衡情况，尤其是血钠、血钾、血钙；③记录出入量，观察患者皮肤的颜色、湿度和弹性，有无恶心、呕吐、腹泻等胃肠道症状，注意有无脱水表现；④一旦患者出现原有症状加重、虚弱无力、极度厌食、恶心、呕吐、低血压等肾上腺危象的先兆表现，应立即报告医师。

2. 饮食护理 进食高糖类、高蛋白质、富含维生素、高钠饮食。鼓励患者多饮水，每日摄取水分 3000 ml 以上。若有大量出汗、呕吐、腹泻，增加水、盐摄入量。注意避免进食含钾丰富的食物，以免加重高钾血症，诱发心律失常。

3. 休息与活动　病室环境应安静、舒适，保证患者充分的睡眠和休息；鼓励适当活动，但应避免过劳；嘱患者改变体位时宜缓慢，尤其由卧位变为坐位、立位时，以防直立性低血压、晕厥的发生。

4. 用药护理　指导患者正确用药，观察药物的疗效及不良反应。为避免胃肠刺激，应餐后服用。

5. 心理护理　向患者及家属讲解本病的知识及长期坚持激素替代治疗的必要性和意义，使其树立治病信心，积极配合治疗和护理。患者由于皮肤、黏膜色素沉着，常有自卑感，护士及家属应避免此方面的刺激性言语。

6. 肾上腺危象护理的抢救配合

（1）迅速建立两条静脉通道，按医嘱补充生理盐水、葡萄糖和糖皮质激素，注意观察治疗效果。

（2）严密观察患者的生命体征、意识状态，定时监测血电解质及酸碱平衡情况。

（3）保持呼吸道通畅，给予吸氧。

（4）积极控制感染，避免创伤、过度劳累和突然中断治疗。手术和分娩时应做好充分准备，当患者出现恶心、呕吐、腹泻、大量出汗等时，应立即进行处理。

【健康教育】

1. 用药指导和病情监测　向患者及家属强调终身激素替代治疗的必要性，教会患者正确服药，学会观察药物的不良反应和疗效（如食欲改善、体重增加、乏力缓解、色素沉着变浅，说明激素剂量合适；若效果不满意，说明激素剂量尚不足，需加量；若出现肥胖、食欲亢进、失眠等，说明激素剂量过大，应立即减量）。在感染、创伤、手术、分娩、过劳等应激状态时，应增加糖皮质激素的用量。定期门诊复查，了解体内激素水平，调整药物剂量。

2. 疾病知识指导　指导患者外出时避免阳光直晒，以防皮肤及黏膜色素沉着加重。若发生情绪变化、消化不良、感染、失眠、高血压等，应及时就医。

随堂测 7-4

小　结

　　库欣综合征是指由各种病因造成肾上腺分泌过量皮质激素（主要是皮质醇）所致病症的总称。病因主要分为依赖 ACTH 和不依赖 ACTH 的库欣综合征、医源性库欣综合征。临床主要表现为向心性肥胖、满月脸、多血质外貌、紫纹、痤疮、高血压、继发性糖尿病和骨质疏松等。主要治疗方式是根据不同的病因进行相应的手术、放疗、药物治疗等，库欣病首选经蝶窦手术切除微腺瘤。主要护理措施为病情观察、饮食护理、适当运动和预防感染。健康教育的主要内容是按时定量服用激素，避免肾上腺危象的发生，预防感染，定期复诊。

　　原发性慢性肾上腺皮质功能减退症又称艾迪生病，是多种原因所致双侧肾上腺绝大部分被破坏，引起肾上腺皮质激素分泌不足所致。起病隐袭，呈缓慢进行性发展，好发于中年人。肾上腺结核为本病最常见的病因。临床最具特征性的表现为全身皮肤黏膜色素沉着，以暴露处、摩擦处、乳晕、瘢痕等处尤为明显。主要治疗方式是终身使用肾上腺皮质激素替代治疗和病因治疗。主要护理措施为用药护理、饮食护理和病情观察，健康教育的主要内容是按时、定量服用激素，避免肾上腺危象的发生，预防感染，定期复诊。

（胡细玲）

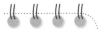
第五节 糖尿病

导学目标

通过本节内容的学习，学生应能够：

◆ **基本目标**

1. 复述糖尿病的病因、发病机制、分型和诊断标准。

2. 归纳1型、2型糖尿病的临床表现及治疗要点（降糖药的分类、药理作用及副作用），糖尿病急性并发症和慢性并发症的临床表现及治疗要点。

3. 运用所学知识为糖尿病患者提供生活方式指导，制订合理的护理计划。

◆ **发展目标**

1. 进一步综合运用心理学、营养学等多学科知识为患者提供不健康生活方式以及心理问题干预。

2. 作为糖尿病多学科管理团队的一员，为患者提供自我管理的教育和支持。

◆ **思政目标**

在护理工作中，以患者为中心，尊重、理解、关爱患者，具有慎独和团队合作精神。

案例 7-2

某患者，男性，32岁，职员，身高172 cm，体重81 kg。6个月前患者无明显诱因出现多尿、口渴、饮水次数增加，每日尿量约2500 ml，饮水量3000 ml左右，近1个月来饥饿感明显，饭量较前增加，半年来体重下降10 kg。1周前患者因背部皮肤疖就诊于皮肤科，查随机血糖16.3 mmol/L；次日查HbA1c 11%，OGTT示空腹血糖12.21 mmol/L，服葡萄糖后2 h血糖23.2 mmol/L，胰岛素空腹23.5 pmol/L，服糖后200.31 pmol/L。既往无糖尿病、高血压、冠心病史。父母健在，有一个哥哥，母亲患有糖尿病。患者有吸烟、饮酒嗜好，饮食偏油腻、重咸，喜好甜食，不爱运动。入院后测得空腹血糖15.7 mmol/L，餐后2 h血糖20.1 mmol/L。入院后遵医嘱给予二甲双胍及胰岛素等治疗。患者自述："看到结果后，眼泪都流了出来。我母亲9年前被诊断为2型糖尿病，一直在提醒我要注意饮食，多活动，可我就是不信，我一直以为糖尿病只是中老年才会患的，谁知道年轻人也可以得糖尿病！"

请回答：

1. 该患者可能的临床诊断是什么？属于哪种类型？为什么？

2. 发生糖尿病的主要危险因素有哪些？

3. 该患者疾病治疗和管理的目标什么？应采取哪些措施？

糖尿病（diabetes mellitus，DM）是一组由遗传和环境因素共同作用引起的、以胰岛素分泌缺陷和（或）胰岛素作用缺陷为发病主要环节、以慢性血糖水平增高为特征的代谢性疾病。长期的糖类、蛋白质和脂肪的代谢异常可引起多系统损害，导致眼、肾、神经、心脏、血管等组织器官的慢性进行性病变、功能减退和衰竭，病情严重或应激时可发生急性代谢紊乱，如酮症酸中毒、高渗高血糖综合征。

糖尿病是常见病、多发病，是严重威胁全球人类健康的世界性公共卫生问题。目前，糖尿病的患病率和发病率在世界范围内急剧上升。据国际糖尿病联盟（IDF）统计，2015 年全球有4.15 亿糖尿病患者，较 2014 年增加 7.2%，预计到 2040 年将升至 6.42 亿；2015 年全球因糖尿病死亡人数达 500 万。我国糖尿病患病率也呈快速增长趋势，1980 年我国成人糖尿病患病率为 0.67%，2007 年达 9.7%，2013 年升至 10.4%，2017 年高达 11.2%。据估计，当前我国糖尿病患者人数已超过 1 亿，居世界首位，其中 62% 的患者尚未被诊断。可见，我国糖尿病防治的形势极为严峻，疾病负担沉重。因此，2019 年国务院发布的《健康中国行动（2019—2030年）》将糖尿病防治列为重大专项行动。

【糖尿病的分型】

国际上多依据 WHO（1999 年）的分型体系，将糖尿病分为 4 种类型，即 1 型糖尿病、2型糖尿病、妊娠糖尿病和特殊类型糖尿病。

1. 1 型糖尿病（type 1 diabetes mellitus，T1DM） 以胰岛 β 细胞破坏、胰岛素绝对缺乏为特点，又分为免疫介导性和特发性两个亚型。免疫介导性可表现为急性型和缓发型，特发性常无自身免疫证据。T1DM 在生命各阶段均可发病，儿童、青少年多见。此型在亚洲较少见，估计在我国占糖尿病患者的比例不足 5%。

2. 2 型糖尿病（type 2 diabetes mellitus，T2DM） 从以胰岛素抵抗为主伴胰岛素进行性分泌不足，到以胰岛素进行性分泌不足为主伴胰岛素抵抗。T2DM 最多见，在糖尿病患者中占90% ~ 95%，成年阶段发病多见，近年来有年轻化趋势。

3. 妊娠糖尿病（gestational diabetes mellitus，GDM） GDM 指妊娠期间发生的不同程度的糖代谢异常，不包括孕前已诊断或已患糖尿病者，后者称为糖尿病合并妊娠。近年来，孕妇中的患病率持续较高。

4. 特殊类型糖尿病 特殊类型糖尿病是一类病因学相对明确的糖尿病，包括胰岛 β 细胞功能单基因缺陷、胰岛素作用单基因缺陷、胰源性糖尿病、内分泌疾病所致的糖尿病，药物或化学品所致的糖尿病，感染、不常见的免疫介导性糖尿病，其他与糖尿病相关的遗传综合征等数十种。该类糖尿病虽然病因复杂，但患者人数相对较少，在糖尿病患者中占比估计不足 1%。

本节重点介绍 T1DM 和 T2DM。

【病因和发病机制】

糖尿病的病因和发病机制极为复杂，至今尚未明确。目前认为糖尿病是由多种原因引起的，遗传因素及环境因素共同参与其发病过程。在生理情况下，胰岛素由胰岛 β 细胞合成和分泌，经血液循环到达体内组织和器官的靶细胞，与特异受体结合并引发细胞内物质代谢效应，该过程的任何一个环节发生异常均可导致糖尿病。

（一）1 型糖尿病

1. 遗传因素 研究发现，同卵双生子 T1DM 共同患病率达 30% ~ 40%，提示遗传因素在T1DM 发病中起重要作用，相关的易感基因涉及 50 余个，包括 HLA 基因和非 HLA 基因，目前尚未被完全认识。遗传背景不同的个体，其病因、发病机制及其临床表现不尽相同。

2. 环境因素 过去 30 年全球 T1DM 的发病率上升了数倍，提示环境因素在其发病中也起到重要作用。病毒感染是最重要的环境因素，已知与 T1DM 发病有关的病毒包括风疹病毒、腮腺炎病毒、柯萨奇病毒、心肌炎病毒和巨细胞病毒等。病毒感染一方面可以直接损伤 β 细胞，迅速破坏 β 细胞，另外可导致 β 细胞损伤，使其暴露抗原成分，打破自身免疫耐受，进而启动自身免疫反应，目前认为后者是病毒感染导致 β 细胞损伤的主要机制。其他环境因素包括某些化学毒物，如链脲佐菌素、四氧嘧啶、灭鼠剂吡甲硝苯脲，可能的饮食因素如婴幼儿添加辅食不当。

3. 自身免疫 绝大多数 1 型糖尿病为免疫介导性，某些环境因素（如病毒感染、化学物质和饮食）作用于有遗传易感性的个体，激活 T 淋巴细胞介导的一系列自身免疫反应，引起胰岛炎，导致胰岛 β 细胞破坏和功能衰竭、胰岛素分泌不足，最终出现糖尿病。90% 新诊断的 T1DM 患者血清中存在针对 β 细胞的抗体，包括胰岛细胞抗体（ICA）、胰岛素抗体（IAA）、谷氨酸脱羧酶抗体（GADA）等。

T1DM 的发生、发展经历如下过程：首先，个体具有遗传易感性，临床无任何异常。其次，环境中的某些触发事件如病毒感染，启动自身免疫反应，机体出现免疫异常，可检测出各种胰岛细胞抗体。最后，β 细胞数量逐渐减少，但仍能维持糖耐量正常。当 β 细胞持续损伤达到一定程度时（儿童、青少年起病者通常只残留 10%～20%β 细胞，成年起病者起病时残存的 β 细胞可达 40%），胰岛素分泌不足，出现糖耐量降低或临床糖尿病，需用外源性胰岛素治疗。损伤进一步加重，可导致 β 细胞几乎完全消失，需依赖外源性胰岛素维持生命。需注意，T1DM 的自然病程在不同个体发展不同，儿童、青少年起病者往往进展速度较快，成年起病者常进展较慢。

（二）2 型糖尿病

2 型糖尿病与遗传因素和环境因素的关系更为密切，其发病机制与胰岛素抵抗和胰岛素分泌缺陷有关，而非胰岛 β 细胞自身免疫破坏。

1. 遗传因素和环境因素 目前认为 2 型糖尿病有更强的遗传倾向，是多基因遗传性复杂病。其同卵双生子中 T2DM 的共同患病率接近 100%。但具有遗传易感性的个体是否发病，以及何时发病与环境因素的交互作用密切相关。目前明确的 T2DM 的环境因素包括老龄化、不良生活方式、体力活动减少、营养过剩、子宫内环境，以及应激、某些化学毒物等。遗传因素与环境因素共同作用引起的肥胖，尤其是向心性肥胖，与胰岛素抵抗和 T2DM 的发生密切相关。

2. 胰岛素抵抗和 β 细胞功能缺陷 胰岛素抵抗和 β 细胞功能缺陷是 T2DM 发病机制中的两个主要环节。

（1）胰岛素抵抗：即胰岛素作用缺陷，是指胰岛素的靶器官（肝、肌肉和脂肪组织）对胰岛素作用的敏感性降低。胰岛素对其靶器官的生理效应主要包括抑制肝葡萄糖产生、刺激内在组织（如肝）对葡萄糖的摄取以及外周组织对葡萄糖的利用，从而降低血糖。目前认为胰岛素抵抗是 T2DM 的特征，是多数 T2DM 发病的始发因素，其发生的机制可能与脂质超载和炎症抑制胰岛素信号转导有关。由于胰岛素靶组织的生理效应降低，肝葡萄糖输出增加，组织对葡萄糖的摄取、利用和储存减弱，为此，胰岛 β 细胞代偿性分泌更多胰岛素（高胰岛素血症）以维持糖代谢正常。

（2）β 细胞功能缺陷：即胰岛素分泌缺陷，在 T2DM 发病中起关键作用，β 细胞对胰岛素抵抗的失代偿是导致 T2DM 发病的最后的共同机制。β 细胞功能缺陷主要表现为：①胰岛素分泌量的缺陷：患者早期空腹胰岛素水平正常或升高，葡萄糖刺激后胰岛素分泌代偿性增多，之后随着病情进展，胰岛素最大分泌水平降低。②胰岛素分泌模式异常：如胰岛素早时相快速分泌减弱、晚时相代偿性升高及峰值后移、昼夜节律紊乱等。③胰岛素分泌质的缺陷：胰岛素原 / 胰岛素的比例增加。目前对于造成胰岛 β 细胞功能缺陷的病因和相关机制尚未明确。

3. 胰岛 α 细胞功能异常和肠促胰岛素分泌缺陷 胰岛 α 细胞的主要功能是分泌胰高血糖

素,后者促进血糖升高;肠促胰岛素胰高血糖素样多肽 -1(GLP-1)由肠道 L 细胞分泌,其主要生理功能是刺激 β 细胞葡萄糖介导的胰岛素合成和分泌、抑制胰高血糖素分泌,同时还有延缓胃内容物排空、抑制食欲及摄食、促进 β 细胞增殖和减少凋亡等多种作用。正常情况下,进餐血糖升高,一方面刺激胰岛 β 细胞胰岛素分泌,同时还刺激肠道 L 细胞肠促胰岛素胰高血糖素样多肽 -1(GLP-1)分泌,另外还抑制胰岛 α 细胞分泌胰高血糖素,从而使肝糖输出减少,防止餐后高血糖。T2DM 患者由于胰岛 β 细胞数量明显减少,α/β 细胞比例显著增加,同时 α 细胞对葡萄糖的敏感性下降,导致胰高血糖素分泌增加,肝糖输出增加;同时研究已证实,T2DM 患者负荷后 GLP-1 的释放曲线低于正常个体,说明胰岛 α 细胞功能异常和 GLP-1 分泌缺陷在 T2DM 的发病中也起到重要作用。

4. 肠道微生态 近年研究发现,T2DM 患者肠道菌群的结构和功能存在不同程度的紊乱,可能通过干扰宿主营养物质及能量的代谢、影响慢性低度炎症等途径参与疾病乃至其并发症的发生、发展。

综上所述,T2DM 早期存在胰岛素抵抗而 β 细胞可代偿性增加胰岛素分泌时,血糖可维持正常;当 β 细胞功能缺陷加重,无法代偿胰岛素抵抗时,则会进展为糖尿病前期和临床糖尿病。糖尿病前期是葡萄糖调节受损但尚未达到临床糖尿病的中间状态,包括糖耐量减低和空腹血糖受损。糖耐量减低为葡萄糖不耐受的一种类型,而空腹血糖受损是指血糖浓度高于正常,但低于糖尿病诊断值,二者均为正常葡萄糖稳态和糖尿病高血糖之间的中间代谢状态。

【临床表现】

1 型糖尿病多发生于青少年,起病急,症状明显且严重,可以酮症酸中毒为首发症状;2 型糖尿病多见于 40 岁以上成年人和老年人,患者多为肥胖体型,起病缓慢,症状较轻。

（一）代谢紊乱症候群

1. 多尿、多饮、多食和体重减轻 即"三多一少",是糖尿病的典型症状。其出现系因血糖增高引起渗透性利尿,导致尿量增加,体内丢失大量水分,继而口渴、多饮;尿中丢失了大量的葡萄糖,机体能量供应不足,而产生饥饿感,进食量增加;外周组织对葡萄糖利用障碍,脂肪分解增多,蛋白质代谢呈负氮平衡,患者逐渐消瘦,伴有疲乏无力,加之失水,体重明显减轻。

2. 其他症状 可有皮肤瘙痒（尤其是外阴瘙痒不适）、疲乏无力、视物模糊等。需注意,许多 T2DM 患者早期没有任何症状,仅于健康检查或因其他疾病就诊化验时发现血糖升高。

（二）急性并发症

1. 糖尿病酮症酸中毒（diabetic ketoacidosis,DKA） 糖尿病酮症酸中毒是最常见的糖尿病急性并发症。DKA 以高血糖、酮症和酸中毒为主要表现,是胰岛素不足和拮抗胰岛素激素过多共同作用所致的严重代谢紊乱综合征。糖尿病病情加重时,胰岛素不足,细胞内能量不足、脂肪分解加速,大量脂肪酸经 β 氧化产生大量乙酰乙酸、β- 羟丁酸和丙酮,三者统称为酮体。当酮体超过组织的氧化利用能力时,血酮体升高,称为酮血症,尿中出现酮体,称为酮尿症,临床上统称为酮症。乙酰乙酸、β- 羟丁酸为酸性代谢产物,消耗体内储备碱,若代谢紊乱进一步加剧,血酮继续升高,则 pH 下降,发生代谢性酸中毒,即糖尿病酮症酸中毒。出现意识障碍时则发生了糖尿病酮症酸中毒昏迷。

（1）诱因:T1DM 患者有自发 DKA 倾向,T2DM 在一定诱因下也可发生 DKA。常见诱因有:①感染,最常见;②胰岛素治疗中断或不适当减量;③饮食不当,如摄入过多的甜食、酗酒;④各种应激,如精神创伤、外伤、手术;⑤某些药物,如糖皮质激素;⑥原因不明,2% ~ 10% 的患者无明确诱因。

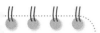

（2）临床表现：早期三多一少症状加重，多尿、多饮明显；进一步出现酸中毒表现，乏力、食欲减退、恶心、呕吐、头痛、嗜睡、烦躁、呼吸深快、有烂苹果味（丙酮味）；后期严重失水，尿量减少，皮肤弹性减退、眼眶下陷、黏膜干燥、心率加快、血压下降、心音低弱、脉搏细速、四肢发凉及体温下降；晚期则出现不同程度的意识障碍、昏迷。少数患者表现为腹痛，易误诊。

（3）实验室检查：尿糖强阳性，尿酮阳性，血糖增高明显，一般为 16.7 ~ 33.3 mmol/L，有时可达 55.5 mmol/L 以上，血酮体升高，酸中毒失代偿后血 pH 下降，血浆渗透压轻度上升。血钾在治疗前可正常、偏低或偏高，治疗后若补钾不足，可严重降低。

2. 高渗性高血糖综合征（hyperosmolar hyperglycemic syndrome，HHS）　高渗性高血糖综合征是糖尿病的一种少见而严重的急性并发症，也是糖尿病昏迷的一种特殊类型。以严重高血糖、高血浆渗透压、严重脱水、无明显酮症、伴有进行性意识障碍为主要临床表现。HHS 多见于老年 T2DM 患者，约 2/3 患者发病前无糖尿病病史，病情危重，病死率高。

（1）诱因：①应激状态，如急性感染、外伤、手术、脑血管意外及心肌梗死；②水摄入不足或丢失过多，常见于生活不能自理、神志不清、饥饿、限制饮水、严重呕吐或腹泻、使用利尿药或脱水药、腹膜透析或血液透析、大面积烧伤及并发尿崩症；③糖负荷增加，如使用糖皮质激素、甲状腺激素、免疫抑制药、利尿药或大量输入葡萄糖液、饮用大量含糖饮料、静脉输注高营养和高糖；④其他，如合并库欣综合征、肢端肥大症、甲亢等内分泌疾病，或急、慢性肾功能不全。

（2）临床表现：最初可有多尿、多饮，食欲减退，逐渐出现严重脱水和神经精神症状，反应迟钝，烦躁或淡漠、嗜睡，甚至昏迷，晚期尿少或无尿。可有神经系统损害的定位体征，易误诊为脑卒中。与 DKA 相比，失水更严重，神经精神症状更突出。

（3）实验室检查：血糖 > 33.3 mmol/L（一般为 33.33 ~ 66.8 mmol/L），血渗透压 ≥ 320 mOsm/L（一般为 320 ~ 430 mOsm/L）可诊断本病。尿酮体阴性或弱阳性，一般无明显酸中毒。

3. 感染　常出现皮肤疖、痈等化脓性感染，可反复发生，重者可引起败血症或脓毒血症；皮肤真菌感染常见足癣、体癣等；女性患者常见真菌性阴道炎和肾盂肾炎、膀胱炎等；合并肺结核者也较非糖尿病者比例高。

（三）慢性并发症

1. 心血管疾病　糖尿病患者的心血管疾病主要包括动脉粥样硬化性心血管疾病（ASCVD）和心力衰竭，其中 ASCVD 包括冠心病、脑血管病和周围血管疾病。心血管疾病是糖尿病患者的主要死亡原因。糖尿病是心血管疾病死亡的独立危险因素，糖尿病患者常合并高血压、血脂紊乱等心血管疾病的重要危险因素，糖尿病患者发生心血管疾病的风险较非糖尿病患者增加 2 ~ 4 倍，且发病年龄较轻，病情进展速度较快。大量临床证据显示，单纯严格控制血糖对于减少 T2DM 患者的心血管疾病发生及其死亡风险效果有限，尤其是病程长、年龄大和已经发生过心血管疾病或伴有多个心血管危险因素的患者，多重危险因素的综合干预可显著改善糖尿病患者心血管疾病的发生和死亡风险。糖尿病患者的心力衰竭住院风险增加 2 倍，可出现射血分数正常的心力衰竭和射血分数下降的心力衰竭。

2. 微血管病变　微血管病变是糖尿病的特异性并发症。微血管是指微小动脉和微小静脉之间、管腔直径在 100 μm 以下的毛细血管及微小血管网。慢性高血糖导致的典型改变有微血管基膜增厚、微循环障碍和微血管瘤形成，主要表现在视网膜、肾、神经、心肌组织，以糖尿病肾病和视网膜病变为重要。

（1）糖尿病肾病（diabetic nephropathy）：是 CKD 的一种重要类型，我国 20% ~ 40% 糖尿病患者合并糖尿病肾病，为终末期肾衰竭的主要原因，是 T1DM 患者的主要死因，对于 T2DM，其严重性仅次于心血管疾病。糖尿病肾病常见于糖尿病病程超过 10 年者，肾小球硬

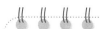

化症是其主要病理改变。肾损害进展可分为五期，Ⅰ期以肾小球超滤过为突出特征，GFR 明显升高；Ⅱ期肾小球毛细血管基底膜增厚及系膜基质轻度增宽，尿白蛋白排泄可在运动后和应激状态间歇性增高，GFR 轻度升高；Ⅲ期为早期糖尿病肾病期，出现持续微量白蛋白尿，GFR 仍正常；Ⅳ期为临床糖尿病肾病期，尿蛋白逐渐增多，GFR 下降，可伴有水肿和高血压，出现氮质血症，部分患者可表现为肾病综合征；Ⅴ期为尿毒症期。

（2）糖尿病视网膜病变（diabetic retinopathy）：常见于病程超过 10 年的糖尿病患者，是失明的主要原因之一。视网膜改变分为非增殖期视网膜病变（NPDR）和增殖期视网膜病变（PDR）两大类，前者包括Ⅰ期（微血管瘤、小出血点）、Ⅱ期（硬性渗出）、Ⅲ期（棉絮状软性渗出）；后者包括Ⅳ期（新生血管形成、玻璃体积血）、Ⅴ期（纤维血管增殖、玻璃体机化）、Ⅵ期（牵拉性视网膜剥离、失明）。

（3）糖尿病心肌病：指心脏微血管病变和心肌代谢紊乱所致的心肌广泛灶性坏死，常诱发心力衰竭、心律失常、心源性休克，甚至猝死。

3. 糖尿病神经病变（diabetic neuropathy） 糖尿病神经病变是糖尿病最常见的慢性并发症。T2DM 神经病变的发生和发展与糖尿病病程、血糖控制状况、肥胖、胰岛素抵抗和慢性低度炎症等因素相关，病程 10 年以上者易出现。以多发性周围神经病变最常见，下肢较上肢严重，首先表现为对称性肢端感觉异常，呈袜子或手套状分布，伴麻木、针刺、灼热或如踏棉垫感，有时伴痛觉过敏；随后有肢体隐痛、刺痛或烧灼样痛，夜间及寒冷季节加重。后期运动神经受累，出现肌张力减弱，严重时出现肌肉萎缩和瘫痪。自主神经病变也较常见，可较早出现，表现为瞳孔改变（缩小且不规则、对光反射消失等）、排汗异常（无汗、少汗或多汗）、胃肠功能失调（胃排空延迟、腹泻或便秘）、心血管自主神经功能失常（直立性低血压、持续心动过速或心动过缓）以及尿失禁、尿潴留、阳痿等。

4. 糖尿病足（diabetic foot） 糖尿病足是指糖尿病患者在合并下肢远端神经异常和不同程度周围血管病变的基础上，足部出现感染、溃疡或深层组织破坏。糖尿病足是糖尿病患者非外伤性截肢、致残的主要原因。高危患者常有足部畸形、胼胝、皮肤干燥和发凉等表现，随着病情进展，具有不同危险因素的个体可有不同的表现，如以足部浅表溃疡、无感染征象的神经性溃疡，以局限性坏疽（趾、足跟或前足背），甚至全足坏疽的缺血性坏疽，合并或不合并不同程度的软组织感染、骨髓炎或深部脓肿。

5. 其他 糖尿病还可引起黄斑病、白内障、青光眼、虹膜睫状体病变，口腔疾病、皮肤疾病、抑郁症、焦虑和认知功能损害等健康问题在糖尿病患者中很常见，某些癌症（如肝癌、胰腺癌）的患病率也高于非糖尿病患者。

【辅助检查】

1. 尿糖测定 尿糖阳性是诊断糖尿病的重要线索，但只是提示血糖值超过肾糖阈，而尿糖阴性不能排除糖尿病的可能。如并发肾疾病时，肾糖阈升高，即使血糖升高，尿糖也可能为阴性。

2. 血糖测定 血糖升高是诊断糖尿病的主要依据，也是判断糖尿病病情和评价糖尿病控制状况的主要指标。由于血糖受多种因素影响并呈动态变化，因此临床常测定空腹血糖（fasting plasma glucose，FPG）、餐后 2 h 血糖（2hPG）以及随机血糖。空腹血糖指至少禁食 8 h 后的血糖（一般是清晨）；餐后 2 h 血糖指从进餐开始计时餐后 2 h 的血糖；随机血糖指一天中任意时间的血糖。血糖测定可用血浆、血清或全血，如血细胞比容正常，血浆、血清血糖比全血血糖可升高 15%。诊断糖尿病时，必须用静脉血浆测定血糖，治疗过程中监测血糖控制程度时可用便携式血糖仪（毛细血管全血测定）。动态血糖监测（CGM）则是通过葡萄糖传感器连续监测皮下组织液的葡萄糖浓度变化，提供更全面的血糖信息，反映血糖变化

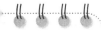

的特点。

3. 口服葡萄糖耐量试验（oral glucose tolerance test，OGTT） 当血糖高于正常范围而又未达到诊断糖尿病的标准时，须进行 OGTT。试验前禁食至少 8 h，清晨空腹进行。成人口服 75 g 无水葡萄糖，溶于 250 ~ 300 ml 水中，3 ~ 10 min 内饮完，空腹及开始饮葡萄糖水后 30 min、60 min、120 min 检测静脉血浆葡萄糖浓度。儿童服糖量按 1.75 g/kg 计算，总量不超过 75 g。需注意：试验前连续 3 d 膳食中糖类摄入受限、长期卧床、应激、应用药物（如噻嗪类利尿药、β 受体阻断药、糖皮质激素）、吸烟等均会影响 OGTT 结果的准确性。因此，在急性疾病或应激情况下不宜行 OGTT，试验前 3 ~ 7 d 停用可能影响结果的药物，试验前 3 d 内摄入足量糖类，试验过程中受试者须不饮茶及咖啡、不吸烟、不做剧烈运动。

4. 糖化血红蛋白（HbA1c）和糖化血浆蛋白测定 HbA1c 可反映近 8 ~ 12 周血糖总体水平，是评估长期血糖控制状况的金标准，也是临床决定是否需要调整治疗的重要依据。但需注意，HbA1c 不能反映瞬时血糖水平和血糖波动情况，以及是否发生过低血糖；其结果的准确性受检测方法、是否合并贫血和血红蛋白异常疾病、年龄等诸多因素影响。糖化血浆蛋白反映患者 2 ~ 3 周平均血糖水平，为近期病情监测的指标。

5. 胰岛 β 细胞功能检查 胰岛素释放试验和 C 肽释放试验反映基础和葡萄糖介导的胰岛素释放功能，有助于了解 β 细胞功能（包括储备功能）和指导治疗。前者测定受血清中胰岛素抗体和外源性胰岛素干扰，后者不受干扰。正常人空腹基础血浆胰岛素为 35 ~ 145 pmol/L（5 ~ 20 mU/L），口服 75 g 无水葡萄糖后，血浆胰岛素在 30 ~ 60 min 上升至高峰，峰值为基础值的 5 ~ 10 倍，3 ~ 4 h 恢复到基础水平。

6. 其他检查 自身抗体测定、胰岛素敏感性检查、基因分析等有助于区分糖尿病类型。急、慢性并发症时，测定酮体、电解质、酸碱平衡、血脂以及各相关器官功能等。

【诊断要点】

糖尿病的诊断标准目前仍采用国际上通用的 1999 年 WHO 标准（表 7-3），即糖尿病症状加任意时间血浆葡萄糖水平≥11.1 mmol/L（200 mg/dl），或空腹血糖（FPG）水平≥7.0 mmol/L（126 mg/dl）。当血糖高于正常范围而又未达到诊断糖尿病标准时，须进行口服葡萄糖耐量试验（OGTT）。另外，诊断糖耐量减低（impaired glucose tolerance，IGT）的标准为 OGTT 中 2 h 血浆葡萄糖水平为 7.8 ~ 11.0 mmol/L（140 ~ 199 mg/dl）。空腹血糖受损（impaired fasting glucose，IFG）诊断标准为空腹血浆葡萄糖水平为 6.1 ~ 6.9 mmol/L（110 ~ 125 mg/dl），IFG 或 IGT 的诊断应根据 3 个月内的 2 次 OGTT 结果，用其平均值来判断（表 7-4）。

表 7-3 糖尿病的诊断标准（WHO，1999）

诊断标准	静脉血浆葡萄糖水平（mmol/L）
典型糖尿病症状	
（1）加上随机血糖≥	11.1
或	
（2）加上空腹血糖（FPG）≥	7.0
或	
（3）加上 OGTT 2 h 血糖（2 h PG）≥	11.1
或	
（4）加上 HbA1c≥	6.5%
无典型糖尿病症状者需改日复查后确认	

表 7-4 糖代谢状态分类（WHO，1999）

糖代谢分类	静脉血浆葡萄糖（mmol/L）	
	空腹血糖（FPG）	糖负荷后 2 h 血糖（2 h PG）
正常血糖（NGR）	<6.1	<7.8
空腹血糖受损（IFG）	6.1 ~<7.0	<7.8
糖耐量减低（IGT）	<7.0	7.8 ~<11.1
糖尿病（DM）	≥7.0	≥11.1

【治疗要点】

糖尿病目前仍缺乏病因治疗，需长期治疗和综合管理。治疗的近期目标是控制高血糖和相关代谢紊乱，以消除糖尿病症状和防止急性严重代谢紊乱。远期目标是预防和（或）延缓糖尿病慢性并发症的发生和发展，维持良好的健康和劳动能力，保障儿童生长发育，提高患者的生命质量，降低病死率和延长寿命。

糖尿病综合管理应以患者为中心、多学科共同参与，遵循早期和长期、积极而理性、综合治疗和全面达标，以及治疗措施个体化的原则（T2DM 综合控制目标列于表 7-5）。具体内容包括五个要点，即"五驾马车"：糖尿病教育、医学营养疗法、运动治疗、血糖监测和药物治疗。

表 7-5 T2DM 综合控制目标（2020）

检测指标	目标值
血糖（mmol/L）	
空腹	4.4 ~ 7.0
非空腹	10.0
HbA1c（%）	<7.0
血压（mmHg）	<130/80
HDL-C（mmol/L）	
男性	>1.0
女性	>1.3
TG（mmol/L）	<1.7
低密度脂蛋白胆固醇（mmol/L）	
未合并冠心病	<2.6
合并冠心病	<1.8
体重指数（kg/m²）	<24.0
尿白蛋白/肌酐比值 [mg/mmol（mg/g）]	
男性	<2.5（22.0）
女性	<3.5（31.0）
或：尿白蛋白排泄率 [μg/min（mg/d）]	<20.0（30.0）
主动有氧活动（分钟/周）	≥150

（一）糖尿病教育

糖尿病是一种长期慢性疾病，患者的日常行为和自我管理能力是影响疾病控制状况的关键

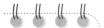

因素之一。只有让患者认识到糖尿病危害以及治疗的长期性，让患者学会糖尿病知识和自我管理技能，才能更好地参与到疾病治疗中，主动、积极配合治疗，有利于代谢综合控制达标，防止并发症的发生和发展。因此，患者教育被认为是糖尿病综合控制达标重要的基础措施，是糖尿病管理成败的关键。

（二）医学营养疗法

医学营养疗法是糖尿病基础治疗之一，需严格和长期坚持。其主要目标是提供营养均衡的膳食，促进并维持健康饮食习惯，保持合理体重，促进血糖、血压、血脂的控制，延缓并发症的发生，改善整体健康。具体而言，对于 1 型糖尿病患者，科学合理的饮食可配合胰岛素治疗，有利于控制高血糖和防止低血糖的发生；对于 2 型糖尿病患者，合理膳食可减轻体重，并改善高血糖、脂代谢紊乱和高血压。

（三）运动治疗

运动治疗也为糖尿病基础治疗之一，尤其对于肥胖的 2 型糖尿病患者来说更为重要。运动有利于减轻体重，提高胰岛素敏感性，改善血糖和脂代谢紊乱，使血糖下降，甘油三酯和极低密度脂蛋白下降，有利于预防冠心病、动脉硬化等；改善血液循环与肌肉张力，防止骨质疏松；还可减轻患者的压力和紧张，使之心情舒畅；并可减少降血糖药或胰岛素的用量。

（四）血糖监测

目前临床上的血糖监测方法包括利用血糖仪进行的毛细血管血糖监测、动态血糖监测（CGM）、糖化血红蛋白（HbA1c）和糖化白蛋白（GA）检测等。其中毛细血管血糖监测包括患者自我血糖监测（self-monitoring of blood glucose，SMBG）及在医院内进行的床边快速血糖检测。SMBG 是糖尿病综合管理和教育的组成部分，以指导、调整治疗方案。CGM 可发现患者血糖动态变化的规律，尤其适用于无症状低血糖和（或）频发低血糖患者。HbA1c 用于评价长期血糖控制情况，也是临床指导调整治疗方案的重要依据，初诊时需每 3 个月检测 1 次，血糖达标后每年应至少检测 2 次。

除上述血糖监测外，对于糖尿病及糖尿病前期人群，需进行慢性并发症的其他危险因素定期评估。患者每次就诊都应测血压，每年至少进行 1 次全面检查，以了解血脂水平及心脏、肾、神经功能和眼底情况，以便尽早发现一些并发症，给予相应的治疗。

（五）药物治疗

1. 口服降血糖药

（1）促胰岛素分泌剂：此类药物的作用机制为刺激胰岛 β 细胞分泌胰岛素，适用于无急性并发症的 2 型糖尿病患者，不适用于 1 型糖尿病、有严重并发症的 2 型糖尿病患者、妊娠期及哺乳期妇女、大手术围手术期、糖尿病患儿和全胰腺切除术后患者等。

1）磺脲类：第一代药物有甲苯磺丁脲（D-860）、氯磺丙脲等，第二代药物有格列本脲（优降糖）、格列吡嗪、格列齐特（达美康）、格列波脲、格列喹酮（糖适平）、格列美脲等，目前倾向于使用第二代药物。

年老者宜尽量使用短、中效药物，以减少低血糖的发生。用药应从小剂量开始，第二代药物于早餐前半小时口服，根据血糖、尿糖结果调整剂量和用药次数。本类药物常见的不良反应为低血糖，可能与剂量过大、饮食不配合、体力活动过度、使用长效制剂或同时应用增强磺酰脲类降糖作用的药物有关。还可见胃肠道反应、肝功能损害、皮疹等，一旦出现，需立即停药。水杨酸、磺胺类、利血平、β 受体阻断药等可增强磺酰脲类的降糖效应，降低降糖效应的药物有噻嗪类利尿药、糖皮质激素等，在同时使用时应当注意，以免出现低血糖或疗效降低等不良反应。

2）非磺脲类：主要用于控制餐后高血糖，在每次进餐前即刻服药，不进餐不服药。主要从胃肠道排泄，伴肾功能损害者可以使用。不良反应同磺酰脲类，目前有瑞格列奈和那格列奈两种制剂。

（2）双胍类：主要作用机制是抑制糖原异生和糖原分解，抑制肝葡萄糖输出，改善外周组织对胰岛素的敏感性，增加对葡萄糖的摄取和利用，加速无氧糖酵解。单独使用不引起低血糖，与磺酰脲类合用可增强其降血糖作用，尤其适用于体型肥胖的 2 型糖尿病患者。糖尿病并发酮症酸中毒、急性感染、充血性心力衰竭、肝肾功能不全或有任何缺氧状态存在者禁用，也不宜用于妊娠期和哺乳期妇女。主要药物有二甲双胍，每日 500～1500 mg，分 2～3 次于餐中或餐后口服。常见胃肠道反应，如食欲降低、口干、口苦、金属味、恶心、呕吐及腹泻，坚持一段时间后可减轻或消失。本类药促进无氧糖酵解，产生乳酸，有肝、肾功能不全，低血容量性休克或心力衰竭等缺氧情况时，可诱发乳酸性酸中毒。

（3）α- 葡萄糖苷酶抑制剂（AGI）：作用机制为抑制小肠黏膜的 α- 葡萄糖苷酶，延迟糖类吸收，降低餐后高血糖，适用于空腹血糖正常而餐后血糖明显升高的 2 型糖尿病患者，不宜用于胃肠功能紊乱者、妊娠期及哺乳期妇女和儿童，肝、肾功能不全者慎用。目前有阿卡波糖（拜糖平）和伏格列波糖两种制剂，进食第一口食物后服用。常见不良反应为胃肠道反应，如腹胀、排气增多、腹泻，用药一段时期后可减轻；与磺脲类或胰岛素合用若发生低血糖，应直接用葡萄糖处理，进食双糖或淀粉类食物无效。

（4）胰岛素增敏剂：属噻唑烷二酮类，又称格列酮类。其作用机制为与过氧化物酶体增殖物激活受体（PPARγ）结合，增加靶组织对胰岛素作用的敏感性，减轻胰岛素抵抗，因此称为胰岛素增敏剂。胰岛素增敏剂有罗格列酮和吡格列酮两种制剂，用于 2 型糖尿病患者，尤其是胰岛素抵抗明显者。1 型糖尿病、妊娠期及哺乳期妇女和儿童不宜使用本药。主要不良反应为水肿，有心力衰竭倾向或肝病者不用或慎用。

（5）DPP-Ⅳ抑制剂：通过抑制 DPP-Ⅳ而减少胰高血糖素样肽 -1（GLP-1）在体内的失活，增加 GLP-1 在体内的水平。GLP-1 以葡萄糖浓度依赖的方式增强胰岛素分泌，抑制胰高血糖素分泌。常用药物包括西格列汀、沙格列汀、维格列汀、利格列汀和阿格列汀。此类药物总体不良反应发生率低，可能的不良反应包括头痛、超敏反应，单独使用不增加低血糖发生的风险，不增加体重。

（6）钠 - 葡萄糖协同转运蛋白 2（SGLT-2）抑制剂：通过抑制肾小管中葡萄糖的重吸收，降低肾糖阈，促进尿葡萄糖排泄，从而达到降低血液循环中葡萄糖水平的作用，具有降低血糖、减轻体重的作用，对血压也有改善。单独使用此类药物不增加低血糖发生的风险，联合胰岛素或磺脲类药物时，可增加低血糖发生风险。常用药物包括达格列净、恩格列净和卡格列净。常见不良反应为生殖泌尿道感染，罕见的不良反应包括酮症酸中毒（主要发生在 1 型糖尿病患者）。

2. 胰岛素　胰岛素是由 51 个氨基酸组成的蛋白质激素，目前临床尚无口服制剂，是糖尿病治疗中最常用的注射制剂，是控制高血糖的重要和有效手段。

（1）适应证：包括 1 型糖尿病，糖尿病酮症酸中毒、高渗性昏迷和乳酸性酸中毒伴高血糖，糖尿病合并重症感染、消耗性疾病、各种慢性并发症急性发作，外科手术前、后，妊娠和分娩，2 型糖尿病患者经饮食及口服降血糖药治疗控制不佳者等。

（2）制剂类型：目前胰岛素制剂类型有多种，按照来源和化学结构不同，胰岛素可分为动物胰岛素、人胰岛素和胰岛素类似物；按起效作用快慢和维持作用时间，胰岛素（包括人和动物）分为短效、中效、长效和预混胰岛素；胰岛素类似物可分为速效、长效和预混胰岛素类似物。

动物胰岛素多从猪、牛的胰腺中提取，因其纯度和抗原性等问题目前已少用。人胰岛素是应用 DNA 重组技术和酶转化技术制成的胰岛素，比动物胰岛素较少引起免疫反应。胰岛素类似物则是通过运用 DNA 重组技术合成并对其氨基酸序列进行修饰，其降糖能力与人胰岛素相似，但是作用特性有所不同，在模拟生理性胰岛素分泌、减少低血糖风险等方面优于人胰岛素。

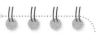

短效胰岛素皮下注射后起效快，速效胰岛素类似物皮下注射后起效更快，但二者持续时间短，因此主要用于控制一餐饭后的高血糖，通常需要餐前注射。中效胰岛素主要为低精蛋白胰岛素（newtral protamine Hagedorn，NPH，中性精蛋白胰岛素），起效相对晚，持续时间延长，可控制两餐饭后高血糖，通常需要在早餐前或晚餐前/睡前固定时间注射，主要用于提供基础胰岛素。长效制剂包括精蛋白锌胰岛素（protamine zinc insulin，PZI，鱼精蛋白锌胰岛素）和长效胰岛素类似物，多无明显作用高峰，通常可在早晨或睡前注射，主要提供基础胰岛素。预混胰岛素或胰岛素类似物包含了短效或速效制剂、基础胰岛素制剂，兼具两种制剂的作用特性，既可控制一餐饭后的高血糖，同时又提供了基础胰岛素，方便了患者，通常需要餐前注射（表 7-6）。

表 7-6　胰岛素和胰岛素类似物制剂皮下注射的特点

胰岛素制剂	起效时间	峰值时间	持续时间	给药时间
胰岛素				
短效（RI）	15 ~ 60 min	2 ~ 4 h	5 ~ 8 h	餐前 15 ~ 30 min
中效胰岛素（NPH）	2.5 ~ 3 h	5 ~ 7 h	13 ~ 16 h	早餐前或晚餐前/睡前固定时间注射
长效胰岛素（PZI）	3 ~ 4 h	8 ~ 10 h	长达 20 h	每日固定同一时间
预混胰岛素（HI 30R，HI 70/30）	0.5 h	2 ~ 12 h	14 ~ 24 h	餐前 15 ~ 30 min
预混胰岛素（50R）	0.5 h	2 ~ 3 h	10 ~ 24 h	餐前 15 ~ 30 min
胰岛素类似物				
速效胰岛素类似物（如赖脯胰岛素）	10 ~ 15 min	1 ~ 1.5 h	4 ~ 5 h	紧邻餐前
长效胰岛素类似物（如甘精胰岛素）	2 ~ 3 h	无峰	长达 30 h	每日固定同一时间
预混胰岛素类似物（如预混赖脯胰岛 25 或 50）	15 min	30 ~ 70 min	16 ~ 24 h	紧邻餐前

注：因受胰岛素剂量、吸收、降解、个体差异等多种因素影响，作用时间仅供参考。

知识链接

胰岛素的发现

在胰岛素真正被发现之前，糖尿病是一种广泛存在而且极具死亡威胁的疾病，患者只能采取饥饿疗法，别无选择。与此同时，众多科学家试图从胰腺中提取胰岛素，但都以失败告终，因为胰岛素会随着胰腺的破坏被消化酶破坏。1920 年加拿大医师班廷尝试结扎狗胰腺导管使分泌胰酶的细胞萎缩，然后切下狗胰腺进行提取。经过多次失败，终于在 1921 年 7 月成功地从狗胰腺里提取出能够使糖尿病狗血糖降低的物质，他将这种物质取名胰岛素。就这样，一项伟大的发现完成了，班廷被称为"胰岛素之父"，并于 1923 年获得了诺贝尔生理学或医学奖。

（3）给药途径：皮下注射是胰岛素最主要的给药途径，仅短效胰岛素可经静脉注射用于抢救糖尿病合并急性并发症高血糖状态。胰岛素多从皮下注射给药，腹部皮下注射后吸收最快，其次分别为上臂、大腿、臀部。持续皮下胰岛素输注（continuous subcutaneous insulin infusion，CSII），也称胰岛素泵，是将放置速效胰岛素的容器通过导管与胰岛素泵连接，将导管通过针头置于患者皮下组织，用可调程序的微型电子计算机根据不断测定的血糖浓度来控制胰岛素的

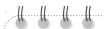

输注，模拟人体胰岛素基础分泌和进餐时的脉冲式释放模式，使血糖控制在正常或接近正常水平。胰岛素吸入是一种新的给药方式，主要经肺途径，有干粉状和可溶性液态两种，经雾化由肺泡吸收，其应用目前尚未在临床推广。

（4）使用方法：胰岛素治疗的原则需遵循：①在综合治疗基础上进行；②方案力求模拟生理性胰岛素分泌模式；③从小剂量开始，依据血糖水平逐步调整至合适剂量。

T1DM 患者一经诊断，就应启动胰岛素治疗并需终身替代治疗。治疗方案常采用多次皮下注射胰岛素或 CSII。多次注射法常采用每餐前注射短效胰岛素或速效胰岛素类似物加睡前注射基础胰岛素（即中效胰岛素、长效胰岛素或长效胰岛素类似物），前者旨在控制餐后高血糖，后者即为保持夜间基础胰岛素水平。初次使用胰岛素时，一般情况下，1 型糖尿病患者可为 0.5 ~ 1.0 IU/（kg·d），基础胰岛素剂量为全天剂量的 40% ~ 50%，其余分别用于每餐前。CSII 可提供更接近生理性胰岛素分泌模式的胰岛素治疗方案，低血糖发生风险较少。

T2DM 患者如出现以下情况，应考虑起始胰岛素治疗：①经生活方式干预和较大剂量多种口服降血糖药联合治疗，血糖仍未达到控制目标（HbA1c≥7.0%）；②出现无明显诱因的体重显著下降；③症状显著、血糖明显升高的新诊断 T2DM，诊断时即可考虑胰岛素治疗。胰岛素治疗常与口服降血糖药联合，根据患者的具体情况选择基础胰岛素或预混胰岛素，采用每日 1 ~ 2 次注射方案。当 T2DM 患者 β 细胞功能明显减退，或出现口服降血糖药治疗反应差伴体重减轻或持续性高血糖等情况时，常需启动胰岛素替代治疗。

当糖尿病患者在急性应激时，如重度感染、急性心肌梗死、脑卒中或手术，易促使代谢紊乱迅速恶化，故不论哪种类型糖尿病，均应按实际需要使用胰岛素治疗。

（5）不良反应：胰岛素的主要不良反应为低血糖，与剂量过大和（或）饮食失调、运动量过大有关。其次为局部过敏反应，在注射部位出现瘙痒，随之出现荨麻疹样皮疹，罕见严重过敏反应。此外，长期注射胰岛素局部可出现脂肪营养不良，表现为注射部位出现皮下结节、皮下脂肪萎缩或增生等。

3. GLP-1 受体激动药　GLP-1 受体激动药可激动胰岛 β 细胞的 GLP-1 受体，以葡萄糖浓度依赖的方式增强胰岛素分泌、抑制胰高糖素分泌而发挥降低血糖的作用，同时能延缓胃排空，通过中枢性的食欲抑制来减少进食量。常用药物包括艾塞那肽、利拉鲁肽、利司那肽和贝那鲁肽，均需皮下注射。本类药物可有效地降低血糖，并有显著降低体重和改善血脂、血压和体重的作用，单独使用不明显增加低血糖发生的风险。常见不良反应为胃肠道症状（如恶心、呕吐），主要见于初始治疗时，不良反应可随治疗时间延长逐渐减轻，罕见的不良反应包括胰腺炎、皮炎等。

（六）手术治疗

年龄在 18 ~ 60 岁、一般状况好、手术风险较低、经生活方式干预和各种药物治疗难以控制的肥胖的 2 型糖尿病患者，HbA1c>7.0%，BMI≥32 kg/m²，可考虑采用减重术治疗。主要有内镜袖状胃成形术、胃旁路术、腹腔镜可调节性胃束带术（LAGB）、胆胰旁路术。术后 HbA1c≤6.5%，空腹血糖≤5.6 mmol/L，可视为 2 型糖尿病已缓解。患者术后仍需接受长期生活方式支持，并定期监测微量营养素和营养状态，终身随访。

（七）胰腺移植和胰岛细胞移植

胰腺移植和胰岛细胞移植主要用于 1 型糖尿病患者，可解除对胰岛素的依赖，提高生命质量。但两者均因技术等方面的原因未能普及。

（八）糖尿病急性并发症的治疗

1. 糖尿病酮症酸中毒的治疗

（1）补液：是抢救本症的首要且极其关键的措施。由于患者常有重度失水，只有在有效组织灌注恢复后，胰岛素的生物效应才能充分发挥，且单独注射胰岛素而无足够的液体，可进一步将细胞外液移至细胞内，组织灌注更显不足。因此开始多使用生理盐水，如无心力衰

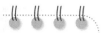

竭，开始补液速度应较快，1～2 h 内输入 1000～2000 ml，以尽快补充血容量，第一日总量为 4000～5000 ml，严重失水者可达 6000～8000 ml。补液过程中，应在中心静脉压监护下调节输液速度及量，以防心力衰竭和肺水肿的发生。可同时从胃肠道补液，总量占输入量的 1/3～1/2。

（2）胰岛素治疗：是纠正糖尿病酮症酸中毒的关键措施。宜采用小剂量短效胰岛素 0.1 U/（kg·h）持续静脉滴注的治疗方案，具有简便、有效、安全的优点，较少引起脑水肿、低血糖、低血钾等副作用。可加入生理盐水中静脉滴注，也可间歇静脉注射或皮下注射，均需加用首次负荷量，即一般静脉注射短效胰岛素 10～20 U。在用药过程中，需每 1～2 h 检测血糖、钾、钠、氯和尿糖、尿酮体等，当血糖降至 13.9 mmol/L 时，改生理盐水为 5% 葡萄糖溶液（按每 2～4 g 葡萄糖加 1 U 胰岛素计算）。尿酮体消失后，根据患者的血糖、尿糖及进食情况调节胰岛素剂量，逐渐恢复平时的治疗。

（3）纠正电解质代谢紊乱及酸碱平衡失调：轻、中度酸中毒患者经输液和注射胰岛素后即可纠正，无需补碱，对于 pH<7.1 的重度代谢性酸中毒，需予以碳酸氢钠静脉滴注，但应注意补碱速度和剂量，以免引起脑细胞酸中毒或加重脑水肿。

本症患者体内有不同程度的缺钾，早期可因大量失水及代谢性酸中毒的存在，血钾水平不能真实反映体内缺钾程度，待输液、胰岛素治疗后，血钾常明显下降。治疗前血钾水平正常，每小时尿量在 40 ml 以上，即可在输液和胰岛素治疗的同时开始补钾；治疗前血钾水平高于正常，暂不补钾。需监测血钾水平，并进行心电监护，结合尿量，调整补钾剂量和速度。

（4）治疗诱因和并发症：积极控制严重感染，治疗过程中注意防治休克、心力衰竭、心律失常、肾衰竭及脑水肿等严重并发症。

2. 高渗性高血糖综合征的治疗　治疗原则与糖尿病酮症酸中毒相近，应积极补液（先输等渗溶液，必要时考虑输注 0.45% 氯化钠低渗溶液），使用小剂量胰岛素，参考每小时尿量补钾，并积极治疗诱因和并发症，严密观察病情变化。

（九）糖尿病慢性并发症的治疗

1. 糖尿病足的治疗

（1）全身治疗：血糖、血压、血脂控制良好及改善营养、纠正水肿对促进糖尿病足愈合非常重要。

（2）神经性足溃疡的治疗：关键是彻底清创、引流，减轻足部压力，根据溃疡深度、面积、渗出量及是否合并感染来决定换药次数和局部用药。

（3）缺血性病变的处理：对轻度血管阻塞或没有手术指征者，可采取保守治疗，静脉输入扩血管和改善血液循环的药物。对有严重周围血管病变者，应尽可能行血管重建手术，如血管置换、血管成形或血管旁路移植术、血管腔内介入治疗。当患者出现足部坏疽或病变广泛不能通过血管重建手术改善时，则考虑截肢。

（4）感染的治疗：要在监测血糖的基础上强化胰岛素治疗，根据细菌培养和药物敏感试验选用合适的抗菌药；有骨髓炎和深部脓肿者，须早期切开排脓减压，彻底引流，切除坏死组织、不良肉芽、死骨等。

2. 糖尿病合并其他慢性并发症的治疗　定期进行各种并发症筛查，早期诊断。全面控制各种危险因素，达到综合控制目标，是防止并发症发生、发展的重要措施。

【护理】

（一）护理评估

1. 病史　①本次发病的主要症状，如尿量、饮水、饮食及体重变化，有无皮肤感染、瘙痒，有无肢体感觉异常、疼痛；对于急症患者，评估其有无恶心、呕吐、脱水表现，呼吸频率、深度、气味改变，神志有无异常。②本次发病有无诱因，如感染、身心重大创伤、饮食不当。③家属有无糖尿病、高脂血症、心脑血管病或其他自身免疫病。④发病后患者的营养状况及睡眠、活动及耐力等日常生活情况。

2. 心理社会因素 患病后患者有无情绪变化、应对能力及对疾病的了解程度，患者亲属对患者患病的态度，对其所患疾病的认识程度，对患者所提供的物质、精神、生活和保健等方面的支持情况。

3. 身体评估 测量患者的身高、体重、营养状况、生命体征、意识状态，皮肤有无水肿、感染灶，足部皮肤有无破损、溃疡，眼部检查有无异常，肌力和肌张力有无减弱，腱反射有无异常等。

4. 辅助检查 检查血糖、尿糖、尿酮体、糖耐量试验、糖化血红蛋白、肾功能、尿蛋白、眼底、血脂、血 pH、CO_2 结合力、电解质及心电图等。

（二）主要护理诊断

1. 营养失调：高于机体需要量 与不健康的生活方式、内分泌紊乱等有关。

2. 营养失调：低于机体需要量 与胰岛素分泌缺陷和（或）作用缺陷所致糖、蛋白质、脂肪代谢紊乱有关。

3. 活动无耐力 与葡萄糖利用减少、蛋白质分解代谢加速有关。

4. 有感染的危险 与糖尿病所致血糖升高、蛋白质分解增加、抵抗力低下、微循环障碍有关。

5. 潜在并发症：低血糖。

6. 潜在并发症：糖尿病足。

7. 知识缺乏 患者缺乏糖尿病治疗及自我保健知识。

8. 预感性悲哀 与糖尿病导致患者生命质量下降、各种急慢性并发症对身体的影响以及不良预后对患者情绪的影响有关。

（三）护理计划及评价

1. 营养失调：高于机体需要量 与不健康的生活方式、内分泌紊乱等有关。

（1）护理目标

1）患者能够保持健康的生活方式，血糖、血脂、血压的控制情况改善。

2）患者能够合理管理体重。

（2）护理措施

1）饮食护理：向患者介绍医学营养疗法的目的、重要性和具体方法，使之能够积极配合并坚持。

合理控制能量摄入：糖尿病前期以及糖尿病患者应接受个体化能量平衡膳食，目标是在满足个体营养需求的前提下，达到或维持理想体重。对于超重或肥胖的糖尿病患者，至少减轻体重 5%。建议糖尿病患者能量摄入参考通用系数法，按照 25～30 kcal/kg 计算。再根据患者的年龄、性别、体重、体力活动情况等进行调整。不推荐糖尿病患者长期接受极低能量（＜800 kcal/kg）的营养治疗。具体公式：

全天所需能量（kcal）=标准体重 × 每日每千克体重所需能量（表 7-7）

表 7-7 糖尿病患者每日每千克体重所需能量（kcal）

体型	卧床	轻体力劳动	中体力劳动	重体力劳动
肥胖	15	20～25	30	35
正常	15～20	30	35	40
消瘦	20～25	35	40	40～45

注：标准体重参考 WHO（1999 年）计算方法：男性标准体重=［身高（cm）-100］×0.9（kg）；女性标准体重=［身高（cm）-100］×0.9（kg）-2.5 kg；根据我国体重指数的评判标准，≤18.5 kg/m² 为消瘦，18.6～23.9 kg/m² 为体重正常，24.0～27.9 kg/m² 为超重，≥28.0 kg/m² 为肥胖。

合理摄入宏量营养素：《中国 2 型糖尿病防治指南》推荐，总体上糖类应占膳食总能量的 50%~65%，脂肪应占总能量的 20%~30%，蛋白质应占总能量的 15%~20%（肾功能正常）。具体措施如下：

糖类方面：不建议采用极低糖类膳食，但是餐后血糖控制不佳者可适当降低糖类的供能比。建议选择低血糖生成指数糖类，适当增加非淀粉类蔬菜、水果、全谷类食物，减少精加工谷类的摄入。提倡用粗制米、面和一定量杂粮，提倡食用燕麦片、莜麦粉、荞麦粉、窝头、绿豆、白芸豆等，提倡食用绿叶蔬菜，这些食物膳食纤维丰富，可延缓食物的吸收，有利于餐后血糖的控制，因此推荐糖尿病患者膳食纤维摄入量应 >14 g/100 kcal；严格控制蔗糖、果糖制品，如糖果、甜点、冰激凌及含糖饮料，喜好甜食的糖尿病患者可适当摄入糖醇和非营养性甜味剂。水果和零食的热量应计入总能量，应适当控制含糖量高且血糖生成指数高的水果，如摄入，应选择在餐后 2~3 h 食用。

脂肪方面：应尽量限制饱和脂肪酸、反式脂肪酸的摄入量，控制胆固醇的过多摄入，适当增加优质脂肪（单不饱和脂肪酸和 n-3 多不饱和脂肪酸）的摄入。动物性脂肪含饱和脂肪酸丰富，含有"氢化油"或者使用"氢化油"油炸过的食品都含有反式脂肪酸，人造黄油、人造奶油、咖啡伴侣、西式糕点、薯片、炸薯条、珍珠奶茶等，动物内脏、鱼子、虾、蛋黄等含胆固醇高，豆油、菜子油、花生油、玉米油等植物油，鱼油、部分坚果和种子，以及深海鱼类含有丰富的优质脂肪。

蛋白质摄入：成人 0.8~1.2 g/（kg·d），儿童、妊娠期及哺乳期女性、营养不良和消瘦者宜增至 1.5~2.0 g/（kg·d），伴糖尿病肾病者应限制在 0.8 g/（kg·d），优质蛋白质应占 50% 以上，提倡食用瘦肉、鱼、鸡、鸡蛋、牛奶及豆类等。

其他注意事项：不推荐糖尿病患者饮酒，如饮酒，应计算酒精中所含的热量，女性饮酒的酒精量每次不超过 15 g，男性每次不超过 25 g，每周饮酒不超过 2 次。酒精可能诱发低血糖，尤其是服用磺脲类药物或注射胰岛素及胰岛素类似物的患者，应避免空腹饮酒。食盐摄入量应限制在 5 g/d 以下，同时应限制摄入含盐高的食物，如味精、酱油、调味酱。

糖尿病患者进餐不可暴饮暴食，尤其是在外就餐时。口服降血糖药或注射胰岛素者应注意定时进食，若进餐时间延后，应在餐前先喝一杯牛奶或吃 1~2 块饼干，以免发生低血糖反应。

科研小提示

食物不同的进餐顺序是否会影响餐后血糖？

进餐对个体血糖有肯定的影响，这也是为什么空腹和餐后血糖的正常范围不同。对于糖尿病患者也是一样，因此，糖尿病指南对于糖尿病患者空腹和餐后血糖控制的目标有不同的推荐。

人们进餐尤其是在进正餐时，常会选择多种不同的食物。例如一位 2 型糖尿病患者，他的午餐有米饭、炒青菜、清蒸鱼。如果在进食的食物量相同的情况下，改变其不同食物的进餐顺序，对患者的餐后血糖是否会有影响呢？

如果想回答这个问题，就需要进行严谨设计的科学研究。一个来自日本的团队对上述问题进行了研究，有兴趣的同学可以查阅参考文献 Kuwata H, Iwasaki M, Shimizu S, et al. Meal sequence and glucose excursion, gastric emptying and incretin secretion in type 2 diabetes: a randomised, controlled crossover, exploratytrial. Diabetologia [J]. Diabetologia, 2016, 59（3）: 453-461.

2）体育锻炼：是重要的治疗和保健措施，开展时宜因人而异、循序渐进、长期坚持。

体育锻炼适于各型糖尿病患者，但当患者血糖超过 13.9 mmol/L 时宜暂缓运动，血糖低于 3.9 mmol/L 时宜适当进餐后再开始运动，如并发急性感染、严重慢性并发症，则禁忌运动。

运动要求：根据年龄、性别、身体状况及个人喜好选择适宜的运动方式。有氧运动是最方便且有效的方式，可推荐患者进行散步、慢跑、骑自行车、做健身操、游泳、打太极拳、打球等。运动强度宜控制在最大心率的 60%～75%，可通过运动时的脉率进行简易判断，即运动时脉率＝170 －年龄。运动量以不感到疲劳为宜，若出现呼吸困难、胸闷、头晕等，应立即停止运动。运动时间以餐后 1 h 为宜，每次运动时间不少于 20～30 min，可逐渐延长，推荐每周累计不少于 150 min。除有氧运动外，也可以指导患者进行适当的抗阻运动。

其他注意事项：空腹时不宜锻炼，避免在酷热或严寒天气运动。若在运动中出现饥饿感、心悸、冷汗、四肢无力等，常提示发生了低血糖，有条件者应立即监测血糖，并及时处理。运动时随身携带糖果、急救卡片（有姓名、家庭住址和联系电话等信息）等。

3）口服降血糖药的护理：遵医嘱按时、按剂量服药，不可随意增减药物，定时、定量进餐，指导患者认识药物的不良反应，及时发现，同时监测用药后血糖及糖化血红蛋白的变化情况。

4）胰岛素治疗的护理

教会患者正确储存胰岛素：避免冰冻、阳光直晒和剧烈振荡，以免导致其降解，生物活性丧失。未开封的胰岛素（包括瓶装胰岛素、胰岛素笔芯和胰岛素特充注射笔）需放置在冰箱的冷藏室（温度 2～8℃），已开封的胰岛素可在室温下保存，一般需在 1 个月内用完。

胰岛素给药剂量要精确：使用胰岛素注射专用器具并准确抽吸，不宜应用普通的注射器。常用器具包括胰岛素专用注射器、胰岛素笔、胰岛素泵等。

胰岛素专用注射器上标明的刻度是胰岛素的单位，且无死腔，剂量准确；而普通注射器上的刻度是毫升，最小单位是 0.1 ml，抽吸胰岛素时不仅需要换算剂量，且针头和针栓之间常有死腔，很难精确地抽取。抽中、长效及预混胰岛素时一定要先摇匀药液再抽吸，以使剂量准确。当需混合使用长效（或中效）、短效胰岛素时，应先抽短效，再抽长效（或中效），然后轻轻摇匀，不可反向操作，以免长效（或中效）胰岛素混入短效胰岛素中，影响短效胰岛素的疗效。

胰岛素注射笔是一种形如钢笔的专用注射装置，由针头、注射笔和专用胰岛素笔芯组成。使用胰岛素注射笔时，患者可直接调节到需要剂量，简化了操作过程，易掌握，尤其适用于操作能力不佳的患者。该装置可随身携带，因此旅行、出差时更为方便。

经典的胰岛素泵由含有芯片的人工智能控制系统、电池驱动的机械泵系统、储药器、与之相连的输液管和可埋入患者皮下的输注装置组成。工作时，机械泵系统在人工智能系统的控制下驱动储药器后端的活塞，将胰岛素经储药器前端连接的输液管输入皮下，持续给药且剂量精准，因此能够较好地模拟生理胰岛素的分泌，控糖效果好。但胰岛素泵的操作相对复杂，需要专科护士对患者及家属进行细致的指导。

胰岛素注射时间要准确：一般中、长效胰岛素与进餐关系可不严格，但短效制剂必须强调在进餐前半小时内注射，速效胰岛素类似物可在紧邻餐前注射（具体时间详见表 7-6）。

注意注射部位的选择与轮换，防止脂肪萎缩与增生：常用部位有上臂外侧、腹部、股外侧等。两次注射点相隔至少 2 cm，腹部注射时应避开脐及脐周。

低血糖的预防与处理：糖尿病患者血糖低于 3.9 mmol/L 则为低血糖，临床表现为出汗、手抖、心悸、紧张、软弱无力、面色苍白、四肢冰冷、饥饿、思维迟钝、步态不稳及躁动，其至可导致昏迷和死亡。日常应注意注射剂量准确、运动量合理、胰岛素注射时间和进食时间的配合,以预防低血糖的发生。一旦发生低血糖,如有条件,应立即检测血糖,确认其血糖水平;之后如患者神志清楚,给予其含糖 15 g 左右的饮料或食物,如 1 杯果汁(200 ml)、或 1 杯牛奶(200 ml)、或 2～3 块糖块、或 4～5 块小饼干;如患者神志不清,则立即静脉注射 50% 葡萄糖溶液 40～100 ml,患者一般 10 min 左右好转。定期监测血糖、糖化血红蛋白,及时调整胰岛素的剂量。

疾病基本知识及防治知识指导:让患者及家属知晓本病为终身疾病,要长期坚持治疗,达到良好的控制目标,以减轻或延缓并发症的发生和发展。

(3)护理评价:患者能够遵守有关糖尿病治疗的目标,坚持按糖尿病饮食进餐,体重恢复至理想体重并保持稳定。

2. 有感染的危险　与糖尿病所致血糖升高、蛋白质分解增加、抵抗力下降、微循环障碍有关。

(1)护理目标

1)患者能够自觉坚持采取预防感染的措施。

2)患者未发生感染。

(2)护理措施

1)为患者讲解糖尿病易合并感染的原因以及感染可能带来的不良后果,使其自觉注意保持皮肤、口腔、会阴部及足部等的清洁。每日注意观察皮肤、足部有无感染或破损等情况,一旦发现,应及时就医,不可自行处理。

2)皮肤护理:勤洗澡、勤换衣,每日用温水清洗皮肤,并适当按摩,以促进血液循环。衣着宜宽松,质地柔软。

3)呼吸道、口腔护理:保持口腔清洁,睡前、早起后刷牙,饭前及饭后漱口。避免与呼吸道感染者接触,保持居住环境空气清新。

4)泌尿道护理:女性患者特别要注意保持外阴清洁,经常用流动的温水清洗外阴,然后擦干,并及时更换内裤。

5)足部护理:①选择合适的鞋袜,避免足部受压:宜选用轻巧、柔软、前头宽大、大小合适的鞋,且透气性要好,跟低平,每日需检查鞋内有无裂缝、钉头露出或小沙粒等,以免刺破足部皮肤;袜子质地应弹性好、透气性好、吸水性好,如毛袜、线袜,大小合适,无紧口,每日更换、清洗,不穿有洞或修补不平整的袜子。②保持足部清洁:每日用温水(温度<40℃)及中性软皂洗脚,每次不宜超过 10 min,足趾缝要洗干净,用柔软、吸湿性强的毛巾擦干;如皮肤干燥,适当涂抹润肤膏,并轻轻按摩皮肤,由趾端向上按摩;趾甲不要剪得过短,应与足趾平齐;预防脚癣,勤换鞋、袜。③预防足部外伤:不要赤足行走,以防刺伤,禁用热水袋、烤灯等温热足部,以防烫伤。④促进足部血液循环:注意足部保暖,避免暴露于寒冷或潮湿的环境中;每日进行适度的小腿和足部运动;经常按摩足部;戒烟,以免刺激血管,加重供血不足。⑤每日检查足部(包括趾间、足底、足背)是否有水疱、裂口、擦伤及其他改变,趾甲有无异常,足部颜色、温度有何改变,有无水肿,评估足部感觉、足背动脉搏动情况,如发现异常,及时就医。

(3)护理评价:患者自觉坚持预防感染的措施,皮肤、呼吸道、口腔、泌尿道、足部等部位未出现感染的征象。

【健康教育和预后】

1. 预防疾病　在一般人群中开展健康教育,提高居民对糖尿病防治的知晓度和参与度,倡导合理膳食、控制体重、适量运动、限盐、戒烟、限酒等健康生活方式。在高危人群中开展糖尿病筛查，及时发现糖尿病患者并进行健康干预。对已诊断的患者，积极预防糖尿病并发症的发生。

2. 管理疾病　为患者及家属讲解疾病知识，认识自我管理对糖尿病并发症防治、提高生活质量的重要性，建立正确的健康信念。与患者共同确定符合其实际的、可测量的控制目标，制订简明、易执行的自我管理计划。日常管理中强调行为改变的重要性，肯定患者的进步，帮助患者提升自我效能。除对疾病的认识外，重视影响自我管理的躯体和心理因素，例如患者视力下降可影响其胰岛素注射的准确性，合并严重的焦虑和抑郁情绪阻碍患者参与运动等。鼓励患者追求生活的乐趣和意义，避免不恰当地过度关注糖尿病。

3. 预后　糖尿病为慢性疾病，需进行终身治疗，其预后取决于血糖控制情况以及各种并发症的控制情况。1 型糖尿病患者约 40% 死于糖尿病肾病，2 型糖尿病患者主要死于心脑血管病。

随堂测 7-5

小　结

糖尿病是一组由遗传和环境因素共同作用引起的、以胰岛素分泌缺陷和（或）胰岛素作用缺陷为发病主要环节、以慢性血糖水平增高为特征的代谢性疾病。根据 WHO 分型体系，糖尿病分为 1 型糖尿病、2 型糖尿病、其他特殊类型糖尿病和妊娠糖尿病。1 型糖尿病主要是因病毒感染、化学物质等环境因素作用于有遗传易感性的个体导致的自身免疫病，胰岛素分泌不足是其发病的病理生理基础；2 型糖尿病与遗传因素、环境因素关系密切，胰岛素抵抗和 β 细胞功能缺陷是其发病的两个主要环节。不同类型糖尿病临床表现特点不尽相同，但随病情加重，均可表现出代谢紊乱症候群、急性并发症、慢性并发症。其中慢性并发症包括心血管疾病、糖尿病肾病、糖尿病视网膜病变、糖尿病神经病变、糖尿病足等，是目前糖尿病防治中的重点和难点。多尿、多饮、多食、体重下降等糖尿病典型症状，加上随机血糖水平 ≥11.1 mmol/L，或加上空腹血糖水平 ≥7.0 mmol/L，加上 OGTT 2 h 血糖（2 hPG）≥11.1 mmol/L，加上 HbA1c ≥6.5% 可诊断为糖尿病。当患者血糖高于正常又未达到诊断标准时，须进行 OGTT。糖尿病目前仍缺乏病因治疗，需长期治疗和综合管理。糖尿病综合管理应以患者为中心、多学科共同参与，遵循早期和长期、积极而理性、综合治疗和全面达标，以及治疗措施个体化的原则。糖尿病教育、医学营养疗法、运动治疗、血糖监测和药物治疗是糖尿病治疗的"五驾马车"。快速补液是治疗糖尿病急性并发症 DKA 的首要措施，胰岛素治疗是纠正酮症的关键措施。护理时，关注最初 1 ～ 2 h 和第一个 24 h 补液量；密切监测胰岛素用量和血糖变化，当血糖降到 13.9 mmol/L 时，改用 5% 葡萄糖溶液；监测血电解质及酸碱平衡变化；治疗导致 DKA 发生的诱因及并发症。

（李明子）

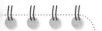

第六节　高尿酸血症

导学目标

通过本节内容的学习，学生应能够：

◆ **基本目标**

1. 说出高尿酸血症的概念。

2. 归纳高尿酸血症的临床表现、治疗要点。

3. 解释高尿酸血症的发病机制、辅助检查。

4. 实施对高尿酸血症患者的护理、健康教育。

◆ **发展目标**

综合评估具体患者高尿酸血症的病因、发病机制、临床表现、诊断和治疗要点，对患者实施个案护理。

◆ **思政目标**

在护理患者的过程中，通过护理评估、健康教育、心理护理等工作，养成耐心帮助患者的态度，与患者建立良好的护患关系，培养良好的沟通能力和护理人文精神。

案例 7-3

某患者，男性，46岁，1周前出现左第一跖趾关节、踝关节、膝关节疼痛不适，没有引起注意。1d前患者关节疼痛加重，并伴有右上腹疼痛，尿急、尿频、尿痛，遂来院就诊。身体评估：T 36.6℃，P 84次/分，R 19次/分，BP 162/112 mmHg，体重 102 kg，神志清楚，痛苦面容，胸、腹部检查（-），双下肢无水肿，神经系统检查无异常，第一跖趾关节、踝关节、膝关节疼痛。实验室检查：尿常规检查有血尿，尿酸生成增多，尿酸排出量 > 5.57 mmol，血尿酸测定 520 μmol/L，B超检查右肾盂结石，追问病史患者平常喜欢吃肉，伴有夜间睡眠呼吸暂停。入院诊断为高尿酸血症，肾结石。

请回答：

1. 临床上高尿酸血症分为原发性和继发性，此患者为原发性还是继发性？

2. 入院评估时应重点关注患者疾病史、心理和社会等方面哪些资料的收集？

3. 针对此患者，如何进行健康宣教？

高尿酸血症（hyperuricemia，HUA）是一种常见的生化异常，由尿酸盐生成过量和（或）肾尿酸排泄减少，或两者共同存在而引起。尿酸（uric acid）是人体嘌呤化合物的终末代谢产物。嘌呤代谢紊乱导致高尿酸血症。人体内尿酸有两个来源：从富含核酸或嘌呤蛋白质的食物中分解而来的属外源性；从体内合成和代谢分解的核酸而来属内源性。人体中尿酸 80% 来

源于内源性，20% 来源于外源性。人体内尿酸约 2/3 经肾排泄，另外 1/3 由肠道排出或在肠道内被细菌分解。在正常人体内，血液循环中 99% 以上的尿酸以钠盐的形式存在，并在较窄的范围内波动。任何原因引起的尿酸生成增多和（或）排泄减少，都会导致血尿酸浓度升高。在正常嘌呤饮食状态下，非同日两次空腹血尿酸水平男性高于 420 μmol/L，女性高于 360 μmol/L，即称为高尿酸血症。在高尿酸血症的成因中，内源性代谢紊乱较外源性因素更为重要。由于受饮食习惯、民族、地域的影响，高尿酸血症发病率差异较大。近 10 年的流行病学研究显示，我国不同地区高尿酸血症患病率存在较大的差别，为 5.46% ~ 19.30%，其中男性患病率为 9.2% ~ 26.2%，女性患病率为 0.7% ~ 10.5%。临床上高尿酸血症分为原发性和继发性：原发性多由先天性嘌呤代谢异常所致，常与肥胖、糖脂代谢紊乱、高血压、动脉硬化和冠心病等聚集发生有关；继发性则由其他疾病、药物、膳食或毒素引起的尿酸盐生成过量或肾清除减少所致。少数患者可以发展为痛风，临床表现为急性关节炎、痛风肾和痛风石等。

知识链接

世界痛风日（World Gout Day，WGD）

高尿酸血症作为继糖尿病、高血压、高脂血症后的“第四高”，是仅次于糖尿病的第二大代谢疾病，却一直不太被中国人所关注和讨论。基于此，在 2021 年“420 世界痛风日”之际，第一财经商业数据中心发布了《2021 中国高尿酸及痛风趋势白皮书》。呼吁中国人关注高尿酸及痛风问题。数据表明，近年来我国高尿酸血症呈明显上升和年轻化趋势。我国高尿酸血症的总体患病率为 13.3%，患病人数约 1.77 亿，痛风总体发病率为 1.1%，患病人数约为 1466 万。另一项数据则显示，我国高尿酸血症及痛风患者中有近六成是 18 ~ 35 岁的年轻人。这就意味着痛风已不再是以往人们心中认为的“中老年疾病”，以 90 后为代表的年轻群体也应该把防治痛风纳入自己的养生之道了，尤其是爱吃海鲜等高嘌呤食物、过度饮酒不节制、作息不规律、体重超标及经常吸烟的五大人群，更要加以重点关注。

【病因和发病机制】

高尿酸血症病因和发病机制尚未明确。在本病发生、发展过程中，环境和遗传因素起重要作用，患病率受到多种因素的影响，与遗传、性别、年龄、生活方式、饮食习惯、药物治疗和经济发展程度等有关。根据近年各地高尿酸血症患病率的报道，目前我国约有高尿酸血症者 1.2 亿人，约占人口的 10%，高发年龄为中老年男性和绝经后女性，但近年来有年轻化趋势。根据尿酸形成的病理生理机制，将高尿酸血症分为尿酸生成增多和尿酸排泄减少两大类，有时二者并存。

（一）高尿酸血症的形成

1. 尿酸排泄减少　尿酸排泄障碍是引起高尿酸血症的重要因素，包括肾小球尿酸滤过减少、肾小管重吸收增多、肾小管尿酸分泌减少以及尿酸盐结晶在泌尿系统的沉积。尿酸盐可自由透过肾小球，但滤过的尿酸盐几乎完全被近曲小管所吸收（分泌前重吸收），而后肾小管分泌尿酸盐，分泌后的尿酸盐又有部分被吸收（分泌后重吸收）。当肾小球的滤过减少，或肾小管对尿酸盐的重吸收增加，或肾小管分泌尿酸盐减少时，均可引起尿酸盐排泄减少，导致高尿酸血症。

2. 尿酸生成增多 主要由外源性嘌呤摄入过多或嘌呤代谢过程中酶的缺陷所引起。在嘌呤代谢过程中，各环节都有酶参与调控。当嘌呤核苷酸代谢酶缺陷、功能异常时，则引起嘌呤合成增加而导致尿酸水平升高。原发性高尿酸血症常伴有肥胖、糖尿病、动脉粥样硬化、冠心病和高血压等，目前认为与胰岛素抵抗有关。继发性则主要由于肾病导致尿酸排泄减少，以及骨髓增生性疾病导致尿酸生成增多，还有某些药物抑制尿酸的排泄等多种原因所致。

（二）痛风的发生

临床上仅有部分高尿酸血症患者发展为痛风，多数患者临床表现为急性关节炎，其确切原因不清。痛风的发生与血尿酸浓度过高，或在酸性环境下尿酸可析出结晶，沉积在骨关节、肾和皮下组织等有关，造成组织病理改变，导致痛风性关节炎、痛风肾和痛风石等。急性关节炎是由于尿酸盐结晶在关节部位沉积引起的急性炎症反应。长期尿酸盐结晶沉积形成的异物结节即痛风石。痛风性肾病表现为肾髓质和锥体内有小的白色针状物沉积，周围有白细胞和巨噬细胞浸润。嘌呤合成和代谢与尿酸形成途径见图7-1。

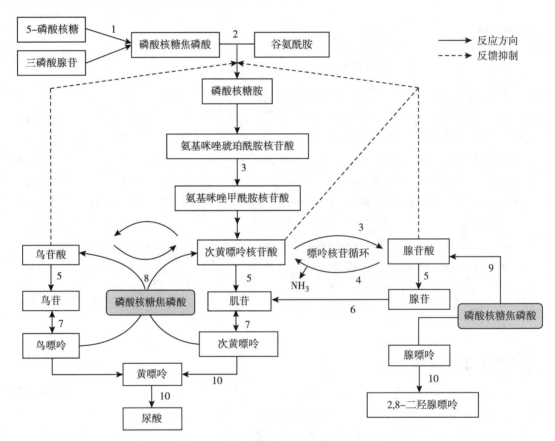

图 7-1 嘌呤合成和代谢与尿酸形成途径

1.磷酸核糖焦磷酸（PRPP）合成酶；2.磷酸核糖酰胺转移酶；3.腺苷琥珀酸裂解酶；4.腺苷酸脱氨酶；5.5'- 核苷酸酶；6.腺苷脱氨酶；7.嘌呤核苷酸化酶；8.次黄嘌呤磷酸核糖转移酶（HPRT）；9.腺嘌呤磷酸核糖转移酶（APRT）；10.黄嘌呤氧化酶

引自:《中国高尿酸血症相关疾病诊疗多学科专家共识》专家组（2023 年版）.中国实用内科杂志，2023，43（6）：461-474.

【临床表现】

临床以 40 岁以上的男性多见，女性多在更年期后发病，近年发病有年轻化趋势。患者有家族遗传史。多数原发性高尿酸血症患者没有临床症状，常有代谢综合征的临床表现。

1. 无症状期 仅有波动性或持续性高尿酸血症，从血尿酸增高至症状出现的时间可长达

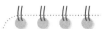

数年至数十年，有些可终身不出现症状，但随着年龄增长，痛风的患病率增加，并与高尿酸血症的水平和持续时间有关。

2. 痛风性关节炎 中、青年男性多见。常首发于第一跖趾关节，或踝、膝等关节。起病急骤，24 h 内发展至高峰。初次发病常累及单个关节，持续数日至数周可完全自然缓解，若反复发作，则受累关节逐渐增多，症状持续时间延长，关节炎发作间歇期缩短。

3. 痛风石 首发症状出现未经治疗的患者，多年后约 70% 可出现痛风石，痛风石常出现于第一跖趾关节、耳廓、前臂伸面、指关节、肘关节等部位。痛风石可小如芝麻，大如鸡蛋或更大，受挤压后可破溃或形成瘘管，有白色豆腐渣样排出物。

4. 肾病 主要表现在以下两个方面。

（1）痛风性肾病：起病隐匿，早期仅有间歇性蛋白尿，随着病情的发展而呈持续性，伴有肾浓缩功能受损时夜尿增多，晚期可发生肾功能不全，表现为水肿、高血压、血尿素氮和肌酐升高。少数患者表现为急性肾衰竭，出现少尿或无尿，最初 24 h 尿酸排出增加。

（2）尿酸性肾石病：10% ~ 25% 的痛风患者肾有尿酸结石，呈泥沙样，常无症状，结石较大者可发生肾绞痛、血尿。当结石引起梗阻时，导致肾积水、肾盂肾炎、肾积脓或肾周围炎，严重者可导致急性肾衰竭。感染可加速结石的增长和肾实质的损害。

5. 眼部病变 痛风患者常反复发生睑缘炎，在眼睑皮下组织中发生痛风石。有的逐渐长大、破溃形成溃疡而使白色尿酸盐向外排出。部分患者可出现反复发作性结膜炎、角膜炎与巩膜炎。在急性关节炎发作时，常伴发虹膜睫状体炎。眼底视神经乳头往往轻度充血，视网膜可发生渗出、水肿或渗出性视网膜脱离。

【辅助检查】

1. 尿尿酸测定 限制患者嘌呤饮食 5 d 后，每日尿液中尿酸排出量＞3.57 mmol（600 mg），提示尿酸生成增多。

2. 血尿酸测定 正常男性为 150 ~ 380 μmol/L（2.5 ~ 6.4 mg/dl）。正常女性为 100 ~ 300 μmol/L（1.6 ~ 5.0 mg/dl），更年期后接近男性。男性或绝经后妇女血尿酸水平＞420 μmol/L（7.0 mg/dl），绝经前女性血尿酸水平＞350 μmol/L（5.8 mg/dl）则可确定为高尿酸血症。用血清标本，采用尿酸酶法。

3. 滑囊液或痛风石检查 急性关节炎期行关节腔穿刺，抽取滑囊液，在偏振光显微镜下可见针形尿酸盐结晶。

4. 其他检查 X 线、CT、MRI、关节镜等检查有助于发现骨、关节的相关病变或尿酸性尿路结石影。

【诊断要点】

（1）男性或绝经后妇女在日常饮食情况下，非同日两次空腹血尿酸水平＞420 μmol/L（7.0 mg/dl），绝经前女性＞350 μmol/L（5.8 mg/dl）则可诊断为高尿酸血症。

（2）中老年男性如出现特征性关节炎表现、尿路结石或肾绞痛发作，伴有高尿酸血症，应考虑痛风，关节液穿刺或痛风石活检证实为尿酸盐结晶可做出诊断。

（3）急性关节炎期诊断有困难者，秋水仙碱试验性治疗有诊断意义。

（4）X 线检查、CT 或 MRI 扫描对明确诊断具有一定的价值。

【治疗要点】

（一）原发性高尿酸血症和痛风的防治

原发性高尿酸血症和痛风的防治目的是控制高尿酸血症，预防尿酸盐沉积；迅速控制急性

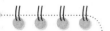

关节炎发作，防止复发；防止尿酸结石形成和肾功能损害。

1. 一般治疗　每日控制总热量摄入，限制高嘌呤食物（如心、肝、肾）摄入；严禁饮酒；适当运动，保持标准体重，防止超重和肥胖；减轻胰岛素抵抗；鼓励多饮水，2000 ml/d 以上，以增加尿酸排出；防止过度劳累、紧张、受冷、受湿及关节损伤等诱发因素；避免使用抑制尿酸排泄的药物，如噻嗪类利尿药；避免各种诱发因素，并积极治疗相关疾病等控制饮食总热量。

2. 高尿酸血症的治疗　治疗目的是使血尿酸维持在正常水平。

（1）排尿酸药：抑制近端肾小管对尿酸盐的重吸收，从而增加尿酸的排泄，降低尿酸水平，适合肾功能良好者。常用丙磺舒，每次 0.25 g，每日 2 次，苯溴马隆 25 ~ 100 mg/d。用药期间要多饮水，并服碳酸氢钠，每日 3 ~ 6 g，以碱化尿液，使尿酸不易在尿中积聚形成结晶。该类药物可以抑制近端肾小管对尿酸盐的重吸收，从而增加尿酸的排泄，降低尿酸水平。适合肾功能良好者，已有尿酸盐结石形成或每日尿酸排出量>3.57 mmol（600 mg）时不宜使用。

（2）抑制尿酸生成药物：通过抑制黄嘌呤氧化酶使尿酸的生成减少，适用于尿酸生成过多或不适合使用排尿酸药物者，常用药物是别嘌醇，每日 2 ~ 4 次，每次 100 mg。

3. 碱性药物　可碱化尿液，使尿酸不易在酸性的尿液中积聚形成结晶。常用药物是碳酸氢钠，成人口服 3 ~ 6 g/d，长期大量服用可导致代谢性碱中毒，并且因钠负荷过高引起水肿。

4. 新型降尿酸药物　尿酸氧化酶将尿酸分解为可溶性产物排出，包括拉布立酶（rasburicase）和培戈洛酶（pegloticase），选择性尿酸重吸收抑制剂 RDEA594（lesinurad）通过抑制新型尿酸转运蛋白 1（URAT1）和有机酸转运子 4（OAT4）发挥疗效。

5. 急性痛风性关节炎期的治疗　卧床休息，抬高患肢，休息至关节痛缓解 72 h 后方可恢复活动。药物治疗越早，疗效越好。常用药物有以下几种。

（1）非甾体抗炎药（NSAID）：各种 NSAID 均可有效地缓解急性痛风症状，为急性痛风性关节炎的一线用药。常用药物有吲哚美辛、双氯芬酸、布洛芬、吡罗昔康、罗非昔布等，效果不如秋水仙碱，但较温和，发作超过 48 h 也可应用，症状消退后减量。活动性消化性溃疡、消化道出血为禁忌证。

（2）秋水仙碱：为治疗痛风急性发作的传统药物，因其可能有骨髓抑制、肾衰竭等严重药物毒性，现已少用。一般首次剂量 1 mg，以后每 1 ~ 2 h 0.5 mg，24 h 总量不超过 6 mg。一般服药后 6 ~ 12 h 症状减轻，24 ~ 48 h 内 90% 的患者症状缓解。由于临床疗效显著，对诊断困难病例可作试验性治疗，有助于鉴别诊断。在用药过程中，注意该药可引起白细胞、血小板计数减少及脱发等不良反应。国内极少经静脉给药。

（3）糖皮质激素：治疗急性痛风有明显的疗效，通常用于不能耐受 NSAID 或秋水仙碱或肾功能不全者。停药后容易出现症状反跳。

6. 发作间歇期和慢性期的处理　治疗目标是使血尿酸<360 μmol/L（6 mg/dl），以减少或清除体内沉积的单钠尿酸盐晶体。使用降尿酸药物的指征是：急性痛风复发、多关节受累、出现痛风石、慢性痛风石性关节炎、受累关节出现影像学改变以及并发尿酸性肾石病等。常用降尿酸药物有排尿酸药和抑制尿酸生成药物，均应在急性发作缓解 2 周后从小剂量开始，逐渐加量，根据血尿酸的目标水平调整至最小有效剂量并长期维持。在开始使用降尿酸药物时，可服用 NSAID 2 ~ 4 周，以预防急性关节炎复发。

（二）继发性高尿酸血症的治疗原则

继发性高尿酸血症的治疗原则是积极治疗原发病；尽量避免或减少使用可能引发和（或）加重高尿酸血症的药物和方法；尽快控制急性痛风性关节炎的发作。高尿酸血症和痛风常与代谢综合征伴发，应积极行降压、降脂、减重及改善胰岛素抵抗等综合治疗。

【主要护理措施】

1. 休息和活动　指导患者学会并掌握缓解疼痛的方法，如分散注意力，以减轻疼痛和焦虑。避免诱发因素，在急性期不应对局部进行冷敷或热疗。应卧床休息，可适当在床上活动，保持皮肤清洁，防止发生压疮。

2. 饮食护理

（1）严格限制饮食中的嘌呤摄入，急性期必须禁忌海鲜、荤汤、动物内脏，限制肉类、豆类、香菇、油菜、腰果、瓜子、花生等，以植物油为宜，戒烟、酒，尤其是啤酒。

（2）每日饮水量应达到 2000 ml 以上，在服用排尿酸药时更应注意多饮水，保持每日尿量在 2000 ml 以上，以增加尿酸的排泄，避免高尿酸血症肾病。

（3）多食新鲜蔬菜和水果等碱性食物，如马铃薯、奶类、柑橘、西瓜，提高尿酸盐溶解度，有利于尿酸排泄。

（4）饮食中减少脂肪含量，少吃含油脂多的食物，适当控制糖类。

（5）限制每日钠盐摄入，少吃咸菜、咸蛋等过咸食物。

3. 药物护理　常用的 NSAID 有阿司匹林、吲哚美辛、布洛芬等。该类药物对胃黏膜有直接刺激作用，应饭后服药，可配合保护胃黏膜药，注意少食多餐，避免生冷、辛辣、刺激性食物。秋水仙碱可引起恶心、呕吐、腹痛、腹泻、骨髓抑制、肝损伤等，注意观察不良反应，白细胞计数低于正常时禁用。使用别嘌醇者除有皮疹、发热、胃肠道反应外，还有骨髓抑制、肝损害等不良反应；肾功能不全者剂量减半应用。使用糖皮质激素时，应观察其疗效，停药后密切注意有无症状的反跳现象。

4. 心理护理　向患者及家属讲解高尿酸血症和痛风是终身性疾病，经积极、有效治疗，患者可正常生活和工作。有研究表明，高尿酸血症与焦虑、工作紧张及过度劳累有关，指导患者学会自我调节，正确对待疾病，保持乐观情绪，增强抗病信心，适应环境的变化，缓解紧张情绪，生活要有规律，保持标准体重；避免受凉、劳累、感染、外伤等诱发因素，介绍治疗成功的患者，消除思想顾虑，使之配合治疗与护理。

【健康教育】

1. 疾病知识指导　高尿酸血症的高发人群为 45 岁以上男性、超重及肥胖、不爱运动、社会应酬较多、喜食肉类、吸烟及酗酒者。该疾病是一种终身性疾病，经积极、有效治疗，患者可以正常生活和工作。保持心情愉快，避免情绪紧张，生活要有规律，保持标准体重，建议高尿酸血症患者将体重控制在正常范围（BMI 18.5 ~ 23.9 kg/m²），避免受凉、劳累、感染、外伤等。

2. 饮食指导　控制饮食是防治该病的主要措施之一，基本原则是戒酒，不吃动物肝、肾、脑、心、肠等内脏，少喝肉汤，少吃海鲜，多饮水，每日饮水量 >2000 ml，以助尿酸排泄。

3. 保护关节　患者日常生活中应注意尽量使用大肌群，如能用肩部负重者不用手提，能用手臂者不要用手指；避免长时间持续进行重体力劳动；经常改变姿势，保持受累关节舒适；若有关节局部温热和肿胀，尽可能避免其活动；如运动后疼痛超过 1 ~ 2 h，应暂时停止此项运动。

4. 病情监测　平时用手触摸耳轮及手足关节处，检查是否产生痛风石。定期复查血尿酸，门诊随访。

随堂测 7-6

<!-- 小结 -->
小　结

高尿酸血症是嘌呤代谢障碍引起的代谢性疾病。痛风的病因和发病机制不清，分为原发性和继发性。临床表现为无症状期、血尿酸增高导致尿酸盐在机体相关组织中沉积引起痛风，出现急、慢性关节炎及肾损害。治疗高尿酸血症以饮食治疗及降尿酸药物治疗为主。高尿酸血症与痛风是一种终身性疾病，无肾功能损害及关节畸形者，经有效治疗可维持正常的生活和工作。急性关节炎和关节畸形会严重影响患者的生命质量，若有肾功能损害，则预后不良。主要护理措施为休息、饮食、药物及心理护理，健康教育的主要内容是保护关节与自我病情监测。

（黄　新）

第七节　骨质疏松症

导学目标

通过本节内容的学习，学生应能够：

◆ **基本目标**

1. 说出骨质疏松症的概念。
2. 归纳骨质疏松症的临床表现、治疗要点。
3. 解释骨质疏松症的发病机制、辅助检查。
4. 实施对骨质疏松症患者的护理、健康教育。

◆ **发展目标**

综合评估具体患者骨质疏松症的病因、发病机制、临床表现、诊断和治疗要点，对患者实施个案护理。

◆ **思政目标**

在护理患者的过程中，通过护理评估、健康教育、心理护理等工作，养成耐心帮助患者的态度，与患者建立良好的护患关系，培养良好的沟通能力和护理人文精神。

案例 7-4

某患者，女性，58岁，反复腰痛10年，常于久坐后出现，呈阵发性胀痛，行走或卧位时缓解。平时生活能自理，翻身、行走不受影响。3天前患者跌倒后出现左侧腰痛。患者弯腰提物后感腰背伸直时疼痛较前明显加重，行走后出现持续针刺样疼痛，休息半小时后缓解，诊断为骨质疏松症，椎体压缩性骨折。

请回答：

1. 该患者主要的护理诊断／问题是什么？
2. 对该患者的护理措施是什么？

骨质疏松症（osteoporosis，OP）是一种以骨量下降和骨组织微细结构被破坏，从而导致骨骼脆性增加，易发生骨折的代谢性骨病。本病各年龄段均可发病，但常见于老年人，尤其是绝经后女性，其发病率居所有代谢性骨病的首位。按病因可分为原发性和继发性两类。①原发性骨质疏松症：又分为两种亚型，即绝经后骨质疏松症（postmenopausal osteoporosis，PMOP）（Ⅰ型）和老年性骨质疏松症（Ⅱ型）。Ⅰ型骨质疏松症是由于雌激素缺乏所致，女性的发病率是男性的6倍以上，此型主要由破骨细胞介导，多数患者的骨转换率增高，也称高转换型骨质疏松症。Ⅱ型骨质疏松症多见于60岁以上的老年人，女性的发病率是男性的2倍以上，主要累及部位是脊柱和髋骨。②继发性骨质疏松症：继发于其他疾病（甲亢、1型糖尿病、性腺功能减退症、库欣综合征、尿毒症、血液病及胃肠道疾病等）。糖皮质激素长期、大剂量使用也是重要原因之一。

知识链接

世界骨质疏松日（World Osteoporosis Day，WOD）

世界骨质疏松日于1996年最早由英国国家骨质疏松学会承办，从1997年起由国际骨质疏松基金会赞助和支持，当时定于每年6月24日为世界骨质疏松日，宗旨是为那些对骨质疏松症防治缺乏足够重视的政府和公众进行教育普及和信息传递。

随着国家和组织活动逐年、稳定的增长，世界骨质疏松日的影响日益扩大，1998年WHO开始参与并作为联合主办人，并将世界骨质疏松日定为每年10月20日。

【病因和发病机制】

正常成熟骨的代谢主要以骨重建（bone remodeling）形式进行。在激素、细胞因子和其他调节因子的调节作用下，骨组织不断吸收旧骨，形成新骨。这种骨吸收和骨形成的协调活动形成了体内骨转换的稳定状态，骨质净量无改变。骨吸收过多或形成不足引起平衡失调，最终结果会导致骨量减少和骨微结构变化，形成骨质疏松。原发性骨质疏松症的病因和发病机制仍未阐明。凡可引起骨的净吸收增加，促进骨微结构紊乱的因素都会促进骨质疏松症的发生。

（一）骨吸收的因素

1. 性激素缺乏　雄激素缺乏在老年性骨质疏松症的发病中起了重要作用，雌激素缺乏使破骨细胞功能增强，骨丢失加速，是PMOP的主要病因。

2. 活性维生素D缺乏　可伴有血清钙浓度降低，导致骨钙动员，骨吸收增强。

3. 降钙素（CT）　当CT水平降低时，不利于成骨细胞的增殖与钙在骨基质中沉着，因此，可能抑制骨吸收，降低血钙。

4. 甲状旁腺素（PTH）　PTH是促进骨吸收的重要介质。当PTH分泌增加时，加强了破骨细胞介导的骨吸收过程。

5. 细胞因子表达紊乱　骨组织的白介素（IL）-1、IL-6和肿瘤坏死因子（TNF）增高，而护骨因子（osteoprotegerin）减少，导致破骨细胞活性增强和骨吸收增加。

6. 妊娠期和哺乳期　妇女在妊娠期间，母体血容量增加，钙的分布容量可增加1倍。如摄入不足或存在矿物质的吸收障碍，则必须动用骨盐维持钙离子的水平。因此，如妊娠期饮食钙含量不足，易导致母体骨质疏松症或骨软化症（osteomalacia）。

（二）骨形成的因素

1. 峰值骨量降低　青春发育期是人体骨量增加最快的时期，约在 30 岁达到峰值骨量（PBM）。遗传因素决定了 70%～80% 的峰值骨量，并与种族、骨折家族史、瘦高身材等临床表象，以及发育、营养和生活方式等相关联。钙是骨质中最基本的矿物质成分，当钙摄入不足时，可造成峰值骨量下降。性成熟障碍导致 PBM 降低，成年后发生骨质疏松症的可能性增加，发病年龄提前。PBM 后，骨质疏松症的发生主要取决于骨丢失的量和速度。

2. 骨重建功能衰退　骨重建功能衰退可能是老年性骨质疏松症的重要发病原因。成骨细胞的功能与活性缺陷导致骨形成不足和骨丢失。

（三）骨质量下降的因素

骨质量主要与遗传因素有关，包括骨的几何形态、矿化程度、微损伤累积、骨矿物质与骨基质的理化和生物学特性等。骨质量下降导致骨脆性和骨折风险增高。

（四）不良生活方式和生活环境

骨质疏松症和骨质疏松症性骨折的危险因素很多，如高龄、吸烟、制动、体力活动过少、酗酒、跌倒、长期卧床、长期服用糖皮质激素、光照减少、钙和维生素 D 摄入降低。蛋白质摄入不足、营养不良和肌肉功能减退是老年性骨质疏松症的重要原因。危险因素越多，发生骨质疏松症和骨质疏松症性骨折的概率越大。足够的体力活动有助于提高峰值骨量，活动过少或过度运动均容易发生骨质疏松症。

【临床表现】

1. 骨痛和肌无力　轻者无症状，仅在 X 线检查或骨矿物质密度（bone mineral density，BMD）测量时被发现。较严重患者常诉腰背疼痛、乏力或全身骨痛。四肢骨折时肢体活动明显受限，局部疼痛加重，有畸形或骨折阳性体征。骨痛通常为弥漫性，无固定部位，检查不能发现压痛区（点）。骨痛特点为仰卧或坐位时疼痛减轻，直立时后伸或久立、久坐时疼痛加剧；日间疼痛轻，夜间和清晨醒来时疼痛加重；弯腰、肌肉运动、咳嗽、排便用力时疼痛加重；劳累或活动后疼痛可加重，不能负重或负重能力下降。骨痛和肌无力早期无症状，被称为"寂静之病"，多数患者在严重的骨痛或骨折后才知道自己患了骨质疏松症。

2. 骨折　当骨量丢失超过 20% 时即可出现骨折，骨折是骨质疏松症最常见和最严重的并发症。患者常因轻微活动或创伤（如弯腰、负重、挤压或跌倒后）而诱发骨折。骨折多发部位为脊柱、髋部和前臂，其他部位（如肋骨、盆骨、肱骨，甚至锁骨和胸骨）也可发生，其中髋部骨折（股骨颈骨折）最常见，危害也最大，病死率可达 10%～20%，致残率为 50%；第一次骨折后，再发或反复骨折的概率明显增加；幸存者自理能力下降，需长期卧床，从而加重骨丢失，使骨折极难愈合。

3. 椎体压缩　椎体骨折多见于绝经后骨质疏松，老年人椎体每缩短 2 mm 左右，身长平均缩短 3～6 cm，故引起驼背和身高变矮，多在突发性腰背疼痛后出现。

4. 并发症　驼背和胸廓畸形者常伴胸闷、气短、呼吸困难，甚至发绀等表现。肺活量、肺最大换气量和心排血量下降，极易并发上呼吸道和肺部感染。腰部骨折者常因感染、心血管疾病或慢性衰竭而死亡。幸存者生活自理能力下降或丧失，长期卧床加重骨丢失，使骨折极难愈合。

【辅助检查】

1. 骨量测定　骨矿物质含量（bone mineral content，BMC）和骨矿物质密度（bone mineral density，BMD）测量是判断低骨量、确定骨质疏松症的重要手段，是评价骨丢失率和疗效的重要客观指标。骨量测定方法包括单光子吸收测定法（SPA）、双能 X 射线吸收法（DEXA）、定量 CT（QCT）和超声（USA）检查。

2. 骨转换的生化测定　多数情况下，绝经后骨质疏松症早期（5 年）为高转换型，而老年性骨质疏松症多为低转换型。

（1）与骨吸收有关的生化指标：空腹尿钙或 24 h 尿钙排量是反映骨吸收状态最简易的方法，但受钙摄入量、肾功能等多种因素的影响。尿羟脯氨酸和羟赖氨酸、血浆抗酒石酸酸性磷酸酶在一定程度上也可反映骨的转换、吸收状况。

（2）与骨形成有关的生化指标：包括血清碱性磷酸酶（ALP）、血清 I 型前胶原羧基前肽和血骨钙素。

3. 骨形态计量和微损伤分析　结合骨组织学及生理学，用定性、定量方法计算出骨组织参数，以评价及分析骨结构及骨转换。目前骨形态计量和微损伤分析主要用于探讨骨质疏松症的早期形态与功能变化。

4. X 线检查　X 线检查是一种简单而较容易普及的检查骨质疏松症的方法。

【诊断要点】

1. 基本依据　详细的病史和体格检查是临床诊断骨质疏松症的基本依据。

2. X 线检查和 BMD 或 BMC 测定　根据 BMD 或 BMC 测定结果，可确定是低骨量（低于同性别峰值骨量的 1 个标准差以上，但小于 2.5 个标准差）、骨质疏松（低于同性别峰值骨量的 2.5 个标准差以上）或是严重骨质疏松（骨质疏松伴一处或多处自发性骨折）。

3. 原发性与继发性骨质疏松症确定　原发性骨质疏松症中 I 型（绝经后骨质疏松症）和 II 型（老年性骨质疏松症）的鉴别主要通过年龄、性别、主要病因、骨丢失速率和雌激素治疗的反应等来鉴别。原发性骨质疏松症需与继发性骨质疏松症的原发性甲状旁腺功能亢进、原发性甲状旁腺功能减退、骨软化症、佝偻病和肾性骨营养不良症相鉴别。

【治疗要点】

1. 一般治疗

（1）适当运动：可增加和保持骨量，并可使老年人躯体及四肢肌肉和关节的协调性和应变力增强，对预防跌倒、减少骨折的发生很有好处。运动类型、方式和运动量根据患者的具体情况而定，并适当进行负重锻炼，避免肢体制动。

（2）合理膳食：补充足够的蛋白质有助于骨质疏松症的治疗。多进食富含异黄酮类食物（如大豆）对保持骨量也有一定的作用。老年人还应适当增加含钙丰富食物的摄入，如乳制品、海产品。增加富含维生素 D、维生素 A、维生素 C 及含铁的食物，以利于钙的吸收。少饮酒、咖啡和浓茶，不吸烟。

（3）补充钙剂和维生素 D：不论何种类型的骨质疏松症，均应补充适量钙剂，除增加饮食制剂钙含量外，可补充碳酸钙、葡萄糖酸钙、枸橼酸钙等。每日元素钙摄入量应为 800～1200 mg，选择对胃肠道刺激性小的制剂，可同时服用维生素 D，以利于钙的吸收。成人如缺乏阳光照射，一般每日补充摄入维生素 D 400～600 IU 即可满足基本的生理需要，但预防骨质疏松症发生和患有继发性甲状旁腺功能亢进症的患者需增加用量。

2. 对症治疗　对疼痛者，可给予适量的非甾体抗炎药，如阿司匹林或吲哚美辛；当发生骨折或顽固性疼痛时，可考虑短期应用降钙素制剂，如降钙素有镇痛作用，还能抑制骨吸收，促进钙在骨基质中沉着。对继发性骨质疏松症，应针对病因治疗。有畸形者，应局部固定或采用其他矫形措施防止畸形加剧。有骨折时，应给予牵引、固定、复位或手术治疗，同时应尽早辅以物理治疗和康复治疗，避免因制动或失用加重病情。

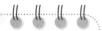

3. 特殊治疗

（1）性激素补充疗法：根据患者的具体情况选择性激素的种类、用药剂量和途径。雌激素可抑制破骨细胞介导的骨吸收，增加骨量，是女性绝经后骨质疏松症的首选用药。妇女绝经后如无禁忌，可应用雌激素替代治疗 5 年。雄激素则可用于男性老年患者。

（2）抑制骨吸收药物：双膦酸盐能抑制破骨细胞的生成和骨吸收，增加骨密度，缓解骨痛。常用制剂有依替膦酸二钠、帕米膦酸钠和阿仑膦酸钠。服药期间不加钙剂，停药期间可给钙剂或维生素 D 制剂。有血栓疾病和肾功能不全者禁用。老年性骨质疏松症不宜长期使用。

（3）介入治疗：又称椎体成形术，是一种脊柱微创手术，向压缩的椎体内注入混有造影剂的骨水泥（聚甲基丙烯酸甲酯），使其沿骨小梁分布至整个椎体，达到重建脊柱稳定性、增强椎体强度、缓解患者疼痛的目的。介入治疗适用于有疼痛症状的新鲜或陈旧性骨质疏松性椎体压缩性骨折。常见并发症有骨水泥外漏、压迫脊髓和神经根、局部炎症反应、骨水泥沿静脉回流引起肺栓塞等。无疼痛症状的椎体压缩性骨折、有感染、肿瘤患者及对骨水泥过敏的患者等禁用。

【主要护理措施】

1. 跌倒预防　保证住院环境安全，如楼梯有扶手，梯级有防滑边缘，病房和浴室地面干燥，灯光明暗适宜，床椅不可经常变换位置，过道避免有障碍物。加强日常生活护理，将日常所需物（如茶杯、暖水瓶、呼叫器）尽量放置在床边，以利患者取用。加强巡视，对于住院患者，在洗漱及用餐时间应加强意外预防。当患者使用利尿药或镇静药时，应严密注意其因频繁如厕以及精神恍惚所产生的意外。

2. 疼痛管理

（1）减轻疼痛：可卧硬板床，卧床休息数日到 1 周，可缓解疼痛。

（2）使用骨科辅助物：必要时使用背架、紧身衣等，以限制脊椎的活动度和给予脊椎支持，从而减轻疼痛。

（3）物理疗法：对疼痛部位给予湿热敷，可促进血液循环，减轻肌肉痉挛，缓解疼痛。给予局部肌肉按摩，以减少因肌肉僵直所引发的疼痛。也可用超短波、微波或分米波疗法、低频及中频电疗法、磁疗法和激光等，达到消炎和止痛效果。

3. 用药安全

（1）空腹服钙剂效果最好，多饮水以增加尿量，减少泌尿系结石形成的机会。同时服用维生素 D 时，不可与绿叶蔬菜一起服用，以免形成钙螯合物而减少钙的吸收。

（2）性激素必须在医师的指导下使用，剂量要准确，并与钙剂、维生素 D 同时使用。服用雌激素应定期进行妇科检查和乳腺检查，反复阴道出血应减少用量，甚至停药。使用雄激素应定期监测肝功能。

（3）服用双膦酸盐应晨起空腹服用，同时饮清水 200 ~ 300 ml，服药后至少半小时内不能进食或饮用饮料，也不能平卧，应取立位或坐位，以减轻对食管的刺激。同时，应嘱患者不要吮吸药片，以防发生口咽部溃疡。如果出现咽下困难、吞咽痛或胸骨后疼痛，警惕可能发生食管炎、食管溃疡和食管糜烂等情况，应立即停止用药。

（4）服用降钙素应注意观察不良反应，如食欲减退、恶心、颜面潮红。

（5）使用镇痛药、肌肉松弛药或抗炎药，首先评估疼痛的程度，按医嘱用药，镇痛药如吲哚美辛、阿司匹林应餐后服用，以减轻胃肠道反应。

4. 心理干预　骨质疏松症患者由于疼痛及害怕骨折，常不敢运动而影响日常生活。当发生骨折时，需限制活动，不仅患者本身需要角色适应，其家属也要面对此情境。因此，护士要协助患者及家属适应其角色与责任，尽量减少对患者康复治疗不利的心理因素。

5. 围手术期管理（介入手术）

（1）术前准备：指导患者练习俯卧位姿势及训练患者床上排便；忌食糖类、豆类等易产气的食物；讲解手术相关知识及注意事项，消除患者的紧张情绪。

（2）术后管理：术后 24 h 内严密监测患者的生命体征，尤其是血压变化，必要时进行心电监护；仰卧休息 4 h 有利于骨水泥进一步硬化，达到最大的强度，减少并发症及穿刺部位出血；注意观察创口疼痛、渗液情况；观察患者下肢远端感觉和运动功能，逐步进行肢体功能锻炼。

【健康教育】

1. 疾病预防指导 随着年龄增长，人们均有不同程度的骨量丢失。对于骨质疏松症的预防，在达到峰值骨量前就应开始，以争取获得较理想的峰值骨量，包括指导青少年合理的生活方式和饮食习惯，其中运动、保证充足的钙摄入较为可行、有效。成年后的预防主要是尽量延缓骨量丢失的速度和程度，除一般生活、运动指导外，对绝经后骨质疏松患者，还应指导其早期补充雌激素。

2. 安全用药指导 嘱患者按时服用各种药物，学会自我监测药物的不良反应。应用激素治疗的患者应定期检查，以早期发现可能出现的不良反应。

3. 跌倒预防指导 加强全社会宣传，采取保护措施，预防跌倒发生，在家庭、公共场所配置防滑、防绊、防碰撞设施。鼓励患者维持良好姿势，改变姿势时动作应缓慢。活动时，保持稳定性，建议使用手杖或助行器。衣服和鞋穿着要合适，大小适中，且有利于活动。

4. 生活方式指导 嘱患者每日摄入充足的富含钙的食物，也应保证蛋白质、维生素的摄入量，动物蛋白质不宜过多。戒烟、酒，避免咖啡因的摄入，少饮含碳酸的饮料，少吃糖及食盐。运动应循序渐进，持之以恒，多进行步行、游泳、慢跑、骑自行车等户外运动，避免剧烈、有危险的运动。

小 结

骨质疏松症是一种以骨量下降和骨组织微结构破坏为特征，导致骨骼脆性增加，易发生骨折的代谢性骨病。骨质疏松症好发于绝经后女性，按病因可分为原发性和继发性；原发性骨质疏松症的病因和发病机制仍未阐明。凡可引起骨的净吸收增加，促进骨微结构紊乱的因素都会促进骨质疏松症的发生。临床主要表现为骨痛、肌无力、骨折、椎体压缩等，治疗方法有一般治疗、对症治疗、特殊治疗等。主要护理措施为跌倒护理、疼痛护理、用药护理、心理护理。健康教育的主要内容是早期发现骨质疏松症易感人群，以提高 PBM 值，降低骨质疏松症风险。提倡运动，保证充足的钙摄入。妇女围绝经期和绝经后 5 年内是治疗PMOP 的关键时期。

（黄 新）

第八节 血脂异常和脂蛋白异常血症

导学目标

通过本节内容的学习，学生应能够：

◆ **基本目标**

1. 说出血脂异常和脂蛋白异常血症的概念。

2. 归纳血脂异常和脂蛋白异常血症的临床表现、治疗要点。

3. 解释血脂异常和脂蛋白异常血症的发病机制、辅助检查。

4. 实施对血脂异常和脂蛋白异常血症患者的护理、健康教育。

◆ **发展目标**

综合评估具体患者血脂异常和脂蛋白异常血症的病因、发病机制、临床表现、诊断和治疗要点，对患者实施个案护理。

◆ **思政目标**

在护理患者的过程中，通过护理评估、健康教育、心理护理等工作，养成耐心帮助患者的态度，与患者建立良好的护患关系，培养良好的沟通能力和护理人文精神。

案例 7-5

患者，男性，53岁，体重90 kg，BMI 32 kg/m²，糖尿病史3年，反复头晕1年，行头颅CT检查未发现异常，血脂检查甘油三酯4.7 mmol/L，胆固醇7.8 mmol/L，低密度脂蛋白5.3 mmol/L，高密度脂蛋白0.9 mmol/L，给予阿托伐他汀20 mg每日1次口服，服用3个后自行停服，未进行血脂检查。1个月前患者再次发生头晕、恶心，遂来门就诊。身体评估：T 36.6℃，P 84次/分，R 19次/分，BP 120/80 mmHg。神志清楚，胸、腹部检查（-），双肺呼吸音清，心率76次/分，心律齐，未闻及病理性杂音，双下肢无水肿，神经系统检查无异常。实验室检查：胆固醇8.9 mmol/L，甘油三酯2.6 mmol/L，低密度脂蛋白2.9 mmol/L，高密度脂蛋白0.7 mmol/L。入院诊断为脂蛋白异常血症。

请回答：

1. 患者的脂蛋白异常血症是继发性还是原发性？

2. 入院评估时，应重点关注患者疾病史、心理和社会等方面哪些资料的收集？

3. 针对此患者，如何指导患者用药？

血脂异常（dyslipidemia）通常指血清中胆固醇（CH）、甘油三酯（TG）、低密度脂蛋白胆固醇（LDL-C）水平升高，高密度脂蛋白胆固醇（HDL-C）水平降低。由于在血浆中脂质以脂蛋白的形式存在，血脂异常表现为脂蛋白异常血症（dyslipoproteinemia）。目前中国

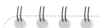

成人血脂异常总体患病率高达 40.4%。血脂异常可导致冠心病等动脉粥样硬化性心血管疾病（ASCVD），同时增加肿瘤的风险。血脂异常的防治对降低心血管疾病患病率、提高生命质量具有重要意义。

【血脂、脂蛋白和载脂蛋白】

1. 血脂　血脂是血浆中的中性脂肪（胆固醇、甘油三酯）和类脂（磷脂、糖脂、固醇、类固醇）的总称。

（1）甘油三酯（triglyceride，TC）：外源性甘油三酯来自食物，经消化、吸收后成为乳糜微粒的主要成分。内源性甘油三酯主要由小肠和肝合成，构成脂蛋白（主要是 VLDL）后进入血浆。血浆中的甘油三酯是机体的恒定能量来源，它在脂蛋白脂肪酶（IPL）的作用下分解为游离脂肪酸（FFA）供肌细胞氧化或储存于脂肪组织。脂肪组织中的脂肪又可被脂肪酶水解为 FFA 和甘油，进入血液循环后供其他组织利用。任何甘油三酯来源过多，包括进食和自身合成或其分解障碍均可引起高甘油三酯血症。

（2）胆固醇（cholesterol）：食物中的胆固醇（外源性）主要为游离胆固醇，在小肠内与磷脂、胆酸结合成微粒，在肠黏膜吸收后与长链脂肪酸结合形成胆固醇脂，经淋巴系统进入体循环。内源性胆固醇在肝和小肠黏膜由乙酸合成而来。循环中胆固醇的功能包括构成细胞膜，生成类胆固醇激素、维生素 D、胆酸盐，储存于组织等。未被吸收的胆固醇应在小肠下段转化成类固醇随粪便排出。排入肠腔的胆固醇和胆酸盐可再吸收，经肠肝循环到达肝再利用。高热量、高脂肪、高饱和脂肪酸饮食促进胆固醇合成，使血浓度升高；饥饿、低热量饮食或肝吸收胆固醇较多时，可减少胆固醇合成；食物中的纤维素可减少胆固醇吸收。

（3）磷脂：是生物膜的重要组成成分，对脂肪吸收、转运、储存也起重要作用，是维持乳糜微粒结构稳定的因素。磷脂主要由肝及小肠黏膜合成，食物中的蛋黄、瘦肉含有磷脂。

（4）游离脂肪酸：由长链脂肪酸与白蛋白结合而成。代谢途径：①供肌细胞利用；②被肝摄取，再合成为甘油三酯。糖尿病患者游离脂肪酸水平升高，在酮血症时更显著。血浆游离脂肪酸升高表示脂肪动员加强。

2. 脂蛋白　血浆脂蛋白是由蛋白质（载脂蛋白）、胆固醇、甘油三酯和磷脂等所组成的球形大分子复合物。血浆脂蛋白分为 6 类：乳糜微粒（chylomicron，CM）、极低密度脂蛋白（very low density lipoprotein，VLDL）、中密度脂蛋白（intermediate density lipoprotein，IDL）、低密度脂蛋白（low density lipoprotein，LDL）和高密度脂蛋白（high density lipoprotein，HDL）及脂蛋白（a）[Lp（a）]。脂蛋白的代谢途径有两种：外源性代谢途径，即饮食摄入的 CH 和 TG 在小肠中合成 CM 及其代谢过程；内源性代谢途径，即由肝合成的 VLDL 转变为 IDL 和 LDL，及 LDL 被肝或其他器官代谢的过程。此外，还存在 CH 逆转运途径，即 HDL 将 CH 从周围组织转运到肝进行代谢再循环。

（1）乳糜微粒（CM）：颗粒最大，密度最小，其 TG 含量约占 90%。CM 的主要功能是将外源性 TG 运送到肝外组织。正常人空腹 12 h 后血清中无 CM。餐后或某些病理状态下血液中含有大量 CM 时，血液外观呈白色、混浊。CM 不能进入动脉壁内，一般不引起动脉粥样硬化，但易诱发急性胰腺炎；CM 残粒可被巨噬细胞表面受体所识别而摄取，与动脉粥样硬化有关。

（2）极低密度脂蛋白（VLDL）：由肝合成，TG 含量约占 55%，与 CM 统称为富含 TG 的脂蛋白。VLDL 的主要功能是将内源性 TG 运送到肝外组织，同时向外周组织间接或直接运送 CH。在没有 CM 存在的血清中，TG 浓度能反映 VLDL 的水平。VLDL 水平升高是冠心病的危险因素。

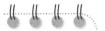

（3）低密度脂蛋白（LDL）：由 VLDL 和 IDL 中的 TG 水解形成。LDL 颗粒中 CH 约占 50%，是胆固醇含量最多的脂蛋白，故称为富含 CH 的脂蛋白，其载脂蛋白 95% 以上为 $ApoB_{100}$。LDL 的主要功能是将 CH 转运到肝外组织，与 LDL 受体结合，介导 CH 的摄取和利用。单纯性高胆固醇血症时，胆固醇浓度的升高与血清 LDL-C 水平呈平行关系。LDL 是导致动脉粥样硬化的主要危险因素。LDL 分为 LDL_2 和 LDL_3，其中 LDL_3 为小而致密的 LDL（sLDL），容易进入动脉壁内。sLDL 和氧化修饰的 LDL 具有很强的致动脉粥样硬化作用。

（4）高密度脂蛋白（HDL）：主要由肝和小肠合成，其蛋白质和脂质含量约各占一半，载脂蛋白以 $ApoA_1$ 和 $ApoA_2$ 为主。HDL 的主要功能是将 CH 从周围组织转运到肝进行再循环或以胆酸的形式排泄，此过程称为 CH 逆转运。HDL 是一类异质性脂蛋白，包含多种亚组分，其抗动脉粥样硬化特性存在差异。低 HDL-C 是 ASCVD 的独立危险因素。

（5）脂蛋白（a）[Lp（a）]：Lp（a）脂质成分类似 LDL 其载脂蛋白除含有 $ApoB_{100}$ 外，还含有 Apo（a）。血清 Lp（a）水平主要由遗传因素决定，与 Apo（a）的大小呈负相关。Lp（a）是 ASCVD 的独立危险因素，当 Lp（a）>300 mg/L 时，冠心病的风险显著升高。

3. 载脂蛋白（apolipoprotein，Apo）　载脂蛋白的蛋白质部分承担在血浆中转运脂类的功能，故称为载脂蛋白。该物质与脂质结合形成水溶性物质，除转运脂类外，还参与酶的调节，以及参与细胞膜受体的识别和结合反应。所有载脂蛋白均在肝内合成，小肠黏膜细胞可合成部分载脂蛋白。已发现有 20 余种载脂蛋白，按组成分为 ApoA、ApoB、ApoC、ApoD、ApoE。根据氨基酸序列的差异，每一型又分为若干亚型，ApoA 分为 A_1、A_2、A_4、A_5；ApoB 分为 B_{48}、B_{100}；ApoC 分为 C_1、C_2、C_3、C_4；ApoE 分为 E_2、E_3、E_4 等。载脂蛋白还包括一种长度多变、可与 LDL 结合的 Apo（a）。

【血脂异常的分类】

血脂异常主要有以下 4 种分类方法。

1. 表型分类　根据各种血浆脂蛋白升高的程度，将脂蛋白异常血症分为 6 型（Ⅰ型、Ⅱa型、Ⅱb型、Ⅲ型、Ⅳ型、Ⅴ型），其中Ⅱa型、Ⅱb型和Ⅳ型较常见。

2. 简易分型　临床上简单地将血脂异常分为高甘油三酯血症、高胆固醇血症、混合型高脂血症（甘油三酯和胆固醇均升高）和低高密度脂蛋白胆固醇血症。

3. 按是否继发于全身性疾病分类　分为原发性和继发性血脂异常。

4. 基因分类　根据有无遗传基因缺陷将原发性血脂异常分为家族性脂蛋白异常血症和散发性或多基因性脂蛋白异常血症。

【病因和发病机制】

脂蛋白代谢过程极为复杂，不论何种原因引起脂质来源、脂蛋白合成、代谢过程关键酶异常或降解过程受体通路障碍等，均可导致血脂异常。

（一）原发性血脂异常

家族性脂蛋白异常血症是由于基因缺陷所致。某些突变基因已经阐明，如家族 LPL 缺乏症和家族性 ApoCⅡ缺乏症可因为 CM、VLDL 降解障碍引起Ⅰ型或Ⅴ型脂蛋白异常血症；家族性高胆固醇症由于 LDL 受体缺陷影响 LDL 分解代谢，家族性 $ApoB_{100}$ 缺陷症是由于 LDL 结构异常影响与 LDL 受体结合，二者主要表现为Ⅱa型脂蛋白异常血症等。

大多数原发性血脂异常原因不明、呈散发性，认为是由多个基因与环境因素综合作用的结果。有关的环境因素包括不良的饮食习惯、体力活动不足、肥胖、年龄增长、吸烟及酗酒等。

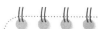

（二）继发性血脂异常

1. 全身各系统性疾病　肝病、肾病、甲减、库欣综合征、糖尿病、骨髓瘤及系统性红斑狼疮等可引起继发性血脂异常。

2. 药物　β受体阻断药、噻嗪类利尿药等可引起继发性血脂异常。长期大量使用糖皮质激素可促进脂肪分解、血浆总胆固醇（total cholesterol，TC）和 TG 水平升高。

【临床表现】

血脂异常可见于不同年龄、性别人群，但患病率随年龄增长而增加，高胆固醇血症高峰发病年龄为 50～69 岁。多数血脂异常患者无任何症状和异常体征，而在血常规生化检查时被发现。血脂异常的主要临床表现如下。

1. 黄色瘤、早发性角膜环和脂血症眼底改变　黄色瘤的产生原因是脂质在真皮内沉积，表现为局限性皮肤隆起，颜色可为黄色，多呈结节、斑块或丘疹状，质地一般柔软，最常见的是眼睑周围扁平黄色瘤。早发性角膜环出现在 40 岁以下，多伴血脂异常。高甘油三酯血症可产生脂血症眼底改变。

2. 动脉粥样硬化　脂质在血管内皮沉积引起动脉粥样硬化，可导致冠心病、脑血管病等。严重的高胆固醇血症有时可出现游走性多关节炎。严重的高甘油三酯血症可引起急性胰腺炎。

【辅助检查】

血脂异常通过实验室检查进行诊断及分型。基本检测项目为血浆或血清 TC、TG、LDL-C 和 HDL-C，ApoA、ApoB 对预测冠心病有一定的意义。抽血前最后一餐应忌高脂饮食和禁酒。

【诊断要点】

根据血脂异常的相关疾病史、临床表现，了解饮食习惯、药物使用和家族史，结合实验室检查，可做出诊断。

【治疗要点】

高脂血症与冠心病、脑血管病患病率密切相关，纠正血脂异常的目的在于降低缺血性心血管疾病的患病率和死亡率，因此应坚持综合治疗。主要包括改变生活方式，药物治疗，必要时考虑血浆净化疗法或外科治疗。对继发性血脂异常，应积极治疗原发病。

1. 生活方式干预　治疗性生活方式干预。

血脂异常明显受饮食和生活方式影响，控制饮食和改善生活方式是治疗血脂异常的基础措施，无论是否选择药物治疗，都必须坚持改变生活方式。

（1）饮食管理：医学营养疗法（medical nutrition therapy，MNT）是治疗血脂异常的基础，需长期坚持。改善饮食结构，根据患者血脂异常的程度、分型，以及性别、年龄和劳动强度等制订食谱。高胆固醇血症要求采用低饱和脂肪酸、低胆固醇饮食，增加不饱和脂肪酸；外源性高甘油三酯血症要求改为严格的低脂肪饮食，脂肪摄入量＜总热量的 30%；内源性高甘油三酯血症要注意限制总热量及糖类，减轻体重，并增加多不饱和脂肪酸的摄入，减少总能量摄入（每日减少 300～500 kcal）。在满足每日必需营养和总能量的基础上，限制 CH 摄入量（＜300 mg/d），补充植物固醇（2～3 g/d）。限制饱和脂肪酸摄入量（占总能量比例一般人群＜10%，高胆固醇血症患者＜7%），脂肪摄入优先选择富含 n-3（ω-3）多不饱和脂肪酸的食物。摄入糖类占总能量的 50%～60%，补充可溶性膳食纤维（10～25 g/d）。

（2）运动治疗：增加有规律的体力活动；以控制体重，保持合适的体重指数。每日坚持户

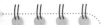

外运动，如散步、慢跑、打太极拳、游泳，以全身舒适为度。积极的体育活动非常重要，体重减轻后可加强降低 LDL-C 的作用。运动和降低体重除有利于降低胆固醇外，还可使甘油三酯降低、HDL-C 升高。增加运动，每日 30 ~ 60 min 中等强度代谢运动，每周 5 ~ 7 d，保持合适的体重指数（BMI 20.0 ~ 23.9 kg/m²），对于 ASCVD 患者，应通过运动负荷试验充分评估其安全性。

（3）其他：保持心理平衡，学会自我调整心态，改变不良生活习惯，戒烟、限盐、限制饮酒、禁饮烈性酒。

2. 药物治疗　根据患者血脂异常的分型、药物调脂作用机制等选药，但须严格掌握用药指征，联合用药时注意不良反应可能增强。调血脂药主要有以下几类。

（1）他汀类药：适用于高胆固醇血症和以胆固醇升高为主的混合性高脂血症。常用药物有辛伐他汀、洛伐他汀、氟伐他汀、普伐他汀、阿托伐他汀及瑞舒伐他汀等。他汀类药又称羟甲基戊二酸单酰辅酶 A（HMG-CoA）还原酶抑制剂，HMG-CoA 还原酶是胆固醇生物合成的限速酶，HMG-CoA 还原酶抑制剂通过对该酶的竞争性抑制作用，从而阻断胆固醇的生成。

（2）苯氧芳酸类：又称贝特类，适用于高甘油三酯血症和以甘油三酯升高为主的混合型高脂血症。常用药物有苯扎贝特、吉非贝齐、非诺贝特、氯贝丁酯等。这类药物能增强脂蛋白脂肪酶（LPL）的脂解活性，促进 VLDL 和 TG 分解以及胆固醇的逆向转运，主要降低血清 TG、VLDL-C。

（3）烟酸类：常用药物有烟酸、阿昔莫司（氧甲吡嗪）。烟酸属 B 族维生素，其用量超过作为维生素作用的剂量时，有调脂作用，作用机制未明。

（4）酸螯合树脂类：适用于高胆固醇血症和以胆固醇升高为主的混合性高脂血症。常用药物有考来替泊（考来替哌）、考来烯胺（消胆胺）等，属于碱性阴离子交换树脂，通过阻止胆酸或胆固醇从肠道吸收，促进胆固醇降解。

（5）肠道胆固醇吸收抑制剂：适用于高胆固醇血症和以胆固醇升高为主的混合性高脂血症。依折麦布肠道胆固醇吸收抑制剂口服后吸收迅速，结合成依折麦布 - 葡萄醛苷酸，作用于小肠细胞刷状缘，抑制胆固醇和植物胆固醇吸收。

（6）普罗麦考：适用于高胆固醇血症，尤其是纯合子型家族性高胆固醇血症。通过渗入脂蛋白颗粒中影响脂蛋白代谢，而产生调脂作用。

（7）n-3 脂肪酸制剂：适用于高甘油三酯血症和以甘油三酯升高为主的混合型高脂血症，n-3（ω-3）长链多不饱和脂肪酸是鱼油的主要成分，调节血脂的机制尚不清楚。

3. 继发性高脂血症的治疗　需积极治疗原发病，如糖尿病，控制血糖在正常范围，定期复查血脂水平，以调整药物。

4. 血浆净化疗法　血浆净化疗法又称血浆置换，通过滤过、吸附和沉淀等方法选择性去除血清 LDL，仅用于极个别对他汀类药物过敏或不能耐受的严重难治性高胆固醇血症患者。

5. 外科治疗　对于非常严重的高胆固醇血症，如纯合子型家族性高胆固醇血症或对药物无法耐受的严重的高胆固醇血症患者，可考虑手术治疗，包括部分回肠末段切除术、门腔静脉分流术、肝移植等。

6. 基因治疗　基因治疗可能成为未来根治基因缺陷所致血脂异常的方法。

【主要护理措施】

1. 饮食护理　根据患者的病情、性别、年龄、运动情况、文化背景、饮食习惯、嗜好及进食量等帮助患者制订个体化的饮食行为干预计划。

（1）食物的选择：避免高脂、高胆固醇饮食，如少食脂肪含量高的肉类，尤其是肥肉，进食禽肉应去除皮脂；少食用动物油脂、棕榈油等富含饱和脂肪酸食物，以及蛋黄、动物内脏、鱼子、鱿鱼、墨鱼等高胆固醇食物。

（2）低热量饮食：如淀粉、玉米、鱼类、豆类、奶类、蔬菜、瓜果，可减少总热量摄入，减少胆固醇合成，促使超体重患者增加脂肪消耗，有利于降低血脂，控制糖类摄入量，防止多余的糖分转化为血脂。

（3）高纤维饮食：多吃粗粮、杂粮、干豆类、蔬菜、水果等，以增加食物纤维含量，满足患者饱腹感，有利于减少热量摄入，并提高食物纤维与胆汁酸结合，增加胆盐在粪便中的排泄，降低血清胆固醇浓度。

（4）戒烟与限酒；禁饮烈性酒，以减少引起动脉粥样硬化的危险因素。

2. 运动管理 根据患者的生活方式、习惯、运动量、体重制订科学的运动计划。提倡中、低强度的有氧运动，如快步行走、慢跑、游泳、做体操、打太极拳、骑自行车，每日30～60 min，每周5～7次，运动后以微汗、不疲劳、没有不适反应为宜，做到持之以恒，根据个人情况循序渐进，从而减轻体重、降低 TC 和 TG，升高 HDL-C。

3. 用药护理 指导患者饭后服用药物，正确服用调血脂药，观察和处理药物的不良反应。

（1）他汀类药物：少数病例服用大剂量时可引起转氨酶升高、肌肉疼痛，严重者可引起横纹肌溶解、急性肾衰竭等，若与其他调血脂药（如烟酸、氯贝丁酯类）合用，应特别小心。用药期间定期检测肝功能。此类药物不宜用于儿童、妊娠期及哺乳期妇女。

（2）苯氧芳酸类：不良反应一般较轻微，主要有恶心、腹胀、腹泻等胃肠道反应，有时有一过性血清转氨酶升高，应在饭后服用。肝肾功能不全者、妊娠期及哺乳期妇女忌用。此类药物可加强抗凝血药作用，合用时抗凝血药剂量宜减少。

（3）烟酸类：不良反应有面部潮红、瘙痒、胃肠道症状，严重不良反应为消化性溃疡恶化，偶见肝功能损害，可指导患者饭后服用。

（4）胆酸螯合树脂类：不良反应为恶心、呕吐、腹胀、腹痛、便秘，也可干扰其他药物（如叶酸、地高辛、贝特类、他汀类、抗生素、甲状腺素及脂溶性维生素）的吸收，可在服用本类药物前1～4 h或4 h后服用其他药物。

（5）肠道胆固醇吸收抑制剂：依折麦布的常见不良反应为头痛和恶心，有可能引起转氨酶升高。

（6）普罗麦考：常见不良反应为恶心，最严重的不良反应偶见 QT 间期延长。

（7）n-3 脂肪酸制剂：常见不良反应为恶心。有出血倾向者禁用。

4. 心理护理 多数患者因担心疾病的预后而有焦虑及恐惧感，护理人员应该认真观察患者的情绪变化，介绍治疗成功的病例，使其消除思想顾虑，积极配合治疗与护理。

【健康教育】

1. 预防疾病教育 应向健康人群普及血脂异常的健康行为，倡导科学膳食、均衡饮食，保持标准体重，坚持规律的体育运动，预防肥胖，避免不良生活习惯，注意保持心理平衡。对于45 岁以上及有高血压、高血脂家族史的高危人群，应定期监测血脂水平，以早发现、早治疗。

2. 疾病知识教育 向患者讲解血脂异常对健康的危害，血脂异常与糖尿病、肥胖症及心脑血管病的关系。指导患者长期坚持饮食控制，提倡低脂、低胆固醇饮食，增加纤维素的摄入量。限制总热量，控制体重。戒烟、限酒。坚持适当的体育运动。

3. 安全用药教育 坚持规范的药物治疗，使血脂保持在适当水平，减少高血脂对心脑血管等全身各个系统的损害。

4. 自我病情监测　定期体检及复查血脂，密切观察心脑血管病的临床征象，降脂治疗一般是长期的，甚至是终身的。如服药期间出现胃肠道反应、肌痛等，要及时去医院就诊。肥胖者及明显超重者，应定期作血脂常规检查；重点预防人群为心脑血管病或 2 型糖尿病患者，患者必须了解血脂异常对疾病的影响，坚持服降血脂药，定期查血脂。

小　结

血脂异常通常指血清中胆固醇（CH）、甘油三酯（TG）、低密度脂蛋白胆固醇（LDL-C）水平升高，高密度脂蛋白胆固醇（HDL-C）水平降低。因为脂质不溶或微溶于水，必须与蛋白质结合成脂蛋白才能在血液循环中运输和利用，所以血脂异常表现为脂蛋白异常血症，分为原发性和继发性，主要临床表现有黄色瘤、早发性角膜环和脂血症眼底改变及动脉粥样硬化，可导致冠心病、脑血管病等。主要治疗方法为坚持长期综合治疗，包括饮食、运动、药物治疗。继发性高脂血症应积极治疗原发病。主要护理措施为饮食、运动、药物等护理。健康教育主要为预防反复发作和自我病情监测。

（黄　新）

附：代谢综合征

代谢综合征（metabolic syndrome，MS）是指人体的脂肪、蛋白质、糖类等物质发生代谢紊乱的病理状态，是一组复杂的代谢紊乱症候群。代谢综合征的中心环节是肥胖和胰岛素抵抗，主要为肥胖症，尤其是向心性肥胖，代谢综合征是糖尿病（DM）、心脑血管病（CVD）的危险因素。心血管事件的发生率及死亡风险是正常人群的 2～3 倍，无糖尿病的代谢综合征患者发生 T2DM 的风险是正常人群的 5 倍。我国代谢综合征发病率逐年升高。对 2010 年中国慢病监测数据分析发现，我国代谢综合征总体患病率已达 33.9%，实现健康中国，中心任务是改善全民健康，迫切需要加强该病的预防、早期诊断和干预。

【病因和发病机制】

本病的基本病因不清，发病机制尚未明确。代谢综合征是遗传和环境因素相互作用的结果。胰岛素抵抗是代谢综合征的中心环节，而肥胖（特别是向心性肥胖）与胰岛素抵抗的发生密切相关。胰岛素抵抗指胰岛素作用的靶器官（主要是肝、肌肉、脂肪组织、血管内皮细胞等）对胰岛素的敏感性降低。在病程早期，机体为了克服胰岛素抵抗，代偿性分泌过多的胰岛素，引起高胰岛素血症。胰岛素抵抗和高胰岛素血症是代谢综合征的重要致病机制。

肥胖引起胰岛素抵抗的机制与脂肪细胞来源的激素 / 细胞因子水平异常有关，如游离脂肪酸（FFA）、肿瘤坏死因子 -a（TNF-a）、瘦素、抵抗素、纤溶酶原激活物抑制因子 1（PAI-1）等的增多以及脂联素的不足。胰岛素抵抗通过多种直接或间接机制参与代谢综合征相关疾病的发生。①2 型糖尿病（T2DM）：胰岛素抵抗状态下，胰岛 β 细胞通过代偿性分泌胰岛素维持血糖正常，对胰岛素抵抗失代偿时，则发生 T2DM。②高血压：高胰岛素血症刺激交感神经，增加心排血量，引起血管收缩和平滑肌增殖，肾对钠的重吸收增加。③血脂异常：TG 增加、

sLDL 增加和 HDL-2 降低是代谢综合征血脂异常的特征。④血管内皮细胞功能异常：胰岛素抵抗状态下，血管内皮细胞释放 NO 减少、血管舒张功能降低。⑤凝血异常：胰岛素抵抗状态下，纤维蛋白原、血管性血友病因子（vWF）和 PALI 增加，引起高凝状态。⑥慢性低度炎症状态：促炎性细胞因子增多、急性期反应产物增加和炎症信号通路激活，发生慢性、低度炎症反应。

胰岛素抵抗并非代谢综合征发生的唯一机制。代谢综合征人群并不一定都有胰岛素抵抗，而有胰岛素抵抗的人群也不一定都发生代谢综合征，提示这种心血管疾病多种代谢危险因素集结在个体的现象可能具有更为复杂或多元的病理基础。

【临床表现】

代谢综合征的临床表现既有它所包含各个疾病及其并发症、伴发病的临床表现，这些疾病可同时或先后出现。各疾病的临床表现，如血脂异常、肥胖症、糖尿病、冠心病、高血压和脑卒中，分别见相应章节。

【诊断要点】

诊断要点为具备以下 3 项或 3 项以上。①向心性肥胖和（或）腹型肥胖：腰围，男性 ≥ 90 cm，女性 ≥ 85 cm；②高血糖：空腹血糖 ≥ 6.1 mmol/L（110 mg/dl）或糖负荷后 2 h 血糖 ≥ 7.8 mmol/L（140 mg/dl）和（或）已确诊为糖尿病并治疗者；③高血压：血压 ≥ 130/85 mmHg 和（或）已确诊为高血压并治疗者；④空腹 TG ≥ 1.7 mmol/L（150 mg/dl）；⑤空腹 HDL-C ≤ 1.04 mmol/L（40 mg/dl）。

【治疗要点】

防治代谢综合征的主要目标是预防心血管疾病和 2 型糖尿病的发生，对已有心血管疾病者，则是预防心血管事件再发。原则上先采用生活方式干预，然后对各种危险因素进行药物治疗，且治疗必须达到目标值。

1. 生活方式干预　建立良好的生活方式，合理饮食，即低热量低脂膳食、适当体力活动、减轻体重及戒烟是预防代谢综合征的基础。

2. 针对各种危险因素的药物治疗　如糖尿病、高血压、血脂紊乱和肥胖，选用相应药物治疗，控制达标。根据不同年龄、性别、家族史等制定群体及个体化防治方案，且治疗必须达到目标值。

3. 治疗目标值

（1）体重：在 1 年内减轻 7% ~ 10%，争取 BMI 和腰围达到正常。

（2）血压：糖尿病患者血压 < 130/80 mmHg，非糖尿病患者血压 < 140/90 mmHg。

（3）LDL-C < 2.6 mmol/L、TG < 1.7 mmol/L、HDL-C > 1.04 mmol/L（男）或 1.3 mmol/L（女）。

（4）空腹血糖 < 6.1 mmol/L、糖负荷后 2 h 血糖 < 7.8 mmol/L 及 HbA1c < 7%。

随堂测 7-8

小　结

代谢综合征是指人体的脂肪、蛋白质、糖类等物质发生代谢紊乱的病理状态，是一组复杂的代谢紊乱症候群。代谢综合征病因和发病机制尚未明确，是遗传和环境因素相互作用的结果。胰岛素抵抗是代谢综合征的中心环节，而肥胖与胰岛素抵抗的发生密切相关。临床表现既有它所包含各个疾病及其并发症、伴发病的临床表现。防治原则上先采用生活方式干预，然后对各种危险因素进行药物治疗，且治疗必须达到目标值。

（黄　新）

第九节　内分泌及代谢性疾病常用诊疗技术及护理

导学目标

通过本节内容的学习，学生应能够：

◆ **基本目标**

1. 解释毛细血管血糖监测、动态血糖监测、胰岛素注射、胰岛素泵操作的目的。
2. 说明上述操作的适应证、禁忌证和并发症。
3. 掌握上述操作技术，并应用恰当的沟通技巧，体现人文关怀和法律意识。

◆ **发展目标**

综合运用专科知识和技能为接受上述操作的患者提供高质量的专科护理。

◆ **思政目标**

在护理操作工作中，养成尊重患者、保护隐私、耐心帮助的态度，融入慎独职业精神和爱伤的专业情感。

血糖监测是糖尿病管理中的重要组成部分，其结果有助于评估糖尿病患者糖代谢紊乱的程度，制定合理的降糖方案，同时反映降糖治疗的效果，并指导治疗方案的调整。血糖监测的方法包括毛细血管血糖监测、动态血糖监测、静脉血浆葡萄糖测定、糖化血红蛋白检测等。

一、毛细血管血糖监测

毛细血管血糖监测是采用末梢采血器在指尖部采血，以获得新鲜毛细血管全血样本，测量其中葡萄糖含量的方法。

【适应证】

所有糖尿病患者。不同监测时间点的适用范围列于表 7-8。

表 7-8　毛细血管血糖监测不同监测时间点的适用范围

监测时间点	适用范围
餐前	血糖水平很高或有低血糖风险
餐后 2 h	空腹血糖已获良好控制，但糖化血红蛋白仍不能达标；需要了解饮食和运动对血糖的影响

续表

监测时间点	适用范围
睡前	注射胰岛素（特别是晚餐前注射）
夜间	胰岛素治疗已接近达标，但空腹血糖仍高；疑有夜间低血糖
其他	出现低血糖症状时应及时监测血糖；剧烈运动前、后宜监测血糖

【禁忌证】

无绝对禁忌证。相对禁忌证为采血部位局部血液循环差的患者，如休克、重度低血压、糖尿病酮症酸中毒、糖尿病高渗性昏迷、重度脱水及水肿。

【并发症】

1. 疼痛　针刺采血可引起患者疼痛及不适感。
2. 手指皮肤感觉障碍　长期、频繁的血糖监测可能导致穿刺部位感觉异常。

【穿刺部位】

常用穿刺点是手指指腹两侧。

【操作流程】

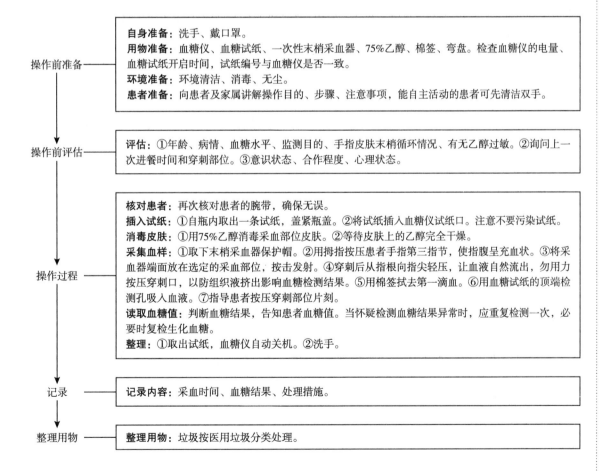

操作前准备

自身准备：洗手、戴口罩。
用物准备：血糖仪、血糖试纸、一次性末梢采血器、75%乙醇、棉签、弯盘。检查血糖仪的电量、血糖试纸开启时间，试纸编号与血糖仪是否一致。
环境准备：环境清洁、消毒、无尘。
患者准备：向患者及家属讲解操作目的、步骤、注意事项，能自主活动的患者可先清洁双手。

操作前评估

评估：①年龄、病情、血糖水平、监测目的、手指皮肤末梢循环情况、有无乙醇过敏。②询问上一次进餐时间和穿刺部位。③意识状态、合作程度、心理状态。

操作过程

核对患者：再次核对患者的腕带，确保无误。
插入试纸：①自瓶内取出一条试纸，盖紧瓶盖。②将试纸插入血糖仪试纸口。注意不要污染试纸。
消毒皮肤：①用75%乙醇消毒采血部位皮肤。②等待皮肤上的乙醇完全干燥。
采集血样：①取下末梢采血器保护帽。②用拇指按压患者手指第三指节，使指腹呈充血状。③将采血器端面放在选定的采血部位，按击发射。④穿刺后从指根向指尖轻压，让血液自然流出，勿用力按压穿刺口，以防组织液挤出影响血糖检测结果。⑤用棉签拭去第一滴血。⑥用血糖试纸的顶端检测孔吸入血液。⑦指导患者按压穿刺部位片刻。
读取血糖值：判断血糖结果，告知患者血糖值。当怀疑检测血糖结果异常时，应重复检测一次，必要时复检生化血糖。
整理：①取出试纸，血糖仪自动关机。②洗手。

记录

记录内容：采血时间、血糖结果、处理措施。

整理用物

整理用物：垃圾按医用垃圾分类处理。

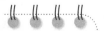

【操作后护理】

1. 血糖异常的处理　当患者发生低血糖、高血糖时，应及时分析原因，针对不同的原因采取处理措施。

2. 健康教育　了解血糖的动态变化，指导患者调整饮食、运动等计划。

二、持续血糖监测

持续血糖监测（continuous glucose monitor，CGM）是通过植入葡萄糖感应器连续监测皮下组织液的葡萄糖浓度而反映血糖水平的监测技术。动态血糖监测可提供连续、全面、可靠的全天血糖信息，了解血糖波动的趋势，发现不易被传统监测方法所探测的隐匿性高血糖或低血糖，成为传统血糖监测方法的一种有效补充。动态血糖监测包括回顾性动态血糖监测系统、实时动态血糖监测系统以及扫描式动态血糖监测系统等。本部分主要讲述实时动态血糖监测系统。

【适应证】

（1）1 型糖尿病患者。

（2）需要胰岛素强化治疗的 2 型糖尿病患者。

（3）在自我血糖监测指导下使用降糖治疗的 2 型糖尿病患者，仍出现下列情况之一：①无法解释的严重低血糖或反复低血糖，无症状性低血糖、夜间低血糖；②无法解释的高血糖，特别是空腹高血糖；③血糖波动大；④出于对低血糖的恐惧，刻意保持高血糖状态。

（4）妊娠糖尿病或糖尿病合并妊娠患者。

（5）患者健康教育：动态血糖监测可以帮助患者了解运动、饮食、应激、降糖治疗等导致的血糖变化，促使患者选择健康的生活方式，提高患者的依从性，促进医患双方更有效的沟通。

（6）合并胃轻瘫的糖尿病患者以及特殊类型糖尿病患者等。

【禁忌证】

无。

【并发症】

1. 出血　由于穿刺针头刺伤毛细血管引起穿刺口出血。

2. 疼痛　由于穿刺针头刺激末梢神经引发疼痛感。

3. 皮下硬结　因患者对留置探头过敏，轮换部位不规范或停留时间过长等原因引起。

【植入部位】

常用植入部位：①首选腹部，避开脐周 5 cm、胰岛素泵穿刺点 8 cm 部位，避免瘢痕、硬结、衣物容易摩擦或压住探头的部位及经常活动的身体部位。②妊娠中、晚期慎选腹部，可换成大腿外侧或上臂外侧。

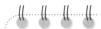

【操作流程】

操作前准备——

> **自身准备**：洗手，戴口罩。
> **用物准备**：动态血糖监测仪、一次性针头、助针器、发送器、透明敷料、75%乙醇、棉签、弯盘、治疗盘。检查探头的有效期及包装是否完好。
> **环境准备**：环境清洁、消毒、无尘、温度适宜，注意遮挡。
> **患者准备**：向患者及家属讲解操作目的、步骤、注意事项，说明植入探头时可能会有疼痛感，此外一般不会有疼痛，以减轻患者的焦虑。

操作前评估——

> **操作前评估**：①病情、血糖水平、植入部位皮肤情况、过敏史。②意识状态、合作程度、心理状态。③患者及家属对动态血糖监测的知晓程度。

操作过程——

> **核对患者**：再次核对医嘱和患者信息。
> **消毒皮肤**：①用75%乙醇棉签以穿刺点为圆心向外旋转消毒皮肤3次，消毒范围直径8 cm以上。②待皮肤上的乙醇完全干燥。
> **安装探头**：将探头安装在助针器上。
> **植入探头**：①取下胶布前端的透明衬纸和针套。②嘱患者深吸气后屏气，腹部保持隆起，绷紧皮肤，用助针器植入探头。③粘贴胶布，固定探头，探头浸润15 min以上。
> **设置参数**：①主菜单-Utilities-Time/Date，按ACT确定。②主菜单-Sensor-Sensor Setup-Edit Setting-Sensor On，按ACT确定。③主菜单-Sensor-Sensor Setup-Edit Setting-Transmtr ID ID，录入发送器ID。④主菜单-Sensor-Sensor Setup-Edit Setting-High/Low Glucose，录入高血糖/低血糖报警值。
> **连接发送器**：①连接发送器，如发送器绿灯闪烁，提示安装成功。②粘贴透明敷料。
> **启动探头初始化**：主菜单-Sensor-Sensor Start-New Sensor，按ACT确定。
> **校准探头血糖值**：监测毛细血管血糖并输入血糖值，主菜单-Sensor-Enter Meter BG，按ACT确定。探头植入后2 h、6 h需要输入血糖值进行校准，此后每日至少输入4次血糖值。

记录——

> **记录内容**：安装动态血糖仪监测时间、初始化时间、信号流量值等。

整理用物——

> **整理用物**：垃圾按医用垃圾分类处理。

【操作后护理】

1. 健康教育　①动态血糖监测仪需避免浸水，嘱患者淋浴前通知护士取下，淋浴时间不宜过长。②嘱患者行X线、CT、MR检查等前通知护士取下动态血糖监测仪和发送器。③保持动态血糖监测仪与发送器距离小于1 m，避免与手机等电子设备近距离接触。④冲凉勿揉搓透明敷料，防止松脱。⑤避免剧烈运动、大量出汗。⑥有报警信号时，及时通知护士。⑦患者腰带勿勒紧发送器和探头。

2. 观察　密切观察穿刺口有无红、肿、疼痛、硬结等。

3. 常见报警及处理方法　列于表7-9。

表7-9　动态血糖监测仪常见报警及处理方法

报警	处理方法
CAL ERROR（校准错误）	查看信号流量： ①若正常，等待血糖稳定后再输入一个新的血糖值。 ②若不正常，关闭探头12 h后，开机重新连接。
LOST SENSOR（丢失探头）	①检查探头植入是否正确。 ②检查输入的ID号是否正确。 ③检查发送器与探头连接：一手固定探头，另一手推动发送器，使其连接紧固。 ④查找丢失探头：Sensor-Sensor Start-Find Lost Sensor。

续表

报警	处理方法
METER BG NOW（现在输入指尖血糖值）	监测毛细血管血糖并输入进行校准。
WEAK SIGNAL（弱信号）	将动态血糖监测仪靠近发送器。
LOW TRANSMTR（发送器电量低）	发送器重新充电。
BAD TRANSMTR（发送器有问题）	发送器重新充电约 8 h，直至充电器上绿灯灭。

三、胰岛素注射技术

胰岛素注射技术是指借助胰岛素注射装置将胰岛素准确、安全地注射到患者皮下组织的一种方法。胰岛素注射工具包括胰岛素注射笔、胰岛素专用注射器、胰岛素泵和无针注射器。本部分主要讲述胰岛素注射笔注射技术。

【适应证】

（1）1 型糖尿病患者。

（2）各种严重的糖尿病患者伴急、慢性并发症或处于应激状态，如急性感染、创伤、手术前和手术后、妊娠和分娩。

（3）2 型糖尿病经饮食、运动、口服降血糖药治疗后血糖控制不满意者，β 细胞功能明显减退者，新诊断并伴有明显高血糖者，无明显诱因出现体重显著下降者。

（4）新发病且与 1 型糖尿病鉴别困难的消瘦糖尿病患者。

【禁忌证】

无绝对禁忌证。相对禁忌证为低血糖发作时，或对胰岛素严重过敏者。

【并发症】

1. 皮下脂肪增生　皮下脂肪增生包括脂肪细胞增大和脂肪组织肿胀和（或）硬结。临床表现为凸起或丘状，不伴有皮肤颜色或毛发分布变化，也可表现为一块有光泽或过度色素沉着和（或）脱毛的区域。

2. 脂肪萎缩　脂肪萎缩是由胰岛素结晶引发的机体对脂肪细胞产生的局部免疫反应，临床表现为皮肤不同程度的凹陷。

3. 疼痛　疼痛主要与注射针头长度、针头直径和注射环境相关。

4. 出血和淤血　注射针头在注射过程中刺破血管或毛细血管床，产生局部出血或淤血。

【注射部位】

1. 注射部位的选择　①腹部，边界为耻骨联合以上约 1 cm，最低为肋缘以下约 1 cm，脐周 2.5 cm 以外的双侧腹部。②双侧大腿前外侧的上 1/3。③上臂外侧的中 1/3。④双侧臀部外上侧。

2. 注射部位的轮换　①大轮换：将注射部位分为四个等分区域（大腿或臀部可等分为两个等分区域），每周使用一个等分区域并始终按顺时针方向轮换（图 7-2）。②小轮换：在任何一个等分区域内注射时，连续两次注射应间隔至少 1 cm，进行系统性轮换，以避免重复组织创伤。

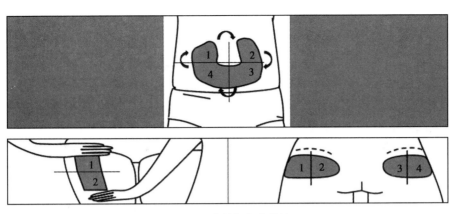

图 7-2　注射部位大轮换

引自：中国糖尿病药物注射技术指南（2016 年版）。

【操作流程】

操作前准备
> **自身准备**：洗手，戴口罩。
> **用物准备**：胰岛素注射笔、75%乙醇、棉签、胰岛素笔芯（提前30 min从冰箱取出）、笔用针头、治疗盘。
> **环境准备**：环境清洁、消毒、无尘，温度适宜，注意遮挡。
> **患者准备**：注射餐前胰岛素时，准备好食物。

操作前评估
> **操作前评估**：①年龄、病情、血糖水平、注射目的、注射皮肤情况、过敏史、食物的准备、胃纳情况。②意识状态、合作程度、心理状态。

操作过程
> **核对患者和药物**：①核对患者信息，确保无误。②核对注射单以及胰岛素剂型、剂量、有效期、药液性状等。新开启的胰岛素要注明开启时间。
> **安装笔芯**：①旋开笔帽，拧开笔芯架，推回螺旋杆。②将笔芯装入笔芯架，拧紧。
> **混匀胰岛素**：在使用中效胰岛素和预混胰岛素之前，充分混匀胰岛素，直至胰岛素转变为均匀的云雾状白色液体。①将胰岛素笔放在手心，水平滚动10次。②用双手夹住胰岛素笔，通过肘关节和前臂的上下摆动，上下翻动10次。
> **安装针头**：①用75%乙醇棉签消毒笔芯末端的橡胶塞。②将笔用针头垂直对准笔芯架，拧紧。
> **排气**：①取下针头的外、内针套，调节2个单位的剂量。②将针头垂直朝上，轻敲笔芯架，使气泡聚集于上部，推动按钮，直至有一滴胰岛素溢出。
> **操作前核对**：核对患者信息、注射胰岛素种类及剂量。
> **调节注射剂量**：转动调节旋钮至所需刻度。如果剂量设定过多，可逆向调节旋钮，改正剂量。
> **选择注射部位**：从腹部、上臂外侧、臀部、大腿前外侧选择注射部位。避免在硬结、瘢痕、感染处注射。与上次注射部位间隔至少1 cm，避免使用同一注射点。
> **消毒注射部位**：①用75%乙醇消毒注射部位皮肤，直径大于5 cm。②待皮肤上的乙醇完全干燥。
> **操作中核对**：核对患者和胰岛素剂型、剂量。
> **注射胰岛素**：①右手握胰岛素笔，将针头垂直刺入皮下组织。②固定笔杆，用右手拇指按压按钮，注射胰岛素至刻度归零。③注射完毕后，针头停留10 s以上再拔出。
> **取下针头**：①垂直对准针头盖上外针套，防止针刺伤。②反向旋转，取下针头，丢弃。
> **操作后核对**：核对患者和胰岛素剂型、剂量。

记录
> **记录内容**：在注射本上记录并签名，如有特殊反应，需书写护理记录。

整理用物
> **整理用物**：垃圾按医用垃圾分类处理。

【操作后护理】

1. 出血和淤血　于出血部位按压 5 ~ 10 s 止血，向患者说明注射部位局部出血或淤血不影响胰岛素的吸收。

2. 健康教育　嘱患者注射胰岛素后勿离开病房，餐前注射速效或短效胰岛素后应及时进餐，防止发生低血糖。

3. 观察　密切观察针孔有无红、肿、疼痛、药物溢出，患者有无低血糖反应。

四、胰岛素泵

胰岛素泵是采用人工智能控制的胰岛素输入装置，通过持续皮下输注胰岛素的方式，模拟人体胰岛素的生理分泌。胰岛素泵包括泵主体、一次性储药器、一次性输注管路以及相关配件。

【适应证】

（1）1 型糖尿病患者。

（2）计划受孕和已妊娠的糖尿病患者或需要胰岛素治疗的妊娠糖尿病患者。

（3）需要胰岛素强化治疗的 2 型糖尿病患者。

（4）需要长期胰岛素替代治疗的其他类型糖尿病患者（如胰腺切除术后）。

【禁忌证】

（1）糖尿病酮症酸中毒、高渗高血糖综合征或伴严重循环障碍的患者。

（2）对皮下输注管路过敏者。

（3）伴有严重心理障碍或精神异常者。

（4）年幼或年长无监护人陪伴，生活不能自理者。

【并发症】

1. 皮肤相关并发症　包括瘢痕、皮下硬结、脂肪增生或萎缩。

2. 疼痛　由于针头刺激末梢神经引发疼痛感。

3. 出血　由于针头刺伤毛细血管引起穿刺口出血或瘀斑。

4. 感染　包括局部皮肤发红、瘙痒等。

【植入部位】

1. 注射部位的选择　首选腹部，其次可依次选择上臂、大腿外侧、后腰、臀部。避免在局部硬结、瘢痕、皮疹、妊娠纹和感染等部位注射，注射点距离脐周 5 cm 以上。妊娠中、晚期慎选腹部，可换成大腿外侧或上臂外侧。新的植入部位至少离最近的一次植入部位 2 ~ 3 cm 以上。对于使用动态血糖监测的患者，距离探头植入部位在 7.5 cm 以上。

2. 注射部位的轮换　目前常用的输注部位轮换方法有 M/W 法与钟面法。①M/W 法：在脐一侧想象出一个字母"M"形，另一侧为一个"W"形。从一个字母的末端开始植入，然后沿该字母书写的方向顺序变更到每一个交接点（图 7-3）。②钟面法：在脐周围模拟一个钟面。变更植入部位时，从 12 点钟位置开始植入，然后顺时针方向变更植入部位到 3 点、6 点，以此类推（图 7-4）。

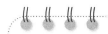

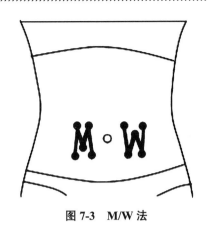

图 7-3　M/W 法

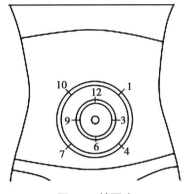

图 7-4　钟面法

引自：中国糖尿病药物注射技术
指南（2016 年版）

【操作流程】

操作前准备————

> **自身准备**：洗手，戴口罩。
> **用物准备**：胰岛素泵、一次性输注管路、一次性储药器、胰岛素笔芯（提前30 min从冰箱取出）、助针器、75%乙醇、棉签、弯盘。检查胰岛素泵电量、日期、时间和机器性能，检查连接管路和储药器的有效期和包装是否完好。
> **环境准备**：环境清洁、消毒、无尘，温度适宜，注意遮挡。
> **患者准备**：向患者及家属讲解操作目的、步骤，向患者说明植入管路时可能会有疼痛感，此外一般不会有疼痛，以减轻患者的焦虑。

操作前评估————

> **操作前评估**：①病情、血糖水平、植入部位皮肤情况、过敏史。②意识状态、合作程度、心理状态。③患者及家属对胰岛素泵使用的知晓程度。

操作过程————

> **核对患者**：①核对患者信息，确保无误。②核对注射单以及胰岛素的种类、剂型、胰岛素泵基础量。
> **安装储药器**：①将储药器针头刺入胰岛素笔芯瓶胶塞。②笔芯瓶朝上，拉动活塞，将胰岛素吸入储药器内。③轻敲储药器侧壁，使气泡上升到储药器顶部后清除气泡。④握住储药器逆时针转动，去除取液罩和活塞。
> **安装管路**：将输注管路接头装到储药器上，顺时针转动将其固定。
> **马达复位**：①主菜单（ACT）→充盈→马达复位。②马达复位后，屏幕上出现"安装/固定储药器"的提示。
> **连接泵**：①从储药仓顶部插入储药器，刻度向内。②顺时针转动接头1/2圈将其装好。
> **充盈管路**：持续按住ACT键充盈，直至针尖出现胰岛素液滴再松开。
> **操作前核对**：核对患者信息。
> **植入输注管路**：①用75%乙醇消毒穿刺部位皮肤，以穿刺点为圆心，范围直径5 cm以上。②将连接管路安装在助针器上。③嘱患者深吸气后屏气，保持腹部隆起，绷紧皮肤，用助针器植入输注管路。④粘贴敷料，固定输注管路。
> **定量充盈**：主菜单（ACT）→充盈→定量充盈。

记录————

> **记录内容**：安装胰岛素泵时间、胰岛素种类等。

整理用物————

> **整理用物**：垃圾按医用垃圾分类处理。

【操作后护理】

1. 健康教育　①胰岛素泵需避免静电、浸水、撞击和强磁场环境，嘱患者沐浴前取下。②嘱患者行 X 线、CT、MR 等检查前通知护士取下胰岛素泵。③勿随意搔抓或按揉局部，勿用力拉扯管路，防止脱管。④患者的裤腰带勿勒紧胰岛素泵。⑤当发生报警振动时，及时通知护士。⑥待护士输注大剂量后方可进餐。

2. 观察　密切观察穿刺口有无红、肿、疼痛、硬结等。

3. 常见报警及处理　列于表7-10。

表 7-10　胰岛素泵常见报警及处理方法

报警	处理方法
"马达错误" A35、A43 报警 频繁"无输注"	①查看警报信息：按主屏任意按钮。 ②阅读警报信息和排除方法。 ③清除警报：按动 ESC 和 ACT，回到主屏幕。 ④按警报信息提供的说明排除警报。 ⑤检查设置（如时间、日期、基础率）。
更换电池超过时限	重新设置日期和时间，检查基础率等设置，需要重新设置。
电池测试失败	更换有效期内的新电池，电池保存在室温。
电池电量低	更换电池。
大剂量输注停止报警	①如胰岛素泵掉落，检查是否损坏。 ②查看大剂量历史，需要时重新设置剩余大剂量输注。
无输注报警	①如排除管路扭结，按 ESC 和 ACT。屏幕将显示两个选项：恢复输注和马达复位，选择恢复。 ②如胰岛素用尽，则按 ESC 和 ACT，选择马达复位，更换注射器和输注管路。

（胡细玲）

思考题

1. 简述甲状腺危象的诱因及临床表现。

2. 糖尿病酮症酸中毒的抢救原则是什么？

3. 胰岛素的主要副作用是什么？如何预防和处理？

4. 简述高尿酸血症的主要护理措施。

5. 简述血脂异常和脂蛋白异常血症的主要护理措施。

6. 病例分析题

患者，女性，32 岁，半年前无明显诱因出现体重下降约 10 kg，食欲亢进，活动后出现乏力，未予重视。随后患者逐渐出现性格急躁、易怒，双眼球较前突出。患者近 1 周无明显诱因出现阵发性心悸，夜间不能平卧，遂来院求治。体格检查：身高 165 cm，体重 45 kg，P 122 次 / 分，BP 150/80 mmHg。颈部可触及弥漫性甲状腺Ⅱ度肿大。心界向左扩大 1.5 cm，未闻及杂音。手指、眼睑及舌震颤，膝反射及跟腱反射亢进。食欲旺盛，每日排不成形大便 2 ～ 3 次。双下肢、足背凹陷性水肿。实验室检查：FT_3 24.23 pmol/L（2.76 ～ 6.45 pmol/L），FT_4 59.36 pmol/L（6.44 ～ 18.02 pmol/L），TSH 0.005 mIU/L（0.5 ～ 7.3 mIU/L）。心电图示：房颤，ST-T 段改变。心脏彩色超声检查提示左、右心房增大，二尖瓣反流，心律不齐。既往无自身免疫病，无甲亢家族史。

请回答：

（1）该病例可能的医疗诊断及依据是什么？

（2）甲状腺肿大的分级是什么？

（3）如何对该患者进行饮食护理？

第八章　风湿性疾病患者的护理

风湿性疾病（rheumatic diseases）简称风湿病，泛指病变影响骨、关节及其周围软组织（如肌肉、肌腱、滑膜、滑囊、韧带和软骨）及其他相关组织、器官的一组疾病。病因多种多样，可能与感染、免疫、代谢、内分泌、地理环境、遗传、退行性变、肿瘤等因素有关。根据其发病机制、病理及临床特点，可分为弥漫性结缔组织病、脊柱关节炎、退行性变，遗传、代谢和内分泌疾病相关的风湿病，感染相关、肿瘤相关风湿病，神经血管疾病、骨及软骨病变、非关节性风湿病，及其他有关节症状的疾病等10大类100余种疾病。其中，弥漫性结缔组织病（diffuse connective tissue disease）简称结缔组织病，是风湿病的一个重要大类，以血管和结缔组织的慢性炎症为病理基础，可引起多器官、多系统损害，主要包括系统性红斑狼疮、类风湿关节炎、特发性炎症性肌病（idiopathic inflammatory myositis，IIM）等。

近年来，随着社会卫生服务水平的提高、人们健康意识的增强和生活方式的改变，感染相关风湿病明显减少，而骨关节炎（osteoarthritis，OA）、痛风性关节炎的发病率呈上升趋势。风湿性疾病种类繁多，发病率高，且有一定的致残率，累及多器官、多系统，病程及预后个体差异较大。

第一节　概　述

导学目标

通过本节内容的学习，学生应能够：

◆ **基本目标**

1. 说出风湿性疾病的概念。

2. 归纳风湿性疾病的特点、常见症状及护理措施。

3. 运用所学知识对关节受损、雷诺现象、皮肤及黏膜受损患者提出针对性的护理诊断并制定相应的护理措施。

◆ **发展目标**

结合不同症状的特点及相应的病因和发病机制，护理各类风湿性疾病患者。

◆ **思政目标**

1. 尊重、理解、关爱患者，保护患者的隐私。

2. 具有坚韧不拔、开拓创新的科学品质，救死扶伤、严谨慎独的职业精神。

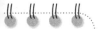

【风湿性疾病特点】

（一）属于自身免疫病

由于机体淋巴细胞失去了对自身组织的耐受性，对自身组织出现免疫反应，从而导致组织损伤。其发病机制可能与淋巴细胞活化有关。T 淋巴细胞的活化依靠存在于它们表面的 T 淋巴细胞抗原识别受体（TCR），识别由抗原提呈细胞（antigen presenting cell，APC）所递呈的自身抗原和主要组织相容复合体（major histocompatibility complex，MHC）分子的复合物，以及在辅助刺激因子的作用下被活化。活化后的 T 细胞可以分泌大量的促炎性细胞因子，造成组织损伤，同时又激活 B 淋巴细胞产生大量抗体。

（二）以血管和结缔组织慢性炎症的病理改变为基础

风湿病的病理改变有炎症性反应和非炎症性病变，不同的风湿病引起不同的靶组织、靶器官病变，引起的特异性临床症状因疾病不同而表现各异。炎症反应大部分因免疫反应异常激活后引起，局部组织有大量淋巴细胞、巨噬细胞、浆细胞浸润和聚集。血管病变是风湿病常见的共有病理改变，可以是血管壁炎症、血管壁增厚、管腔狭窄，造成组织、器官供血不良；也可以是血管舒缩功能障碍，继发血栓形成，使局部组织、器官缺血。非炎症性反应有关节软骨变性、皮下纤维组织增生等。

（三）常累及多个系统

风湿病是涉及多学科、多脏器、多系统的疾病。有些疾病以关节损伤为主，如类风湿关节炎、骨性关节炎（OA）。有些疾病为多脏器损害的系统性疾病，如系统性红斑狼疮、血管炎病、原发性干燥综合征（primary Sjögren syndrome，PSS）等。因此，除关节表现外，其他系统可以受损。

【风湿性疾病护理评估】

（一）病史

1. 主诉及现病史　应详细询问患者发病的时间，起病急缓，有无明显诱因，主要症状及其特点，病情进展情况，伴随症状，关节功能状况及其演变，关节以外的脏器和组织受累情况。发病后的诊治经过及治疗效果。评估患病以来体重、饮食、饮水、食欲、营养、睡眠、排尿、排便、活动与休息、日常生活自理能力等有无受到影响或发生变化等。

2. 既往史　某些风湿性疾病反复发作，故应询问既往史、每次发病情况及发病诱因，既往有无特殊的药物摄入史，如避孕药可能诱发狼疮。

3. 个人史与家族史

（1）个人史：询问出生地、年龄、职业、居住环境、工作环境等。

（2）家族史：询问患者亲属中是否有类似发病史。

（二）心理社会因素

1. 心理状况　患者常因疾病反复发作、长期不愈、关节受损症状（如关节疼痛、活动受限，或者器官、系统功能受损）而导致生活、工作或学习受到影响。护士应了解患者患病后有无敏感、多疑、易激惹、性格幼稚化、焦虑、抑郁、偏执和悲观等心理反应及其程度，患者对疾病的性质、过程、预后及防治知识的了解程度。

2. 社会支持系统　了解患者的亲属对患者所患疾病的认识和态度，及对患者的生活照顾及心理支持情况；患者的工作单位能给予的支持和帮助情况；患者出院后的继续就医条件及社区医疗服务水平等。

（三）身体评估

1. 全身状态评估　评估患者的生命体征、精神状态、营养状况，有无消瘦、发热等。

2. 皮肤和黏膜 注意患者皮肤有无红斑、皮疹或破损，注意皮损的颜色、大小、形状及分布等特征，如蝶形红斑提示系统性红斑狼疮，眶周紫红色水肿斑、双手关节伸面脱屑性斑丘疹提示皮肌炎等。有无口腔黏膜溃疡、皮下结节和雷诺现象等。

3. 肌肉、关节及脊柱 评估患者有无肌肉萎缩、肌肉压痛和肌力下降；受累关节有无红、肿、压痛、活动受限及畸形等；关节、脊柱活动度有无改变。

4. 其他 了解患者有无发音困难、吞咽障碍、眼部异常及视力变化，心率、心律是否正常，有无肝大、脾大等。

（四）辅助检查

1. 常规检查 血、尿、粪便常规检查，肝、肾功能检查，如白细胞计数变化、血小板计数减低、蛋白尿、溶血性贫血等均可能与风湿病有关。红细胞沉降率、C反应蛋白、球蛋白定量、补体检查有助于疾病的诊断和病情活动性的判断，也有助于药物的选择与应用、疗效及不良反应的观察与监测。

2. 免疫学检测

（1）自身抗体检测：对风湿病的诊断和鉴别诊断（尤其是弥漫性结缔组织病的早期诊断）极有价值，但抗体检测存在敏感性和特异性差异，且可能出现假阳性或假阴性结果，因此，诊断要以临床表现为基础，结合抗体检测结果。目前应用于临床的主要自身抗体有以下五大类。

1）抗核抗体（anti-nuclear antibody，ANA）：根据抗原分子的理化特性和分布不同，将ANA分成抗双链（ds）DNA抗体、抗组蛋白抗体、抗非组蛋白抗体、抗核仁抗体及抗其他细胞成分抗体五类。其中抗非组蛋白抗体中包含一组可溶性核抗原（extractable nuclear antigens，ENA）抗体，即抗ENA抗体，对于风湿病的鉴别诊断尤为重要，但与疾病的严重程度及活动度无关。ANA阳性应警惕弥漫性结缔组织病的可能，但正常老年人或其他疾病（如肿瘤）患者血清中也可能存在低滴度的ANA。不同成分的ANA临床意义不同，具有不同的诊断特异性。ANA最常见于系统性红斑狼疮及混合性结缔组织病（mixed connective tissue disease，MCTD）。抗ENA抗体谱在临床上对结缔组织病的诊断极有帮助。

2）类风湿因子（rheumatoid factor，RF）：见于多种结缔组织病，特异性差，根据其滴度可判断类风湿关节炎活动性。

3）抗中性粒细胞胞质抗体（antineutroplil cytoplasmic antibody，ANCA）：对血管炎的诊断及活动性判定有帮助。

4）抗磷脂抗体（antiphospholipid antibody，APL）：目前临床常检测抗心磷脂抗体、狼疮抗凝物、抗β_2GPI抗体。这些抗体常见于抗磷脂综合征、系统性红斑狼疮等风湿病。

5）抗角蛋白抗体：对类风湿关节炎的诊断有较高的特异性。其中抗环瓜氨酸多肽抗体（抗CCP）对类风湿关节炎有很好的敏感性和特异性，有助于类风湿关节炎的早期诊断。

（2）人白细胞抗原（HLA）检测：HLA-B27与有中轴关节受累的脊柱关节病密切关联。HLA-B27在强直性脊柱炎中阳性率为90%，也可见于反应性关节炎、银屑病关节炎等脊柱关节病，在正常人群中也有10%的阳性率。

3. 关节液检查 穿刺关节腔抽取关节液，关节液的白细胞计数有助于鉴别炎症性、非炎症性和化脓性关节炎。非炎症性关节炎白细胞计数一般在2×10^9/L以下；若超过3×10^9/L，中性粒细胞达到50%以上，提示炎症性关节炎。化脓性关节液外观呈脓性，且白细胞计数更高。若发现尿酸盐结晶或细菌涂片/培养阳性，分别有助于鉴别诊断痛风性关节炎和感染性关节炎。

4. 影像学检查 影像学检查有助于骨、关节、脊柱受累疾病的诊断、鉴别诊断、疾病分期、药物疗效判断等，还可用于评估肌肉、骨骼系统以外脏器的受累情况，是风湿病重要的

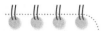

辅助检测手段。X线检查是骨和关节检查最常用的影像学技术，有助于诊断、鉴别诊断和随访。当X线平片阴性而临床高度怀疑病变时，选择性应用CT、双能CT、MRI、超声及CT血管成像（CTA）、磁共振血管成像（MRA）、数字减影血管造影（DSA）、正电子发射体层成像（PET）等，有利于疾病的早期诊断、病变进展的评价及其他受累脏器评估等。

5. 其他　肌电图、活组织检查对不同病因所致的风湿病各具不同的诊断价值。各种活组织病理检查及狼疮带试验，不仅对疾病的诊断有决定性意义，同时可指导治疗。

【风湿性疾病常见症状及体征的护理】

（一）关节受损症状

风湿性疾病常引起关节病变。以关节损害为主的疾病有类风湿关节炎、骨关节炎，另一类多脏器损害的系统性疾病（如系统性红斑狼疮、血管炎）也可引起关节受损。临床可表现为急、慢性关节炎性反应，关节疼痛，可伴关节肿胀、晨僵、功能障碍、畸形等。

1. 病因

（1）与自身免疫反应有关：如应用免疫荧光技术发现类风湿关节炎患者滑膜组织中有免疫球蛋白、补体及免疫复合物沉积，并激活补体系统，大量的中性粒细胞向滑膜和关节腔内渗入，引起炎性反应。

（2）感染因素：病毒、细菌等感染可产生许多炎性因子，引起关节滑囊损伤。

（3）代谢障碍：如痛风患者由于代谢紊乱引起高尿酸血症，尿酸钠结晶沉积于相应组织，引起急、慢性痛风性关节炎。

（4）退行性关节炎：由于各种原因引起关节软骨损伤，软骨弹性降低，软骨的负重及抗压能力减退，关节边缘及软骨下骨反应性增生，而引起关节疼痛。

2. 临床表现

（1）关节疼痛：常为关节受累患者的首发症状，急性关节疼痛起病急，伴有关节局部肿胀、发热、潮红、活动受限；慢性关节病变时可有关节囊增厚、软骨和骨破坏、关节间隙狭窄、骨质增生。除关节肿胀、变形、活动受限外，病程迁延可引起骨质疏松、肌肉萎缩、关节强直、关节畸形，甚至致残。

（2）关节功能障碍：晨僵是关节活动受限的一种临床表现，指患者晨起或静止活动状态一段时间后，出现关节活动僵硬，轻度的关节僵硬经活动后症状可减轻或消失，严重者需数小时才能缓解，晨僵以类风湿关节炎最多见且典型。根据关节功能障碍程度可分为5度：关节功能正常为0度；关节运动受限至1/3以内为Ⅰ度；关节运动受限至2/3以内为Ⅱ度；关节运动受限至2/3以上为Ⅲ度；关节完全强直为Ⅳ度。

3. 护理

[护理评估]

（1）病史

1）重点询问具体受累的关节，关节受损症状起始时间，有无关节疼痛、畸形和功能障碍，有无晨僵、晨僵持续时间、缓解方法等，是否伴随其他症状。

2）询问关节功能障碍起始时间、疼痛特点和严重程度；关节疼痛部位是否固定或呈游走性，是否对称；关节疼痛与活动的关系；关节外伴随症状情况，如发热、皮疹、乏力、食欲减退、消瘦、贫血、蛋白尿或其他器官系统症状。

3）关节功能障碍发生的时间、部位、持续时间、缓解方式、发展演变、与活动的关系，既往治疗措施及其效果。评估患者生活自理能力、活动能力及活动的安全性。

（2）身体评估：主要评估患者的生命体征、营养状态，受损关节局部有无肿胀、触痛、压痛及程度，有无关节活动受限及程度、关节畸形、功能障碍的严重程度，关节周围的皮肤完整性、皮温变化，有无发红、局部缺血。患者肌力情况，是否伴有肌萎缩；有无血栓性静脉炎、腓肠肌痛、肢体发红、局部肿胀等。

（3）辅助检查：了解自身抗体测定结果、滑液检查及关节 X 线检查结果，以明确导致关节疼痛的原因、病变严重程度，是否处于活动期及预后如何等。

［常见护理诊断 / 问题］

（1）疼痛（关节疼痛）：与关节炎性病变有关。

（2）躯体活动障碍：与关节疼痛、僵硬，以及关节、肌肉功能障碍有关。

［护理目标］

（1）患者学会减轻关节疼痛、保护关节的方法。

（2）患者关节疼痛减轻或消失。

（3）患者关节活动受限及僵硬程度减轻。

（4）患者获得基本生活自理或从事简单工作的能力。

［护理措施］

（1）疼痛（慢性关节疼痛）：与关节炎性病变有关。

1）休息与体位：根据患者情况合理安排休息方式与体位。急性期或慢性活动期关节明显肿痛时，应卧床休息，减轻关节负重。指导患者采取正确体位，例如类风湿关节炎患者为减轻疼痛，而采用不正确姿态或被迫体位，久之将引起关节屈曲挛缩而影响功能，应给予指导，尽量保持受损关节的伸展位置，必要时可用石膏托、支架予以制动，减轻疼痛。

2）协助患者减轻疼痛：①避免内、外环境不良刺激：创造适宜的环境，避免环境嘈杂、吵闹或过于寂静，以免患者因感觉负担或感觉剥夺而加重疼痛感。避免寒冷、潮湿、情绪激动、外伤，忌食刺激性食物，戒烟、酒，以免诱发或加重关节疼痛。积极治疗原发疾病。②应用非药物止痛法：如松弛术、局部物理疗法（蜡疗、微波、超短波、水疗、磁疗、热敷、红外线等）缓解疼痛，也可按摩肌肉、活动关节，防治肌肉挛缩和关节活动障碍。避免关节负重引起的痉挛，鼓励患者使用辅助工具，如手杖、助步器，可减少对关节的作用力，保护关节，减轻疼痛。③心理护理：鼓励患者诉说对疼痛的感受，表扬患者对治疗及护理的积极配合。教会患者应对疼痛带来的负面情绪，通过力所能及的活动、娱乐、听音乐等分散患者对疼痛的注意力。

3）用药护理：应遵医嘱按时、准确用药，告知患者用药方法、药物不良反应及预防措施。用药后与患者共同评估药物的疗效及关节症状缓解情况。

非甾体抗炎药（NSAID）：具有抗炎、解热、镇痛作用，能减轻炎性病变引起的症状，但不能控制病情进展。其种类繁多，如洛索洛芬、塞来昔布、艾瑞昔布、美洛昔康不良反应中较多见的是胃肠道不适，少数可引起消化性溃疡；其他较少见的不良反应有心血管疾病如高血压，可伴头痛、头晕，肝、肾损伤，血细胞计数减少，水肿及过敏反应等。指导患者饭后服药，可遵医嘱使用胃黏膜保护药。长期使用此类药物可出现肝、肾毒性，抗凝作用以及皮疹等，故用药期间应严密观察有无不良反应发生，监测肝、肾功能，孕妇、肝功能及肾功能受损者慎用或禁用。

糖皮质激素：能够快速强效抗炎，抑制细胞免疫反应，迅速缓解症状，是治疗多种弥漫性结缔组织病的一线药物。长期服用糖皮质激素可引起医源性库欣综合征，引起向心性肥胖、高血压、糖尿病、骨质疏松、肌无力、精神兴奋等症状，停药可引起病情复发、激素依赖症状。告知患者服药注意事项，激素应于饭后服用，并遵医嘱同时服用硫糖铝，H_2 受体阻断药如雷尼替丁、法莫替丁，以减少消化道不良反应。服药期间应进食低盐、高蛋白质、含钾丰富的饮食。长期服药者应补充适量的钙及维生素 D，防止骨质疏松及股骨头无菌性坏死。其次要加强病情观察，监测体温、血压、血糖、尿糖变化。要做好预防感染的措施，如保持口腔、皮肤、

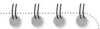

会阴等部位清洁。服药过程中一定要坚持按时、按量服用，即使关节肿痛症状改善，也不能擅自更改药物剂量和突然停药，或减量过快，以免引起"反跳"现象。

缓解病情抗风湿药（disease-modifying antirheumatic drug，DMARD）：此类药物可以防止和延缓疾病对关节的破坏，起效速度慢，常在用药 2~4 个月后才显效。主要的不良反应有白细胞、血小板计数减少，胃肠道反应（恶心、呕吐、食欲减退等）、皮疹、肝肾毒性作用、脱发、出血性膀胱炎等。应鼓励患者多饮水，促进药物代谢产物排泄，观察尿液的颜色，及早发现出血性膀胱炎。口服药物宜饭后服用，可减少消化道反应。育龄妇女服药期间应避孕。有脱发者，建议患者戴假发，以保护自尊，并做好心理护理。

生物制剂：利用抗体靶向性、特异性阻断疾病发病中的某个重要环节而发挥作用，是近20 余年风湿免疫领域较大的进展之一，目前应用于类风湿关节炎、脊柱关节炎、系统性红斑狼疮等的治疗。主要的不良反应是感染、过敏等，使用时注意筛查感染，尤其是乙型肝炎和结核病，以免出现严重不良反应。

（2）躯体活动障碍：与关节疼痛、僵硬，以及关节、肌肉功能障碍有关。

1）生活护理及安全照顾：①根据患者活动受限程度，协助洗漱、进食、如厕及维护个人卫生等，生活必需品放在近手边，以方便取用。鼓励并尽可能帮助患者维持或恢复生活自理能力。②注意安全移动或行走，床边、走廊、厕所设安全扶手，指导上下床、坐轮椅，使用扶行器、拐杖、假肢等方法。③注意肢体感觉功能有无改变，防止烫伤。④对于咀嚼困难及有吞咽障碍者，应给予流质或半流质饮食，少量、缓慢进食，防止呛咳，避免发生窒息。必要时可经鼻饲提供营养。

2）休息与功能锻炼：活动期患者要卧床休息。夜间睡眠时注意对病变关节保暖，预防晨僵。关节肿痛时限制活动。急性期后，与患者共同评估其四肢关节活动能力，拟定康复锻炼计划，指导患者配合日常居家生活活动，进行锻炼。患肢应缓慢进行活动，活动量由小到大，活动由被动到主动，活动量逐渐递增，以不感到疼痛、疲劳为度，配合理疗、按摩等康复措施，对健侧肢体实施主动全关节活动锻炼，每日 4 次以上，根据患者适应情况调整活动量，以能够耐受为度。

3）心理护理：帮助患者接受自身关节功能障碍，充分发挥现有活动及自理能力。勇敢地面对生活并积极治疗原发病，降低关节、肌肉等再次受损的可能，争取最大限度地恢复躯体活动功能。鼓励患者表达自己的感受，理解、支持、关心和鼓励患者，增进患者自我照顾能力和信心，疏解心理困扰和焦虑情绪。

［护理评价］

（1）患者能正确运用减轻关节疼痛、保护关节的方法。

（2）患者主诉及临床征象均反映关节疼痛减轻或消失。

（3）患者能坚持锻炼，关节活动度及关节功能得到一定程度的改善。

（4）患者能达到生活基本自理，已能参加轻度体力工作。

（二）雷诺现象

雷诺现象（Raynaud phenomenon，RP）是指由于可逆性动脉痉挛而引起的双侧对称性发作性的肢端缺血，表现为患者受到刺激后突然出现肢端局部皮肤苍白、发绀与潮红的色泽变化，手指麻木、疼痛等短暂的症状。风湿病中以弥漫性结缔组织病（如系统性硬皮病）最多见，其他如类风湿关节炎、皮肌炎、系统性红斑狼疮。

1. 病因　尚未明确，受冷、精神紧张刺激可诱发雷诺现象。原因可能为：①间歇性交感神经兴奋性增高。②动脉血管壁病变导致末梢血管对寒冷、精神压力等刺激出现过度反应，先收缩，继而淤血、肿胀。③目前认为血管内皮细胞功能异常是主要病理生理基础。

2. 临床表现　雷诺现象典型发作可分为 3 期。①缺血期：由于动脉痉挛引起双侧指（趾）

远端皮肤出现发作性苍白、僵冷、麻木或疼痛。②缺氧期：受累部位继续缺血，毛细血管扩张淤血，发绀，皮肤温度降低、疼痛。③充血期：血管痉挛解除，动脉充血，皮肤潮红，皮温回升，可有刺痛。发作时间在十几分钟或持续 1 h 以上。严重时必须采用保暖或将患肢浸泡于温水中才能缓解。反复多次发作患者受累部位可出现皮肤干燥、肢端皮下组织萎缩、指腹消失、指尖萎缩溃疡、指甲生长不良征象。

3. 护理

［护理评估］

（1）病史：重点询问患者雷诺现象发作起始时间、频度及可能的诱发因素；发作规律，如好发时间、发作时肢端温度及色泽变化、发作持续时间及患者主观感受、缓解方法等。

（2）身体评估：主要评估雷诺现象发作部位肢端皮肤、指甲生长情况；评估肢端组织血流灌注情况，皮肤温度、颜色，有无苍白、发绀，有无冰冷、麻木或疼痛感觉，有无感觉和运动功能丧失；有无皮下组织萎缩、溃疡、营养障碍等体征。观察雷诺现象发作频率、诱发因素、影响范围、持续时间及缓解过程。

（3）辅助检查：了解自身抗体检测、肌电图检查、肌肉活检等结果，有助于确定原发疾病，指导准确治疗。

［常见护理诊断／问题］

周围组织灌注量改变：与肢端小动脉痉挛、舒缩功能障碍有关。

［护理目标］

（1）患者周围组织血流灌注得到改善。

（2）患者能了解雷诺现象的诱发因素并能避免或减少发作次数。

［护理措施］

（1）避免诱因：①寒冷天气注意保暖，避免皮肤在寒冷空气中暴露时间过长，外出时穿戴好防护服，特别要保持肢体末端温度，应穿戴手套、袜子，并根据气温变化调节厚度。需要洗涤时宜用温水。避免局部创伤。②避免吸烟、饮咖啡，以免引起交感神经兴奋，病变小血管收缩痉挛，加重病情。③保持愉快、平稳的情绪，避免因情绪激动和劳累诱发血管痉挛。

（2）用药护理：针对微循环异常，可遵医嘱给予血管扩张药和抑制血小板聚集的药物，如硝苯地平、阿司匹林、前列环素类似物。当肢端血管痉挛引起皮肤苍白、疼痛时，可局部涂硝酸甘油膏，以扩张血管，改善血液循环，缓解症状。

［护理评价］

（1）患者已掌握避免诱发因素的方法。

（2）患者周围组织血液灌注量得到改善，雷诺现象发作次数减少或消失。

（三）皮肤、黏膜受损

风湿性疾病因各种原因引起皮肤、黏膜损害，皮损如皮疹、红斑、水肿、溃疡，毛发脱落、皮下结节，以及各种黏膜的炎症、溃疡等。

1. 病因　机体的免疫稳定失常，对日光、食物、药物等的过敏反应可引起各种皮疹。皮损中常见的红斑是由于毛细血管网扩张引起的。血管病变炎性反应和周围神经病变可引起血液循环不良，易导致皮肤损伤。

2. 临床表现

（1）皮炎、皮疹：主要表现为皮肤瘙痒及各种皮疹。常见的皮疹有皮肤红斑、红肿、丘疹、水疱、渗出、糜烂甚至形成溃疡。也可以有皮肤色素沉着或脱色、毛发脱落等症状。系统性红斑狼疮患者颊部有蝶形红斑，皮肤盘状红斑。

（2）皮下结节：类风湿关节炎皮下结节多位于关节隆凸及受压部位，如尺骨鹰嘴、前臂近端伸侧。结节无痛、质硬、边界清楚，表面皮肤容易破损，甚至引起溃疡、感染。

（3）黏膜受损：最常见的为口腔黏膜受损，如系统性红斑狼疮患者可表现为口腔黏膜糜烂、溃疡、明显疼痛，周围有红色斑块或白色斑点、条纹，受损部位黏膜水肿、黏膜下出血、瘀斑等。皮肌炎患者常见舌、软腭、颊等部位黏膜水肿、浅表溃疡、红斑、毛细血管扩张等，并伴有疼痛。

3. 护理

[护理评估]

（1）病史：了解皮肤及黏膜受损的起始时间及诱因，如遭受风寒、日光照射、接触过敏物质等；有无发热、日光过敏、口眼干燥、胸痛、关节及肌肉疼痛等伴随症状；病因是否明确。了解患者是否曾去医院就诊、治疗，以及用药和疗效等情况。

（2）身体评估：评估皮损的部位、范围、分布、形态及颜色特征；评估眼、口腔、鼻腔以及会阴等部位黏膜有无受损及表现；根据病情需要评估患者有无皮下结节及其特征。有无指尖和肢体的溃疡等。

（3）辅助检查：原发疾病的相关检查，尤其是免疫学检查、皮肤狼疮带试验、肌活检等检查的结果。

[常见护理诊断/问题]

皮肤完整性受损：与血管炎性反应、免疫抑制药引起感染等因素有关。

[护理目标]

（1）患者受损皮肤和黏膜面积缩小或完全修复。

（2）患者学会自我护理皮肤和黏膜的方法。

[护理措施]

（1）饮食护理：忌食刺激性食物，不饮浓茶与酒。避免食用易引起变态反应的蛋白质食物，如鱼、虾。鼓励患者摄入足够的适宜蛋白质、维生素和水分，以维持正氮平衡，满足组织修复的需要。

（2）皮肤及黏膜护理：除常规的皮肤护理、预防压疮外，应注意：①保持皮肤清洁、干燥，每日用温水冲洗或擦洗，忌用碱性肥皂。②有皮疹、红斑或光敏感者，床铺安排在避免阳光直接照射的位置或日间有效遮阳；患者外出时采取必要的遮阳措施，避免阳光直接照射皮肤，忌日光浴；皮疹或红斑处避免涂用各种化妆品或护肤品，可遵医嘱局部涂用药物性软（眼）膏；若局部溃疡合并感染，遵医嘱使用抗生素治疗的同时，做好局部清创换药处理；头面部、会阴黏膜等处不宜使用刺激性强的药物。③避免接触刺激性物品，如各种烫发或染发剂、定型发胶、农药等。④观察患者皮损的部位、范围、色泽、形态的改变，并做好记录。

（3）心理护理：帮助患者克服自卑心理，保持乐观情绪，避免不良精神刺激。对患者热情、关心、不嫌弃，鼓励患者说出自己的感受。

[护理评价]

（1）患者受损的皮肤、黏膜逐步修复愈合，未出现新的皮肤、黏膜损害。

（2）患者能正确护理自己的皮肤和黏膜。

随堂测 8-1

小　结

风湿性疾病简称风湿病，泛指影响骨、关节及其周围软组织（如肌肉、滑囊、肌腱、神经）的一组疾病。风湿性疾病特点：①属于自身免疫病；②以血管和结缔组织慢性炎症的病理改变为基础；③病变可累及多个系统。风湿性疾病常见症状有关节疼痛、功能障碍、雷诺现象，皮肤、黏膜受损等。风湿性疾病用药护理中，除遵医嘱用药外，还应了解药物的不良反应，需密切观察，及时发现，及时向医师报告处理。随着分子生物学、免疫学、遗传学和临床医学等多学科的不断发展，风湿性疾病正被更加深入地认识与研究，风湿性疾病的分类和诊断标准也不断更新和完善。

（李英丽）

第二节　系统性红斑狼疮

导学目标

通过本节内容的学习，学生应能够：

◆ **基本目标**

1. 复述系统性红斑狼疮的概念。

2. 归纳系统性红斑狼疮的临床表现、辅助检查、诊断要点和治疗要点。

3. 应用护理程序对系统性红斑狼疮患者实施整体护理。

◆ **发展目标**

综合运用系统性红斑狼疮的发病机制、临床表现、诊断和治疗要点，解决如何避免、治疗和护理患者的并发症。

◆ **思政目标**

在护理工作中，尊重患者、保护隐私、耐心帮助，具有慎独职业精神，树立爱伤的专业情感。

案例 8-1

某患者，女性，25 岁。双膝及双手掌指关节疼痛半年。曾在当地医院就诊，经查类风湿因子（＋），服用布洛芬后疼痛缓解，但近期效果不佳。1 周前患者无明显诱因出现持续性发热，体温 38～39.5℃，伴干咳和右侧胸痛，关节症状明显加重，前来就诊。身体评估：T 38.5℃，P 96 次/分，R 24 次/分，BP 116/86 mmHg。面色苍白，自动体位，气管左移，胸廓对称，右肺中、下野叩诊呈浊音，呼吸音消失。心率 96 次/分，心律齐，各瓣膜听诊区未闻及杂音。腹部检查（－）。双膝及双手小关节轻微肿胀，局部皮温升高并有压痛，活动无明显受限，无特殊畸形，指端皮肤可见红斑，无皮疹、水肿。实验室检查：白细胞计数 3.2×10^9/L，红细胞计数 2.3×10^{12}/L，血红蛋白浓度 6.5 g/L，血小板计数 54×10^9/L，网织红细胞 1%，红细胞沉降率 72 mm/h。尿常规：红细胞（＋＋），蛋白（＋＋）。血液生化：谷丙转氨酶 60 U/L，谷草转氨酶 90 U/L，清蛋白 30 g/L，球蛋白 39 g/L。肝炎病毒检查

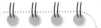

阴性。抗 dsDNA 抗体（＋）。手部 X 线检查未见异常，胸部 X 线检查示右侧中等量积液。初步临床诊断：系统性红斑狼疮（活动期）。立即给予大剂量甲泼尼龙冲击治疗。

　　请回答：

　　1. 目前患者的病情处于活动期，主要判断依据有哪些？

　　2. 入院评估时，应重点收集患者疾病史、心理和社会等方面哪些资料？

　　3. 针对此例患者，如何指导用药？

　　系统性红斑狼疮（systemic lupus erythematosus，SLE）是一种致病性自身抗体和免疫复合物形成及免疫细胞功能异常而导致器官、组织损伤的自身免疫病，临床上常有多系统损害表现，血清中存在以抗核抗体为主的多种自身抗体。我国系统性红斑狼疮患病率为（30.13 ~ 70.41）/10 万，多见于女性，尤其以 20 ~ 40 岁育龄妇女多见。通过早期诊断和综合治疗，本病预后有明显改善。肾衰竭及中枢神经系统损害者预后较差。

知识链接

世界狼疮日（World Lupus Day）

　　狼疮是一种慢性自身免疫病，可损害身体的多个部位。根据世界狼疮联盟的数据，全球至少有 500 万狼疮患者。世界狼疮日（每年的 5 月 10 日）由美国狼疮基金会于 2004 年在纽约市举行的第七届国际狼疮及相关疾病大会上设立。一年一度的纪念活动的目的是团结世界各地的狼疮组织，关注狼疮对患者和家庭的生理、心理、经济、社会的影响。呼吁改善患者的保健服务，加强对狼疮病因和治疗的研究，更早地诊断和治疗狼疮，以及更好地提供全球狼疮流行病学数据。2021 年世界狼疮日，世界狼疮联盟利用社交媒体向全世界展示狼疮的多面性以及这种自身免疫病给患者带来的不良影响。

【病因和发病机制】

（一）病因

　　本病病因目前尚不明确，一般认为与遗传、环境、雌激素有关。

　　1. 遗传因素

　　（1）流行病学及家系调查：资料显示，系统性红斑狼疮患者的第 1 代亲属中患系统性红斑狼疮者为无系统性红斑狼疮患者家庭的 8 倍，单卵双胎患系统性红斑狼疮者是异卵双胎的 5 ~ 10 倍。

　　（2）易感基因：目前研究已证明，系统性红斑狼疮是一种多基因相关疾病，人白细胞抗原（HLA）系统在发病中具有重要作用，系统性红斑狼疮患者可出现 HLA-Ⅲ类的 C2 或 C4 缺损，HLA-Ⅱ类的 DR2、DR3 频率异常。研究推测，多个基因在一定条件下相互作用干扰了正常免疫耐受性而致病。然而，目前发现的系统性红斑狼疮相关基因只能解释约 15% 的遗传可能性。

　　2. 环境因素　紫外线照射可促使皮肤上皮细胞凋亡，新抗原暴露成为自身抗原，甚至诱发疾病急性发作。某些药物、化学试剂、病原体也可诱发本病。

3. 雌激素　系统性红斑狼疮女性患者明显多于男性，更年期前阶段为 9∶1，儿童及老年人为 3∶1。在动物模型中，雄激素治疗可使病情缓解，雌激素可使病情恶化，提示雌激素在系统性红斑狼疮的发病中有一定的影响。

（二）发病机制

系统性红斑狼疮发病机制复杂，尚未明确。外来抗原（如药物、病原体）可引起人体 B 细胞活化。由于易感者免疫耐受性低，B 细胞通过交叉反应与模拟外来抗原的自身抗原相结合，并将抗原提呈给 T 细胞使之活化。B 细胞在 T 细胞活化刺激下，产生大量的各种自身抗体，自身抗体与自身抗原相结合产生特异性免疫反应，造成组织损伤。

1. 致病性自身抗体　以 IgG 型为主，与自身抗原有很高的亲和力，如与肾组织直接结合的抗 DNA 抗体可导致肾小球损伤；抗血小板抗体可破坏血小板引起血小板减少；抗红细胞抗体可引起红细胞破坏，出现溶血性贫血；抗 SSA（RO）抗体可经胎盘损害胎儿，影响新生儿心脏传导系统；抗磷脂抗体可引起抗磷脂综合征（antiphospholipid syndrome，APS）；抗核糖体抗体与神经精神狼疮的发病有关。

2. 致病性免疫复合物　免疫复合物（immune complex，IC）由自身抗体和相应自身抗原相结合形成，IC 可沉积于靶细胞，激活补体系统，导致组织损伤。本病 IC 增高的原因：清除 IC 机制异常、IC 形成过多以及 IC 大小不当不能被吞噬或排出。

3. T 细胞和 NK 细胞功能失调　本病由于 T 细胞和 NK 细胞功能失调，不能抑制 $CD4^+T$ 细胞的作用，在 $CD4^+T$ 细胞的刺激下，B 细胞持续活化，产生大量自身抗体。T 细胞功能异常，新抗原又不断出现，使自身免疫持续存在。

【病理】

本病基本病理改变为炎性反应和血管异常，可出现在任何器官。中、小血管管壁炎症及坏死，继发性血栓导致管腔狭窄，使得局部组织、器官缺血和功能障碍。特征性病理改变为：①苏木紫小体（细胞核受抗体作用变性为嗜酸性团块）；②"洋葱皮样病变"，即小动脉周围有显著的向心性纤维增生，主要表现在脾中央动脉及心瓣膜结缔组织反复纤维蛋白样变性而形成赘生物。另外，心包、心肌、肺、神经系统等也可出现上述基本病理变化。

免疫荧光及电镜检查下，几乎所有的系统性红斑狼疮患者都有肾病变。WHO 将狼疮性肾炎分为 6 型：Ⅰ型为系膜轻微病变性狼疮性肾炎；Ⅱ型为系膜增生性狼疮性肾炎；Ⅲ型为局灶性狼疮性肾炎；Ⅳ型为弥漫性狼疮性肾炎；Ⅴ型为膜性狼疮性肾炎；Ⅵ型为终末期硬化性狼疮性肾炎。此外，肾组织如见增殖性改变、纤维素样坏死、核破裂、细胞新月体形成、白细胞浸润、透明血栓及间质炎性改变，可视为急性活动期指标，若有肾小球硬化、纤维性新月体形成、肾小管萎缩、间质纤维化，则为慢性指标。

【临床表现】

本病临床症状多样，个体差异大，早期症状多不典型。

（一）全身症状

全身症状多见于活动期患者。约 90% 的患者有各种热型的发热，常见低、中热，继发感染时可有高热，其他可有疲乏无力、体重下降等。

（二）皮肤、黏膜表现

80% 的患者在病程中出现皮疹，具有特征性的表现为颊部蝶形红斑，为不规则水肿性红斑，疾病缓解时可消退，留有色素沉着。特殊的皮肤类型有亚急性皮肤型红斑狼疮，在暴露部位出现广泛皮疹，呈对称性，有时形成疱状，愈合后无瘢痕。还可见斑丘疹、盘状红斑、甲周红斑、手掌网状青斑、冻疮样皮损。30% 的患者有雷诺现象。其他如口腔溃疡、脱发较常见，

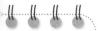

多提示处于活动期。

（三）多发性浆膜炎

50%以上的系统性红斑狼疮患者急性发作期可出现多发性浆膜炎，如双侧中、小量胸腔积液、心包积液。

（四）肌肉及关节受损

常见症状为指、腕、膝关节疼痛，但明显关节炎少见，大多无关节破坏，小部分患者出现股骨头坏死，是否与应用激素有关尚未确定。部分患者可出现肌炎、肌痛、肌无力。

（五）重要脏器受损

1. 肾　肾是系统性红斑狼疮最常见的受累器官，几乎所有的患者都有肾组织病理改变，75%患者有临床表现，早期以蛋白尿、血尿为常见，如病情发展，可出现管型尿、肾性高血压、肾功能不全、肾衰竭。

2. 心血管系统　心血管系统常出现纤维蛋白性或渗出性心包炎，但心包填塞少见。10%患者有心肌损害，出现气促、心前区不适、疼痛、心律失常，严重时可发生心力衰竭致死。由于冠状动脉炎，长期使用糖皮质激素加速动脉粥样硬化，以及抗磷脂抗体导致动脉血栓，使得冠状动脉受累，可出现心绞痛、心电图ST-T改变，甚至急性心肌梗死。

3. 肺　约35%的患者有双侧中、小量胸腔积液，患者发生狼疮性肺炎时可有发热、干咳、气促，胸部X线检查多见两下肺片状浸润阴影，少数患者可出现肺间质性病变。约2%患者合并弥漫性肺泡出血，病死率可达半数以上。

4. 中枢神经系统　近1/4患者可累及中枢神经系统，以脑为主，称为神经精神狼疮（neuropsychiatric lupus，NP-SLE），又称狼疮脑病。其病变为脑局部血管炎微血栓形成、心瓣膜赘生物脱落小栓子，或有针对神经细胞的自身抗体，或合并抗磷脂抗体综合征。患者可表现为无菌性脑膜炎、脑血管病变、脱髓鞘综合征、狼疮性头痛、运动障碍、急性意识错乱、癫痫以及焦虑、情绪障碍，甚至幻觉、妄想等精神障碍症状，少数患者有脊髓损伤，出现截瘫、二便失禁。有NP-SLE者提示病情处于活动期。

5. 消化系统　部分患者以消化道症状为首发，如食欲缺乏、呕吐、腹痛、腹泻、腹水。40%患者有血清转氨酶升高，少数并发急腹症，如胰腺炎、肠坏死、肠梗阻，提示系统性红斑狼疮急性发作或活动。

6. 血液系统　活动性系统性红斑狼疮患者常出现血红蛋白浓度下降、白细胞和（或）血小板计数减少。其中10%属于溶血性贫血。由于血细胞减少，临床可产生相应的症状，部分患者有无痛性轻度或中度淋巴结肿大。脾大少见。

（六）抗磷脂综合征

血清中多次出现抗磷脂抗体，临床表现为动静脉血栓形成、血小板减少、习惯性自发性流产。抗磷脂综合征出现在系统性红斑狼疮的活动期，但系统性红斑狼疮患者血清中出现抗磷脂抗体不一定是抗磷脂综合征。

（七）其他症状

约30%患者并存继发性干燥综合征，约15%患者因视网膜血管炎而出现眼底病变，如出血、渗出、视神经乳头水肿。血管炎累及视神经可影响视力，早期治疗多可逆转。

【辅助检查】

1. 一般检查　血常规、尿常规、肝功能检测可了解血液、肾、肝受损情况。红细胞沉降率加快提示疾病处于活动期。

2. 自体抗体检查　患者血清中多种自身抗体是系统性红斑狼疮诊断标记、判断系统性红斑狼疮活动性及临床亚型的指标。

（1）抗核抗体：①抗核抗体（ANA）是该病首选的筛查抗体，几乎所有系统性红斑狼疮患者抗核抗体均呈阳性，但特异性低，不能用作与其他结缔组织病的鉴别。②抗双链 DNA（dsDNA）抗体是诊断系统性红斑狼疮标记抗体之一，多出现在系统性红斑狼疮活动期。其滴度与系统性红斑狼疮活动性相关，稳定期患者滴度增高提示可能复发。③抗可提取核抗原（ENA）抗体是一组临床意义各不相同的抗体，其中抗 Sm 抗体是诊断系统性红斑狼疮标记抗体之一，特异性高达 99%，但敏感性仅为 25%；抗 RNP 抗体的阳性率为 40%，但对系统性红斑狼疮诊断特异性不高，往往提示 NP-SLE 或系统性红斑狼疮的雷诺现象和肌炎出现；抗 SSA（Ro）抗体与患者光过敏、血管炎、皮损、白细胞减少、平滑肌受累等相关；抗 SSB（La）抗体与继发干燥综合征相关；抗 rRNP 抗体多提示 NP-SLE 或其他重要脏器损害。

（2）抗磷脂抗体：包括抗心磷脂抗体、狼疮抗凝物、梅毒血清试验假阳性等对自身不同磷脂成分的多种自身抗体。

（3）抗组织细胞抗体：有抗红细胞膜抗体（与溶血性贫血相关）、抗血小板相关抗体（与血小板减少相关）、抗中性粒细胞胞质抗体（与白细胞减少相关）、抗神经元抗体（与 NP-SLE 相关）等。

（4）其他：类风湿因子在少数患者中也可出现。

3. 补体测定　常测定的有总补体（CH50）、C3、C4。补体低下尤其是 C3 下降提示系统性红斑狼疮活动期，C4 下降及缺乏还分别提示系统性红斑狼疮活动及易感性表现。

4. 活组织检查

（1）狼疮带试验：取外观正常腕上方或受损暴露区域皮肤，用免疫荧光法检测皮肤的表皮与真皮交界处有无免疫球蛋白和补体沉积，阳性者提示系统性红斑狼疮活动期。

（2）肾组织活检：通过免疫荧光和电镜检查，根据其病理改变可帮助狼疮性肾炎分型，判断病情处于急性期还是慢性期，对狼疮性肾炎的诊断、指导治疗和估计预后有重要意义。

5. 影像学检查　X 线、CT、头颅 MRI 以及超声心动图等有助于早期发现系统性红斑狼疮患者器官损害。

【诊断要点】

1997 年美国风湿病学会（ACR）推荐的系统性红斑狼疮分类标准对诊断系统性红斑狼疮有价值。共计 11 项中，符合≥4 项者，在除外感染、肿瘤和其他结缔组织病后，可诊断为系统性红斑狼疮，其特异性为 85%，敏感性为 95%。具体内容如下。①颊部红斑：两颧突出部位固定红斑，扁平或高起；②盘状红斑：片状，高于皮面的红斑，黏附有角质脱屑和毛囊栓，陈旧者可见萎缩性瘢痕；③光过敏：对日光有明显反应，引起皮疹；④口腔溃疡；⑤关节炎：非侵蚀性关节炎，累及 2 个或以上的外周关节；⑥浆膜炎：胸膜炎或心包炎；⑦肾病变：尿蛋白>0.5 g/24 h 或 +++，或管型；⑧神经病变：癫痫发作或精神病，除外药物或已知的代谢紊乱；⑨血液病：溶血性贫血，或白细胞计数减少，或淋巴细胞减少，或血小板计数减少；⑩免疫学异常：抗 dsDNA 抗体阳性，或抗 Sm 抗体阳性，或抗磷脂抗体阳性（包括抗心磷脂抗体阳性，或狼疮抗凝物，或至少持续 6 个月的梅毒血清试验假阳性，三者中具备一项阳性）；⑪抗核抗体：在任何时候和未用药物诱发"药物性狼疮"的情况下，抗核抗体滴度异常。

明确诊断后，还须判断疾病的活动性。系统性红斑狼疮活动性或急性发作的评估标准中，较为简明实用的是系统性红斑狼疮疾病活动度指数（systemic lupus erythematosus disease activity index，SLEDAI），评估患者 10 d 内是否出现以下症状：①抽搐、②精神异常、③脑器质性症状、④视觉异常、⑤脑神经受累、⑥狼疮性头痛、⑦脑血管意外、⑧血管炎、⑨关节炎、⑩肌炎、⑪管型尿、⑫血尿、⑬蛋白尿、⑭脓尿、⑮新出现皮疹、⑯脱发、⑰黏膜溃疡、⑱胸膜炎、⑲心包炎、⑳低补体、㉑抗 dsDNA 升高、㉒发热、㉓血小板减少、㉔白细胞计数减少。第①～⑧项每项 8 分，第⑨～⑭项每项 4 分，第⑮～㉑项每项 2 分，第㉒～㉔项每项 1 分。总分在 10 分或 10 分以上者应考虑系统性红斑狼疮活动。

科研小提示

《2020 中国红斑狼疮患者生存质量白皮书》相关数据显示，近一半患者担心疾病复发。如果开发一个狼疮复发指数自评的手机应用程序，需要采集患者哪些关键的疾病信息？

【治疗要点】

本病尚不能根治，治疗须个体化。治疗原则：①早诊断、早治疗。②对急性活动期及重症患者，应给予强有力药物控制达到诱导缓解，病情缓解后给予维持治疗。

（一）一般治疗

急性活动期患者应卧床休息，必要时接受心理治疗，及早发现和治疗感染。病情稳定时适度锻炼，避免过劳，避免应用诱发本病的药物（如避孕药），避免强阳光暴晒和紫外线照射。缓解期可以免疫接种，但尽可能不用活疫苗。

（二）糖皮质激素

糖皮质激素是目前治疗重症自身免疫病的首选药物，抑制炎症、抗原抗体反应效果显著。

1. 冲击疗法　冲击疗法用于重要脏器急性损伤时，如急性肾衰竭、NP-SLE 发作状态、严重溶血性贫血，激素治疗能迅速控制病情。选用甲泼尼龙 500～1000 mg，缓慢静脉滴注，每日 1 次，连用 3～5 d 为 1 个疗程。必要时，可 1～2 周后重复使用，以达到诱导缓解。

2. 大剂量短程小剂量维持　大剂量短程小剂量维持用于诱导缓解期。可选用大剂量泼尼松 0.5～1 mg/（kg·d），晨起顿服，病情稳定后 2 周或疗程 6 周内缓慢减量，每 1～2 周减 10%，减至 0.5 mg/（kg·d）小剂量维持，以免复发，并可减少药物副作用。

（三）免疫抑制药

大剂量激素和免疫抑制药联合应用，以控制活动、减少复发，减少激素的使用剂量和不良反应。有重要脏器受累的患者，诱导缓解期首选环磷酰胺（CTX）或霉酚酸酯（MMF），不良反应不明显时，应用 6 个月以上。维持治疗中，可选择 1～2 种免疫抑制药长期维持。羟氯喹可全程、长期应用，目前作为系统性红斑狼疮的背景治疗药物。

若大剂量激素和 CTX 联合用药 4～12 周病情无改善，或白细胞计数减少不能用 CTX，可改用环孢素治疗。其他如轻型系统性红斑狼疮有皮疹、关节痛可考虑用羟氯喹，每次 0.2 g，每日 2 次。中药雷公藤总苷也有一定的疗效。如使用上述药物，必须严密监测药物的毒性反应及疗效。

（四）其他药物治疗

大剂量丙种球蛋白是一种有效的辅助治疗药物，适用于体质虚弱、病情严重的难治性系统性红斑狼疮患者，0.4 g/（kg·d）静脉滴注，3～5 d 为 1 个疗程。另外，还可选用血浆置换、造血干细胞或间充质干细胞移植等。根据抗磷脂抗体滴度和临床情况应用阿司匹林或华法林行抗血小板抗凝治疗。反复出现血栓者，需长期或终身抗凝治疗。近年来，生物制剂也逐渐开始应用于系统性红斑狼疮的治疗，如抗 -BAFF 抗体（贝利木单抗）和抗 CD20 单抗（利妥昔单抗）常用于临床和临床试验之中。

【护理】

（一）护理评估

1. 病史 患者多有疾病家族史。了解病因及此次发病诱因、起病时间、病程及病情变化情况。询问有无发热、乏力、体重下降等全身症状以及目前各系统出现的最主要症状，如有无食欲减退、呕吐、腹痛、腹泻、腹水、呕血及便血；有无颜面水肿、泡沫尿、肉眼血尿及尿量减少；有无头痛、意识障碍及神经系统症状；有无咳嗽、胸痛及呼吸困难；有无气促、心前区疼痛或不适。重点了解患者皮疹出现的时间及变化情况，有无关节和肌肉疼痛及其部位、性质、特点等。

2. 心理社会评估 本病反复发作，迁延不愈，护理人员应细致评估患者的心理状态。同时应了解患者及家属对疾病的认识程度、态度以及家庭经济状况、医疗保险情况以及婚育状况等。

3. 身体评估 评估患者的意识、生命体征有无改变；有无面部蝶形红斑及其他皮疹、口腔黏膜溃疡；有无肢体末梢皮肤颜色改变和感觉异常；有无关节畸形及功能障碍，有无肌肉压痛；有无肾损害体征，如水肿、高血压，尿量有无减少。进行全身各系统、器官的详细评估，及早发现脏器损害。

4. 辅助检查 了解血、尿、便常规有无异常，红细胞沉降率是否增快，肝、肾功能有无异常，自身抗体是否阳性，血补体含量有无降低，肾活检的结果。

（二）常见护理诊断／问题

1. 皮肤完整性受损 与疾病所致的血管炎性反应等有关。

2. 疼痛：慢性关节疼痛 与自身免疫反应有关。

3. 口腔黏膜完整性受损 与自身免疫反应、长期使用激素等有关。

4. 潜在并发症：慢性肾衰竭。

5. 焦虑 与疾病反复发作、无法治愈、容貌毁损及多脏器受损等有关。

（三）护理目标

（1）患者皮肤受损减轻或修复。

（2）患者主诉疼痛程度减轻或消失。

（3）患者口腔黏膜溃疡逐步愈合。

（4）患者学会避免加重肾损害的自我护理方法。

（5）患者心理舒适感有所增加。

（四）护理措施

1. 皮肤完整性受损 与疾病所致的血管炎性反应等有关。

详见本章第一节皮肤完整性受损的护理措施。

2. 疼痛：慢性关节疼痛 与自身免疫反应有关。

详见本章第一节疼痛：慢性关节疼痛的护理措施。

3. 口腔黏膜完整性受损 与自身免疫反应、长期使用激素等有关。

（1）口腔护理：注意保持口腔清洁。口腔黏膜破损者，每日晨起、睡前和进餐前后用漱口液漱口；口腔溃疡者在漱口后用中药冰硼散或锡类散涂敷溃疡部位，可促进愈合；口腔感染者，遵医嘱局部使用抗生素。

（2）饮食护理：患者与营养师共同商议制订饮食计划，以维持良好的饮食平衡。鼓励进食高糖、高蛋白质和富含维生素的饮食，少食多餐，宜进食软食。为促进组织愈合，忌食无花果、芹菜、蘑菇、烟熏及辛辣等刺激性食物。

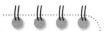

4. 潜在并发症: 慢性肾功能衰竭。

（1）休息: 急性活动期应卧床休息，以减少消耗，保护脏器功能，预防并发症发生。

（2）营养支持: 对肾功能不全者，应给予低盐、优质低蛋白质饮食，限制水、钠摄入。意识障碍者，鼻饲流质饮食。必要时遵医嘱给予静脉补充足够的营养。

（3）病情监测: 定时测量生命体征、体重，观察水肿的程度、尿量、尿色、尿液检查结果的变化，监测血清电解质、血肌酐、血尿素氮的改变。

（4）用药护理: 应用激素的护理详见本章第一节皮肤完整性受损的护理措施。CTX 有胃肠道反应、脱发、肝损害等不良反应，尤其是血白细胞计数减少，应定期检查，当血白细胞计数 $<3 \times 10^9/L$ 时，暂停使用 CTX，可以暂用环孢素替代，并监测肝、肾功能。MMF 主要不良反应有胃肠道反应、骨髓抑制、感染、致畸等。长期应用羟氯喹可引起视网膜退行性变和心肌损害，应定期检查眼底，监测心脏功能。

评价: 患者能避免加重肾损害的各种因素。

5. 焦虑 与疾病反复发作、无法治愈、容貌毁损及多脏器受损等有关。

患者常出现恐惧、焦虑、紧张等不良情绪; 病情的反复发作、迁延不愈也可使患者产生悲观、抑郁情绪。应根据不同时期的心理特征给予关心、安慰，缓解患者的不良情绪。与患者一同制订短期康复目标，及时鼓励患者的进步，以帮助其克服心理问题，增强治疗、康复的信心。

（五）护理评价

（1）患者能自觉避免加重皮肤损害的各种因素。

（2）患者疼痛程度减轻或消失，皮损面积逐渐缩小或愈合。

（3）患者能自觉配合口腔护理，保持口腔清洁，口腔溃疡逐渐愈合。

（4）患者能自觉避免加重肾损害的各种因素。

（5）患者情绪稳定，主动配合治疗。

【健康教育及预后】

1. 避免诱发与加重 主要包括避免皮肤接触紫外线、刺激性物质（如碱性肥皂、化妆品、染发及烫发剂）、各种诱发药物、感染以及劳累等。

2. 休息与活动 缓解期适当锻炼以增强体质，在可能的情况下参加轻度体力工作或复学。

3. 用药与随访 遵医嘱坚持用药，不可擅自变更剂量或突然停药。定期随访。

4. 指导生育 ①妊娠可诱发系统性红斑狼疮活动，尤其在妊娠早期和产后 6 个月内。非缓解期妊娠易发生流产、早产和死胎，并加重系统性红斑狼疮病情，应尽可能避免。②缓解期达 6 个月以上，且无脏器功能严重损害，口服泼尼松剂量应低于 15 mg/d，一般可安全妊娠。③妊娠前 3 个月及妊娠期应用免疫抑制药均可对胎儿生长发育产生影响，妊娠须停药半年以上。但目前认为对妊娠影响相对较小的药物，如羟氯喹和硫唑嘌呤、钙调蛋白酶抑制剂（如环孢素、他克莫司），尤其是羟氯喹可全程使用。④激素通过胎盘时被灭活（地塞米松和倍他米松例外），妊娠晚期应用对胎儿影响较小，妊娠期间及产后可按病情需要给予糖皮质激素治疗。⑤应用免疫抑制药及大剂量激素者产后应避免哺乳。⑥备孕期、妊娠期、围生期应及时就医，遵医嘱调整用药或停药。

5. 家属的健康教育 家属应给予患者精神支持和生活照顾，并要有长期呵护的心理准备，对患者要细心观察，及早发现病情变化，及时诊治，预防疾病复发。

6. 预后 早期诊断、合理治疗及细致护理可使系统性红斑狼疮预后明显改善，目前患者10 年存活率已达 90% 以上，15 年存活率也已达到 80%。随着新型药物的出现、患者管理的

加强，系统性红斑狼疮的预后将进一步改善。急性期系统性红斑狼疮患者的死亡原因主要是系统性红斑狼疮的多脏器严重损害和感染，尤其是伴有严重神经精神狼疮、肺动脉高压和急进性狼疮性肾炎者。慢性肾功能不全和药物（尤其是长期大剂量激素）的不良反应、冠心病等多为系统性红斑狼疮患者远期死亡的主因，各种严重感染也是系统性红斑狼疮并发症致死的主要因素。

小 结

系统性红斑狼疮是一种常见于育龄妇女的慢性自身免疫病，病因尚不明确，认为与遗传、环境、雌激素有关。该病急性发作与缓解交替出现，临床症状多样，累及多个重要脏器，患者血清中可查到以抗核抗体为主的多种自身抗体。糖皮质激素加免疫抑制药是系统性红斑狼疮的主要治疗手段。护理应关注患者皮肤及黏膜损伤、关节疼痛及肿胀等症状，监测多系统并发症，进行健康教育等。

（周　芬）

第三节　类风湿关节炎

导学目标

通过本节内容的学习，学生应能够：

◆ **基本目标**

1. 说明类风湿关节炎的概念。
2. 归纳类风湿关节炎的临床表现、诊断要点和治疗要点。
3. 对类风湿关节炎患者实施健康教育。
4. 应用护理程序对类风湿关节炎患者实施整体护理。

◆ **发展目标**

综合运用类风湿关节炎的发病机制、临床表现、诊断和治疗要点，解决如何尽早达到治疗目标及疾病监测，预防和护理类风湿关节炎患者的关节失能等问题。

◆ **思政目标**

在护理工作中与患者建立良好的护患关系，善于观察患者的心理状态，认真倾听，耐心疏导，尊重患者，融入慎独职业精神和爱伤的专业情感。

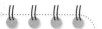

案例 8-2

　　某患者，女性，62 岁，退休公务员，4 年前开始无明显诱因出现两手指关节肿胀、疼痛，晨起时感觉疼痛的手指关节僵硬 1~2 h，逐渐两手腕关节也开始肿胀、疼痛，时轻时重。曾按风湿性关节炎治疗，不见好转。近 1 年，患者病情逐渐加重，指间关节、腕关节均变形，偶有发热、食欲缺乏。病程进展中患者常有情绪低落。体格检查：T 37.8℃，P 92 次 / 分，R 18 次 / 分，BP 120/75 mmHg。营养中等，自动体位。胸廓对称，右肺下野叩诊呈浊音，语音震颤减弱，呼吸音减弱。心音钝，心律齐，心率 92 次 / 分。腹软，无压痛，肝、脾未触及。两手腕关节明显肿胀、畸形，伴有疼痛，两手近端指间关节梭形肿胀伴压痛，双手尺侧偏斜，指甲苍白。脊柱与下肢无异常。实验室检查：红细胞沉降率增快。类风湿因子阳性，抗 CCP 抗体阳性。X 线检查：胸片示右膈肋角变钝；关节片示指间关节、腕关节骨质疏松，关节间隙变窄。根据病史及关节 X 线检查结果诊断为类风湿关节炎，并给予泼尼松、甲氨蝶呤口服治疗。

　　请回答：

　　1. 本例患者诊断为类风湿关节炎的依据是什么？

　　2. 该患者口服甲氨蝶呤的不良反应有哪些？

　　3. 该患者主要的护理诊断是什么？

　　类风湿关节炎（rheumatoid arthritis，RA）是以侵蚀性、对称性多关节炎为主要临床表现的慢性、全身性自身免疫病。疾病早期滑膜炎、血管翳形成，进而对关节软骨、软骨下骨、韧带、肌腱等组织进行侵蚀，逐渐造成关节软骨、骨和关节囊破坏，最终导致关节畸形和功能丧失。类风湿关节炎的基本病理改变为滑膜炎，是关节表现的基础，血管炎是关节外表现的基础，也是不良预后的因素之一。类风湿关节炎是我国影响劳动力和致残的主要疾病之一，因此早诊断、早治疗、早达标至关重要。我国类风湿关节炎患病率为 0.2%~0.4%，发病高峰年龄为 30~50 岁，男、女患病率之比约为 1:4。

【病因和发病机制】

（一）病因

本病的病因尚不明确，可能与下列因素有关：

1. 环境因素　目前研究认为，某些病毒、细菌、支原体感染可能与类风湿关节炎的发病及病情进展相关，它们通过某些途径（如改变滑膜细胞、淋巴细胞基因表达而改变其性能）激活 T、B 淋巴细胞，以及感染因子的某些成分和自身抗原，通过分子模拟引起自身免疫性反应，但至今尚未证实有导致本病的直接感染因子。

2. 遗传因素　流行病学调查显示，本病有遗传倾向，类风湿关节炎患者的一级亲属患类风湿关节炎的概率为 11%，单卵双生子同时患类风湿关节炎的概率为 12%~30%，而二卵双生子同患类风湿关节炎的概率仅为 4%。已发现携带人类白细胞表面抗原（HLA）-DRB$_1$ 基因者比未携带者发生类风湿关节炎的风险高 5~10 倍。

（二）发病机制

　　免疫紊乱是类风湿关节炎主要的发病机制。活化的 $CD4^+T$ 细胞和巨噬细胞膜 II 类主要组织相容复合物（MHC-II）阳性的抗原提呈细胞（APC）浸润关节滑膜。滑膜关节组织的特殊成分或内源性物质也可以作为自身抗原被 APC 呈递给活化的 $CD4^+T$ 细胞，启动特异性免疫应答，导致相应的关节炎症状。CD4+T 细胞在类风湿关节炎发病中起主要作用，在类风湿关节炎滑膜组织中有大量的 CD4+T 细胞浸润，其产生的细胞因子 IL-2、IFN-γ 也增多，在病程中，T 细胞克隆因受到不同的抗原刺激而活化增殖，滑膜的巨噬细胞也因抗原而活化，其所产生的细胞因子如肿瘤坏死因子 α（TNF-α）、白介素 -1（IL-1）等增多，促使滑膜处于慢性炎症状态，TNF-α 可进一步破坏关节软骨和骨，最终造成关节畸形。IL-1 是引起类风湿关节炎全身症状（如发热、乏力）及急性期蛋白合成增多而造成 C 反应蛋白和红细胞沉降率升高的主要因素。类风湿关节炎患者滑膜组织细胞出现不正常的凋亡过程，使类风湿关节炎滑膜炎免疫反应持续存在，病程迁延。类风湿关节炎是遗传因素、环境因素及免疫系统紊乱等综合作用的结果。

【临床表现】

本病临床表现个体差异大，多为慢性隐匿性起病。少数患者先有数周低热、乏力、全身不适、体重下降等症状，以后逐渐出现典型关节症状。少数起病急，数日内出现关节炎症状。

（一）关节表现

最常累及四肢小关节，尤其是手指间关节、腕关节。可以从短暂、轻微的手关节炎到进行性多关节炎，反复发作，常伴有晨僵。其表现可分为滑膜炎和关节结构破坏，进展到后者难以逆转，但病情转归个体差异较大。

1. 关节疼痛与压痛　关节痛是本病最早出现的症状。最常见部位为近端指间关节、掌指关节、腕关节，其次是足趾、膝、踝、肘、肩等关节。其特点为呈对称性、持续性疼痛，常伴压痛，以夜间、清晨及关节起动时明显，活动后疼痛减轻，受累关节的皮肤还可出现色素沉着。

2. 关节肿胀　关节肿胀由关节腔积液、周围软组织炎症或关节滑膜肥厚引起。双手近端指间关节、掌指关节、腕关节及膝关节最常受累。近端指间关节梭形肿胀是类风湿关节炎的典型特征。

3. 晨僵（morning stiffness）　晨僵指病变关节在长期静止不动后出现关节部位僵硬和胶着感。其发生与关节炎性渗出、关节周围组织水肿及肌炎引起的肌肉紧张有关。晨僵可见于多种关节炎，但以类风湿关节炎最为突出，持续时间超过 1 h 者意义较大。晨起时感觉明显，活动后减轻，日间也可发生，常作为观察本病活动的指标之一。

4. 关节畸形　关节畸形多见于晚期患者，由于滑膜炎的绒毛破坏了软骨和骨质结构，造成关节纤维性或骨性强直，关节周围的肌腱、韧带受损，使关节不能保持于正常位置，还可造成手足小关节半脱位。常见关节畸形有尺侧偏斜、"天鹅颈"样畸形，"纽扣花"样畸形，偶见木槌指。

5. 关节功能障碍　关节肿痛、结构破坏和畸形可引起关节功能障碍，影响患者的生活自理能力和工作能力。

（1）美国风湿病学会（ACR）将关节功能按严重程度分为四级：Ⅰ级，能进行正常的日常生活和各项工作；Ⅱ级，可进行一般的日常活动和某种职业工作，但参与其他项目活动受限；Ⅲ级，可进行一般的日常生活，但参与某种职业工作或其他项目活动受限；Ⅳ级，日常生活自理和参与工作的能力均受限。

（2）特殊关节受限的表现：①颈椎关节受累时可出现颈部活动受限，甚至因颈椎半脱位可出现脊髓压迫症状，表现为双手感觉异常、肌力减弱、腱反射亢进、病理反射阳性等。②肩、髋关节受损时，局部疼痛、活动受限，髋关节受限常表现为臀部和下腰部疼痛。③ 1/4 的类风湿关节炎患者可有颞颌关节受损，讲话、咀嚼时感觉疼痛，严重者张口受限。

（二）关节外表现

17.8%～47.7% 的类风湿关节炎患者有关节外受累表现，这类患者并发症的发生率和病死率会更高。

1. 类风湿结节　30%～40% 的类风湿关节炎患者可出现类风湿结节，是类风湿关节炎较特征性的皮肤表现。类风湿结节是一种无痛的结节状肿物，其出现提示病情活动。①浅表结节常位于关节隆凸处及受压部位的皮下，如前臂伸面、肘鹰嘴突附近、掌指关节和近端指间关节伸面、枕骨、跟腱等处。结节直径为数毫米至数厘米、质硬、无压痛、大小不一、呈对称性分布。②深部结节也称内脏结节，易发生在胸膜和心包膜的表面、肺等实质组织。

2. 类风湿血管炎　类风湿血管炎发生率很低，可见于类风湿因子阳性及重症的类风湿关节炎患者，可出现在患者的任何系统脏器。临床上可出现指（趾）坏疽、梗死、皮肤溃疡、紫癜、网状青斑、角膜炎、视网膜血管炎、肝、脾、淋巴结肿大。体格检查能观察到指甲下或指端小血管炎，少数引起局部组织缺血性坏死，眼部可引起巩膜炎甚至巩膜软化而影响视力。

3. 胸膜和肺受累　男性多于女性，有时可为首发症状。①大约30%患者可有肺间质病变和肺X线片的异常，主要表现为活动后气短，部分患者可出现肺功能不全。②肺部结节样改变呈单个或多个，结节液化咳出可形成空洞。肺尘埃沉着病合并类风湿关节炎时易出现大量肺结节，称为卡普兰（Caplan）综合征，也称为类风湿尘肺。病理检查结节中心坏死区内含粉尘，突然出现可伴关节症状加重。③10%患者可有胸膜炎，为单侧或双侧少量渗出性胸腔积液。④由于肺内动脉病变或肺间质病变，可引起肺动脉高压。

4. 心脏　心包炎最常见，约30%患者可出现小量心包积液，还可出现心内膜炎和心肌炎，患者表现为胸闷、心悸。

5. 其他系统症状　①胃肠道可有上腹部不适、胃痛、食欲缺乏、恶心，甚至出现黑便，大多与服用非甾体抗炎药有关。②尿液异常可能为抗风湿药致肾损害或并发淀粉样变性引起。③血液系统，贫血程度与疾病活动度相关。疾病活动期可见血小板计数升高，病情缓解后下降。类风湿关节炎患者可出现费尔蒂（Felty）综合征，伴有脾大、中性粒细胞减少，甚至出现贫血和血小板计数减少。患者可出现发热、乏力、食欲减退和体重下降等全身表现，可合并色素沉着、下肢溃疡、皮下结节、关节畸形。④30%~40%的类风湿关节炎患者可继发干燥综合征，患者常有口干、眼干症状，需结合自身抗体及相关检查明确诊断。⑤神经系统，神经受压是类风湿关节炎患者出现神经系统病变的常见原因，可引起神经区疼痛、知觉异常，如正中神经受压，出现腕管综合征症状。类风湿关节炎继发血管炎可因缺血性病变导致手足麻木或多发性单神经炎。

【辅助检查】

（一）血液检查

1. 血常规检查　有轻至中度贫血，以正细胞低色素性贫血常见，常与病情活动度相关。活动期血小板计数可增高，白细胞计数及分类正常。

2. 炎症标志物　红细胞沉降率（ESR）增快和C反应蛋白（CRP）升高，是类风湿关节炎最常用于监测炎症或疾病活动度的指标。

3. 自身抗体　①类风湿因子（RF）：阳性率为75%~80%，其数量与病情的活动性和严重性成正比，其他结缔组织病也可为阳性，但RF阴性不能排除诊断。②抗角蛋白抗体：包括抗角蛋白抗体（AKA）、抗环瓜氨酸肽抗体（CCP）、抗核周因子（APF）等，这组抗体有较高的诊断特异性，尤其是抗CCP，有助于类风湿关节炎的早期诊断。

（二）关节滑液检查

关节滑液检查的目的是检查关节腔内积液性质或用于关节抽液后进行关节腔内给药。关节炎症时，关节腔内滑液增多，超过3.5 ml；滑液中白细胞计数明显增多，中性粒细胞占优势。

（三）影像学检查

常规放射学检查是评估类风湿关节炎关节结构损害最常用的影像学工具。双手、腕关节以及其他受累关节的X线检查对类风湿关节炎的诊断具有重要意义。初诊至少应拍摄手指及腕关节的X线片，可见关节周围软组织肿胀影、关节端骨质疏松（Ⅰ期）；关节间隙因软骨破坏而狭窄（Ⅱ期）；关节面出现虫蚀样破坏性改变（Ⅲ期）；晚期可见关节半脱位和关节破坏后的

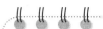

纤维性及骨性强直（Ⅳ期）。关节 X 线检查、CT、MRI 及关节超声检查对类风湿关节炎的早期诊断有帮助。

（四）类风湿结节活检及关节镜检查

类风湿结节活检及关节镜检查其典型的病理改变有助于诊断。

【诊断要点】

2010 年 ACR 和欧洲抗风湿病联盟提出新的类风湿关节炎分类标准和评分系统（表 8-1），总分 6 分以上可诊断为类风湿关节炎。

表 8-1　2010 年类风湿关节炎分类诊断标准和评分系统

关节受累情况		得分（0～5分）
受累关节数	受累关节	
1个	中、大关节	0
2～10个	中、大关节	1
1～3个	小关节	2
4～10个	小关节	3
>10个	至少1个为小关节	5
血清学指标		得分（0～3分）
RF 或抗 CCP 抗体均为阴性		0
RF 或抗 CCP 抗体至少 1 项低滴度阳性		2
RF 或抗 CCP 抗体至少 1 项高滴度阳性（超过正常值 3 倍）		3
滑膜炎持续时间		得分（0～1分）
<6 周		0
>6 周		1
急性时相反应物		得分（0～1分）
ESR 或 CRP 均正常		0
ESR 或 CRP 异常		1

注：①远端指间关节、第一腕掌关节和第一跖趾关节不在受累关节之列。②小关节定义：近端指间关节、掌指关节、第二至第五跖趾关节、拇指的指间关节和腕关节。③受累关节指关节肿胀、疼痛。

【治疗要点】

（一）一般治疗

急性期及发热、内脏受累的患者应卧床休息，关节制动，以减轻症状；缓解期应开展关节功能锻炼和物理治疗、传统中医康复以维护关节功能，提高生命质量。

（二）药物治疗

用药遵循早期、联合、规范、强化、个体化原则。主要药物有以下几类：

1. 非甾体抗炎药（NSAID）　非甾体抗炎药具有抗炎、止痛、退热、消肿的作用。NSAID 不能控制病情，应与改善病情的抗风湿药同时应用，其不良反应有胃肠道症状，可引起溃疡、出血、穿孔；肝、肾功能损害，也可能一过性抑制肾排钠；可增加心血管不良事件，出现水肿、高血压等症状。常用药物有布洛芬、萘普生、洛索洛芬、双氯芬酸、吲哚美辛、美洛昔康及罗非昔布等。

2. 改善病情的抗风湿药（DMARD）　改善病情的抗风湿药是治疗类风湿关节炎的基础药物，可延缓或控制病情进展，不仅能改善患者的关节症状，还能控制疾病活动性，预防关节结构破坏，应及早、联合用药，注意监测药物的不良反应。

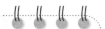

（1）传统 DMARD：①甲氨蝶呤（MTX）为首选药物，且为联合治疗的基本药物，并具有抗炎、修复骨破坏的作用，以口服为主，剂量为每周 7.5～20 mg，疗程半年。其不良反应为对肝、胃肠道有损害，可引发口炎，抑制骨髓，并能抑制细胞内二氢叶酸还原酶，抑制嘌呤合成，应隔日加用叶酸服用。②来氟米特（LEF）常与 MTX 联合应用，口服，10～20 mg/d。③抗疟药，羟氯喹 200～400 mg/d，每日分 2 次口服，长期服用可出现视物盲点，应定期作眼底检测。④柳氮磺吡啶，1000 mg，每日 2 次，口服，用药期间应监测血常规及肝、肾功能。⑤艾拉莫得，25 mg，每日 2 次，口服，注意监测血常规、肝功能、肾功能。

（2）生物 DMARD：随着对类风湿关节炎的深入研究和以 TNF-α 拮抗剂为代表的生物制剂出现，经积极、正确治疗后，80% 以上的患者可达到病情缓解，仅有少数最终致残。常用的生物制剂还有 IL-6 拮抗剂、抗 CD20 单抗及 T 细胞共刺激信号抑制剂。用药前应筛查结核病，除外活动性感染和肿瘤。使用时注意有无过敏反应，如皮肤瘙痒、皮疹、寒战，甚至呼吸困难等发生。

（3）新型小分子靶向药：主要是 JAK 激酶抑制剂。

3. 糖皮质激素（GC）　糖皮质激素有强大的抗炎和免疫抑制作用，能迅速缓解症状，适用于关节炎症状严重、有关节外症状或急性发作者。有系统症状的患者可用泼尼松 10～20 mg/d，控制症状后递减至≤10 mg/d 维持。治疗类风湿关节炎时使用 GC 的原则是小剂量、短疗程，并注意补钙和维生素 D，预防骨质疏松的发生。

4. 其他　植物药如雷公藤、白芍总苷等。外用药如扶他林软膏。

（三）物理治疗

1. 冷疗　急性炎症期使用冷敷可局部降温，减轻关节疼痛，起到减慢渗出炎性反应、止血的效果，注意雷诺病和外周血管病变者禁忌冷疗。

2. 热疗　热疗可减轻关节疼痛、僵硬和肿胀，松弛肌肉、韧带。但热疗必须在急性期后才可应用，热疗后运动关节效果更好，热疗可用热水袋、红外线等干热疗法，也可用热敷、沐浴等湿热方法。采用冷、热疗法均需注意防止皮肤受损。

3. 水疗　急性期和缓解期均可以应用水疗，是利用水的静压、浮力、温度、所含成分，以达到缓解关节疼痛、肌肉痉挛和促进康复的一种疗法。温度以 38～40℃为宜。

4. 磁疗　磁疗具有消炎、消肿、镇痛的作用。

5. 低、中频脉冲电疗　低、中频脉冲电疗可改善局部血液循环，促进渗出吸收，缓解肌紧张，达到镇痛作用。

6. 蜡疗　蜡疗能改善循环和缓解挛缩。

（四）手术治疗

经正规内科治疗无效及严重关节功能障碍者可行手术治疗。可行滑膜切除术，但可再次增生，应同时使用 DMARD 治疗。晚期关节畸形功能障碍时可作关节成形术、关节置换术，以减轻疼痛，矫正畸形，改善关节功能。

知识链接

达标治疗

达标治疗（treat to target，T2T）是一种系统治疗策略，包括监测疾病活动度和调整治疗方案，以达到治疗目标（即低疾病活动度或缓解），使疾病活动最小化。自 2009 年起，欧洲抗风湿病联盟（EULAR）提出类风湿关节炎诊治应遵循严密监测和达标治疗的原则。研究证实，阻断或延缓类风湿关节炎关节结构破坏、防止关节畸形发生及发展、改善预后的根本是早诊断、早治疗，而严密监测和达标治疗是实现这一目标的措施与途径。因此，患者一经诊断，即应进行疾病活动度评估，通过结果并结合临床适时调整方案，最终达到控制病情、降低致残率、改善患者生命质量的目的。

类风湿关节炎临床缓解可用 DAS28 评判，即 28 个关节疾病活动度（DAS28）≤2.6，或临床疾病活动指数（CDAI）≤2.8，或简化疾病活动指数（SDAI）≤3.3。当无法达到以上标准时，可以低疾病活动度作为治疗目标，即 DAS28≤3.2 或 CDAI≤10 或 SDAI≤11。

【主要护理措施】

（一）休息与体位

不正常的关节位置可造成不良姿势，护士应及时发现并予以纠正，避免患者长时间保持同一体位不变，防止不良体位和不良姿势引起的肢体挛缩。

1. 急性期　急性期常伴有发热、乏力等全身症状，应卧床休息，减少体力消耗，重点是保护关节功能，避免脏器受损，避免关节受压，限制受累关节活动，预防和（或）防止关节畸形。平卧位时，不宜睡软床垫，床垫过软易造成双膝、双髋屈曲畸形；枕头不宜过高；维持肩关节外展位；髋关节两侧放置靠垫可预防外旋；足底放置足板或穿丁字鞋，以纠正与预防足下垂。膝、腕、指、趾关节可借助塑夹板固定，以维持功能位。侧卧位时，避免颈椎过度前屈。夜间休息时，肌肉处于松弛状态，易加重畸形，因此每晚临睡时，受累关节可绑上夹板，晨起先卸掉夹板，适当活动，待日常洗漱、早餐后，再绑上夹板，每日应松、卸夹板 2~3 次，让关节适当活动，避免长时间固定造成关节僵硬、肌肉萎缩等。

2. 缓解期　缓解期站立时应保持中立位，下颌微收，肩、髋、膝、踝均取自然位，腹肌内收，注意肩关节不下垂、不耸肩。坐位时使用硬垫直角靠椅，椅高为双足底平置地面时膝关节屈曲呈 90°，双膝减少交叉，避免双下肢畸形。日常生活中也要重视关节的保护，工作时采用省力的姿势和动作，减轻受累关节负担，用力不以引起关节明显疼痛为度，注意劳逸结合，以免关节劳损。

（二）病情观察

1. 观察关节　及时进行疾病活动性判断，活动性指标包含关节晨僵持续时间、关节疼痛及肿胀部位、数目、程度，炎性指标（如 ESR、CRP）。还应了解关节有无畸形及关节功能分级。

2. 观察体征　评估患者的临床表现，观察全身症状，如有发热、咳嗽、呼吸困难、胸闷、心前区疼痛、腹痛、消化道出血、头痛等关节外症状，提示病情严重，应给予及时处理。

3. 观察疗效　观察药物的疗效及不良反应，如血常规、肝功能、肾功能变化情况，应及时向医师报告。

（三）晨僵护理

指导患者晨起后行温水浴，或局部关节热敷后再活动关节。夜间睡眠时戴手套保暖，可减轻晨僵程度。

（四）饮食护理

合理的营养对疾病康复有积极作用，一般情况下宜给予含丰富的优质蛋白质、维生素、钙、铁等食物。当患者因用药出现胃肠道反应时，应及时调配，给予清淡、易消化饮食，避免辛辣、酸、硬、生冷、油腻及刺激性食物。有睡眠障碍的患者，限制饮用含酒精、咖啡、浓茶等饮品。

（五）功能锻炼

急性期，虽关节不宜运动，但为保持肌力，可行肌肉静力性收缩训练。待症状基本控制后，在关节耐受的情况下，加强关节的主动运动，适当进行抗阻训练，鼓励患者及早下床活动，预防关节失用，必要时提供辅助工具。注意锻炼时穿合适的衣服和鞋，在平整地面锻炼，运动后适当补水，水上运动时避免在冷水中进行，如锻炼后出现不适，应立即停止运动或遵医

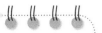

嘱改变锻炼方式。

具体锻炼方案：①急性期、高疾病活动状态，关节以制动休息为主，避免受压和负重，以受限关节周围肌肉的等长收缩运动为重点，必要时用辅具短时间固定。适度被动和主动关节活动度锻炼。少量、分次锻炼，如每日2次，每次3~5组，每周3~5d。②亚急性期关节肿痛等症状较前改善，此期应适度增加训练量，强度以锻炼时能交谈、稍微气喘的中等强度为宜。运动方式可行手、腕等受累关节的主动关节活动度锻炼；等长收缩运动逐渐过渡至轻柔的有氧运动，如慢走、原地踏步，以及力量运动的动态锻炼；可增加瑜伽、水上运动等柔韧性训练；太极、足跟足趾式等平衡训练。训练前应热身，避免关节及肌肉损伤，运动后注意放松拉伸，避免肌肉痉挛。③稳定期活动强度应循序渐进、持之以恒，强度和运动时出现的轻微疼痛以活动后2h恢复为宜。选择的运动方式有主动关节活动度锻炼；力量训练可行以自重或负重的阻力训练；有氧运动，如步行、跳舞、游泳、骑行；柔韧性训练和平衡训练。每周3~5次，每次30min。

（六）心理护理

30%~60%的类风湿关节炎患者伴有不同程度的焦虑、抑郁情绪，其发生率是健康人群的2倍。主要表现为精神紧张，部分患者对疾病过度担忧，渴望治疗又担心药物的不良反应或对疗效信心不足；还有些患者对生活琐事感到焦虑、紧张，加重心理负担，在一定程度上会增加疼痛和关节功能障碍，甚至会影响药物的疗效。护士在与患者接触的过程中，要观察患者的心理状态，与患者建立良好的护患关系，并通过心理疏导，安慰和鼓励患者，克服消极情绪，以良好的心理状态应对疾病，也有利于维护正常的免疫功能。

1. 认识和疏导负性情绪 提供合适的环境，使患者表达悲哀，减少外界刺激。认真倾听，帮助患者认识负性情绪不利于疾病的康复，长期的情绪低落会造成体内环境失衡，引起食欲缺乏、失眠等症状，反而加重病情。

2. 鼓励患者自我护理 与患者一起拟定康复的重点目标，激发患者对家庭、社会的责任感，鼓励自强，正确对待疾病，积极配合，争取获得好的治疗效果。对已发生关节功能残障的患者，鼓励发挥健康肢体的作用，尽量做到生活自理或参加力所能及的工作，体现其生存价值。

3. 参与集体活动 组织患者集体学习疾病的知识或座谈，以达到相互启发、相互学习、相互鼓励的目的，也可让患者参加集体娱乐活动，充实生活。

4. 建立社会支持体系 家属及亲友的物质支持和精神鼓励可增强患者战胜疾病的信心。

科研小提示

移动健康管理用于类风湿关节炎慢病患者自我管理干预的研究是目前的研究热点。

【健康教育】

1. 疾病宣教 在诊断之初即进行健康宣教，讲解积极、正规治疗，坚持遵医嘱服药，定期复查的重要性，目标是将疾病活动度维持在稳定状态。指导患者学会自我评估疾病活动度，在类风湿关节炎急性发作时应及早就医治疗、控制病情，防止重要器官功能受损，防止关节被破坏。缓解期应鼓励患者坚持治疗，遵医嘱辅以理疗等，并在体能允许情况下适当锻炼和坚持工作，以维护关节功能，增强体质。类风湿关节炎患者死亡的主要原因为感染、血管炎、肺间质纤维化。

2. 避免诱发因素 避免长期在潮湿、寒冷的环境里作息，避免感染各种风寒，忌各种生冷、辛辣、刺激性食物。吸烟会增加人体活性氧及其他自由基的产生，促进氧化应激反应，诱导促炎症细胞、促炎因子及自身抗体的产生，因此应劝导类风湿关节炎患者戒烟。同时注意个人卫生，避免感染，尽量不翻土、发面、做烘焙、大扫除等可能接触真菌和细菌的活动，少去空气不流通的场所。

3. 保护关节　在日常生活中患者应重视保护关节，避免劳损，合理使用关节，以减轻关节负担，每次搬运物品的重量不超过自身体重的 10%。控制体重，每减轻 1 kg 体重能减轻髋关节负重 3 ~ 4 kg。对已有关节功能障碍的患者，要加强训练，指导其利用各种辅助工具和健侧肢体最大限度地学会自我照顾，从而提高生命质量。

4. 病情监测　对治疗未达标者，建议每 1 ~ 3 个月监测一次疾病活动度；对初始治疗和中、高级别活动度者，应每个月监测一次；对治疗已达标者，建议每 3 ~ 6 个月监测一次。

随堂测 8-3

　　类风湿关节炎是以侵蚀性、对称性多关节炎为主要表现的慢性全身性自身免疫病。滑膜炎和血管炎是类风湿关节炎的基本病理改变。环境和遗传因素与类风湿关节炎的发病密切相关，免疫紊乱是类风湿关节炎主要的发病机制。四肢小关节最常受累，表现为关节疼痛伴压痛、肿胀、畸形、功能障碍。关节外表现主要有类风湿结节、类风湿血管炎、器官系统受累。

　　类风湿关节炎早期诊治可控制关节炎的发展，减轻临床症状，保护关节功能，促进受损关节的修复，降低致残率。治疗措施包括一般治疗、药物治疗、物理治疗及手术治疗，其中药物治疗最为重要，常用的药物有非甾体抗炎药、改善病情的抗风湿药及糖皮质激素等。护理重点是患者体位、休息、预防关节失能及家属给予心理及物质支持。

（李晓玲）

第四节　特发性炎症性肌病

导学目标

通过本节内容的学习，学生应能够：

◆ **基本目标**

1. 复述特发性炎症性肌病的概念。

2. 归纳特发性炎症性肌病的病因、发病机制、临床表现、主要护理措施。

3. 对特发性炎症性肌病患者进行护理和健康教育。

◆ **发展目标**

综合运用特发性炎症性肌病相关知识，有效控制并发症，改善患者预后。

◆ **思政目标**

在护理工作中理解、关爱患者，保护患者的隐私，具有严谨、慎独的职业精神。

特发性炎症性肌病（idiopathic inflammatory myositis，IIM）是一组病因未明的以四肢近端肌无力为主的骨骼肌非化脓性炎症性疾病，包括多发性肌炎（polymyositis，PM）、皮肌炎（dermatomyositis，DM）、包涵体肌炎（inclusion body myositis，IBM）、非特异性肌炎和免疫介导的坏死性肌病等。国外报道发病率为 0.5/10 万 ~ 8.4/10 万，其发病年龄有两个高峰，即 10 ~ 15 岁和 45 ~ 60 岁，其中成人多发性肌炎与皮肌炎占特发性炎症性肌病的 70% 左右。

【病因和发病机制】

特发性炎症性肌病的确切病因尚不清楚，目前一般认为某些遗传易感个体通过免疫介导、感染与非感染环境等因素诱发本组疾病。

1. 遗传因素　研究表明，携带 HLA-DR3 的个体患炎症性肌病的风险高；抗 Jo-1（组氨酸 tRNA 合成酶）抗体阳性患者均有 HLA-DR52；包涵体肌炎可能与 HLA-DR1、DR6 和 DQ1 密切相关。特发性炎症性肌病可能与其他非 HLA 免疫反应基因（如细胞因子及其受体，包括 TNF-α、IL-1、TNF 受体 -1）、补体 C4、补体 C2 等有关。

2. 病毒感染　研究提示，特发性炎症性肌病的发病可能与病毒感染有关：给新生试验小鼠注射柯萨奇病毒 B1 或给成年小鼠注射心肌炎病毒 221A，可产生剂量依赖的多发性肌炎模型；从成人与儿童多发性肌炎患者血清中查到感染柯萨奇病毒 B 的证据；在患者肌肉组织中复制出柯萨奇病毒 B 的 RNA。

3. 免疫异常　特发性炎症性肌病患者有细胞免疫和体液免疫异常，多数患者体内可检测到高水平的自身抗体，如肌炎特异性抗体（myositis specific antibody，MSA）、抗核抗体、抗 Jo-1 抗体、抗肌浆球蛋白抗体和抗肌红蛋白抗体，其中抗 Jo-1 抗体最常见。多发性肌炎、皮肌炎患者常伴有其他自身免疫病，如桥本甲状腺炎、重症肌无力，或伴发其他结缔组织病，如系统性红斑狼疮、系统性硬化病。

【病理】

本病病理特点为肌组织内炎症细胞浸润，以淋巴细胞为主，其他细胞也可见到。在多发性肌炎中，炎症细胞多聚集在肌纤维周围的肌内膜区，在皮肌炎中主要浸润肌束和小血管周围的肌外膜区，肌纤维的退行性变更多见于皮肌炎。

【临床表现】

特发性炎症性肌病患者的主要临床表现是对称性四肢近端肌无力，可累及其他器官。全身症状可有发热、关节痛、乏力、厌食和体重减轻。

（一）多发性肌炎

多发性肌炎常隐袭起病，病情在数周、数月甚至数年内缓慢进展至高峰。极少数起病急，在数日内出现严重的肌无力甚至横纹肌溶解、肾衰竭。任何年龄均可发病，女性居多，男、女发病率之比约为 1 ∶ 2。多发性肌炎为全身性疾病，常见发热、乏力、体重减轻、关节炎及晨僵等。

1. 肌肉关节表现　对称性近侧肌群软弱无力是本病突出的临床特征。其中骨盆带及肩胛带肌群最易受累，其次为颈肌和咽喉肌，呼吸肌很少受累，眼肌及面部肌肉几乎不受影响。患者常感到髋周及臀部肌无力，表现为抬腿、下蹲、起立、举臂、梳头、穿衣等均感困难，部分患者远端肌群也可受累，出现手、前臂、下肢、足无力。部分患者可伴有病变肌肉疼痛、肿胀和压痛。约半数患者累及颈部肌肉，发生颈部肌无力，表现为卧位时抬头困难，仰头无力。累及咽喉及上端食管横纹肌时可出现吞咽困难、呛咳、发音困难等症状。下食管括约肌无力可引起胃酸反流、食管炎等。部分患者还可伴有单个或多个关节炎、关节痛。

2. 各系统受累表现　病程中任何时期均可发生肺、心脏、消化道等多系统受累的相应表现。

（1）肺部表现：当多发性肌炎影响呼吸肌时，可导致呼吸肌无力、呼吸运动减低、肺不张、排痰困难、肺部感染。也可因食管功能障碍、喉反射失调引起吸入性肺炎。并发急性肺泡炎时，可表现为发热、剧咳、气短、呼吸困难，甚至导致成人呼吸窘迫综合征。肺间质纤维化时可表现为进行性呼吸困难、肺功能受损。肺部受累是多发性肌炎患者常见的死亡原因。

（2）心脏表现：约30%患者可见心脏改变，如心电图改变、心律失常，甚至出现继发于心肌病变的心力衰竭。

（3）肾病变：较少见，可能有轻度局灶性、系膜增生性肾小球肾炎，偶有蛋白尿、血尿、急性肾衰竭。

（二）皮肌炎

皮肌炎约占特发性炎症性肌病的35%，皮肌炎具有多发性肌炎的所有临床表现，出现典型的皮疹可诊断为皮肌炎。皮疹与肌肉受累程度常不平行，可出现在肌炎前、后或同时，皮疹的类型和范围因人而异，可以有各种各样的皮肤表现。典型皮疹主要有：以上眼睑为中心的眶周水肿性紫红色斑，称为眶周皮疹；紫红色斑也可出现在前额、颈前、胸上部，呈"V"形分布，或肩颈后及上臂外侧呈披肩样分布（披肩征）。皮疹还常见于掌指关节、指间关节、肘关节、膝关节等关节伸面及肩、髋、踝等易受摩擦部位，紫红色丘疹可融合成斑片，有毛细血管扩张，略带细小鳞屑，称Gottron疹，晚期可有色素减退，皮肤萎缩。"技工手"样变也是皮肌炎的特征，指垫皮肤角化、增厚、皲裂。手掌、足底也可角化过度，手掌和侧面出现污秽状暗黑色的横条纹。其他还有甲周毛细血管扩张红斑、光过敏、雷诺现象等。本病皮疹常无瘙痒及疼痛，缓解期皮疹可完全消失或遗留皮肤萎缩、色素沉着或脱毛、毛细血管扩张或皮下钙化，可反复发作。10%的皮肌炎患者临床及活组织检查证实有皮肌炎的皮肤改变，但无肌炎证据，称为无肌病性皮肌炎，可能为疾病早期或亚临床类型皮肌炎。

（三）包涵体肌炎

包涵体肌炎是一种特殊类型的特发性炎症性肌病，多见于中、老年人，起病隐袭，进展速度缓慢，四肢远端及近端肌肉均可累及，表现为长期无痛性、非对称性肌无力，伴肌萎缩，腱反射减弱或消失，也可累及心血管出现高血压。其病理特征性变化为肌细胞质和（或）核内嗜碱性包涵体和镶边空泡纤维，电镜下显示肌纤维内有管状细丝或淀粉样细丝包涵体，肌电图呈神经或神经肌肉混合改变。

（四）其他

肺部受累是最常见的肌肉外表现，间质性肺炎、肋间肌、膈肌受累均可导致呼吸困难。间质性肺炎是最常见的肺部病变，部分患者可表现为快速进展的间质性肺炎而危及生命。部分患者伴发恶性肿瘤成为肿瘤相关性肌炎。心脏受累者有心律失常、充血性心力衰竭等。

【辅助检查】

1. 一般检查　可有贫血，白细胞计数增高，红细胞沉降率加快，血肌酸增高，肌酐下降，血清肌红蛋白增高，尿肌酸排泄增多。

2. 血清肌酶谱　肌酸激酶（CK）、醛缩酶、谷草转氨酶（AST）、谷丙转氨酶（ALT）、乳酸脱氢酶（LDH）增高，尤以CK升高最敏感，CK可以用于判断病情的进展情况和治疗效果，但是与肌无力的严重性并不完全平行。由于上述血清肌酶广泛存在于心脏、肝、肾等脏器，因此对肌炎诊断虽然敏感性高，但特异性不强。

3. 自身抗体　约3/4患者抗核抗体阳性，近1/2患者类风湿因子阳性，近年发现了一类肌炎特异性自身抗体（MSA）。①抗氨酰tRNA合成酶抗体：其中抗Jo-1抗体检出率较高，此类抗体阳性者常表现为肺间质病变、关节炎、"技工手"和雷诺现象，称为抗合成酶综合征。②抗 SRP 抗体：对多发性肌炎更具特异性。③抗 Mi-2 抗体：是皮肌炎特异性抗体，此抗体阳性者 95% 可见皮疹，但少见肺间质病变，预后较好。

4. 肌电图　肌电图对肌源性和神经源性损害的鉴别诊断和早期发现肌源性病变有参考价值。本病约 90% 患者出现肌电图异常，典型肌电图呈肌源性损害，包括三联征：①插入电位活动增强，表现为正锐波、自发性纤颤波；②自发性奇异高频放电；③低波幅、短程多相波。

5. 肌活检　约 2/3 患者呈典型肌炎病理改变；另 1/3 患者肌活检呈非典型变化，甚至正常。免疫病理学检查有助于进一步诊断。

【诊断要点】

多发性肌炎、皮肌炎的诊断要点如下：①对称性四肢近端肌无力；②肌酶谱升高；③肌电图示肌源性改变；④肌活检异常；⑤皮肤特征性表现。前 4 条具备 3 条加第 5 条，可确诊皮肌炎。仅具备前 4 条可确诊多发性肌炎。在诊断之前，应排除肌营养不良、肉芽肿性肌炎、感染、横纹肌溶解、代谢性疾病、内分泌疾病、重症肌无力、药物和毒物诱导的肌病症状等。

【治疗要点】

治疗应遵循个体化原则，首选药物为糖皮质激素，治疗前应对患者的病情进行评估，一般可口服泼尼松 1 ~ 2 mg/（kg·d），经 1 ~ 4 周可见病情改善，缓慢减量，常需 1 ~ 3 年以上，约 90% 的病例病情明显改善，部分患者可完全缓解，但易复发。可联合免疫抑制药（包括甲氨蝶呤、硫唑嘌呤、环磷酰胺、环孢素、他克莫司或吗替麦考酚酯）治疗。皮肤损害者可加用羟氯喹，危重症者可静脉应用甲泼尼龙、大剂量免疫球蛋白冲击治疗。

【主要护理措施】

1. 休息与活动　急性期有肌痛、肌肉肿胀和关节疼痛者，应绝对卧床休息，协助做好基础护理，以减轻肌肉负荷和避免肌肉损伤，预防并发症。待病情逐渐稳定，应有计划地进行锻炼，活动量由小到大，协助无肌力肢体作被动运动、肌肉按摩，也可配合水疗、理疗等治疗方法，促进血液循环，延缓肌肉萎缩，促进肌力恢复。

2. 饮食护理　给予高蛋白质、维生素丰富的食物，以促进肌蛋白合成。对咀嚼、吞咽困难者，给予半流质或流质饮食，少量、缓慢进食，防止呛咳反流引起吸入性肺炎，必要时给予鼻饲。

3. 皮肤护理　保持患者的床单、衣裤清洁卫生。皮疹局部应保持清洁、干燥，以暴露为宜，皮肤红、肿、有水疱时，可使用炉甘石洗剂，有渗出时可用 3% 硼酸溶液湿敷；伴感染者，根据情况对症消炎、清创换药处理。

4. 病情观察　特发性炎症性肌病主要累及肌肉组织，应注意评估患者的肌力，以做好安全保护及生活指导。注意观察疼痛肌肉的部位、关节症状，是否伴有发热、呼吸困难、心律失常等，若有明显异常，应做好急救准备。严密观察糖皮质激素和免疫抑制药等药物应用的效果及不良反应，并指导患者用药方法。

5. 心理护理　由于本病病情复杂、病程长，可有脏器损害，患者心理压力大，应帮助患者克服焦虑、恐惧、悲观等不良心理反应，给予心理疏导，使其树立信心，并教会患者自我护理方法，减少机体损伤，延缓病情，有利于康复。

【健康教育及预后】

1. 疾病知识指导　向患者及家属说明本病的有关知识，使患者正确对待疾病，做好长期治疗的思想准备。避免一切诱因，如感染、寒冷、创伤、情绪受挫；有皮损者避免日光照射。

2. 用药指导与病情监测　患者出院后，应继续执行治疗方案，遵医嘱规则用药，症状减轻也勿擅自停药。定期门诊随诊。告知患者及家属病情危重的征象，一旦发生，及时就医。避免应用细胞毒药物。

3. 预后　本病应用糖皮质激素治疗后预后明显改善，5 年生存率为 80%，死亡率已明显减低。早诊断、早治疗、有效控制并发症也有助于改善预后。广泛血管炎的重症幼儿及严重心脏、肺功能受损伴发恶性肿瘤的患者预后差。

随堂测 8-4

小　结

特发性炎症性肌病是以骨骼肌非化脓性炎症为主要病变，遗传易感个体因感染等环境因素诱发、通过免疫介导而致病的一组自身免疫病。多数患者体内可检测到高水平的自身抗体，抗 Jo-1 抗体最常见。多发性肌炎、皮肌炎的主要临床表现为隐袭起病的对称性四肢近端肌无力，可累及其他器官，全身症状有发热、关节痛、乏力、厌食和体重减轻。治疗特发性炎症性肌病应遵循个体化原则，用药首选糖皮质激素。早诊断、早治疗、有效控制并发症有助于改善预后。

（李英丽）

思考题

1. 简述雷诺现象的定义及其发作分期。
2. 简述系统性红斑狼疮的主要致病因素。
3. 简述系统性红斑狼疮患者的皮肤、黏膜损害特点。
4. 类风湿关节炎患者如何进行功能锻炼？
5. 如何对类风湿关节炎患者进行健康教育？
6. 患者，女，46 岁。1 年前无明显诱因出现眼周、前额皮疹，呈现紫红色，不高出皮肤，压之褪色。未就医。近期颜面部皮疹逐渐扩大至耳前，继而出现四肢近端肌肉无力，伴有肌肉酸痛。专科门诊查肌酸激酶为 584 U/L，诊断为皮肌炎。

请回答：

（1）结合此病例，说明皮肌炎典型皮疹有哪些？
（2）该患者入院后经药物治疗症状明显改善，即将出院，如何进行出院指导？

第九章　神经系统疾病患者的护理

　　神经系统是人体结构和功能最复杂的系统，分为中枢神经系统（脑、脊髓）和周围神经系统（脑神经、脊神经）。按功能分为躯体神经系统和自主神经系统。神经系统疾病具有起病急、病情重、症状广泛而复杂的特点，是导致人类死亡和残疾的主要原因之一。据统计，在我国城市居民主要疾病死亡率前10位中脑血管病居第2位，仅次于恶性肿瘤。随着社会老龄化趋势不断加剧，脑血管病和老年变性病逐年增多；人类的进化及社会结构组成和环境因素的改变，以及新的检查手段的涌现，疾病谱发生了巨大的变化。因此，做好神经系统疾病的防治、护理和康复，提高患者的生命质量，给护理工作带来许多新的挑战。

第一节　概　述

导学目标

　　通过本节内容的学习，学生应能够：
　　◆　**基本目标**
　　1. 识记神经系统的解剖和生理功能。
　　2. 理解神经系统疾病患者常见症状的临床表现并对其异同点进行比较。
　　3. 运用所学知识对神经系统疾病患者进行全面评估，提出针对性的护理诊断并制定相应的护理措施。
　　◆　**发展目标**
　　基于不同症状群分析可能存在的神经系统疾病。
　　◆　**思政目标**
　　具有认真负责的工作态度和团队合作意识，关心、理解患者，具有主动为患者缓解不适的职业意识和态度，尊重和关爱患者。

【神经系统解剖及生理功能】

（一）中枢神经系统

　　中枢神经系统（central nervous system，CNS）由脑和脊髓组成。脑分为大脑、间脑、中脑、脑桥、延髓和小脑。中脑、脑桥、延髓合称脑干。

1. 大脑　大脑由大脑半球、基底核和侧脑室组成。大脑表面被大脑皮质所覆盖，皮质表面有脑沟和脑回。

（1）大脑半球各叶：由外侧裂、中央沟、顶枕裂将大脑半球分为额叶、顶叶、颞叶、枕叶和岛叶（图9-1）。大脑两个半球的功能不完全对称，按功能分为优势半球和非优势半球。优势半球是在语言、逻辑思维、分析综合及计算功能等方面占优势的半球，多位于左侧，只有一小部分右利手和约半数左利手者可能在右侧。非优势半球多为右侧大脑半球，主要在音乐、美术、综合能力、空间、几何形状和人物面容的识别及视觉记忆功能等方面占优势。不同部位的损害产生不同的临床症状。

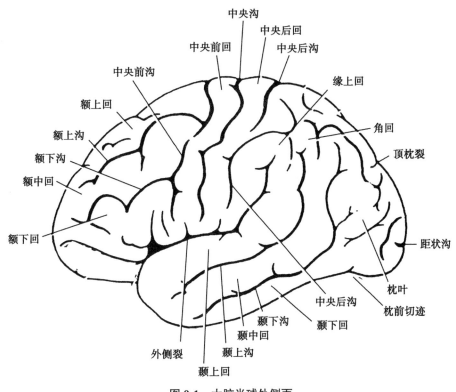

图 9-1　大脑半球外侧面

1）额叶：位于中央沟前方、外侧裂之上。额叶受损时主要引起随意运动、言语和精神活动方面的障碍。①额叶前部受损以精神障碍为主，表现为记忆力和注意力减退，表情淡漠，反应迟钝，缺乏始动性和内省力，思维和综合能力下降，故反映为痴呆和人格改变，可有欣快或易激怒。②额中回后部为侧视中枢（眼球同向侧视运动），破坏性病灶（如脑卒中）引起双眼向病灶侧凝视，刺激性病灶（如癫痫）引起双眼向病灶对侧凝视。③中央前回皮质为运动中枢，刺激性病灶产生对侧面部、上肢、下肢的抽搐［杰克逊（Jackson）癫痫］；破坏性病变多引起对侧单瘫，中央前回上部受损产生下肢瘫痪，下部受损产生面、舌、上肢瘫痪。旁中央小叶损害影响双下肢运动区，产生痉挛性截瘫、尿失禁、感觉障碍。④左侧（优势侧）额下回后部为言语运动中枢，受损时产生布罗卡（Broca）失语。额中回后部为书写性运动中枢，损伤时引起书写不能（失写）。

2）顶叶：位于中央沟之后、顶枕线之前和外侧裂延长线的上方。①中央后回为皮质感觉中枢。刺激性病灶产生对侧身体局限的感觉性癫痫发作，常为针刺、电击，偶为疼痛的感觉异常发作。破坏性病变引起精细感觉障碍，如实体觉、两点辨别觉和皮肤定位觉的丧失，一般感觉（触觉、痛觉、温度觉）不受影响。②优势侧角回皮质损害引起失读，也可引起格斯特曼（Gerstmann）综合征，表现为计算不能、不能识别手指、左右侧认识不能及书写不能，有时伴失读。右侧顶叶邻近角回受损可引起患者不认识对侧身体的存在，认为左侧上下肢不是自己的，称为自体认识不能；右侧顶叶邻近缘上回受损有时可见患者否认左侧偏瘫的存在，称为病觉缺失。两者均属体象障碍。

3）颞叶：位于大脑外侧裂下方、顶枕线前方。颞叶的内侧面与精神、行为、内脏功能有关，刺激性病变或破坏性病灶可引起精神与行为的异常。①嗅觉和味觉中枢：位于颞叶前部内侧面的钩回，受累时有幻嗅或幻味，作舔舌、咀嚼动作，称钩回发作，为一种颞叶癫痫。②听觉语言中枢：左侧颞叶受损产生韦尼克（Wernicke）失语（颞上回后部）和命名性失语（颞中回后部）。③双侧颞叶损害可出现精神症状，多为人格改变、情绪异常、严重的记忆障碍、精神迟钝及表情淡漠。

4）枕叶：位于顶枕裂和枕前切迹连线的后方。围绕距状沟的皮质是视觉中枢，故枕叶病变主要引起视觉障碍。双侧视觉中枢病变产生皮质盲，表现为全盲，视物不见，但对光反射存在；一侧视觉中枢病变可产生偏盲，特点为对侧视野同向性偏盲，而中心视力不受影响，称为黄斑回避。

5）岛叶：又称脑岛，呈三角形岛状，位于外侧裂深面，被额叶、顶叶、颞叶所覆盖。岛叶的功能与内脏感觉和运动有关。刺激人的岛叶可引起内脏运动改变，如唾液分泌增加、恶心、呃逆、胃肠蠕动增加和饱胀感等。岛叶损害多引起内脏运动和感觉障碍。

6）边缘系统：位于大脑半球内侧面接近脑干和胼胝体的古老皮质及一些皮质下结构，包括边缘叶、杏仁核、丘脑前核、乳头体核及丘脑下部等，它与网状结构和大脑皮质有广泛联系，参与高级神经、精神（情绪和记忆）和内脏的活动。边缘系统损害时可出现情绪、记忆障碍、行为异常、幻觉、反应迟钝等精神障碍及内脏活动障碍。

（2）大脑半球深部结构

1）内囊：是宽厚的白质层，位于尾状核、豆状核及丘脑之间，其外侧为豆状核，其后内侧为丘脑，前内侧为尾状核。内囊前肢位于尾状核和豆状核之间，内囊前肢为丘脑前辐射、额桥束，膝部位于前肢、后肢相连处，为皮质延髓束；后肢位于丘脑和豆状核之间，为皮质脊髓束、丘脑皮质束（丘脑中央辐射）、丘脑后辐射、视辐射等（图9-2）。内囊聚集了大量的上、下行传导束，特别是锥体束在此高度集中，如完全损害，可出现病灶对侧偏瘫、偏身感觉障碍、偏盲，称为三偏综合征，多见于脑出血及脑梗死等。

2）基底节：位于大脑白质深部，主要包括尾状核、豆状核、屏状核和杏仁核，红核、黑质及丘脑底部也参与基底节系统的组成。基底节为锥体外系的主要中继站。受损后主要表现为肌张力改变（增高或降低）和异常运动（动作增多或减少）。苍白球（旧纹状体）、黑质病变引起肌张力增高、动作减少及静止性震颤，新纹状体（壳核、尾状核）病变引起肌张力减低、动作过多（如舞蹈样运动、手足徐动症）。

2. 间脑 间脑位于大脑半球与中脑之间，是脑干与大脑半球的连接站，可分为丘脑、下丘脑。

（1）丘脑：是深、浅感觉的三级神经元所在地，发出纤维组成丘脑辐射投射至大脑半球相应部位。破坏性病灶出现对侧偏身感觉消失或减退，刺激性病灶引起偏身疼痛，称为丘脑性疼痛。

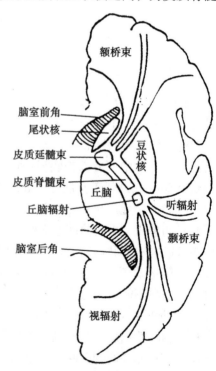

图9-2 大脑水平切面示内囊平面的重要纤维径路

（2）下丘脑：位于间脑腹侧，与垂体相连，是自主神经皮质下中枢，又是具有内分泌作用的腺体。下丘脑对体重、体温、代谢、饮食、内分泌、生殖、睡眠和觉醒的生理调节起重要作用，同时也与人的行为和情绪有关。

3. 脑干　脑干包括中脑、脑桥和延髓。中脑向上与间脑相接，延髓下端与脊髓相连，脑桥介于中间，由脑桥臂与背侧的小脑半球相连接。第Ⅲ对至第Ⅻ对脑神经核均位于脑干内。脑干是生命中枢，脑干网状结构能保持正常睡眠与觉醒。脑干病变大多涉及某些脑神经和传导束，多见于血管病、肿瘤和多发性硬化等。症状特点是：①病变同侧的脑神经的周围性麻痹、病变对侧肢体的中枢性偏瘫和偏身感觉障碍（即交叉性瘫痪）。②意识障碍，由于脑干网状结构上行激活系统受损或网状结构至丘脑与皮质间的环行通路受损所致。③去大脑强直。④定位体征：如两侧瞳孔极度缩小呈针尖样，两眼球同侧偏斜，提示脑桥损伤；循环、呼吸功能严重障碍提示延髓损伤。

4. 小脑　小脑位于颅后窝内，在延髓和脑桥的背侧。小脑中间部分为蚓部，两侧为小脑半球。其功能为调节肌张力、维持身体平衡、控制姿势步态和协调随意运动。小脑病变主要症状为共济失调，多见于小脑肿瘤、脑血管病、遗传变性疾病等。

5. 脊髓　脊髓是中枢神经的低级部分，为四肢和躯干的初级反射中枢，呈椭圆形条索状，位于椎管内，并以终丝固定在骶管盲端。由脊髓共发出 31 对脊神经，主要分布到四肢和躯干。上端于枕骨大孔水平与脑干相连，下端以圆锥终止于第一腰椎体下缘，脊髓的正常活动是在大脑控制下进行的。脊髓的主要功能为：①传导功能；②反射功能。

（二）周围神经系统

周围神经（peripheral nerve）包括脑神经和脊神经。

1. 脑神经　脑神经共 12 对，用罗马数字按次序命名。除第Ⅰ、Ⅱ对脑神经进入大脑外（嗅、视），其他 10 对脑神经均与脑干互相联系，脑干中有与其有关的神经核。脑神经核在脑干内的分布为：运动核的位置比较靠近正中线，感觉核在其外侧。第Ⅲ、Ⅳ对脑神经的神经核在中脑，第Ⅴ、Ⅵ、Ⅶ、Ⅷ对脑神经的神经核在脑桥，第Ⅸ、Ⅹ、Ⅺ、Ⅻ对脑神经的神经核在延髓和高位颈髓前角。

脑神经按功能可分为：①运动性神经（第Ⅲ、Ⅳ、Ⅵ、Ⅺ、Ⅻ对）；②感觉性神经（第Ⅰ、Ⅱ、Ⅷ对）；③混合性神经（第Ⅴ、Ⅶ、Ⅸ、Ⅹ对）。12 对脑神经除面神经核下部及舌下神经核只受对侧皮质脑干束支配外，其余脑神经运动核均受双侧支配。

（1）嗅神经（Ⅰ）：鼻腔上部嗅黏膜中双极嗅神经元的中枢支（即嗅神经）穿过筛板和硬脑膜，终止于嗅球。由嗅球（第二级神经元）发出纤维至嗅中枢（颞叶的钩回、海马回的前部及杏仁核）。其中嗅中枢病变引起幻嗅发作，不引起嗅觉丧失。

（2）视神经（Ⅱ）：发源于视网膜的神经节细胞层，发自视网膜鼻侧一半的纤维经视交叉后，与对侧眼球视网膜颞侧半的纤维结合，形成视束，终止于外侧膝状体，在此处交换神经元后发出纤维经内囊后肢后部形成视辐射，终止于枕叶距状沟两侧楔回和舌回的视枢皮质。光反射的径路不经外侧膝状体，由视束经上丘臂而入中脑上丘，与两侧动眼神经核联系，外侧膝状体以后的病变不影响光反射。

（3）动眼神经（Ⅲ）、滑车神经（Ⅳ）、展神经（Ⅵ）

1）周围性眼肌麻痹：①动眼神经：起自中脑上丘平面的动眼神经核，支配上睑提肌、上直肌、下直肌、内直肌、下斜肌、瞳孔括约肌和睫状肌。主要功能是提上眼睑，使眼球向上、下、内运动，收缩瞳孔括约肌。②滑车神经：起自中脑下丘平面的滑车神经核，支配上斜肌，使眼球向下、向外运动。③展神经：起自脑桥中部背面的展神经核，支配外直肌，使眼球外展。

2）核性眼肌麻痹：多伴有邻近神经组织损害；动眼神经核群的病变常选择性损害部分眼肌功能。

3）核间性眼肌麻痹：脑干的内侧纵束连接一侧展神经核和另一侧动眼神经的内直肌亚核，

使双眼向同一侧转动。最多见的是一侧眼球外展正常（可伴眼震），而另一侧眼球不能同时内收，但因支配会聚的核上通路位置平面高一些，两眼内直肌的会聚运动仍正常。

4）核上性眼肌麻痹：产生两眼同向偏斜。脑桥的侧视中枢在展神经核附近，受对侧额中回后部皮质侧视中枢来的纤维控制，方向与皮质中枢相反。

5）瞳孔对光反射：为光线刺激瞳孔引起的缩瞳反射。其传导径路为：视网膜—视神经—中脑顶盖前区—两侧动眼神经副核［埃丁格 - 韦斯特法尔核（Edinger-Westphal 核）］—动眼神经—睫状神经节—节后纤维—瞳孔括约肌。

（4）三叉神经（Ⅴ）：①感觉纤维：发源于三叉神经半月节，周围支随眼支、上颌支、下颌支分布于头皮前部和面部皮肤以及眼、鼻、口腔内黏膜（包括角膜及舌）；中枢支进入脑桥后，触觉纤维终止于感觉主核，痛、温度觉纤维循三叉神经脊束下降，终止于三叉神经脊束核，由感觉主核及脊束核发出纤维交叉至对侧成三叉丘系上升，止于丘脑腹后内侧核，发出丘脑辐射经内囊后肢止于大脑皮质中央后回感觉中枢的下 1/3 部。②运动纤维：从脑桥的三叉神经运动核发出，支配咀嚼肌、鼓膜张肌。三叉神经受损可造成头面部皮肤、口鼻腔黏膜、牙和牙龈等部位的感觉障碍，角膜反射消失。三叉神经脊束核部分受损时，可出现洋葱皮样分布区的分离性痛、温度觉缺失。咀嚼肌瘫痪、萎缩时可出现张口下颌偏向患侧。

（5）面神经（Ⅶ）：①运动纤维：由脑桥的面神经核发出，再经面神经管下行，支配面部肌肉（咀嚼肌和上睑提肌除外）以及耳部肌、枕肌、颈阔肌、镫骨肌等。支配面上部各肌（额肌、皱眉肌、眼轮匝肌）的神经元接受双侧皮质延髓束的控制，支配面下部各肌（颊肌、口轮匝肌）的神经元接受对侧皮质延髓束的控制。②感觉纤维：味觉纤维在面神经管内形成鼓索神经，参与舌神经，止于舌前 2/3 的味蕾。

（6）位听神经（Ⅷ）：分为蜗神经和前庭神经。①蜗神经：损害产生神经性聋和耳鸣。②前庭神经：起自内耳前庭神经节的双极细胞，周围支至 3 个半规管的壶腹、椭圆囊和球囊，中枢支与蜗神经一起进入颅腔，终止于脑桥及延髓的各前庭核。一小部分纤维经小脑下脚直接入小脑的绒球及小结。从前庭神经外侧核发出纤维形成前庭脊髓束至同侧前角细胞，调节身体平衡运动。其他前庭神经核发出纤维参与内侧纵束，使内耳迷路与第Ⅲ、Ⅳ、Ⅵ对脑神经及上部颈髓前角联系，反射性调节眼球位置及颈肌活动。如前庭功能障碍，主要发生眩晕、平衡障碍、眼球震颤。

（7）舌咽神经（Ⅸ）、迷走神经（Ⅹ）

1）舌咽神经：①感觉纤维：分布于舌后 1/3 的味蕾，传导味觉；分布于咽部、软腭、舌后 1/3、扁桃体、两侧腭弓、耳咽管、鼓室，接受黏膜感觉；分布于颈动脉窦（压力感受器）和颈动脉球（化学感受器，感受二氧化碳浓度），与呼吸、脉搏、血压的调节反射有关。②运动纤维：起自疑核，分布于茎突咽肌，提高咽穹窿。③副交感纤维：支配腮腺分泌。

2）迷走神经：①感觉纤维：躯体感觉纤维分布于外耳道皮肤。内脏感觉纤维分布于胸、腹腔内脏。②运动纤维：起自疑核的纤维分布于软腭、咽及喉部肌肉；起自迷走神经背核的纤维分布于胸、腹腔内的脏器。舌咽神经及迷走神经受损引起声音嘶哑、吞咽困难、饮水呛咳、咽反射消失、软腭活动受限。双侧皮质延髓束受损产生假性延髓麻痹，表现为声音嘶哑、吞咽困难、饮水呛咳，但咽反射存在，脑干反射（下颌反射、吸吮反射、掌颌反射）阳性，同时伴强哭、强笑。

（8）副神经（Ⅺ）：分为延髓支及脊髓支。脊髓支起于颈髓 1～5 节前柱的外侧群细胞，与发自疑核的延髓支结合。脊髓支分布于胸锁乳突肌（使头转向对侧）和斜方肌上部（耸肩）；延髓支返回至迷走神经，构成喉返神经，支配声带。

（9）舌下神经（Ⅻ）：起自延髓背侧部近中线的舌下神经核，发出纤维经舌下神经管出颅，支配舌肌。功能为舌外伸（颏舌肌）和舌回缩（舌骨舌肌）。

2. 脊神经　脊神经共 31 对，其中颈段 8 对，胸段 12 对，腰段 5 对，骶段 5 对，尾神经 1 对。脊神经由前根（运动）和后根（感觉）构成。每个脊髓后根（脊髓节段）支配一定的皮肤区域（称皮节），与神经根节段数相同，故其感觉障碍呈节段性分布，如乳头平面为胸4，脐为胸10，腹股沟为胸12和腰1。神经根的纤维形成神经丛时经过重新组合分配进入不同的周围神经，周围神经在体表的分布与脊髓的节段性感觉分布不同（图9-3、图9-4）。

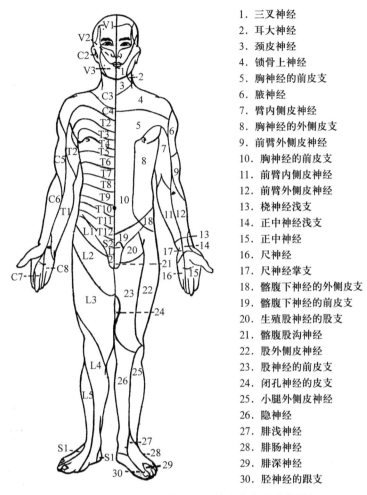

1. 三叉神经
2. 耳大神经
3. 颈皮神经
4. 锁骨上神经
5. 胸神经的前皮支
6. 腋神经
7. 臂内侧皮神经
8. 胸神经的外侧皮支
9. 前臂外侧皮神经
10. 胸神经的前皮支
11. 前臂内侧皮神经
12. 前臂外侧皮神经
13. 桡神经浅支
14. 正中神经浅支
15. 正中神经
16. 尺神经
17. 尺神经掌支
18. 髂腹下神经的外侧皮支
19. 髂腹下神经的前皮支
20. 生殖股神经的股支
21. 髂腹股沟神经
22. 股外侧皮神经
23. 股神经的前皮支
24. 闭孔神经的皮支
25. 小腿外侧皮神经
26. 隐神经
27. 腓浅神经
28. 腓肠神经
29. 腓深神经
30. 胫神经的跟支

图9-3 体表的节段性和周围性感觉支配（前面）

【神经系统疾病的护理评估】

（一）病史

1. 主诉及现病史 详细询问患者就诊的最主要症状、持续时间，发病时间、起病的缓急、有无诱因、主要症状特点、病情的发展与演变、伴随症状、发病后的诊治经过及结果。发病以来的精神状态、食欲、体重、大小便及睡眠情况等。

2. 既往史 有无头部外伤、肿瘤、感染等疾病史，有无与神经系统疾病相关的疾病史，有无颈椎病、椎管狭窄等疾病史，有无过敏及中毒病史，有无服用某些致神经系统损害的药物史，如异烟肼、镇静药。

3. 个人史、家族史、过敏史

（1）个人史：评估患者自患病以来的饮食、饮水、睡眠、二便、活动与休息情况，如日常的饮食习惯及食欲，食物组成及量，有无特殊食物喜好或禁忌，有无特殊饮食医嘱及遵从情况；有无烟、酒嗜好，吸烟的年数及量，饮酒的年数、种类及每日的量；有无吸毒及药物滥用史；有无应激事件等。患者的生活自理能力情况，是否需要提供辅助器具等。

（2）家族史：神经系统遗传病多于儿童或青年期发病，常发生在有血缘关系的家庭成员

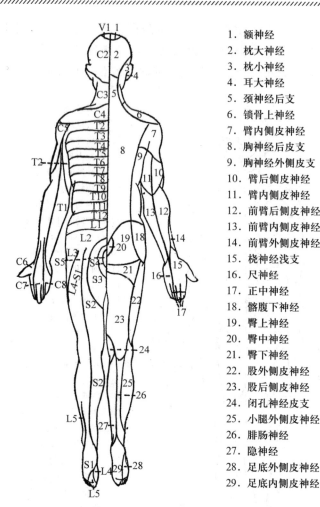

1. 额神经
2. 枕大神经
3. 枕小神经
4. 耳大神经
5. 颈神经后支
6. 锁骨上神经
7. 臂内侧皮神经
8. 胸神经后皮支
9. 胸神经外侧皮支
10. 臂后侧皮神经
11. 臂内侧皮神经
12. 前臂后侧皮神经
13. 前臂内侧皮神经
14. 前臂外侧皮神经
15. 桡神经浅支
16. 尺神经
17. 正中神经
18. 髂腹下神经
19. 臀上神经
20. 臀中神经
21. 臀下神经
22. 股外侧皮神经
23. 股后侧皮神经
24. 闭孔神经皮支
25. 小腿外侧皮神经
26. 腓肠神经
27. 隐神经
28. 足底外侧皮神经
29. 足底内侧皮神经

图 9-4　体表的节段性和周围性感觉支配（后面）

中，且某些疾病（如癫痫）可能被视为家庭隐私，应询问直系亲属中有无近亲婚配，家族成员中有无类似疾病患者，如高近亲婚配地区肝豆状核变性、黑矇性痴呆、假肥大性肌营养不良患病率较高；癫痫、周期性瘫痪、偏头痛等可能与家族遗传有关。

（3）过敏史：询问患者有无对吸入物、食物、药物等过敏，对何种物质过敏。

（二）心理社会因素

1. 心理状况　了解疾病对患者的日常生活、学习和工作有何影响，患者能否面对现实、适应角色转变，有无焦虑、恐惧、抑郁、孤独、自卑等心理反应及其程度；性格特点、人际关系与环境适应能力。如脑卒中患者常出现肢体瘫痪，容易产生抑郁、无用感、失落感；重症肌无力和吉兰-巴雷综合征患者常因呼吸肌麻痹容易导致死亡而恐惧。

2. 社会支持系统　了解患者的家庭组成、经济状况、文化教育背景；家属对患者的关心、支持以及对患者所患疾病的认识程度；了解患者的工作单位或医疗保险机构所能提供的帮助或支持情况；患者出院后的继续就医条件，居住地的社区保健资源或继续康复治疗的可能性。

（三）身体评估

对于拟诊神经系统疾病患者，在进行全面体格检查的基础上，应重点进行神经系统专科检查。重点内容如下：

1. 全身状态、皮肤、淋巴结评估　包括一般情况、生命体征、意识与精神状态等。①一般情况：年龄、性别、营养、面容、表情。表情呆板见于帕金森病。②意识与精神状态：意识是否清楚，检查是否合作，应答是否切题；衣着是否整洁，主动和被动接触是否良好，对疾病

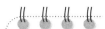

的自知力是否存在；有无认知、情感和意志行为方面的异常，如错觉、幻觉、联想散漫、思维迟缓、情感淡漠、精神运动性兴奋或抑郁。③生命体征：体温升高常见于继发感染、下丘脑或脑干受损引起的中枢性高热，体温下降或不升，为呼吸、循环衰竭或下丘脑严重病变；脉搏缓慢、呼吸深慢及血压升高常为颅内高压的表现；呼吸表浅、脉搏增快见于吉兰－巴雷综合征、重症肌无力危象引起的呼吸肌麻痹。④全身皮肤及黏膜是否完好，有无继发感染、压疮。

2. 头、颈部评估　①观察双侧瞳孔的直径大小，是否等大、等圆，瞳孔对光反射是否灵敏，如动眼神经麻痹、颞叶钩回疝、视神经病变或阿托品类药物中毒者，常见瞳孔散大；脑桥出血、脑室出血压迫脑干或镇静催眠药中毒者，常见瞳孔缩小。②面部有无畸形，有无面肌抽动或萎缩，有无眼睑水肿、眼球突出、结膜充血、口唇疱疹、乳突压痛等；额纹和鼻唇沟是否对称或变浅；伸舌是否居中，舌肌有无萎缩；有无吞咽困难、饮水呛咳；咽反射是否存在或消失；有无声嘶、发声低哑或其他言语障碍。头颅外伤常可见眶周瘀斑、鼓膜血肿、脑脊液鼻漏或耳漏。③颈部：注意有无头部活动受限、不自主运动及抬头无力；颈部有无抵抗、姿势异常（如痉挛性斜颈、强迫头位），颈椎有无压痛，颈动脉搏动是否对称。强迫头位及颈部活动受限见于颅后窝肿瘤、颈椎病变，颈动脉狭窄者颈部可闻及血管杂音。

3. 四肢及躯干评估　注意脊柱有无畸形、压痛及叩击痛，有无活动受限，脊髓空洞症或脊髓型共济失调可见脊柱侧凸；四肢有无震颤、抽搐、肌阵挛等不自主运动或瘫痪；关节运动是否灵活；肌肉有无萎缩、肥大或压痛；站立、行走时步态及姿势是否异常。

4. 神经反射　各种深、浅反射是否存在，有无病理反射。巴宾斯基（Babinski）征是经典的病理反射。检查方法是用竹签轻划足底外侧缘，自足跟向前划至小趾根部，阳性反应时大踇趾背屈，可伴其他足趾扇形展开，也称为伸性跖反射。巴宾斯基征阳性提示锥体束受损，见于脑出血、脑肿瘤；三叉神经损伤时角膜反射消失；舌咽神经损伤时咽反射消失；成人强握反射阳性见于对侧额叶运动前区病变等。

5. 脑膜刺激征　包括颈强直、克尼格（Kernig）征和布鲁津斯基（Brudzinski）征。颈上节段的神经根受刺激引起颈强直，腰骶节段脊神经受刺激出现克尼格征和布鲁津斯基征。脑膜刺激征见于脑膜炎、蛛网膜下腔出血、脑炎、脑水肿及颅内压增高等。深昏迷时脑膜刺激征可消失。检查方法包括：①屈颈试验：患者仰卧，检查者托患者枕部并使其头部前屈而表现为不同程度的颈强直，被动屈颈受限，称为颈强直，但需排除颈椎病。正常人屈颈时下颌可触及胸骨柄，部分老年人和肥胖者除外。②克尼格征：患者仰卧，一侧下肢与髋、膝关节处屈曲成直角，检查者一手扶住膝关节，另一手托住足跟，将小腿尽量上抬伸膝，如伸直受限并出现疼痛，大小腿间夹角＜135°，为克尼格征阳性。③布鲁津斯基征：患者仰卧，屈颈时出现双侧髋、膝部屈曲，一侧下肢膝关节屈曲位，检查者使该侧下肢向腹部屈曲，对侧下肢也发生屈曲，均为布鲁津斯基征阳性。

（四）辅助检查

1. 实验室检查

（1）血液检查：血常规检查对神经系统多种疾病（如颅内感染、脑血管病、脑寄生虫病）的病因诊断有一定的价值；血脂、血糖检测有助于脑血管病的病因诊断；乙酰胆碱受体抗体测定对重症肌无力的确诊有重要价值；血清肌酶学检测（如肌酸磷酸激酶、乳酸脱氢酶）对肌肉疾病的诊断有重要意义；血钾检查对周期性瘫痪、血清铜蓝蛋白测定对肝豆状核变性有诊断价值。

（2）脑脊液检查：可进行脑脊液（cerebrospinal fluid，CSF）压力测定和脑脊液常规、生化、细胞学及免疫学等检查。正常脑脊液压力为 80～180 mmH$_2$O，无色透明，不含红细胞，白细胞计数（0～5）×10^6/L，蛋白质 0.15～0.45 g/L，糖 2.5～4.4 mmol/L，氯化物 120～130 mmol/L。脑脊液压力升高见于脑水肿、颅内占位性病变、感染、脑卒中等；脑脊液压力降低见于低颅压、脱水等。颅内或脊腔内出血者脑脊液为血性或粉红色，红细胞增多；结核性脑膜炎脑脊液多呈

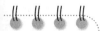

毛玻璃样微混浊，明显混浊见于化脓性脑膜炎。蛋白质增高见于颅内感染、肿瘤、出血、脊髓压迫症；蛋白质降低见于腰椎穿刺或硬脊膜损伤引起的脑脊液丢失、身体虚弱和营养不良患者，蛋白 - 细胞分离现象见于吉兰 - 巴雷综合征；糖含量明显减少见于化脓性脑膜炎，病毒感染者糖含量正常或稍高。细菌和真菌感染可使氯化物含量降低，尤以结核性脑膜炎最明显。此外，尚可通过脑脊液进行细胞学、病原学等检查，或进行免疫学测定，以协助临床诊断。

2. 活组织检查

（1）肌肉活组织检查：可鉴别神经源性肌萎缩和肌源性损害，适用于肌营养不良、代谢性或内分泌性肌病、重症肌无力、先天性肌病、炎性肌病的定性诊断。肌肉活检时慢性疾病宜选择轻、中度受累的肌肉，急性病变则应选择受累较重的病肌，但切忌在注射、创伤或肌电图检查的部位取材进行肌肉活检。

（2）神经活组织检查：目前常用的活组织检查部位为腓肠神经或腓浅神经。神经活组织检查有助于判断周围神经疾病的性质和病变程度，对某些遗传性疾病的诊断也有很大价值。神经、肌肉活检后应保持伤口敷料干燥，观察伤口有无红、肿及皮下出血，指导患者 3 d 内尽量少活动，抬高患肢；3 d 后伤口换药，10 ~ 14 d 拆线。

（3）脑活组织检查：主要适用于经头颅影像学证实的性质尚难确定的占位性或弥散性病变。无论肌肉、神经还是脑活组织检查，均应严格掌握适应证，注意无菌操作，观察局部有无肿胀、疼痛、渗血等，预防并发症。活组织标本按不同的检查目的在相应固定液或培养液中保存并及时送检。取材方式为手术活检和立体定向穿刺活检。

3. 神经电生理检查

（1）脑电图（electroencephalography，EEG）：是脑组织生物电活动通过脑电图仪放大 100 万倍记录下来的曲线，由不同的脑波组成，主要了解大脑功能有无障碍，但不能反映大脑组织结构的变化。脑电图包括普通脑电图、动态脑电图和视频脑电图，对癫痫、颅内占位病变、中枢神经系统感染性疾病、颅脑外伤、引起昏迷及意识障碍疾病的诊断有重要价值。EEG 检查前 24 h 需停服镇静药、兴奋药及其他作用于神经系统的特殊药物；检查前 1 d 洗头发，忌用发胶、头油等定型和护发产品；检查宜在饭后 3 h 内进行，不适宜空腹检查。

（2）肌电图检查（electromyography，EMG）：肌电图是用表面电极或针电极通过电子放大技术记录肌肉在安静状态、随意收缩及周围神经受刺激时的各种生物电活动，常与神经传导速度联合应用，借以判定神经和肌肉所处的功能状态。肌电图检查主要用于周围神经、神经肌肉接头和肌肉疾病的诊断。由于该检查过程中需针刺局部皮肤，可能会引起疼痛，检查前应告知患者，以使其配合检查。

（3）诱发电位（evoked potential，EP）检查：是神经系统在感受外来或内在刺激时产生的生物电活动，可选择性观察特异性传入神经通路的功能状态。常用的有脑干诱发电位、视觉诱发电位和体感诱发电位。诱发电位检查可用于视觉、听觉的客观检查以及某些疾病（如视神经炎、多发性硬化、脑干及脊髓病变）的诊断，对意识障碍以及癔症也是一种有用的客观检查手段。

4. 影像学检查

（1）X 线检查

1）头颅平片：可观察头颅大小、形状，颅骨厚度、密度及结构，颅缝有无裂开，蝶鞍、颅底等重要部位有无扩大、变形及破坏，有无颅内钙化斑等。

2）脊椎平片：可观察脊柱的生理曲度，椎体有无发育异常，骨质破坏、骨折、脱位、变形或骨质增生，椎间孔有无扩大，椎间隙有无变窄等。

（2）计算机体层成像（CT）：是以电子计算机数字成像技术与 X 线断层扫描技术相结合的新型医学影像技术，可在图像上显示不同平面脑室、脑池和脑实质的形态与位置，目前主要用于颅内肿瘤、脑血管病、颅脑损伤、脊柱和脊髓病变的诊断。尤其是 CT 血管成像（CTA），对闭塞性血管病变可提供重要的诊断依据。

（3）磁共振成像（MRI）：能从多方位、多层面提供解剖学和生物化学信息。由于磁共振成像不出现颅骨伪影，且对大脑皮质和髓质可以产生明显的对比度，故能清楚地显示 CT 不易检出的脑干和颅后窝病变，常用于诊断脱髓鞘疾病、脑变性病、脑肿瘤、脑血管病（其中 MRA 可以诊断颅内血管狭窄或闭塞、颅内动脉瘤、脑血管畸形等）、颅脑外伤和颅内感染等；对脊髓肿瘤、脊髓空洞症、椎间盘脱出等脊髓疾患能清晰地显示。

MRI 检查是在一个几乎密闭的环境中进行的，且检查时间相对较长，振动声响较大，务必告知患者检查经过，使其全身放松，安静平卧，减少恐惧。指导患者摘除身上可移去的所有金属物品和易受磁化的物品，如发卡、首饰、钥匙、手表、金属框眼镜、信用卡及手机，以保证图像质量。体内有金属置入者（如起搏器）不能接受 MRI 检查。

（4）数字减影血管造影（digital subtraction angiography，DSA）：详见本章第九节神经系统疾病常用诊疗技术及护理。

5. 放射性核素检查

（1）单电子发射计算机断层显像（SPECT）：在神经系统疾病的诊断及预后判断方面主要用于脑血管病，也可用于各种痴呆、癫痫、脑瘤及锥体外系疾病的研究，尤其是对脑膜瘤和血管丰富或恶性程度高的脑瘤具有重要的诊断意义。

（2）正电子发射体层成像（PET）：是一种非损伤性探索人脑生化过程的技术，可以客观地描绘人脑生理和病理代谢活动的图像，临床应用于鉴别脑部病灶的良、恶性，进行阿尔茨海默病的早期诊断和鉴别诊断、癫痫的定位诊断、帕金森病的病情评价。指导患者检查前禁食 6 h 以上，禁食期间可饮用不含糖的温水；检查前 2 h 禁止剧烈运动，显像前需休息 30 min；头部检查前应停用神经兴奋药或神经抑制药 2 d。

6. 头颈部血管超声检查

（1）颈动脉彩色多普勒超声检查：是广泛应用于临床的一项无创性检测手段，可客观地检测和评价颈部动脉的结构、功能状态或血流动力学改变。对头颈部血管病变（如颈动脉粥样硬化、颈动脉瘤、大动脉炎以及锁骨下动脉盗血综合征），特别是缺血性脑血管病的诊断具有重要意义。颈部血管的超声检测通常包括双侧颈总动脉（CCA）、颈内动脉（ICA）颅外段、颈外动脉（ECA）、椎动脉（VA）颅外段、锁骨下动脉和无名动脉。

（2）经颅多普勒超声（transcranial Doppler，TCD）检查：TCD 是利用颅骨薄弱部位为检查声窗，应用多普勒效应研究脑底动脉主干血流动力学变化的一种无创检测技术，主要应用于探测脑血管有无狭窄、闭塞、畸形、痉挛，评价基底动脉环（Willis 环）侧支循环功能及脑血管舒缩反应储备能力。此检查应避免空腹进行，检查当日停用扩血管药物，以免发生低血糖或血管扩张而影响结果的准确性。

7. 基因诊断技术　神经系统遗传病约占人类遗传的 60%，具有家族性和终身性的特点。以往对其诊断主要依靠病史、体征、家系调查、生化和酶学等辅助检查，但这些常规诊断方法难以对遗传病做出早期诊断、症状前诊断或产前诊断。基因诊断（gene diagnosis）又称分子诊断，指运用分子生物学的技术方法来分析受检者的某一特定基因的结构（DNA 水平）或功能（RNA 水平）是否异常，以此对相应的疾病进行诊断，是重要的病因诊断技术之一。基因诊断不仅能对一些疾病做出确切的诊断，也能确定与疾病有关联的状态，如对疾病的易感性、发病类型和阶段的确定。基因诊断的途径主要包括：DNA 检测、基因连锁分析和 mRNA 检测。常用的基因诊断技术包括核酸分子杂交技术、聚合酶链反应（PCR）、基因测序和基因芯片等。

8. 神经心理学检查　神经心理学是研究行为表现和脑功能损害关系的一门新兴学科，是神经科学和心理学的完美结合。临床神经心理学通过利用各种标准化和数量化的神经心理测验方法来测定大脑损伤患者的记忆、智力、语言等，从而进行疾病的诊断（如痴呆、帕金森病、脑外伤、脑血管病），判断药物或手术治疗的疗效，并能帮助制订促进功能恢复的康复计划。

神经心理学的检查方法包括问诊及体格检查、神经心理学量表以及基于计算机的神经心理测查，侧重测评人的各种认知功能，如知觉过程、注意活动、言语功能、记忆过程以及概念形成和问题解决的过程，以及评价患者的精神状态等。常用的神经心理学量表包括认知功能测定和非认知功能评定量表。随着世界人口的老龄化，痴呆日益为人们所重视，神经心理学检查成为痴呆诊断不可缺少的工具。

【神经系统疾病患者常见症状、体征的护理】

（一）头痛

头痛（headache）是指局限于头颅上部，包括眉弓、耳郭上缘和枕外隆凸连线以上部位的疼痛。头痛是神经系统疾病最常见的症状。

1. 病因

（1）颅内高压性头痛：脑肿瘤、脑出血、蛛网膜下腔出血、脑膜炎、脑脓肿、颅内高压症及脑动脉炎等。

（2）颅外局部或全身性原因所致的头痛：①眼源性疾病：见于青光眼、眶内肿瘤、视神经炎、屈光不正等；②耳源性疾病：见于外耳道疖肿、中耳炎；③鼻源性疾病：如鼻窦炎；④药物过度使用性头痛；⑤全身性疾病：发热、缺氧、贫血、高血压、一氧化碳中毒等。

（3）功能性或精神性疾病：偏头痛、紧张性头痛、神经症。

（4）低颅压性头痛：是脑脊液压力降低导致的头痛。

2. 临床表现

（1）颅内高压性头痛：持续性头部胀痛，阵发性加剧，常累及整个头部，多伴有喷射性呕吐及视力障碍。

（2）颅外局部或全身性原因所致的头痛：眼源性头痛常位于眼眶周围和前额，耳源性头痛多为单侧颞部持续性或搏动性头痛，可伴乳突压痛。鼻窦炎可引起前额头痛，多伴有发热、鼻腔分泌物增多。一旦局部疾病痊愈，头痛即消失。药物过度使用性头痛常有慢性头痛史，频繁使用头痛急性对症药物，多伴有焦虑、抑郁等或药物滥用家族史。

（3）功能性或精神性疾病所致的头痛：偏头痛多有家族史，表现为发作性偏侧搏动性头痛，可伴恶心、呕吐。休息或睡眠不足、声光刺激和日常活动可加重或诱发头痛；休息、睡眠或服用镇痛药后可缓解，但可反复发作。紧张性头痛部位多不固定，为持续性胀痛、闷痛，常伴有心悸、失眠、紧张、多虑等精神症状。

（4）低颅压性头痛：以双侧枕部或额部多见，呈轻至中度钝痛或搏动样疼痛，多为体位性，患者常在直立 15～30 min 内出现头痛或头痛明显加剧，卧位后头痛缓解或消失。

3. 护理

［护理评估］

（1）病史：应注意头痛的部位、性质和程度；起病的急缓，起始与持续的时间，发作的频率，激发、加重和缓解的因素，与体位、饮食、情绪、睡眠、气候等的关系；有无疼痛先兆和伴随症状；头痛对日常生活和工作等的影响，长期反复头痛者有无恐惧、焦虑等不良情绪和睡眠障碍；有无引起头痛的可能原因，如外伤、中毒、家族史。

（2）身体评估：检查意识是否清楚，瞳孔是否等大等圆、对光反射是否灵敏；体温、脉搏、呼吸、血压是否正常；面部表情是否痛苦，精神状态如何；注意头部是否有外伤瘢痕，眼睑是否下垂、有无脑膜刺激征等。如丛集性头痛时，常伴有同侧颜面部结膜充血、流泪、流涕等副交感神经功能亢进症状，或瞳孔缩小和眼睑下垂等霍纳综合征；低颅压头痛时脑组织下坠压迫脑神经也可引起视物模糊或视野缺损（视神经或视交叉受压）、面部麻木或疼痛（三叉神经受压）、面瘫或面肌痉挛（面神经受压），甚至意识障碍等。必要时，使用疼痛量表评估患者头痛的程度。

（3）辅助检查：适时、恰当的神经影像学或腰椎穿刺脑脊液检查能为颅内器质性病变提供客观依据。如低颅压头痛腰椎穿刺脑脊液压力<60 mmH$_2$O 或压力测不出、放不出脑脊液。

[常见护理诊断/问题]

舒适改变：头痛　与颅内外血管舒缩功能障碍或脑部器质性病变等因素有关。

[护理目标]

（1）患者能叙述头痛的原因，并配合治疗和护理。

（2）患者头痛程度减轻，发作次数减少。

[护理措施]

（1）向患者解释头痛的原因及其配合治疗、护理的措施和方法；解释可引起或加重疼痛的诱因，如情绪紧张、饥饿、缺乏睡眠、噪声、强光和气候变化，食用奶酪、熏鱼、酒类、巧克力也可诱发头痛，女性患者服避孕药可加重头痛，应注意避免。

（2）指导患者减轻头痛的方法，如充分休息、保持环境安静、精神放松、听轻音乐或指导式想象，还可用皮肤刺激疗法、冷敷或热敷减轻头痛。另外，应用理疗、按摩等方法均可减轻头痛。必要时，按医嘱用药以缓解疼痛。

（3）观察病情：注意患者头痛表现的变化及用药的疗效，及时发现并发症。

（4）心理护理：长期反复发作的头痛，可使患者有焦虑、紧张心理。应帮助患者找出诱因或减少诱因，减少发作次数；劝导患者保持心情平静；鼓励其树立信心，积极配合治疗。

[护理评价]

（1）患者明白头痛的原因，并有效配合相关的治疗和护理措施。

（2）头痛程度减轻、发作次数较前减少。

（二）意识障碍

意识障碍（disorder of consciousness）是指人处于对内、外环境刺激的反应减弱甚至消失的精神状态。

1. 病因　脑血管病、颅内感染、肿瘤、出血、颅脑外伤、脑脓肿、脑血肿形成、癫痫、中毒、先天性发育异常、变性、遗传、营养缺陷和代谢障碍等。

2. 临床表现

（1）意识水平下降的意识障碍：①嗜睡：为觉醒的减退，处于病态的睡眠状态，患者能被较轻的刺激或言语唤醒，唤醒后能基本交谈和配合检查，停止刺激后又入睡。②昏睡：较重的痛觉或较响的言语刺激方可唤醒，患者能作简单、模糊、不完全的答话，停止刺激立即进入熟睡。③浅昏迷：意识丧失，可有较少的无意识自发动作，对强烈刺激（如压迫眶上缘）有躲避反应及痛苦表情，不能回答问题和执行简单命令。角膜反射、对光反射、咳嗽反射、吞咽反射、腱反射及生命体征无明显改变。④中昏迷：对外界的正常刺激均无反应，自发动作很少。对强刺激的防御反射、角膜反射和瞳孔对光反射减弱，大小便潴留或失禁。此时生命体征已有改变。⑤深昏迷：自发性动作完全消失，对任何刺激均无反应，深、浅反射均消失，病理反射可继续存在或消失，生命体征常有改变。

（2）伴意识内容改变的意识障碍：①意识模糊（confusion）：意识范围缩小，对周围环境的理解和判断失常，常有定向障碍、错觉。②谵妄（delirium）：定向力、自知力差，有丰富的错觉、幻觉，情感异常，行为异常。引起谵妄的常见神经系统疾病有脑炎、脑血管病、脑外伤及代谢性脑病等。高热、中毒、酸碱平衡紊乱、营养缺乏也可导致谵妄。

（3）特殊类型的意识障碍：①去皮质综合征（decorticate syndrome）：见于皮质损害较广泛

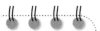

的缺氧性脑病、脑炎、外伤等。患者能无意识地睁眼、闭眼，眼球能活动，对光反射、角膜反射存在，病理反射阳性，可有无意识咀嚼、吞咽动作，存在睡眠觉醒周期，但对外界刺激无有意识的反应。身体姿势为上肢屈曲、下肢伸性强直。②无动性缄默症（akinetic mutism）：又称睁眼昏迷（coma vigil），为脑干上部和丘脑的网状结构损害，而大脑半球及其传出通路无病变。患者能注视检查者和周围的人，貌似觉醒，但缄默不语，不能活动。检查见肌肉松弛，无锥体束征，二便失禁，刺激不能使其真正清醒，存在睡眠觉醒周期。③去大脑强直（decerebrate rigidity）：是病灶位于中脑水平或上位脑桥时出现的一种伴有特殊姿势的意识障碍，表现为角弓反张、牙关紧闭、双上肢伸直旋内、双下肢伸直跖屈，病理征阳性，多有双侧瞳孔散大、固定。随着病变损伤程度的加重，患者可表现为意识障碍程度加深，本征较去皮质状态凶险，其特殊姿势、呼吸节律、瞳孔改变成为二者临床鉴别的关键。④植物状态（vegetative state）：指大脑半球严重受损而脑干功能相对保留的一种状态。患者对自身和外界的认知功能全部丧失，呼之不应，有自发或反射性睁眼，存在吮吸、咀嚼和吞咽等原始反射，有睡眠觉醒周期，二便失禁。颅脑外伤后植物状态12个月以上，其他原因持续3个月以上称为持续植物状态。

知识链接

脑死亡

大脑和脑干功能全部丧失称为脑死亡（brain death），其确定标准是：患者对外界任何刺激均无反应，无任何自主运动，但脊髓反射可以存在；脑干反射（包括对光反射、角膜反射、头眼反射、前庭眼反射、咳嗽反射）完全消失，瞳孔散大、固定；自主呼吸停止，需要人工呼吸机维持换气；脑电图提示脑电活动消失，呈一直线；经颅多普勒超声提示无脑血流灌注现象；体感诱发电位提示脑干功能丧失；上述情况持续时间至少12 h，经各种抢救无效；需除外急性药物中毒、低温和内分泌代谢疾病等。

3. 护理

[护理评估]

（1）病史：应注意评估意识障碍发生的缓急、类型、严重程度，是否伴有发热、呕吐、惊厥、言语障碍、运动障碍和感知觉障碍，各种生理反射、浅反射和深反射是否存在，有无脑膜刺激征、病理反射等；患者有无高血压、心脏病、内分泌和代谢性疾病病史，有无感染、外伤、中毒史，有无癫痫史；患者起病后家属的态度、心理承受能力和精神状态等；脑电图、血生化、头部 CT 等检查有无异常。

（2）身体评估

1）了解有无意识障碍及其类型：观察患者的自发活动和身体姿势，是否有牵扯衣服、自发咀嚼、眨眼或打哈欠，是否有对外界的注视或视觉追随，是否自发改变姿势。昏迷患者的瘫痪侧下肢常呈外旋位，足底给予疼痛刺激，下肢回缩反应差或消失。

2）判断意识障碍的程度：通过言语、针刺及压迫眶上神经等刺激，检查患者能否回答问题，有无睁眼动作和肢体反应情况。为了较准确地评价意识障碍的程度，国际通用格拉斯哥昏迷量表（表9-1）。最高得分为15分，最低得分为3分，分数越低，病情越重。通常在8分以上恢复机会较大，7分以下预后较差，3～5分并伴有脑干反射消失的患者有潜在死亡的危险。格拉斯哥昏迷量表也有一定的局限性，如眼肌麻痹、眼睑或眶部水肿的患者不能评价其睁眼反应；气管插管或气管切开的患者不能评价其言语活动；四肢瘫痪或使用肌肉松弛药的患者不能评价其运动反应；睁眼反应、言语反应、运动反应单项评分不同的患者总分可能相等，但不意味着意识障碍程度相同。量表评定结果不能替代神经系统症状和体征的细致观察。双侧角膜反射消失常提示昏迷程度较深，且深昏迷时脑膜刺激征可消失。

表9-1 格拉斯哥昏迷量表

检查项目	临床表现	评分	检查项目	临床表现	评分
A. 睁眼反应	自动睁眼	4	B. 运动反应	能按指令动作	6
	呼之睁眼	3		对针痛能定位	5
	疼痛睁眼	2		对针痛躲避	4
	不睁眼	1		刺痛肢体屈曲反应	3
C. 言语反应	定向正常	5		刺痛肢体过伸反应	2
	应答错误	4		无动作	1
	言语错乱	3			
	言语难辨	2			
	不语	1			

3）全身情况评估：检查瞳孔的大小、形状，是否等大、等圆，对光反射是否灵敏。一侧瞳孔散大、固定提示该侧动眼神经受损，常为钩回疝所致；双侧瞳孔散大和对光反射消失提示中脑受损、脑缺氧或阿托品类中毒，双侧瞳孔针尖样缩小提示脑桥被盖损害，如脑桥出血、有机磷中毒和吗啡类中毒；观察生命体征变化，尤其注意有无呼吸节律与频率的改变，如潮式呼吸常提示中脑水平损害，丛集式呼吸常提示脑桥下部病变；评估有无面瘫、肢体瘫痪和头颅外伤；耳、鼻、结膜有无出血或渗液；皮肤有无破损、发绀、出血、水肿、多汗。

（3）辅助检查：EEG检查有无异常，血液生化检查血糖、血脂、电解质及血常规是否正常，头部CT、MRI检查有无异常发现。

[常见护理诊断/问题]

意识障碍 与脑组织受损、功能障碍有关。

[护理目标]

（1）患者意识障碍无加重、意识障碍程度减轻或意识清楚。

（2）未发生与意识障碍、长期卧床有关的各种并发症。

[护理措施]

（1）日常生活护理：卧气垫床或按摩床，加保护性床栏；保持床单位整洁、干燥，减少对皮肤的机械性刺激，保持肢体功能位，定时给予翻身、拍背，按摩骨凸受压处；做好排便护理，保持外阴部皮肤清洁、干燥；注意口腔卫生，不能经口进食者应每日口腔护理2~3次；对于体温不升或肢端发凉者，给予热水袋保温。

（2）饮食护理：应给予富含维生素、高热量饮食，补充足够的水分；遵医嘱鼻饲流食者应定时喂食，保证足够的营养供给；进食时至进食后30 min抬高床头，防止食物反流。

（3）保持呼吸道通畅：平卧头侧位或侧卧位，开放气道，取下活动性义齿，及时清除口、鼻分泌物和吸痰，防止舌根后坠、窒息、误吸和肺部感染。

（4）病情监测：严密监测并记录生命体征及意识、瞳孔变化；观察有无恶心、呕吐及呕吐物的性状与量；观察皮肤弹性及有无脱水现象；观察有无消化道出血和脑疝的早期表现。

（5）预防并发症：预防压疮、尿路感染、口腔感染和肺部感染；对谵妄躁动者，给予适当约束并告知家属或照顾者，防止患者坠床、自伤或伤人；使用热水袋时，及时更换部位，防止烫伤；长期卧床者注意被动活动和抬高肢体，预防下肢深静脉血栓。准确记录出入水量，预防营养失调和水、电解质代谢紊乱。

[护理评价]

（1）患者意识障碍程度减轻或意识清楚。

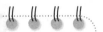

（2）患者的生活需要得到满足，未出现压疮、感染、营养失调及深静脉血栓形成。

（三）言语障碍

言语障碍（dysphasia）分为失语和构音障碍。意识清晰、精神正常、发音和构音器官无障碍的人，由于大脑皮质言语功能区病损，使其听、说、读、写能力残缺或丧失，称为失语。构音障碍可由发音肌肉瘫痪、共济失调或肌张力异常引起。

1. 病因　颅内出血、感染、肿瘤、外伤、变性、中毒和代谢障碍等。

2. 临床表现

（1）失语：①布罗卡失语：以往称为运动性失语。病变位于优势半球布罗卡区（额下回后部）。以口语表达障碍最为突出，语量少，每分钟讲话字数常少于50个，表现为讲话费力，发音、语调障碍，找词困难，言语缺乏语法结构；严重时完全不能口语表达。口语理解相对好。②韦尼克失语：以往称为感觉性失语。病变位于优势半球韦尼克区（颞上回后部）。以口语理解障碍最为突出，对他人和自己的讲话不理解，或仅理解个别词或短语；语言流利，但内容不正常，严重时他人完全听不懂。③命名性失语：病变位于优势半球颞中回后部或颞枕交界区。以命名不能为主要特征，称呼物件和人名的能力丧失，但能叙述某物是如何使用的；提示名称时能辨别是否正确。④传导性失语：病变位于优势半球缘上回皮质或深部白质内的弓状纤维。主要特征是言语复述功能紊乱。患者理解力完好，自发谈话表达流畅，但有语音错误。⑤完全性失语：优势半球较大范围的病变，通常由大脑中动脉完全梗死引起。特点是所有言语功能均有明显障碍。语言的流畅性、理解、复述、命名、阅读、书写等全部受损。⑥经皮质性失语：特点是其他言语功能受损的同时，复述能力相对保留。经皮质性失语分为经皮质运动性失语（额叶布罗卡区后）、经皮质感觉性失语（顶颞结合部）、经皮质混合性失语。失语症的临床特点、伴随症状及病变部位列于表9-2。

表9-2　常见失语症的临床特点、伴随症状及病变部位

类型	临床特点	伴随症状	病变部位
布罗卡失语	典型非流利型口语、言语缺乏、语法缺失、电报样言语	轻偏瘫	布罗卡区（额下回后部）
韦尼克失语	流利型口语，口语理解严重障碍，语法完好，有新语、错语和词语堆砌	视野缺损	韦尼克区（颞上回后部）
传导性失语	复述不能、理解和表达完好	书写障碍	缘上回皮质或深部白质内的弓状纤维
命名性失语	命名不能		颞中回后部或颞枕交界区
完全性失语	所有言语功能明显障碍	偏瘫、偏身感觉障碍	大脑半球较大范围病变
失写	能抄写，不能自发书写或写出句子，有遗漏错误	运动或感觉性失语	优势半球额中回后部
失读	不认识文字、词句、图画	不能书写、抄写	优势半球顶叶角回

（2）构音障碍：指神经系统器质性疾病引起的发音不清而用词正确。构音障碍由下列病变引起。①肌肉病变：如重症肌无力、肌炎。②下运动神经元病变：如面神经麻痹、迷走神经和舌下神经麻痹。③上运动神经元（皮质延髓束）病变：如多发性硬化、脑血管病。④锥体外系病变：如帕金森病。⑤小脑病变：引起发音肌肉的共济失调，发音生硬（爆发性言语），声调高低不一，音节停顿不当（吟诗样言语）。

3. 护理

［护理评估］

（1）病史：应注意评估患者言语障碍的类型、语言能力、意识水平、精神状态、行为表现

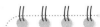

等，起病后患者有无自卑、抑郁等情绪。还应搜集患者的职业、文化水平、语言背景等与言语障碍及康复相关的资料。

（2）身体评估：主要通过与患者交谈，让其阅读、书写及采用标准化的量表来评估患者言语障碍的程度、类型和残存能力。注意检查患者有无听觉和视觉缺损；是右利手还是左利手，能否自动书写或听写、抄写；能否按照检查者的指令执行有目的的动作；能否对话、看图说话、跟读、命名物体、唱歌、解释单词或成语的意义等。评估口、咽、喉等发音器官有无肌肉瘫痪及共济运动障碍，有无面部表情改变、流涎或口腔滞留食物。

（3）辅助检查：头部 CT、MRI 及肌电图检查有无异常，新斯的明试验是否为阳性反应等。

［常见护理诊断／问题］

语言沟通障碍　与语言中枢病变或发音器官的神经肌肉受损有关。

［护理目标］

（1）患者及亲属了解语言沟通障碍的原因，并表示理解。

（2）患者能最大限度地保持与他人沟通。

（3）患者能配合语言康复训练，言语功能逐渐恢复。

［护理措施］

（1）心理护理：患者常因无法表达自己的需要和感情而烦躁、自卑，护士应耐心解释不能讲话或讲话吐词不清的原因，关心、体贴、尊重患者，避免挫伤其自尊心的言行；鼓励克服羞怯心理，大声讲话，当患者进行尝试和获得成功时，给予肯定和表扬；鼓励家属、朋友多与患者交谈，并耐心、缓慢、清楚地解释每一个问题，直至患者理解、满意；营造一种和谐的亲情氛围和轻松、安静的语言交流环境。

（2）沟通方法指导：鼓励患者采取任何方式向医护人员或家属表达自己的需要，可借助符号、描画、图片、表情、手势、交流板、交流手册或 PACE 技术（利用更接近实用交流环境的图片及其不同的表达方式，使患者尽量调动自己的残存能力，以获得实用化的交流技能，是目前国际公认的实用交流训练法）等提供简单而有效的双向沟通方式。与感觉性失语患者沟通时，应减少外来干扰，除去患者视野中不必要的物品（如关掉收音机或电视），避免患者精神分散，与患者一对一谈话等；对于运动性失语的患者，应尽量提出一些简单的问题，让患者回答"是""否"或用点头、摇头示意；与患者沟通时，讲话速度要慢，应给予足够的时间使其做出反应；听力障碍的患者可利用实物图片法进行简单的交流，文字书写法适用于有一定文化素养、无书写障碍的患者。

（3）语言康复训练：脑卒中所致失语症的患者，由卒中单元制订个体化的全面语言康复计划，并组织实施；构音障碍的康复以发音训练为主，遵循由易到难的原则。护士每日深入病房，接触患者的时间最多，可以在专业语言治疗师的指导下，协助患者进行床旁训练。具体方法如下。①肌群运动训练：指进行唇、舌、齿、软腭、咽、喉与颌部肌群运动，包括缩唇、叩齿、伸舌、卷舌、鼓腮、吹气、咳嗽等活动。②发音训练：由训练张口诱发唇音（a、o、u）、唇齿音（b、p、m）、舌音，到反复发单音（pa、da、ka），当能够完成单音节发音后，让患者复诵简单句。如早—早上—早上好。③复述训练：复述单词和词汇，可出示与需要复诵内容相一致的图片，让患者每次复述 3～5 遍，轮回训练，巩固效果。④命名训练：让患者指出常用物品的名称及说出家属的姓名等。⑤刺激法训练：采用患者熟悉的、常用的、有意义的内容进行刺激，要求语速、语调和词汇长短调整合适；刺激后应诱导而不是强迫患者应答；多次反复给予刺激，且不宜过早纠正错误；可利用相关刺激和环境刺激法等，如听语指图、指物和指字。语言康复训练是一个由少到多、由易到难、由简单到复杂的过程，训练效果在很大程度上取决于患者的配合和参与。因此，在训练过程中，应根据病情轻重及患者的情绪状态，循序渐进地进行训练，切忌复杂化、多样化，避免患者产生疲劳感、注意力不集中、厌烦或失望情

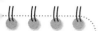

绪，使其能体会到成功的乐趣，循序渐进坚持训练。

[护理评价]

（1）患者及亲属能说出语言沟通障碍的原因并自觉配合治疗。

（2）患者能正确使用文字、表情、手势等沟通交流的方式与他人有效沟通。

（3）患者的口语表达、理解阅读及书写能力逐步增强。

（四）感觉障碍

躯体感觉是指各种形式的刺激作用于人体各种感觉器后在人脑中的直接反映。感觉障碍（sensory disorder）指机体对各种形式的刺激（如痛、温度、触、压、位置、振动）无感知、感知减退或异常的一组综合征。解剖学上将感觉分为内脏感觉（由自主神经支配）、特殊感觉（包括视、听、嗅和味觉，由脑神经支配）和一般感觉。一般感觉由浅感觉（痛觉、温度觉及触觉）、深感觉（运动觉、位置觉和振动觉）和复合感觉（实体觉、图形觉及两点辨别觉等）组成。

1. 病因　任何原因导致感觉传导通路受到刺激或破坏，从而导致感觉兴奋性增高或抑制所致，如颅内出血、感染、肿瘤、外伤、中毒或代谢障碍。

2. 临床表现

（1）感觉障碍的临床表现：感觉障碍可分为抑制性和刺激性症状。

1）抑制性症状：感觉径路被破坏，导致功能受抑制，出现感觉缺失或感觉减退。在同一部位各种感觉均缺失，称为完全性感觉缺失；在同一部位只有某种感觉障碍而其他感觉保存者，称为分离性感觉障碍。

2）刺激性症状：感觉径路受到刺激，导致兴奋性增高时出现。

感觉过敏：轻微刺激引起强烈感觉，如一个轻的疼痛刺激引起较强的疼痛感受。

感觉倒错：对刺激的认识倒错，如非疼痛刺激诱发疼痛感觉。

感觉过度：多在感觉障碍的基础上，感觉刺激阈增高，达到阈值时可产生一种强烈的定位不明确的不适感，持续一段时间消失。

感觉异常：在无外界刺激的情况下出现麻木、痒、沉重、针刺、蚁行、束带、电击及冷热感等。

疼痛：①局部疼痛：病变部位的局限性疼痛。②放射性疼痛：神经干、神经根、中枢神经刺激性病变时，疼痛可由局部扩展到受累感觉神经的支配区。③灼性神经痛：烧灼样的剧烈疼痛，迫使患者用冷水浸湿患肢，正中神经和坐骨神经损伤后多见。④扩散性疼痛：疼痛由一个神经分支扩散到另一个神经分支支配区。牵涉性疼痛也是一种扩散性疼痛，由于内脏和皮肤的传入纤维均汇聚到脊髓后角神经元，内脏病变的疼痛冲动可扩散到相应节段的体表。如心绞痛时引起左胸、左上肢内侧痛。

（2）感觉障碍的定位诊断

1）末梢型感觉障碍：多发性神经病时，因病变多侵犯周围神经的远端部分，感觉障碍多呈手套、袜套状分布。

2）后根型感觉障碍：常有相应后根的放射性疼痛（根性疼痛），其支配区皮肤可出现节段性分布的感觉障碍。

3）髓内型感觉障碍：后角损伤产生节段性的痛觉、温度觉障碍，触觉、深感觉保留（分离性感觉障碍），见于脊髓空洞症。前连合损伤产生双侧节段性的痛觉、温度觉障碍，触觉、深感觉保留，多见于脊髓空洞症、早期髓内肿瘤。脊髓后索受损时，出现同侧病变平面以下深感觉障碍；脊髓丘脑侧束损害时，出现对侧病变平面以下痛觉、温度觉障碍。脊髓半侧损害时，表现为病变平面以下同侧上运动神经元瘫痪和深感觉障碍，对侧痛觉、温度觉障碍，称为布朗-塞卡综合征（Brown-Séquard syndrome），见于外伤、髓外肿瘤早期。脊髓横贯性损害时，表现为病变平面以下的全部感觉丧失、截瘫或四肢瘫、二便功能障碍，见于脊髓炎、脊髓压迫症。

4）脑干型感觉障碍：延髓背外侧病变由于损害了脊髓丘脑侧束和三叉神经脊束、脊束核，出现对侧身体和同侧面部痛觉、温度觉障碍（交叉性感觉障碍）。一侧脑桥和中脑病变引起对侧偏身和面部感觉障碍。

5）丘脑型感觉障碍：引起对侧偏身感觉减退或消失。痛觉减退常较触觉、深感觉障碍轻，但可伴有偏身自发性疼痛或感觉过度。

6）内囊型感觉障碍：引起对侧偏身感觉障碍，常伴偏瘫和偏盲（三偏征）。

7）皮质型感觉障碍：大脑皮质感觉中枢在中央后回及旁中央小叶附近，其支配躯体的关系与中央前回运动区类似，均为自下而上、头足倒置排列。因感觉中枢范围较广，病变只损害其中的一部分，常表现为对侧一个上肢或一个下肢的感觉障碍。皮质型感觉障碍的特点是出现复合感觉障碍。刺激性病灶可引起感觉型癫痫发作。

8）其他：如癔症性感觉障碍往往分布不符合解剖的支配规律，范围、程度容易变化，易受暗示，患者常有癔症性格及诱发因素。

3. 护理

[护理评估]

（1）病史：应注意感觉障碍的出现时间、发展过程、传播方式、加重或缓解的因素；有无麻木感、冷热感、针刺感或自发性疼痛等；感觉障碍的性质、部位、范围等；患者的意识水平和精神状态；患者有无因感觉障碍出现失眠、烦躁或抑郁情绪。

（2）身体评估：宜在环境安静、患者意识清醒及情绪稳定的情况下评估，注意感觉障碍的性质、部位、范围和双侧是否对称等。

1）浅感觉检查：①痛觉：用大头针尖端和钝端交替轻刺皮肤，询问是否疼痛；②触觉：让患者闭目，用棉签或软纸片轻触皮肤，询问有无感觉；③温度觉：用装冷水（温度 0～10℃）和热水（温度 40～50℃）的玻璃试管分别轻触皮肤，辨别冷热感。浅感觉丧失或减退见于脑卒中后、脊髓损伤等，糖尿病神经病变、神经炎、带状疱疹神经痛常出现感觉异常或感觉迟钝。

2）深感觉检查：①运动觉：检查时嘱患者闭目，检查者用手指轻轻夹住患者手指或足趾两侧，上下移动 5°左右，让患者辨别是向上还是向下移动。②位置觉：患者闭目，检查者将其肢体摆成某一姿势，让患者描述该姿势或用对侧肢体模仿。③振动觉：将 C128 Hz 音叉柄置于手指、足趾及骨隆凸处，如桡骨及尺骨茎突、鹰嘴、锁骨、膝、内踝及外踝等处，询问有无振动感和持续时间，并两侧对比。深感觉障碍主要表现为协调障碍，常见于脊柱结核、多发性神经病。

3）复合感觉检查：检查时嘱患者闭目。①定位觉：用手指或棉签轻触患者皮肤后，让其指出受触的部位。②图形觉：用竹签在患者的皮肤上画各种简单的图形，如圆形、方形、三角形，请患者说出所画图形。③两点辨别觉：用分开一定距离的钝双脚规接触皮肤，当患者感觉为两点时再缩小间距，直至感觉为一点，正常情况下，身体各处能够辨别的两点间最小距离不同，指尖为 2～4 mm、手背为 2～3 mm、躯干为 6～7 mm。④实体觉：将患者熟悉的常用物品，如钢笔、钥匙、纽扣、硬币、手表放在患者手中让其触摸或感受后说出物体的大小、形状和名称。触觉正常而两点辨别觉障碍见于顶叶病变；图形觉障碍见于大脑皮质病变；实体觉障碍提示丘脑水平以上的病变；脑血管意外后偏瘫和神经炎常有复合感觉障碍。

4）全身评估：评估有无肢体运动障碍及类型，肌力情况如何；观察患者的全身情况及伴随症状，注意相应区域的皮肤颜色、毛发分布，有无烫伤或外伤瘢痕、皮疹、出汗等。如肢体末梢型感觉障碍为周围性神经病；部分肢体或躯干分布区域受累提示一个神经或神经根损害；半球病变可伴失语和视野缺损；脑干病变可伴构音障碍、眩晕和共济失调等。感觉系统检查主观性较强，应注意患者的情绪、心态，确保客观、真实，切忌暗示性提问。

（3）辅助检查：EMG、诱发电位、MRI、CT 检查有无异常。

[常见护理诊断/问题]

感知觉紊乱　与脑、脊髓病变及周围神经受损有关。

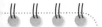

［护理目标］

（1）患者能叙述感知觉障碍的原因，并能尽量避免各种激发因素。

（2）患者的感知觉障碍减轻或逐渐消失。

（3）患者的生活需要得到满足，不发生因感知觉障碍引起的各种损伤。

［护理措施］

（1）向患者说明感知觉障碍的原因及其治疗康复方法，争取患者的配合。

（2）避免受伤：感觉减退的患者注意避免接触温度过低或过高的物体（如热水袋），避免烫伤、冻伤。肢体保暖需用热水袋时，应外包毛巾，水温不宜超过50℃，且每30 min查看、更换一次部位，感觉过敏的患者尽量避免不必要的刺激。勿搔抓、重压患处，防止皮肤损伤，避免感染。衣服及鞋应宽松、舒适，避免挤压皮肤。深感觉异常者走路时易摇晃、倾倒，必须搀扶，以防止跌撞受伤。

（3）康复训练：感觉训练包括在运动训练中，应建立感觉—运动训练一体化的概念。可进行肢体的拍打、按摩、理疗、针灸、被动运动和各种冷、热、电的刺激。如每日用温水擦洗感觉障碍的身体部位，以促进血液循环；被动活动关节时反复、适度地挤压关节，牵拉肌肉、韧带，让患者注视患肢并认真体会其位置、方向及运动感觉，让患者闭目寻找停滞在不同位置的患肢的不同部位，多次重复，直至找准，这些方法可促进患者本体感觉的恢复。上肢运动感觉功能的训练可使用木钉盘，如使用砂纸、棉布、毛织物、铁皮缠绕在木钉外侧，当患者抓木钉时，通过各种材料对患者肢体末梢的感觉刺激，提高中枢神经的感知能力。还可以通过患侧上肢的负重训练改善上肢的感觉和运动功能。

［护理评价］

（1）患者能说出感知觉障碍的原因，能有效地避免各种激发因素。

（2）患者的感知觉障碍逐渐减轻，甚至消失。

（3）患者未发生因感知觉障碍引起的各种损伤。

（五）运动障碍

运动系统由上运动神经元、下运动神经元、锥体外系统、小脑系统四部分组成。运动障碍（movement disorder）是指运动系统的任何部位受损导致的骨骼肌活动异常，可表现为瘫痪、肌张力障碍、不自主运动和共济失调等。

1. 病因　颅内出血、感染、肿瘤、外伤、变性、中毒和代谢障碍等。

2. 临床表现

（1）瘫痪（paralysis）：是由于运动神经元损害所导致的肌力下降或丧失引起的运动障碍。按病变部位和瘫痪性质，可分为上运动神经元瘫痪和下运动神经元瘫痪（表9-3）；按瘫痪形式，可分为偏瘫、交叉性瘫痪、四肢瘫、截瘫和单瘫。

表9-3　上、下运动神经元瘫痪的鉴别

鉴别要点	上运动神经元瘫痪	下运动神经元瘫痪
瘫痪分布	以整个肢体为主	以肌群为主
肌张力	增高，呈痉挛性瘫痪	减低，呈弛缓性瘫痪
腱反射	增强	减低或消失
病理反射	阳性	阴性
肌萎缩	无或轻度失用性萎缩	明显
肌束颤动	无	有
皮肤营养障碍	多无	常有
肌电图	神经传导正常，无失神经电位	神经传导异常，有失神经电位

1）上运动神经元瘫痪（痉挛性瘫痪）：可由于皮质、内囊、脑干或脊髓病变所致。①皮质运动区呈一长带，局限性病变仅损伤其一部分，多表现为一个上肢、下肢或面部的瘫痪，称为单瘫。刺激性病变引起抽搐。②内囊受损多表现为对侧偏瘫（三偏征）。③一侧脑干病变累及同侧本平面的脑神经运动核，以及尚未交叉至对侧的皮质脊髓束和皮质延髓束，造成交叉性瘫痪，表现为病变侧脑神经麻痹和对侧肢体瘫痪。④脊髓病变在高颈段（颈 1 ~ 4），引起四肢上运动神经元瘫痪；脊髓病变在颈膨大（颈 5 ~胸 2），引起上肢下运动神经元瘫痪、下肢上运动神经元瘫痪；脊髓病变在胸髓（胸 3 ~ 12），引起下肢上运动神经元瘫痪；脊髓病变在腰膨大（腰 1 ~骶 2），引起下肢下运动神经元瘫痪。

2）下运动神经元瘫痪（迟缓性瘫痪）：见于脊髓前角细胞、前根、神经丛及周围神经的损害。①脊髓前角细胞病变引起的瘫痪呈节段性，无感觉障碍。②前根受损者瘫痪分布呈节段性，因后根常同时受累而伴有根性疼痛和节段性感觉障碍。③神经丛病变可引起一个肢体的多数周围神经的瘫痪和感觉障碍。④周围神经病变者瘫痪及感觉障碍的分布同每个周围神经的支配关系一致。多发性神经病时常出现对称性四肢肌肉瘫痪，伴手套、袜套状感觉障碍。

（2）肌张力改变：肌张力是指安静状况下肌肉的紧张度。①肌张力减低：肌肉松弛，被动运动阻力小，关节运动范围大。②肌张力增高：肌肉变硬，被动运动阻力增高，锥体束损害呈折刀样肌张力增高，锥体外系损害呈铅管样或齿轮样肌张力增高。

（3）不自主运动：是指患者在意识清醒的状态下出现不受主观控制的无目的的异常运动。主要包括静止性震颤和舞蹈样运动。①静止性震颤：最多见于手指，发生节律性抖动，形成所谓"搓丸样"动作。②舞蹈样运动：为肢体和头面部不规则、无节律、无目的、不能控制的动作，如挤眼、噘嘴、耸肩、摆手、伸臂，一般上肢重于下肢，远端重于近端。不自主运动常见于小舞蹈病等。其他常见的不自主运动还有痉挛发作、手足徐动症、扭转痉挛、偏身投掷运动、抽动症等。

（4）共济失调：是指由本体感觉、前庭迷路、小脑系统损害所致的机体维持平衡和协调不良所产生的临床综合征。小脑蚓部损害常表现为躯干及双下肢共济失调，患者站立不稳，行走时两足分开较宽，摇晃，步态蹒跚，状如醉汉，又称醉汉步态或共济失调步态，常无眼球震颤，肌张力可下降；小脑半球损害者患者的头及身体可偏向病侧，步态不稳，易向病侧倾斜，共济运动检查显示病侧指鼻试验、跟膝胫试验不准确，辨距不良，轮替运动差，反跳试验阳性，误指试验偏向病侧，有动作性震颤，眼球向病灶侧注视时有粗大震颤。

3. 护理

[护理评估]

（1）病史：应注意起病的急缓，运动障碍的性质、类型、程度，既往发作情况；患者有哪些伴随症状，有无抽搐、疼痛、发热，有无继发损伤；患者起病后的饮食和睡眠情况，有无焦虑、悲观、抑郁等负性情绪。

（2）身体评估

1）肌容积：检查肌肉的外形、体积，确认有无萎缩、肥大，及其部位、范围和分布。除肉眼观察外，还可以比较两侧肢体相同部位的周径，相差大于 1 cm 者为异常。下运动神经元损害和肌肉疾病可见肌萎缩，进行性肌营养不良可见腓肠肌和三角肌假肥大。

2）肌张力：是指肌肉在静止松弛状态下的紧张度。检查主要触摸肌肉的硬度和被动活动时有无阻力。如有无关节僵硬、活动受限和不自主运动，被动活动时的阻力是否均匀一致。肌张力低下可见于下运动神经元疾病、脑卒中早期、急性脊髓损伤休克期等；肌张力增高表现为肌肉较硬，被动运动阻力增加，关节活动度缩小，见于锥体系和锥体外系病变。

3）肌力：是受试者主动运动时肌肉收缩的力量。检查肌力主要采用两种方法：①嘱患者随意活动各关节，观察活动的速度、幅度和耐久度，并施以阻力与其对抗；②让患者维持某种姿势，检查者施力使其改变。肌力的评估采用 0 ~ 5 级共 6 级肌力记录法，具体分级列于表

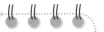

9-4。肌力异常不仅表示肌肉本身的功能异常，往往提示支配该肌肉的神经功能异常。在评估肌力的同时应检查腱反射是否亢进、减退或消失，有无病理反射。

表 9-4　肌力的分级

分级	临床表现
0 级	完全瘫痪，无肌肉收缩
1 级	肌肉可轻微收缩，不产生动作
2 级	肢体能在床面移动，不能抵抗自身重力
3 级	肢体能抵抗重力，但不能抵抗阻力
4 级	肢体能抗阻力动作，未达正常
5 级	正常肌力

4）协调与平衡功能：协调是指人体完成平稳、准确、有控制的运动能力。平衡是指由于各种原因使身体重心偏离稳定位置时，四肢及躯干有意识或反射性活动以恢复身体直立稳定的能力。观察患者在站立、坐位和行走时能否静态维持、动态维持和抵抗轻外力作用维持平衡；判断有无协调障碍、平衡障碍，发现影响因素，预测可能发生跌倒的危险性。同时注意患者有无不自主运动及其形式、部位、程度、规律和过程，以及与休息、活动、情绪、睡眠、气温等的关系。

5）姿势和步态：步态是指人行走、站立的运动形式与姿态。观察患者卧、坐、立和行走的姿势，注意起步、抬足、落足、步幅、步基、方向、节律、停步和协调动作情况。患者卧床时是否被动或强迫体位，如能否在床上向两侧翻身或坐起，是否需要协助、辅助或支持等。痉挛性偏瘫步态常见于脑血管意外或脑外伤恢复期；慌张步态是帕金森病的典型症状之一；肌病步态（摇摆步态）常见于进行性肌营养不良症；慢性酒精中毒、多发性硬化以及多发性神经病可有感觉性共济失调步态等。

6）日常生活活动（activities of daily living，ADL）：是指人们为了维持生存及适应生存环境每日必须反复进行的最基本、最具有共性的活动，包括运动、自理、交流及家务活动。目前广泛使用巴塞尔（Barthel）指数评定，列于表 9-5。巴塞尔指数总分 100 分，61～99 分者有轻度功能障碍，生活基本自理或少部分依赖他人照护；41～60 分有中度功能障碍，生活需要很大帮助；40 分及以下有重度功能障碍，日常生活完全需要他人照护。一般 40 分以上康复治疗意义大。

表 9-5　巴塞尔指数评定内容及计分法

日常生活活动项目	自理	稍依赖	较大依赖	完全依赖
进食	10	5	0	0
洗澡	5	0	0	0
修饰（洗脸、梳头、刷牙）	5	0	0	0
穿衣	10	5	0	0
控制大便	10	5	0	0
控制小便	10	5	0	0
如厕	10	5	0	0
床椅转移	15	10	5	0
行走（平地 45 m）	15	10	5	0
上下楼梯	10	5	0	0

7）全身情况：评估营养和皮肤情况，注意皮肤有无发红、皮疹、破损、水肿；观察有无吞咽、构音和呼吸异常。

（3）辅助检查：MRI 检查可了解中枢神经系统有无病灶；肌电图检查可了解脊髓前角细胞、神经传导速度及肌肉有无异常；血液生化检查可检测血清铜蓝蛋白、抗 O 抗体、红细胞沉降率、肌酶谱、血清钾有无异常；神经肌肉活检可鉴别各种肌病和周围神经病。

［常见护理诊断／问题］

躯体活动障碍　与中枢神经系统病变及神经肌肉受损、肢体瘫痪或协调能力异常有关。

［护理目标］

（1）患者能够叙述躯体活动障碍的原因及其程度，并表示理解。

（2）患者的生活基本需要得到满足。

（3）患者不发生压疮、坠床、跌倒、深静脉血栓形成、肢体挛缩畸形等并发症。

（4）患者能够自觉配合各种康复训练，日常生活自理能力逐渐恢复。

［护理措施］

（1）解释：向患者解释躯体活动障碍的原因及其肌力情况，争取患者的理解和配合。

（2）生活护理：可根据巴塞尔指数评分确定患者的日常生活活动能力，并根据自理程度给予相应的协助。指导和协助患者洗漱、进食、如厕、穿脱衣服及沐浴等，帮助患者翻身和保持床单位整洁，经常巡视患者情况，满足患者基本生活需要；指导患者学会配合和使用便器，要注意动作轻柔，勿拖拉和用力过猛。做好皮肤护理，防止压疮发生。

（3）安全护理：运动障碍患者要防止跌倒，确保安全。床边要有护栏；走廊、厕所要装扶手；地面要保持平整、干燥，防湿、防滑，去除门槛或其他障碍物；呼叫器应放于床头患者随手可及处；患者应穿着防滑的软橡胶底鞋；护士行走时不要在其身旁擦过或在其面前穿过，同时避免突然呼唤患者，以免分散其注意力；步态不稳者，可选用三角手杖等合适的辅助工具，并有人陪伴，防止受伤；对伴有震颤等不随意运动的患者，应加强巡视，避免受伤。

（4）康复护理：与康复治疗师及其他康复小组成员共同制订患者的康复计划，并加以实施。告知患者及家属早期康复锻炼的重要性，指导患者急性期床上的患肢体位摆放、翻身、床上移动；协助和督促偏瘫患者早期床上的桥式主动运动、Bobath 握手（十字交叉握手）、床旁坐起及下床进行日常生活活动的主动训练；鼓励患者使用健侧肢体从事自我照顾的活动，并协助进行患肢的主动或被动运动；教会家属协助患者锻炼的方法与注意事项，使患者保持正确的运动模式；指导和教会患者使用自助工具；协助理疗、针灸、按摩等辅助治疗。

［护理评价］

（1）患者能够说出躯体活动障碍的原因并表示理解。

（2）患者的生活基本需要能及时得到满足。

（3）患者未发生压疮、坠床、跌倒、深静脉血栓形成、肢体挛缩畸形等并发症。

（4）患者能够主动配合各种康复训练，日常生活自理能力逐渐恢复。

随堂测 9-1

小　结

神经系统按解剖结构分为中枢神经系统（脑、脊髓）和周围神经系统（脑神经、脊神经），按其功能又分为躯体神经系统和自主神经系统。护理评估应从病史、身体检查、辅助检查等方面评估。神经系统疾病常见症状包括头痛、意识障碍、感觉障碍、言语障碍、运动障碍。神经系统疾病的主要临床表现为运动、感觉和反射障碍，如病变累及大脑，常出现意识障碍与精神症状。神经系统疾病具有起病急、病情重、症状广泛而复杂的特点，是导致人类死亡和残疾的主要原因之一。因此，应在全面收集患者的主观、客观资料的基础上，在迅速评估病情的同

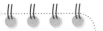

时，采取急救护理措施和执行医嘱的抢救措施，并评价处理的效果，即几乎在同一时间完成护理程序的全部步骤，以挽救患者的生命。

（郎延梅）

第二节　周围神经疾病

导学目标

通过本节内容的学习，学生应能够：

◆ **基本目标**

1. 说出三叉神经痛、面神经炎、吉兰 - 巴雷综合征的概念。
2. 归纳三叉神经痛、面神经炎、吉兰 - 巴雷综合征的临床表现和治疗要点。
3. 解释三叉神经痛、面神经炎、吉兰 - 巴雷综合征的发病机制和辅助检查。
4. 实施对三叉神经痛、面神经炎、吉兰 - 巴雷综合征患者的护理和健康教育。

◆ **发展目标**

综合运用疾病相关知识，分析常见周围神经疾病的临床特点及护理重点。

◆ **思政目标**

在护理工作中，以患者为中心，尊重、爱护患者，具有慎独的职业精神。

周围神经疾病是由各种病因引起的周围神经系统结构或者功能损害的疾病总称。周围神经（peripheral nerve）是指除嗅、视神经以外的脑神经和脊神经、自主神经及其神经节。周围神经从功能上分为感觉传入和运动传出两部分。

一、三叉神经痛

三叉神经痛（trigeminal neuralgia）是原发性三叉神经痛的简称，表现为三叉神经分布区内短暂的反复发作性剧痛，多见于成年人及老年人，40 岁以上患者占 70% ~ 80%，女性多于男性。

【病因和发病机制】

按照病因，三叉神经痛分为原发性和继发性两类。原发性三叉神经痛病因和发病机制尚不明确，继发性三叉神经痛病因较明确，病变主要为脑桥小脑三角及其邻近部位肿瘤、炎性反应、外伤等。

【临床表现】

疼痛局限于三叉神经分布区。发作时，面颊、上颌、下颌及舌部有明显的电击样、针刺样、刀割样或撕裂样疼痛，持续数秒或 1 ~ 2 min，突发突止，间歇期完全正常。患者口角、鼻翼、颊部或舌部为敏感区，轻触可诱发，称为扳机点或触发点。病程呈周期性，发作可持续数日、数周或数月不等，缓解期如正常人。神经系统体格检查一般无阳性体征。

【辅助检查】

1. 神经电生理检查　电刺激三叉神经分支并观察眼轮匝肌及咀嚼肌的表面电活动，判断三叉神经的传入及脑干三叉神经中枢路径的功能。

2. 影像学检查　头颅 MRI 检查排除器质性病变导致的继发性三叉神经痛。

【诊断要点】

根据疼痛发作部位、性质、面部触发点及神经系统无阳性体征，本病不难确诊。本病需与牙痛、三叉神经炎、舌咽神经痛及蝶腭神经痛等相鉴别。

【治疗要点】

（一）药物治疗

1. 卡马西平　治疗三叉神经痛的疗效确切。最大剂量不超过 1.0 g/d。有效控制剂量维持治疗 2 ~ 3 周后，逐渐减量至最小有效剂量，维持数月。孕妇禁用。

2. 奥卡西平　剂量 600 ~ 1800 mg/d。虽然卡马西平的疗效优于奥卡西平，但后者安全性方面的顾虑更少一些。

3. 加巴喷丁　第一日 0.3 g 口服，根据临床疗效逐渐加量，最大剂量不超过 1.8 g/d。孕妇禁用。

（二）非药物治疗

1. 封闭治疗　药物治疗无效或者有明显不良反应者可采用无水乙醇或者甘油封闭三叉神经分支或半月神经节。

2. 经皮半月神经节射频电凝治疗　适用于年老体弱、有神经系统疾病、无法耐受手术者。

3. 手术治疗　三叉神经感觉根部分切断术、伽玛刀治疗、三叉神经显微血管减压术、三叉神经周围支阻滞术。

【主要护理措施】

1. 避免发作诱因　告知患者在进食、漱口、讲话、刷牙、洗脸等活动时动作宜轻柔，不用过冷、过热的水洗脸和漱口；食物的选择宜软，忌食生硬、油炸、辛辣食物，以免诱发"触发点"而引起疼痛。随季节及温度变化头面部要保暖，避免局部受冷、受潮。

2. 疼痛护理　告知患者诱发疼痛的相关因素，指导患者如转移注意力、局部热敷等缓解疼痛的方法。

3. 用药护理　指导患者遵医嘱按时、按量服用镇痛药，观察药物的副作用。使用卡马西平可能出现皮疹、共济失调、再生障碍性贫血、肝功能障碍等不良反应，如果发生，立即停药。口服加巴喷丁有嗜睡、眩晕、步态不稳等，随着药物继续使用，症状逐渐减轻或消失。

4. 围手术期护理　术前备皮，指导患者练习有效咳嗽、翻身及床上使用便器等。术后动态观察面部感觉、吞咽功能、角膜反射、切口引流情况及疼痛缓解程度等。

5. 心理护理　三叉神经痛反复发作，疼痛迁延不愈，患者存在焦虑、紧张、恐惧的心理状态，影响患者的工作和生活。告知患者疾病相关知识，使其增强对疾病康复的信心。合理休息和适度娱乐。

【健康教育及预后】

1. 疾病知识指导　向患者讲解相关疾病知识，指导患者规律生活，保持情绪稳定，讲话、

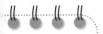

咀嚼、洗脸等动作轻柔，避免诱发疼痛。

2. 用药指导　服用卡马西平的患者如出现头晕、步态不稳或皮疹应及时就医。

3. 预后　三叉神经痛很少自愈，呈周期性发作，发作期持续数日、数周或数月不等。缓解期也可为数日至数年，但往往随病程进展而缩短。

二、面神经炎

面神经炎（facial neuritis）是指茎乳孔内面神经非特异性炎症所致的周围性面瘫，又称特发性面神经麻痹（idiopathic facial palsy），或贝尔麻痹（Bell palsy）。

【病因和发病机制】

面神经炎的病因尚未明确，可能与嗜神经病毒感染有关。受寒、上呼吸道感染是常见的原因。病毒感染导致局部神经自身免疫反应、营养神经血管痉挛，神经缺血、水肿出现面肌瘫痪。

【临床表现】

本病任何年龄均可发病，男性多于女性。急性起病，数小时至数日达高峰。患侧面部表情肌瘫痪，额纹消失，眼睑闭合、皱额、蹙眉功能异常。部分患者起病前 1 ~ 2 d 有患侧耳后疼痛和乳突压痛。患侧闭眼时眼球向外上方转动，露出白色巩膜，称为贝尔征。鼻唇沟变浅，口角下垂，露齿，口角歪向健侧。口轮匝肌瘫痪，鼓气、吹口哨漏气。颊肌瘫痪，患侧齿龈滞留食物残渣。根据面神经受损部位的差异，可伴有同侧舌前 2/3 味觉消失、听觉过敏等功能障碍。瞬目减少、迟缓、闭目不拢时，可继发同侧角膜或结膜损伤。

【辅助检查】

1. 肌电图检查　面神经传导测定，判断面神经暂时性传导障碍或永久性失神经支配。

2. 影像学检查　怀疑颅内器质性病变时应行头部 MRI 或 CT 检查。

【诊断要点】

根据急性起病和临床表现为周围性面瘫，排除颅内器质性病变即可诊断。

【治疗要点】

改善局部血液循环，减轻面神经水肿，缓解神经受压，促进神经功能恢复。

1. 药物治疗　急性期选用泼尼松 30 ~ 60 mg/d，口服，每日 1 次，持续 5 d，然后于 7 d 内逐渐停用。对于急性期患者，可以根据情况尽早联合使用抗病毒药物（阿昔洛韦或伐西洛韦）和糖皮质激素。神经营养剂包括维生素 $B_1$100 mg，维生素 B_{12}500 μg，肌内注射，每日 1 次。

2. 理疗　急性期行超短波透热疗法、红外线照射和局部热敷。

3. 康复　恢复期行碘离子透入疗法、针刺治疗等。

【主要护理措施】

1. 生活护理　急性期注意休息，避免面部直吹冷风，外出时可戴口罩、系围巾．患侧面部可用湿热毛巾外敷，水温 50 ~ 60℃，每日 3 ~ 4 次，每次 15 ~ 20 min；早、晚自行按摩患侧，按摩应轻柔、适度、部位准确。饭后及时漱口，清除口腔内滞留食物。

2. 眼部护理　对闭眼不全的患者，预防性使用润滑滴眼液和（或）软膏等。夜间可使用油纱布覆盖或眼罩。如出现眼部灼烧感、瘙痒、视力变化和疼痛等症状，请眼科会诊，以防止角膜损伤。

3. 康复护理　指导患者尽早开始进行面肌功能训练。可对着镜子做皱眉、抬额、闭眼、露齿、鼓腮和吹口哨等动作，并辅以面肌按摩。

4. 心理护理　向患者讲解疾病相关知识，告知本病大多预后良好，使患者能够正确看待疾病。鼓励患者表达与面部形象改变相关的感受，耐心聆听患者的心声，指导其克服急躁、害羞心理，积极配合治疗。尊重患者，避免取笑或私下讨论患者。

【健康教育及预后】

1. 疾病预防指导　针对疾病危险因素进行健康管理，控制糖尿病、高血压，有效地预防疾病。

2. 疾病知识指导　教会患者面部肌肉锻炼的方法，定期到眼科检查。

3. 预后　本病大部分患者预后良好，病情较轻者1～2个月内可恢复，部分病例需3～6个月，6个月以上仍未恢复者，日后完全恢复正常的可能性较小。

三、吉兰－巴雷综合征

吉兰-巴雷综合征（Guillain-Barré syndrome，GBS）是一种自身免疫介导的急性炎性周围神经病。其中急性炎症性脱髓鞘性多发性神经病（acute inflammatory demyelinating polyneuropathy，AIDP）和急性运动轴突性神经病（acute motor axonal neuropathy，AMAN）是吉兰-巴雷综合征中最为常见的两个亚型。另外，急性运动感觉轴突性神经病（acute motor - sensory axonal neuropathy，AMSAN）、米勒-费希尔（Miller-Fisher）综合征（MFS）、急性全自主神经病（acute panantonomic neuropathy，APN）和急性感觉神经病（acute sensory neuropathy，ASN）等是吉兰-巴雷综合征较少见的亚型。

【病因和发病机制】

本病病因尚未明确，可能与空肠弯曲菌（Campylobacter jejuni，CJ）感染有关，还可能与巨细胞病毒、EB病毒、水痘-带状疱疹病毒、肺炎支原体和HIV感染等有关。分子模拟（molecular mimicry）可能是吉兰-巴雷综合征的发病机制之一。

【临床表现】

1. 急性炎症性脱髓鞘性多发性神经病　任何年龄、任何季节均可发病。发病前4周内常有上呼吸道或胃肠道感染症状或疫苗接种史等。急性起病，单相病程，病程通常在2周内达高峰，一般不超过4周。对称性肢体和延髓支配肌肉、面部肌肉无力，重者有呼吸肌无力、四肢腱反射减低或消失，可伴有感觉异常和自主神经功能障碍。弛缓性肢体肌肉无力是急性炎症性脱髓鞘性多发性神经病的核心症状。

2. 急性运动轴突性神经病　可发生于任何年龄，儿童更常见，国内患者在夏、秋季节发病较多。前驱症状多有腹泻和上呼吸道感染等，以空肠弯曲菌感染多见。急性起病，平均在2周内达到高峰，少数患者在24～48 h内即可达到高峰。相对对称的四肢无力、脑神经受累，腱反射减低或消失，无感觉神经受累。

3. 米勒-费希尔综合征　以眼肌麻痹、共济失调和腱反射消失为主要临床特点。

4. 急性运动感觉轴突性神经病　临床表现通常较重，表现为对称性肢体无力，多数伴有脑神经受累，重症者可有呼吸肌无力、呼吸衰竭。患者同时有感觉障碍，部分甚至出现感觉性共济失调。

5. 急性全自主神经病　较少见，以自主神经功能障碍表现为主。

6. 急性感觉神经病　以广泛对称性四肢疼痛和麻木、感觉性共济失调、四肢和躯干深浅感觉障碍为主要表现。

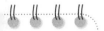

【辅助检查】

1. 脑脊液检查　发病在 2~4 周内有蛋白不同程度升高，但较少超过 0.1 g/L，糖和氯化物正常，白细胞计数一般 <10×10⁶/L，称为脑脊液蛋白 - 细胞分离，是特征性表现。

2. 其他检查　部分患者血清学检查抗神经节苷脂抗体阳性，血清空肠弯曲菌抗体阳性、粪便中培养出空肠弯曲菌。腓肠神经活检可见有髓纤维脱髓鞘现象。运动神经传导测定可见远端潜伏期延长、传导速度减慢，F 波传导速度减慢或出现率下降。

【诊断要点】

急性或亚急性起病，患病前有感染史，四肢对称性、弛缓性瘫痪，可有脑神经损害表现，脑脊液检查有蛋白 - 细胞分离现象，远端神经传导潜伏期延长、传导速度减慢、F 波异常、传导阻滞、异常波形离散，可诊断为本病。

【治疗要点】

（一）一般治疗

1. 抗感染　胃肠道空肠弯曲菌感染用大环内酯类抗生素。

2. 呼吸道管理　重症呼吸衰竭患者应于监护室密切观察呼吸状况，定时检查血气分析。当肺活量下降至 25%~30%，血氧饱和度、氧分压明显降低时，应尽早行气管插管或者气管切开，机械辅助通气。

3. 营养支持　有吞咽障碍和饮水呛咳的患者进行鼻饲饮食，防止电解质代谢紊乱。

（二）免疫治疗

1. 血浆置换　每次交换量为 30~50 ml/kg，根据患者的病情状况，1~2 周内进行 3~5 次。严重感染、心律失常、心功能不全、凝血功能障碍为禁忌证。

2. 静脉注射免疫球蛋白（IVIg）　成人剂量 0.4 g/（kg·d），持续时间 5 d。免疫球蛋白过敏或先天性 IgA 缺乏者禁用。

（三）神经营养

患者应使用 B 族维生素，如维生素 B₁、维生素 B₁₂、维生素 B₆。

（四）防治并发症

对症处理，防止肺炎、深静脉血栓、肺栓塞、压疮等并发症。

（五）康复治疗

机械通气的患者，早期康复要点为如何脱除机械通气进行自主呼吸。待病情稳定后，早期进行正规的神经功能康复锻炼，包括被动或主动运动、理疗、针灸及按摩等。

【主要护理措施】

（一）病情监测

对于重症患者，应严密监测生命体征，重点观察呼吸频率和有效呼吸型态。及早识别呼吸衰竭，提前做好气管插管用物准备，保持呼吸道通畅。监测患者的运动障碍、感觉障碍、吞咽功能等病情变化，如有异常，随时通知医师。

（二）症状护理

1. 运动障碍　保持肢体功能位，每日至少进行 2 次被动肢体康复训练，每 2 h 改变一次体位，必要时使用气垫床。对皮肤压力性损伤进行预见性护理。使用抗血栓弹力袜或间歇充气泵预防深静脉血栓和肺栓塞。

2. 言语障碍　由于吉兰 - 巴雷综合征导致的肌肉无力或人工气道的使用而产生言语障碍，

可根据患者的年龄、理解能力为患者制定个体化的沟通策略，如使用图片或使用计算机图片，并教会患者家属与患者沟通的技巧。

3. 自主神经功能障碍　如果出现直立性低血压，可遵医嘱饮水，以补充血容量、体位管理、使用压力腹带等非药物方法进行干预。密切监测血压及心率变化，能够识别心动过速、心动过缓、严重心脏传导阻滞、窦性停搏等心律失常表现，及时通知医师采取相应的处理措施。对于存在心动过缓的患者，需评估安装临时心脏起搏器的指征。对于频繁大汗的患者，应保持皮肤、衣物及床单位的清洁和干燥。

4. 吞咽功能障碍　对于存在吞咽功能障碍的患者，给予鼻胃管或胃肠造瘘管饮食，如肠内营养不耐受或进行其他治疗，必要时给予肠外营养。通过吞咽功能训练，使患者逐渐恢复经口进食，可以通过改变饮食性状来保证患者的进食安全并逐渐过渡到正常饮食。营养支持期间需要定期监测患者的体重、血清清蛋白和总蛋白计数。

（三）康复护理

患者运动功能康复可由引入坐立活动逐渐过渡到下床活动，以促进四肢肌肉力量的恢复。对于日常生活活动能力的康复，以促进日常生活活动（包括进食、洗澡和穿衣等）锻炼为主。

（四）心理护理

由于病情迅速进展，患者出现焦虑、恐惧和无助感。家属面临患者病情的动态变化，也会产生不确定性、无助感和孤独感，特别是在 ICU 或急诊环境中。护士需要对患者及家属提供疾病、治疗及相关设备的知识资源，评估患者及家属的社会支持资源，为其提供可能的心理支持途径，如心理门诊、心理团队，了解患者的心理特点，采用适当的心理治疗模式对其进行疏解，如接受与实现疗法，使其了解目前所处的疾病时期，接受现状，能够积极配合治疗。

▌▎知识链接

眼动追踪技术

吉兰-巴雷综合征患者由于肌肉无力或人工气道的使用而造成语言障碍，这类患者与家庭成员及护理人员不能有效沟通，造成康复治疗进展缓慢，甚至增加医疗成本，增加了家庭人员和护理人员的工作难度。如今市面上已经有部分辅助设备可协助患者辅助交流，如图片卡、写字板，而对于伴有肢体功能障碍的患者，写字板、图片卡等辅助工具收效甚微。

眼动追踪（eye tracking）是一项科学应用技术，可分为两类：诊断类，记录用户观看图片、视频、物品或界面的注视模式，用于用户体验、心理学研究等领域；操作类，将眼球运动作为指示器，如用注视点代替鼠标、键盘等设备操作电脑。眼控辅助沟通系统是属于操作类的一种应用，俗称盯视输入，将用户眼睛的注视点作为输入，直接控制计算机操作。在人和计算机之间借人眼构建实时的感知通道，从这个"心灵的窗口"探知用户意图。对于戴着呼吸机的重症患者，眼动追踪技术采用注视点代替鼠标作为指示器，为他们提供了难能可贵的对外沟通渠道。著名的物理学家霍金也曾使用过这一技术与外界进行沟通。目前，沟通辅具是眼动人机交互较普遍的应用场景之一，这方面的研究主要集中于用户体验提升、算法精准度提升等方面。

案例 9-1

某患者，男性，36 岁。因"四肢无力 2 d"收入院。患者 1 周前有上呼吸道感染史。入院后身体评估：T 37℃，P 98 次 / 分，R 24 次 / 分，BP 110/75 mmHg。神志清楚，双侧胸锁

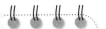

乳突肌肌力差，双侧耸肩无力，四肢肌力 2 级，肌张力减弱，腱反射消失，无深、浅感觉障碍，病理征阴性，脑膜刺激征阴性。患者偶有心悸，心动过速，心率最高 130 次/分，大汗，主诉肌肉疼痛，表现为双侧腓肠肌酸胀痛。入院后脑脊液检查示蛋白质 0.49 g/L，白细胞计数 3×10^6/L，呈蛋白 - 细胞分离现象。肌电图显示双侧正中神经、尺神经、腓肠神经传导速度均减慢，双侧胫神经远端潜伏期延长。

请回答：

1. 目前患者最可能的疾病诊断是什么？

2. 入院评估时，应重点关注患者疾病史、心理和社会等方面哪些资料的收集？

3. 患者双侧胸锁乳突肌肌力差，双侧耸肩无力，四肢肌力 2 级，肌张力减弱，提示什么？应采取哪些预警及护理措施？

4. 针对此例患者，如何进行疾病的健康宣教？

【健康教育及预后】

1. 疾病指导　吉兰 - 巴雷综合征急性期患者及家属的健康教育包括疾病知识、治疗相关设备（如心电监护、呼吸机）等的教育。吉兰 - 巴雷综合征持续或恢复阶段的健康教育应以康复护理为重点。让患者及家属做好在长期护理、门诊或家庭环境中持续康复的准备。

2. 预后　本病一般预后良好，大部分患者可完全恢复或遗留轻微的下肢无力，约有 10% 患者可出现严重后遗症，多发生在病情严重、进展速度快、轴索变性和需长期辅助通气的患者。病死率为 3%～5%。早期的主要死因是心搏骤停、ARDS 或辅助通气意外，后期主要死因是肺栓塞和感染。

小　结

三叉神经痛表现为三叉神经分布区内短暂的反复发作性剧痛，多发于成年人，多见于老年人，近年来逐渐趋向年轻化。主要临床表现为发作时面颊、上颌、下颌及舌部明显的电击样、刀割样和撕裂样剧痛，持续数秒或 1～2 min，突发突止，间歇期完全正常。主要护理措施为疼痛护理和用药护理。健康教育的主要内容是疾病知识指导。

面神经炎是指茎乳孔内面神经非特异性炎症所致的周围性面瘫。急性起病，数小时至数日达高峰。临床表现为患侧面部表情肌瘫痪，额纹消失，眼睑闭合、皱额、蹙眉功能异常。主要治疗方式是药物治疗、理疗。主要护理措施是生活护理、眼部护理、心理护理、康复护理。

吉兰 - 巴雷综合征是一种自身免疫介导的周围神经病，其确切原因可能与空肠弯曲菌感染有关。临床表现以四肢对称性、弛缓性瘫痪最为突出，也可有肢体感觉异常。血浆置换和（或）静脉注射免疫球蛋白是本病的一线治疗方法，应尽早进行。及早发现、及时处理呼吸肌麻痹是成功抢救患者的关键。主要护理措施为呼吸肌麻痹护理和心理护理。健康教育的主要内容是了解疾病知识和自我监测。

（常　红）

第三节 急性脊髓炎

导学目标

通过本节内容的学习，学生应能够：

◆ **基本目标**

1. 说出急性脊髓炎的概念和病因。

2. 归纳急性脊髓炎的临床表现、辅助检查和治疗要点。

3. 解释急性脊髓炎的发病机制。

4. 对急性脊髓炎患者实施全面的护理评估，在评估的基础上制订护理计划，提供正确的护理措施和保健指导。

◆ **发展目标**

综合运用疾病相关知识，分析急性脊髓炎患者常见并发症的危险因素及预防措施。

◆ **思政目标**

在护理工作中，以患者为中心，尊重、关爱患者，积极主动提供整体护理。

急性脊髓炎（acute myelitis）是指各种感染后引起自身免疫反应所致的急性横贯性脊髓炎性病变，又称急性横贯性脊髓炎，是临床上最常见的一种脊髓炎，以病损平面以下肢体瘫痪、传导束性感觉障碍、排尿及排便障碍为特征。

【病因】

本病病因不明，包括不同的临床综合征，如感染后脊髓炎和疫苗接种后脊髓炎、脱髓鞘性脊髓炎（急性多发性硬化）、坏死性脊髓炎和副肿瘤性脊髓炎。多数患者在出现脊髓症状前1~4周有发热、上呼吸道感染、腹泻等病毒感染症状，但其脑脊液未检出病毒抗体，脊髓和脑脊液中未分离出病毒，推测可能与病毒感染后自身免疫反应有关。病变可累及脊髓的任何节段，但以胸髓（胸3~5）最为常见，其次为颈髓和腰髓。急性横贯性脊髓炎通常局限于1个节段，肉眼可见受累节段脊髓肿胀、质地变软，软脊膜充血或有炎性渗出物。切面可见病变脊髓软化、边缘不清、灰质与白质界限不清。镜下可见软脊膜和脊髓内血管扩张、充血，血管周围炎症细胞浸润，以淋巴细胞和浆细胞为主。灰质内神经细胞肿胀、尼氏小体溶解，并可出现细胞破碎、溶解、消失；白质内髓鞘脱失和轴索变性，病灶中可见胶质细胞增生。脊髓严重损害时可软化形成空腔。

【临床表现】

本病可见于任何年龄，但以青壮年多见。男、女发病率无明显差异。发病前1~2周常有上呼吸道感染、消化道感染症状，或有预防接种史。外伤、劳累、受凉等为发病诱因。急性起病，起病时有低热，病变部位神经根痛，肢体麻木无力和病变节段束带感，也有患者无任何其他症状而突然发生瘫痪。大多在数小时或数日内出现受累平面以下运动障碍、感觉缺失、膀胱及直肠括约肌功能障碍。

1. 运动障碍 急性起病，迅速进展，早期为脊髓休克期，出现肢体瘫痪、肌张力减低、腱反射消失、病理反射阴性。一般持续 2~4 周进入恢复期，肌张力、腱反射逐渐增高，出现病理反射，肢体肌力的恢复常始于下肢远端，然后逐渐上移。脊髓休克期的长短取决于脊髓损害严重程度和有无发生肺部感染、尿路感染、压疮等并发症。脊髓严重损伤时，常导致屈肌张力增高。下肢任何部位的刺激或膀胱充盈均可引起下肢屈曲反射和痉挛，伴有出汗、竖毛、尿便自动排出等症状，称为总体反射，常提示预后不良。

2. 感觉障碍 病变节段以下所有感觉丧失，在感觉缺失平面的上缘可有感觉过敏或束带感。轻症患者感觉平面可不明显。随病情恢复，感觉平面逐渐下降，但较运动功能的恢复慢且差。

3. 自主神经功能障碍 早期表现为尿潴留，脊髓休克期膀胱容量可达 1000 ml，呈无张力性神经源性膀胱，因膀胱充盈过度，可出现充盈性尿失禁。随着脊髓功能的恢复，膀胱容量缩小，尿液充盈到 300~400 ml 即自行排尿称为反射性神经源性膀胱，出现充溢性尿失禁。病变平面以下少汗或无汗、皮肤脱屑及水肿、指（趾）甲松脆和角化过度等。病变平面以上可有发作性出汗过度、皮肤潮红、反射性心动过缓等，称为自主神经反射异常（autonomic dysreflexia）。

【辅助检查】

1. 血常规、脑脊液检查 早期外周血白细胞计数正常或轻度增高。脑脊液压力多正常，外观无色透明，白细胞、蛋白正常或轻度增高。

2. 脊髓 MRI 检查 急性期可见病变部位脊髓肿胀及异常信号。部分病例可始终无异常。

3. 电生理检查

（1）视觉诱发电位（VEP）：正常，可作为与视神经脊髓炎及多发性硬化的鉴别诊断依据。

（2）下肢体感诱发电位（SEP）：波幅可明显减低。

（3）运动诱发电位（MEP）：异常，可作为判断疗效和预后的指标。

（4）肌电图：可正常或呈失神经改变。

【诊断要点】

根据急性起病、病前有感染史、迅速出现的脊髓横贯性损害的典型临床表现，结合辅助检查可以确诊。注意与急性硬脊膜外脓肿、脊髓出血、脊柱结核及转移性肿瘤等进行鉴别。

【治疗要点】

1. 药物治疗

（1）糖皮质激素：急性期可采用大剂量甲泼尼龙短程冲击疗法，500~1000 mg 静脉滴注，每日 1 次，3~5 d；也可用地塞米松 10~20 mg，静脉滴注，每日 1 次，7~10 d；使用上述两药后，改为泼尼松口服，每日 40~60 mg，逐渐减量。

（2）大剂量免疫球蛋白：用量可按 0.4 g/（kg·d）计算，成人每次用量一般为 20 g 左右，静脉滴注，每日 1 次，连用 3~5 d 为一个疗程。

（3）维生素 B 族：有助于神经功能的恢复。常用维生素 $B_1$100 mg，肌内注射；维生素 B_{12}500~1000 μg，肌内注射或静脉给药，每日 1~2 次。

（4）抗生素：根据病原学检查和药敏试验结果选用抗生素，及时治疗呼吸道和泌尿系统感染，以免加重病情。抗病毒可用阿昔洛韦、更昔洛韦等。

（5）其他：急性期可选用血管扩张药，如烟酸、尼莫地平。神经营养药，如三磷酸腺苷、胞磷胆碱，疗效未确定。双下肢痉挛者可服用巴氯芬 5~10 mg，每日 2~3 次。

2. 对症治疗 累及呼吸肌时予呼吸管理，吞咽困难时予鼻饲，尿潴留时予留置导尿，便

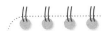

秘时予导泻。

3. 防治并发症 防治肺炎、深静脉血栓、压疮、肢体挛缩。

4. 康复治疗 早期宜进行被动活动、按摩、针灸、理疗等康复治疗。肌力逐渐恢复时可进行主动活动。

【主要护理措施】

1. 生活护理 鼓励患者咳嗽和深呼吸，适时进行胸部叩击，协助饭后漱口，保持口腔清洁，预防口腔和肺部感染。保持床单位整洁、干燥，定时翻身，全身温水擦浴，防止皮肤破溃和出现压疮。

2. 饮食护理 给予高蛋白质、维生素丰富且易消化的饮食，供给足够的热量与水分，多吃蔬菜、水果，以刺激肠蠕动，减轻便秘和肠胀气。

3. 病情监测 严密观察病情变化，监测生命体征，如有呼吸困难，应及时通知医师。

4. 排尿功能障碍的护理 评估患者的排尿情况，采取相应的护理措施。

（1）急性期患者处于脊髓休克状态时常出现尿潴留，这是因为脊髓膀胱反射中枢与大脑皮质的兴奋和抑制中枢的连接均中断，膀胱的排尿反射丧失，患者没有尿意，膀胱肌虽有自主神经分布，其本身的功能也没有完全丧失，但排尿肌和膀胱横纹肌不能产生大于膀胱括约肌被动性开放所需的收缩力，故而出现尿潴留。此期需保留导尿管，按保留导尿管常规护理，如严格无菌操作；注意观察尿液的颜色、性状和量；定期更换导尿管和接尿袋；每日进行尿道口的清洁消毒；每4 h 开放导尿管一次，以训练膀胱功能；鼓励患者多饮水等。

（2）进入恢复期后感觉障碍平面逐渐下降，膀胱的排尿反射逐步恢复，膀胱内潴留尿量开始减少，尿液充盈到300～400 ml 时即可自动排尿。鼓励患者自行排尿，对尿失禁患者，要保护会阴部和臀部皮肤，及时更换衣裤及床单，必要时可行留置导尿或间歇导尿。

5. 心理护理 患者常因突然瘫痪产生各种心理反应，护士应帮助患者了解本病的治疗、护理及预后等相关知识，增强患者战胜疾病的信心。

6. 康复护理 急性期指导患者维持肢体功能位，指导患者及家属进行肢体的主动与被动运动，防止关节变形和肌肉萎缩；恢复期鼓励患者完成力所能及的日常生活活动，提供必要的辅助康复器械，加强肢体功能锻炼。

【健康教育及预后】

1. 疾病知识指导 加强营养，适当进行体育锻炼，增强体质。注意安全，防止受伤，避免受凉、疲劳等诱因。告知患者和照顾者膀胱充盈和尿路感染的表现，鼓励患者多饮水，保持会阴部清洁。加强肢体功能锻炼和日常生活活动训练，做力所能及的家务和工作。

2. 预后 急性脊髓炎如无严重并发症，3～4 周后进入恢复期，通常在发病后3～6个月可基本恢复，少数病例留有不同程度的后遗症。非横贯性损害、症状较轻、肢体瘫痪不完全者恢复较快；上升性脊髓炎起病急骤，感觉障碍平面于1～2 d 甚至数小时内升至延髓，常可于短期内死于呼吸、循环衰竭。

随堂测 9-2

急性脊髓炎是病因不明的急性横贯性脊髓损害。典型临床表现为病变平面以下肢体瘫痪、感觉障碍和自主神经功能障碍，严重者可出现脊髓休克。急性期治疗以糖皮质激素为主。应掌

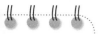

握急性脊髓炎排尿功能障碍的护理，防止各种并发症的发生。

（郎延梅）

第四节　脑血管病

导学目标

通过本节内容的学习，学生应能够：

◆ **基本目标**

1. 准确说出以下概念：脑血管病、脑卒中、短暂脑缺血发作、脑梗死、脑血栓形成、脑栓塞、脑出血、蛛网膜下腔出血。

2. 归纳脑血管病的危险因素、分类总结脑血管病的二级预防原则和方法。

3. 比较以下几种脑血管病的临床表现和护理要点，列举主要的异同点：短暂脑缺血发作、脑梗死、脑血栓形成、脑栓塞、脑出血、蛛网膜下腔出血。

◆ **发展目标**

1. 运用所学知识对脑血管病患者进行全面评估，并正确制订护理计划，提供护理措施和健康指导。

2. 对脑血管病患者进行正确的病情判断，识别卒中的常见并发症。

◆ **思政目标**

在护理工作中，以患者为中心，关心、关爱患者，主动提供整体护理。

一、脑血管病概述

脑血管病（cerebral vascular disease，CVD）是指由脑血管病变导致脑功能障碍的一类疾病的总称。脑卒中（stroke）是脑血管病的主要临床类型，包括缺血性脑卒中和出血性脑卒中，以突然发病、迅速出现局限性或弥散性脑功能缺损为共同临床特征，为一组器质性脑损伤导致的脑血管病。我国脑卒中流行病学特征主要表现为：发病年轻化；男性发病率高于女性；地域上北高南低，中部突出；农村高于城市；缺血性脑卒中增多，出血性脑卒中降低。

知识链接

卒中后抑郁

卒中后抑郁（poststroke depression，PSD）表现为情绪低沉、悲伤、无兴趣、自责等，常伴有躯体症状，患病率为29%~31%。目前尚无明确的概念及诊断标准。最佳实践建议，经历过卒中的患者在疾病恢复期的任何阶段均被认为有发生抑郁的风险。在临床实践中，应该向患者及家属提供有关卒中对其情绪影响的信息和健康教育，并对此类患者在后期康复阶段进行随访，筛查和评估 PSD 的发生情况。

PSD 常发生于卒中后 1 年内，在此期间进行阶段性筛查的工具包括流行病学中心研究 - 抑郁量表（CES-D）、汉密尔顿抑郁量表（HDRS）和患者健康问卷 9（PHQ-9）。PSD 的治疗方式包括非药物治疗和药物治疗。对 PSD 较重且伴有沟通和认知障碍的患者，可采用心理治疗和抗抑郁药相结合的治疗方法。认知行为疗法或人际关系疗法也是 PSD 的一种有效疗法。其他辅助治疗方法包括音乐疗法、正念疗法及动机性访谈等，此类方法还处于研究的早期阶段。目前不建议所有卒中患者常规使用预防性抗抑郁药，但认知行为疗法对 PSD 的预防性治疗是有效的。

【脑血管病的分类】

《中国脑血管病分类 2015》根据脑血管病的病因和发病机制、病变血管、病变部位、临床表现等，将脑血管病分为缺血性脑血管病，出血性脑血管病，头颈部动脉粥样硬化、狭窄或闭塞，高血压脑病，颅内动脉瘤，颅内血管畸形，脑血管炎等 13 类。

【脑的血液循环】

脑部的血液供应来自颈内动脉系统和椎基底动脉系统（图 9-5），两者之间由基底动脉环（Willis 环）相通。脑动脉在脑实质中反复分支直至毛细血管，然后逐渐汇集成静脉。

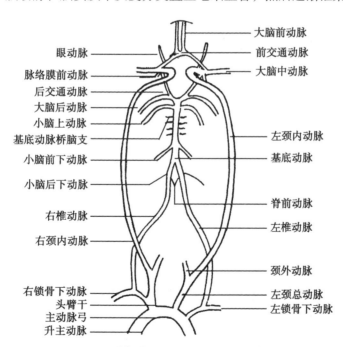

图 9-5 脑部动脉各分支及其来源示意图

1. 颈内动脉系统（又称前循环） 颈内动脉起自颈总动脉，进入颅内后依次分出眼动脉、脉络膜前动脉、后交通动脉、大脑前动脉和大脑中动脉，供应大脑半球前 3/5 和部分间脑的血液。

2. 椎基底动脉系统（又称后循环） 两侧椎动脉起自锁骨下动脉，经枕骨大孔入颅后汇合成为基底动脉。椎基底动脉依次分出小脑后下动脉、小脑前下动脉、脑桥动脉、内听动脉、小脑上动脉和大脑后动脉，供应大脑半球后 2/5 及部分间脑、小脑、脑干血液。

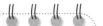

3. 基底动脉环（cerebral arterial circle） 由双侧大脑前动脉、双侧颈内动脉、双侧大脑后动脉、前交通动脉和双侧后交通动脉组成。两侧大脑前动脉之间由前交通动脉相连，两侧颈内动脉或大脑中动脉与大脑后动脉之间由后交通动脉相连，在脑底部形成的环状吻合即基底动脉环，又称 Willis 环。此环对颈内动脉系统与椎基底动脉系统之间，特别是两侧大脑半球的血液供应具有重要的调节和代偿作用。

【脑血管病的病因】

1. 血管壁病变 以高血压性动脉硬化和动脉粥样硬化所致的血管损害最常见；其次为结核、梅毒、结缔组织病、钩端螺旋体病等所致的动脉炎；再次为先天性血管病（如动脉瘤、血管畸形和先天性狭窄）和外伤、颅脑手术、插入导管所致的血管损伤等；还包括药物、毒物、恶性肿瘤所致的血管病损等。

2. 心脏病和血流动力学改变 如高血压、低血压或血压的急骤波动，心功能障碍、传导阻滞、心瓣膜病、心肌病及心律失常（特别是房颤）。

3. 血液成分和血液流变学改变 高脂血症、高血糖、高纤维蛋白原血症、红细胞增多症等所致血液黏滞度增高，血小板减少性紫癜、DIC、应用抗凝血药、避孕药等所致凝血机制异常。

4. 其他 包括空气、脂肪、癌细胞和寄生虫等栓子，脑血管受压、痉挛等。

【脑血管病的危险因素】

脑血管病往往是多种危险因素共同作用的结果。危险因素分为可干预的危险因素和不可干预的危险因素。

1. 不可干预的危险因素 包括年龄、性别、种族、遗传因素、出生体重等。

2. 可干预的危险因素 包括高血压、高脂血症、糖尿病、心脏病（特别是房颤）、短暂性脑缺血发作、无症状性动脉狭窄、高同型半胱氨酸血症、绝经后雌激素替代治疗、吸烟、酗酒、超重肥胖、体力活动少、高盐高脂饮食及感染等。

【脑血管病的预防】

循证医学表明，对脑血管病的危险因素进行早期干预，可有效地降低脑血管病的发生率。

1. 一级预防 一级预防指发病前的预防。对有卒中倾向，尚无卒中病史的个体，通过早期改变不健康的生活方式，积极、主动地控制各种危险因素，努力减少脑卒中的人群发病率。

（1）高血压：进行人群血压筛查，高血压前期患者（收缩压 120～139 mmHg 或舒张压 80～89 mmHg），每年进行血压复查。防治措施包括限制食盐及脂肪摄入量，适当进行体育锻炼，减轻体重，戒烟，限酒，并坚持正确服用抗高血压药。普通高血压应控制在 140/90 mmHg 以下；伴糖尿病或蛋白尿肾病的高血压患者应进一步将血压降低至 130/80 mmHg；老年人（年龄>65 岁）血压一般应降至 150/90 mmHg 以下。

（2）高脂血症：确诊高胆固醇血症者使用他汀类药物治疗。根据动脉粥样硬化性心血管疾病（arteriosclerotic cardiovascular disease，ASCVD）风险设定 LDL-C 目标值，极高危者 LDL-C<1.8 mmol/L（70 mg/dl），高危者 LDL-C<2.6 mmol/L（100 mg/dl）。LDL-C 基线值较高不能达标者，LDL-C 至少降低 50%。极高危患者 LDL-C 基线值在目标值以内者，LDL-C 仍应降低 30% 左右。

（3）糖尿病：是卒中发病的独立危险因素。脑血管病高危人群应定期检测血糖，必要时测定糖化血红蛋白或进行糖耐量试验，及早识别糖尿病和糖尿病前期状态。糖尿病患者应改进生活方式，控制饮食，加强身体活动，必要时口服降血糖药或采用胰岛素治疗。推荐一般糖尿病患者血糖控制目标值为糖化血红蛋白<7.0%。

（4）房颤：有任何一种高度危险因素（如风湿性心脏病、人工心脏瓣膜置换、动脉栓塞）或≥两种中度危险因素（如年龄＞75 岁、高血压、糖尿病、心力衰竭）的房颤者，应选择华法林抗凝治疗。对于无其他卒中危险因素者，建议使用阿司匹林抗血小板治疗。严重肾功能损害（肌酐清除率＜15 ml/min）的非瓣膜性房颤患者不应使用新型口服抗凝血药。

（5）抗血小板治疗：10 年心脑血管事件风险＞10% 且出血风险低的个体，可考虑使用小剂量阿司匹林（75 ~ 100 mg/d）进行脑血管病的一级预防。对于治疗获益可能超过出血风险的女性高危患者，可以考虑使用阿司匹林（隔日 100 mg）进行脑卒中的一级预防。

（6）膳食与营养：建议膳食种类应多样化，增加食用全谷类、豆类、薯类、水果、蔬菜和低脂奶制品，减少饱和脂肪和反式脂肪酸的摄入。建议降低钠摄入量，推荐食盐摄入量≤6 g/d，具有心脑血管病危险因素者应控制每日膳食胆固醇摄入量。

（7）运动和锻炼：建议老年人、脑卒中高危人群应进行最大运动负荷检测后，制订个体化运动处方进行锻炼。健康成人每周应至少有 3 ~ 4 次，每次持续 40 min 的中等或以上强度的有氧运动（如快走、慢跑、骑自行车或其他有氧运动）。以静坐为主的人群每静坐 1 h 站起来活动几分钟。

（8）戒烟、限酒：吸烟者应主动戒烟，不吸烟者应避免被动吸烟。有饮酒习惯的人适度饮酒，饮酒者的量应适度，男性每日饮酒的酒精含量不应超过 25 g，女性减半。

（9）其他：对有心肌梗死、颈动脉狭窄、高同型半胱氨酸血症、肥胖等脑血管病危险因素者，采取相应的措施进行干预。

2. 二级预防　二级预防是指对脑血管病再次发病的预防。针对已发生过一次或多次脑卒中的患者，寻找发生卒中的病因，并纠正所有可干预的危险因素，预防或降低再次发生卒中的危险，减轻残疾程度。

（1）调控可干预的危险因素：基本措施同一级预防。对不伴已知冠心病的非心源性卒中患者，应更积极地强化他汀类药物治疗。对能参加体力活动的缺血性脑卒中或短暂性脑缺血发作患者，每周进行至少 30 min 的中等强度体力活动，即使运动者出汗或心率显著增高的活动。

（2）抗血小板治疗：对非心源性卒中患者，推荐抗血小板治疗，如使用阿司匹林、氯吡格雷。

（3）抗凝治疗：对已明确诊断为心源性脑栓塞或脑梗死伴房颤者，一般使用华法林抗凝治疗。

（4）治疗短暂性脑缺血发作：反复发作短暂性脑缺血发作（transient ischemic attack，TIA）患者发生完全性卒中的风险极大，应积极寻找病因并进行治疗。

二、短暂性脑缺血发作

短暂性脑缺血发作（transient ischemic attack，TIA）是指由于局部脑或视网膜缺血引起的短暂性神经功能缺损，临床症状一般不超过 1 h，最长不超过 24 h，且无责任病灶的证据。

【病因和发病机制】

短暂性脑缺血发作的发病与动脉粥样硬化、动脉狭窄、心脏病、血液成分改变及血流动力学变化等多种病因有关，其发病机制主要有以下两种类型。

1. 血流动力学改变　在脑动脉粥样硬化或管腔狭窄的基础上，当发生低血压或血压波动时，致病变血管的血流减少，出现一过性脑缺血症状。

2. 微栓塞　来源于颈部和颅内大动脉，尤其是动脉分叉处的粥样硬化斑块和其他来源的微栓子（如脱落的心脏附壁血栓）随血流进入颅内，引起相应动脉闭塞而产生临床症状。当微栓子崩解或移向远端血管时，局部血流恢复，临床症状消失。

【临床表现】

1. 一般特点　好发于中、老年人，男性多于女性；多伴有高血压、动脉粥样硬化、糖尿

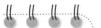

病、高血脂和心脏病等脑血管病的高危因素；突发局灶性脑或视网膜功能障碍，持续时间短暂，最长时间不超过 24 h，不遗留神经功能缺损症状；可反复发作。

2. 不同动脉系统短暂性脑缺血发作的表现

（1）颈内动脉系统短暂性脑缺血发作：病灶对侧发作性肢体单瘫、轻偏瘫和面瘫，可伴有偏身感觉障碍和对侧同向性偏盲，病变侧单眼一过性黑矇或失明，优势半球受累可有失语。

（2）椎基底动脉系统短暂性脑缺血发作：常见表现是眩晕、平衡障碍、眼球运动异常和复视，还可出现特征性症状，如跌倒发作（drop attack）和短暂性全面性遗忘（transient global amnesia，TGA）。前者表现为转头或仰头时，双下肢无力而跌倒，常可很快自行站起，无意识丧失；后者表现为发作时出现短时间记忆丧失，对时间、地点定向障碍，但对话、书写和计算能力正常，无意识障碍，持续数分钟或数小时。

【辅助检查】

1. 影像学检查　脑 CT 平扫和 MRI 检查可以排除小量脑出血及其他可能存在的脑部病变，是最重要的初始诊断检查，相关指南建议应该在症状出现 24 h 内进行。磁共振血管成像（magnetic resonance angiography，MRA）可见颅内动脉狭窄；数字减影血管造影（DSA）可明确颅内外动脉的狭窄程度；发作时弥散加权 MRI 和正电子发射体层成像（PET）可见片状缺血区。

2. 经颅多普勒超声（TCD）　可见动脉狭窄、粥样硬化斑等。

3. 其他　血流动力学改变、同型半胱氨酸、血常规和生化检查等有助于发现病因。

整合小提示

结合病理生理知识解释：为什么短暂性脑缺血发作患者应在症状出现 24 h 内进行急诊脑 CT 平扫或 MRI 检查？

【诊断要点】

绝大多数短暂性脑缺血发作患者就诊时症状已消失，而影像学检查无异常发现，故其诊断主要依靠病史。中、老年人突然出现局灶性脑损害症状，符合颈内动脉或椎基底动脉系统及其分支缺血表现，并在短时间内症状完全恢复（多不超过 1 h），应高度怀疑短暂性脑缺血发作，如果神经影像学检查没有发现神经功能缺损对应的病灶，临床即可诊断为短暂性脑缺血发作。

【治疗要点】

短暂性脑缺血发作是急症，其发病后 2～7 d 内为卒中的高风险期。治疗目的是消除病因，减少及预防复发，保护脑功能。

1. 药物治疗

（1）抗血小板治疗：非心源性栓塞性短暂性脑缺血发作推荐抗血小板治疗，可减少微栓子发生，减少短暂性脑缺血发作复发。常用药物有阿司匹林和氯吡格雷。

（2）抗凝治疗：适用于心源性栓塞短暂性脑缺血发作伴房颤患者、频繁发作短暂性脑缺血发作的患者或椎基底动脉系统短暂性脑缺血发作对抗血小板聚集剂治疗无效者。常用药物有肝素、低分子量肝素、华法林及新型口服抗凝血药（如达比加群、利伐沙班）。

（3）扩容治疗：对血流动力型短暂性脑缺血发作患者，应纠正脑低灌注。

（4）溶栓治疗：对于新近发生的符合传统短暂性脑缺血发作定义的患者，即使神经影像学检查发现明确脑梗死病灶，也不是溶栓的禁忌证。若短暂性脑缺血发作再次发作，临床有脑梗死诊断的可能，应立即依照指南进行溶栓治疗。

（5）其他：高纤维蛋白原血症的短暂性脑缺血发作患者，可选用降纤酶治疗；活血化瘀中药制剂对短暂性脑缺血发作有一定的疗效。

2. 外科治疗　颈动脉或椎基底动脉严重狭窄（70% 以上）的短暂性脑缺血发作患者，经药物治疗效果不佳或病情恶化者，可酌情行血管内介入治疗、颈动脉内膜切除术或动脉旁路移植（搭桥）术治疗，手术时间选择在发病 48 h 之内。

3. 控制危险因素　见本章第一节。

【护理】

（一）护理评估

1. 病史　评估脑血管病的相关危险因素，如高血压、高血脂、糖尿病、动脉粥样硬化、动脉狭窄、心脏病。了解患者发病的起止时间、急缓、发作的频率及症状。询问是否遵医嘱正确服用抗高血压药、降血糖药、降血脂药。

2. 心理社会评估　评估患者是否存在恐惧、焦虑、担忧，对疾病发作的不确定感及心理负担。

3. 辅助检查　了解血常规、凝血功能、血糖、血脂等情况。了解患者发病 1 周之内的影像学检查结果，了解颈内动脉狭窄情况。

（二）常见护理诊断／问题

1. 有跌倒的危险　与突发眩晕、平衡失调和一过性失明有关。

2. 潜在并发症：脑卒中。

3. 知识缺乏　患者缺乏疾病相关知识。

（三）护理目标

（1）患者跌倒的风险减少。

（2）患者能够遵医嘱用药，控制疾病的危险因素，防止脑卒中发作。

（3）患者了解疾病的相关知识。

（四）护理措施

1. 有跌倒的危险　与突发眩晕、平衡失调和一过性失明有关。

（1）安全护理：指导患者发作时卧床休息，仰头或头部转动时应缓慢，幅度不宜过大，防止因颈部活动过急或过慢导致短暂性脑缺血发作。频繁发作短暂性脑缺血发作的患者应避免从事重体力劳动，外出、沐浴、如厕时应有家属陪伴。

（2）心理护理：患者容易产生不安、焦虑、担忧等心理状态，护理人员应该讲解疾病相关知识，耐心解答患者的疑问，增强其战胜疾病的信心，给予心理支持和安慰。

2. 潜在并发症：脑卒中

（1）病情观察：频繁发作短暂性脑缺血发作的患者，应注意观察和记录每次发作的持续时间、间隔时间和伴随症状。观察患者肢体无力或麻木症状是否加重，有无头痛、头晕或其他脑功能受损的表现，警惕完全性缺血性脑卒中的发生。

（2）用药护理：指导患者遵医嘱正确服用药物，避免漏服、自行更改药量或停服。告知所用药物的名称、剂量、用药注意事项及常见不良反应。如阿司匹林、氯吡格雷抗血小板药主要有恶心、呕吐等消化道不良反应；偶可致粒细胞减少症，用药期间应定期检查凝血常规。服用肝素、华法林等抗凝血药时应注意观察有无出血倾向、皮肤瘀点和瘀斑、牙龈出血等。

（3）控制危险因素：积极控制高血压、高血脂及糖尿病等，向患者及家属说明肥胖、吸烟、酗酒及不合理饮食与脑卒中发生的关系。

（五）护理评价

（1）患者跌倒的风险降低。

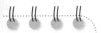

（2）患者遵医嘱用药，未发生脑卒中。

（3）患者已知晓疾病的相关知识。

【健康教育及预后】

1. 疾病预防指导　告知患者及家属预防短暂性脑缺血发作的可干预因素，定期检查血压、血糖、血脂及心脏功能，主动采取预防措施，改变不健康的生活方式，以降低发生短暂性脑缺血发作的风险。

2. 疾病知识指导　评估患者及家属对短暂性脑缺血发作的认识程度，帮助其了解短暂性脑缺血发作的病因、危险因素、症状、治疗方法及预后，掌握本病的防治措施和自我护理方法。定期门诊复查，如出现麻木、无力、眩晕、复视等症状，应及时就医。

3. 预后　短暂性脑缺血发作后 1 周内复发的风险高达 10%。发作间隔时间短、发作持续时间长、临床症状逐渐加重的进展性短暂性脑缺血发作是即将发生脑梗死的强烈预警信号。紧急医疗可以减少短暂性脑缺血发作患者发生卒中的风险，但患者由于对其认识不足导致就医延迟，会错失最佳的治疗时机。

三、脑梗死

> **案例 9-2**
>
> 　　某患者，男性，64 岁，因"突发右侧肢体活动障碍、言语不能 2 d"收入院。患者晨起安静状态下发病，既往有高血压病史 5 年余，未规律服药。患者有烟、酒嗜好 30 余年，吸烟每日 30 余支，每日饮酒约半斤，喜食肥肉，以食用动物油为主。身体评估：T 36.3℃，P 86 次 / 分，R 18 次 / 分，BP 156/95 mmHg。神志清楚，双侧瞳孔等大等圆，对光反射灵敏，直径 3 mm。运动性失语，计算力无法查，定向力、记忆力尚可，自知力存在，无幻觉、错觉、妄想。右侧上、下肢肌力 0 级，肌张力增高，左侧上、下肢肌力及肌张力正常。右侧躯体及肢体触觉、痛觉明显减退，右侧鼻唇沟变浅，伸舌右偏。
>
> 请回答：
>
> 1. 目前患者最可能的诊断是什么？
>
> 2. 入院评估时应重点关注患者疾病史、心理社会等方面哪些资料的收集？
>
> 3. 对于该患者，急性期主要的护理措施有哪些？
>
> 4. 针对此患者，如何指导患者进行疾病的健康管理？

脑梗死（cerebral infarction，CI）又称缺血性脑卒中（cerebral ischemic stroke），指各种脑血管病变所致脑部血液供应障碍，导致脑组织缺血缺氧性坏死，而出现相应的神经功能缺损的一类临床综合征。临床最常见的类型为脑血栓形成和脑栓塞。

（一）脑血栓形成

脑血栓形成（cerebral thrombosis，CT）是指在脑动脉粥样硬化等动脉壁病变的基础上，脑动脉主干或分支管腔狭窄、闭塞或形成血栓，造成局部脑组织血流减少或供血中断而发生缺血缺氧性坏死，引起偏瘫、失语等相应的神经症状和体征。脑血栓形成是临床最常见的脑血管病，也是脑梗死最常见的临床类型。

【病因和发病机制】

动脉粥样硬化是本病的根本病因。脑动脉粥样硬化的病理变化，从动脉内中膜增厚，形成粥样硬化斑块，到斑块体积逐渐增大，血管狭窄，甚至闭塞。

【病理和病理生理】

脑梗死 1 d 后，梗死灶开始出现边界模糊的水肿区，并出现大量炎症细胞浸润。脑梗死 1~2 d 后，大量毛细血管和内皮细胞增生，中性粒细胞被巨噬细胞替代。脑梗死 3~5 d，脑水肿达高峰，大面积梗死时脑组织高度肿胀，可向对侧移位，导致脑疝形成。在脑梗死发生的数日内，巨噬细胞数量迅速增加，吞噬大量细胞和组织碎片，并最终返回血液循环。脑梗死 7~14 d，脑梗死的坏死组织转变为液化的蜂窝状囊腔。3~4 周后，小病灶形成胶质瘢痕，大病灶可形成中风囊。

【临床表现】

1. 临床特点　动脉粥样硬化性脑梗死多见于中、老年人。常在安静或休息状态时发病，部分患者发病前有肢体麻木、无力等前驱症状或短暂性脑缺血发作；症状多在发病后 10 h 或 1~2 d 达高峰；患者一般意识清楚，当发生基底动脉血栓或大面积脑梗死时，可出现意识障碍，甚至威胁生命。

2. 不同脑血管闭塞的临床表现

（1）颈内动脉闭塞的表现：严重程度取决于侧支循环情况。症状性闭塞可出现单眼一过性黑蒙，偶见永久性失明或霍纳综合征（颈上交感神经节后纤维受损）。触诊颈动脉搏动减弱或消失。听诊有时可闻及血管杂音，但血管完全闭塞时血管杂音消失。

（2）大脑中动脉闭塞的表现：导致三偏症状，即病灶对侧偏瘫（包括中枢性面舌瘫和肢体瘫痪）、偏身感觉障碍及偏盲，伴头、眼向病灶侧凝视，可出现意识障碍。

（3）大脑前动脉闭塞的表现：若为前交通动脉前主干闭塞，可造成双侧大脑半球的前、内侧梗死，导致截瘫、二便失禁、意识缺失、运动性失语综合征和额叶人格改变等。若为前交通动脉后的大脑前动脉远端闭塞，可导致下肢感觉运动障碍，出现尿失禁、淡漠、反应迟钝，对侧出现强握及吸吮反射和痉挛性强直。

（4）大脑后动脉闭塞的表现：因血管变异多和侧支循环代偿差异大，故症状复杂多样。主干闭塞可以出现皮质支和穿支闭塞的症状，但其典型临床表现是对侧同向性偏盲、偏身感觉障碍，不伴有偏瘫，除非大脑后动脉起始段的脚间支闭塞导致中脑大脑脚梗死才引起偏瘫。若为单侧皮质支闭塞，则引起对侧同向性偏盲，上部视野受累常见；若为双侧皮质闭塞，可导致完全型皮质盲，可伴不成形的幻视、记忆受损等。

（5）椎基底动脉闭塞的表现：基底动脉或双侧椎动脉闭塞是危及生命的严重脑血管事件，可引起脑干梗死，出现眩晕、呕吐、四肢瘫痪、共济失调、消化道出血、昏迷和高热等。脑桥病变出现针尖样瞳孔。

【辅助检查】

1. 实验室检查　①血糖、肝功能、肾功能和电解质；②心电图和心肌缺血标志物；③全血细胞计数，包括血小板计数；④凝血酶原时间（PT）/ 国际标准化比值（INR）和活化部分凝血活酶时间（AFIT）等。

2. 影像学检查

（1）平扫 CT：急诊平扫 CT 可准确地识别绝大多数颅内出血，是疑似脑卒中患者首选的

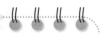

影像学检查方法。

（2）多模式 CT：灌注 CT 可识别缺血半暗带。

（3）常规 MRI：在识别急性小梗死灶及后循环缺血性脑卒中方面明显优于平扫 CT。

3. 血管病变检查　包括颈动脉超声、经颅多普勒超声（TCD）、磁共振血管成像（MRA）、CT 血管成像（CTA）和数字减影血管造影（DSA）等。DSA 是脑血管病变检查的"金标准"。

【诊断要点】

第一，明确是否为卒中，中年以上患者急性起病，多伴有动脉硬化、高血压、高血糖等脑卒中的危险因素；静息状态下或睡眠中起病，发病前可有反复的短暂性脑缺血发作史；偏瘫、失语、感觉障碍等局灶性神经功能缺损的症状和体征在数小时或数日内达高峰，多无意识障碍。第二，明确是缺血性脑卒中还是出血性脑卒中，CT 和 MRI 可排除脑出血和其他病变。

【治疗要点】

治疗应遵循以下原则。①超早期治疗：发病后力争于治疗时间窗内选用最佳治疗方案；②个体化治疗：根据患者的年龄、病情严重程度、缺血性脑卒中类型及基础疾病等采取最适当的治疗方法；③整体化治疗：采取病因治疗、对症治疗、支持治疗和早期康复治疗等综合措施，同时对卒中危险因素采取预防性干预。具体措施如下。

1. 急性期治疗

（1）静脉溶栓：发病 3 h 或 3～4.5 h，应按照适应证和禁忌证尽快给予重组组织型纤溶酶原激活物（recombinant human tissue-type plasminogen activator，rt-PA）静脉溶栓治疗。对没有条件使用 rt-PA 且发病在 6 h 内的符合适应证和禁忌证的患者，可考虑静脉给予尿激酶溶栓，使血管再通，及时恢复血流和改善组织代谢，可以挽救梗死周围仅有功能改变的缺血半暗带组织，避免坏死范围扩大。

整合小提示

结合脑血栓形成患者的病理生理特点，思考为何在发病 3～4.5 h 内使用 rt-PA 静脉溶栓治疗可使血管再通？

（2）调整血压：急性期应维持患者血压较平时稍高水平，以保证脑组织灌注，防止梗死面积扩大。通常只有当收缩压＞200 mmHg 或舒张压＞110 mmHg 时，才需要降低血压（特殊情况如高血压脑病、蛛网膜下腔出血、主动脉夹层分离、心力衰竭和肾衰竭除外）。卒中早期降压 24 h 内不应超过原有血压水平的 15%。若出现持续性低血压，需首先补充血容量和增加心排血量，必要时可应用升压药。

（3）防治脑水肿：脑水肿多见于大面积梗死，常于发病后 3～5 d 达高峰。当患者出现剧烈头痛、喷射性呕吐、意识障碍等高颅压征象时，应降低颅内压、维持足够脑灌注和预防脑疝发生，常用 20% 甘露醇、呋塞米、甘油果糖等药物。

（4）控制血糖：急性期患者血糖升高较常见，可能为原有糖尿病的表现或应激反应。当血糖＞10 mmol/L 时，应立即给予胰岛素治疗，并加强血糖监测，将血糖控制在 7.7～10 mmol/L。

（5）抗血小板聚集：未行溶栓治疗的患者应在发病 48 h 内服用阿司匹林 150～325 mg/d，但不主张在溶栓后 24 h 内应用，以免增加出血风险。急性期过后可改为预防量。不能耐受阿司匹林者可口服氯吡格雷。未接受静脉溶栓治疗的轻型卒中患者（NIHSS 评分≤3 分），在发病24 h内尽早启动双重抗血小板治疗（阿司匹林和氯吡格雷）21 d。

（6）抗凝治疗：常用药物包括肝素、低分子量肝素和华法林。一般不推荐急性期应用抗凝血药来预防卒中复发、阻止病情恶化或改善预后。但对于合并高凝状态有深静脉血栓形成和肺栓塞风险者，可使用预防剂量的抗凝治疗。房颤者可应用华法林治疗。

（7）脑保护治疗：应用胞磷胆碱、阿片受体阻断剂、自由基清除剂、脑蛋白水解物等药物和采用头部或全身亚低温治疗，减轻缺血性脑损伤。

（8）中医中药治疗：采用丹参、川芎嗪、三七、葛根素、银杏叶制剂等，通过活血化瘀改善脑梗死症状，促进脑循环。

（9）外科或介入治疗：对单侧重度颈动脉狭窄＞70%，或经药物治疗无效者，可考虑颈动脉内膜切除术。对大脑半球的大面积梗死伴严重脑水肿、脑疝形成征象者，可行去骨瓣减压术。小脑梗死使脑干受压导致病情恶化时，可行抽吸梗死小脑组织和颅后窝减压术。

（10）早期康复治疗：卒中24 h内不应进行早期、大量的运动，在病情平稳的情况下应尽早开始坐、站、走等活动。卧床患者给予良肢位的摆放，并进行肢体被动或主动运动以防关节挛缩和肌肉萎缩等。

科研小提示

多项指南依据超早期康复研究（A Very Early Rehabilitation Trial，AVERT）的研究成果建议脑卒中患者早期康复应以病情稳定为前提，可在卒中发生24 h后开始活动，内容包括坐、站或行走。

---

2. 恢复期治疗　针对病因进行治疗，稳定患者的病情。综合各种康复手段如物理疗法、针灸、言语训练、认知训练、吞咽功能训练，合理使用各种支具，促进患者患肢随意运动的出现，强化日常生活活动能力训练。

【护理】

1. 护理评估

（1）病史：了解发病的时间，有无头晕、肢体麻木等前驱症状，有无剧烈头痛、喷射性呕吐、意识障碍等全脑症状和体征及其严重程度。了解患者有无颈动脉狭窄、高血压、糖尿病、高脂血症、短暂性脑缺血发作史，有无脑血管病家族史。是否遵医嘱正确用药、有无不良的生活习惯，如吸烟、酗酒。

整合小提示

急诊分诊护士评估发病的时间和存在的症状与体征，如初步怀疑患者为脑卒中患者且在治疗时间窗内，应立即联系神经科医师并启动脑血管病绿色通道。

（2）身体评估：①生命体征：大脑半球大面积脑梗死患者可出现血压和体温升高、脉搏和呼吸减慢。②意识状态：评估患者有无意识障碍及其类型和严重程度。脑血栓形成患者多无意识障碍，椎基底动脉系统梗死或大脑半球大面积梗死患者可很快出现意识障碍。③头颈部检查：评估双侧瞳孔大小、是否等大及对光反射是否正常，视野有无缺损，有无面部表情异常、口角歪斜和鼻唇沟变浅，有无听力下降或耳鸣，有无饮水呛咳、吞咽困难或咀嚼无力，有无失语及其类型。④四肢、脊柱检查：评估患者有无肢体运动和感觉障碍；有无步态不稳

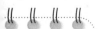

或不自主运动；四肢肌力、肌张力有无改变，有无肌萎缩或关节活动受限，括约肌功能有无障碍。

（3）心理社会评估：了解患者是否存在焦虑、紧张不安等不良情绪，了解患者的家庭支持情况。

（4）辅助检查：了解患者血液检查（血常规、血液流变学、血生化等）及影像学检查。

2. 常见护理诊断/问题

（1）躯体活动障碍：与运动中枢损害导致肢体瘫痪、协调能力异常有关。

（2）语言沟通障碍：与大脑语言中枢病变或发音器官的神经肌肉受损有关。

（3）吞咽障碍：与意识障碍或延髓麻痹有关。

（4）有发生脑疝的风险：与脑水肿、颅内压增高有关。

3. 护理目标

（1）护理人员能配合医师有效地进行静脉溶栓的给药配合、病情观察及并发症护理。

（2）患者能掌握肢体功能锻炼的方法并主动配合进行肢体功能康复训练，躯体活动能力逐步增强。

（3）患者能采取有效的沟通方式表达自己的需求，能掌握言语功能训练的方法并主动配合康复活动，语言表达能力逐步增强。

（4）患者能掌握恰当的进食方法，并主动配合进行吞咽功能训练，营养需要得到满足，吞咽功能逐渐恢复。

（5）护理人员密切观察患者的病情变化，采取有效措施避免脑疝等并发症的发生。

4. 护理措施

（1）静脉溶栓治疗的护理

1）静脉溶栓给药配合：给药前遵医嘱测末梢血血糖、采集静脉血标本并快速送检，建立静脉通道，并连接多功能心电监护。输注 rt-PA 时，1 min 内推注总量的 10%，其余剂量在 60 min 内静脉输注完毕；输注尿激酶时，持续静脉输注 30 min 完毕。

2）病情观察与监测：静脉溶栓给药期间及给药后 24 h 内应严密监护患者的血压及神经功能变化，血压要求每 15 min 监测一次，持续 2 h，每 30 min 监测一次，持续 6 h，每 60 min 监测一次，持续 16 h。静脉溶栓后初次进食、饮水和口服药物前，使用洼田饮水试验等方法筛查患者的吞咽功能；给药期间及给药后 24 h 内需严密观察患者有无剧烈头痛、恶心、呕吐、血压骤升、意识障碍、瞳孔改变等症状性颅内出血或脑疝的表现；观察有无牙龈、消化道出血等外周系统出血表现；观察药物过敏症状，如出现呼吸困难、皮疹、低血压及休克，应立即报告医师并积极处理。

（2）躯体活动障碍：与运动中枢损害致肢体瘫痪、协调能力异常有关。

1）良肢位摆放：在不影响患者生命体征的前提下，应随时注意保护患肢，可使用软枕或体位垫辅助。对抗痉挛，避免上肢屈曲、下肢过度伸展，痉挛期肢体置于抗痉挛体位，每 1~2 h 变换一次体位。

2）康复训练：脑梗死发作 24 h 后且患者病情平稳，可开展早期康复护理。主要进行坐姿、站立、步行及日常生活能力等方面的康复锻炼。训练内容应由康复科医师制订康复训练计划，讲解、示范康复训练的方法和技能，指导其按照计划内容进行被动或主动训练（体位转换、各关节的被动运动、健患侧翻身训练、单双桥式运动、双手交叉上举训练、腕关节背伸等）以及日常生活能力训练（包括穿衣、进食、刷牙等）。康复过程中注意动作由小到大、由简单到复杂，从近端到远端，循序渐进进行，及时肯定患者为自身康复所做出的努力，将康复效果反馈给患者，帮助患者建立康复信心。

3）安全护理：重点是防止坠床和跌倒。病床高度适中，有保护性床栏；呼叫器及经常使用的物品置于患者伸手可及处；衣服宽松、合适，穿橡胶底鞋子；保持地面整洁、干燥、物品摆放有序，为患者提供足够的活动空间；步态障碍患者可适当选用辅助工具；按时巡视患者，以防止不良事件的发生。

4）心理护理：护理人员应该向患者讲解康复训练的计划及具体方法，耐心解答患者的疑问，尊重患者，理解患者，鼓励患者，增强其康复的信心。

（3）语言沟通障碍：与大脑语言中枢病变或发音器官的神经肌肉受损有关。

1）心理护理：向患者耐心解释不能讲话或吐词不清的原因，鼓励其克服羞怯心理、大声说话，当患者进行尝试和获得成功时给予肯定和表扬；鼓励家属多与患者交谈，给予心理安慰和家庭支持；营造一种和谐的氛围和轻松、安静的语言交流环境。

2）沟通方法指导：鼓励患者采取任何方式向医护人员或家属表达自己的需要，可借助符号、图片、表情、手势、交流板等提供简单和有效的双向沟通方式。与感觉性失语患者进行沟通时，应减少外来干扰，避免分散其注意力，一对一谈话；与运动性失语患者进行沟通时，使用简单的问题，患者通过"是""否"或者点头、摇头等进行回答。

3）语言康复训练：制订个体化的全面语言康复计划，在专业语言治疗师的指导下组织实施，遵循由少到多、由简单到复杂的原则。切忌复杂化、多样化，避免产生疲劳感、注意力不集中、厌烦或失望情绪，使其坚持训练。具体方法包括肌群运动训练、发音训练、复述训练、命名训练及刺激法训练。

（4）吞咽障碍：与意识障碍或延髓麻痹有关。

1）病情评估：急性卒中患者应在首次经口进食、饮水、服药前完成吞咽功能筛查，有误吸风险患者需进一步给予仪器检查，以明确是否存在误吸及导致吞咽困难的原因。

2）饮食护理：在48 h内进行营养及水分补给，定期监测患者体重变化。不能安全、有效进食的卒中患者，发病7 d内开始肠内营养（管饲）；病程>4周者，考虑放置经皮胃造瘘管。①体位选择：能坐起的患者取坐位进食，头略前倾；不能坐起的患者取仰卧位进食，将床头摇高30°，头下垫枕使头部前屈。②食物的选择：应选择柔和、密度与性状均一、有一定黏度、利于顺利通过口腔和咽部的食物。③吞咽方法的选择：空吞咽和吞咽食物交替进行，可选侧方吞咽（吞咽时头侧向健侧肩部，防止食物残留在患侧梨状隐窝内）、点头样吞咽（吞咽时配合头前屈、下颌内收如点头样的动作）。④对不能吞咽的患者，予以鼻饲，并教会照顾者鼻饲的方法及注意事项，加强留置胃管的护理。

3）防止窒息：保持进餐环境安静、舒适，告知患者进餐时不要讲话，减少进餐时环境中分散注意力的干扰因素。进行口腔卫生护理，降低卒中后吸入性肺炎风险。保证患者进食安全，可依照下列项目进行排查：是否采取防止误咽的体位；进食时间是否加长；吞咽前后声音的性质；呛咳情况；进餐后呼吸是否正常；咳痰有无增加；有无发热等。

4）辅助治疗：针灸治疗、神经肌肉电刺激、咽部电刺激、物理刺激和经颅直流电刺激等。

（5）有发生脑疝的风险：与脑水肿、颅内压增高有关。

当颅内压持续增高时，头痛为最突出的症状，要注意观察患者头痛的部位、性质，头痛加剧的时间、诱因，头痛的频率等，同时观察瞳孔变化情况，当双侧瞳孔不等大、形状不规则时，往往为脑疝的征兆，应立即急救。

【健康教育】

1. 疾病预防指导　指导患者养成健康的生活方式，低盐、低脂清淡饮食，进行适度有氧运动，合理休息。

2. 疾病知识指导　告知患者及家属疾病发生的早期症状和就诊指征，定期复查。指导患者遵医嘱规律用药，观察药物的不良反应，如出现黑便、牙龈出血等表现，及时就医。

3. 康复指导　指导患者及家属康复治疗的知识和功能锻炼的方法，增强患者进行主动康复的意愿，在家属的协助下按时、按量完成康复锻炼，促进患者肢体功能的恢复。

4. 鼓励患者生活自理　鼓励患者从事力所能及的家务劳动，逐步提升日常生活能力。告知患者功能恢复需经历的过程，循序渐进进行康复训练，树立战胜疾病的信心。

（二）脑栓塞

脑栓塞（cerebral embolism）是指各种栓子随血流进入脑动脉，使血管急性闭塞或严重狭窄，导致局部脑组织缺血缺氧性坏死，迅速出现相应神经功能缺损的一组临床综合征。

【病因和发病机制】

根据栓子来源，脑栓塞可分为心源性、非心源性和来源不明性三种。

1. 心源性脑栓塞　心源性脑栓塞最常见，占脑栓塞的 60%～75%。栓子在心内膜和瓣膜产生，脱落入脑后致病。心源性脑栓塞主要见于房颤、心脏瓣膜疾病、心肌梗死、感染性心内膜炎、二尖瓣脱垂及心房黏液瘤等。

2. 非心源性脑栓塞　非心源性脑栓塞指心脏以外的栓子随血流进入颅内引起脑栓塞。常见原因为动脉粥样硬化斑块脱落性栓塞、长骨骨折或手术后造成的脂肪栓塞、空气栓塞、瘤栓塞及感染性脓栓等。

3. 来源不明性脑栓塞　少数病例栓子来源不明。

【病理和病理生理】

脑栓塞病理改变与脑血栓形成基本相同，但由于栓塞性梗死发展速度较快，没有时间建立侧支循环，因此栓塞性脑梗死较血栓性脑梗死临床发病速度更快。脑栓塞引起脑组织出血性坏死最常见，占 30%～50%，可能由于栓塞血管内栓子破碎向远端移动，恢复血流后栓塞区缺血坏死的血管壁在血压作用下发生破裂出血。

【临床表现】

（1）任何年龄均可发病，风湿性心脏病所致的脑栓塞以青年女性为多，非瓣膜性房颤、急性心肌梗死引起的脑栓塞以中、老年人为多。

（2）安静与活动时均可发病，但以活动中突然发病常见，发病前多无明显的诱因和前驱症状。

（3）起病急，症状常在数秒至数分钟内达高峰。

（4）以偏瘫、失语等局灶定位症状为主要表现，有无意识障碍及其程度取决于栓塞血管的大小和梗死的部位与面积，严重者可表现为突发昏迷、全身抽搐，因颅内高压继发脑疝而死亡。脑栓塞易导致多发性梗死，并易复发和出血。

【辅助检查】

1. 影像学检查　有关卒中的常规检查部分详见本节脑血栓形成。

2. 心电图检查　心电图检查作为确定心肌梗死和心律失常的依据。脑栓塞作为心肌梗死首发症状多见，尤其应注意无症状性心肌梗死。

3. 超声检查　当有卵圆孔未闭和不明原因的脑梗死时，应超声探查下肢深静脉血栓，经食管超声心动图检查、经颅多普勒超声发泡实验可用于探查卵圆孔未闭及心源性栓子。

【诊断要点】

根据既往有栓子来源的基础疾病如心脏病、动脉粥样硬化、严重骨折等病史，起病急骤，突发偏瘫、失语等局灶性神经功能缺损，症状在数秒至数分钟内达高峰，基本可做出临床诊断。CT、MRI检查可确定脑栓塞的部位、数量及是否伴出血，有助于明确诊断。

【治疗要点】

1. 脑栓塞治疗　脑栓塞治疗与脑血栓形成治疗原则基本相同，急性期一般不推荐抗凝治疗，对大部分房颤导致的卒中患者，可在发病4～14 d开始口服抗凝药物治疗，预防卒中复发。

2. 原发病治疗　对感染性栓塞，应使用抗生素，并禁用溶栓和抗凝治疗，防止感染扩散；对脂肪栓塞，可采用肝素、5%碳酸氢钠及脂溶剂，有助于脂肪颗粒溶解；对心律失常者，应予以纠正。

【护理】

参见本节脑血栓形成部分。

【健康教育及预后】

1. 疾病知识教育　指导患者遵医嘱长期抗凝治疗，防止复发；定期复查凝血功能，遵医嘱根据凝血化验结果调整药物剂量。

2. 预后　心源性脑栓塞比其他类型的脑梗死预后更差，致残率更高。脑栓塞急性期病死率为5%～15%。心肌梗死所致脑栓塞预后较差，存活的脑栓塞患者多遗留严重后遗症。若栓子来源不能消除，10%～20%的脑栓塞患者可能在病后1～2周内复发，复发者病死率高。

四、脑出血

案例9-3

　　某患者，男性，54岁。突发意识不清，右侧肢体无力3 h入院。患者入院前3 h与家人发生争执后感右侧肢体无力并跌倒在地，伴二便失禁，呼之不能回答，无呕吐。既往无类似发作史，10年前诊断为高血压，但未规律服药。无糖尿病及冠心病家族史，无肝炎、结核病等传染病病史，无食物过敏史。有饮酒史30年。体格检查：T 36.8℃，P 98次/分，R 20次/分，BP 188/97 mmHg。体格检查合作，双侧瞳孔等大等圆，对光反射正常，颈软。实验室检查：血常规、尿常规、粪便常规、肝功能、肾功能、血糖、血脂正常。头颅CT示左侧壳核有高密度影。入院诊断：高血压动脉硬化性左侧壳核出血。

　　请回答：

　　1. 诊断为脑出血的依据是什么？

　　2. 如何预防该患者脑疝的发生？

脑出血（intracerebral hemorrhage，ICH）指原发性非外伤性脑实质内出血。该病占急性脑血管病的20%～30%。

【病因和发病机制】

（一）病因

最主要的病因是高血压合并细小动脉硬化，其他病因包括颅内动脉瘤、动静脉畸形、脑动脉粥样硬化、血液病、脑淀粉样血管病变、抗凝或溶栓治疗等。

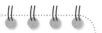
（二）发病机制

高血压脑出血的主要发病机制是长期高血压使颅内细小动脉发生玻璃样变性、纤维素样坏死，甚至形成微动脉瘤或夹层动脉瘤，在此基础上，当血压骤然升高时，易导致血管破裂出血。非高血压性脑出血由于病因不同，发病机制各异。多发性脑出血多见于淀粉样血管病、血液病和脑肿瘤等患者。

【病理】

病理检查可见血肿中心充满血液，周围水肿，并有炎症细胞浸润。血肿较大时，引起颅内压增高，可使脑组织和脑室移位、变形，严重者形成脑疝。

【临床表现】

本病的临床表现取决于出血量和出血部位。出血量小者，可表现为单纯某一症状或体征，无全脑症状或较轻；出血量大者，发病后立即昏迷，全脑症状明显，出现脑水肿或脑疝。发生在脑干的出血，即使出血量不大，病情也较凶险。

1. 临床特点　本病好发于 50 岁以上人群，男性稍多于女性，寒冷季节发病率较高。患者多有高血压病史，多在活动、用力和情绪激动时发病，病情多在数分钟至数小时达高峰。

2. 不同部位出血的表现

（1）基底节区出血：壳核出血最常见，占脑出血病例的 50%～60%，为豆纹动脉尤其是外侧支破裂所致，患者常有病灶对侧偏瘫、偏身感觉缺失和同向性偏盲（"三偏征"），双眼球不能向病灶对侧同向凝视，优势半球损害可有失语。丘脑出血为丘脑膝状体动脉和丘脑穿通动脉破裂所致，患者常有"三偏征"，通常感觉障碍重于运动障碍，可出现特征性眼征，如两眼不能向上凝视或凝视鼻尖、眼球偏斜或分离性斜视、眼球会聚障碍等。尾状核头出血，多因高血压动脉硬化和血管畸形破裂所致，表现为头痛、呕吐、颈强直、精神症状等。

（2）脑叶出血：占脑出血病例的 5%～10%，常由颅内动静脉畸形、血管淀粉样病变、血液病等所致。顶叶出血可有偏身感觉障碍、轻偏瘫，对侧下象限盲；颞叶出血可有韦尼克失语、精神症状、对侧上象限盲、癫痫；枕叶出血可有视野缺损；额叶出血可有偏瘫、二便障碍、布罗卡失语、强握反射等。

（3）脑干出血：最常见的为脑桥出血，多由基底动脉的脑桥支破裂所致。小量出血者可无意识障碍，表现为交叉性瘫痪和共济失调，两眼向病灶侧凝视麻痹；大量出血（血肿＞5 ml）者，血肿波及脑桥双侧基底部和被盖部，常破入第四脑室，患者可立即出现昏迷、双侧针尖样瞳孔、呕吐咖啡色胃内容物、中枢性高热、中枢性呼吸衰竭和四肢瘫痪等。

（4）小脑出血：多为小脑上动脉破裂所致。眩晕和共济失调明显，可伴频繁呕吐和枕部头痛。小量出血者表现为小脑受损症状，如患侧共济失调、眼球震颤；大量出血者，尤其是小脑蚓部出血，发病时或发病后 12～24 h 内出现昏迷及脑干受压征象，双侧瞳孔缩小如针尖样，呼吸节律不规则等。

（5）脑室出血：占脑出血病例的 3%～5%，分为原发性和继发性。原发性脑室出血多由脉络丛血管或室管膜下动脉破裂所致。继发性脑室出血是指脑实质出血破入脑室。患者常表现为头痛、呕吐，严重者出现高热、意识障碍、呼吸不规则、脑膜刺激征、针尖样瞳孔、眼球分离斜视或浮动、四肢弛缓性瘫痪及去大脑强直发作、高热、呼吸不规则、血压和脉搏不稳定等症状。

【辅助检查】

1. 头颅 CT　头颅 CT 检查是确诊脑出血的首选检查方法，可清楚地显示出血部位、出血量大小、血肿形态、是否破入脑室及血肿周围有无低密度水肿带和占位效应等。病灶多呈圆形或卵圆形均匀高密度区，边界清楚。

2. 头颅 MRI 和 MRA 头颅 MRI 和 MRA 检查对于发现结构异常，明确脑出血的病因有价值，但对急性脑出血诊断不及 CT。

3. DSA 脑出血患者一般无须进行 DSA 检查，除非疑有血管畸形、血管炎或烟雾病（moyamoya disease）又需外科手术或介入治疗时才考虑进行。DSA 可清晰地显示异常血管和造影剂外漏的破裂血管及部位。

4. 其他检查 包括血常规、尿常规、血液生化、血糖、凝血功能、心电图和 X 线检查等，有助于鉴别诊断和了解患者的全身情况。

【诊断要点】

中、老年患者在体力活动或情绪激动时突然发病，迅速出现头痛、呕吐等颅内高压症状和偏瘫、失语等局灶性神经缺损症状，血压明显升高，可伴有意识障碍，应高度怀疑脑出血，结合头颅 CT 检查可迅速明确诊断。

【治疗要点】

脑出血的治疗包括安静卧床休息、脱水降颅压、调控血压、防止继续出血。

1. 内科治疗

（1）一般处理：卧床休息 2～4 周，保持安静，避免情绪激动和血压升高。密切观察生命体征，保持呼吸道通畅，吸氧，保持肢体的功能位，通过鼻饲维持营养供给，有消化道出血者宜禁食 24～48 h。积极预防感染，维持水、电解质平衡等。对于明显头痛、过度烦躁不安者，可酌情给予镇静药、镇痛药。便秘者可选用轻泻药。

（2）降低颅内压：积极控制脑水肿、降低颅内压是脑出血急性期治疗的重要环节。可选用 20% 甘露醇 125～250 ml，快速静脉滴注，每 6～8 h 一次，7～10 d 为一个疗程；呋塞米 20～40 mg 静脉注射，每日 2～4 次；甘油果糖 500 ml 静脉滴注，3～6 h 滴完，每日 1～2 次。

（3）调控血压：脑出血后血压升高，是机体为保证脑组织血供的自动调节反应，当颅内压下降时，血压也会下降。因此，脑出血急性期以脱水降颅内压治疗为基础。但当血压过高时，可增加再出血风险，应及时根据患者的年龄、有无高血压史、有无颅内高压、发病时间、病因等因素调控血压。一般来说，当收缩压>200 mmHg 或平均动脉压>150 mmHg 时，应使用持续静脉抗高血压药积极降血压；当收缩压>180 mmHg 或平均动脉压>130 mmHg 时，若同时有疑似颅内压增高的证据，需考虑监测颅内压，可在保证脑灌注的基础上，用间断或持续静脉抗高血压药降低血压，若没有颅内压增高的证据，降压目标则为 160/90 mmHg。降压速度不宜过快，防止因血压下降过快引起低灌注的发生。脑出血恢复期应积极控制血压，尽量将血压控制在正常范围内。

（4）亚低温治疗：为脑出血的辅助治疗方法。

（5）防治并发症：①感染：根据经验、痰培养、尿培养及药物敏感试验结果选用抗生素治疗。②应激性溃疡：重症或高龄患者应用 H_2 受体阻断药预防，一旦出血，按上消化道出血的治疗常规处理。③抗利尿激素分泌异常综合征：又称稀释性低钠血症，因经尿排钠增多，血钠降低，可加重脑水肿，应限制水摄入量在 800～1000 ml/d，补钠 9～12 g/d。低钠血症纠正需缓慢进行，否则可发生脑桥中央髓鞘溶解症。④中枢性高热：多采用物理降温，有学者提出可使用多巴胺能受体激动药治疗。⑤下肢深静脉血栓形成或肺栓塞：患者病情稳定、出血停止和血压控制良好后采用普通肝素静脉滴注或低分子量肝素皮下注射。

2. 外科治疗 脑出血病情严重危及生命，内科治疗通常无效，应采用外科治疗。外科治疗的方法主要根据出血部位、病因、出血量、患者年龄、意识状态和全身状态进行选择。当

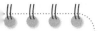

壳核出血量≥30 ml，丘脑出血量≥15 ml，小脑出血量≥10 ml或直径≥3 cm合并明显脑积水、重症脑室出血、合并脑血管畸形、动脉瘤等病变时，可考虑手术治疗，一般在发病后6～24 h内进行手术。主要手术方法包括去骨瓣减压术、小骨窗开颅血肿清除术、钻孔血肿抽吸术等。

3. 康复治疗　早期将患肢置于功能位。当患者生命体征稳定、病情不再发展时，宜尽早进行分阶段的综合康复训练，促进患者运动功能、吞咽功能和言语功能等的康复，提高生命质量。

【护理】

（一）护理评估

1. 病史　了解患者的病因和危险因素，如患者既往有无高血压、动脉粥样硬化、血液病，有无脑血管病的家族史，了解患者的性格特点、生活习惯与饮食结构。了解患者发病的时间及疾病进展过程，是在活动还是在安静状态下发病，发病前有无情绪激动、活动过度、疲劳、用力排便等诱因，有无头晕、肢体麻木等前驱症状，是否存在剧烈头痛、喷射性呕吐、意识障碍等颅内压增高的表现及其严重程度。

2. 心理社会评估　了解患者是否存在焦虑、恐惧、绝望等心理反应；患者及家属对疾病的病因和诱因、治疗及护理经过、防治知识及预后的了解程度，家庭成员组成、家庭环境及经济状况和家属对患者的关心及支持程度、患者患病前的就业情况等。

3. 身体评估　评估患者血压升高程度，有无中枢性高热和呼吸节律、频率和深度的异常，脉率和脉律，瞳孔大小及对光反射有无异常，有无意识障碍及其程度，有无失语及其类型，有无肢体瘫痪及其类型、性质、程度，有无吞咽困难，有无排尿、排便障碍，有无脑膜刺激征，有无营养失调，有无神经精神状态的改变。

4. 辅助检查　评估血常规、凝血功能、头颅 CT、脑脊液等辅助检查结果。

（二）常见护理诊断／问题

1. 意识障碍　与脑积水、脑水肿有关。

2. 潜在并发症：脑疝。

3. 潜在并发症：消化道出血。

（三）护理目标

（1）患者不因意识障碍而发生压疮、误吸和感染等并发症。

（2）密切观察患者病情变化，预防脑疝、消化道出血的发生。

（四）护理措施

1. 意识障碍　与脑积水、脑水肿有关。

（1）病情监测：密切观察患者的生命体征、意识状态、瞳孔变化，观察有无恶心、呕吐以及呕吐物的量和性状，记录患者的出入量，预防脑疝和消化道出血的发生。

（2）饮食护理：给予高热量、富含维生素、充足蛋白质的饮食，适量补充水分，保持机体电解质平衡；鼻饲进食前确定鼻胃管在胃内，注意营养液的温度，保护消化道黏膜；进食 30 min 内保持床头抬高 30°，防止食物反流。

（3）保持呼吸道通畅：及时清理口鼻分泌物，定时吸痰、拍背，保持呼吸道通畅，防止舌后坠、误吸、窒息和肺部感染的发生。

（4）日常生活护理：使用气垫床，定时翻身、拍背，预防压力性损伤、下肢深静脉血栓，做好二便护理。躁动患者加床栏，必要时适当约束，防止坠床的发生。

2. 潜在并发症：脑疝

（1）密切观察病情变化：观察患者头痛的严重程度、神志及瞳孔变化。当患者出现剧烈头痛、喷射性呕吐、烦躁不安、血压升高、心率减慢、意识障碍加重、双侧瞳孔不等大、呼吸不规则等脑疝的先兆表现时，应立即通知医师，做好抢救准备。

（2）配合抢救：立即为患者吸氧并迅速建立静脉通道，遵医嘱快速滴注甘露醇（15～30 min 内滴完）或静脉注射呋塞米，注意观察尿液的颜色、性状和量，定时复查电解质，防止肾功能损害。备好监护仪、抢救药品、气管切开包、脑室穿刺引流包、呼吸机等急救物品和仪器。

3. 潜在并发症：消化道出血

（1）病情监测：观察患者有无恶心、上腹部疼痛、饱胀、呕血、黑便、尿量减少等症状和体征。胃管鼻饲的患者，每次鼻饲前先抽吸胃液，观察其颜色，若为咖啡色或血性，提示发生出血。观察患者排便的量、颜色和性状，定期进行粪便隐血试验以发现小量出血。观察患者有无面色苍白、口唇发绀、皮肤湿冷、烦躁不安、尿量减少、血压下降等低血容量性休克的表现。如发现异常情况，及时向医师报告并进行抢救，迅速建立静脉通道，遵医嘱补充血容量、纠正酸中毒、应用血管活性药物和 H_2 受体阻断药（如雷尼替丁）和质子泵抑制药（如奥美拉唑）。

（2）饮食护理：遵医嘱禁食，出血停止后给予清淡、易消化、无刺激性、营养丰富的温凉流质饮食，少量多餐，防止胃黏膜损伤及加重出血。

（3）心理护理：上消化道出血是急性脑血管病的常见并发症，系病变导致下丘脑功能紊乱，引起胃肠黏膜血流量减少，胃及十二指肠黏膜出血性糜烂、点状出血和急性溃疡所致。告知患者上消化道出血的原因及预后，并为其创造安静、舒适的环境，安慰患者，消除其紧张情绪。

（五）护理评价

（1）患者未因意识障碍发生压力性损伤、误吸和感染。

（2）护理人员能够及时发现患者脑疝并进行抢救。

（3）护理人员能够及时发现患者消化道出血并进行抢救。

【健康教育及预后】

1. 疾病预防指导 指导高血压患者避免引起血压骤然升高的因素，如愤怒、焦虑、恐惧等不良心理和惊吓等刺激；保持充足睡眠，适当进行有氧运动，避免过度体力或脑力劳动；健康饮食；保持排便通畅。

2. 用药指导与病情监测 遵医嘱正确服用抗高血压药，维持血压稳定。教会患者及家属测血压的方法和对疾病早期表现的识别，如发现血压异常波动或无诱因的剧烈头痛、头晕、晕厥、肢体麻木、乏力或语言交流困难等症状，应及时就医。

3. 康复指导 告知患者及家属进行康复训练的重要性与必要性，增加其主动康复的意识。教会患者自我护理的方法和康复训练的技巧，如向健侧和患侧的翻身训练、桥式运动等肢体功能训练等方法。

4. 预后 脑出血的预后与出血量、出血部位及有无并发症有关。其中，脑干、丘脑和脑室的大量出血预后较差。脑出血死亡率约为 40%，死因主要为脑水肿、颅内压增高和脑疝。

五、蛛网膜下腔出血

蛛网膜下腔出血（subarachnoid hemorrhage，SAH）是指颅内血管破裂，血液流入蛛网膜下腔，分为外伤性和自发性两种情况。自发性蛛网膜下腔出血又分为原发性和继发性两种类型。原发性蛛网膜下腔出血为脑底或脑表面血管病变破裂，血液流入蛛网膜下腔；继发性蛛网膜下腔出血为脑内血肿穿破脑组织，血液流入蛛网膜下腔。

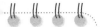

【病因和发病机制】

（一）病因

1. 颅内动脉瘤 颅内动脉瘤为最常见的病因（占 75%～80%）。

2. 血管畸形 血管畸形约占 10%，其中动静脉畸形占血管畸形的 80%。血管畸形多见于青年人，90% 以上位于幕上，常见于大脑中动脉分布区。

3. 其他 如烟雾病、颅内肿瘤、垂体卒中、血液系统疾病等。

（二）发病机制

1. 动脉瘤 囊性动脉瘤可能与遗传和先天性发育缺陷有关。尸检发现，约 80% 患者基底动脉环动脉壁弹力层及中膜发育异常或受损。随着年龄增长，由于动脉粥样硬化、高血压和血流冲击等因素影响，动脉壁弹性减弱，管壁薄弱处逐渐向外膨胀、突出，形成囊状动脉瘤。

2. 颅内动静脉畸形 血管壁薄弱处于破裂临界状态，激动或不明显诱因即可导致破裂。

3. 其他 肿瘤或转移癌直接侵蚀血管，引起血管壁病变，最终导致破裂出血。

【临床表现】

1. 一般症状 本病以中、青年发病居多，起病突然，多数患者发病前有明显诱因，如剧烈运动、过度疲劳、用力排便、情绪激动。临床表现差异较大，轻者可无明显的临床症状和体征，严重者可突然昏迷，甚至死亡。

（1）头痛：动脉瘤性蛛网膜下腔出血的典型表现为突发异常剧烈全头痛，头痛不能缓解或呈进行性加重，多伴有恶心、呕吐，可有一过性意识障碍。部分患者发病前数日或数周有轻微头痛，为小量前驱出血或动脉瘤受牵拉所致。动脉瘤性蛛网膜下腔出血头痛可持续数日不变，2 周后逐渐减轻。如头痛再次加重，常提示动脉瘤再次出血。动静脉畸形破裂所致蛛网膜下腔出血头痛程度常较轻。

（2）脑膜刺激征：患者出现颈强直、克尼格征、布鲁津斯基征等脑膜刺激征，以颈强直最多见，常于发病后数小时出现，3～4 周后消失。老年人、衰弱患者或小量出血者可无明显脑膜刺激征。

（3）眼部症状：20% 患者眼底可见玻璃体下片状出血，发病 1 h 内即可出现，是急性高颅压和眼静脉回流受阻所致，有利于疾病诊断。眼球活动障碍可提示动脉瘤所在的位置。

（4）精神症状：约 25% 患者出现精神症状，如欣快、谵妄和幻觉，于起病后 2～3 周内自行消失。

（5）其他症状：部分患者可出现脑心综合征、消化道出血和急性肺水肿等。

2. 并发症

（1）再出血（recurrence of hemorrhage）：是蛛网膜下腔出血的主要急性并发症，患者病情稳定后再次发生剧烈头痛、呕吐、痫性发作、昏迷甚至去脑强直发作，颈强直、克尼格征加重，脑脊液呈鲜红色。再出血多在病后 10～14 d 发生，死亡率约增加 1 倍。

（2）脑血管痉挛（cerebrovascular spasm，CVS）：发生于蛛网膜下腔中血凝块环绕的血管，痉挛严重程度与出血量相关。临床症状取决于发生痉挛的血管，常表现为波动性轻偏瘫或失语，是患者死亡和致残的重要原因。脑血管痉挛多于发病后 3～5 d 发生，5～14 d 为迟发性血管痉挛高峰期，2～4 周逐渐消失。

（3）急性或亚急性脑积水（hydrocephalus）：蛛网膜下腔和脑室内血凝块堵塞脑脊液循环通路，引起急性脑积水。轻者表现为嗜睡、思维缓慢和短时记忆损害，严重者颅内压增高，甚至发生脑疝。亚急性脑积水发生于起病数周后，表现为隐匿出现的痴呆、步态异常和尿失禁。

【辅助检查】

1. 头颅 CT 头颅 CT 检查是确诊蛛网膜下腔出血的首选检查方法，表现为蛛网膜下腔出现高密度影。动态 CT 检查有助于了解出血吸收情况，有无再出血、继发性脑梗死、脑积水及其程度。

2. 头颅 MRI 头颅 MRI 检查主要用于发病 1～2 周后，可检出脑干小动脉畸形。需注意蛛网膜下腔出血急性期 MRI 检查可能诱发再出血。

3. CT 血管成像（CTA）和磁共振血管成像（MRA） CTA 和 MRA 主要用于动脉瘤家族史或破裂先兆者的筛查、动脉瘤患者随访、DSA 不能进行及时检查的替代疗法。

4. 数字减影血管造影（digital subtraction angiography，DSA） DSA 为诊断动脉瘤的"金标准"，可确定动脉瘤的大小、位置、与瘤动脉的关系、有无血管痉挛等解剖学特点。宜在发病 3 d 内或 3 周后造影，以避开脑血管痉挛和再出血高峰期。

5. 腰椎穿刺 若 CT 扫描结果阴性，建议行腰椎穿刺，进行脑脊液检查。均匀一致血性脑脊液为蛛网膜下腔出血的特征性表现。血性脑脊液离心后上清液发生黄变，或者发现吞噬有红细胞、含铁血黄素或胆红素结晶的吞噬细胞，提示脑脊液中红细胞已存在一段时间，支持蛛网膜下腔出血的诊断。须注意腰椎穿刺有诱发脑疝的风险。

【诊断要点】

患者在活动或情绪激动时突然出现剧烈头痛、恶心、呕吐；脑膜刺激征阳性；无局灶性神经体征；头颅 CT 显示蛛网膜下腔和脑池高密度影，或腰椎穿刺脑脊液为均匀一致血性、压力增高，可临床确诊。

【治疗要点】

治疗原则为寻找出血原因，防治再出血，降低颅内压，防治继发性脑血管痉挛及脑积水等并发症，降低死亡率和致残率，治疗原发病和预防复发。

1. 一般治疗 密切监测生命体征和神经系统体征的变化；保持气道通畅；脱水降颅内压；维持水、电解质和酸碱平衡，高纤维素、高能量饮食，预防感染。

2. 防治再出血

（1）绝对卧床休息：绝对卧床休息 4～6 周，避免一切可引起血压和颅内压增高的因素，如用力排便、咳嗽、打喷嚏、情绪激动，如出现上述情况，可针对性应用通便药、镇咳药、镇静药、镇痛药。

（2）调控血压：去除疼痛等诱因后，若平均动脉压＞125 mmHg 或收缩压＞180 mmHg，可在密切监测血压下用短效安全的抗高血压药，保持血压稳定于正常或发病前水平，且维持脑灌注压。一般将收缩压控制在 160 mmHg 以下。

（3）抗纤溶药物：可抑制纤溶酶形成，推迟动脉瘤周围的血块溶解引起再出血。可酌情应用抗纤维蛋白溶解剂，如氨基己酸、氨甲苯酸。注意有无深静脉血栓形成、脑缺血等不良反应。

（4）破裂动脉瘤的外科治疗和血管内治疗：动脉瘤夹闭或血管内治疗是预防蛛网膜下腔出血再出血最有效的治疗方法。

3. 防治脑血管痉挛 预防后期的脑血管痉挛。口服尼莫地平能有效地减少蛛网膜下腔出血引发的不良结局。推荐早期使用口服或静脉泵入尼莫地平改善患者的预后。

4. 防治脑积水 轻度的急、慢性脑积水可选用乙酰唑胺口服，也可用甘露醇、呋塞米等药物。药物治疗无效者可考虑脑室穿刺脑脊液引流术。

5. 癫痫的防治 在蛛网膜下腔出血后的早期对患者预防性应用抗惊厥药。

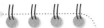

【护理】

（一）护理评估

护理评估见脑出血护理评估内容。

（二）常见护理诊断／问题

1. 急性疼痛：头痛　与脑水肿、颅内高压、血液刺激脑膜或继发性脑血管痉挛有关。

2. 潜在并发症：再出血。

（三）护理目标

（1）患者疼痛症状减轻或消失。

（2）护理人员密切观察病情变化，预防再出血。

（3）患者日常生活能力逐渐恢复。

（4）患者正确认识疾病，紧张、恐惧情绪缓解。

（四）护理措施

1. 急性疼痛：头痛　与脑水肿、颅内高压、血液刺激脑膜或继发性脑血管痉挛有关。

（1）缓解疼痛：指导患者采用缓慢深呼吸、听音乐、转移注意力等方法缓解疼痛，必要时遵医嘱应用镇痛药、镇静药。

（2）用药护理：甘露醇快速静脉滴注，注意观察尿量，记录 24 h 出入量，定期复查电解质；密切观察服用尼莫地平后有无皮肤发红、多汗、心动过速或过缓、胃肠不适、血压下降等不良反应发生。

（3）心理护理：告知患者及家属疾病相关知识，解释头痛发生的原因及可能持续的时间，头痛会随着出血停止和血肿吸收逐渐缓解，消除患者紧张、焦虑、恐惧的心理。

2. 潜在并发症：再出血

（1）活动与休息：绝对卧床休息 4～6 周，避免搬动和过早下床活动。保持病室安静、舒适，避免不良的声、光刺激，严格限制探视，治疗和护理活动集中进行。当患者病情好转、头部 CT 检查证实出血基本吸收或 DSA 检查没有发现颅内血管病变时，可逐渐抬高床头、床上坐位、床旁站立和适当活动。

（2）避免诱因：告知患者及家属应避免诱发再出血的一切危险因素，如情绪激动、用力排便、剧烈咳嗽，控制血压和颅内压。

（3）病情监测：蛛网膜下腔出血再出血发生率较高。颅内动脉瘤发病后 24 h 内再出血的风险最大。密切观察患者症状、体征好转后，有无再次剧烈头痛、恶心、呕吐、意识障碍加重、原有局灶症状和体征重新出现等表现，如发现异常，及时报告医师处理。

（五）护理评价

（1）患者疼痛症状减轻。

（2）患者没有发生再出血或再出血得到及时救治。

（3）患者自理能力逐渐恢复。

（4）患者紧张、焦虑、恐惧的心理得到缓解。

【健康教育及预后】

1. 疾病知识指导　向患者及家属介绍疾病的病因、诱因、临床表现、辅助检查、病程和预后、防治原则和自我护理的方法。告知患者情绪稳定对疾病恢复和预防复发的意义，使患者遵医嘱绝对卧床休息并积极配合治疗和护理。指导家属关心、体贴患者，在精神和物质上对患者给予支持，减轻患者的焦虑、恐惧等不良心理反应。告知患者及家属再出血的表现，如发现异常，及时就诊。女性患者避孕 1～2 年。

随堂测 9-4

2. 预后　蛛网膜下腔出血的预后与病因、年龄、动脉瘤的部位、瘤体大小、出血量、血压升高和波动、有无并发症、治疗及时与否、手术时机选择等有关。年龄大于 45 岁、发病即昏迷、收缩压高、出血量大、动脉瘤大、动脉瘤位于大脑前动脉和椎基底动脉处、伴发再出血和脑血管痉挛等预后较差。

小　结

短暂性脑缺血发作是由于局部脑或视网膜缺血引起的短暂性神经功能缺损，起病突然，局灶性脑或视网膜功能障碍历时短暂，最长时间不超过 24 h，不留后遗症。为减少疾病的复发，应进行紧急评估与干预，消除病因，保护脑功能。治疗要点为进行紧急评估与干预，消除病因，保护脑功能。护理应关注患者的安全护理、用药护理、病情观察、心理护理和健康教育等。

脑梗死指各种脑血管病变所致脑部血液供应障碍，导致脑组织缺血缺氧性坏死，出现相应的神经功能缺损的一类临床综合征。动脉粥样硬化性脑梗死多见于中、老年人，动脉炎性脑梗死以中、青年多见；常在安静或休息状态时发病，部分患者发病前有肢体麻木、无力等前驱症状或短暂性脑缺血发作；症状多在发病后 10 h 或 1～2 d 达高峰；患者一般意识清楚，当发生基底动脉血栓或大面积脑梗死时，可出现意识障碍，甚至威胁生命。治疗应遵循超早期治疗、个体化治疗、整体化治疗。护理时应注意躯体活动障碍护理、语言沟通障碍护理、吞咽障碍护理和健康教育。

脑栓塞是指各种栓子随血流进入脑动脉，使血管急性闭塞或严重狭窄，导致局部脑组织缺血缺氧性坏死，从而迅速出现相应神经功能缺损的一组临床综合征。根据栓子来源可分为心源性、非心源性和来源不明性三种。患者多在活动中急骤发病，无明显诱因和前驱症状，局灶性神经体征在数秒至数分钟到达高峰。治疗要点是脑栓塞治疗和原发病的治疗。护理时应关注患者的躯体活动障碍护理、言语障碍护理和吞咽障碍护理。

脑出血指原发性非外伤性脑实质内出血，最常见的病因为高血压合并细小动脉硬化。患者常在活动或情绪激动时急性发病，常无前驱症状，数分钟至数小时可达高峰。除局灶性定位症状外，患者常有剧烈头痛、喷射性呕吐和意识障碍等全脑症状，发病时血压明显增高。脑疝和上消化道出血是脑出血的常见并发症，治疗要点是安静卧床休息、脱水降颅压、调控血压、防治继续出血、防止并发症，降低死亡率、致残率和减少复发。护理时应密切关注患者意识障碍的护理、脑疝和消化道出血的抢救与护理和健康教育等。

蛛网膜下腔出血是颅内血管破裂，血液流入蛛网膜下腔。颅内动脉瘤、血管畸形、烟雾病、颅内肿瘤、垂体卒中、血液系统疾病等是其病因。临床特征为剧烈运动、情绪激动、用力咳嗽和排便等状态下起病，突然出现剧烈头痛、呕吐、脑膜刺激征阳性，严重者可有意识障碍或烦躁、谵妄等精神症状。治疗原则为寻找出血原因，防治再出血，降低颅内压，防治继发性脑血管痉挛及脑积水等并发症，降低死亡率和致残率，治疗原发病和预防复发。护理要点是进行疼痛护理、预防再出血的护理以及健康教育。

（常　红）

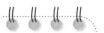

第五节　重症肌无力

导学目标

通过本节内容的学习，学生应能够：

◆ **基本目标**

1. 识记重症肌无力的概念。
2. 归纳重症肌无力的临床表现、临床分型。
3. 理解重症肌无力的发病机制、辅助检查和治疗要点。
4. 实施对重症肌无力患者的护理、健康教育。

◆ **发展目标**

综合运用疾病相关知识，分析重症肌无力常见危象的原因及护理措施。

◆ **思政目标**

在护理工作中，以患者为中心，尊重、关爱患者，主动开展整体护理。

重症肌无力（myasthenia gravis，MG）是一种神经肌肉接头传递功能障碍的获得性自身免疫病，主要由于神经肌肉接头突触后膜上乙酰胆碱受体（AChR）受损引起。临床主要表现为部分或全身骨骼肌无力和极易疲劳，活动后症状加重，经休息和应用胆碱酯酶抑制药治疗后症状减轻。该病年发病率为（8～20）/10万，患病率为50/10万。

【病因和发病机制】

重症肌无力是一种由 AChR 抗体介导的，细胞免疫和补体参与的神经肌肉接头传递障碍的自身免疫病。研究发现，绝大多数患者血清中可检测到 AChR 抗体，且血浆置换有效；80%以上的重症肌无力患者有胸腺肥大及淋巴滤泡增生，部分患者合并胸腺瘤，经过胸腺切除后多数患者症状改善；另外，重症肌无力患者常合并其他自身免疫病，如甲亢、系统性红斑狼疮、类风湿关节炎。以上研究及临床实践均提示本病与自身免疫有关。

本病发病机制为：在某些特定的遗传素质个体中，胸腺中的"肌样细胞"上 AChR 构型在病毒或其他非特异性因子的感染下发生变化，形成新的抗原，其分子结构与神经肌肉接头 AChR 结构相似，刺激胸腺产生 AChR 抗体，该抗体经过血液循环，与神经肌肉接头突触后膜的 AChR 结合，在细胞免疫和补体的参与下，破坏突触后膜的 AChR，突触后膜 AChR 的数量大量减少，导致神经肌肉接头的传递功能发生障碍。当连续的神经冲动到来时，不能产生引起肌纤维收缩的动作电位，从而产生肌无力。

【临床表现】

本病可见于任何年龄，但有两个发病高峰期：一个是20～40岁，发病者以女性多见；另一个是40～60岁，发病者以男性多见。年龄大者多合并胸腺瘤。常见诱因有感染、手术、全身性疾病、过度疲劳、精神创伤、妊娠、分娩等，这些诱因有时可诱发重症肌无力危象。

（一）临床特征

1. 病程特点　多数起病隐匿，呈进展性或缓解与复发交替性发展。多数病例迁延数年至数十年，依靠药物维持。少数病例可自行缓解。

2. 受累骨骼肌病态疲劳　肌肉连续收缩后出现严重无力甚至瘫痪，休息后症状可减轻。肌无力症状易波动，多于下午或傍晚劳累后加重，晨起或休息后减轻，这种现象称为"晨轻暮重"。

3. 受累肌肉的分布和表现　全身骨骼肌均可受累，以脑神经支配的肌肉更多见，受累的肌肉并不符合某一神经或神经传导束支配范围的分布。首发症状常为一侧或双侧眼外肌麻痹，如上睑下垂、斜视和复视、眼球活动受限甚至固定，但瞳孔括约肌不受累。面部肌肉和口咽肌受累时出现表情淡漠、连续咀嚼无力、饮水呛咳、吞咽困难和构音障碍。如累及胸锁乳突肌和斜方肌，则表现为抬头困难，转颈、耸肩无力。四肢肌肉受累以近端无力为重，表现为抬臂、梳头、上楼梯困难，腱反射通常不受影响。

4. 胆碱酯酶抑制药治疗有效　胆碱酯酶抑制药治疗有效是重症肌无力重要的临床特征。

5. 重症肌无力危象　重症肌无力危象指呼吸肌受累时出现咳嗽无力甚至呼吸困难，需要呼吸机辅助通气，是患者死亡的主要原因。诱发因素为呼吸道感染、精神紧张、手术、全身疾病等。心肌偶可受累，可引起患者突然死亡。

（二）临床分型

1. 成年型　根据肌无力侵犯部位及受累程度，临床多采用 Osserman 分型。

（1）Ⅰ型（眼肌型）：占 15%~20%，病变仅限于眼外肌，出现上睑下垂和复视。

（2）ⅡA 型（轻度全身型）：约占 30%，可累及眼、面、四肢肌肉，患者生活多可自理，无明显咽喉肌受累。

（3）ⅡB 型（中度全身型）：约占 25%，四肢肌群明显受累，伴有眼外肌麻痹及明显咽喉肌无力症状，表现为咀嚼无力、吞咽困难、构音障碍，但呼吸肌受累不明显。

（4）Ⅲ型（急性重症型）：约占 15%，急性起病，常在数周内累及延髓肌、肢带肌、躯干肌和呼吸肌，肌无力严重，有重症肌无力危象，死亡率较高。

（5）Ⅳ型（迟发重症型）：约占 10%，病程达 2 年以上，常由Ⅰ、ⅡA、ⅡB 型发展而来，症状同Ⅲ型，常合并胸腺瘤，预后差。

（6）Ⅴ型（肌萎缩型）：少数患者肌无力伴肌萎缩。

2. 儿童型　儿童型约占我国重症肌无力患者的 10%，大多数病例仅累及眼外肌，表现为双眼睑下垂交替出现。约 1/4 病例可自然缓解，仅少数病例累及全身骨骼肌。

3. 少年型　14~18 岁发病，多为单纯眼外肌麻痹，部分伴有吞咽困难和四肢无力。

【辅助检查】

1. 疲劳试验（Jolly 试验）　患者持续上视后出现上睑下垂或两臂持续平举后出现上臂下垂，休息后恢复为阳性，有助于重症肌无力的诊断。

2. 肌电图检查

（1）重复神经电刺激：此为常用的具有确诊价值的检查方法。该检查应在停用新斯的明 17 h 后进行，以免造成假阴性。重复低频电刺激后动作电位波幅递减程度在 10% 以上，高频电刺激时动作电位波幅递减程度在 30% 以上为阳性。

（2）单纤维肌电图：测量同一神经支配的肌纤维电位间的间隔时间延长。

3. AChR 抗体滴度检测　AChR 抗体滴度检测对重症肌无力的诊断具有特征性意义。85%以上全身型重症肌无力患者 AChR 抗体滴度增高，但眼肌型患者 AChR 抗体滴度升高可不明显，且抗体的滴度与临床症状的严重程度并不完全一致。

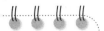

4. 胆碱酯酶抑制药试验 胆碱酯酶抑制药试验有助于该病的诊断。临床常用下面两种方法。

（1）新斯的明试验：肌内注射新斯的明 0.5 ~ 1 mg，20 min 后肌无力症状明显减轻为阳性。可同时注射阿托品 0.5 mg 对抗新斯的明的毒蕈碱样反应。

（2）依酚氯铵（腾喜龙）试验：用注射用水将依酚氯铵 10 mg 稀释至 1 ml，静脉注射 2 mg，观察 20 s，若无出汗、唾液增多等不良反应，再给予 8 mg，1 min 内症状好转，持续 10 min 又恢复原状者为阳性。

5. 胸腺 CT、MRI 检查 可发现胸腺增生和肥大。

【诊断要点】

根据病变所累及骨骼肌在活动后出现疲劳无力，休息后减轻和晨轻暮重的临床特点，辅以疲劳试验、新斯的明试验阳性，重复神经电刺激检查示波幅递减，血清中 AChR 抗体滴度增高等可做出诊断。行胸腺 CT、MRI 检查确定有无胸腺增生或胸腺瘤。

【治疗要点】

（一）药物治疗

1. 胆碱酯酶抑制药 胆碱酯酶抑制药为最基本的治疗用药，其作用机制为可逆性抑制胆碱酯酶，抑制 ACh 水解，改善神经肌肉接头间的传递，增加肌力。常用药物有溴吡斯的明和溴新斯的明，应从小剂量开始，逐渐加量，维持日常起居。

2. 糖皮质激素 通过抑制自身免疫反应，减少 AChR 抗体的生成，促进突触前 ACh 释放，促使运动终板再生和修复，改善神经肌肉接头的传递功能。糖皮质激素适用于各种类型的重症肌无力患者。常用药物有甲泼尼龙和地塞米松。为避免用药初期病情加重，采用小剂量递增法，待病情稳定后再逐渐减量维持。危重症、已使用气管插管或呼吸机者采用冲击疗法。

3. 免疫抑制药 免疫抑制药适用于对糖皮质激素不能耐受、疗效不佳者或因患有高血压、糖尿病、溃疡病等不能用激素者。常用药物为环磷酰胺、硫唑嘌呤、环孢素等。

（二）胸腺治疗

胸腺肥大、胸腺肿瘤和高 AChR 抗体效价或对胆碱酯酶抑制药治疗反应不满意者可行胸腺切除术。不适于做胸腺切除术者可行胸腺深部放射治疗。

（三）血浆置换

血浆置换仅适用于危象和难治性重症肌无力。通过正常人血浆置换患者血浆，能清除患者血浆中 AChR 抗体、补体及免疫复合物。起效速度快，但疗效持续时间短，且价格昂贵。

（四）危象处理

危象是重症肌无力患者最危急的状态。不论何种危象，均应确保呼吸道通畅，必要时配合气管插管或气管切开，应用人工呼吸机辅助呼吸，并依据危象的不同类型采取相应的处理方法。

1. 肌无力危象 肌无力危象为最常见的危象，因疾病本身发展，多由于胆碱酯酶抑制药用量不足所致，主要表现为全身骨骼肌极度无力，特别是累及呼吸肌而出现呼吸困难，注射依酚氯铵后症状显著减轻为其特点。此时应增加胆碱酯酶抑制药的剂量。

2. 胆碱能危象 胆碱能危象非常少见，由胆碱酯酶抑制药过量引起。患者肌无力加重，出现明显的胆碱酯酶不良反应，如肌束颤动及毒蕈样反应，注射依酚氯铵后无效，症状反而加重。此时应立即停用胆碱酯酶抑制药，待药物排出后重新调整剂量。

3. 反拗危象 反拗危象少见，由于对胆碱酯酶抑制药不敏感而出现严重的呼吸困难，依酚氯铵试验无反应。此时应停用胆碱酯酶抑制药，对气管插管或气管切开的患者，可给予大剂量类固醇激素治疗，待运动终板功能恢复后调整胆碱酯酶抑制药剂量。

【主要护理措施】

1. 活动与休息　保持环境安静，指导患者充分休息，保证充足的睡眠，病情较轻或缓解期可进行适当的活动，以活动后不感觉疲劳为宜，活动时间最好选择在清晨、休息后或肌无力症状较轻时。

2. 饮食护理　给予高热量、高蛋白质、维生素丰富，富含钾、钙，清淡、易消化的饮食，进餐前应充分休息，安排患者在用药后 15 ~ 30 min 药效强时进餐，咀嚼无力者嘱其放慢进餐速度，对进食出现呛咳或吞咽困难者，应予以鼻饲流质饮食，必要时可静脉维持营养。

3. 生活护理　肌无力症状明显时，协助患者进食、穿衣、如厕等生活活动；症状减轻时，鼓励患者尽量生活自理。为存在构音障碍的患者提供纸、笔等交流工具，鼓励患者采用文字形式和肢体语言表达自己的需求，保证患者与家属、医护人员的有效沟通，帮助患者积极配合治疗。

4. 病情观察　密切观察病情，观察肌无力的首发部位、发展情况，注意了解有无饮水呛咳、吞咽困难、发音障碍，尤其要注意观察呼吸频率、节律与深度的改变，注意观察瞳孔、出汗等情况。如患者出现呼吸困难加重、发绀、咳嗽无力等，提示发生了重症肌无力危象；如患者出现瞳孔缩小、腹痛、出汗、唾液或喉头分泌物增多等现象，则提示患者出现胆碱能危象，应及时通知医师并协助处理。

5. 危象护理　尽快解除肌无力危象，抬高床头，给予氧气吸入，鼓励患者咳嗽和深呼吸，及时清除口腔、鼻腔分泌物。备好新斯的明、人工呼吸机等抢救药品和器材，必要时配合行气管插管、气管切开。

6. 用药护理　告知患者药物的服用方法、不良反应及注意事项，避免因用药不当而诱发重症肌无力危象。

（1）胆碱酯酶抑制药：从小剂量开始，以保证最佳效果和维持进食能力为度。严格掌握用药剂量和时间，以防药量不足或用药过量导致肌无力危象或胆碱能危象。

（2）糖皮质激素：大剂量类固醇激素治疗初期可使病情加重，甚至出现危象，应严密观察呼吸变化，并做好气管切开和使用人工呼吸机的准备。长期服药者，应注意有无消化道出血、骨质疏松等并发症。

（3）免疫抑制药：应定期检查血常规，注意肝、肾功能的变化。若出现白细胞计数减少、血小板减少、出血性膀胱炎等不良反应，应停药。加强对患者的保护性隔离，避免医院内感染。

（4）注意用药禁忌：避免应用使肌无力症状加重甚至诱发危象的药物，包括阻滞神经肌肉接头传递药，如氨基糖苷类抗生素、普鲁卡因胺、普萘洛尔、氯丙嗪及肌肉松弛药（如己氨胆碱、琥珀胆碱）。

7. 心理护理　患者因病情重、病程长，影响视力、进食等，且一旦发生危象，死亡率高，故而会产生自卑、抑郁、悲观等情绪。护士应多巡视患者，理解患者，开导患者，使其保持最佳的心理状态，利于疾病的康复。

【健康教育及预后】

1. 疾病知识指导　帮助患者及家属认识本病的临床过程、治疗要点及预后，使患者认识到良好的心理状态、乐观的生活态度对疾病治疗的重要性，指导患者建立健康的生活方式，保证充分休息和睡眠，避免感染、疲劳、妊娠、分娩等诱发因素。

2. 用药指导　介绍所用药物的名称、剂量及常见不良反应，指导患者遵医嘱正确服用药

随堂测 9-5

物，避免漏服、自行更改药量或停服。因其他疾病就诊时，应主动告知患有本病，避免误用药物而加重病情。

3. 饮食指导　给予高热量、高蛋白质、维生素丰富、富含钾和钙的饮食，避免摄入粗糙、干硬的食物。指导患者进餐时若感到咀嚼无力，应适当休息后再进食；若出现饮水呛咳、吞咽困难，不能强行服药和进食，以免导致窒息或吸入性肺炎；若出现进食量明显减少、体重减轻、精神不振、皮肤弹性减退等营养不良表现，及时就诊。

4. 活动指导　告知患者平时活动宜选择在清晨、休息后或肌无力症状较轻时进行，且应自我调节活动量，以省力和不感到疲劳为原则。活动时应有家属陪伴。

5. 告知预后　除儿童患者可有自行缓解外，其他患者一般经历波动期、稳定期和慢性期的临床过程。患者在波动期（发病后 5 年内）易发生肌无力危象，并常死于呼吸系统并发症。

小　结

重症肌无力是一种发生在神经肌肉接头处，冲动传递功能障碍的获得性自身免疫病，由神经肌肉接头突触后膜上乙酰胆碱受体受到乙酰胆碱受体抗体攻击导致。肌无力症状呈"晨轻暮重"现象，肌无力的分布以脑神经支配的肌肉更为多见，眼外肌最早也最常受到累及。护理中应重点掌握肌无力危象的观察及急救配合。

（王文明）

第六节　癫　痫

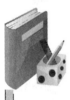

导学目标

通过本节内容的学习，学生应能够：

◆ **基本目标**

1. 识记癫痫发作、癫痫综合征和癫痫持续状态的概念。
2. 总结癫痫的病因及影响发作的因素、分类、临床表现和治疗要点。
3. 理解癫痫的发病机制、辅助检查。

◆ **发展目标**

按照护理程序的要求及步骤对癫痫患者进行整体护理及健康教育。

◆ **思政目标**

在对患者实施护理的过程中融入自己的爱心和情感，增强人际沟通能力。

案例 9-4

　　某患者，女性，27 岁，5 h 前突然出现阵发性抽搐，眼球上翻、瞳孔散大、口吐白沫、口唇青紫、舌咬伤、尿失禁，持续约 3 min，5~10 min 后再次发作，发作间期意识不清。既往有癫痫发作史，前几日自行停药。其父有癫痫发作史。体格检查：T 38℃，P 100 次/分，R 20 次/分，BP 120/80 mmHg，浅昏迷，双瞳孔等大等圆，直径约 3 mm，对光反射灵敏。

　　请回答：

　　1. 该患者的初步诊断是什么？

　　2. 该患者的主要护理诊断/问题有哪些？

　　3. 患者发作时的安全护理内容有哪些？

　　癫痫（epilepsy）是由多种原因引起的脑部神经元高度同步化异常放电，导致短暂性脑功能障碍的慢性脑病。发作时具有突发性、短暂性、重复性和刻板性的特点。因异常放电神经元的位置和异常放电波及的范围不同，患者发作的形式也不同，临床可表现为运动、感觉、意识、精神、行为和自主神经功能障碍。癫痫发作（epileptic seizure）又称痫性发作，指的是每次发作或每种发作的过程。

　　以往的流行病学调查显示，我国癫痫的年发病率为（50~70）/10 万，患病率为 7‰，在神经系统中其发病率仅次于脑血管病。我国目前有癫痫患者约 900 万，大部分预后较好，约 30% 为难治性癫痫。在年龄上，癫痫的发病有两个发病高峰期，分别是青少年和老年。

【病因和发病机制】

（一）病因

根据病因，可将癫痫分为以下三类。

1. 特发性癫痫　特发性癫痫又称原发性癫痫，指病因不明，未发现脑部有足以引起癫痫发作的结构性损伤或功能异常，一般认为是与遗传因素密切相关的癫痫。特点为常在某一特定年龄段（儿童或青年期）起病，具有特征性临床及脑电图表现，药物治疗效果较好。

2. 症状性癫痫　症状性癫痫又称继发性癫痫，指由明确的中枢神经系统结构损伤或功能异常引起的癫痫。病因主要包括脑发育异常、颅脑外伤、颅内肿瘤、脑血管病、中枢神经系统感染、神经系统变性疾病、代谢性疾病、药物和毒物及缺氧等。

3. 隐源性癫痫　隐源性癫痫指临床表现提示为症状性癫痫，但通过现有检查手段却无法明确病因者，占全部癫痫的 60%~70%。

（二）发病机制

癫痫的发病机制非常复杂，迄今尚未明确。但有一点是确认的，那就是所有癫痫电生理变化基本一致，表现为发作时大脑神经元异常、过度同步化放电。一次完整的放电过程分为以下三个阶段。

1. 痫性放电的发生　神经元异常放电是癫痫发病的电生理基础。在癫痫病灶边缘或癫痫病灶内有直接导致癫痫发作的致痫灶，致痫灶神经元的膜电位与正常神经元不同，在每次动作电位之后可出现阵发性去极化漂移，同时产生高幅高频的棘波放电。

2. 痫性放电的传播　致痫灶神经元的重复异常高频放电，通过突触联系和强直后的易化作用诱发周边及远处的神经元同步放电，从而引起异常电位的连续传播，传播范围尚取决于其他部位的抑制能力。

3. 痫性放电的终止　主要与脑内各梯层的主动抑制作用相关，癫痫病灶内产生巨大突触后电位，激活负反馈机制，使细胞膜长时间处于过度去极化状态，从而抑制异常放电扩散，同时减少癫痫病灶的传入性冲动，促使放电终止。

整合小提示

结合病理生理知识解释痫性放电的电生理基础及过程是什么？试从病理角度解释癫痫反复发作的病因。

（三）影响发作的因素

1. 年龄　原发性癫痫的发作与年龄关系密切。如婴儿痉挛症多在 1 岁内起病，儿童失神发作多在 6 ~ 7 岁时起病，肌阵挛发作在青春期前后起病。另外，各个年龄阶段癫痫的病因也不一样。

2. 遗传因素　可影响癫痫的易患性，如特发性和症状性癫痫的近亲中，癫痫的患病率分别为 1% ~ 6% 和 1.5%，明显高于普通人群，说明癫痫与遗传关系密切。

3. 睡眠　癫痫发作与睡眠觉醒周期有一定的关系，如全面强直 - 阵挛发作常在晨醒后发生，婴儿痉挛症多在醒后和睡前发作。

4. 内环境改变　情绪波动、疲劳、饮酒、内分泌失调、电解质代谢紊乱和代谢异常等均可影响神经元放电阈值而导致痫性发作。反射性癫痫指的是癫痫发作在某些特定条件下发生，如闪光、听音乐、阅读、沐浴。

【分类】

癫痫的分类包括癫痫发作分类和癫痫综合征分类。癫痫发作指一次发作的全过程，一般根据发作时的临床表现和脑电图特征进行分类。癫痫综合征指一组疾病或综合征，一般根据癫痫的病因、发病机制、临床表现、疾病演变过程、治疗效果等综合因素进行分类。比较重要的是癫痫发作的分类，目前广泛采用的是国际抗癫痫联盟（ILAE，1981）的分类（表 9-6）。

表 9-6　国际抗癫痫联盟（ILAE，1981）癫痫发作分类

1. 部分性发作
（1）单纯性：无意识障碍，可分为运动、感觉、自主神经、精神症状性发作。
（2）复杂性：有意识障碍，可为起始症状，也可由单纯部分性发作发展而来，可伴有自动症。
（3）部分性发作继发泛化：由部分性发作起始发展为全面性发作。
2. 全面性发作　强直 - 阵挛发作；强直发作；阵挛发作；肌阵挛发作；失神发作；失张力发作。
3. 不能分类的癫痫发作

【临床表现】

癫痫的临床表现多种多样，但均具有以下共同特征。①发作性：症状突然发生，持续一段时间后迅速恢复，间歇期表现正常；②短暂性：每次发作持续时间为数秒或数分钟，很少超过 30 min（癫痫持续状态除外）；③反复性：第一次发作后，经过不同间隔时间会有第二次或更多次的发作；④刻板性：每次发作的临床表现几乎相同。

由于异常放电神经元的位置及异常放电波及的范围不同，患者可有不同的临床表现。本节重点介绍癫痫发作和癫痫持续状态的临床表现。

（一）部分性发作

部分性发作（partial seizure）是最常见的一种类型，发作起始症状和脑电图特点均提示痫性放电源于一侧大脑半球，分为单纯部分性发作、复杂部分发作和部分性发作继发全面性发作三种类型。

1. 单纯部分性发作　痫性发作的起始症状和脑电图变化提示致痫灶在对侧相应的皮质区域。发作突发突止，持续时间一般不超过 1 min，以局部症状为特征，无意识障碍。

（1）部分运动性发作：病灶多在中央前回及附近。表现为局部重复抽动，多见于一侧口角、眼睑、手指或足趾，也可涉及整个一侧面部或一个肢体远端。常见的发作形式如下。①杰克逊癫痫：发作自一处开始后按大脑皮质运动区分布顺序缓慢移动，如自一侧拇指沿手指、腕部、前臂、肘部、肩部、口角、面部逐渐扩展，严重者发作后发作部位可能遗留暂时性（30 min ~ 36 h）瘫痪，称托德（Todd）瘫痪。②旋转性发作：双眼突然向一侧偏斜，之后头部不自主同向转动，伴有身体扭转，一般不超过 180°。③姿势性发作：表现为一侧上肢外展、肘部屈曲，头向同侧扭转，眼睛注视同侧。④发音性发作：患者不自主重复发作前的单音或单词，偶可表现为言语功能抑制。

（2）部分感觉性发作：躯体感觉性发作表现为一侧肢体麻木感、针刺感、触电感等，多发生在口角、手指或足趾等部位；特殊感觉发作表现为视觉性发作（简单幻视，如闪光）、听觉性发作（简单幻听，如噪声）、嗅觉性发作（如焦臭），眩晕性发作多表现为旋转感、漂浮感、下沉感。

（3）自主神经性发作：病灶多在岛叶、丘脑及边缘系统。患者可出现皮肤苍白、潮红、多汗、立毛、上腹不适、腹痛、头痛及尿失禁等。

（4）精神性发作：病灶在边缘系统，表现为各种类型的记忆障碍（如似曾相识或旧事如新）、情感异常（如莫名恐惧或愤怒）、错觉（视物变形）等。

2. 复杂部分发作（complex partial seizure，CPS）　又称精神运动性发作，伴有意识障碍。病灶多在颞叶，又称颞叶癫痫。

（1）仅表现为意识障碍：多为意识模糊，少有意识丧失。

（2）表现为意识障碍和自动症：为经典的复杂部分发作。自动症是指在癫痫发作过程中或发作后意识模糊状态下出现的具有一定协调性和适应性的无意识活动，发作通常持续1 ~ 3 min。自动症均在意识模糊的基础下发生，根据发作的样式可有口及消化道自动症、手足自动症、走动自动症、语言自动症。

（3）表现为意识障碍和运动症状：患者发作开始即出现意识障碍和各种运动症状，尤其在睡眠中发生。运动症状表现为局灶性或不对称强直、阵挛和变异性肌张力动作、各种特殊姿势等。

3. 部分性发作继发全面性发作　先表现为上述部分性发作，之后发展为全面性发作。

（二）全面性发作

全面性发作（generalized seizure）的起始症状和脑电图变化提示发作起源于双侧脑部，早期出现意识障碍。

1. 全面强直 - 阵挛发作（generalized tonic-clonic seizure，GTCS）　过去称为大发作，以意识丧失、全身强直后出现阵挛为特征。部分患者在发作前可有先兆的表现，如短暂头晕、腹部不适、肌肉抽动。随后患者突然出现意识丧失、跌倒，之后的过程可分为以下三期。

（1）强直期：全身骨骼肌呈持续性收缩，表现为上睑抬起，眼球上翻或凝视；喉部痉挛，发出叫声；张口后突然闭合，可咬伤舌尖；颈部和躯干先屈曲后反张；上肢先上举后旋再转为内收前旋，下肢自屈曲转为强烈伸直；呼吸肌强直收缩可导致呼吸暂停。持续 10 ~ 20 s 后，肢端出现微细震颤，进入阵挛期。

（2）阵挛期：表现为全身肌肉节律性一张一弛地抽动，阵挛频率由快变慢，松弛期逐渐延长，最后一次强烈抽搐后，抽搐突然停止。持续 30 s 至 1 min。

以上两期中可见舌咬伤，瞳孔散大，心率增快，血压升高，汗液、唾液和支气管分泌物增多等自主神经征象；呼吸暂时中断，皮肤自苍白转为发绀；瞳孔对光反射和深、浅反射消失，病理反射阳性。

（3）发作后期：此期尚有短暂的强直痉挛，以面肌和咬肌为主，导致牙关紧闭，可致舌咬伤。本期全身肌肉松弛，可引起二便失禁。呼吸首先恢复，瞳孔、心率、血压随之恢复正常；肌张力松弛，意识逐渐苏醒。从发作开始至意识恢复需 5 ~ 15 min。醒后患者常感到头痛、头晕、全身酸痛和疲乏，对抽搐全无记忆。

2. 强直性发作　全身骨骼肌强直性收缩，常伴有面色苍白、心率增快等自主神经症状，持续数秒至数十秒，伴短暂的意识丧失。典型发作期脑电图可见暴发性多棘波。

3. 阵挛性发作　阵挛性发作特征为全身重复性阵挛性抽搐伴意识丧失，持续 1 min 至数分钟。脑电图无特异性。

4. 失神发作　失神发作包括典型和不典型失神发作。前者主要见于儿童，突发性瞬间意识丧失，停止正在进行的活动，呼之不应，可有凝视、节律性眨眼，上肢或手常伴有小的阵挛性抽动，手中持物坠落。一般持续 5 ~ 10 s，事后立即清醒，继续原先的活动，对发作无记忆，少有跌倒发生。每日发作数次至数百次不等。脑电图见规律、对称的 3 Hz 棘慢复合波，活动背景正常。不典型失神发作起始和终止均较典型失神发作缓慢，除意识丧失外，常伴有肌张力降低，偶有肌阵挛。

5. 肌阵挛发作　肌阵挛发作表现为突发短暂、快速的肌收缩，可遍及全身，也可限于面部、躯干、肢体，常成簇发作，可由声、光等刺激诱发，一般无意识障碍。脑电图示多为棘慢波。

6. 失张力性发作　失张力性发作表现为部分或全身肌肉张力突然降低，造成垂颈（点头）、张口、肢体下垂或猝倒，持续数秒至 1 min，发作后立即清醒和站立，发作时间短者意识障碍不明显。脑电图示多棘 - 慢波或低电位快活动。

（三）癫痫持续状态

1. 概念　癫痫持续状态（status epilepticus，SE）以往指的是一次癫痫发作持续 30 min 以上，或连续多次发作之间意识或神经功能未恢复至通常水平又再发作者。新的观点则认为 GTCS 持续 5 min 以上即有可能发生神经元损伤，因此，对于 GTCS 的患者，若发作持续时间超过 5 min，即可考虑诊断为癫痫持续状态。

2. 诱因　不恰当地停止使用抗癫痫药（anti-epileptic drugs，AEDs）是癫痫持续状态最常见的诱因，其他诱因还有药物中毒、感染、疲劳、饮酒、精神因素及妊娠等。

3. 分类　任何类型癫痫均可出现癫痫持续状态。癫痫持续状态可分为全面性发作持续状态和部分性发作持续状态，以全面性强直 - 阵挛发作持续状态最常见、最危险。全面性强直 - 阵挛发作持续状态是内科常见的急症，表现为强直 - 阵挛发作反复发生，严重意识障碍伴高热、代谢性酸中毒、低血糖、休克、电解质代谢紊乱（低钾、低钙）和肌红蛋白尿等，可发生心脏、脑、肝、肺等多脏器功能衰竭，自主神经紊乱和生命体征改变，致残率和死亡率均很高。

【辅助检查】

1. 脑电图（EEG）　脑电图检查是诊断癫痫最重要的检查方法，有助于明确癫痫的诊断及分型，确定特殊综合征。主要表现是出现棘波、尖波、棘慢复合波、尖慢复合波等。常规头皮脑电图仅能记录到 49.5% 患者的痫性放电，重复检查或采用过度换气、闪光刺激、剥夺睡眠等激发方法可提高检出率，24 h 长程电脑监测和视频脑电图（video-EEG）可有效地提高痫性放电的检出率，故脑电图正常者不能排除癫痫。另外，少数健康人也可记录到痫性放电，故不能仅依据脑电图诊断。

2. 影像学检查　CT 和 MRI 可确定脑结构异常或占位病变，有助于病因诊断。

3. DSA　DSA 可显示颅内的血管走行及形态，有助于发现颅内血管病变，如动脉瘤、动静脉畸形。

4. 血液检查　血液检查可发现有无贫血、低血糖、寄生虫等。

【诊断要点】

依据患者发作的病史和可靠目击者提供的详细描述，确定是否为癫痫及发作类型，如脑电图记录到发作或发作间期痫性放电，临床可诊断为癫痫。还需通过血生化检查、影像学检查等明确病因。

【治疗要点】

目前癫痫的治疗以药物治疗为主。其治疗目的为：控制发作或最大限度地减少发作次数，长期治疗无明显不良反应，使患者保持或恢复其原有的生理、心理和社会功能状态。

（一）病因治疗

有明确病因者首先要去除病因，如抗寄生虫感染、手术切除肿瘤、积极治疗脑血管病，纠正低血糖、低血钙等。

（二）发作时治疗

发作时立即就地平卧；解开衣领，腰带，保持呼吸道通畅，吸氧；可用纱布包裹压舌板放置于两臼齿之间防止舌咬伤，应用地西泮终止发作。

（三）发作间歇期治疗

发作间歇期应用抗癫痫药。

1. 药物治疗原则

（1）用药时机：一般来说，半年内发作 2 次以上者，明确诊断后应立即用药；首次发作或间隔半年以上发作 1 次者，可在告知抗癫痫药可能的不良反应和不治疗的可能后果的情况下，根据患者及家属的意愿，酌情选择用药或不用药。

（2）正确选择药物：根据发作类型、癫痫及癫痫综合征类型选择用药，如成人部分性发作首选卡马西平；典型失神发作首选丙戊酸；不典型失神发作首选乙琥胺或丙戊酸；原发全面性发作首选丙戊酸。

（3）长期规律用药：控制发作后必须坚持长期服用药物。停药应遵循缓慢和逐渐减量的原则，一般应在完全控制发作后 4～5 年根据患者的情况逐渐减量，一般不少于 1～1.5 年无发作者方可停药，有自动症者可能需长期服药。

（4）尽量单一用药，从小剂量开始，逐渐增量，以既能控制发作，又不产生不良反应的最小有效剂量为宜。

（5）合理联合用药：单一用药达到最大剂量仍不能控制发作或同一患者出现两种以上发作类型，则需要考虑联合用药。联合用药需注意以下事项：①选择不同作用机制的药物；②很少或没有药物相互作用；③很少出现不良反应。

（6）换药采取渐加新药和递减旧药的原则。

2. 常用抗癫痫药　传统 AEDs 包括苯妥英钠、卡马西平、丙戊酸钠、苯巴比妥、扑米酮、乙琥胺、氯硝西泮；新型 AEDs 包括托吡酯、拉莫三嗪、加巴喷丁、奥卡西平、左乙拉西坦、非尔氨酯等。

（四）癫痫持续状态的治疗

治疗目的是维持生命体征稳定，支持心肺功能；终止发作，减少发作对脑部神经元的损害；寻找并根除病因和诱因；处理并发症。

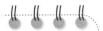

1. 一般措施 保持呼吸道通畅，吸氧，必要时予以口咽通气管或气管切开；进行心电、血压、呼吸监护；防止受伤；如伴脑水肿、感染、高热等，予以脱水、抗感染、退热处理；建立静脉通道，以生理盐水维持；纠正低血糖、低血钠、酸中毒等代谢紊乱；给予营养支持。

2. 药物控制发作

（1）地西泮：为首选药物，成人 10 ~ 20 mg 静脉注射，每分钟不超过 2 mg，如有效，再将 60 ~ 100 mg 地西泮加入 500 ml 液体中，于 12 h 内缓慢静脉滴注。滴注速度过快易导致呼吸抑制，如出现，应停药。

（2）地西泮加苯妥英钠：成人用地西泮 10 ~ 20 mg 静脉注射，有效后再将苯妥英钠 0.3 ~ 0.6 g 加入 500 ml 生理盐水中静脉滴注。应注意滴注速度不超过 50 mg/min，出现血压降低或心律不齐时需减药或停药。

（3）苯妥英钠：可单用该药，剂量同（2）。

（4）10% 水合氯醛：取 20 ~ 30 ml，用等量植物油稀释后保留灌肠，每 8 ~ 12 h 一次，适用于肝功能不全或不能应用苯巴比妥类药物者。

3. 巩固和维持治疗 上述治疗有效控制发作后，可用苯巴比妥 0.1 ~ 0.2 g 肌内注射，每日 2 次，以巩固和维持疗效。同时鼻饲抗癫痫药，达稳态血药浓度后逐渐停用苯巴比妥。

知识链接

癫痫手术治疗

对于药物难治的顽固性癫痫、继发型癫痫可手术切除病灶者，可考虑手术治疗。目前认为，癫痫病灶的切除术必须有特定的条件：①致病灶定位须明确；②切除病灶应相对局限；③术后无严重功能障碍的风险。癫痫手术治疗涉及多个环节，需要在术前结合神经电生理学、神经影像学、核医学、神经心理学等多重检测手段进行术前综合评估，对致病源区进行综合定位，是癫痫外科治疗成功与否的关键。常用的方法有：①前颞叶切除术和选择性杏仁核、海马切除术；②颞叶以外的脑皮质切除术；③癫痫病灶切除术；④大脑半球切除术；⑤胼胝体切开术；⑥多处软脑膜下横切术。除此以外，还有迷走神经刺激术、慢性小脑电刺激术、脑立体定向毁损术等，理论上对于各种难治性癫痫都有一定的疗效。

【护理】

（一）护理评估

1. 病史

（1）主要症状及治疗经过：询问患者入院时的主要不适，持续时间，是否出现过短暂意识不清及持续时间，是否伴有四肢抽搐、尿失禁等，一般多长时间发作一次。患病后曾使用过哪些药物、效果如何。

（2）既往史及发病有关因素：发病前头部是否受过外伤，询问家属该患者出生时有无缺氧情况，家人有无类似疾病等。

2. 心理社会评估 注意评估患者有无焦虑、恐惧、自卑等心理问题；了解患者及家属对疾病知识的认知程度和家庭社会支持情况。

3. 身体评估 ①生命体征。②意识状态：评估患者有无意识障碍及其严重程度。③头颈部检查：评估双侧瞳孔大小、是否等大及对光反射是否正常，四肢活动有无障碍。

4. 辅助检查　了解患者脑电图及脑 CT、MRI 检查情况。

（二）主要护理诊断 / 问题

1. 有受伤的危险　与癫痫发作时突然意识丧失或判断力受损有关。

2. 有窒息的危险　与癫痫发作时意识丧失、喉头痉挛、口腔和支气管分泌物增多有关。

3. 知识缺乏　缺乏正确服药的知识。

4. 潜在并发症：脑水肿、酸中毒或水及电解质失衡。

5. 自尊紊乱　与抽搐发作时难堪的外观形象、尿失禁等有关。

（三）护理目标

（1）患者发作期间安全，不发生舌咬伤、骨折、坠床等意外伤害。

（2）患者发作期间未发生窒息，或发生窒息后得到及时、有效处理。

（3）患者能理解遵医嘱服药的重要性，做到遵医嘱服药，并能说出所用药物的常见不良反应，并准确识别。

（四）护理措施

1. 有受伤的危险　与癫痫发作时突然意识丧失或判断力受损有关。

（1）癫痫发作前：告知患者一旦出现癫痫发作的前驱症状，应立即平卧，防止跌倒。

（2）癫痫发作时：缓慢将患者放平；抽搐发作时切勿用力按压患者身体，以防骨折和脱臼；及时取下义齿，将牙垫、毛巾、手帕或纱布包裹的压舌板、筷子等从一侧塞入上、下臼齿之间，以防舌咬伤；对突然发病跌倒而易受擦伤的关节部位，用棉垫或软垫加以保护，防止擦伤。对癫痫持续状态、极度烦躁或发作终止后的恢复过程中意识模糊、躁动的患者，应有专人照护。保持病室环境安静、光线较暗，避免外界各种刺激，拉起床档。对极度躁动的患者，必要时给予约束带，但注意约束带切勿过紧，以免影响血液循环。

（3）药物护理：使用地西泮控制发作者，应注意观察有无呼吸抑制，如有，应停止使用。

（4）病情观察：观察癫痫发作的类型，记录发作的持续时间及次数；严密观察发作时患者生命体征、神志、瞳孔变化，注意发作过程有无心率增快、血压升高、呼吸减慢或暂停、瞳孔散大、牙关紧闭及二便失禁等；观察发作停止后意识是否完全恢复，有无头痛、疲乏或自动症；发作时有无外伤等。

2. 有窒息的危险　与癫痫发作时意识丧失、喉头痉挛、口腔和支气管分泌物增多有关。

（1）保持呼吸道通畅：癫痫发作时（尤其处于癫痫持续状态），协助患者取头低侧卧位或平卧位，头偏向一侧，下颌稍向前；解开衣领和腰带，取出义齿；及时吸出口腔和气道内分泌物，必要时做气管切开；放置压舌板，必要时用舌钳拉出舌，以防舌后坠。

（2）病情观察：密切观察患者有无窒息的表现，一旦出现，应立即抢救。

（3）吸氧：缺氧者，在保持呼吸道通畅的同时，给予吸氧。

（4）癫痫持续状态者，为防止误吸，可插胃管。准备床旁吸引器和气管切开包等急救物品。

3. 知识缺乏　缺乏正确服药的知识。

（1）药物护理：告知患者由于疾病的特点，需长期服药，甚至终身服药。应做到遵医嘱服药，不得少服或漏服，以防引起癫痫发作或难治性癫痫的危险。告知患者抗癫痫药使用原则、使用注意事项及所用药物的常见不良反应（表 9-7）。服药前做血常规、尿常规、肝功能、肾功能检查，以备对照；用药期间做好疗效和不良反应的观察，每个月复查血、尿常规，每季做生化检查。如出现不良反应，应及时就医，在医护人员指导下减量或停药。

（2）心理护理：由于长期服用抗癫痫药可引起不同程度的不良反应、疾病常反复发作、治疗效果缓慢，尤其部分患者治疗效果不佳，给患者带来沉重的心理压力和精神负担，使其容易产生紧张、焦虑、抑郁、淡漠、易怒等不良心理问题。护士应鼓励患者说出害怕及担忧的心理感受，给予同情和理解，指导患者进行自我调节，克服自卑心理，树立自信、自尊的良好心理

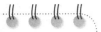

表 9-7　常用抗癫痫药的不良反应

药物	不良反应
苯妥英钠（PHT）	胃肠道症状、毛发增多、齿龈增生、小脑征、粒细胞减少、肝功能损害
卡马西平（CBZ）	胃肠道症状、小脑征、嗜睡、体重增加、骨髓与肝损害、皮疹
苯巴比妥（PB）	嗜睡、小脑征、复视、认知与行为异常
丙戊酸钠（VPA）	肥胖、毛发减少、嗜睡、震颤、骨髓与肝损害、胰腺炎
托吡酯（TPM）	震颤、头晕、头痛、小脑征、胃肠道症状、体重减轻、肾结石
拉莫三嗪（LTG）	头晕、嗜睡、恶心、皮疹
加巴喷丁（GBP）	嗜睡、头晕、复视、健忘、感觉异常

状态。鼓励家属向患者表达亲切关怀的情感，解除患者的精神负担。指导患者承担力所能及的社会工作，在自我实现中体会到自身价值，从而提高自信心和自尊感。

（五）护理评价

（1）患者癫痫发作期间没有舌咬伤、骨折、坠床等意外伤害发生。

（2）患者癫痫发作期间没有发生窒息或发生窒息后得到及时、有效的处理。

（3）患者能理解遵医嘱服药的重要性，能坚持长期用药，不少服、不漏服。

（4）患者能及时识别不良反应，并在医护人员指导下增减剂量和停药，发生不良反应后得到了及时处理，疾病有效缓解。

【健康教育及预后】

1. 疾病知识教育　向患者及家属介绍有关本病的基本知识和发作时紧急处理办法，尤其是如何避免诱因、减少发作。

2. 用药指导　向患者及家属强调遵医嘱按时服药的重要性，不可随意增减剂量或撤换药物，以免引起癫痫发作加重或成为癫痫持续状态。注意观察有无药物不良反应，一旦发现立即就医，调整用药。要求患者定期监测血药浓度、血常规、肝功能、肾功能。

3. 生活指导　鼓励患者参加有益的社交活动，减轻心理负担，保持心情愉快、情绪平稳，提高应对各种突发事件及增强自我控制能力。提醒患者生活规律，注意劳逸结合，合理饮食，多吃蔬菜、水果。避免过度疲劳、睡眠不足、饥饿或过饱、便秘、情感冲动、淋雨、过度换气、过度饮水、声光刺激等诱发癫痫发作的因素。预防感冒，戒除烟、酒。

4. 安全指导　告知患者有前驱症状时，立即平卧，避免摔伤。告诫患者勿参加带有危险性的工作和活动，如攀高、游泳、驾驶，以及在炉火旁、高压电机旁作业，以免发作时危及生命。随身携带标示有姓名、住址、联系电话及病史的个人资料，以备发作时及时联系与处理。

5. 告知预后　1/3 的患者可经过一定时间的单药治疗获得长期缓解，少部分患者不治疗也可得到长期缓解。1/3 患者采用单药或合理联合用药可有效地控制发作。另有 1/3 患者迁延不愈，成为难治性癫痫，病死率较高。

随堂测 9-6

小　结

癫痫是一组大脑神经元异常放电所引起的以短暂性中枢神经系统功能失调为特征的慢性脑部疾病。痫性发作指的是患者每次发作或每种发作过程。癫痫发作具有发作性、短暂性、刻板性和重复性的临床特点。不同部位的放电起源和传播方式决定了癫痫发作的具体形式。癫痫的诊断依靠病史和脑电图，其中病史是诊断最为重要的依据，脑电图是诊断癫痫最重要的辅助检查手段。头颅 MRI 检查是明确癫痫病因的最佳手段。癫痫治疗以药物治疗为主，长期、规律服药对缓解病情具有重要意义。强直 - 阵挛发作是癫痫发作中最为严重的一种类型，其护理当以防窒息、防外伤为主。

（王文明）

第七节　帕金森病

导学目标

通过本节内容的学习，学生应能够：

◆ **基本目标**

1. 复述帕金森病的概念。
2. 归纳帕金森病的病因、临床表现、辅助检查。
3. 理解帕金森病的病理生理和治疗要点。
4. 实施对帕金森病患者的护理、健康教育。

◆ **发展目标**

综合运用疾病相关知识，分析帕金森患者症状护理的重点。

◆ **思政目标**

在护理工作中，以患者为中心，尊重、关爱患者，积极主动地开展整体护理。

帕金森病（Parkinson disease，PD）又称震颤麻痹（paralysis agitans），是一种常见的中老年人神经系统变性疾病，临床上以静止性震颤、运动减少、肌强直、姿势及步态异常为主要特征。病理改变为黑质多巴胺能神经元变性和路易体形成。发病年龄平均为 55 岁，60 岁以后多见，且随年龄增长发病率增高。

【病因和发病机制】

帕金森病确切的病因尚未明确，可能为多种因素共同参与所致，发病机制复杂。

1. 神经系统老化　帕金森病主要发生于中、老年人，其发病率和患病率随着年龄的增长而增加。研究资料表明，随着年龄的增长，黑质内多巴胺能神经元数量逐渐减少。但是只有当多巴胺能神经元数量逐渐减少到 15%～50%，纹状体多巴胺减少 80% 以上，才会引起临床症状，因此年龄老化只是本病的促发因素。

2. 遗传因素　约 10% 的帕金森病患者有家族史，基因易感性可能是本病发生的易感因素之一，遗传因素目前越来越受到人们的重视，自第一个帕金森病致病基因（*α-synuclein* 基因）（Park 1）被发现以来，目前至少有 10 个单基因（Park 1～10）为家族性帕金森病连锁的基因

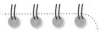

位点。

3. 环境因素 研究发现，1-甲基-4-苯基-1,2,3,6-四氢吡啶（MPTP）是一种嗜神经毒素，可导致脑内多巴胺能神经元变性、丢失。有些杀虫剂和除草剂的化学结构与 MPTP 分子结构类似，故研究学者认为环境中的这些化学物质可能是导致本病发生的原因之一。

本病是由多因素交互作用引起的。遗传因素使患病易感性增加，在环境因素和年龄老化的作用下，通过氧化应激、线粒体功能衰竭、兴奋性氨基酸毒性、钙超载、细胞凋亡、免疫异常等机制导致黑质多巴胺能神经元大量变性、丢失而发病。

【临床表现】

本病起病隐袭、进展缓慢、逐渐加剧，主要表现为运动和非运动两大类症状。

（一）运动症状

常自一侧上肢开始，逐渐波及同侧下肢、对侧上肢及下肢，即呈"N"字进展。

1. 静止性震颤 静止性震颤常为首发症状，多由一侧上肢远端（手指）开始，逐渐扩展到同侧下肢及对侧肢体，下颌、口唇、舌及头部常最后受累。典型表现为拇指与屈曲的示指间呈"搓丸样"动作，频率为 4～6 Hz。其特点为安静或休息时出现或明显，随意运动时减轻或停止，情绪紧张或激动时加剧，睡眠后消失。少数患者，尤其是 70 岁以上发病者可不出现震颤。

2. 肌强直 因患者屈肌、伸肌张力均增高，导致肢体强直，被动运动关节时始终保持增高的阻力，称为"铅管样强直"。伴有震颤者，在给予均匀阻力的同时可感到有节律的断续停顿，称为"齿轮样强直"。

3. 运动迟缓 患者随意运动减少，动作迟缓。面部表情运动少，常双眼凝视、瞬目减少，呈"面具脸"；起床、翻身、变换方向等运动缓慢；手指精细动作困难，患者很难完成系鞋带、纽扣等动作；口、咽、腭肌运动徐缓可导致语速变慢、语调降低、流涎，严重者可出现吞咽困难。书写时越来越慢，字越写越小，称为"小写症"。

4. 姿势和步态异常 姿势和步态异常常见于疾病的中、晚期，表现为屈曲体姿及步态障碍。由于全身肌强直，导致患者站立时可出现特殊的屈曲体姿，表现为头部前倾，躯干俯屈，肘关节屈曲，腕关节伸直，前臂内收，髋及膝关节略屈曲；患者行走时常呈慌张步态，表现为行走时身体前倾，起步困难，起步后连续碎步前冲，越走越快，难以及时止步和转弯；有时表现为行走时突然全身僵住，不能迈步，称为"冻结现象"。

（二）非运动症状

非运动症状也是常见和重要的临床征象，而且有的可先于运动症状而发生。

1. 感觉障碍 早期可出现嗅觉减退或睡眠障碍，尤其是快速眼动期睡眠行为异常。中、晚期常伴有肢体麻木、疼痛。

2. 自主神经功能紊乱 自主神经功能紊乱临床常见，如皮脂腺、汗腺分泌增多，顽固性便秘。晚期可出现性功能减退、排尿障碍、直立性低血压。

3. 精神障碍 近半数患者可伴有抑郁和焦虑。15%～30% 患者晚期出现幻觉、智能减退、认知障碍甚至痴呆。

>> 知识链接

帕金森病发病的六个病理阶段

近年来 Braak 提出了帕金森病发病的六个病理阶段，认为帕金森病的病理改变开始于延髓Ⅸ、Ⅹ运动神经背核、前嗅核等结构。随着疾病发展，病变逐渐累及脑桥、中脑、新皮质。

第1阶段：嗅觉系统（嗅球和前嗅核）、延髓（舌咽神经及迷走神经背核）

第2阶段：脑桥（中缝核下部和蓝斑）

第3阶段：黑质、杏仁核和基底核

第4阶段：边缘系统、颞部中间皮层

第5阶段：高级感官联合区新皮质、前额叶

第6阶段：一级感觉区联合区新皮质、运动前区

该病理分期具有重要的意义：第一，为帕金森病出现诸多的非运动症状提供了理论基础；第二，进一步认识了帕金森病的早期病理改变；第三，有利于帕金森病的早期诊断及有效的神经保护作用。

【辅助检查】

1. 血常规、脑脊液检查　血常规检查无异常，脑脊液中高香草酸含量可降低。

2. 影像学检查　CT、MRI检查无特征性改变，PET或SPECT检查可显示多巴胺合成递质减少及多巴胺转运体数量较少，有辅助诊断价值。

3. 其他　嗅觉测试可发现早期患者的嗅觉减退，经颅多普勒超声（TCD）可探测黑质回声增强等，均有助于诊断。

【诊断要点】

帕金森病的诊断主要依靠病史、临床症状及体征。依据中、老年发病，缓慢进行性发展，同时具备运动迟缓及以下三项中的一项特征：①静止性震颤，4~6 Hz；②肌强直；③姿势不稳。结合对左旋多巴治疗敏感，可做出临床诊断。

【治疗要点】

本病是一种慢性进展性疾病，无法治愈，其治疗的目的是减轻症状，减少并发症，提高生命质量，延长患者生命。宜采取综合性治疗手段，药物治疗为首选和主要治疗方法，手术、运动康复和心理调适是有效的补充。

（一）药物治疗

药物治疗仅能改善症状，不能改变病程，且随应用时间延长，作用衰减，加之药物本身的毒性反应及副作用，用药应遵循个体化，坚持剂量滴定、小剂量开始、缓慢递增、以最小剂量获得满意疗效等原则。

1. 抗胆碱能药物　抗胆碱能药物通过对ACh的抑制使多巴胺的效应相对增高，对震颤、肌强直有一定的作用，适用于震颤明显的年轻患者。常用药物为苯海索，用法为1~2 mg，每日3次。

2. 金刚烷胺　金刚烷胺可使突触前多巴胺的合成和释放增加并减少再摄取，同时有部分抗胆碱能作用。对震颤、强直、少动均有轻度改善作用。用法为50~100 mg，每日2~3次。

3. 复方左旋多巴　复方左旋多巴是治疗本病最基本、最有效的药物。左旋多巴是多巴胺合成的前体，可透过血脑屏障，在脑内多巴胺脱羧酶的作用下转变为多巴胺，以发挥替代治疗作用，对震颤、强直、少动均有较好的疗效。为增加疗效和减少外周不良反应，可将左旋多巴

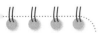

与外周多巴胺脱羧酶抑制剂制成复方制剂，复方左旋多巴主要有两种制剂，即多巴丝肼（美多芭）和卡左双多巴控释片（息宁）。美多芭初始用量为 62.5～125 mg，每日 2～3 次，视症状控制情况，缓慢增加其剂量和服药次数。

4. 多巴胺受体激动药 多巴胺受体激动药可直接刺激多巴胺受体而发挥作用，适用于早期帕金森病患者，也可与复方左旋多巴合用治疗中、晚期患者。常用药物有普拉克索。

5. 单胺氧化酶抑制剂 单胺氧化酶抑制剂可阻止脑内多巴胺降解，增加多巴胺浓度。与左旋多巴合用有协同作用，并能改善症状波动及延缓"开-关"现象的出现。常用药物有司来吉兰，用法为 2.5～5 mg，每日 2 次，早、午分服。

6. 儿茶酚氧位甲基转移酶（COMT）抑制剂 茶酚氧位甲基转移酶抑制剂可抑制左旋多巴在外周的代谢，使血浆左旋多巴浓度保持稳定，并能增加左旋多巴进入中枢量。单用无效，与左旋多巴合用可增强后者的疗效，改善症状波动。常用药物有托卡朋和恩他卡朋。

（二）手术治疗

手术能改善症状，但不能根治该病，适用于药物治疗无效、不能耐受药物以及出现运动障碍的患者，尤其对年龄较轻，症状以震颤、强直为主且偏于一侧者效果较好，术后应继续应用药物治疗。手术方法主要包括神经核损毁术和脑深部电刺激术（DBS）。脑深部电刺激术有微创、安全、有效的特点，已作为手术治疗的首选。

（三）中医、康复及心理治疗

中药、针灸、康复治疗对改善症状具有一定的作用。积极进行语言、进食、行走及日常生活能力训练，可改善患者的生命质量，减缓运动功能退化的速度，减少并发症的发生。心理疏导也是不容忽视的重要辅助手段。

【主要护理措施】

1. 生活护理 鼓励患者独立完成日常生活活动，如进食、穿衣、沐浴、移动，增加独立性，避免过分依赖他人。护理时应注意：①给患者足够的时间，患者不仅表现为动作的开始困难，而且不能灵活地变换动作方向，动作缓慢而笨拙，用时要比正常时长许多。②及时表扬其进步，禁忌责怪、抱怨，增强患者生活自理的信心。③教育家属不要急于帮助和替代，应认识到完成日常生活活动对患者是很好的肢体锻炼，同时也能提高患者的生活信心。如完成困难，应给予必要的帮助，如对下肢行动不便、起坐困难者，应配备高位坐厕、坚固且有扶手的高脚椅、手杖、窗栏等辅助设施。生活用品固定放置于患者伸手可及处。

2. 饮食指导 指导患者合理选择饮食和正确进食。应给予高热量、富含维生素和纤维素、低盐、低脂、适量优质蛋白质的易消化饮食，根据病情变化及时调整和补充各种营养素。伴有自主神经受累或因药物易出现便秘者，应指导其多食蔬菜和水果，多饮水；高蛋白质饮食会降低左旋多巴类药物的疗效，应避免进食；槟榔为拟胆碱能食物，可降低抗胆碱能药物的疗效，也应避免食用。因手指震颤常不能用筷，可用柄把较长的勺子，或提供适合用手拿取的食物。对吞咽困难者，可给予高热量半流质饮食，鼓励其细嚼慢咽，必要时可用吸管和指导采取有效体位进食。进食后及时清洁口腔，擦干口角的食物和分泌物，以维护自身形象。对重症患者，可通过鼻饲或胃造瘘管给予营养或遵医嘱给予静脉营养。另外，还需要做好患者饮食和营养状况的监测。

3. 运动指导 告知患者运动锻炼的目的在于防止和推迟关节强直与肢体挛缩，有助于维持身体的灵活性，增加肺活量，防止便秘，保持并增强自我照顾能力。疾病早期，病情不影响生活和工作，应指导和鼓励患者维持和增加业余爱好，鼓励其积极参与居家活动和社交，坚持适当的运动锻炼，注意保持身体和各关节的活动强度与最大活动范围。疾病中期，应对起坐困难、慌张步态、冻结现象等异常姿势和步态进行有效的指导、协助和反复练习，如起步困难者可在患者脚前放置一个小的障碍物作为视觉提示，帮助起步；步行时应集中注意力，目视前方，保持步行的幅度与速度，步行时两腿尽可能保持一定的距离，双臂摆动，以增加平衡，转身时要以弧线形式前移，尽可能不要在原地转弯等。出现面具脸的患者，应指导其进行鼓腮、伸舌、噘嘴、龇牙、吹吸等面肌功能锻炼，以改善面部表情和吞咽困难，协调发音。晚期出现显著运动障碍、卧床不起者，应指导其采取舒适体位，对其进行被动关节活动和按摩肌肉。

4. 药物护理　本病需要长期或终身服药治疗，详细向患者说明用药原则，常用药物种类、名称、剂量和用法、服药注意事项，进行药物疗效及不良反应的观察和处理。

（1）注意观察药物的不良反应：①左旋多巴制剂：食欲减退、恶心、呕吐、便秘、直立性低血压及精神症状（幻觉、妄想等）。长期服用该药物可有症状波动和异动症。症状波动有两种形式，其一，为剂末现象，是指每次用药的有效作用时间缩短，症状随血液药物浓度发生规律性波动；其二，为"开-关"现象，是指症状在突然缓解（"开期"）与加重（"关期"）之间波动，"开期"常伴异动症；异动症又称运动障碍，常表现为头面部、四肢、躯干的不自主舞蹈样动作、肌张力障碍样动作，少数患者表现为某些固定肌群（多为足或小腿）的痛性痉挛。②抗胆碱能药：主要有口干、少汗或无汗、视物模糊（瞳孔扩大）、便秘、排尿困难、眩晕等。青光眼及前列腺肥大患者忌用。③金刚烷胺：不良反应较少见，有恶心、呕吐、失眠、下肢网状青斑、惊厥、精神症状等，癫痫及严重肾病患者禁用。④恩他卡朋：可引起恶心、神智混乱、不自主运动等不良反应。⑤多巴胺受体激动药：主要的不良反应有恶心、呕吐、直立性低血压和精神症状。⑥司来吉兰：可有恶心、呕吐、眩晕、疲倦、不自主运动等不良反应。消化性溃疡患者慎用。宜在上午服用，以免影响睡眠。

（2）注意用药禁忌：避免使用维生素 B_6、利血平、氯丙嗪、奋乃静等药物。

（3）疗效观察：观察震颤、肌强直、运动功能、言语功能的改善程度。

5. 安全护理　移开环境中的障碍物，行走时对起动和终止应给予必要的保护。对于上肢震颤、动作笨拙的患者，应注意预防烧伤、烫伤等。对于有幻觉、错觉、烦躁、意识模糊等精神障碍的患者，应有专人陪护，避免坠床、坠楼、走失、伤人等意外伤害。对严重抑郁的患者，应注意预防其自伤和自杀。

6. 心理护理　耐心向患者讲解本病的特点为病程较长、进展缓慢、以药物治疗为主，积极治疗可以减轻症状和预防并发症。护士应细心观察患者有无自卑、烦躁、抑郁等心理反应，鼓励其表达，注意倾听他们的心理感受，并与患者讨论身体健康状况改变造成的影响和不利因素，及时给予正确的信息和引导，使其能够接受和适应自己目前的状态并设法改善。指导家属关心、体贴患者，多鼓励，少指责和唠叨，以减轻患者心理压力。

【健康教育及预后】

1. 疾病知识指导　指导患者及家属了解本病的临床表现、病程进展和主要并发症，帮助患者和照顾者适应角色的转变，掌握自我护理知识，积极寻找和去除任何使病情加重的原因。

2. 生活指导　鼓励患者维持和培养兴趣爱好，坚持适当的运动和体育锻炼，做力所能及的家务劳动等，以延缓身体功能障碍的发生和发展。对患者进行日常生活动作训练，协助卧床患者被动活动关节和按摩肢体。指导患者坚持康复训练，保持心态平和。嘱患者按医嘱服药，定期复查肝、肾功能，监测血压变化。当出现发热、外伤、骨折、吞咽困难或运动障碍、精神智能障碍加重时，应及时就诊。

3. 安全指导　防止伤害事故发生。避免登高和操作高速运转的机器；不单独使用煤气、热水器及锐器；外出有人陪伴，出现智能障碍时应随身携带写有患者姓名、住址和联系电话的

随堂测 9-7

卡片，以防走失。

4. 告知预后　本病是一种慢性进展性疾病，无法治愈。病程数年至数十年，患者常死于肺炎、全身衰竭等并发症。

小　结

帕金森病又称震颤麻痹，是一种病因不明的常见的中、老年人神经系统变性疾病，其发病主要与黑质多巴胺能神经元减少、纹状体多巴胺神经递质减少有关。临床症状可分为运动症状和非运动症状，其中以运动症状最为重要，表现为静止性震颤、运动减少、肌强直、姿势及步态异常，有人将其称为帕金森病运动"四大主症"。本病的治疗以改善症状为目的，宜采取综合性治疗手段，药物治疗是首选和主要的治疗方法，手术、运动康复、心理疏导是有效的补充。关键的护理是饮食护理、运动护理、安全护理、药物护理及健康教育的内容。

（王文明）

第八节　认知功能障碍

导学目标

通过本节内容的学习，学生应能够：

◆ **基本目标**

1. 描述阿尔茨海默病、血管性痴呆的概念。

2. 复述阿尔茨海默病的发病机制。

3. 说明血管性痴呆的主要病因。

4. 归纳血管性痴呆的临床表现、治疗要点。

5. 实施对血管性痴呆患者的护理。

6. 应用护理程序对阿尔茨海默病患者实施整体护理。

◆ **发展目标**

综合运用阿尔茨海默病的病理改变、临床表现和治疗要点，解决如何预防、治疗和延缓阿尔茨海默病患者的认知和社会生活功能下降问题。

◆ **思政目标**

在护理工作中，养成尊重患者、有同理心、理解、包容的态度，通过各种护理干预方法帮助患者提高生命质量。

认知障碍是指患者在记忆、语言、情感、执行、视空间能力、判断能力、计算能力等认知功能中，有一项及以上受损。当患者至少两项功能受损且日常的生活与社会活动受到影响时，可考虑为痴呆。表现为认知障碍的相关疾病包括阿尔茨海默病、血管性痴呆、路易体痴呆、额颞叶痴呆、帕金森病、亨廷顿病等。其中最常见的是阿尔茨海默病（Alzheimer's disease，AD），在所有类型中占 60%~70%。阿尔茨海默病是一种起病隐袭、呈进行性发展的神经退行性疾病，临床特征主要为认知功能障碍、精神行为异常和社会生活功能减退等。血管性痴呆（vascular dementia，VD）是仅次于阿尔茨海默病的第二种常见的认知障碍，在所有类型中占 20% 左右。血管性痴呆是由于高血压、心脏病、糖尿病和血脂异常等血管病变引起的皮层下病变，导致记忆、认知和执行功能障碍的严重综合征。对于认知障碍患者来说，由于其认知功能持续受损，患者的日常独立生活能力通常逐渐下降，社会功能严重损害，患者的生命质量及其家庭均受到严重的影响。本节重点介绍阿尔茨海默病和血管性痴呆。

案例 9-5

某患者，女性，84 岁。4 年前开始经常忘事，如出门之后忘记自己要去哪、买完菜忘记自己买过菜。2 年后症状加重，有时自己一个人发呆，不洗澡，不做家务，无法独立做饭、出门等，开始不认得一些老朋友、邻居，并且生活作息不规律，经常晚上不睡觉，大喊大叫，哭诉自己的钱丢了，让子女陪着一直找钱，把沙发、床底等翻得乱七八糟，怀疑钱被子女拿走了，让子女陪着聊天聊到深夜，使得子女无法休息。子女将其带去医院，被诊断为阿尔茨海默病。

请回答：

1. 目前患者处于阿尔茨海默病临床分期的哪一期？
2. 护理评估时，应重点进行患者既往史、心理社会等哪方面资料的收集？
3. 针对此位患者的综合情况，如何指导患者及家属提高患者的生命质量？

一、阿尔茨海默病

阿尔茨海默病（Alzheimer's disease，AD）是发生于老年和老年前期、以进行性认知功能障碍和行为损害为特征的中枢神经系统退行性病变。临床特征主要为认知功能障碍、精神行为异常和社会生活功能减退。阿尔茨海默病是一种常见的老年病，是老年期最常见的痴呆类型，占老年期痴呆的 50%~70%。《2021 年世界阿尔茨海默病报告》数据显示，全球约有 5500 万人罹患阿尔茨海默病，预计到 2030 年将达到 7800 万。2021 年 4 月 28 日，我国首个《中国阿尔茨海默病患者诊疗现状调研报告》在第十三届健康中国论坛发布。截至 2020 年，我国的阿尔茨海默病患者超过 1000 万人，每年平均有 30 万例新发病例，占全球患病总人数的 1/4。在年龄≥60 岁的老年人群中，年龄每增长 5 岁，患病危险度会增加 1.85 倍。阿尔茨海默病一般分为早发型（年龄≤65 岁）、晚发型（年龄>65 岁），也可根据家族发病倾向分为家族型（有家族发病倾向）和散发型（无家族发病倾向）。阿尔茨海默病为不可逆性疾病，其病程一般为 10 年左右，呈渐进性，最终患者死亡。

【病因和发病机制】

阿尔茨海默病的病因复杂，发病机制目前仍未明确。大部分流行病学研究显示，阿尔茨海默病与遗传相关，痴呆家族史是阿尔茨海默病的危险因素。载脂蛋白 E（apolipoprotein E，

Apo E）是阿尔茨海默病的重要危险因素，Apo E 基因有 3 种等位基因，分别为 ε2、ε3 和 ε4，研究显示基因型为 Apo E ε4/ε4 的人患病的风险是 Apo E ε2/ε2 的 16 倍，是 Apo E ε3/ε3 的 8 倍。近年来研究发现，脑外伤史、抑郁症、糖尿病、甲减史、心理疾病以及其他功能性精神障碍等也是阿尔茨海默病的危险因素。其他危险因素包括低教育水平和不良生活方式，如缺乏身体锻炼、肥胖、酒精摄入过多及吸烟。多年来，阿尔茨海默病的病因和发病机制研究取得了很多进展，主要发病机制有以下几种。

（一）淀粉样蛋白级联假说

该假说认为 β 淀粉样蛋白（β amyloid peptide，Aβ）于大脑内沉积是阿尔茨海默病病理改变的中心环节。Aβ 主要有 Aβ40、Aβ42 和 Aβ43 三种类型。其中，Aβ42/43 更容易形成寡聚体，是阿尔茨海默病患者老年斑的主要成分。阿尔茨海默病患者脑内 Aβ42/43 显著增多形成脑内沉积，并通过激活小胶质细胞诱发炎症反应；增加线粒体氧化应激；激活细胞凋亡途径，介导细胞凋亡；减弱能量代谢和葡萄糖调节等一系列的途径造成神经细胞损伤，进而诱发认知障碍。这些病理生理改变又可促进 Aβ 沉积，产生正反馈的级联放大效应，最终导致神经细胞严重减少，引发临床认知和行为症状。

（二）Tau 蛋白异常磷酸化假说

Tau 蛋白是一种具有热稳定性与高可溶性的微管相关含磷糖蛋白，正常情况下通过与微管结合而维持细胞骨架的稳定，促进微管的装配及囊泡运输。阿尔茨海默病患者脑内的 Tau 蛋白过度磷酸化，聚集形成双螺旋纤维（paired helical filament，PHF），并重新组装成神经原纤维缠结（neurofibrillary tangle，NFT），从而产生神经毒性。同时，由于正常的 Tau 蛋白减少，无法与脑细胞微管结合，破坏了微管的稳定性，导致微管溃变，使轴浆运输中止或紊乱，破坏神经细胞的可塑性，引起轴突变性，神经细胞死亡。

（三）胆碱能假说

胆碱能系统在维持脑稳态和促进神经细胞可塑性中起广泛作用，乙酰胆碱（acetylcholine，ACh）是一种兴奋性神经递质，主要涉及学习、记忆和运动调节，广泛分布于中枢及外周神经系统。研究证实，阿尔茨海默病患者胆碱能损伤是基于前脑迈纳特（Meynert）基底核胆碱能神经细胞的变性、烟碱样及毒蕈碱样受体缺失以及胆碱乙酰转移酶（choline acetyltransferase，ChAT）和乙酰胆碱酯酶（acetyl cholinesterase，AChE）功能减弱，催化活性不足。当神经冲动到达神经末梢时，突触囊泡中 ACh 不够充盈，致使神经细胞内 ACh 信号传递通路受阻，而突触间的 ACh 又被胆碱酯酶分解，导致神经细胞功能障碍，促进了阿尔茨海默病的发生。

（四）遗传假说

依据发病年龄，阿尔茨海默病可分为早发型阿尔茨海默病（<65 岁）和晚发型阿尔茨海默病（≥65 岁）两种；按有无家族遗传史，可分为家族型阿尔茨海默病（familial Alzheimer's disease，FAD）和散发型阿尔茨海默病（sporadic Alzheimer's disease，SAD）。FAD 多为早发型，呈常染色体显性遗传，目前已发现 3 个可以导致 FAD 的基因突变：位于 21 号染色体的 APP 基因、位于 14 号染色体的早老素 1（presenilin 1，PS1）基因及位于 1 号染色体的早老素 2（presenilin 2，PS2）基因突变。APP 基因、PSEN1 等基因的突变主要引起 Aβ42 的表达增加、Aβ40 表达减少，促进 Aβ 在脑组织中早期沉积，加速淀粉样蛋白级联反应。

位于 19 号染色体上的载脂蛋白 E（apolipoprotein E，Apo E）基因是晚发家族型阿尔茨海默病和散发型阿尔茨海默病的易感基因，该基因对胆固醇代谢、突触可塑性调节以及 Aβ 沉积等方面都有影响。ApoE 具有 ε2、ε3、ε4 3 个等位基因。目前相关机制研究发现携带 APOE-ε4 风险基因可导致神经胆固醇水平显著降低，干扰胆固醇的运输，破坏神经突触的修复，促进 Aβ 沉积。但目前 Apo E 基因与阿尔茨海默病之间关联的原因尚未明确。

（五）其他假说

其他假说包括氧化应激、线粒体损伤、免疫炎症、突触功能障碍、自噬、兴奋性氨基酸毒性、糖脂代谢失调、非编码 RNA 调控等，但是其在阿尔茨海默病病理生理过程中的作用尚未明确，多与 Aβ 异常沉积有关，可能同属淀粉样蛋白级联假说的范畴。

【病理】

阿尔茨海默病患者大体病理主要为脑萎缩；镜下可见老年斑、神经原纤维缠结、神经元减少、脑淀粉样血管病等主要病理改变。

1. 大体病理　主要是脑萎缩，出现以额叶、颞叶和顶叶部位为主，以脑回变窄、脑沟变深、脑室角变钝、侧脑室扩大、海马与颞角壁间隙增宽为主要表现的萎缩，大多为对称性。脑萎缩始于内嗅皮层，随病情进展，逐渐扩展至海马、内侧颞叶、额顶区。

2. 组织病理　具有脑萎缩表现的患者不一定是阿尔茨海默病患者。阿尔茨海默病的特性是在镜下组织病理可见细胞外的 Aβ 沉积形成的老年斑（阿尔茨海默病主要病变之一）、神经细胞内神经原纤维缠结、神经细胞大量减少、淀粉样血管病变，还可见海马神经元颗粒空泡变性、胶质细胞增生等。

【临床表现】

阿尔茨海默病通常隐匿起病，持续性进展。其主要临床表现为一个或者多个认知功能缺损症状，如记忆、学习、语言、复杂注意、执行功能、知觉动作及社会认知。

（一）痴呆前阶段

痴呆前阶段包括轻度认知功能障碍发生前期（pre-mild cognitive impairment，pre-MCI）与轻度认知功能障碍（mild cognitive impairment，MCI）。pre-MCI 患者几乎没有临床表现，认知功能与行为表现与正常人难以区分，目前 pre-MCI 主要作为一个概念用于临床研究。MCI 患者主要以记忆功能的轻微下降、学习新知识能力的降低为主要临床特征，通常从表现上难以与良性遗忘识别，且 MCI 患者的日常生活与社会活动能力基本不受影响，未达到传统意义上的痴呆阶段。

（二）痴呆阶段

痴呆阶段即传统意义上的阿尔茨海默病，此阶段患者认知功能损害导致了日常生活能力下降，根据认知损害的程度大致可以分为轻度、中度、重度。

1. 轻度　主要表现为记忆障碍。首先出现的是近事记忆减退，常将日常所做的事和常用的一些物品遗忘。随着病情的发展，可出现远期记忆减退，即对发生已久的事情和人物的遗忘。部分患者出现视空间障碍，外出后找不到回家的路，不能精确地临摹立体图。面对生疏和复杂的事物容易出现疲乏、焦虑和消极情绪，还会表现出人格方面的障碍，如不爱清洁、不修边幅、暴躁、易怒、自私、多疑。

2. 中度　除记忆障碍继续加重外，工作、学习新知识和社会接触能力减退，特别是原已掌握的知识和技巧出现明显的衰退。出现逻辑思维、综合分析能力减退，言语重复、计算力下降，明显的视空间障碍，如在家中找不到自己的房间，还可出现失语、失用、失认等，有些患者还可出现癫痫、强直 - 少动综合征。此时患者常有较明显的行为和精神异常，性格内向的患者变得易激惹、兴奋、欣快、言语增多，而原来性格外向的患者则可变得沉默寡言，对任何事情提不起兴趣，出现明显的人格改变，甚至做出一些丧失羞耻感（如随地大小便）的行为。

3. 重度　此期患者除上述各症状逐渐加重外，还有情感淡漠、哭笑无常、言语能力丧失，以致不能完成日常简单的生活事项，如穿衣、进食。终日无语而卧床，与外界（包括亲渐丧失接触能力。四肢出现强直或屈曲瘫痪，括约肌功能障碍。此外，此期患者常可全身系统疾病的症状，如肺部及尿路感染、压疮以及全身性衰竭症状，最终因并发症而亡。

【辅助检查】

1. 体液检测　血浆淀粉样蛋白 Aβ 或 Tau 蛋白代谢相关蛋白升高；糖原合成酶激酶 -3（GSK-3）升高；血清中的炎性因子升高：C 反应蛋白、白介素、同型半胱氨酸等升高；脑脊液 Aβ 多肽、Tau 蛋白升高：总 Tau 蛋白（T-tau）和磷酸化 Tau 蛋白（P-tau）升高等。

2. 影像学检查　头颅 CT 检查对阿尔茨海默病的诊断和鉴别诊断很有帮助。阿尔茨海默病的脑 CT 突出表现是脑组织的解剖结构和病理形态改变（皮质性脑萎缩和脑室扩大伴脑沟裂增宽，海马结构选择性萎缩）；MRI 检测显示内侧颞叶、海马萎缩；功能成像（如 PET）主要测定的大脑皮质葡萄糖代谢率主要用于反映神经和突触活性，用于对阿尔茨海默病进行早期诊断和鉴别诊断。

3. 神经心理学检查　对阿尔茨海默病的认知评估领域应包括记忆功能、言语功能、定向力、应用能力、注意力、知觉（视觉、听觉、感知觉）和执行功能 7 个领域。临床上常用的工具可分为：①大体评定量表，如简易精神状况检查量表（MMSE）、蒙特利尔认知测验（MoCA）、阿尔茨海默病认知评估量表（ADAS-cog）、长谷川痴呆量表（HDS）、Mattis 痴呆量表、认知能力筛查量表（CASI）；②分级量表，如临床痴呆评定量表（CDR）和总体衰退量表（GDS）；③精神行为评定量表，如汉密尔顿抑郁量表（HAMD）、神经精神问卷（NPI）；④用于鉴别的量表，Hachinski 缺血量表。还应指出的是，选用何种量表，如何评价测验结果，必须结合临床表现和其他辅助检查结果综合得出判断。

4. 电生理检查　如脑电图（EEG）、诱发电位（EPs）。阿尔茨海默病早期脑电图的改变主要是波幅降低和 α 节律减慢。

5. 基因检测　早老素 1（PS1）、早老素 2（PS2）、淀粉样前体蛋白（APP）和 APOEε4 等基因检测。

【诊断要点】

以认知功能的评估为重点，根据病史采集、认知功能评估、日常生活能力评估、精神行为症状评估、体液检测、影像学检查等综合判断，可做出诊断。

【治疗要点】

目前本病病因不明，尚无特效治疗方法，一般分为药物治疗和非药物治疗。多数治疗是针对认知功能、社会生活功能降低和一些精神病性症状的对症治疗，如对已经确诊的阿尔茨海默病患者尽量延缓其病程，增强患者的认知功能和记忆力。

（一）药物治疗

1. 改善认知功能的药物治疗　石杉碱 - 甲（哈伯因）能改善良性记忆障碍（记忆减退），对阿尔茨海默病有一定的疗效；乙酰胆碱酯酶抑制药多奈哌齐（安理申）用于治疗各期阿尔茨海默病，对约 1/3 的阿尔茨海默病患者治疗有效，可延缓认知功能及社会功能下降的速度；美金刚是低亲和力、非竞争性 N- 甲基 -D- 天冬氨酸（NMDA）受体拮抗药，也被推荐用于治疗中、重度阿尔茨海默病。临床上有时还使用脑代谢赋活剂如奥拉西坦。

2. 对症治疗　目的是控制伴发的精神行为症状。可针对性地给予抗焦虑药、抗抑郁药或抗精神病药治疗。

（二）非药物治疗

非药物治疗主要包括社会心理及支持治疗和认知干预等方法。

1. 社会心理及支持治疗 开展社会心理治疗，前提是与家属和患者建立良好的护患关系，告知家属照顾的基本目标及原则。鼓励和支持患者多参与社会活动，融入社会，提高生活和社会能力。症状处于早期的患者进行力所能及的锻炼活动，勤动手、动脑，保持情绪稳定，减少负性刺激；对症状处于晚期的患者，加强护理。鼓励阿尔茨海默病患者多了解新鲜事物，发展自己的兴趣爱好。

2. 认知干预 包括认知刺激、认知康复和认知训练。认知刺激方面，指导患者参与主体讨论、数字迷宫任务等非特异性干预方法，以维持患者的认知功能与社会功能。认知康复方面，鼓励并指导患者多动手锻炼，如独立用餐、洗漱、洗衣，重在维持患者的日常生活能力，改善生命质量。认知训练方面，指导患者进行记忆训练、速度训练等认知与认知加工过程方面中有针对性的训练，对改善认知功能、延缓大脑老化、保持思维敏捷与刺激神经细胞活力有积极意义。

【护理】

（一）护理评估

1. 病史 护理人员须系统而全面地采集病史，了解患者有无家族遗传史、外伤等诱因，了解患者发病时间、起病形式、病程进展、用药情况及其他既往治疗经过等。

2. 认知功能评估 认知能力的评估主要包括学习能力、远期和近期记忆、注意、言语功能受损、社会行为的恰当性、抽象概括能力、信息处理速度、判断力、推理和转换能力、视空间和结构能力等，对患者进行综合认知能力的评估。

3. 身体评估 除一般体格检查外，应该评估患者神经系统功能，有无其他影响精神状况的器质性病变等。很多器官系统的疾病可能会导致意识障碍、记忆受损和行为改变等，需进行鉴别诊断。为更好地进行鉴别诊断，必要时需要做一些实验室检查和影像学检查辅助诊断。

4. 精神社会评估 评估患者的精神状态，如有无抑郁、焦虑、易怒；评估患者有无精神病性症状，包括淡漠、幻觉、妄想等；另外，评估患者是否有易激惹、行为异常、攻击性等其他异常精神行为。

（二）常见护理诊断 / 问题

1. 记忆受损 与记忆力持续下降有关。

2. 生活自理缺陷 与认知功能下降有关。

3. 有受伤的危险 与患者认知能力下降和运动能力下降有关。

4. 言语沟通障碍 与记忆受损、失语、失认有关。

（三）护理目标

（1）患者能最大程度地识别周边的人和事物。

（2）患者参与力所能及的自我照顾，在家属及护理人员的指导下能够尽量提高生命质量。

（3）患者未出现外伤。

（4）患者能较正确地表达自己的需求。

（四）护理措施

1. 记忆受损 与记忆力持续下降有关。

（1）用药：在家属或护理人员的监督、指导下，保证患者按时服药。阿尔茨海默病患者易忘吃药、吃错量，指导家属在患者服药时，确保看到患者服下药物，勿出现漏服、错服、药量错误甚至中毒等。所有口服药必须由护理人员或家属按顿送服，严禁交给患者自行保管。对于

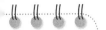

经常出现拒绝服药的患者，除亲自观察患者服药外，还要嘱患者将口张开，检查口内是否有未咽下的药物，防止患者将含在口中的药物吐出。

（2）病情观察：记录患者记忆受损的范围、程度、时间等，定期监测患者认知能力，对患者记忆、学习、语言等能力进行评估并准确记录。

（3）防止走失：阿尔茨海默病患者因记忆功能下降，尤其是中、重度患者，综合认知能力明显降低，应防止患者独自出门，另外应指导家属做信息卡片，使患者随身携带，标明患者的姓名、疾病、家庭地址、联系方式等，一旦患者走失，以便被人发现送回。

2. 生活自理缺陷　与认知功能下降有关。

（1）生活护理：指导患者锻炼并保持日常的生活能力，尽量提高生活自理能力。

指导患者定期参加社交、娱乐、智力活动等，维持患者的独立生活能力，提高生命质量。对于生活需要完全依赖他人的患者，应帮助患者定时用餐、排泄、活动，保持患者的清洁卫生。注意勤换衣物，预防压疮和呼吸道感染等。

（2）饮食护理：患者饮食应清淡，多吃富含蛋白质、维生素的食物。另外，患者若有吞咽困难、饮水呛咳等症状，则饮食以流食、软食为主，避免因呛咳引起的窒息、肺部感染等。指导易噎食患者少食多餐，定时定量。同时嘱患者禁烟、限酒。

3. 有受伤的危险　与患者认知能力下降和运动能力下降有关。

（1）防止跌伤：阿尔茨海默病患者常伴有锥体外系病变，出现扭转痉挛、震颤麻痹以及行动失调等症状，甚至站立、行走不便，因此有跌伤的风险。另外，老年人骨质疏松，骨折风险更高，因此走廊、卫生间等环境的地面应保持干燥、无湿滑。患者上、下床及变换体位时动作宜缓，床边要设护栏；上、下楼梯及外出散步一定要有人陪伴和扶持。

（2）防止自伤：阿尔茨海默病患者通常合并至少一种激越行为，如语言攻击行为，徘徊、藏东西等非躯体攻击行为以及躯体攻击行为。人格的改变致使患者容易发生自伤、自杀行为。家属或护理人员应进行全面、细致的照护，仔细观察，注意患者有无可疑意向或动作，清除患者可能利用的危险物品，保证患者周围环境的安全等。

4. 言语沟通障碍　与记忆受损、失语、失认有关。

（1）社会干预：指导患者家属多与患者沟通和交流，耐心倾听患者的想法与诉求，勿直接反驳患者的想法，循循善诱，倾听患者内心真实的想法。指导患者定时参加社会活动等，尽量给予患者与他人沟通和交流的机会，尽量延缓患者语言表达与理解能力的下降。

（2）心理护理：关心、理解患者，采取适合的交流技巧，鼓励患者表达自己，减少抑郁、焦虑等不良情绪，帮助患者提升语言交流的兴趣。

（五）护理评价
（1）患者能够最大限度地辨认周边基本的人与事物。
（2）患者能够独立完成洗漱、穿衣、沐浴等日常生活行为。
（3）患者没有出现跌伤、自伤、走失等安全问题。
（4）患者能够说出自己的想法和需求。

【健康教育】

1. 尽可能地延缓患者认知功能的下降　阿尔茨海默病患者的认知功能持续下降，定期进行病情观察，评估患者的各方面能力，以便针对性地进行护理干预。根据患者的病情进展，指导患者进行智力训练、情志活动、社会活动、生活锻炼等，帮助患者尽可能地维持认知功能。

2. 以提高患者自理能力为主，提高患者生命质量　生命质量降低是阿尔茨海默病患者的主要问题，严重影响患者及家属的日常生活。指导患者定期进行生活能力锻炼，如自己用餐、穿衣服、洗漱、沐浴。指导患者进行日常的体育锻炼，维持和保护运动功能。

3. 关注家属的心理健康 阿尔茨海默病不仅给患者个人生活带来严重的影响，同时给其家庭、社会带来了沉重的负担。在关心、爱护患者的同时，给予患者家属心理护理，多与家属沟通和交流，缓解家属焦虑等不良情绪，减轻家属的思想压力，指导家属对患者进行科学的日常护理。

二、血管性痴呆

血管性痴呆（vascular dementia，VD）是由于高血压、心脏病、糖尿病和血脂异常等血管病变引起的皮质下病变，导致记忆、认知和执行功能障碍的严重综合征。血管性痴呆因流向大脑的血液减少或缺乏而导致流向大脑的血液堵塞或减少导致神经元死亡，脑组织开始萎缩。血管性痴呆有时也被认为是认知障碍和多发梗死性痴呆的血管因素。

血管性痴呆以急性起病和阶梯式恶化的痴呆为主要临床表现。症状因大脑的不同部位血管和血流受阻而不同，常见的症状包括睡眠障碍、定向障碍、思考困难、理解困难、无法创造新的记忆及神经系统受损的行为症状等。

血管性痴呆是仅次于阿尔茨海默病的第二常见的痴呆形式。在所有痴呆类型中，血管性痴呆占痴呆的20%。年龄大于65岁的人群中血管性痴呆的患病率为12%～42%，年龄大于70岁的人群中血管性痴呆的患病率为0.6%～12%。两项针对我国上海市人群的研究显示，血管性痴呆的患病率为20.1%～27.1%。三项关于我国北方人群的流行病学研究显示，血管性痴呆在老年期痴呆中占55.2%～68.1%。血管性痴呆患病率与年龄相关，年龄增加，患病率升高。研究显示，男性和女性的发病率也有细微的差异，通常男性略高于女性。血管性痴呆的自然病程约5年，相比普通人群甚至阿尔茨海默病患者，血管性痴呆患者的预期寿命更短。

【病因和发病机制】

血管性痴呆因不同病变部位而包括许多类型，以多发梗死性痴呆、卒中后痴呆、皮质下痴呆及脑白质损伤等为常见，其中多发梗死性痴呆在临床上最为常见。导致血管性痴呆的危险因素尚不清楚，但通常认为与卒中的危险因素类似，如高血压、冠状动脉疾病、房颤、糖尿病、高脂血症、吸烟、高龄及既往卒中史。与阿尔茨海默病相比，血管性痴呆的认知功能受损也很明显，但在一定程度上是可以预防的，血管性痴呆对治疗的反应也优于阿尔茨海默病，因此对血管性痴呆可疑病例的早期检测和准确诊断尤显重要。目前多数学者认为，血管性痴呆的病因是脑血管病变（包括出血性和缺血性）引起的脑组织血液供应障碍，导致脑功能衰退。除脑血流量降低的程度与痴呆的严重程度成正比外，脑血管病变的部位与痴呆的发生也有重要的关系。

【临床表现】

血管性痴呆较多出现夜间精神错乱，人格改变较少见，早期自知力存在，可伴发抑郁、情绪不稳和情感失控等症状。患者有卒中或短暂性脑缺血发作（transient ischemic attack，TIA）病史或有脑血管障碍危险因素病史，体格检查可有局灶性神经系统症状和体征。血管性痴呆的认知功能缺损通常较局限，记忆缺损可能不太严重。CT及MRI检查可见多发性梗死灶，Hachinski评分（缺血指数量表）≥7分（≤4分为阿尔茨海默病，5～6分为混合性痴呆）。

1. 早期症状 血管性痴呆的潜伏期较长，一般不容易被早期发现。早期症状以脑衰弱综合征为主，即情绪不稳定、头晕、头痛、易疲劳、注意力不集中、工作效率低、失眠或多眠，也有近期记忆力的下降，因而引起患者继发性焦虑。

2. 局限性神经系统症状及体征 依据不同部位的脑出血或脑梗死而产生不同的症状，其

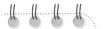

中较为突出的有假性延髓性麻痹、构音障碍、吞咽困难、中枢性面肌麻痹，不同程度的偏瘫、失语、失用或失认，癫痫大发作及尿失禁等。

3. 局限性痴呆　主要表现为以记忆下降为主，虽然出现记忆障碍，但是患者在相当长的时间内保存自知力或部分自知力，患者知道自己记忆力下降、易忘事。有的患者为此而产生焦虑或抑郁情绪；有的患者则出现病理性赘述，表现为说话啰唆、无主次、无次序。患者的记忆力、智力虽然有所下降，但是日常生活能力、理解力、判断力以及待人接物的能力均能在较长时期内保持良好状态，人格也保持较为完好。另外，由于血管性痴呆的原发疾病是脑血管病，所以可以出现脑血管病变（包括出血性和缺血性）的不同神经系统定位体征。从诊断起，平均病程 6～8 年，许多研究表明，血管性痴呆患者的存活时间短于阿尔茨海默病患者，而且最终往往死于心血管疾病或卒中发作。

【辅助检查】

1. 实验室检查　血脂和血糖升高及炎性血管病等相关免疫检查可检测到阳性指标。
2. CT、MRI 检查　检查脑血管病变部位、性质、范围以及脑萎缩程度等。
3. 经颅多普勒超声检查　提示管径、流速、流量改变等。
4. 脑电图检查　提示不同程度的异常或局灶电波。

【诊断要点】

血管性痴呆的具体诊断工具因患者病情不同而不同。诊断要点主要包括在既往慢性疾病史的基础上参考临床表现和神经系统相关检查。病史与临床表现方面，主要为突然起病、起病的时间通常至少 1 次与脑血管事件相关，或者在没有脑卒中病史的前提下逐渐起病，出现定向障碍、思考困难、神经损害症状以及人格改变；相关神经系统检查、影像学检查等能够明确脑血管病病灶的部位、性质及大小等；患者常合并有糖尿病、高血压、心脑血管病及脑卒中等既往慢性疾病史。

【治疗要点】

血管性痴呆的进展程度及预后与血管病灶的具体部位及类型相关，应根据原发性脑血管病和认知表现给予综合治疗。

1. 积极治疗原发性疾病　根据原发性疾病进行治疗，高血压患者控制血压，尽量控制收缩压在 130～150 mmHg；糖尿病患者积极控制血糖；其他疾病根据病因进行治疗，对防治血管性痴呆具有积极意义。

2. 认知症状的治疗　胆碱酯酶抑制药多奈哌齐和非竞争性 N- 甲基 -D- 天冬氨酸受体拮抗药美金刚对血管性痴呆患者的认知功能可能有改善作用。维生素 E、维生素 C、银杏叶制剂、吡拉西坦、尼麦角林等可能有一定的辅助治疗作用。

3. 对症治疗　如出现抑郁症状，可选用选择性 5- 羟色胺再摄取抑制药（SSRIs）；如出现幻觉、妄想、激越和冲动、攻击行为等，可短期使用非典型抗精神病药，如奥氮平、利培酮。

【主要护理措施】

1. 病情评估与观察　通常患者以老年人为主，由于认知能力下降，患者表达能力缺乏，护理人员应综合患者主诉及客观体征，细致、全面地观察，指导家属细心观察患者的病情，及时注意患者病情相关变化。

2. 饮食护理　指导患者清淡饮食，多食用富含蛋白质、维生素以及软磷脂的食物，少食多餐，勿饮食过饱；禁食辛辣、烟熏食物，适当多食用新鲜水果、蔬菜及豆制品等，多食用易消化吸收、低脂等对心脑血管有利的食物。

3. 生活护理　对于生活不能自理的患者，指导家属注意维持患者的基本生活需求，尽量同时照顾好更高层次的需求。定时开窗通风，保持环境清洁、干燥。保持患者皮肤清洁，帮助患者勤翻身，勤更换衣服、被褥、床单等，做好生活护理。

4. 用药护理　坚持按时服药，遵医嘱按量服药。指导家属确保患者把药咽下，当患者咽下药物后，可让患者张口进行检查，保证患者安全、有效地服下药物。

5. 康复护理　指导家属定期对患者进行康复锻炼。指导患者适当进行一些体育锻炼、益智游戏、情志训练等社会活动，延缓痴呆的病程进展，尽量提高患者的生命质量。

6. 心理护理　多与患者及家属进行沟通和交流，倾听他们的诉求。针对患者的情绪状态给予安慰与交流，缓解患者抑郁、焦虑等状态，改善患者的睡眠状态等。

【健康教育】

1. 动脑益智　勤动脑、勤学习有助于降低痴呆发生的风险。指导患者听音乐、收听广播、读书、看报等，积极参加益智活动、情志训练等，有助于延缓认知功能退化。

2. 健康饮食　以清淡、易消化饮食为主，荤素搭配，少食多餐，不可过饱。指导家属为患者制作多样化饮食，多食用一些有利于降低血脂的食物，如洋葱、牛奶、海带、燕麦、黑木耳、大蒜。

3. 心理护理　痴呆患者因认知功能持续退化、生命质量下降，容易出现焦虑、抑郁等负性情绪。指导患者及家属保持心情乐观，给予心理方面的健康指导。

小　结

阿尔茨海默病是发生于老年和老年前期、以进行性认知功能障碍和行为损害为特征的中枢神经系统退行性病变。临床特征主要为认知功能障碍、精神行为异常和社会生活功能减退。根据病程进展，通常分为痴呆前阶段与痴呆阶段。阿尔茨海默病的病因和发病机制目前仍尚未明确，其主要的病理改变是老年斑、神经原纤维缠结、神经元减少等。早诊断、早干预是延缓病程进展和维持生命质量的关键，治疗要点是坚持按时服药、积极进行社会心理及支持治疗与认知干预。护理方面，应定期进行认知功能等方面的评估，鼓励患者多参加社会活动，指导患者重点锻炼并维持自理能力，提高生命质量，减轻疾病负担。

血管性痴呆是由于高血压、心脏病、糖尿病和血脂异常等血管病变引起的皮质下病变，导致记忆、认知和执行功能障碍的严重综合征，因流向大脑的血液减少或缺乏而导致。血管性痴呆常见症状包括睡眠障碍、定向障碍、思考困难、理解困难、无法创造新的记忆与构音障碍、步态障碍等神经系统症状的异常等。值得注意的是，血管性痴呆的具体症状因不同的脑血管病变部位与类型而不同，以根据原发性脑血管病进行对应原发性疾病的治疗与根据认知表现进行对症治疗为主要治疗原则。血管性痴呆患者的护理主要以病情评估与观察、用药护理、生活护理、饮食护理、康复护理及心理护理等为主。

（卢言慧）

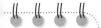
第九节　神经系统疾病常用诊疗技术及护理

导学目标

通过本节内容的学习，学生应能够：

◆ **基本目标**

1. 解释腰椎穿刺、数字减影血管造影操作的目的。
2. 说明上述操作的禁忌证和并发症。
3. 明确脑血管内介入治疗的适应证、禁忌证及常用方法。

◆ **发展目标**

综合运用专科知识和技能为接受上述操作的患者提供高质量专科护理。

◆ **思政目标**

配合医师进行上述操作，应用恰当的沟通技巧，体现人文关怀和法律意识。

一、脑血管内介入治疗

脑血管内介入治疗（cerebral intravascular interventional therapy）是指在 X 线辅助下，经血管途径，借助导引器械（针、导管、导丝）递送特殊材料进入中枢神经系统的血管病变部位，治疗各种颅内动脉瘤、颅内动静脉畸形、颈动脉狭窄、颈动脉海绵窦瘘及其他脑血管病。治疗技术分为血管成形术（对狭窄的血管行球囊扩张、支架置入）、血管栓塞术、血管内药物灌注术等。相比常规的开颅手术，脑血管内介入治疗具有创伤小、恢复快、疗效好的特点。

【适应证】

（1）颅内动脉瘤。

（2）颅内动静脉畸形，如位于功能区或脑深部的动静脉畸形、血管畸形较大、手术切除困难或风险大。

（3）动脉粥样硬化性脑血管病，如颈动脉狭窄＞70%，患者有与狭窄相关的神经系统症状；双侧椎动脉开口狭窄＞50%或一侧椎动脉开口狭窄＞70%、另一侧发育不良或完全闭塞等。

【禁忌证】

（1）凝血功能障碍或对肝素有不良反应。

（2）对含碘造影剂过敏。

（3）患者临床状况极差。

（4）动脉粥样硬化性脑血管病患者显示双侧颈动脉闭塞或双侧椎动脉闭塞、严重血管迂曲、狭窄部位伴有软血栓、严重神经功能障碍、3周内有严重的卒中发作或合并严重全身器质性疾病等。

【方法】

1. 血管内栓塞治疗 血管内栓塞治疗是将微导管超选择性插入靶灶内，放置相应的栓塞材料，将动脉瘤或畸形血管团栓塞。

2. 血管内支架置入术 血管内支架置入术是在局部麻醉或全身麻醉状态下，选择合适的指引导管放置在靶动脉，将相应的指引导丝通过狭窄部位，沿指引导丝将适当的支架放置在狭窄部位，透视定位下位置满意后释放支架，再次造影评价治疗效果。

3. 溶栓治疗 脑血栓形成急性期的动脉溶栓是将溶栓药物注入闭塞血管的血栓形成处，溶解血栓，使血管再通。

【护理】

1. 术前护理

（1）评估患者的文化水平、心理状态以及对该项治疗技术的认知程度；指导患者及家属了解治疗的目的、过程、可能出现的意外或并发症，征得家属的理解，签字同意；为患者创造安静的休养环境，解除心理压力。

（2）做好各项实验室检查，如患者的肝功能、肾功能、血型、血常规、出凝血时间；遵医嘱行碘过敏试验。

（3）用物准备：注射泵、监护仪、栓塞物品或药品（甘露醇、尿激酶）等。

（4）建立可靠的静脉通道（套管针），尽量减少穿刺，防止出血及淤斑。

（5）遵医嘱备皮、沐浴及更衣。

（6）遵医嘱禁食、禁水和禁药：局部麻醉者 4~6 h，全身麻醉者 9~12 h。

（7）特殊情况遵医嘱术前用药、留置导尿或心电监护。

2. 术中配合

（1）遵医嘱给药，并调节和记录给药时间、剂量、速度及浓度，根据患者的血管情况及时更换所需器械、导管或导丝。

（2）密切观察患者的意识状态和瞳孔变化，若术中出现烦躁不安、意识障碍或意识障碍程度加重，一侧瞳孔散大等，常提示患者脑部重要功能区血管栓塞或病变血管破裂，必须立即配合抢救。

（3）注意观察患者的全身情况，如有无语言沟通障碍、肢体运动及感觉障碍，有无寒战、高热等不良反应，有无皮肤受压等，如发现异常，及时报告医师处理。

（4）遵医嘱输氧和心电监护。

（5）保持各种管道通畅。

3. 术后护理

（1）严密观察意识、瞳孔及生命体征变化，每 2 h 监测一次，连续 6 次正常后停测。密切观察患者四肢活动、语言状况等，并与术前比较，如发现异常，立即向医师报告，以及早发现颅内高压、脑血栓形成、颅内血管破裂出血、急性血管闭塞等并发症。

（2）术后平卧，穿刺部位按压 30 min，沙袋（1 kg）压迫 6~8 h，穿刺侧肢体继续制动（取伸展位，不可屈曲）2~4 h。一般于穿刺后 8 h 左右可行侧卧位；24 h 内卧床休息，限制活动。

（3）密切观察双侧足背动脉搏动和肢体远端皮肤颜色、温度等，防止动脉栓塞；注意局部有无渗血、血肿，指导患者咳嗽或呕吐时按压穿刺部位，避免因腹压增加而导致切口出血。

（4）使用肝素和华法林时主要监测凝血功能，注意有无皮肤、黏膜、消化道出血，有无发热、皮疹、哮喘、恶心、腹泻等药物不良反应。

（5）术后休息 2～3 d，卧床期间协助生活护理。避免情绪激动、精神紧张和剧烈运动，防止球囊或钢圈脱落移位。鼓励患者多饮水，促进造影剂排泄。

二、腰椎穿刺

腰椎穿刺是穿刺第 3～4 或第 4～5 腰椎间隙进入蛛网膜下腔放出脑脊液的技术，对于中枢神经系统疾病的诊断、鉴别诊断及治疗具有重要的价值。

【适应证】

1. 诊断性穿刺

（1）脑血管病：通过观察颅内压高低、脑脊液是否为血性，以鉴别病变为出血性还是缺血性。

（2）中枢神经系统炎症：通过检查脑脊液可确诊脑膜炎、脑炎，并追踪治疗效果。

（3）脊髓病变：通过脑脊液动力学改变及常规、生化检查可了解脊髓病变的性质。

（4）脑肿瘤：检查脑脊液压力、细胞数、蛋白含量，有助于诊断。

（5）脑脊液循环障碍：通过穿刺注入示踪剂，行核医学检查，可确定由脑脊液鼻漏等造成循环障碍的部位。

2. 治疗性穿刺

（1）缓解症状和促进康复：通过腰椎穿刺引流出炎性或血性脑脊液，促进颅内出血性疾病、炎症性病变及颅脑手术后患者的康复。

（2）鞘内注射药物：如注入抗菌药物控制颅内感染，注入地塞米松及糜蛋白酶减轻蛛网膜粘连。

【禁忌证】

（1）颅内压明显升高，或已有脑疝先兆，尤其是怀疑颅后窝占位病变。

（2）穿刺局部有感染灶、腰椎畸形、脊柱结核或开放性颅脑损伤。

（3）有明显出血倾向或病情危重及躁动不能合作。

（4）脊髓压迫症的脊髓功能处于即将丧失的临界状态。

（5）疑有颅内压升高者须先做眼底检查，如有明显视神经乳头水肿或有脑疝先兆，禁忌穿刺。

【并发症】

1. 低颅内压综合征　多因穿刺针过粗、穿刺技术不熟练或术后起床过早导致，表现为患者坐起后或咳嗽时头痛明显加剧，以额、枕部为著，平卧或头低位时头痛可缓解。

2. 脑疝　颅内压增高患者，当腰椎穿刺放脑脊液过多或过快时，可在穿刺当时或术后数小时内发生脑疝。

3. 神经根痛　如针尖刺伤马尾神经，引起暂时性神经根痛。

4. 感染　由穿刺时无菌操作不严格所致。

5. 疾病原有症状加重　部分脊髓肿瘤患者腰椎穿刺放液后，其下端压力减轻，肿瘤下移，导致症状加重。

【护理】

1. 术前准备

（1）评估患者的文化程度、合作程度，告知患者腰椎穿刺目的、穿刺过程与注意事项，消除患者的紧张情绪，取得患者及家属的签字同意。

（2）准备腰椎穿刺包、压力表包、无菌手套、所需药物等，如用普鲁卡因局部麻醉则先做好过敏试验。

（3）指导患者排空二便，在床上静卧 15 ~ 30 min。

（4）疑有高颅压又必须行腰椎穿刺检查者，先给予 20% 甘露醇 250 ml，于 30 min 内静脉滴注后进行。对躁动患者，可给予镇静药。

2. 术中配合

（1）协助患者采取合适的体位：取侧卧位，躯干与床面垂直，头向前胸屈曲，双手抱膝紧贴腹部，以增加脊柱前屈，增宽椎间隙，便于穿刺。协助患者时动作宜轻柔，勿过度弯曲，以免影响患者的呼吸。

（2）观察患者呼吸、瞳孔及意识变化，嘱患者如感不适随时告知。一旦出现脑疝，快速静脉注射甘露醇；如出现呼吸、心搏骤停，立即 CPR，必要时协助医师行脑室穿刺或紧急手术减压。

（3）协助医师留取所需脑脊液标本，并督促标本送检。

3. 术后护理

（1）指导患者去枕平卧 4 ~ 6 h，告知患者卧床期间不可抬高头部。

（2）观察患者有无头痛、腰背痛、脑疝及感染等穿刺后并发症。其中头痛最常见，可能为脑脊液放出较多或持续脑脊液引流所致颅内压降低，可延长平卧时间至 24 h，鼓励多饮水，必要时静脉滴注生理盐水。

（3）保持穿刺部位的纱布干燥，观察有无渗血、渗液，24 h 内不宜淋浴。

三、数字减影血管造影

数字减影血管造影（digital subtraction angiography，DSA）是将含碘造影剂注入颈动脉、椎动脉，经连续 X 线摄影技术显示血管形态、走行，具有实用价值。DSA 主要用于动脉瘤、血管畸形、脑血管狭窄或闭塞的诊断及治疗。DSA 是将造影前、后同一部位获得的数字图像进行数字减影处理，消除骨骼及邻近软组织影像，保留充盈造影剂的血管图像，产生实时、动态的血管影像，以显示更清晰的血管。

（一）全脑血管造影术

全脑血管造影术是经肱动脉或股动脉插管，在颈总动脉和椎动脉注入含碘造影剂，可显示颅内动脉、静脉和毛细血管的形态、分布和位置。

【适应证】

（1）颅内、外血管性疾病，如颅内动脉瘤、动静脉畸形、动脉狭窄的诊断。

（2）自发性颅内血肿或蛛网膜下腔出血的病因检查。

（3）观察颅内占位性病变的血供与邻近血管的关系及某些肿瘤的定性。

【禁忌证】

（1）对造影剂过敏（不含碘造影剂除外）。

（2）有严重出血倾向或出血性疾病。

（3）严重心脏、肝、肾功能不全或病情危重不能耐受手术。

（4）脑疝、脑干功能衰竭。

（5）穿刺部位皮肤感染。

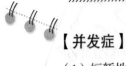

【并发症】

（1）短暂性脑缺血发作和脑梗死：1%患者可有持久性神经功能受损，0.1%患者死亡。

（2）在注射造影剂的过程中颅内动脉瘤破裂，引起蛛网膜下腔出血，原因可能为高压注射，罕见。

【护理措施】

1. 造影前准备

（1）评估患者的文化水平及对造影检查的知晓程度，告知患者脑血管造影术的目的、注意事项、造影过程中可能发生的危险与并发症，消除患者紧张情绪，征得患者及家属的签字同意。

（2）完善各项检查：检查患者的肝功能、肾功能、血小板计数和出凝血时间，行普鲁卡因及碘过敏试验。

（3）皮肤准备：按外科手术要求在穿刺部位腹股沟、会阴部备皮。

（4）用物准备：备好造影剂、麻醉剂、肝素、生理盐水、股动脉穿刺包、无菌手套及抢救药物等。

（5）术前饮食不宜过饱，为平时食量的 1/2 ~ 2/3，术前 30 min 排空粪便，必要时留置导尿。

2. 造影后护理

（1）观察患者的意识、瞳孔及生命体征变化，注意有无头痛、呕吐、抽搐及肢体活动障碍等症状，判断患者原有症状是否加重，及时向医师报告并协助处理。

（2）术后平卧，穿刺侧肢体伸直制动，穿刺部位加压包扎，用沙袋（1 kg）或压迫止血器压迫 8 h。一般于穿刺 2 h 后可取侧卧位。24 h 内卧床休息。24 h 后若无不适，可下床活动。

（3）注意穿刺部位有无渗血及血肿，指导患者咳嗽或呕吐时按压穿刺部位，避免因腹内压升高导致切口出血；观察双侧足背动脉搏动和肢体远端皮肤颜色、温度等，防止动脉栓塞。

（4）术后如无恶心、呕吐，应鼓励患者多饮水，以促进造影剂排出。

（5）满足患者的生活需要。

（二）脊髓血管造影术

脊髓血管造影术是将含碘的水溶性造影剂注入脊髓的动脉系统，显示血管分布情况，有助于诊断脊髓血管畸形和脊髓动静脉瘘等。

【适应证】

（1）脊髓血管性病变。

（2）部分蛛网膜下腔出血而脑血管造影阴性。

（3）了解脊髓肿瘤与血管的关系。

（4）脊髓富血性肿瘤的术前栓塞。

【禁忌证】

（1）对造影剂过敏。

（2）有严重出血倾向或出血性疾病。

（3）严重心脏、肝、肾功能不全或病情危重不能耐受手术。

（4）严重高血压或动脉粥样硬化。

【并发症】

并发症与穿刺和鞘内注射的造影剂有关。

1. 头痛、恶心、呕吐 头痛、恶心、呕吐是硬膜穿刺和脊髓造影最常见的并发症，与造影剂的神经毒性作用、穿刺点持续脑脊液漏或对操作过程的心因性反应有关。

2. 听力下降 听力下降罕见，可源于造影剂的直接毒性反应，也可源于脑脊液和内耳迷路间的压力平衡改变。

3. 脊髓穿刺伤 脊髓穿刺伤罕见但严重，在椎管狭窄和脑脊液容量减少的情况下容易发生。

4. 鞘内造影剂反应 鞘内造影剂反应少见，可发生无菌性脑膜炎和脑病，与造影剂进入颅内蛛网膜下腔有关。

【护理】

1. 造影前准备

（1）评估患者的文化水平及对造影检查的知晓程度，告知患者脊髓血管造影术的目的、注意事项、造影过程中可能发生的危险与并发症，消除患者的紧张情绪，征得患者及家属的签字同意。

（2）用物准备：备好造影剂、麻醉剂、肝素、生理盐水、穿刺包、无菌手套及抢救药物等。

2. 造影后护理

（1）体位：碘油造影时适当抬高头部，取头高足低位，防止碘油进入颅内。碘水造影后可取平卧位。

（2）观察患者生命体征、感觉、运动、二便情况有无改变，注意生活护理。

（郎延梅）

思考题

1. 请简述脑卒中可干预及不可干预的危险因素分别包括哪些？对于脑卒中急性期后的患者，健康教育要点有哪些？

2. 请简述脑梗死的主要治疗要点。

3. 简述脑出血的主要护理措施。

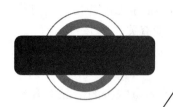

主要参考文献

［1］葛均波，徐永健，王辰．内科学［M］.9版．北京：人民卫生出版社，2018.

［2］支气管扩张症专家共识撰写协作组，中华医学会呼吸病学分会感染学组．中国成人支气管扩张症诊断与治疗专家共识［J］．中华结核和呼吸杂志，2021，44（4）：311-321.

［3］中华医学会呼吸病学分会慢性阻塞性肺疾病学组，中国医师协会呼吸医师分会慢性阻塞性肺疾病工作委员会．慢性阻塞性肺疾病诊治指南（2021年修订版）［J］．中华结核和呼吸杂志，2021，44（3）：170-205.

［4］中华医学会肿瘤学分会．中华医学会肿瘤学分会肺癌临床诊疗指南（2021版）［J］．中华医学杂志，2021，101（23）：1725-1744.

［5］邓世雄，郭述良．呼吸系统疾病［M］．北京：人民卫生出版社，2018.

［6］中华医学会呼吸病学分会哮喘学组．支气管哮喘防治指南（2020年版）［J］．中华结核和呼吸杂志，2020，43（12）：1023-1048.

［7］中国心血管健康与疾病报告编写组．中国心血管健康与疾病报告2020概要［J］．中国循环杂志，2021，36（6）：521-545.

［8］McDonald M，Virani S，Chan M，et al. CCS/CHFS Heart Failure Guidelines Update：Defining a New Pharmacologic Standard of Care for Heart Failure with Reduced Ejection Fraction［J］. Canadian Journal of Cardiology，2021，37（4）：531-546.

［9］王庭槐．生理学［M］.9版．北京：人民卫生出版社，2019.

［10］中华医学会心血管病学分会，中华心血管病杂志编辑委员会．急性ST段抬高型心肌梗死诊断和治疗指南（2019）［J］．中华心血管病杂志，2019，47（10）：766-783.

［11］万学红，卢雪峰．诊断学［M］.9版．北京：人民卫生出版社，2018.

［12］Garcia-Pavia P，Rapezzi C，Adler Y，et al. Diagnosis and treatment of cardiac amyloidosis：a position statement of the ESC Working Group on Myocardial and Pericardial Diseases［J］. European Heart Journal，2021，42（16）：1554-1568.

［13］中国临床肿瘤学会指南工作委员会．中国临床肿瘤学会（CSCO）原发性肝癌诊疗指南［M］．北京：人民卫生出版社，2021.

［14］中华医学会肝病学分会，中华医学会消化病学分会．终末期肝病临床营养指南［J］．中华肝脏病杂志，2019，27（5）：330-342.

［15］中华医学会外科学分会胰腺外科学组．中国急性胰腺炎诊治指南（2021）［J］．中国实用外科杂志，2021，41（7）：739-746.

［16］中国医师协会急诊医师分会，中华医学会急诊医学分会，全军急救医学专业委员会，等．急性上消化道出血急诊诊治流程专家共识（2020版）［J］．中华急诊医学杂志，2021，30（1）：15-24.

［17］赵明辉．肾脏病临床概览［M］.2版．北京：北京大学医学出版社，2021.

［18］中国医师协会肾脏内科医师分会，中国中西医结合学会肾脏疾病专业委员会营养治疗指

南专家协作组 . 中国慢性肾脏病营养治疗临床实践指南（2021 版）［J］. 中华医学杂志，2021，101（8）：539-559.

［19］中华医学会糖尿病学分会 . 中国 2 型糖尿病防治指南（2020 年版）［J］. 中华糖尿病杂志，2021，13（4）：315-409.

［20］方霖楷，黄彩鸿，谢雅，等 . 类风湿关节炎患者实践指南［J］. 中华内科杂志，2020，59（10）：772-780.

［21］中华医学会神经病学分会，中华医学会神经病学分会脑血管病学组 . 中国脑血管病一级预防指南 2019［J］. 中华神经科杂志，2019，52（9）：684-709.

［22］《中国脑卒中防治报告》编写组 .《中国脑卒中防治报告 2019》概要［J］. 中国脑血管病杂志，2020，17（5）：272-281.

［23］贾建平 . 神经病学［M］. 8 版 . 北京：人民卫生出版社，2018.

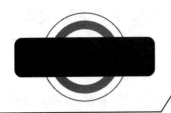

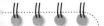